EINFÜHRUNG IN DIE ERNÄHRUNGSLEHRE

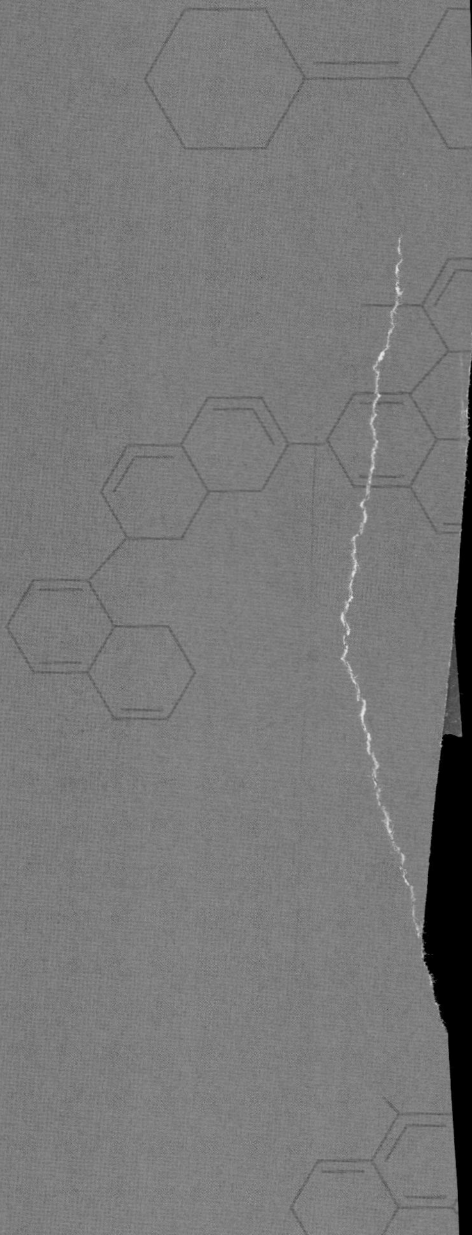

EINFÜHRUNG IN DIE ERNÄHRUNGSLEHRE

Begründet von Dr. Ernst Kofrányi und
Prof. Dr. Willi Wirths
(1.-11. Auflage, 1960 -1994)

Weitergeführt von
Prof. Dr. Hartmut Fröleke,
Kathrin Sebastian und
Dr. Ute Fehnker

14. überarbeitete und erweiterte Auflage

1. Auflage Umschau Verlag Breidenstein GmbH, Frankfurt am Main 1960

14. vollständig überarbeitete, erweiterte Auflage 2018

Printed in Slovenia ISBN 978-3-86528-154-8

Lektorat: Dipl.-Ökotrophologin Sibille Hoffmann, Baden-Baden
Satz: Reemers Publishing Services GmbH, Krefeld
Layoutentwicklung: Patrick Marc Sommer, Berlin
Covergestaltung: Tina Defaux, Neustadt an der Weinstraße
Coverfoto: © svl861 / fotolia.com

Vorwort zur 14. Auflage

Das Standardwerk „Einführung in die Ernährungslehre" von Dr. Ernst Kofrányi und Prof. Dr. Willi Wirths erschien in 11 Auflagen, zuletzt 1994. Mit der von uns vollständig überarbeiteten und erweiterten 12. und 13. Auflage (2008 bzw. 2013) wurde dieses Werk jeweils auf den aktuellen wissenschaftlichen Stand gebracht.

Die jetzt erarbeitete 14. Auflage wurde teilweise neu strukturiert. Neben den aktualisierten ersten beiden Teilen (Ernährungslehre, Lebensmittellehre) haben wir in einem neu zusammengestellten 3. Teil aktuelle und z.T. kontrovers diskutierte Fragen aufgegriffen. Wir wenden uns mit dieser Auflage wie bisher an Schüler/Schülerinnen von Fachschulen und Studierende an Hochschulen, die sich mit Fragen der Ernährung in Theorie und Praxis auseinandersetzen, aber auch an andere Interessierte.

Dem Verlag, insbesondere der Lektorin Frau Sibille Hoffmann, danken wir für die freundliche und verständnisvolle Unterstützung.

Syke/Bremen, 2018

Hartmut Fröleke
Kathrin Sebastian
Ute Fehnker

Vorwort zur 13. Auflage

Bereits relativ kurze Zeit nach Erscheinen der Neubearbeitung des Standardwerkes von Kofrányi/Wirths ist eine neue Auflage erforderlich. Wir haben Inhalt und Gestaltung der 12. Auflage beibehalten, den Text jedoch überarbeitet, geringfügig erweitert und aktualisiert.

Dem Verlag, insbesondere Frau Ilka Grunenberg, danken wir wiederum für die freundliche Unterstützung.

Syke/Bremen, 2012

Hartmut Fröleke
Kathrin Sebastian
Ute Fehnker

Vorwort zur 12. Auflage

Im Jahre 1960, also vor bald 50 Jahren, erschien die von Dr. Ernst Kofrányi, Mitarbeiter am Max-Planck-Institut für Ernährungsphysiologie in Dortmund, bearbeitete „Einführung in die Ernährungslehre" erstmals. Damals befand sich die Ernährungswissenschaft in Deutschland noch im Anfangsstadium, denn erst Anfang der 1960er Jahre wurde der erste Lehrstuhl für die Ernährung des Menschen an der Universität Gießen errichtet.

Weitere Auflagen des Werkes von Kofrányi folgten, später unter Mitarbeit von Prof. Dr. Willi Wirths, der nach dem Tode Kofrányis (1991) die 11. Auflage (1994) allein neu überarbeitete. Wirths verstarb im Jahre 1999.

Seit der letzten Auflage ist inzwischen ein Zeitraum von 13 Jahren vergangen, sodass der Verlag sich entschlossen hat, eine völlig neue Bearbeitung vornehmen zu lassen. Meine früheren Mitarbeiterinnen, Frau Dr. Ute Fehnker und Frau Dipl.-Oecotroph. Kathrin Sebastian, haben sich bereit erklärt, die Herausgabe der Neuauflage tatkräftig zu unterstützen. Dafür möchte ich an dieser Stelle meinen herzlichen Dank aussprechen. Ohne ihre Mitarbeit wäre dieses Vorhaben kaum zu realisieren gewesen.

Wir haben uns bemüht, die Ernährungs- und Lebensmittellehre kompakt und auf das Wesentliche konzentriert darzustellen. Leicht zugängliche weiterführende Literatur ist den einzelnen Kapiteln bzw. größeren Abschnitten zugeordnet. Wir möchten ein einführendes Lehrbuch vorlegen, das sich insbesondere an Schülerinnen und Schüler berufsbildender Schulen sowie an Studierende von Fachhochschulen und Universitäten wendet, aber auch an andere Interessierte.

Dem Verlag, insbesondere Frau Ilka Grunenberg, gebührt für die freundliche und verständnisvolle Unterstützung ebenfalls mein Dank.

Bremen/Syke, 2008
Hartmut Fröleke

INHALT

ERNÄHRUNGSLEHRE

LEBENSMITTELLEHRE

ERNÄHRUNG IN DER DISKUSSION

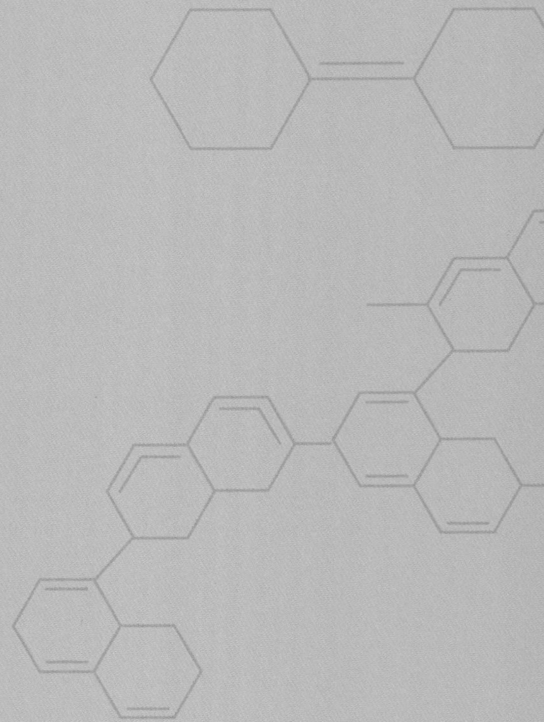

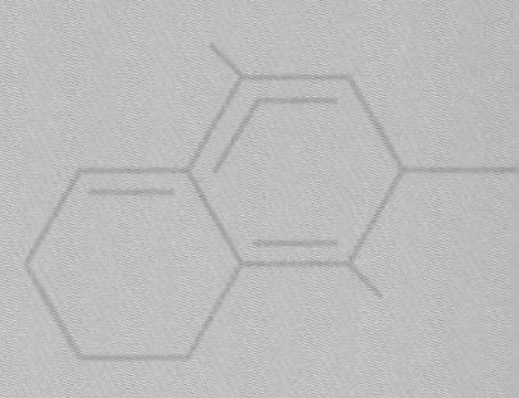

ERNÄHRUNGSLEHRE

Grundlagen der Ernährung:
Bedeutung der Nährstoffe,
Stoffwechsel, Einfluss der Ernährung
auf die Gesundheit des Menschen

1. EINFÜHRUNG: BEDARFSORIENTIERTE ERNÄHRUNG – ERNÄHRUNGSGESCHICHTLICHE ASPEKTE

1. EINFÜHRUNG: BEDARFSORIENTIERTE ERNÄHRUNG – ERNÄHRUNGSGESCHICHTLICHE ASPEKTE

Die Weltgesundheitsorganisation (WHO) definiert Gesundheit als Zustand vollständigen körperlichen, geistigen und sozialen Wohlbefindens und nicht nur als Freisein von Erkrankungen und Gebrechen.

Ohne Zweifel ist eine bedarfsorientierte, d. h. den biologischen Gegebenheiten gerecht werdende Ernährung (art- und bedarfsgerechte Ernährung) eine wesentliche Voraussetzung für die Erhaltung der Gesundheit. Doch schon bei der Frage, was denn bedarfsgerecht sei, gibt es unterschiedliche Akzentuierungen und kontroverse Auffassungen.

Grundsätzlich ist festzuhalten, dass der Mensch zur großen Gruppe der Allesesser (Omnivoren) gehört, d. h. dass er sowohl auf tierische als auch auf pflanzliche Nahrung angewiesen ist. Zwar wird auch diese Feststellung von einigen Autoren bezweifelt, jedoch sprechen viele Tatsachen für diese Behauptung. Zum einen zeigt die Ernährungsgeschichte, dass die Vor- und Frühmenschen während sehr langer Phasen der Menschheitsgeschichte zu den Jägern und Sammlern gehörten. Es ist anzunehmen, dass in Abhängigkeit von klimatisch bedingten Vegetationsgebieten und saisonal bedingtem Angebot teils mehr tierische, teils mehr pflanzliche Nahrung aufgenommen wurde. Auch heute noch gibt es Naturvölker, die überwiegend tierische Nahrung verzehren, und auch solche Völker, welche überwiegend pflanzliche Nahrung zu sich nehmen. Der größte Teil der heute lebenden Menschen zählt jedoch zu den Omnivoren. Dazu bemerken Ströhle/Hahn (2011): „Die Steinzeiternährung lässt sich also letztlich als sehr variabel kennzeichnen. Ein spezifisches Verhältnis pflanzlicher und tierischer Nahrung ist ebenso wenig zu erkennen wie eine eindeutig bestimmte Makronährstoffverteilung. In quantitativer Hinsicht ist daher schwer einzusehen, dass eine typische paläolithische Kost existiert haben soll, die als Referenzstandard für moderne Ernährungsempfehlungen dienen könnte."

Das Gebiss und der Verdauungstrakt des Menschen weisen eine Mittelstellung zwischen Fleischfressern (Karnivoren, wie z. B. Raubtiere) und Pflanzenfressern (Herbivoren, wie z. B. Wiederkäuer) auf. Karnivoren haben ein typisches Raubtiergebiss mit großen Reißzähnen, Herbivoren einen kompliziert aufgebauten Magentrakt mit diversen Vormägen zur bakteriellen Aufschließung cellulosereicher Pflanzenkost. Die „Nichtwiederkäuer" unter den Pflanzenfressern, wie z. B. die Pferde, verfügen über einen relativ großen Blinddarm, in dem der bakterielle Aufschluss erfolgt. Das Gebiss von Herbivoren verfügt über Zähne mit breiter Kaufläche. Der Unterkiefer kann sich zudem seitlich bewegen, sodass die Nahrung ausgiebig zermahlen, zerquetscht und zerrieben werden kann. Ein Raubtiergebiss ist hingegen zum Zerreißen und Zerschneiden der Nahrung eingerichtet. Der Darm von Karnivoren ist kurz, der von Herbivoren deutlich länger.

Ein Hinweis dafür, dass ein Mensch auf pflanzliche Kost angewiesen ist, ist die Tatsache, dass der Mensch nicht in der Lage ist, einige lebenswichtige Stoffe wie z. B. das Vitamin C (Ascorbinsäure), selbst zu synthetisieren. Auch kann der Mensch nur begrenzte Mengen an Harnsäure ausscheiden, die als Folge großer Mengen purinreicher tierischer Nahrung anfallen und im Übermaß schließlich zu Gicht führen können. Dagegen ist Vitamin B_{12} fast nur aus tierischer Kost zu beziehen, ein Indiz dafür, dass diese ebenfalls als Nahrung für den Menschen notwendig ist. Unsere nächsten Verwandten im Tierreich, die Schimpansen, sind keineswegs nur friedliche Pflanzenfresser, denn auch kleine Säugetiere, junge Paviane und Buschschweine stehen auf ihrem Speiseplan. „In ihrem Beuteverhalten und der Verteilung des Fleisches unterscheiden sich die Primaten wahrscheinlich kaum von den frühen Menschen" (Mellinger, 2000). Dass die Gehirnentwicklung im Lauf der Evolution an tierische Nahrung gekoppelt ist, ist eindrucksvoll von Reichholf (1990) dargestellt worden.

Getreide und Milch stellen im Verlauf der Evolution „junge" Lebensmittel dar, die erst seit etwa 10.000–13.000 Jahren mit der Sesshaftwerdung zunehmend an Bedeutung gewannen. Mit dem Übergang vom Jäger und Sammler zum sesshaften Bauern waren große Umwälzungen verbunden („Neolithische Revolution"). Der Anbau von Getreide verbesserte zwar die Versorgung insgesamt, trotzdem scheint Getreide keineswegs ein universell günstiges Nahrungsmittel zu sein. Gluten, das Klebereiweiß des Getreides, ruft bei einigen Menschen Unverträglichkeitsreaktionen hervor. Die Zöliakie, beim Erwachsenen auch einheimische Sprue genannt, ist die chronische Schädigung der Darmschleimhaut, die heute einen von zweihundert Menschen trifft. Sie tritt dort am häufigsten auf, wo viel Weizen wächst und verzehrt wird. „Dass Getreide dann doch zu einem Hauptnahrungsmittel wurde – Weizen in klimatisch gemäßigten Teilen Asiens und Europas, Reis im tropischen und subtropischen Asien, Hirse und Sorghum in Afrika und Mais in Nord- und Südamerika –, ist womöglich der Hauptgrund für die Abnahme der Körpergröße und die Verschlechterung der Zahn- und Knochenstruktur. Denn „Supernahrungsmittel" waren Getreideprodukte nur insoweit, als sie in großer Menge verfügbar wurden und eine wachsende Menschheit ernähren konnten" (Kiple, 2001).

Getreide liefert u. a. relativ wenig Protein und Eisen. Roh verzehrt, bindet die darin enthaltene Phytinsäure Zink. Mais enthält neben Phytaten, den Salzen der Phytinsäure, auch Zucker, der Karies begünstigt.

Erst nachdem die frühen Bauern Ziegen, Schafe und Schweine domestiziert hatten, gelang ihnen vor rund 9.000 Jahren im Nahen Osten auch die Zucht von Rindern, die vom inzwischen ausgestorbenen asiatischen Auerochsen abstammen. Der Landbau eroberte schließlich über Kleinasien auch Griechenland und den südlichen Balkan und vor etwa 7.500 Jahren dann ganz Zentraleuropa.

Die Milch der Haustiere fand zunächst keine Verwendung, da der darin enthaltene Milchzucker (Laktose) enzymatisch vom erwachsenen menschlichen Organismus nicht gespalten werden konnte (Laktoseintoleranz). Erst in der Jungsteinzeit vor rd. 7.000 Jahren „startete gleichsam ein Großversuch der Evolution" (Bahnsen, 2007): „Die Europäer begannen, die wertvolle nährstoffreiche Milch als Nahrungsmittel zu nutzen. Verschiedene Genmutationen im Erbgut machten es möglich, auch im Erwachsenenalter noch Milch vertragen zu können. Als Folge der Mutation wird das Gen nach der Stillphase nicht mehr abgeschaltet, sodass auch weiterhin genügend Laktase produziert wird, um Milchzucker verwerten zu können. Die Nutzung von Milch als Lebensmittel war ein erheblicher Fortschritt und brachte einen Selektionsvorteil, sodass sich diese Genvariante in nur 400 Generationen durchsetzen konnte."

Interessant sind neuere Forschungsergebnisse, wonach die europäischen Vorfahren noch vor 6.000 Jahren eine dunkle Hautpigmentierung aufwiesen. Einwanderer, die vor 45.000 Jahren von Afrika nach Europa kamen, behielten die dunkle Hautfarbe ihrer afrikanischen Vorfahren noch während der folgenden 40.000 Jahre. Erst in der Jungsteinzeit wurde die Haut durch einen „Gendefekt" hell, der die Pigmentierung weitgehend beseitigte. Die Hellhäutigkeit entstand vor 6.000–12.000 Jahren und setzte sich in nur etwa 100 Generationen durch, weil damit im vergleichsweise sonnenarmen Mittel- und Nordeuropa ein Überlebensvorteil verbunden war: Mithilfe von UV-Licht produzierte der menschliche Körper mehr Vitamin D, das wiederum in seiner Wirkform die Absorption von Calcium aus Lebensmitteln, wie z. B. aus Milch und Milchprodukten, begünstigt.

Der Genuss von Schweinefleisch wird sowohl im Alten Testament als auch im Koran verboten. Ein Erklärungsansatz für dieses Verbot ist, dass sich Schweine im Dreck suhlen und sich mit Krankheitserregern (z. B. Trichinen) infizieren, die auf den Menschen übertragen werden können. Im Widerspruch dazu steht, dass auch Wiederkäuer, wie Ziegen oder Schafe sowie Hühner „unsauberes" Verhalten aufweisen und damit ebenfalls Krankheiten übertragen können. Der eigentliche Grund für die Tabuisierung von Schweinefleisch lässt sich leicht erklären: Schweine verfügen nicht über Schweißdrüsen, weshalb sie gemäßigte Klimazonen mit einem entsprechenden Wasserangebot zur Regulierung ihrer Körpertemperatur benötigen. Daher sind sie von Natur aus eigentlich Waldbewohner. Zudem gehören sie, wie der Mensch, zur Gruppe der Omnivoren, d. h. dass sie potenzielle Nahrungskonkurrenten des Menschen sind. In den warmen, waldarmen Gegenden des Nahen und Mittleren Ostens lassen sie sich schlecht bzw. nur mit großem Aufwand im Hinblick auf Futtermenge und Wasser halten. Sie sind zudem als Zugtiere unbrauchbar. Daher ist es also aus ökologischen und ökonomischen Gründen nicht sinnvoll, unter derartig ungünstigen Bedingungen

Schweinezucht zu betreiben. Zudem liefern Schweine ausschließlich Fleisch, während beispielsweise Rinder noch Milch und Hühner Eier produzieren.

Wiederkäuer wie Rinder, Schafe und Ziegen können sich von Gras, Stroh, Heu, Blättern usw. ernähren. Sie liefern Mist zum Düngen, Rinder sind als Zugtiere geeignet und versorgen den Menschen mit Milch und Leder. Schafe sind zudem noch als Wolllieferant beliebt. „Indem sie Tiere hielten, die wiederkäuten, konnten die Israeliten und ihre Nachbarn sich mit Fleisch und Milch versorgen, ohne die für den menschlichen Verzehr bestimmten pflanzlichen Ernten mit dem Vieh teilen zu müssen“ (Harris, 1990).

Dass Kühe in Indien als heilig gelten, erscheint auf den ersten Blick paradox. Jedoch sind Kühe als Milchlieferanten, Arbeitstiere und Produzenten von Dung aus wirtschaftlicher Sicht wertvoller denn als reine Fleischlieferanten.

Pferdefleisch wurde dagegen in verschiedenen Kulturen verzehrt und ist damit nicht mit einem expliziten Tabu belegt. Allerdings ist es unwirtschaftlicher, Pferdefleisch zu produzieren als Rindfleisch. Pferde, die nicht zur Gruppe der Wiederkäuer zählen, benötigen bereits zum Erhalt ihrer Körpermasse mehr pflanzliches Futter als Wiederkäuer. „Niemand hätte je das Pferd als Fleisch- oder Milchlieferanten gezähmt oder gezüchtet; es ist im Grasverbrauch zu verschwenderisch, um primär für solche Zwecke brauchbar zu sein“ (Harris, 1990).

In aller Regel haben Nahrungstabus, auch wenn sie religiös motiviert sind, einen ökonomischen bzw. ökologischen Hintergrund.

Die Palette der Ernährungsgewohnheiten verschiedener Bevölkerungsgruppen reicht von nahezu rein vegetarischer bzw. veganer (z. B. Südasien) bis zu fast vollständig tierischer Nahrung (z. B. Inuit, Massai). Dies muss vor dem Hintergrund der regionalen Gegebenheiten betrachtet werden. Die Massai, ein nomadisches Hirtenvolk in Ostafrika, ernähren sich überwiegend von Kuhmilch, die mit Rinderblut ergänzt wird. Die wenigen noch ursprünglich lebenden Inuit (Eskimos) in den arktischen Gebieten leben von Robbenjagd und Fischfang. Ihnen steht nur während der kurzen Sommerperiode pflanzliche Nahrung (Beeren) zur Verfügung. Eine genetische Anpassung an diese Extreme hat zweifellos dazu beigetragen, dass diese ethnischen Gruppen unter den jeweiligen Bedingungen überleben können.

Erst in jüngster Zeit, in den letzten 100–200 Jahren, einer evolutionär betrachtet extrem kurzen Zeitspanne, hat sich die Ernährung in der nördlichen Hemisphäre, d. h. in den westlichen Industrieländern, in verschiedener Hinsicht noch einmal dramatisch verändert. Die verringerte körperliche Belastung durch Arbeit hat dazu geführt, dass der Energieverbrauch drastisch gesunken ist. Eine ausreichende Versorgung mit Lebensmitteln aus der ganzen Welt ist unabhängig von der Jahreszeit jederzeit möglich. Deutliche Veränderungen in der Zusammensetzung der Nahrung betreffen insbesondere den Rückgang des Ballaststoffanteils, den Rückgang des Verzehrs von Grundnahrungsmitteln zugunsten immer stärker verarbeiteter Lebensmittel (z. B. Zucker) und einen steigenden Anteil tierischer Nahrung.

Dies scheint besonders vor dem Hintergrund erstaunlich, dass noch bis ins 19. Jahrhundert Hunger oder zumindest nahrungsarme Zeiten in Europa als Folge von u. a. Missernten, Kriegen, Seuchenzügen und unzureichenden Konservierungsmöglichkeiten keine Seltenheit waren. „Überhaupt war im mittelalterlichen Europa neben Körner- und Hülsenfrüchten, aus denen mancherlei Brote, Suppen, Grützen, Mus- und Breispeisen zubereitet wurden, Getreide die Grundlage der Ernährung. Dabei waren Kartoffeln, Tomaten und Mais noch nicht aus der Neuen Welt nach Europa verpflanzt, und der Buchweizen stieß erst im späten Mittelalter nach Mitteleuropa vor. So wirkten sich Mangelsituationen nach Missernten bei den Angehörigen der unteren sozialen Schichten, die am stärksten auf die pflanzliche Kost angewiesen waren, viel härter aus als auf die Wohlhabenden" (Hibst, 1991). Die Unterschiede in der Ernährung zwischen Adel und Bauern waren groß. Dies betraf besonders den Fleischkonsum, da die Jagd dem Adel vorbehalten war. So stand auch Fleisch von Wildtieren der Masse der Bevölkerung nicht zur Verfügung.

Die wichtigsten Änderungen des Lebensmittelverbrauchs in Deutschland seit der Industrialisierung können, wie folgt, zusammengefasst werden (nach: Koerber/Männle/Leitzmann, 2006):

In den letzten 200 Jahren ist der Verbrauch folgender Produkte bzw. Inhaltsstoffe wesentlich gesunken:

- Getreide auf unter 30 % des früheren Getreideverbrauchs
- Hoch ausgemahlene Mehle von fast 100 % auf unter 10 % des Getreideverbrauchs
- Ballaststoffe auf unter ein Viertel der früheren Ballaststoffaufnahme
- Kohlenhydrate von fast 60 % auf unter 45 % der Gesamtenergiezufuhr

In den letzten 200 Jahren ist der Verbrauch folgender Produkte bzw. Inhaltsstoffe wesentlich gestiegen:

- Niedrig ausgemahlene Mehle von geringem Anteil auf 80 % des Getreideverbrauchs
- Isolierte Zucker von geringer Menge auf etwa 115 g pro Person und Tag
- Fett von etwa 25 g auf etwa 100 g pro Person und Tag, nachdem der Fettverbrauch zwischenzeitlich deutlich höher lag
- Energie tierischer Herkunft von mäßigem Anteil auf etwa ein Drittel der Gesamtenergiezufuhr
- Proteine tierischer Herkunft von unter 20 % auf etwa zwei Drittel der Gesamtproteinzufuhr
- Alkohol auf etwa 5 % der Gesamtenergiezufuhr
- Ballaststofffreie Lebensmittel auf das Fünffache

Zur derzeitigen Ernährungssituation bemerkt Lechler (2001): „Die Menschheit des Atomzeitalters ernährt sich nach keinem bestimmten Muster. Sie praktiziert eine omnivore Ernährung, die abhängig vom jeweiligen Kulturkreis und seiner Wirtschaftskraft erheblich variiert und zudem von Modetrends und anderen Einflussfaktoren überlagert wird. Dies macht es schwierig, zu beurteilen, ob und inwiefern die heute praktizierten Ernährungsweisen dem genetisch vorgegebenen Bedarf an Nährstoffen bzw. Nahrungsinhaltsstoffen entsprechen. Diese Frage ergibt sich u. a. aus der Tatsache, dass sich in Industrieländern ernährungsabhängige Krankheiten epidemieartig ausbreiten. Vermutet wird, dass dies eine Folge einer nicht artgerechten Ernährung ist. Allerdings weiß niemand, wie diese aussehen soll." Und weiter: „Vielleicht lässt sich diese Ernährung mit dem Begriff ‚selektive Omnivorie' am besten beschreiben, wobei die Anteile pflanzlicher oder tierischer Lebensmittel nach den jeweiligen Lebensbedingungen variieren können. Dominiert körperliche Aktivität den Alltag, können problemlos tierische oder pflanzliche Nahrungsmittel im Speiseplan vorherrschen. Sollte eine relative Bewegungsarmut (die Norm in modernen Industrieländern) die Lebensweise prägen, sollten Kohlenhydratträger den Schwerpunkt in der Kost bilden. Dabei scheint es unerheblich, ob es sich vorwiegend um Vollkorngetreide und -getreideprodukte oder Früchte handelt. Wichtig ist, dass beide Nahrungsmittelgruppen ihren festen Platz in der Kost haben. Ferner können tierische Nahrungsmittel die Kost ergänzen, was *nicht* unbedingt mit dem Verzehr von Fleisch gleichzusetzen ist. Vielmehr bietet sich ein vermehrter Fischkonsum an. Eventuell bilden diese Grundsätze die Regeln für eine hypothetische art- oder gengerechte Ernährung des Menschen" (Lechler, 2001).

Eine art- und bedarfsgerechte Ernährung sollte sowohl die anatomischen und physiologischen Gegebenheiten als auch die spezifischen Lebens-, Umwelt- und Arbeitsbedingungen berücksichtigen, sie muss also letztlich individuell gestaltet werden. Vor diesem Hintergrund können Empfehlungen für eine sinnvolle Lebensmittelauswahl und gesunderhaltende Ernährungsweise formuliert werden. Ganz allgemein ist zu empfehlen, sich ausreichend körperlich zu betätigen und Übergewicht zu vermeiden. Dies sind Strategien, die das Überleben der Menschheit im Laufe der Evolution gesichert haben.

In einer neueren Arbeit (Henry, 2016) heißt es: „Es gibt daher keine spezielle „healthy diet", im Gegenteil: Der Mensch kann sich an eine große Zahl unterschiedlicher Ernährungsformen anpassen, soweit diese grundsätzliche Nährstoffbedürfnisse abdecken."

1. EINFÜHRUNG:
BEDARFSORIENTIERTE ERNÄHRUNG –
ERNÄHRUNGSGESCHICHTLICHE ASPEKTE

2. ENERGIELIEFERNDE NÄHRSTOFFE

3. ENERGIE
4. ANORGANISCHE BESTANDTEILE
5. VITAMINE
6. SEKUNDÄRE PFLANZENSTOFFE
7. OXIDATIVER STRESS
8. ALTERS- UND LEISTUNGSGERECHTE
ERNÄHRUNG
9. ERNÄHRUNGSMITBEDINGTE ERKRANKUNGEN

2. ENERGIELIEFERNDE NÄHRSTOFFE

2.1 PROTEIN

⊕

Der Begriff „Protein" leitet sich vom altgriechischen Wort ‚protos' ab, was so viel bedeutet wie „das Erste, das Wichtigste".

Damit wird klar, dass Proteine in der Tat eine besondere Bedeutung für den Organismus haben: Sie sind in erster Linie Baustoff aller Zellen und Gewebe, sowohl der pflanzlichen als auch der tierischen bzw. der menschlichen. Sie erfüllen darüber hinaus eine Reihe vielfältiger weiterer Aufgaben. Manche Hormone (z. B. Insulin) und alle Enzyme (sog. „Biokatalysatoren") sind Eiweißstoffe. Auch die unverdaulichen Haut-, Haar- und Hornsubstanzen gehören zu den Proteinen.

Die deutsche Bezeichnung „**Eiweiß**" ist allerdings irreführend. Ursprünglich bezog sich diese Bezeichnung lediglich auf das Eiklar. Vor etwa 100 Jahren gelang dann die Kristallisation des sog. Eialbumins und damit erstmals die Reindarstellung eines Eiweißstoffes. Man ging zu dieser Zeit noch davon aus, alle Eiweißstoffe seien im chemischen Aufbau identisch. Doch da Eiweiße nicht nur auf das „Weiße im Ei" beschränkt sind, ist der Begriff Protein zutreffender.

Im Unterschied zu den eigentlichen Energieträgern, den Kohlenhydraten und Fetten, enthalten Proteine außer den Elementen Kohlenstoff (C), Wasserstoff (H) und Sauerstoff (O) noch Stickstoff (N) und gelegentlich Schwefel (S). Proteine können zwar auch Energie liefern (4 kcal/g), jedoch werden sie dazu nur im Notfall herangezogen, z. B. bei längerem Fasten. In diesem Fall kann aus einigen Bausteinen der Proteine Glukose hergestellt werden; allerdings ist diese Umwandlung nicht im Verhältnis 1:1 möglich. Um den täglichen Energiebedarf unseres Zentralnervensystems in der Größenordnung von ca. 120 g Glukose zu decken, würde die doppelte Menge an Proteinen benötigt. Dies ist naturgemäß nur über einen begrenzten Zeitraum möglich.

Proteine machen etwa 17 % des Gewichtes eines Erwachsenen aus. Bezieht man den Wert auf die **fettfreie Körpermasse** (FFM), so beträgt der Proteinanteil etwa 21 %. Während die Vorräte des Organismus an Kohlenhydraten außerordentlich gering sind (nur ca. 400 g Glykogen, der Speicherform von Glukose), bildet der relativ hohe Fettanteil eine zuverlässige Energiereserve. Der Anteil an Protein im Körper ist zwar ebenfalls hoch, allerdings stellt dieser die Bausubstanz in Form von Muskulatur und Organen dar (und ist damit keine rasch verfügbare Energiequelle).

Protein enthält durchschnittlich 16 % Stickstoff. Ist der Stickstoffgehalt bekannt, so lässt sich durch Multiplikation mit dem Faktor 6,25 (100 : 16 = 6,25) der Proteinanteil von Lebensmitteln errechnen (N x 6,25 = Protein).

Nahrungsproteine dienen im Wachstum vor allem dem Aufbau bzw. der Neubildung von Körpersubstanz. Im Organismus des Heranwachsenden und auch des Erwachsenen findet ein ständiger Auf-, Ab- und Umbau der Proteine statt. Ein Teil des abgebauten Proteins kann selbstverständlich vom Körper für den Neuaufbau genutzt werden (Reutilisierung). Der Organismus hat je nach Gewebe unterschiedliche Proteinumsatzgeschwindigkeiten, was durch die sog. „**biologische Halbwertszeit**" ausgedrückt wird (Zeit, in der die Hälfte des Proteinbestandes eines Organs umgesetzt wird). Sehr kurz ist z. B. die Halbwertszeit der Leberproteine (ca. 10 Tage), sehr lang dagegen die der Muskulatur (ca. 200 Tage).

Zentralorgan für die Anpassungsmechanismen im Hinblick auf eine ausgeglichene Stickstoffbilanz ist die Leber, die sozusagen als Puffer zwischen dem ungleichmäßigen Proteinzustrom und dem gleichmäßigen Bedarf der Gewebe und Organe anzusehen ist. Wenn plötzlich eine hohe Menge an Protein mit der Nahrung zugeführt wird, so wird der Überschuss größtenteils von der Leber zu Harnstoff abgebaut und nur zu einem geringen Teil zur Neusynthese von Protein verwendet (nur sehr geringe Mengen Protein können in der Leber gespeichert werden, kleine Mengen werden als Plasmaalbumin in das Blutplasma abgegeben). Protein wird vom Organismus kaum gespeichert.

Beim Erwachsenen werden täglich ca. 250–300 g Protein umgesetzt, dies entspricht ca. der 3-fachen Menge des aufgenommen Nahrungsproteins.

Abb. 2.1 — Proteinstoffwechsel schematisch skizziert (nach: SCHEK, 2002)

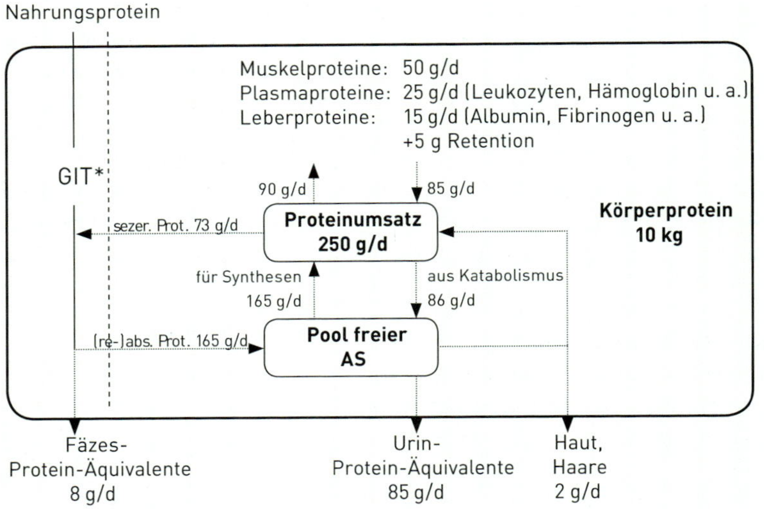

GIT* = Gastro-Intestinal-Trakt (Magen-Darm-Trakt)

2.1.1 Aminosäuren als Bausteine

Proteine, und zwar sowohl die tierischen als auch die pflanzlichen, sind prinzipiell nach dem gleichen Schema aufgebaut. Sie bestehen aus einer Abfolge (Kette, Sequenz) von untereinander unter Wasserabspaltung verbundenen Bausteinen, den sog. „Aminosäuren".

Proteinogene Aminosäuren sind solche, die als Bausteine für Proteine von Lebewesen genutzt werden.

Abb. 2.2 — Bauplan der 20 proteinogenen Aminosäuren
In dieser Formel wird mit „R" ganz allgemein ein organischer Rest bezeichnet, der unterschiedlich aussehen kann. Grundsätzlich enthält eine Aminosäure eine Carboxylgruppe (COOH-) und am nächsten C-Atom eine Aminogruppe (NH_2-).

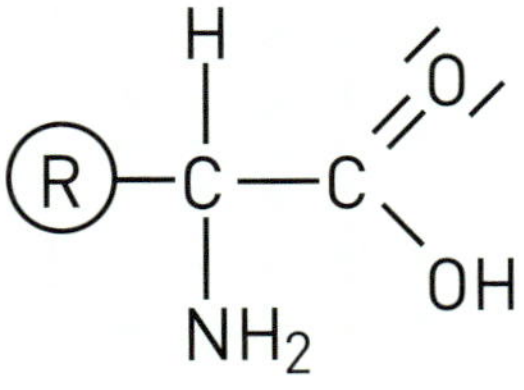

Aminosäuren (AS) verbinden sich miteinander unter Abspaltung eines Wassermoleküls (sog. „Peptidbindung"); es entstehen dann Dipeptide (2 AS), Tripeptide (3 AS) usw. bis hin zu den Polypeptiden (n AS).

Eine Aminosäure hat eine **Zwitterionenstruktur**, d. h. sie kann sowohl als Base als auch als Säure fungieren. Das Molekül der Aminosäure besitzt somit eine basische Amino- und eine saure Carboxylgruppe. Das Zwitterion entsteht durch einen Protonenübergang von der Carboxyl- zur Aminogruppe.

Änderungen des pH-Wertes werden von den Aminosäuren abgepuffert, d. h. ausgeglichen: Das Zwitterion nimmt von Säuren ein Proton auf und gibt an Basen ein Proton ab, reagiert also als Ampholyt. Im elektrischen Feld wandern daher die Aminosäuren in saurer Lösung, in der sie als Kation (positiv geladen) vorliegen, zum negativen Pol; in alkalischer Lösung liegen sie als Anion (negativ geladen) vor und wandern zum positiven Pol. Dazwischen liegt ein pH-Wert, bei dem das Zwitterion nach außen elektrisch neutral ist. An diesem sog. „**isoelektrischen Punkt**" (IEP) wandert die Aminosäure in einem elektrischen Feld nicht. Löslichkeit und Viskosität sind am IEP am geringsten. Der IEP ist für die einzelnen Aminosäuren charakteristisch, er liegt beim Casein der Kuhmilch z. B. bei pH 4,0 und beim Gliadin des Weizens bei pH 6,5.

Im Aufbau wird zwischen der L- und D-Form unterschieden. Dazu ist es hilfreich, Aminosäuren als Pyramidenmodelle darzustellen. Im Zentrum der Pyramide befindet sich ein sog. „asymmetrisches C-Atom", d. h. ein C-Atom, das vier verschiedene Liganden (Bindungspartner) trägt. Ein solches C-Atom wird als **optisch aktiv** bezeichnet.

Es existiert also eine Links-(L)- und eine Rechts-(D)-Form, die sich, wie die linke und die rechte Hand, voneinander unterscheiden. Mit Ausnahme des Glycins besitzen alle Aminosäuren mindestens ein asymmetrisches C-Atom und verfügen damit über optische Aktivität. Die in den natürlichen Proteinen vorkommenden Aminosäuren gehören jedoch ausnahmslos der L-Reihe an. Die D-Form kann nur unter Laborbedingungen gebildet werden.

Unter den 20 Aminosäuren befinden sich **essenzielle** (unentbehrliche) und **nicht essenzielle** (entbehrliche) Aminosäuren. Essenzielle Aminosäuren muss der Mensch über die Nahrung aufnehmen, da er sie aus Vorstufen nicht selbst herstellen kann. Die übrigen können im Organismus synthetisiert werden. Letztere Gruppe beinhaltet noch die konditionellen bzw. **semiessenziellen** Aminosäuren. Diese sind nur bedingt unentbehrlich und nur dann erforderlich, wenn die endogene Synthese durch Krankheit oder Fehlernährung nicht ausreicht, um den Bedarf zu decken.

Abb. 2.3 — Stereoisomere des Alanins

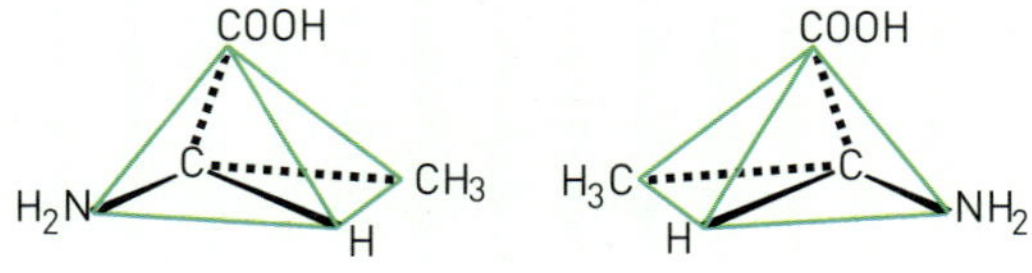

Tab. 2.1 — In der Nahrung des Menschen enthaltene Aminosäuren (nach: GASSMANN, 2006)

Unentbehrliche AS	**Entbehrliche AS**	**Konditionell unentbehrliche AS**	**Vorläufer von konditionell unentbehrlichen AS**
Histidin	Alanin	Arginin	Glutamin/Glutamat
Isoleucin	Asparaginsäure	Cystein	Aspartat
Leucin	Asparagin	Glutamin	Methionin
Lysin	Glutaminsäure	Glycin	Serin
Methionin	Serin	Prolin	Glutaminsäure
Phenylalanin		Tyrosin	Ammoniak
Threonin			Cholin
Tryptophan			Phenylalanin
Valin			

Abb. 2.4 — Strukturen der 20 in den Nahrungsproteinen vorkommenden Aminosäuren

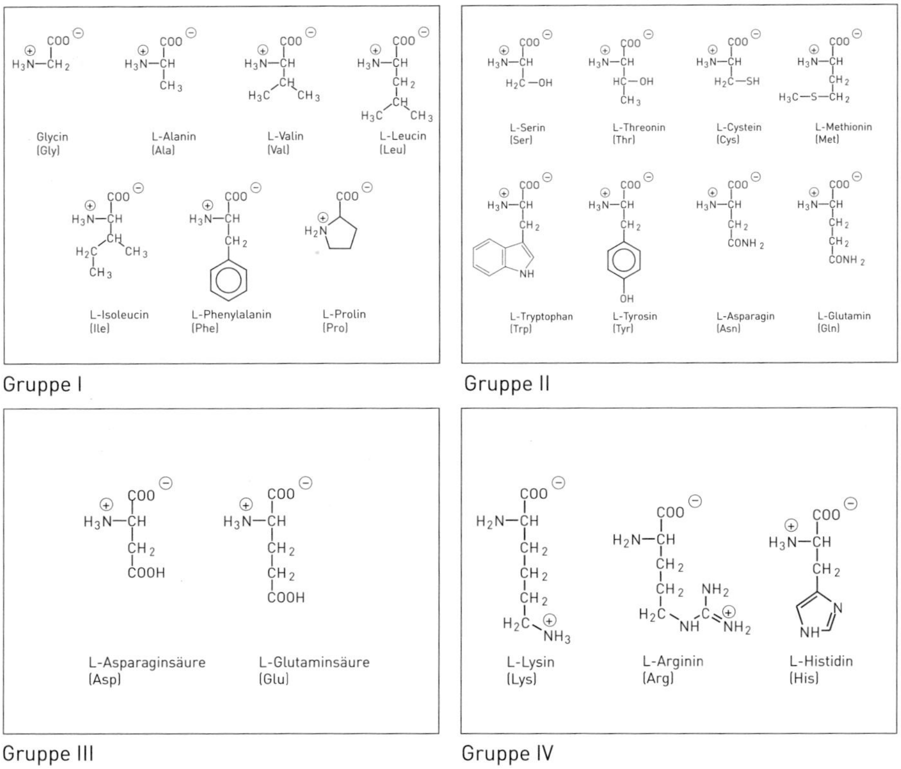

Die Abbildung zeigt die Strukturen der 20 in den Nahrungsproteinen vorkommenden Aminosäuren. Dabei befinden sich in Gruppe I Aminosäuren mit unpolarem Rest, also mit einer reinen Kohlenwasserstoffseitenkette. In Gruppe II werden solche mit polar wirkenden Gruppen (z. B. -OH, -SH etc.) zusammengefasst. Gruppe III umfasst saure Aminosäuren mit einer zweiten Carboxylgruppe als Rest. In Gruppe IV befinden sich die basischen Aminosäuren.

Eine besondere Bedeutung haben die schwefelhaltigen Aminosäuren. Sie dienen u. a. als Ausgangssubstanz für Taurin, das oftmals sog. „Energydrinks" zugesetzt wird, um die Konzentrationsfähigkeit zu erhöhen. Weder die vorgenannte Wirkung noch der angebliche Einfluss von Taurin auf die Herzmuskelkontraktion konnten bisher wissenschaftlich nachgewiesen werden.

Die Aminosäure Tryptophan hingegen hat als Vorstufe des Neurotransmitters (Botenstoff) Serotonin im Gehirn eine nachgewiesene Funktion, denn Serotonin hat beispielsweise einen Einfluss auf die Stimmung und den Schlaf-Wach-Rhythmus. Es fehlen allerdings Studien, die belegen, dass eine verstärkte Zufuhr von isoliertem Tryptophan Depressionen, Zwangsvorstellungen usw. bekämpfen bzw. unterdrücken kann.

2.1.2 Aufbau, Einteilung, Funktion

Proteine sind Makromoleküle lebender Organismen. Erst ab mehr als 50 Aminosäuren, die per Peptidbindung aneinandergekoppelt sind, ist die Rede von Proteinen. Je nach dem, wie viele Aminosäuren über Peptidbindungen miteinander verknüpft sind, unterscheidet man:

- 2 Aminosäuren = Dipeptid
- 3 Aminosäuren = Tripeptid
- Bis 10 Aminosäuren (oligos (griech.) = wenig) = Oligopeptid
- 11–50 Aminosäuren = Polypeptid
- Mehr als 50 Aminosäuren = Protein

Proteine haben eine Vielzahl von Aufgaben im Organismus. Sie dienen als Gerüstsubstanzen, Strukturproteine und kontraktile Proteine: z. B. das Myosin und Actin der Muskulatur, das Kollagen im Bindegewebe oder das Keratin in Haar und Nägeln, außerdem Fibrin, Membranproteine, Klebereiweiß (Gluten), Ovomucin im Eiklar.

Tab. 2.2 — Funktion und Wirkung von Proteinen (nach TERNES, 1990)

Funktion, Wirkung	**Beispiele**
Transport	Sauerstofftransport durch Hämoglobin; Kanalproteine in Zellmembranen; Transferrin; Myoglobin
Reaktion	Apoenzyme im Enzymkomplex
Gefrierschutz	Gerfrierschutzproteine in arktischen Fischen
Hormone	Insulin (-> Glukose); Parathormon (-> Calcium, Phosphat)
Impulsübertragung	Proteine der Nervenbahnen, Proteine des Gehirns
Schutzfunktion/ Abwehrproteine	Immunglobuline
Speicherung	Ferritin, Metallothionine
Bakterizid	Lysozym

Durch Peptidbindung verknüpfte Aminosäuren bilden eine unverzweigte Polypeptidkette. Eine Polypeptidkette enthält zwischen 50 und 2.000 Aminosäuren. Bei einer Kettenlänge von 100 Aminosäuren (und 20 verschiedenen Aminosäuren) ergeben sich 20^{100} Möglichkeiten der Verknüpfung, was zu einer nahezu unüberschaubaren Fülle von unterschiedlichen Proteinen führt. Der Aufbau von Polypeptiden kann mit dem Alphabet verglichen werden: Mit wenig mehr als 20 Buchstaben können zahllose Wörter gebildet werden, allein durch die unterschiedliche Länge der Wörter sowie die unterschiedliche Sequenz der Buchstaben.

Proteine zeichnen sich jedoch nicht nur durch die Menge der Aminosäuren und ihre Kettenlänge aus. Spezifische Funktionen können die Proteine erst aufgrund einer bestimmten räumlichen Struktur übernehmen. Eine lang gestreckte oder ungeordnete Polypeptidkette weist keine biologische Aktivität auf. Die Funktion ergibt sich erst aus der Konformation, also der dreidimensionalen Anordnung. Man unterscheidet dabei folgende Strukturen:

(!)

Primärstruktur: genetisch festgelegte Aminosäurensequenz (Abfolge der Aminosäuren in der Kette)

Sekundärstruktur: durch H-Brücken-Bildung von Faltblattstruktur oder Alpha-Helix

Tertiärstrukur: räumliche Faltung der Sekundärstruktur (entsteht durch Proteinsynthese am Ribosom)

Quartärstruktur: Agglomeration (Zusammenlagerung) aus mehreren Untereinheiten

Nach der **Primärstruktur** (also der Abfolge oder Sequenz der Aminosäuren) ist die **Sekundärstruktur** die nächste konformationsbestimmende Struktur. Sie wird über Wasserstoffbrücken zwischen den Molekülteilen vermittelt und bezieht sich auf die räumliche Anordnung von Aminosäureresten, die in der linearen Sequenz nahe beieinanderliegen. Es handelt sich gleichsam um eine platzsparende Anordnung der Ketten im Raum. Unterschieden werden hierbei noch eine Alpha-Helix- (spiralenförmig aufgerollte Peptidkette) und eine Faltblattstruktur.

Die **Tertiärstruktur** zeichnet sich dadurch aus, dass aus den Kettenkonformationen der Alpha-Helix oder der Faltblattstruktur durch weitere Faltung bzw. Anordnung im Raum kompakte Proteinmoleküle entstehen. Das Myoglobin, der rote Muskelfarbstoff, wird beispielsweise aus acht Alpha-Helix-Strängen gebildet, die einen flachen eisenhaltigen Komplex, die sog. „Häm-Gruppe", umschließen.

Für weitere Aufgaben ist eine kompliziertere Ordnung erforderlich. Wird als Beispiel Myoglobin betrachtet, so ist dessen Tertiärstruktur adäquat für seine Aufgabe, nämlich den Sauerstoff im Muskel so lange zu speichern, bis er für Oxidationsprozesse im Stoffwechsel gebraucht wird. Aufgrund seiner Struktur ist das einzelne Myoglobinmolekül aber nicht hinreichend für den Sauerstofftransport geeignet, daher gruppiert der Organismus jeweils vier Myoglobinmoleküle zu einem noch weiter geordneten Hämoglobinmolekül zusammen. Diese Molekülstruktur wird wegen ihrer Komplexität als **Quartärstruktur** bezeichnet.

Aufgrund der unübersichtlich großen Zahl von Proteinen werden diese zudem nach ihrem Löslichkeitsverhalten eingeteilt. **Skleroproteine** sind unlöslich. Da sie völlig unverdaulich sind, spielen sie für die Ernährung des Menschen keine Rolle. Zu ihnen gehören z. B. das **Fibroin** der echten Seide, die **Keratine** der Wolle, der Haare, der Vogelfedern, der Hufe und der Nägel. Auch die **Kollagene** der Haut, des Leders und des Bindegewebes sind Gerüsteiweißstoffe. Sämtliche Skleroproteine enthalten viel Cystin, was für ihren Aufbau und ihre Funktion wesentlich ist: Die beiden Cysteinhälften des Cystinmoleküls gehören verschiedenen Peptidketten an, die durch Disulfidbrücken (-S-S-) verbunden sind. Dadurch wird eine besondere mechanische Festigkeit erreicht, sie bedingen aber auch deren Unlöslichkeit. Eine Einteilung der Proteine erfolgt demnach auch unter Berücksichtigung der dreidimensionalen Struktur und der Löslichkeit in folgende Kategorien:

Proteine (einfache Eiweiße)

- Sphäroproteine (kugelig): globuläre Proteine, wasserlöslich, kugelförmige Tertiärstruktur
- Skleroproteine (faserig): fibrilläre Proteine, faserförmig, nicht wasserlöslich, Gerüsteiweißstoffe

Komplexe Proteine (zusammengesetzte Eiweiße)

- Phosphoproteine: z. B. Casein
- Chromoproteine: z. B. Hämoglobin, Myoglobin, Chlorophyll
- Glykoproteine: z. B. Mucine, Lektine
- Lipoproteine: z. B. HDL, LDL, Lipoprotein (a)
- Nukleoproteine: z. B. DNA, RNA
- Metalloproteine: z. B. Ferritin, Transferrin

Durch lang andauernde Behandlung der Bindegewebssubstanzen mit siedendem Wasser oder überhitztem Dampf geht das Kollagen teilweise in eine lösliche Substanz, die **Gelatine**, über. Diese kann zwar enzymatisch aufgespalten werden, verfügt allerdings über eine niedrige biologische Wertigkeit.

Abb. 2.5 — Schematische Darstellung der vier Ordnungsstufen von Proteinen

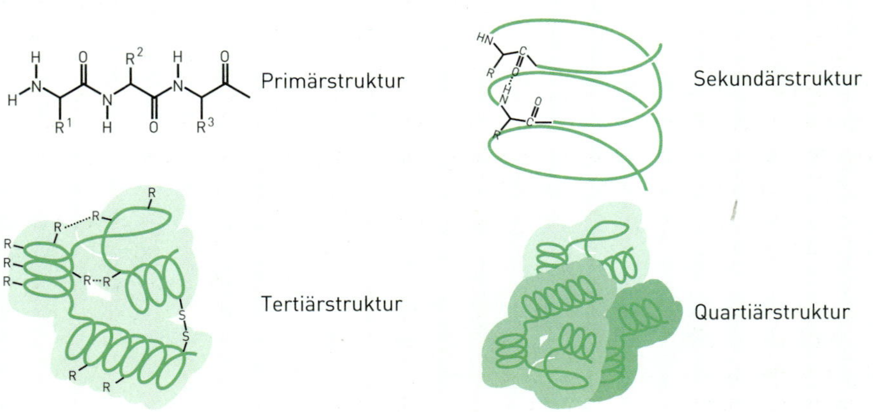

Die ernährungsphysiologisch wichtigsten Gruppen von **Sphäroproteinen** sind:

Albumine (in reinem Wasser löslich): Alle Albumine sind verdaulich und spielen in der Ernährung eine wichtige Rolle, wie z. B. das Serumalbumin des Blutplasmas, das Ovalbumin des Eiklars, das Laktalbumin der Kuhmilch. Auch das proteinspaltende Enzym Trypsin der Bauchspeicheldrüse gehört zu den Albuminen.

Globuline (löslich in Natriumchlorid und verdünnter Alkalilösung): Auch diese Gruppe ist ernährungsphysiologisch bedeutsam. Als Beispiele seien die Serumglobuline des Blutplasmas und das Myosin des Muskels genannt. Beispiele für pflanzliche Globuline, oft als Reserveprotein im Samen vorkommend, sind das Phaseolin der Bohne, das Amandin der Mandel und das Edestin des Hanfsamens. Das proteinspaltende Enzym Pepsin (Magen) gehört ebenfalls zu dieser Gruppe.

Prolamine (in 50–80 %igem Alkohol löslich, während die meisten gelösten Proteine durch Alkohol nicht nur ausgefällt, sondern auch denaturiert werden): Hierzu zählen z. B. das Gliadin aus Weizen, das Hordein aus Gerste und das Zein aus Mais.

Gluteline (extrahierbar mit Wasser und Salzlösung): Als Beispiel sei das Glutenin des Weizenkorns angeführt. Prolamine und Gluteline sind für die menschliche Ernährung von besonderer Bedeutung. Die gleichzeitige Anwesenheit von Prolamin und Glutelin im Getreide ist die Voraussetzung für die Backfähigkeit eines Mehls. Beide Proteine werden unter dem Begriff **Gluten** (Klebereiweiß) zusammengefasst. Dabei gilt: Je höher der Klebergehalt, umso besser ist die Backfähigkeit. Da Maismehl fast kein Glutelin und Reismehl kein Prolamin enthält, eignen sich diese Getreidearten nicht oder nur schlecht zum Brotbacken. Reich an Klebereiweiß ist Weizen, das Hauptbrotgetreide in unseren Breiten, aber auch Roggen, Gerste, Hafer, Grünkern und Dinkel enthalten Gluten.

Lediglich am Rande erwähnt seien noch die **Protamine** und **Histone**. Beide sind für den menschlichen Organismus verdaulich, spielen jedoch für die Ernährung wegen ihres geringen Vorkommens in der menschlichen Nahrung kaum eine Rolle.

Die **zusammengesetzten Proteine** enthalten auch Nicht-Protein-Komponenten:

Die Einteilung erfolgt nach der Art der funktionellen Komponenten.

Die **Nukleoproteine** (von nucleus = Zellkern) sind Verbindungen von Eiweißstoffen – meist Histone und Protamine – und Nukleinsäuren.

Glykoproteine sind Verbindungen von Proteinen mit 20–30 % Kohlenhydraten. Eine besondere Sorte dabei stellen die Mucine dar, die als Monosaccharidkomponente Glukosamin, einen Aminozucker, enthalten. Zudem enthalten die Mucine Schwefelsäurereste. Sie sind Bestandteile der meisten mukösen Sekrete und dienen als Gleit- und Schmiermittel z. B. in den Gelenkkapseln, den Sehnenscheiden sowie im Speichel. Sie werden von den Zellen der Magen- und Darmschleimhaut sezerniert.

Das bekannteste Beispiel für die Gruppe der **Chromoproteine** ist der rote Blutfarbstoff Hämoglobin. Auch der Muskelfarbstoff Myoglobin ist an dieser Stelle zu nennen. Dabei ist die Farbstoffkomponente in beiden Fällen identisch, allein die Proteinkomponenten sind verschieden; beim roten Blutfarbstoff werden sie Globin und beim Muskelfarbstoff Myosin genannt.

Lipoproteine spielen im Fettstoffwechsel eine bedeutende Rolle. In Form der Lipoproteine werden die Fette und auch das Cholesterol im Blut transportiert.

Die **Phosphoproteine** sind bemerkenswerte, komplexe Proteine. Ein ernährungsphysiologisch wichtiger Vertreter ist das Casein der Milch, das 0,85 % Phosphor enthält. In Kuhmilch sind neben 0,5 % Laktalbumin noch etwa 3 % Casein enthalten. Die Phosphorsäure liegt darin aber nicht als freie Säure vor, sondern als Calciumsalz. Dieses sog. „Calciumcaseinat" der Milch, des Quarks und des Käses ist also nicht nur ein hochwertiges Protein, sondern auch Lieferant der Mineralstoffe Phosphor und Calcium. Alle anderen Phosphor- und Calciumquellen werden vom Körper schlechter resorbiert. Ein weiteres Phosphoprotein ist das Vitellin des Eidotters.

Die Struktur der Proteine kann durch eine Reihe von äußeren Einflüssen irreversibel zerstört werden. Damit sind zwar die physikalischen Eigenschaften verändert, jedoch mindert diese sog. **„Denaturierung“** keinesfalls den Nährwert. Im Gegenteil, durch Denaturierung werden Proteine oftmals für den Menschen sogar leichter verdaulich, d. h. sie können von den Enzymen des Verdauungstraktes leichter zerlegt werden. Alle Eiweißstoffe verlieren ihre Löslichkeit durch Erhitzen ab 60 °C (Hitzekoagulation) oder durch Zusatz von Fällungsmitteln, wie Säuren oder Alkohol. In manchen Fällen ist die Steigerung der Verdaulichkeit durch Denaturierung bedeutend, wie etwa beim Eialbumin oder bei den Proteinen der Leguminosen (Hülsenfrüchte wie Erbsen, Linsen, Bohnen). Eine Abnahme der Verdaulichkeit durch Denaturierung wurde niemals beobachtet.

Schlecht bzw. nicht verwertbar für den Organismus sind die sog. „Maillardprodukte“ (Bräunungsprodukte), die als Folge der Reaktion von Aminosäuren mit Kohlenhydraten entstehen (z. B. beim Backen, Braten, Grillen und Rösten von Lebensmitteln). Da diese Farbstoffe ohne enzymatischen Einfluss entstehen, werden diese Reaktionen als „nicht enzymatische Bräunungsreaktionen“ (z. B. Brotkruste, gebräunte Fleischteile etc.) bezeichnet.

Erst in jüngerer Zeit wurde ein Nachweisverfahren zur Bestimmung des aus Zucker- und Proteinbausteinen gebildeten **Acrylamids** entwickelt. Acrylamid entsteht beim Bräunungsprozess von Kartoffel- und Getreideprodukten bei Temperaturen über 100 °C. Es gelangt aber nicht nur über Lebensmittel, sondern auch über Zigarettenrauch und Kosmetika in den Körper, ist höchstwahrscheinlich krebserregend und kann das Erbgut schädigen. Die bisher höchsten Acrylamidgehalte wurden in hocherhitzten Kartoffelprodukten wie Chips gefunden. Mittlere Gehalte wiesen Pommes frites, Kekse und Knäckebrot auf, während Brot, Zwieback, Cornflakes und Kaffee nur gering belastet waren. Auch im Haushalt können je nach Zubereitungsart hohe Acrylamidmengen entstehen. Die sichersten Garmethoden, bei denen kaum Acrylamid entsteht, sind Kochen, Dünsten oder Dampfgaren.

Generell sollte beim Backen eine Temperatur von 200 °C und beim Frittieren eine Temperatur von 175 °C nicht überschritten werden. Eine völlig acrylamidfreie Ernährung ist allerdings kaum möglich. Durch eine acrylamidarme Zubereitungsart und das Meiden besonders belasteter Produktgruppen, wie z. B. Knabberartikel auf Kartoffelbasis, Pommes frites, Kräcker etc., ist jedoch die Gesundheitsgefahr aufgrund der niedrigeren Acrylamidaufnahme sehr gering.

Durch die enzymatische Verdauung in Magen und Dünndarm werden die Proteine bis zu ihren Bausteinen, den Aminosäuren, gespalten. Diese passieren schließlich die Darmwand und werden mit dem Blut in die Leber transportiert, wo die Neusynthese von körpereigenem Protein erfolgt.

Bei den Enzymen handelt es sich um **globuläre Proteine**. Viele von ihnen benötigen außer den Aminosäurebausteinen noch sog. „**Cofaktoren**“ (z. B. organische Moleküle oder Metallionen, wie Mg^{++}, Zn^{++} oder Ca^{++}). Enzyme werden auch als „**Biokatalysatoren**“ bezeichnet, da sie chemische Reaktionen beschleunigen, die ohne sie erheblich langsamer ablaufen würden. Enzyme wirken spezifisch, d. h., sie katalysieren nur eine einzige, ganz bestimmte Reaktion. Die Wirkungsweise von Enzymen ist mit der eines Schlüssels zu vergleichen, der nur zu einem einzigen Schloss, dem Substrat, passt (**Schlüssel-Schloss-Prinzip**). **Enzymatische Reaktionen** werden von verschiedenen Faktoren beeinflusst, die drosselnd oder beschleunigend wirken können.

Jedes Enzym wirkt nur in einem ganz bestimmten pH-Bereich. Beispiele: Das proteinspaltende **Pepsin** im Magen hat ein pH-Optimum von 2, während das proteinspaltende Pankreasenzym **Chymotrypsin** einen optimalen pH-Wert von 7,8 benötigt.

Auch die **Temperatur** ist von maßgeblichem Einfluss auf den Verlauf enzymatischer Vorgänge. Das jeweilige Temperaturoptimum ist für jedes Enzym unterschiedlich; manche Enzyme verlieren schon bei niedrigen Temperaturen ihre Aktivität, andere vertragen auch kurzfristig höhere Temperaturen. Sehr tiefe Temperaturen (z. B. Gefrierschrank) bremsen die enzymatische Aktivität. Daher ist das Gefrieren von Lebensmitteln eine hervorragende Methode der Haltbarmachung.

Andererseits können Enzyme in Lebensmitteln auch durch Hitzebehandlungen inaktiviert werden. Allerdings bewirkt Erhitzung zusätzlich teilweise sehr hohe Vitaminverluste.

Von Bedeutung beim Ablauf enzymatischer Reaktionen ist schließlich noch der **Wassergehalt**. In getrockneten Lebensmitteln kommen enzymatische Prozesse weitgehend zum Stillstand. Daher ist auch die Trocknung ein geeignetes Verfahren der Haltbarmachung. Weiterhin von Bedeutung für die Aktivität von Enzymen sind sog. „**Effektoren**". Das sind Substanzen, welche enzymatische Reaktionen hemmen oder beschleunigen können. Beschleunigend wirken dabei die Aktivatoren (z. B. Metallionen), hemmend wirken sich dagegen die Inhibitoren (z. B. der Trypsin-Inhibitor in Sojabohnen) aus.

Tab. 2.3 — Enzymatische Proteinverdauung im Magen-Darm-Trakt (nach: ELMADFA/LEITZMANN, 1998)

Organ	**Enzyme**			**Verdauungsprozess**
	Inaktive Vorstufe	**Aktivator**	**Aktives Enzym**	
Mund				Nur mechanisch
Magen	Pepsinogen	HCL	Pepsin	Protein → Peptone
			Rennin (Chymosin)	Casein → konjugierte Milchmasse
Darm, Pankreassaft	Trypsinogen	Enterokinase	Trypsin	Proteine → Peptone Polypeptide → Dipeptide
	Chymotrypsinogen	Aktives Trypsin	Chymotrypsin	Peptone → Poly- und Dipeptide
			Carboxypeptidase	Polypeptide → Tri- und Dipeptide, AS
	Proelastase		Elastase	Dipeptide
Darmsaft			Aminopeptidase	Dipeptide → AS

2.1.3 Qualität von Proteinen und ihre Bestimmung – Biologische Wertigkeit (BW)

Die mit der Nahrung aufgenommenen Proteine sind von unterschiedlichem Wert. Es leuchtet ein, dass ein Protein umso wertvoller ist, je ähnlicher sein Aminosäuremuster dem des Menschen ist. Daher ist jedes Nahrungsprotein im Prinzip von geringerem Wert, d. h. weniger wertig als das körpereigene Protein.

Oftmals ist eine Aminosäure in besonders kleiner Menge im Nahrungsprotein vertreten. In diesem Fall wird von der limitierenden, der den biologischen Wert begrenzenden Aminosäure gesprochen. Limitierend sind häufig z. B. Methionin und Lysin.

Seit Thomas im Jahre 1908/09 folgende Definition formulierte **„Die biologische Wertigkeit entspricht der Anzahl von Grammen Körperstickstoff, die durch 100 Gramm des betreffenden Nahrungsmittelstickstoffs ersetzt werden können"**, wurden in den letzten hundert Jahren zahlreiche Methoden entwickelt, um objektive Maßstäbe für die Beurteilung der Proteinqualität zu erhalten. Da zu der Zeit von Thomas Versuchsbedingungen und Analytik nicht ausreichend entwickelt waren, sind die damals ermittelten Werte heute unbrauchbar. Seit 1946 ist es darüber hinaus üblich geworden, die Wertigkeit mit dem Protein des Hühnereies (Volleiprotein) zu vergleichen; dessen Wert wurde willkürlich mit 100 gleichgesetzt.

Mitchell und Block (1946) ermittelten den biologischen Wert mithilfe des **Chemical Score (CS)**. Sie legten ebenfalls das Vollei als Vergleichsprotein zugrunde. Die Anteile jeder einzelnen essenziellen Aminosäure des Volleis wurden mit 100 gleichgesetzt; dann wurden die Gehalte der entsprechenden essenziellen Aminosäuren des Testproteins als Prozentsatz davon angegeben. Einsparungen von Methionin durch Cystin sowie von Phenylalanin durch Tyrosin wurden berücksichtigt. Diejenige essenzielle Aminosäure, die in prozentual geringster Menge im Testprotein vorhanden ist, ist der **Chemical Score**. Diese Zahl gibt die biologische Wertigkeit an.

Ein weiteres, gebräuchliches Verfahren ist der **EAS-Index (Essenzieller Aminosäureindex)** nach Oser (1951), der als Vergleichsprotein ebenfalls das Vollei wählte. Die Prozentgehalte der essenziellen Aminosäuren des Volleis werden auch hier mit 100 gleichgesetzt und die einzelnen essenziellen Aminosäuren des zu testenden Proteins werden in Prozenten der jeweiligen Volleiaminosäure ausgedrückt. Wenn im Testprotein eine Aminosäure in größerer Menge vorliegen sollte als im Volleiprotein, so wird der Wert auf 100 herabgesetzt. Das Maß für die biologische Wertigkeit ist das geometrische Mittel der Eiprozente aller essenziellen Aminosäuren. Oser bezieht Tyrosin nicht in die Berechnungen mit ein, berücksichtigt aber Cystin und Arginin. Alle essenziellen Aminosäuren, die im Verhältnis zum Vollei weniger als 1 % betragen, werden gleich 1 gesetzt. Durch diese Rechenvorschriften wird sichergestellt, dass kein Protein die Wertigkeit 0 erhält, aber auch keines eine Wertigkeit über 100 hat.

Abb. 2.6 — EAS-Index

$$\text{EAS-Index} = \sqrt[n]{\left(\frac{\text{Ile T}}{\text{Ile R}} \times 100\right) \times \left(\frac{\text{Leu T}}{\text{Leu R}} \times 100\right) \times \left(\frac{\text{Lys T}}{\text{Lys R}} \times 100\right) \times}$$

T = Testprotein
R = Referenzprotein
n = Anzahl berücksichtigter Aminosäuren

Beide Verfahren haben den großen Vorzug, dass - bei Vorhandensein von exakten Analysedaten - die biologische Wertigkeit (BW) ohne großen Aufwand errechnet werden kann. Jedoch ist heute eindeutig erwiesen, dass die auf die geschilderte Weise ermittelten Wertigkeiten falsch sind, wie anhand der nachstehenden Übersicht (nach Kofrányi, 1959) demonstriert werden kann:

Im Fall von Zein wird deutlich, dass es nur die BW 0 haben kann, weil eine essenzielle Aminosäure, nämlich Lysin, vollständig fehlt. Nach Oser ergibt sich dagegen eine BW von 33. Im Übrigen führen die Rechenoperationen nach Oser dazu, dass eine höhere biologische Wertigkeit als die von Vollei nicht existieren kann, was mittlerweile ebenfalls als überholt gilt.

Daher entwickelten Kofrányi und Jekat vor etwa 50 Jahren ein völlig neues Bewertungssystem. Sie gingen vom Stickstoffbilanzminimum beim Menschen aus und stellten folgende Definition auf:

(!)

„Die biologische Wertigkeit ist die reziproke Zahl des Minimalbedarfs bei ausgeglichener Bilanz, verglichen mit der Wertigkeit von Vollei, die gleich 100 gesetzt wird."

In zahlreichen Versuchen über einen Zeitraum von etwa 15 Jahren haben die Autoren an ca. 40 Versuchspersonen über 200 langfristige Bilanzversuche durchgeführt, um den Minimalbedarf von verschiedenen Proteinen und Proteinmischungen beim Menschen zu bestimmen. Die Methodik zeichnet sich durch hohe Zuverlässigkeit und gute Reproduzierbarkeit der Ergebnisse aus. Fehler anderer Forscher, etwa aufgrund einer zu kurzen Versuchsdauer, wurden vermieden. Allerdings ist das Verfahren zeitlich aufwendig und kostenintensiv. Die erste Versuchsperson, die sich für langfristige Versuche zur Verfügung stellte, war Kofrányi selbst. Der längste Versuch dauerte etwa ein Dreivierteljahr.

Tab. 2.4 — Aminosäuregehalte in Proteinen (in %), bezogen auf Vollei (nach: KOFRÁNYI, 1959)

	Vollei	Rindermuskel	Casein	Erdnussmehl	Weizengluten	Zein
His	2,4	133	125	92	83	71
Lys	7,0	123	116	50	39	0
Phe + Tyr	10,8	64	92	72	72	101
Trp	1,5	67	67	53	53	7
Met + Cys	6,4	63	56	34	64	51
Thr	4,3	102	105	65	65	47
Leu	9,2	85	109	77	78	258
Isoleucin	7,7	68	83	53	58	95
Val	7,2	71	103	64	60	42
Chemical Score Mitchell-Block	100	63	56	34	39	0
EAS-Index Oser	100	78	87	56	62	33

Am Anfang einer Bilanzbestimmung stand eine sorgfältige Auswahl der Probanden, von denen erhebliche Disziplin gefordert wurde. Eine besondere Überwachung der Versuchspersonen gab es nicht, da Verstöße gegen die Versuchsbedingungen aus den Analysen schnell ersichtlich waren. Die Versuchspersonen mussten sich verpflichten, nur das zu essen, was ihnen als Versuchskost bereitgestellt wurde. Zudem wurden sämtliche Ausscheidungen gesammelt. Die Versuchskost wurde jeweils genau analysiert, anstatt diese anhand von Nährwerttabellen rein rechnerisch zu ermitteln, um Schwankungen in der Zusammensetzung auszuschließen. Die Kost wurde so bemessen, dass der Energiebedarf voll gedeckt war. So konnte ausgeschlossen werden, dass kein Protein zur Energiebedarfsdeckung herangezogen wurde. Konkret hieß das, dass das Körpergewicht mindestens konstant bleiben musste oder bestenfalls leicht ansteigen durfte. Als Energieträger kamen nur stickstofffreie Nahrungsmittel infrage, wie Fett, Zucker und vor allem Stärke, eine insgesamt also wenig abwechslungsreiche Kost. Täglich gab es pro Versuchsperson vier Teller Stärkebrei mit 30–40 % Fett. In diesen Brei wurden zuvor die zu testenden Proteine eingekocht. Vitamine und Mineralstoffe wurden bedarfsgerecht zugeführt. Um die normale Darmtätigkeit aufrechtzuerhalten, wurden in den Stärkebrei Cellulose und Agar-Agar, beides unverdauliche Ballaststoffe, eingekocht. Da es zwischen sieben und elf Tagen dauert, bis sich beim Menschen ein Gleichgewicht zwischen Stickstoffaufnahme (N x 6,25 = Protein) und Stickstoffbedarf einstellt, wurden die Werte aus dieser etwa einwöchigen Vorperiode verworfen. Erst aus den Werten der Analysezahlen der darauffolgenden ein bis zwei Wochen wurde der Mittelwert ermittelt und daraus dann der Minimalbedarf des betreffenden Testproteins abgeleitet. Die Fehlerbreite betrug nur maximal 1,5 %, was für biologische Versuche außerordentlich günstig ist und die Exaktheit des Vorgehens bestätigt.

Weitere Versuchsreihen gingen noch einen Schritt weiter. Dabei wurde die BW von Proteinmischungen untersucht. Zugrunde lag hierbei die grundsätzlich richtige Überlegung, dass in der menschlichen Ernährung so gut wie nie nur eine einzige Proteinquelle aufgenommen wird. Die menschliche Nahrung ist im Allgemeinen eine Mischkost, die sowohl pflanzliche als auch tierische Proteine enthält. Die gleichzeitig bzw. zeitnah aufgenommenen Proteine beeinflussten einander, wie sich bald zeigte, sehr stark in ihrer BW. Für jede Kombination von Proteinträgern existiert ein optimales Mischungsverhältnis, d. h. ein Punkt mit der höchsten BW und damit, entsprechend der Definition, dem niedrigsten Proteinanteil, der gerade noch zum Bilanzausgleich führt.

Einige wichtige Beispiele mögen diesen Sachverhalt konkretisieren: Der erste Versuch dieser Reihe betraf eine Mischung von Milch und Weizenmehl. Milcheiweiß hat eine BW von 88, Weizenprotein hingegen von nur 56. Das günstigste Mischungsverhältnis übertrifft aber sogar die BW von Vollei. Eine Mischung von 75 % Milchprotein und 25 % Weizenprotein hat eine BW von 109.

Es zeigte sich weiterhin, dass Mischungen von Proteinen in Bezug auf die BW nahezu immer günstiger waren als reine Proteine. Ein besonders interessantes Ergebnis brachte die Kombination aus Rindfleisch und Gelatine. Bei Gelatine handelt es sich um denaturiertes Bindegewebe; da ihr zwei essenzielle Aminosäuren fehlen, hat Gelatine eine BW von 0. Das Ergebnis war überraschend: Die an sich völlig minderwertige Gelatine konnte das Fleisch größtenteils ersetzen, ohne dass sich die BW des Fleisches nennenswert verringerte. Eine Mischung von 83 % Fleischprotein und 17 % Gelatineprotein erzielte eine BW von 99. Eine Mischung im Verhältnis 1:1, wie etwa bei einer Sülze, hat die BW reinen Muskelfleisches.

Die wohl bekannteste Kombination von Proteinträgern ist die Mischung von Ei und Kartoffeln. 36 % Eiprotein, kombiniert mit 64 % Kartoffelprotein, weist eine BW von 136 auf, die bisher höchste bekannte BW. Bei diesem Mischungsverhältnis liegt der Minimalbedarf bei 0,374 g Protein pro kg Körpergewicht, was einer täglichen Menge von 26 g für einen erwachsenen Mann von 70 kg Körpergewicht entspricht. Dies wird z. B. durch 1,5 Eier gemischt mit 1,5 kg Kartoffeln erreicht.

Anwendung fand diese Kombination in der „Nierendiät" unter der Bezeichnung „Kartoffel-Ei-Diät". Die kranke Niere soll bei bedarfsdeckender Proteinzufuhr möglichst wenig belastet werden. Die Belastung der Niere hängt von der Menge der auszuscheidenden Stoffe ab. Je mehr Protein aufgenommen wird, desto mehr Harnstoff muss gebildet und ausgeschieden werden. Gelingt dies nicht vollständig, so kann die Harnstoffkonzentration im Blut bedrohlich ansteigen.

Am Stickstoffbilanzminimum beträgt die täglich auszuscheidende Harnstoffmenge eines 70 kg schweren Mannes bei Weizenmehl 18,9 g, bei Kartoffeln 12,2 g und bei Vollei 12,0 g, bei der oben erwähnten günstigen Mischung aus Kartoffeln und Ei nur noch 8,3 g.

Ein weiteres Beispiel, das zwar weniger populär, aber insbesondere für die unterernährte Bevölkerung der sog. Dritten Welt von Bedeutung ist, ist die Tatsache, dass auch die Kombination von rein pflanzlichen Proteinträgern zu einem beachtlichen Aufwertungseffekt der Nahrung führt. Mais hat eine BW von 72, Bohnen von 79. Die BW von Vollei, also 100, wird durch ein Mischungsverhältnis von 52 % Bohnenprotein und 48 % Maisprotein erreicht, d. h. in der Praxis wird ein Sack Bohnen mit zwei Säcken Mais vermischt. In der damaligen Forschungsstation des Max-Planck-Instituts für Ernährungsphysiologie in Bumbuli/Tansania wurde diese Mischung an unterernährten Kindern getestet – mit dem Erfolg, dass sich der Ernährungsstatus der Kinder innerhalb eines Jahres deutlich verbesserte.

Schließlich sei noch auf ein interessantes Versuchsergebnis hingewiesen, das zeigt, dass Ergebnisse aus Tierversuchen, wie etwa die an Ratten untersuchte biologische Wertigkeit von Proteinen, nicht auf den Menschen übertragbar sind. Versuchspersonen wurden zunächst mit Vollei als einziger Proteinquelle ernährt. Das Ei wurde dann schrittweise durch Nicht-Protein-Stickstoff (Ammoniumcitrat) ersetzt. Das Ergebnis war, dass sich die BW nicht änderte, wenn bis zu ca. 60 % des Eiproteins durch unspezifische Stickstoffsubstanzen ersetzt wurden (auch andere Ammoniumsalze wurden verwendet sowie Glutaminsäure, Asparaginsäure, Glycin, Alanin). Die gleichen Versuche an Ratten zeigten ein völlig anderes Bild: Schon beim Ersatz von nur 10 % der Eimasse durch Ammoniumsalze sank die BW deutlich ab. Je mehr davon ersetzt wurde, desto deutlicher war dieser Effekt. Diese Versuchsergebnisse beweisen deutlich, dass nur Bilanzversuche am Menschen exakte Resultate liefern.

In der Praxis wird der **Protein Digestibility Corrected Amino Acid Score (PDCAAS)** zunehmend gebräuchlicher. Der PDCAAS lässt sich mit „um die Proteinverdaulichkeit korrigierte Aminosäurenbewertung" übersetzen. Dabei wird zunächst der Chemical Score (s. oben) bestimmt; anschließend wird der CS-Wert der limitierenden Aminosäure mit der in Tierversuchen ermittelten „wahren Verdaulichkeit" multipliziert. An folgendem Beispiel soll dies verdeutlicht werden.

Die PDCAAS der Pinto-Bohne wird in drei Schritten bestimmt:

1. Bestimmung des CS bzw. EAS der Pinto-Bohne, wobei die limitierende AS für die weitere Berechnung herangezogen wird, in diesem Fall Tryptophan.
   CS = 0,8

2. Die wahre Verdaulichkeit bei der Ratte für die Pinto-Bohne beträgt 73 % oder 0,73.

3. PDCAAS = 08 x 0,73 = 0,58 (oder 58 %).

Die Versuchsergebnisse zur Bestimmung der biologischen Wertigkeit können, wie folgt, zusammengefasst werden:

1. Das Volleiprotein empfiehlt sich als Bezugswert für die BW. Allerdings können durchaus biologische Wertigkeiten von mehr als 100 erzielt werden.

2. Die Hypothese der begrenzenden (limitierenden) Aminosäuren muss aufgegeben werden. Sie gilt bestenfalls für Extreme (z. B. Zein).

3. Nach Kofrányi existiert eine optimale Proportion aller Aminosäuren. Jede Abweichung davon führt zur Verminderung der BW. Auch nicht essenzielle Aminosäuren spielen dabei eine Rolle.

4. Die Vorausberechnung nach dem EAS-Index stimmt nicht mit den Versuchsergebnissen am Menschen überein.

5. Die in Tierversuchen ermittelten BW sind nicht auf den Menschen übertragbar.

6. Kein Mensch ernährt sich auf Dauer von isolierten Nahrungsproteinen. Deswegen haben Proteinkombinationen eine große praktische Bedeutung. Bei den allermeisten Kombinationen gibt es bereits bei einer Zufuhr von 0,4–0,6 g Protein pro kg KG eine ausgeglichene Bilanz. Allerdings gilt dies nur für den erwachsenen, nicht jedoch für den heranwachsenden Organismus.

7. Das Beispiel des Kartoffel-Ei-Gemisches verdeutlicht einen Aufwertungseffekt, der weit über das bei einer bloßen Addition beider Komponenten zu erwartende Maß hinausgeht.

8. Auch pflanzliche Proteine können eine hohe BW haben (z. B. Kartoffelprotein, dessen BW fast der des Volleis entspricht; allerdings ist der Proteingehalt von Kartoffeln mit nur ca. 2 % sehr gering). Eine optimale Kombination von Bohnen- und Maisprotein hat ebenfalls eine BW von 100.

9. Kombinationen aus Vollei mit einigen tierischen oder pflanzlichen Proteinen führen ebenfalls zu einem Aufwertungseffekt und einer BW von mehr als 100.

Resümierend kann festgehalten werden, dass die nach verschiedenen Methoden ermittelten Werte für die biologische Wertigkeit von Proteinen prinzipiell nicht miteinander vergleichbar sind. Es ist bei der Angabe von biologischen Wertigkeiten also in jedem Fall das entsprechende Ermittlungsverfahren anzugeben.

Tab. 2.5 — Biologische Wertigkeit (BW) von reinen Proteinen und Proteingemischen (nach: KRAUT/KOFRÁNYI, 1981)

Biologische Wertigkeit (BW) von Nahrungsmitteln			
Laktalbumin	104	Grünalgen	81
Vollei	100	Reis	81
Kartoffeln	100; 98	Roggenmehl (82 % Ausmahlung)	76; 83
Rindfleisch	98	Casein	72
Thunfisch	92	Bohnen	72
Kuhmilch	88	Mais	71; 72
Edamer Käse	85	Weizenmehl (83 % Ausmahlung)	56; 59
Schweizer Käse	83	Trockenhefe	48
Soja	84; 86	Gelatine	0
BW der günstigen Mischung zweier Nahrungsmittel, prozentuales Mengenverhältnis			
36 % Vollei + 64 % Kartoffel	136	51 % Milch + 49 % Kartoffel	114
70 % Lactalbumin + 30 % Kartoffel	134	88 % Vollei + 12 % Mais	114
75 % Milch + 25 % Weizenmehl	125	78 % Rindfleisch + 22 % Kartoffel	114
60 % Vollei + 40 % Soja	124	35 % Vollei + 65 % Bohnen	109
68 % Vollei + 32 % Weizen	123	52 % Bohnen + 48 % Mais	99
76 % Vollei + 24 % Milch	119	84 % Rindfleisch + 16 % Gelatine	98

Tab. 2.6 — Werte für die Verdaulichkeit von Proteinen und der PDCAAS (nach: ELMADFA, 2004)

Proteinquelle	Wahre Verdaulichkeit ± SD	PDCAAS in %
Eier	97 ± 3	100
Milch und Käse	95 ± 3	100
Fleisch und Fisch	94 ± 3	100
Mais	85 ± 6	51
Reis, poliert	88 ± 4	60
Weizen, Vollkorn	86 ± 5	40
Weizen, veredelt	96 ± 4	38
Hafermehl	86 ± 7	57
Erdnussbutter	95	52
Sojamehl	86 ± 7	100
Bohnen	78	68
Gemischte Kost	96	

2.1.4 Aminosäuren- und Proteinbedarf, Bedarfsdeckung

Neun Aminosäuren sind für den Erwachsenen essenziell: Histidin, Isoleucin, Leucin, Lysin, Methionin, Phenylalanin, Threonin, Tryptophan und Valin. Darüber hinaus werden zusätzlich entbehrliche (früher: nicht essenzielle) Aminosäuren benötigt, da durch die alleinige Zufuhr von unentbehrlichen Aminosäuren ein angemessenes Wachstum und das Stickstoffbilanzgleichgewicht nicht aufrechterhalten werden können. Daher muss neben der Versorgung mit unentbehrlichen Aminosäuren auch eine ausreichende Gesamtproteinzufuhr erfolgen.

Auch bei völlig proteinfreier Ernährung wird Stickstoff (N) in Form von Harnstoff mit dem Urin ausgeschieden. Die N-Ausscheidung wird bei proteinfreier Ernährung – ausreichende Energiezufuhr vorausgesetzt – allmählich immer geringer und stellt sich nach ein bis zwei Wochen auf einen fast konstanten Minimalwert ein. Zusammen mit den N-Verlusten im Kot, durch Schweiß, Haut, Haare und Nägel wird er als **„absolutes N-Minimum“** bezeichnet. Beim Menschen liegt dieser Wert bei 54 mg N/kg KG und Tag und entspricht einer Menge von rd. 24 g Protein/Tag, die abgebaut wird (54 mg x 70 kg = 3,78 g N; x 6,25 = rd. 24 g). In der Praxis ist mit dieser Größenordnung jedoch noch kein Bilanzausgleich zu erzielen, weil das Nahrungsprotein niemals vollständig in Körperprotein umgewandelt werden kann. Die untere Grenze liegt über dem absoluten N-Minimum und wird im Unterschied dazu als „Bilanzminimum“ bezeichnet.

Die minimale Proteinmenge, die ein erwachsener Mensch bei gemischter Kost braucht, um auf Dauer am Leben zu bleiben, beträgt 0,4–0,6 g Protein/kg KG, je nach Art der aufgenommenen Eiweißstoffe. Das sind 25–45 g täglich für einen 70 kg schweren Mann. Dieser Wert wird als **„physiologisches Eiweißminimum“** oder **„Bilanzminimum“** bezeichnet, also die geringste Menge Protein, mit der gerade das Gleichgewicht von Proteinaufnahme und Ausscheidung der Abbauprodukte erreicht wird.

Dass es lebensbedrohlich ist, sich auf lange Sicht mit einer Proteinmenge unterhalb des Proteinminimums zu ernähren, hat sich deutlich in den durch Hunger geprägten Nachkriegsjahren gezeigt. Dieser unfreiwillige Massenversuch ist jedoch insofern nicht ganz aussagekräftig, weil es großen Teilen der deutschen Bevölkerung damals nicht nur an Protein, sondern auch an anderen Nährstoffen mangelte. Proteinmangel bei genügender Energiezufuhr gibt es jedoch auch heute noch in mehreren Ländern der Erde. Die Proteinmangelkrankheit wird als **„Kwashiorkor“** (roter Junge) bezeichnet, da die kranken Kinder infolge einer Pigmentarmut rötliche bis blonde Haare aufweisen. Diese Mangelkrankheit tritt typischerweise auf, wenn die noch stillende Mutter das nächste Kind zur Welt bringt und das Kleinkind nach dem Abstillen plötzlich auf die Erwachsenenkost umgestellt wird. Kwashiorkor entwickelt sich oft schnell, häufig in Zusammenhang mit Infektionskrankheiten. Durch die Wassereinlagerungen im Gewebe (Ödeme) fällt der Gewichtsverlust oftmals nicht auf. Zudem ist ein Muskelschwund meist wegen der eingelagerten Gewebsflüssigkeit kaum zu erkennen. Häufig tritt gleichzeitig eine Fettleber auf. Vitaminmangel, Anämien und Infektanfälligkeit sind weitere Begleiterscheinungen, welche die Sterblichkeitsrate zusätzlich in die Höhe treiben.

Was den Proteinbedarf angeht, so liegen neuere Empfehlungen der Ernährungsgesellschaften Deutschlands, Österreichs und der Schweiz vor: Diesen Empfehlungen zufolge liegt der durchschnittliche Bedarf des Erwachsenen an Protein hoher Qualität (Ei, Milch, Fleisch, Fisch; Verfügbarkeit 95 % und mehr) bei 0,6 g Protein/kg KG und Tag. Werden individuelle Schwankungen mit einbezogen, erhöht sich der Bedarf auf 0,75 g Protein. Unter Berücksichtigung einer verminderten Verfügbarkeit in einer gemischten Kost steigt der Bedarfswert auf **0,8 g Protein/kg KG und Tag**. Am Beispiel eines 70 kg schweren Mannes ergibt dies eine Menge von 56 g Protein/Tag. Dies ist erheblich weniger als früher angenommen. In einem Gutachten für den Völkerbund (1922) wurde noch die Auffassung vertreten, die Proteinzufuhr sollte für den Erwachsenen bei gemischter Kost nicht unter 1 g Protein/kg KG und Tag sinken, was ungefähr 75 g/Tag für den erwachsenen Mann entspricht.

Der Proteinbedarf älterer Menschen scheint etwas höher als der jüngerer zu sein. Bei erhöhter körperlicher Aktivität konnte kein vermehrter Proteinbedarf festgestellt werden, sodass bei leichter bis mittlerer sportlicher Aktivität keine zusätzliche Proteinzufuhr erforderlich ist.

Körperproteine unterliegen ständigen Auf-, Ab- und Umbauprozessen. Der tägliche Umsatz des Erwachsenen beträgt etwa 300 g (= ca. 4 g/kg/Tag), was dem Drei- bis Vierfachen der Nahrungszufuhr entspricht. Damit ist jedoch nicht ein Verbrauch von Aminosäuren bzw. Protein verbunden, vielmehr handelt es sich um ein sehr wirksames „AS-Recycling".

Beweise für eine schädigende Wirkung einer höheren Proteinzufuhr gibt es derzeit nicht, allerdings ist eine überhöhte Proteinzufuhr auch nicht als positiv anzusehen. Eine Proteinaufnahme von über 2 g/kg KG und Tag geht mit verminderten Plasmakonzentrationen einzelner Aminosäuren einher. Eine überhöhte Proteinzufuhr kann auch einen negativen Effekt auf die Calciumbilanz und die Knochengesundheit ausüben. Es besteht zudem die Gefahr der Bildung von Calciumoxalatsteinen in der Niere. Daher wird aus Sicherheitsgründen empfohlen, diese Grenze nicht zu überschreiten. Die obere Grenze liegt demnach bei 120 g Protein/Tag für Frauen und 140 g/Tag für Männer.

Es fällt auf, dass insbesondere übermäßig hohe Mengen an tierischem Protein verzehrt werden. Dies ist insofern problematisch, da dies unweigerlich mit einer hohen Zufuhr von gesättigten Fettsäuren und Cholesterol und z. T. auch, mit Ausnahme von Ei- und Milchprotein, von Purinen verbunden ist.

Der durchschnittliche Proteinanteil an der Energiezufuhr liegt bei allen Personengruppen zwischen 12 und 14 %, was deutlich über den D-A-CH-Referenzwerten für die Proteinzufuhr von 9–11 % liegt, sich jedoch noch innerhalb der WHO-Empfehlungen von 10–15 % befindet.

Zusammenfassung

1. Proteine (Eiweiße) bilden mengenmäßig den größten Anteil an allen organischen Verbindungen im Körper (durchschnittlich 10 kg bei einem 70 kg schweren Menschen). Sie sind die „Allzweckmoleküle" des Lebens. Sie bauen die Strukturen des Körpers und der Zellen auf und haben weitere spezifische Funktionen, z. B. als Bestandteile von Enzymen, die einen Stoffwechsel erst ermöglichen.

2. Sowohl tierische als auch pflanzliche Proteine bestehen prinzipiell aus den gleichen Bausteinen, den Aminosäuren. Von den etwa 20 proteinogenen Aminosäuren sind neun unentbehrlich, d. h. sie müssen mit der Nahrung zugeführt werden. Die übrigen kann der Körper aus Vorstufen selbst herstellen.

3. Proteine bestehen aus einer Kette von mindestens 100 Aminosäuren, wobei jedoch nicht nur deren Abfolge (Sequenz), sondern auch die räumliche Struktur entscheidend ist. Daher gibt es eine große Vielfalt an Proteinen. Im menschlichen Körper vermutet man mehr als eine Million verschiedener Proteine.

4. Der ernährungsphysiologische Wert von Proteinen (biologische Wertigkeit, BW) ergibt sich aus der Art und der Menge der darin enthaltenen Aminosäuren. Mischungen verschiedener Proteine sind günstiger als einzelne Nahrungsproteine. Die höchste BW wurde bei einer Kombination von Kartoffel- und Volleiprotein erzielt (Kofrányi).

5. Der tägliche Bedarf an Protein wird für den Erwachsenen mit 0,8 g/kg KG angegeben, das sind etwa 50–60 g/Tag. Mehr als 2 g/kg KG sollten wegen möglicher negativer Folgen nicht dauerhaft aufgenommen werden.

Tab. 2.7 — Empfehlung für die tägliche Proteinzufuhr[1,2] (nach: D-A-CH-Referenzwerte, 2017)

Alter	Protein g/Tag[3]	
	m	w
Säuglinge		
0 bis unter 4 Monate	8	
4 bis unter 12 Monate	11	
Kinder		
1 bis unter 4 Jahre	14	
4 bis unter 7 Jahre	18	
7 bis unter 10 Jahre	26	
10 bis unter 13 Jahre	37	38
13 bis unter 14 Jahre	50	49
Jugendliche u. Erwachsene		
15 bis unter 19 Jahre	62	48
19 bis unter 25 Jahre	57	48
25 bis unter 51 Jahre	57	48
51 bis unter 65 Jahre	55	47
65 Jahre und älter	67[4]	57[4]
Schwangere		
2. Trimester		+ 7
3. Trimester		+ 21
Stillende		+ 23

1 Deutsche Gesellschaft für Ernährung, Österreichische Gesellschaft für Ernährung, Schweizerische Gesellschaft für Ernährung (Hrsg.): Referenzwerte für die Nährstoffzufuhr. Bonn, 2. Auflage, 3. aktualisierte Ausgabe (2017)
2 Die Energiewerte sind als Richtwerte zu verstehen und gelten für Personen mit ausschließlich sitzender Tätigkeit mit wenig oder keiner anstrengenden Freizeitaktivität, z. B. Büroangestellte (PAL 1,4). Für andere Berufsschweregruppen sind Zuschläge erforderlich.
3 Diese Angaben basieren auf dem Referenzgewicht.
4 Hierbei handelt es sich um Schätzwerte.

2.2 KOHLENHYDRATE (SACCHARIDE, „ZUCKER")

Kohlenhydrate werden von Pflanzen mithilfe der Fotosynthese aufgebaut. Sie dienen in Form von Stärke als Speicherstoff der Pflanze. In der Ernährung des Menschen stellen Kohlenhydrate mengenmäßig den größten Anteil. Sie werden vom Körper zur Energiegewinnung herangezogen und dienen zahlreichen Verbindungen (z. B. Gerüst- und Speicherstoffen) als Ausgangssubstanz. Die Grundeinheit aller Kohlenhydrate sind die Monosaccharide (Einfachzucker), vor allem Glukose, Fruktose, Galaktose und Derivate.

2.2.1 Definition, chemische Struktur, Einteilung

Der allgemeinen Formel für Kohlenhydrate, nämlich $C_n(H_2O)_n$, entsprechen sowohl die Glukose als auch beispielsweise die Essigsäure ($C_2H_4O_2$) oder die Milchsäure ($C_3H_6O_3$). Andere Verbindungen werden zu den Kohlenhydraten gezählt (z. B. Desoxyribose), obwohl sie nicht der genannten Formel entsprechen. Die aktuelle Definition für Kohlenhydrate lautet daher:

!

„Kohlenhydrate sind Dehydrierungsprodukte mehrwertiger aliphatischer Alkohole und davon abgeleitete Verbindungen."

Kohlenhydrate sind entweder einfache Zucker oder Verbindungen von einfachen Zuckern. Sie werden in Mono-, Di-, Oligo- und Polysaccharide eingeteilt:

- Monosaccharide: z. B. Glukose, Fruktose, Galaktose
- Disaccharide: z. B. Saccharose, Maltose, Laktose
- Oligosaccharide: z. B. Dextrine
- Polysaccharide: z. B. Stärke, Cellulose, Glykogen

Entsprechend der Anzahl der C-Atome in der Kohlenstoffkette werden sie zudem unterteilt in: **Triosen** = 3 C-Atome, **Tetrosen** = 4 C-Atome, **Pentosen** = 5 C-Atome, **Hexosen** = 6 C-Atome usw. Ernährungsphysiologisch sind hauptsächlich Hexosen von Bedeutung. Ribose und Desoxyribose (Nukleinsäuren) gehören zu den **Pentosen**.

Abb. 2.7 — Nummerierung der C-Atome
Die Nummerierung der C-Atome des Kohlenhydratgerüstes erfolgt, indem mit dem C-Atom begonnen wird, das der Aldehyd- bzw. Ketogruppe am nächsten steht.

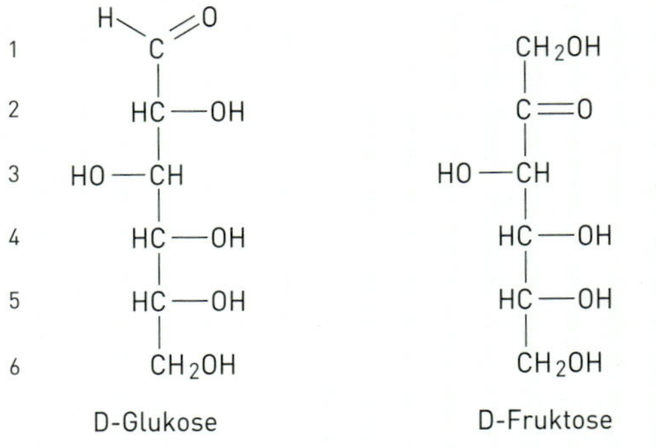

2.2.2 Biologische Funktionen

Kohlenhydrate sind eine wichtige Energiequelle. Zwar liefert 1 g Kohlenhydrate mit rd. 4 kcal nur halb so viel Energie wie Fett, jedoch wird etwa die Hälfte des täglichen Energiebedarfs über Kohlenhydrate gedeckt. Das Zentralnervensystem, die roten Blutkörperchen und das Nierenmark sind obligat (ausschließlich) auf Glukose als Energiequelle angewiesen. Das Gehirn benötigt täglich etwa 120–140 g Glukose, um seinen Energiebedarf zu decken.

Kohlenhydrate sind eine wichtige Reservesubstanz bei Pflanzen (Stärke) sowie Tier und Mensch (Glykogen). Der erwachsene Mensch speichert etwa 100–200 g Glykogen in der Leber und etwa 250 g in der Muskulatur.

Kohlenhydrate wirken **proteinsparend**. Konkret bedeutet dies, dass im Hungerzustand nach Aufbrauchen der Kohlenhydratreserven verstärkt Proteine abgebaut werden, um daraus genügend Glukose für das Zentralnervensystem herzustellen. Dazu stehen die sog. „glukogenen Aminosäuren" zur Verfügung, die vom Körper in Notfällen in Glukose umgewandelt werden können; allerdings wird für etwa 120 g Glukose die doppelte Menge an Protein benötigt. Dies ist daher lediglich für eine begrenzte Zeit möglich.

Kohlenhydrate wirken zudem **antiketogen**. Dies bedeutet, dass etwa bei langem Fasten (Nulldiät) Ketonkörper aus den Fettreserven gebildet werden, welche die Glukose größtenteils als Energielieferant für das Zentralnervensystem ersetzen. Diese Ketonkörperproduktion erfolgt nicht, wenn ausreichend Kohlenhydrate aufgenommen werden. Aus Fett kann Glukose nämlich nicht hergestellt werden.

Die Gruppe der Polysaccharide findet sich in der organischen Grundsubstanz von Knochen und Bindegewebe. Dazu zählen z. B. die Mucopolysaccharide, die als Schleimstoffe oder Blutgruppensubstanzen spezifische Wirkungen entfalten.

Schließlich sind Kohlenhydrate Teile der Ballaststofffraktion, also der unverdaulichen Nahrungsbestandteile, denen wichtige Funktionen zukommen.

Abb. 2.8 — Vereinfachte schematische Darstellung der Wechselwirkung von Protein-, Kohlenhydrat- und Fettstoffwechsel

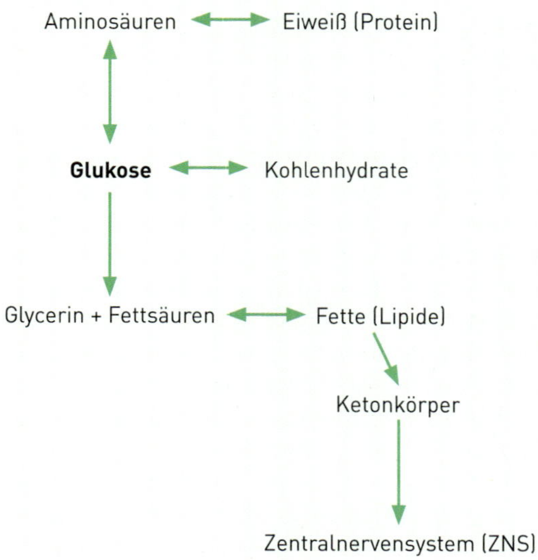

2.2.3 Aufgaben und Bedeutung wichtiger Nahrungskohlenhydrate

Monosaccharide (Einfachzucker)

Monosaccharide bestehen aus zwei bis sechs C-Atomen und enthalten (endständig) eine Aldehydgruppe (COOH) oder (nicht endständig) eine Ketogruppe (C=O). Monosaccharide mit einer Aldehydgruppe werden **Aldosen** genannt, solche mit einer Ketogruppe bezeichnet man als **Ketosen**.

Glukose (Dextrose, Traubenzucker) ist die häufigste Aldohexose. Sie ist bedeutender „Treibstoff" der Muskulatur und obligat als Energiequelle für einige Organe. Sie kommt in vielen süßen Früchten sowie im Honig vor und ist Baustein von Disacchariden (z. B. Saccharose) und Stärke.

Wegen der besonderen Bedeutung für die Energieversorgung reguliert der Organismus mithilfe von Hormonen den Gehalt im Blut - Blutglukose („Blutzucker") - innerhalb enger Grenzen (Nüchtern: Blutglukosekonzentration 65–110 mg/dl). Die Blutglukosekonzentration steigt nach Mahlzeiten an, etwa zwei Stunden später hat sie wieder das Nüchternniveau erreicht. Bei Diabetikern („Zuckerkranken") ist der Regelmechanismus gestört. Auch während längerer Fastenperioden wird die Blutglukosekonzentration durch die Glukoneogenese (Glukoseneubildung, z. B. aus bestimmten Aminosäuren) stabilisiert. Bei einer Blutglukosekonzentration von mehr als 180 mg/dl, der sog. „Nierenschwelle", wird Glukose mit dem Harn ausgeschieden.

Abb. 2.9 — Vereinfachtes Schema: Regulierung der Blutglukosekonzentration

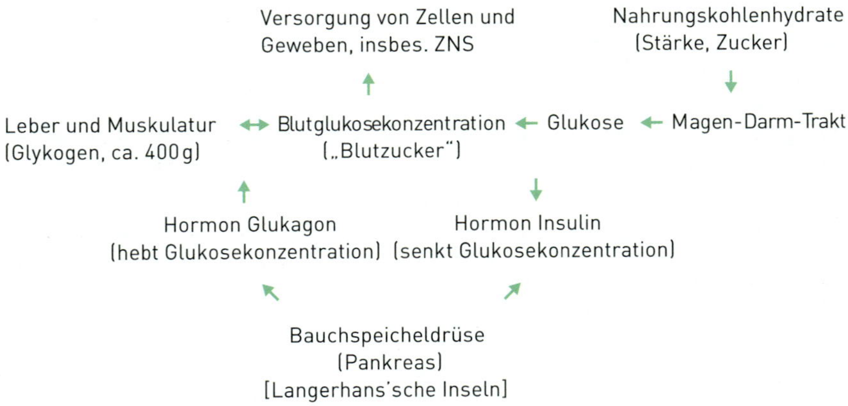

Glukose lässt sich auf unterschiedliche Weise mithilfe von Hefe und z. T. anderen Mikroorganismen vergären. Zwei wichtige Beispiele für eine **anaerobe Gärung** (unter Ausschluss von Sauerstoff) sind hier angeführt:

a) Alkoholische Gärung: Bei der Herstellung alkoholischer Getränke wird Glukose zu Alkohol (Ethanol, Ethylalkohol) vergoren:

$$\mathbf{C_6H_{12}O_6 \rightarrow 2\ C_2H_5OH + 2\ CO_2}$$

(Glukose) → (Ethanol) + (Kohlendioxid)

b) Milchsäuregärung: Glukose wird zu Milchsäure vergoren (z. B. bei der Herstellung von Sauerkraut oder Milchprodukten wie Kefir und Joghurt):

$$\mathbf{C_6H_{12}O_6 \rightarrow 2\ C_3H_6O_3}$$

(Glukose) → (Milchsäure)

Abb. 2.10 — Strukturformel der Milchsäure

Das mit * gekennzeichnete C-Atom in Abb. 2.10 stellt ein asymmetrisches C-Atom dar, d. h. es trägt vier verschiedene Substituenten, was wiederum bedeutet, dass es eine rechtsdrehende und eine linksdrehende Variante gibt. Die rechtsdrehende Milchsäure (L[+]-Milchsäure) ist physiologisch günstiger.

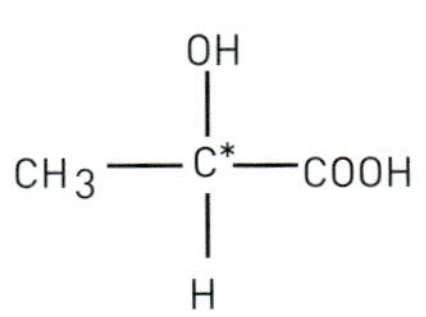

Als Beispiel für eine aerobe Gärung (mikrobielle Prozesse mit Sauerstoff) ist die Citronensäuregärung angeführt:

$$C_6H_{12}O_6 + \tfrac{3}{2}\,O_2 \rightarrow \begin{array}{c} CH_2 - COOH \\ | \\ OH - C - COOH \\ | \\ CH_2 - COOH \end{array} + 3\ H_2O$$

(Glukose) + (Sauerstoff) → (Citronensäure) + (Wasser)

Die **Fruktose** (Fruchtzucker) ist die wichtigste Ketohexose. Sie kommt ebenfalls in Früchten vor, ist neben Glukose Baustein des Haushaltszuckers, der Saccharose, und schmeckt süßer als dieser. Bei der Spaltung von Saccharose entsteht ein Gemisch von Glukose und Fruktose, das als Invertzucker bezeichnet wird (auch in Honig vorhanden). Durch Hefe lässt sich Fruktose uneingeschränkt vergären.

Die **Galaktose** kommt in der Natur nicht als Monosaccharid vor, sondern zusammen mit Glukose in Form von Milchzucker (Laktose). Im Körper wird Galaktose zu Glukose verstoffwechselt. Galaktose ist Bestandteil von Cerebrosiden in der Hirnsubstanz.

Disaccharide (Zweifachzucker)

Disaccharide bestehen aus zwei gleichen oder unterschiedlichen Monosacchariden. Sie werden unter Austritt eines Moleküls Wasser miteinander verbunden.

Die wichtigsten Disaccharide in der Nahrung sind:

- **Saccharose** (Zucker) = Glukose + Fruktose
- **Laktose** (Milchzucker) = Glukose + Galaktose
- **Maltose** (Malzzucker) = Glukose + Glukose

2015/16 wurden in der Bundesrepublik auf rd. 255.000 ha Zuckerrüben angebaut. Der Zuckerverbrauch liegt im Durchschnitt bei rd. 35 kg Weißzucker pro Kopf, das sind rd. 100 g pro Kopf und Tag.

Bei trockener Lagerung ist Zucker sehr gut haltbar. Konzentrierte Lösungen des Zuckers hemmen das Wachstum von unerwünschten Mikroorganismen und werden daher oftmals zur Konservierung von Lebensmitteln eingesetzt. Zucker wird bei der Haltbarmachung von Obst in Form von Fruchtsirup, Konfitüre, Gelee etc. verwendet. Auch Milch kann durch Zuckerzusatz in der Haltbarkeit verbessert werden (z. B. gezuckerte Kondensmilch).

Die **Laktose (Milchzucker)** kommt in der Milch sämtlicher Säugetiere vor. Auch in der Muttermilch ist Laktose das mengenmäßig vorherrschende Kohlenhydrat. Die Milchzuckerkonzentration in der Muttermilch schwankt dabei zwischen 2 % bei einigen arktischen Tierarten und etwa 7 % beim Menschen. In Kuhmilch sind etwa 4,7 % Laktose enthalten. Die Aufnahme von Laktose durch den Säugling fördert die Entwicklung einer besonderen Darmflora (Bifidus-Flora), zudem wird die Calciumresorption aus der Muttermilch verbessert. Die **Resorptionsgeschwindigkeit** von Milchzucker wird durch das Enzym **Laktase** bestimmt, das in der Dünndarmschleimhaut gebildet wird und seine Aufspaltung in Glukose und Galaktose bewirkt. Da Laktase nur eine geringe Aktivität aufweist, benötigt sie zur Spaltung eines Milchzuckermoleküls viermal mehr Zeit, als beispielsweise für die Spaltung der Saccharose (durch die Saccharase) erforderlich ist. Deshalb wird Milchzucker im Darm nur sehr langsam resorbiert und gelangt bei höherer Dosierung bis in die untersten Darmabschnitte. Hauptabbauprodukt ist die Milchsäure, der eine verdauungsfördernde Wirkung zukommt. Aus diesem Grund wird Milchzucker auch als Mittel gegen Obstipation (Verstopfung) sowie bei funktionellen Darmstörungen eingesetzt. Ein Problem für viele Menschen in Mitteleuropa ist die **Laktoseintoleranz,** die bei etwa 5–15 % der mitteleuropäischen und nordamerikanischen Bevölkerung vorkommt und in Südeuropa sogar noch häufiger zu beobachten ist (20–40 %). Ursache ist das Fehlen von Laktase bzw. die nach der Säuglingsperiode auftretende Laktaseinaktivität.

Maltose (Malzzucker) ist ein Produkt des Stärkeabbaus. Maltose kommt in keimendem Getreide, in Kartoffelkeimen und im Magen-Darm-Trakt menschlicher und tierischer Organismen vor. Keimende Getreide sind Ausgangsprodukt für die Erzeugung alkoholischer Getränke wie Bier und Branntwein. Maltose wird dabei zunächst in Glukose gespalten und danach vergoren.

⊕

In Ostasien ist bereits seit Tausenden von Jahren das Zuckerrohr bekannt. Bereits um ca. 600 v. Chr. entwickelten die Perser eine Methode zur Zuckergewinnung. In kegelförmige Tongefäße wurde heißer Zuckersaft eingefüllt, der Sirup mit den nicht zuckerhaltigen Stoffen tropfte durch die Öffnung an der Kegelspitze aus der kristallisierenden Zuckermasse ab. Zurück blieb der heute noch bekannte „Zuckerhut". Erst um 1.100 n. Chr. lernten mit den Kreuzrittern die ersten Mitteleuropäer den Zucker kennen, der sich an Königs- und Fürstenhöfen bald großer Beliebtheit erfreute. Zucker blieb lange ein teures Luxusgut. Erst 1747 entdeckte der deutsche Chemiker Marggraf, dass die Rübe den gleichen Zucker enthält wie das Zuckerrohr. Marggrafs Schüler und Nachfolger Franz Carl Achard gewann aus den Rüben erstmals Zucker. Als 1806 Napoleon die Kontinentalsperre verhängte, führte das dazu, dass Rohrzucker nicht mehr aus den Kolonialgebieten importiert werden konnte. Die Folge war ein gewaltiger Aufschwung der Gewinnung von Zucker aus Rüben. Mit der Niederlage Napoleons und seiner Verbannung nach Elba endete die Kontinentalsperre. Billiger Rohrzucker „überschwemmte" nun das Festland und bedingte vorübergehend ein Erliegen der Rübenzuckerproduktion. Züchterische Verbesserungen der Zuckerrübe bewirkten einen deutlichen Anstieg des Zuckergehaltes von etwa 5 % auf nunmehr ca. 18 %. Zucker wurde allmählich zu einem billigen Volksnahrungsmittel, welches insbesondere unter den Fabrikarbeitern Mitte des 19. Jahrhunderts als erschwinglicher Energielieferant weit verbreitet war.

Polysaccharide (Vielfachzucker)

Mindestens zehn Monosaccharide verbinden sich miteinander zu **Polysacchariden**.

Verwertbare Polysaccharide

Stärke ist der Reservestoff pflanzlicher Organismen; sie ist in Getreidekörnern sowie in Knollen und Wurzeln enthalten. Die Stärkekörner der Pflanzen sind charakteristisch geformt, sodass anhand mikroskopischer Untersuchungen einzelne Stärkearten voneinander zu unterscheiden sind.

Endprodukte des Stärkeabbaus, unabhängig davon, ob er enzymatisch (z. B. im Verdauungstrakt) oder auf andere Weise (z. B. durch Rösten oder Säurebehandlung) erfolgt, sind Maltose und Glukose:

Stärke →	**Dextrine** →	**Maltose** →	**Glukose**
(Polysaccharid)	(Oligosaccharide)	(Disaccharid)	(Monosaccharid)

Stärke besteht aus zwei Komponenten, nämlich der **Amylose** (ca. 20 %) und dem **Amylopektin** (ca. 80 %). Amylose, aufgebaut aus etwa 250–300 Glukoseeinheiten, bildet verschieden lange, unverzweigte Ketten. Die besondere Art der Verknüpfung der Glukosemoleküle (α-1,4-glykosidische Verknüpfung) bewirkt, dass sich die Ketten spiralförmig aufrollen. Die Makromoleküle des Amylopektins sind aus mehreren Tausend Glukosebausteinen aufgebaut; sie bilden verzweigte Ketten. Amylopektin quillt in heißem Wasser unter Bildung von Kleister auf. Dieser weist schon bei niedrigen Konzentrationen eine hohe Viskosität auf und geht beim Erkalten in eine gallertartige Masse über, was beim Brotbackprozess von besonderer Bedeutung ist. Das **Glykogen** ist das Reservekohlenhydrat des tierischen und daher auch menschlichen Körpers. Es ist ähnlich wie Amylopektin aufgebaut, allerdings ist sein Verzweigungsgrad höher. Speicherorgane hierfür sind die Leber (ca. 150 g Glykogen) sowie die Muskulatur (ca. 250 g Glykogen).

Nicht verwertbare Polysaccharide (Ballaststoffe)

Cellulose ist der Hauptbestandteil pflanzlicher Zellwände. Im Unterschied zur Stärke sind die Glukoseeinheiten β-1,4-glykosidisch gebunden. Da der Mensch kein Enzym zur Spaltung dieser Bindungen hat, ist Cellulose für ihn unverdaulich und zählt daher zu den Ballaststoffen.

Bei den **Hemicellosen** handelt es sich um sog. „Heteropolysaccharide", d. h. sie sind aus verschiedenen Bausteinen zusammengesetzt (Xylose, Arabinose, Galaktose, Mannose, Uronsäuren u. a.). Sie kommen in Pflanzen häufig vor, meist in Kombination mit Cellulose. Deren Molekulargewichte sind zwar geringer als bei der Cellulose, sie sind jedoch ebenfalls unverdaulich und zählen daher gleichfalls zu den Ballaststoffen.

Zu den Hemicellulosen gehören auch die Pentosane. Diese unlöslichen Polysaccharide sind lediglich aus Pentosen aufgebaut (D-Xylose, L-Arabinose) und finden sich vor allem in Stroh und in Kleie (z. B. Haferkleie).

Pektine sind Begleitstoffe der Cellulose. Pektine bilden die Mittellamelle der pflanzlichen Zellwand. Auch sie zählen zu den nicht verwertbaren Kohlenhydraten, d. h., Pektine können nicht von menschlichen Verdauungsenzymen abgebaut werden. Sie besitzen ein hohes Wasserbindungsvermögen. Ihre gute Quellfähigkeit und die Eigenschaft, schnittfeste Gele bilden zu können, machen sie für die Lebensmitteltechnologie interessant. Sie kommen in Gelees, Konfitüren, bei der Süßwarenherstellung und in der Milchverarbeitung als Verdickungsmittel zum Einsatz. Neben den Pektinen gibt es eine weitere Gruppe von Verdickungsmitteln, die als Pflanzengummis bezeichnet werden. Diese sind ebenfalls unverdaulich (z. B. Gummi arabicum, Traganth, Agar-Agar). Auch das Mehl aus den Samen des im Mittelmeerraum beheimateten Johannisbrotbaums wird als Verdickungs- und Bindemittel verwendet.

Das **Inulin** ist ein aus bis zu 60 Fruktoseeinheiten bestehendes Polysaccharid, das als Reservekohlenhydrat auf vielfältige Weise in Pflanzen vorkommt (z. B. Artischocken, Zwiebeln, Zichorienwurzeln, Topinambur). Durch eine partielle enzymatische Hydrolyse des Inulins kann Oligofruktose hergestellt werden. Inulin und Oligofruktose gehören zu den löslichen Ballaststoffen.

Noch vor 30 Jahren wurde angenommen, dass Stärke vollständig im Dünndarm abgebaut wird. Heute ist klar, dass ein kleiner Teil der Stärke den Dünndarm unverdaut passiert. Diese sog. „resistente Stärke" gelangt in den Dickdarm, wo sie, ähnlich den Ballaststoffen (Nicht-Stärke-Polysaccharide), von den Dickdarmbakterien angegriffen, d. h. fermentiert wird. Dabei entstehen die kurzkettigen Fettsäuren Acetat (Essigsäure), Propionat (Propionsäure) und Butyrat (Buttersäure). Es wird vermutet, dass resistente Stärke einen zusätzlichen Schutzmechanismus des Dickdarms vor Krebs darstellt. Allerdings ist die Aufnahme resistenter Stärke eher gering (ca. 3–6 g täglich), und genaue Aussagen zu einer möglichen Schutzwirkung sind derzeit nicht möglich.

2.2.4 Exkurs: Zuckeraustauschstoffe und Süßstoffe

Zuckeraustauschstoffe zählen zur Stoffklasse der Kohlenhydrate, Süßstoffe hingegen nicht, wovon auch ihre chemisch völlig andersartige Struktur zeugt. Beide Substanzgruppen werden jedoch aus unterschiedlichen Gründen als Ersatz für den Haushaltszucker (Saccharose) verwendet. Ziel ihrer Entwicklung war die Herstellung eines süß schmeckenden Stoffes ohne Nebenwirkung, d. h. der nicht zugleich kariogen wirkt und weniger bzw. überhaupt keine Energie liefert. Zugleich sollte ein geeignetes Süßungsmittel für Diabetiker entwickelt werden.

Erforderlich ist die Überführung von Aldosen und Ketosen durch Anlagerung von Wasserstoff (Reduktion) in die entsprechenden Zuckeralkohole. So entsteht aus Glukose Sorbit, aus Xylose Xylit usw. Laktit ist eine Galaktose-Sorbit-Verbindung. Die Zuckeralkohole liefern 2,4 kcal/g.

Der Stoffwechsel der Zuckeraustauschstoffe findet im Organismus statt. Ihr Einsatz ist jedoch mengenmäßig begrenzt, weil sie langsamer resorbiert werden und dadurch in tiefere Darmabschnitte gelangen, was zu einem zusätzlichen Wassereinstrom in den Dickdarm führt. Die Folgen der Zufuhr einer größeren Menge an Zuckeraustauschstoffen können Völlegefühl, Unwohlsein, Blähungen und Durchfälle sein. Da Zuckeralkohole bei übermäßigem Verzehr zu osmotischen Durchfällen führen können, müssen Tafelsüßen und Lebensmittel, die mehr als 10 % dieser Süßungsmittel enthalten, den Hinweis tragen „kann bei übermäßigem Verzehr abführend wirken."

Seit jedoch das strikte Verbot der Saccharoseaufnahme für Diabetiker nicht mehr besteht, verlieren Zuckeraustauschstoffe in der Ernährung des Menschen an Bedeutung. Sie werden in der Lebensmitteltechnologie jedoch noch vielfach eingesetzt (Kaugummi, Bonbons etc.).

Tab. 2.8 — Zuckeraustauschstoffe (nach: HENSCHEL, 1995)

Name	Süßkraft[1]	kcal/kJ (g)	diabetikergeeignet	g = 1 BE	zahnschonend	Tagesdosis[2] (g)
Fruchtzucker	1,2	4,0/17	ja	12	nein	40–50
Sorbit	0,5	2,4/10	ja	12	ja	25–50
Xylit	1,0	2,4/10	ja	12	ja	10
Mannit	0,7	2,4/10	ja	12	ja	50
Isomalt	0,5	2,4/10	ja	20	ja	30
Maltit	0,7	2,4/10	nein	bisher nicht bekannt	ja	50
Laktit	0,4	2,4/10	ja	bisher nicht bekannt	ja	20

1 Saccharose = 1
2 durchschnittlich tolerierte Tagesdosis

Süßstoffe sind keine Kohlenhydrate. Vor gut hundert Jahren entstand durch Zufall das **Saccharin**, vor etwa 50 Jahren dann das **Cyclamat**. Ein etwas anderer Süßstoff ist das **Aspartam**, das seit etwa 25 Jahren in Deutschland zugelassen ist. Aspartam setzt sich aus zwei Aminosäuren, der Asparaginsäure und dem Phenylalanin, zusammen. Wie jedes andere Protein wird Aspartam im Körper verstoffwechselt. Die Verwendung von Aspartam ist jedoch für Menschen, die unter der seltenen Stoffwechselkrankheit Phenylketonurie (PKU) leiden, strikt untersagt. Auf der Verpackung des Produkts muss explizit darauf hingewiesen werden.

Süßstoffe liefern keine Energie. Sie haben eine sehr hohe Süßkraft, sie finden in Getränken, Süßwaren u. a. Verwendung. Die maximale tägliche Aufnahme ist begrenzt.

Tab. 2.9 — Derzeit in der EU zugelassene Süßstoffe (nach: dge-info, 9/2014, S.133)

Süßstoff	ADI-Wert (mg/kg Körpergewicht und Tag)
Acesulfam K (E 950)	9
Aspartam (E 951)	40
Aspartam-Acesulfam-Salz (E 962)	unbedenklich, kein ADI-Wert
Cyclamat (E 952)	7
Saccharin (E 954)	5
Sucralose (E 955)	15
Thaumatin (E 957)	unbedenklich, kein ADI-Wert
Neohesperidin (E 959)	5
Neotam (E 961)	2
Steviolglycoside (E 960)	4
Advantam (E 969)	5

2.2.5 Glykämischer Index und glykämische Last

In jüngerer Zeit wird häufig auf den sog. „glykämischen Index“ (GI) als Maß für die ernährungsphysiologische Bedeutung von Kohlenhydratträgern verwiesen. Der Überlegung liegt zugrunde, dass leicht verdauliche, schnell resorbierbare Kohlenhydrate (z. B. Traubenzucker, Weißmehlprodukte, Kartoffeln) zu einem raschen Anstieg der Blutglukosekonzentration führen. Die Folge ist eine verstärkte Insulinausschüttung. Werden dagegen Kohlenhydrate im Verbund mit Ballaststoffen (z. B. Vollkornbrot) verzehrt, wird Glukose nur langsam freigesetzt. Dies bedingt einen langsamen Anstieg der Blutglukosekonzentration bei moderatem Anstieg der Insulinausschüttung. Die unterschiedlichen Effekte lassen sich messen und mithilfe des GI bewerten.

(!)

Per Definition ist der glykämische Index (GI) ein Maß für die blutglukosesteigernde Wirkung nach Verzehr von 50 g verwertbaren Kohlenhydraten mit einem Testlebensmittel im Vergleich zur Aufnahme von 50 g Glukose oder 50 g Weißbrot (Referenzlebensmittel).

Beispiel: Für Spaghetti aus hellem Mehl beträgt der GI 44, für die Wassermelone 72. Die Wassermelone hat also einen höheren GI als Spaghetti! Da aber die Veränderung der Blutglukosekonzentration und der damit verbundenen Stoffwechselprozesse von der aufgenommenen Kohlenhydratmenge und der Zusammensetzung der gesamten Mahlzeit abhängt, wurde zusätzlich der Begriff glykämische Last (GL) eingeführt.

(!)

Die glykämische Last (GL) ist das Produkt aus glykämischem Index (GI) und der verwertbaren Kohlenhydratmenge (in g) pro Portion eines Lebensmittels dividiert durch 100.

$$GL = \frac{GI \text{ x verzehrte verwertbare Kohlenhydrate (g)}}{100}$$

Berechnungsbeispiel zur glykämischen Last (GL):

$GI_{Cornflakes} = 81$

30 g (übliche Portionsgröße) Cornflakes enthalten 25 g verwertbare Kohlenhydrate.

$$GL_{Cornflakes} = \frac{81 \text{ x } 25}{100} = 20{,}25\text{; gerundet } 20$$

Eine hohe glykämische Last (GL) erhöht das Risiko für Übergewicht, Diabetes und Herz-Kreislauf-Erkrankungen (KHK). Die wenig differenzierte Empfehlung, mehr Kohlenhydrate und weniger Fett zu verzehren, hat in den USA dazu geführt, dass mehr Zucker und Fruktosesirup (z. B. in Limonaden) sowie Weißmehlprodukte konsumiert wurden. Für die Bewertung von Fett und Fleisch eignet sich der GI jedoch nicht, da sie kaum Kohlenhydrate enthalten.

Inwieweit der glykämische Index (GI) bzw. die glykämische Last (GL) hilfreich für die Beurteilung einer gesundheitlich empfehlenswerten Kohlenhydratzufuhr sind, ist umstritten. Eine Senkung der Kohlenhydrataufnahme birgt das Risiko einer Reduktion des Nahrungsvolumens und – damit verbunden – einer höheren Energiedichte sowie eine Verringerung der Zufuhr ernährungsphysiologisch günstiger Ballaststoffe. Letztlich bleibt es bei der altbekannten Empfehlung, komplexe Kohlenhydrate (Vollkornbrot, Müsli, Pasta/Nudeln aus Hartweizengrieß, Hülsenfrüchte, heimisches Obst) anstelle von Süßigkeiten, Weißbrot etc. zu verzehren. Auch auf Kartoffeln sollte wegen ihrer hohen Nährstoffdichte trotz eines hohen GI von über 80 nicht verzichtet werden.

Tab. 2.10 — GI und GL ausgewählter Nahrungsmittel (nach: STROHM, 2013)

Lebensmittel	GI	übliche Portionsgröße (g)	verwertbare Kohlenhydratmenge (g pro Portion)	GL
Äpfel	39 ± 3	120	16	6
Bananen	47 ± 5	120	24	11
Brauner Reis (gekocht)	55 ± 5	150	33	18
Cornflakes	81 ± 3	30	25	20
Grüne Linsen (gekocht)	37 ± 3	150	14	5
Isotonisches Sportgetränk	70 ± 15	250 ml	18	13
Karotten (roh und gekocht)	39 ±4	80	6	2
Kartoffeln (gebacken)	85 ± 12	150	30	26
Kartoffeln (gekocht)	82 ± 7	150	16–32	9–25
Kartoffelchips	54 ± 3	50	21	12
Kidneybohnen (Dose)	52	150	17	9
Langkornreis (gekocht)	56 ± 2	150	41	25
Milch, Vollfett	27 ± 4	250	12	3
Nuss-Nougat-Crème	29	20	12	3
Orangen	40 ± 3	120	11	5
Spaghetti, weiß (gekocht)	49 ± 3	180	48	24
Vollkornspaghetti (gekocht)	42 ± 4	180	40	17
Vollkornweizenbrot	74 ± 2	30	12	9
Wassermelone	72 ± 13	120	6	5
Weizenbrot, weiß	70 ± 0	80	14	10

2.2.6 Verdauung und Resorption

Im Mund werden komplexe Kohlenhydrate durch die Speichelamylase bereits in kleinere Untereinheiten gespalten. Im oberen Dünndarm werden die Kohlenhydrate durch Verdauungsenzyme gespalten; Hexoseeinheiten werden dann absorbiert und zur Leber transportiert. Diese gibt je nach Bedarf Glukose an andere Organe ab oder speichert sie in Form von Glykogen ein. Ist der Glykogenspeicher der Leber gefüllt (ca. 150 g Glykogen), wird Glukose in Fett umgewandelt und als solches gespeichert. Der Körper muss für die Versorgung des Gehirns immer ausreichend Glukose im Blut bereithalten; damit es nicht zu Funktionsstörungen im Gehirn kommt, muss die Blutglukosekonzentration in engen Grenzen (4–6,6 mmol/dl) gehalten werden. In Leber, Gehirn und Erythrozyten ist der Transport von Glukose insulinunabhängig, in Fettgewebe und Muskeln wird Insulin dafür benötigt.

2.2.7 Zufuhrempfehlungen und Bedarfsdeckung

Die Richtwerte für die Kohlenhydratzufuhr orientieren sich an dem individuellen Energiebedarf. Mehr als 50 % des Energiebedarfs sollten über Kohlenhydrate (insbesondere Stärke) gedeckt werden. Stärke- und ballaststoffreiche Lebensmittel enthalten darüber hinaus weitere wichtige Nährstoffe, wie sekundäre Pflanzenstoffe, während isolierte Mono- und Disaccharide in der Regel keine weiteren Nährstoffe liefern. Saccharose sollte nur in geringen Mengen verzehrt werden. Der Schwerpunkt der Versorgung mit Kohlenhydraten wird auf polysaccharidhaltige Lebensmittel gelegt (Vollkornprodukte, Gemüse, Hülsenfrüchte). Diese Lebensmittel setzen im Verdauungstrakt nur langsam Glukose frei und sind daher günstig im Hinblick auf den Anstieg des Insulinspiegels.

Kohlenhydrate werden mithilfe von Insulin bevorzugt oxidiert oder in Form von Glykogen gespeichert. Erst bei einer sehr hohen Kohlenhydrataufnahme (über 400–500 g) kommt es zu einer gesteigerten Synthese von gesättigten Fettsäuren aus Glukose (in geringer Menge auch aus Fruktose), die im Fettgewebe gespeichert werden. Um eine Glukoseneubildung (Glukoneogenese) aus Protein zu vermeiden und die Lipolyse zu hemmen, sollten aber mindestens 25 % des Energiebedarfs über Kohlenhydrate gedeckt werden, dies wirkt dem Abbau körpereigenen Proteins entgegen und hilft, eine Ketoazidose zu vermeiden. Eine vollwertige Mischkost sollte nach Empfehlung der DGE mehr als 50 % der Energiezufuhr in Form von Kohlenhydraten enthalten.

Gemäß den Angaben des Ernährungsberichts 2012 sinkt der Anteil der Kohlenhydrate an der Energiezufuhr mit zunehmendem Alter, er erreicht nur bei Personen unter 25 Jahren etwa 50 %. Im Durchschnitt beträgt der Kohlenhydratanteil an der Energiezufuhr bei Frauen 49 % und bei Männern 45 %.

Viel zu hoch ist die Aufnahme von Mono- und Disacchariden. Nach Empfehlung der WHO (Weltgesundheitsorganisation) sollte die Zufuhr verschiedener Zuckerarten höchstens 10 % der Energiezufuhr ausmachen; dieser Wert wird jedoch deutlich überschritten.

Zusammenfassend lässt sich feststellen, dass eine pflanzenbetonte Mischkost unter besonderer Berücksichtigung von Vollkornprodukten, verschiedenen Gemüsen, Salaten und Hülsenfrüchten auch im Hinblick auf eine adäquate Kohlenhydratzufuhr zu empfehlen ist.

2.3 LIPIDE (FETTE)

Unter dieser Sammelbezeichnung wird eine Reihe von Verbindungen zusammengefasst, die alle in Wasser unlöslich sind, d. h., sie sind hydrophob (wasserabstoßend). Gut löslich sind sie dagegen in organischen Lösungsmitteln wie Benzol, Chloroform, Diethylether (Äther) oder Hexan.

Lipide (Fette) kommen sowohl in pflanzlichen als auch in tierischen Lebensmitteln vor. Als Lieferant von Energie und essenziellen Nahrungsbestandteilen sind nur die Neutralfette (einfache Lipide, Triglyceride bzw. Triacylglyceride) von Bedeutung. Die meisten natürlichen Fette enthalten nahezu ausschließlich Triglyceride (98–99 %), der Rest entfällt auf die komplexen Lipide (Lipoide).

Fette kommen in fester (z. B. Kokosfett), halbfester (z. B. Schweineschmalz) oder flüssiger Form (z. B. Sonnenblumenöl) vor. Zu den Emulsionsfetten zählen Butter und Margarine (mithilfe von Emulgatoren, wie Lecithin oder Monoglyceriden, entsteht eine stabile Fett-Wasser-Verbindung).

2.3.1 Einteilung, Bedeutung, Funktion

Von den einfachen Lipiden (Triglyceriden) sind die nur in geringer Menge vorkommenden komplexen Lipide (**Lipoide**) zu unterscheiden. Letztere kommen vor allem im zentralen und peripheren Nervengewebe vor (als Phosphatide bzw. Phospholipide, Glykolipide oder Sphingolipide). Ein bekannter Vertreter der Phospholipide ist das **Lecithin**, das aufgrund seiner Dipoleigenschaft als Emulgator für hydrophobe Verbindungen wirkt. Die Dipoleigenschaft bedingt vermutlich, dass es in allen Membranen vorkommt. Knochenmark, Gehirn und Herz weisen einen besonders hohen Gehalt an Lecithin auf. Reich an Phosphatiden sind auch das Eigelb sowie die Speicherorgane der Pflanzen (Samen, Wurzeln, Knollen). Lecithin ist – entgegen manchen Werbeaussagen – kein essenzieller Nahrungsbestandteil.

Ein bekannter Fettbegleitstoff ist das **Cholesterol**. Es ist chemisch gesehen ein Alkohol (daher die Endsilbe „-ol"), der in der Leber synthetisiert wird und/oder mit der Nahrung aufgenommen wird. Cholesterol ist ein wichtiger Bestandteil biologischer Membranen; es ist eine Vorstufe von Vitamin D und Gallensäuren und wird für den Fetttransport im Organismus benötigt. Es kommt im Körper in freier und gebundener Form vor.

Lipide (Fette) sind für den Menschen ein wichtiger **Energielieferant**, da sie pro Mengeneinheit ungefähr doppelt so viel Energie liefern wie Kohlenhydrate und Proteine (1 g Fett liefert rd. 9 kcal bzw. 37 kJ). Daher überrascht es nicht, dass Lipide im Körper vorwiegend als Energiereserve gespeichert werden. Im Überschuss zugeführte Nahrungsenergie wird in speziellen Depots für Notzeiten gelagert.

Die Einteilung der Lipide erfolgt nach ihrer chemischen Zusammensetzung (nach: Gassmann, 2006) in:

- **Einfache Lipide**: z. B. Fette, Wachse, Sterolester
- **Phospholipide**: z. B. Glycerophosphatide, Acetalphosphatide, Sphingophosphatide
- **Glykolipide**: z. B. Glycerolglykolipide, Sphingoglykolipide, Sterylglykolipide
- **Fettbegleitstoffe**: z. B. Fettsäuren, Fettalkohole, Kohlenwasserstoffe, Lipochrome, Lipovitamine, Sterole

Unter unseren heutigen Lebensbedingungen in der westlichen Welt sind Notzeiten allerdings selten, während die Vor- und Frühmenschen regelmäßig von Nahrungsmangel bzw. Hungersnöten betroffen waren. Aus diesem Grunde sind die Menschen genetisch darauf programmiert, jeden Nahrungsüberschuss zu speichern. Fett ist dafür besonders geeignet, da sozusagen auf engstem Raum große Energiemengen gelagert werden können. Triglyceride werden im Fettgewebe in den sog. „Adipozyten" gespeichert. Bei normalgewichtigen Erwachsenen beträgt das Depotfett zwischen 10 und 12 kg, wovon sich etwa die Hälfte im subkutanen (unter der Haut) Fettgewebe befindet. Übergewichtige bzw. Adipöse (Fettsüchtige) weisen beträchtlich größere Fettspeicher auf. Das Depotfett unterliegt einem ständigen Auf-, Ab- und Umbauprozess. Es kann bei langem Fasten nahezu vollständig aufgebraucht werden.

Der hohe Fettverzehr und die mangelnde körperliche Aktivität in den westlichen Ländern sind eine wesentliche Ursache für Übergewicht und die möglichen negativen Folgen. Bereits jeder zweite Bundesbürger ist übergewichtig.

Lipide sind wichtige **Bestandteile von Zellmembranen** und befinden sich auch in den Membranen von Zellorganellen und Lysosomen. Für die Gehirnentwicklung des Fetus sind insbesondere die langkettigen mehrfach ungesättigten Fettsäuren essenziell.

Ebenso bedeutsam sind bestimmte Lipide als Ausgangssubstanz für die sog. **Eicosanoide**. Dabei handelt es sich um eine Reihe von Gewebshormonen (Prostaglandine, Prostacycline, Thromboxane, Leukotriene), die vielfältige Wirkungen im Körper entfalten: Sie beeinflussen die Funktionen von glatten Muskeln, Endothelien, Monozyten, Thrombozyten, die Blutgerinnung sowie Entzündungs- und Immunreaktionen, wirken aber z. T. auch antagonistisch.

Schließlich bilden Fette eine **Isolierschicht** unter der Haut, wodurch Wärmeverluste vermieden werden, sie halten die Haut glatt und geschmeidig. Cholesterolester nehmen Wasser aus der Luft auf und verhindern so das Austrocknen der Haut. Innere Organe wie Nieren und Gehirn werden durch Fett geschützt. Fett dient auch als Polster, z. B. für den Augapfel.

Nicht zuletzt ist Fett **Träger der fettlöslichen Vitamine (E, D, K, A)** und hat eine wichtige Funktion als **Geschmacksstoff**. Ferner bewirken Fette ein länger anhaltendes **Sättigungsgefühl**.

2.3.2 Kennzahlen von Fetten

Zur genauen Charakterisierung von Fetten werden verschiedene Kennzahlen benutzt. Zunächst einmal unterscheiden sich Fette durch ihren **Schmelzpunkt**. Der Schmelzpunkt ist abhängig von der Anzahl der C-Atome und der Zahl der Doppelbindungen (DB). Stearinsäure hat mit einer Kettenlänge von 18 C-Atomen einen hohen Schmelzpunkt, Linolensäure mit nur 3 DB einen niedrigen. Der Schmelzpunkt von Ölen liegt unter 5 °C. Menschliche Fette haben einen Schmelzpunkt von 17–18 °C, Butter von 30 °C und Hammeltalg von 45–50 °C. Der **Siedepunkt** liegt beispielsweise für Butter bei 220 °C, für Pflanzenöle etwa bei 290 °C.

Der **Rauchpunkt** bezeichnet die Temperatur, bei der sich ein Fett unter Rauchentwicklung zersetzt. Er ist vom Gehalt freier Fettsäuren abhängig. Ein mehrfach erhitztes Speiseöl (z. B. durch wiederholtes Erhitzen beim Frittieren) weist ebenso wie einige native Öle einen höheren Gehalt an freien Fettsäuren auf: Ihr Rauchpunkt ist niedriger. Wenn ein Fett längere Zeit überhitzt wurde, kann das gesundheitsschädliche **Acrolein** entstehen; das Fett weist dann einen stechenden Geruch auf.

Tab. 2.11 — Rauchpunkte von Speisefetten und -ölen

Butter	ca. 175 °C	Olivenöl	230 °C
Butterschmalz	ca. 200 °C	natives Olivenöl extra	130–180 °C
Erdnussöl	200–235 °C	Palmöl	ca. 220 °C
Kokosfett	185–205 °C	Sojaöl	ca. 234 °C
Maiskeimöl	ca. 200 °C	Sonnenblumenöl	210–225 °C
Margarine	ca. 175 °C	Weizenkeimöl	ca. 135 °C

Die **Verseifungszahl** ist ein Maß für das durchschnittliche Molekulargewicht der am Aufbau der Lipide beteiligten Fettsäuren. Die Verseifungszahl bezeichnet die Menge an Kaliumhydroxid (in mg), die zur völligen Verseifung (Umkehrung der Veresterung) von 1 g Fett oder Öl verbraucht wird. Je höher die Verseifungszahl, umso größer ist der Anteil an niedermolekularen Fettsäuren.

Nach der Verseifungszahl erfolgt folgende Einteilung:

- Fette mit niedriger Verseifungszahl (171–183): Rizinusöl, Rüböl, Traubenkernöl, Rapsöl
- Fette mit mittlerer Verseifungszahl (bei 193): Olivenöl, Erdnussöl, Sonnenblumenöl, Rindertalg, Schweineschmalz
- Fette mit hoher Verseifungszahl (205–209): Kokosnussöl, Palmkernöl, Butterfett

Die **Säurezahl** gibt an, wie viel mg Kaliumhydroxid zur Neutralisation der in 1 g Fett enthaltenen freien, unveresterten Fettsäuren erforderlich sind. Der Gehalt an freien Fettsäuren in frischen Fetten ist sehr gering, bei längerer Lagerung und fortschreitendem Verderb nimmt er zu, d. h. die Säurezahl steigt.

Die **Jodzahl** gibt an, wie viel g Jod von 100 g Fett chemisch gebunden werden. Die Jodzahl ist ein Maß für den Gehalt eines Fettes an ungesättigten Fettsäuren: Je höher der Anteil der Doppelbindungen, desto höher ist die Jodzahl. Jodzahl ausgewählter Fette:

Butterfett: 26–46	Rapsöl: 94,0–105,6
Kokosfett: 7,7–9,5	Schweineschmalz: 46–77
Olivenöl: 78,5–89,9	Sojaöl: 125–134

2.3.3 Zusammensetzung der Fette, Fettsäuren

Fette (Neutralfette, einfache Lipide, Triglyceride, Triacylglyceride) sind Glycerinester der verschiedenen Fettsäuren. Ester sind Verbindungen von Alkoholen mit Säuren unter Abspaltung von Wasser. Der umgekehrte Prozess wird Verseifung genannt.

Als Alkohol tritt in den Fetten ausschließlich der dreiwertige Alkohol **Glycerin** (Glycerol, Propan-1,2,3-triol) auf, eine dickliche, süße Flüssigkeit, die vom Körper leicht verwertet werden kann. Als zweite Komponente dient eine Reihe von Fettsäuren.

Bei den natürlich vorkommenden Fetten handelt es sich fast ausschließlich um Triglyceride; Mono- und Diglyceride sind in der Natur nur in sehr geringer Menge vertreten. Unterschieden werden ein-, zwei- und dreisäurige Triglyceride, d. h. es sind nur eine bzw. zwei oder drei Säurearten gebunden.

Natürlich vorkommende Fettsäuren sind geradzahlig mit Kettenlängen zwischen zwei und 24 C-Atomen. Nach ihrer Kettenlänge erfolgt eine Einteilung der Fettsäuren in:

kurzkettige Fettsäuren:	2–4 C-Atome
mittelkettige Fettsäuren:	6–12 C-Atome
langkettige Fettsäuren:	> 12 C-Atome

2.3.4 trans-Fettsäuren (TFA)

Fettsäuren können **gesättigt** oder **ungesättigt** sein. Im ersten Fall befinden sich keine Doppelbindungen zwischen den C-Atomen der Kohlenstoffkette, die ungesättigten Fettsäuren verfügen dagegen über mindestens eine Doppelbindung. Ungesättigte Fettsäuren treten in der Natur überwiegend in der räumlich flexiblen **cis-Form** auf.

Bei der mikrobiellen Synthese im Pansen von Wiederkäuern (Milchfett) sowie bei der technischen Fetthärtung bilden sich zusätzlich **trans-Fettsäuren (TFA)** mit starrer Molekülstruktur. Das betrifft vor allem die Hydrogenierung (Wasserstoffanlagerung) von Linolsäure, wobei ein Fettsäuregemisch mit erhöhter Plastizität und geringerer Oxidationsanfälligkeit für die Herstellung von Margarinen, Backwaren und frittierten Speisen entsteht. Hauptgruppen der trans-Fettsäuren sind trans-Hexadecensäure, trans-Octadecensäure und die geometrischen Isomere der Linolsäure. Der bekannteste Vertreter der letzten Gruppe ist die trans-Elaidinsäure (C18:1 trans 9). Handelsübliche Pflanzenöle enthalten als Folge des Raffinationsprozesses trans-Isomere in Höhe von bis zu 1 % der Gesamtfettsäuren, bei Kuhmilch und Milchprodukten beträgt der Anteil zwischen 3 und 5 %. Bedeutende Quellen von TFA natürlicher Herkunft sind Milch, Milchprodukte und Fleisch von Wiederkäuern, je nach Haltungs- und Fütterungsbedingungen. Auch Fastfood zählt mit Gehalten von bis zu 3 g/100 g Lebensmittel wegen der verwendeten Frittierfette zu den TFA-Quellen.

Ein konkretes Beispiel für eine ungesunde, TFA-reiche Ernährung führen Ptok/Heseker (2010) an: „Morgens: Croissant; mittags: Pommes und Hühnerburger; abends: Popcorn." Hierbei würde die TFA-Aufnahme 8,4 g betragen und damit den Referenzwert für Erwachsene um ein Vielfaches übersteigen.

Margarine aus Sonnenblumenöl muss 97 % Sonnenblumenöl enthalten. Durch eine Mischung aus durchgehärtetem Fett und flüssigem Öl kann keine streichfähige Konsistenz erreicht werden, deshalb wird ein Teil des Sonnenblumenöls teilgehärtet. Dadurch enthalten Pflanzenmargarinen, die nur aus einer Sorte Öl bestehen, mit 4–5 % einen relativ hohen Anteil an trans-Fettsäuren. Backwaren und Frühstückscerealien mit Fettzusatz, Pommes frites, Trockensuppen, Fertiggerichte sowie Süßwaren und Snacks können lt. DGE jedoch eine deutlich höhere Konzentration an trans-Fettsäuren aufweisen: Je nach verwendetem Fett können bis zu 30 % trans-Fettsäuren enthalten sein.

trans-Fettsäuren (TFA) gelten als gesundheitlich bedenklich, da sie die Cholesterolkonzentration im Plasma nachteilig beeinflussen. Sie heben insbesondere das ungünstige LDL-Cholesterol an und senken die günstige HDL-Fraktion des Cholesterols. Außerdem können größere Mengen an trans-Fettsäuren die cis-Formen der essenziellen Fettsäuren aus Enzymsystemen verdrängen. Durch diese Enzymsysteme muss beispielsweise die Linolsäure in Arachidonsäure umgewandelt werden. Als Folge davon kann es z. B. zu einer geringeren Bildung von Eicosanoiden kommen, was sich ebenfalls negativ auswirken kann. Es hat sich weiterhin gezeigt, dass durch trans-Fettsäuren die Triglyceridkonzentration angehoben und auch die (schädliche) Lipoprotein-a-Konzentration erhöht wird. Damit steigern trans-Fettsäuren das Risiko von Fettstoffwechselstörungen und koronaren Herzkrankheiten (KHK).

Für trans-Fettsäuren ist keine positive Funktion im Organismus bekannt, hingegen sind die negativen Effekte auf den Stoffwechsel eindeutig belegt. Nach heutigem Kenntnisstand wirken TFA aus Fetten industrieller Herkunft ungünstig auf mehrere Risikofaktoren für die koronare Herzkrankheit (KHK), so bewirken sie z. B. einen Anstieg des LDL-Cholesterins, eine Senkung des HDL-Cholesterins, eine Erhöhung des Nüchternspiegels an Neutralfetten sowie die Förderung endothelialer Fehlfunktionen. Auch eine verminderte Insulinsensitivität scheint in Einzelfällen möglich.

Daher wird in aktuellen D-A-CH-Referenzwerten (2015) empfohlen, weniger als 1 % der Nahrungsenergie in Form von trans-Fettsäuren zuzuführen. Bei einem Tagesenergiebedarf von 2.400 kcal entspricht das maximal 2,6 g pro Tag. Untersuchungen haben gezeigt, dass je nach Nahrungsquelle die durchschnittliche tägliche Aufnahme bei 1,6 g trans-Fettsäuren liegt, in Einzelfällen auch höher. Bei konsequentem Meiden oder Verzehrseinschränkungen von Lebensmitteln wie Pommes frites, Chips, Gebäck aus Blätterteig, Süßwaren, Fertiggerichten usw. liegt die Aufnahme deutlich geringer. Die trans-Fettsäuregehalte von Margarine wurden in jüngerer Zeit deutlich abgesenkt (von über 10 % auf unter 5 %).

(+)

Zusammen mit frittieren Kartoffelprodukten trägt der Verzehr von Pizza mit etwa 15 % zur Zufuhr von trans-Fettsäuren bei.

Abb. 2.11 — Chemische Struktur der Ölsäure im Vergleich mit den beiden trans-C18:1-Fettsäuren (dge-info 5/2016, S.66)

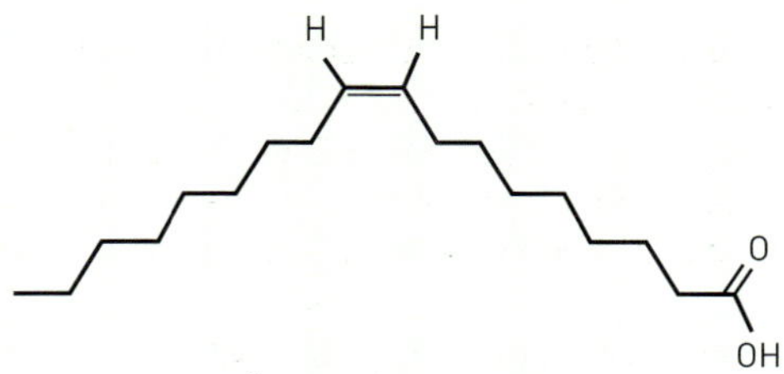

Ölsäure (C18:1 cis 9)

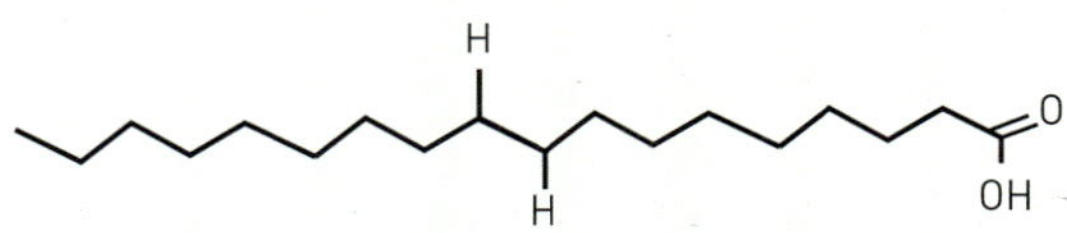

Eladinsäure (C18:1 trans 9)

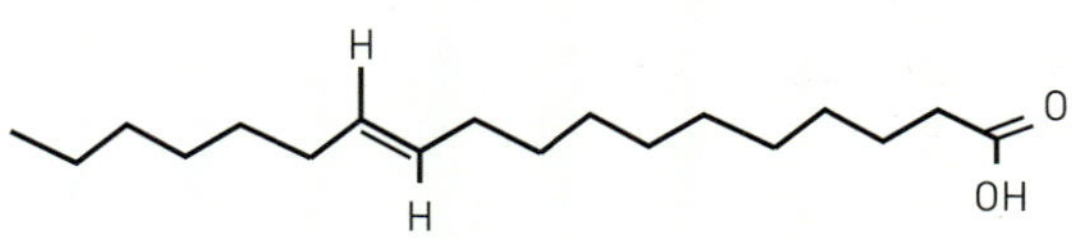

trans-Vaccensäure (C18:1 trans 11)

Grenzwert und nationale Regelungen

Einen Grenzwert für trans-Fettsäuren in Fetten und Ölen gibt es in der Europäischen Union bislang nur für Säuglingsnahrung und Olivenöl:

Bei Säuglingsanfangsnahrung und Folgenahrung darf demnach der Gehalt an trans-Fettsäuren nicht über 3 % des gesamten Fettgehalts liegen.

Für kalt gepresste native Speisefette und -öle pflanzlicher Herkunft, die naturgemäß trans-fettsäurefrei sind, ist in den Leitsätzen für Speisefette und Speiseöle ein Grenzwert für trans-Fettsäuren von 0,2 %

(Summe der trans-Isomeren von C18:1, C18:2 und C18:3) festgelegt, der zum Nachweis einer unerlaubten Hitzebehandlung bzw. Desodorierung herangezogen werden soll.

Für alle anderen Lebensmittel existieren in Deutschland keine Höchstmengenregelungen für trans-Fettsäuren. In den vergangenen Jahren enthielten noch zahlreiche Lebensmittel insbesondere Backwaren, frittierte Produkte und Fertiggerichte lt. BfR relativ hohe Mengen an trans-Fettsäuren.

In der europäischen Union haben Dänemark (Grenzwert mit max. 2 % trans-Fettsäuren bezogen auf den Gesamtfettgehalt) und Österreich (Grenzwert mit 2 % bzw. 4 % trans-Fettsäuren bei Lebensmitteln mit einem Fettgehalt > 20 % bzw. < 20 %) eigene nationale Regelungen festgelegt. Streng limitiert sind trans-Fettsäuren in Lebensmitteln auch in Island, der Schweiz, in Norwegen, Ungarn und in den USA.

2.3.5 Essenzielle und nicht essenzielle Fettsäuren

Fettsäuren werden durch die Anzahl der C-Atome und die Anzahl und Lage der Doppelbindungen klassifiziert. Letztere sind immer durch eine CH_2-Gruppe voneinander getrennt.

Befindet sich die erste Doppelbindung zwischen dem dritten und dem vierten C-Atom (gezählt wird ab der Methylgruppe), handelt es sich um eine **Ω-3-Fettsäure**. Entsprechend gilt: Liegt die erste Doppelbindung zwischen dem sechsten und siebten C-Atom, handelt es sich um eine **Ω-6-Fettsäure**, befindet sie sich zwischen dem neunten und zehnten C-Atom, wird die Fettsäure als **Ω-9-Fettsäure** bezeichnet.

Nur einige wenige Fettsäuren sind streng genommen essenziell: **Linolsäure** (18 C-Atome, 2 DB, Ω-6), **α-Linolensäure** (18 C-Atome, 3 DB, Ω-3). Konditionell essenziell sind während der Schwangerschaft und im Säuglingsalter zusätzlich die Arachidonsäure (20 C-Atome, 4 DB, Ω-6) sowie die Docosahexaensäure (22 C-Atome, 6 DB, Ω-3).

Fettsäuren der Ω-9-Reihe sind zwar für die Ernährung von Bedeutung, insbesondere in gesundheitlicher Hinsicht (vor allem die einfach ungesättigte Ölsäure), jedoch nicht essenziell.

Ein Mangel an essenziellen Fettsäuren wäre lediglich bei fettfreier künstlicher Ernährung möglich. Das Fettgewebe eines normalgewichtigen Erwachsenen enthält etwa 500 g Linolsäure und 25 g α-Linolensäure. Ein Mangel an **Ω-6-Fettsäuren** würde zu Hautekzemen, Fettleber, Anämie, Infektanfälligkeit sowie Wundheilungs- und Wachstumsstörungen führen. Ein Mangel an **Ω-3-Fettsäuren** würde Sehstörungen, Muskelschwäche, Zittern und Störungen der Oberflächen- und Tiefensensibilität bewirken. Andererseits begünstigt eine sehr hohe Aufnahme von Linolsäure das Wachstum von Tumoren, während eine zu hohe Zufuhr von Ω-3-Fettsäuren die Blutungsneigung erhöhen und eventuell auch die Funktionen von Leukozyten und des Immunsystems beeinträchtigen kann. Daher sollte die Zufuhr von Ω-3-Fettsäuren 3 % der Gesamtenergiezufuhr nicht überschreiten, maximal 10 % der Nahrungsenergie sollten durch mehrfach ungesättigte Fettsäuren zugeführt werden. Die Aufnahme größerer Mengen mehrfach ungesättigter Fettsäuren erhöht auch das Risiko der Bildung von Lipidperoxiden (oxidative Veränderungen können bevorzugt bei ungesättigten Fettsäuren erfolgen).

Drei Fettsäurefamilien werden unterschieden (Ω-3, Ω-6, Ω-9), wobei die höheren Kettenglieder aus den ersten vom Organismus selbst gebildet werden können. Theoretisch kann zwar die Eicosapentaensäure (EPA) aus der α-Linolensäure (z. B. aus Leinöl) gebildet werden, allerdings müssten wegen der Enzymausstattung des Menschen rd. 20 g reine α-Linolensäure zugeführt werden, um daraus 1 g EPA zu produzieren.

Konjugierte Linolsäuren sind mehrfach ungesättigte Fettsäuren, bei denen im Unterschied zur essenziellen Linolsäure die Doppelbindungen an anderen Positionen innerhalb des Moleküls liegen (Isomere: cis-9-, trans-11-, trans-10-, cis-12-Konfiguration). Dadurch ergibt sich eine andere räumliche Struktur. Konjugierte Linolsäuren kommen nur im Fett von Wiederkäuern vor und finden sich also in Milch und Milchprodukten sowie in Fleisch und Wurstwaren wieder; täglich nimmt der Mensch mit Milchfett und Rindfleisch schätzungsweise 400 mg davon auf.

Die konjugierte Form verdrängt die Arachidonsäure aus den Phospholipiden und hemmt deren Umwandlung in entsprechende Eicosanoide. Daraus sollen positive Wirkungen, wie der Schutz vor koronarer Herzkrankheit oder Tumoren, resultieren, was allerdings bisher nur in Tierversuchen und an Zellkulturen nachgewiesen wurde.

Abb. 2.12 — Nomenklatur ausgewählter Fettsäuren

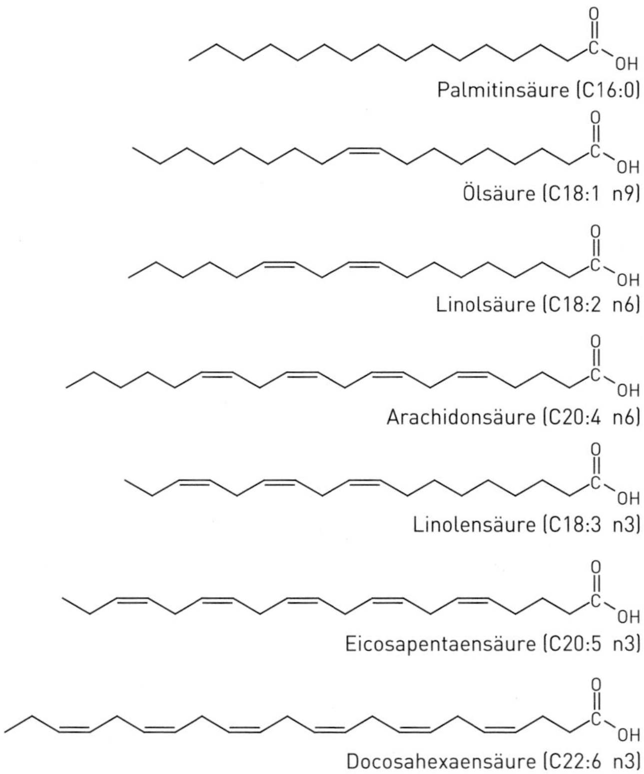

Tab. 2.12 — Die für den Menschen bedeutsamen Fettsäuren (nach: GASSMANN, 2006)

Trivialname	**Symbol**	**Vorkommen**	**Systematische Bezeichnung**
Buttersäure	C4:0	Milchfett	Butansäure
Capronsäure	C6:0	Milchfett	Hexansäure
Caprylsäure	C8:0	Milchfett	Octansäure
Caprinsäure	C10:0	Kokosfett	Decansäure
Laurinsäure	C12:0	Kokos-, Palmkernfett	Dodecansäure
Myristinsäure	C14:0	Kokos-, Palmkernfett	Tetradecansäure
Palmitinsäure	C16:0	Butter, Talg, Schmalz	Hexadecansäure
Stearinsäure	C18:0	Kakaobutter, Talg, Schmalz	Octadecansäure
Arachinsäure	C20:0	weit verbreitet in Spuren	Eicosansäure
Behensäure	C22:0	in Spuren verbreitet	Docosansäure
Ölsäure	C18:1 Ω-9	Oliven-, Raps-, Erdnussöl, Schmalz	Octadecensäure
Linolsäure	C18:2 Ω-6	Saflor-, Sonnenblumen-, Soja-, Baumwollsaatöl	Octadecadiensäure
α-Linolensäure	C18:3 Ω-6	Nachtkerzenöl	Octadecatriensäure
Arachidonsäure	C20:4 Ω-6	Tierfette	Eicosatetraensäure
α-Linolensäure	C18:3 Ω-3	Lein-, Perilla-, Walnuss-, Rapsöl	Octadecatriensäure
Stearidonsäure	C18:4 Ω-3	Gehirn, Erdnuss-, Fischöl	Octadecatetraensäure
Timnodonsäure	C20:5 Ω-3	Fischöl	Eicosapentaensäure
Clupanodonsäure	C22:6 Ω-3	Fischöl	Docosahexaensäure

Tab. 2.13 — Fettsäurezusammensetzung wichtiger pflanzlicher und tierischer Fette (nach: DE GROOT, 2001)

	Pflanzliche Fette (Gehalt in %)				**Tierische Fette (Gehalt in %)**		
	Kokosfett	**Olivenöl**	**Sojaöl**	**Rapsöl**	**Butterfett**	**Schweine-schmalz**	**Rinder-talg**
Buttersäure	-	-	-	-	3–4	-	-
Capronsäure	0–0,7	-	-	-	1–2	-	-
Caprylsäure	8–10	-	-	-	1–2	-	-
Caprinsäure	5–10	-			2–3		-
Laurinsäure	44–51	-	-	-	3–6	-	-
Myristinsäure	13–19	0–1,3	0–0,4	-	8–15	1–2	2–6
Palmitinsäure	8–11	7–15	2–11	3,2–5	26–30	26–32	25–30
Stearinsäure	1–3	1–3	2–6	1–2,5	9–11	8–15	14–28
Ölsäure	5–8	65–85	24–31	52–63	19–33	50–60	38–50
Linolsäure	1–3	4–15	49–51	20–28	3–6	0–10	2–5
α-Linolensäure	-	-	2–11	10–15	-	-	-
Schmelzbereich					28–30 °C	26–39 °C	45–50 °C

2.3.6 Cholesterol (Cholesterin)

Cholesterol gehört zur Stoffklasse der Sterine. Es wurde zuerst in Gallensteinen entdeckt, daher leitet sich der Name ab (Chole = griech. Galle).

Es ist ein Fettbegleitstoff und kommt in allen tierischen Lebensmitteln vor. Cholesterol ist wichtiger Bestandteil tierischer Membranen und kann vom menschlichen Organismus endogen synthetisiert werden. Der Mensch ist also nicht auf eine Zufuhr mit der Nahrung angewiesen. Ein Teil dient der Synthese von Steroidhormonen als Ausgangsstoff. Die mengenmäßig wichtigsten Abbauprodukte des Cholesterols sind die Gallensäuren. Im Blutplasma kommt Cholesterol in freier Form vor sowie verestert mit einer ungesättigten Fettsäure.

Durchschnittlich werden pro Tag rd. 0,3–0,5 g Cholesterol mit der Nahrung zugeführt; besonders cholesterolhaltig sind dabei Leber, Fleisch- und Wurstwaren sowie Eigelb.

Der **Cholesterolpool** des Körpers speist sich aus dem endogen gebildeten Cholesterol und dem mit der Nahrung aufgenommenen. Der größte Teil entsteht endogen; der Körper kann täglich 1–1,5 g davon synthetisieren, wovon wiederum 40–50 % absorbiert werden. Die Absorptionsrate für Nahrungscholesterol schwankt zwischen 20 und 80 %. Täglich werden ca. 2 g Cholesterol mit der Galle in den Darm abgegeben, wovon etwa 20 % mit den Fäzes (Stuhl) ausgeschieden werden. Der Rest wird reabsorbiert und gelangt über die Pfortader oder durch die Lymphe zurück zur Leber.

Die Synthese des Cholesterols wird von mehreren Systemen des Organismus gesteuert, um eine Überproduktion zu vermeiden, die zu lebensgefährlichen Ablagerungen in den Gefäßen führen würde. Die Regulation erfolgt entweder hormonell oder allosterisch. Angriffspunkt ist das Schlüsselenzym β-**HMG-CoA-Reduktase**, das geschwindigkeitsbestimmend für die Gesamtreaktion ist. Zu den Hormonen, welche die Cholesterolsynthese regulieren, gehören sowohl Insulin als auch sein Gegenspieler Glukagon. Während Glukagon die Neusynthese hemmt, hat Insulin den gegenteiligen Effekt. Die Cholesterolbiosynthese wird daneben auch auf der Ebene der DNA (Desoxyribonukleinsäure) reguliert.

2.3.7 Lipide im Blut

Eine der Funktionen des Blutes ist, dass es als Transportmedium für viele unterschiedliche Substanzen fungiert. Auch Lipide werden im Blut transportiert. Da sie wasserunlöslich sind, bedarf es bestimmter Transportvehikel, damit sie sich nicht zu Lipidtropfen zusammenlagern. Hier kommen zwei verschiedene Transportmechanismen zum Tragen: Langkettige Fettsäuren werden an das Plasmaprotein **Albumin** gebunden transportiert, während kurzkettige Fettsäuren im Plasma gelöst werden können, da bei diesen der hydrophile Charakter der Carboxylgruppe überwiegt.

Lipide, wie die Triglyceride, können dagegen nur in Lipoproteinkomplexen transportiert werden. Diese Transporteinheit besteht aus zwei Komponenten, nämlich dem zu transportierenden Lipidanteil und einem hydrophilen Proteinmantel, dem sog. „**Apoprotein**". So wie der Inhalt eines Paketes mit Verpackungsmaterial umgeben wird, kann man sich die Funktion des Proteins als „Verpackung" vorstellen.

Im Blut kommen verschiedene **Lipoproteine** vor, die nach ihrer Dichte unterschieden werden können. Es gilt: Je höher der Proteinanteil und je niedriger der Fettanteil, desto höher ist auch die Dichte. Die Größe der Transporteinheit nimmt dabei mit steigender Dichte ab.

Die Lipoproteine können auch anhand der verschiedenen Apoproteine unterschieden werden in:

- Chylomikronen
- VLDL (very low density lipoproteins)
- LDL (low density lipoproteins)
- IDL (intermediate density lipoproteins)
- HDL (high density lipoproteins)

Die **Apoproteine**, also das „Verpackungsmaterial", werden dort produziert, wo die Lipoproteine für den Transport der Lipide gebildet werden, also im Dünndarm und in der Leber. Sie haben vor allem die Aufgabe, den Lipoproteinkomplex zusammenzuhalten und für den Transport im Blut wasserlöslich zu machen. Apoproteine fungieren außerdem als Andockstellen für bestimmte Rezeptoren oder als Enzymaktivatoren.

Tab. 2.14 — Eigenschaften der Lipoproteine (nach: www.uni-koeln.de, 2006)

Lipoprotein	Chylomikronen	VLDL	IDL	LDL	HDL
Größe (nm)	100–1.000	30–70	-	15–25	5–12
Dichte (g/ml)	0,93	0,93–1,006	-	1,019–1,063	1,063–1,21
Lipid-/Proteinverhältnis	99/1	90/10	-	78/22	50/50
Cholesterol %	5	19	-	50	19
Triacylglycerine %	86	55	-	6	4
Apoproteine	E, B 48, C II	B 100, C II, E	B 100, E	B 100, E	A I

Tab. 2.15 — Wichtigste Apoproteine und ihre Funktionen (nach: www.uni-koeln.de, 2006)

Apoprotein	Lipoprotein	Funktion
A I	HDL	Aktiviert die LCAT → Cholesterolveresterung
B 100	VLDL, LDL	Ligand des β-Rezeptors
B 48	Chylomikronen	Struktur
C II	Chylomikronen, VLDL	Aktiviert Lipoproteinlipase → Spaltung von Triacylglycerinen
E	VLDL, HDL, Chylomikronen	Ligand des E-Rezeptors in der Leber

2.3.8 Verdauung der Fette (Lipide)

Fette, die mit der Nahrung aufgenommen werden, werden durch die Gallensäuren im Darm emulgiert und durch fettspaltende Enzyme, die **Lipasen**, in ihre Bestandteile zerlegt. Je feiner die Emulsion, d. h. je kleiner die verteilten Fetttröpfchen, desto größer ist die Oberfläche im Verhältnis zu ihrem Volumen. Da die Lipase sie nur von ihrer Oberfläche her angreifen kann, hängt die Geschwindigkeit der Fettverdauung wesentlich von der Feinheit der Emulsion ab. Die Pankreaslipase spaltet Fette in ihre Bausteine **Glycerin** und Fettsäuren, welche die Darmwand passieren und zum Teil schon in den Zellen der Darmwand wieder zusammengebaut werden.

Die Fette werden in den Saumzellen des Darms in Chylomikronen verpackt und in die Blutbahn abgegeben. Lipide, die in der Leber synthetisiert und in die peripheren Gewebe abgegeben werden, müssen zunächst in **VLDL** (very low density lipoproteins) verpackt werden. Bevor sie zu **LDL**-Partikeln (low density lipoproteins) werden, entsteht noch die Zwischenstufe der **IDL**. Das LDL kann von den peripheren Zellen mithilfe von Rezeptoren aufgenommen werden, es kann auch wieder zur Leber zurückgeführt werden. Überschüssige Fette, insbesondere das Cholesterol in der Peripherie, werden in Form von **HDL** (high density lipoproteins) wieder zur Leber zurückgebracht.

Dieses System ist für verschiedene Störungen anfällig. Genetisch bedingte Defekte (z. B. durch Mutationen in den Genen für Apoproteine, lipolytische Enzyme oder Lipoproteinrezeptoren), aber insbesondere auch falsche Ernährung (z. B. zu hoher Konsum an Fetten, besonders an tierischen Fetten mit hohem Anteil an gesättigten Fettsäuren und Cholesterol) können dazu führen, dass die Konzentration der LDL-Fraktion im Blut zu hoch ist, was als Risikofaktor für koronare Herzkrankheiten (KHK) gilt.

Das **Lipoprotein LDL** enthält nämlich von allen Lipoproteinen den größten Cholesterolanteil. LDL ist außerdem maßgeblich an der Regulation der Cholesterolbiosynthese beteiligt. Diese Regulation erfolgt über einen LDL-Rezeptor, eine zelluläre Andockstelle, die sowohl im peripheren Gewebe als auch in der Leber vorhanden ist. Als Ligand fungiert hierbei das

Apo B_{100}. Als Bestandteil des LDL bindet dieses an den Rezeptor, um dann als gesamter Komplex durch Endozytose von der Zielzelle aufgenommen zu werden. Die LDL-Rezeptoren gelangen in Vesikeln wieder an die Membranoberfläche. Herrscht ein Cholesterolüberschuss vor, so wirkt sich dies hemmend auf die LDL-Rezeptor-Synthese aus. Die betreffende Zelle nimmt dann weniger Cholesterol aus dem Blut auf, die Konzentration an Cholesterol in der Zelle sinkt und die Plasmakonzentration steigt.

Das **Lipoprotein HDL** hat sozusagen die gegenteilige Funktion. HDL entsteht sowohl beim Abbau der Chylomikronen als auch im Darm und in der Leber. Das Cholesterol aus der Peripherie kann von den HDL-Partikeln aufgenommen werden. Über Rezeptoren wird das HDL dann von der Leber aufgenommen und verstoffwechselt. Das Cholesterol wird dann entweder ausgeschieden oder zur Produktion von Gallensäuren verwendet. Damit ist HDL maßgeblich am Rücktransport des Cholesterols aus den peripheren Geweben zur Leber beteiligt. Für die Abschätzung des atherogenen Risikos ist also vor allen Dingen die Konzentration an LDL sowie an HDL im Blut maßgeblich, sowohl was die absolute Höhe als auch was das Verhältnis dieser beiden Fraktionen zueinander betrifft.

Physiologische Blutwerte für einen gesunden Erwachsenen sind: ein Gesamtcholesterolwert von maximal 200 mg/dl, davon maximal 160 mg/dl für LDL-Cholesterol und mindestens 40 mg/dl für HDL-Cholesterol; LDL-/HDL-Verhältnis: 3,5.

2.3.9 Fettaufnahme und -bedarf, Empfehlungen für die Zufuhr

Nach Angaben des Ernährungsberichts 2012 (Ergebnisse der Nationalen Verzehrstudie II) beträgt der Fettanteil an der Energiezufuhr bei Männern durchschnittlich 35,5 %, bei Frauen 34,1 %. Schlüsselt man die Fettzufuhr nach Art der aufgenommenen Fettsäuren auf, so wird erkennbar, dass gesättigte Fettsäuren den größten Anteil daran haben: Bei männlichen Personen liefern sie etwa 15,7 %, bei weiblichen 15,4 % der Gesamtenergiezufuhr. Die statistisch ermittelte durchschnittliche Fettaufnahme liegt bei 87 g/Tag (Männer) bzw. 62 g/Tag (Frauen).

Erwachsenen empfiehlt die DGE lt. D-A-CH-Referenzwerte 2015, maximal 30 % des Gesamtenergiebedarfs in Form von Fetten zu decken, was bei einer empfohlenen Energiemenge von bspw. 2.400 kcal (10 MJ) etwa 75–80 g Fett/Tag entspricht.

Nahrungsfett enthält gesättigte, einfach oder mehrfach ungesättigte Fettsäuren. Die Unterschiede im chemischen Aufbau bedingen Unterschiede im physikalischen (z. B. Schmelzpunkt) und biochemischen Verhalten (z. B. Einfluss auf die Cholesterolkonzentration im Blutplasma). Gesättigte Fettsäuren werden zwar größtenteils mit der Nahrung zugeführt (insbesondere über tierische Nahrungsmittel), sie können jedoch auch im Körper aus Glukose gebildet werden. Die einfach und mehrfach ungesättigten Fettsäuren werden ebenfalls mit der Nahrung aufgenommen und können mit Ausnahme der essenziellen Fettsäuren auch aus gesättigten Fettsäuren metabolisiert werden.

Die derzeitige Fettzufuhr ist sowohl in Deutschland als auch in Österreich und in der Schweiz zu hoch.

Die Empfehlung, den Fettverzehr zu verringern, beruht darauf, dass ein hoher Fettverzehr (insbesondere von gesättigten Fettsäuren) z. B. in Zusammenhang mit Arteriosklerose, Fettstoffwechselstörungen (erhöhtes LDL-Cholesterol), Dickdarmkrebs und auch Übergewicht steht. Maximal 30 % der Energiezufuhr durch Fett, eine ausgewogene Zusammensetzung der Fettsäuren im Rahmen einer insgesamt vollwertigen Ernährung sowie ausreichende körperliche Betätigung senken nach den Ergebnissen vieler epidemiologischer Studien das Herzinfarktrisiko. Die neue „Leitlinie zur Fettzufuhr" der DGE stellt aber auch fest, dass durch die Höhe der Fettzufuhr das Risiko für Diabetes Typ II, Hypertonie, koronare Herzkrankheit, Schlaganfall, Krebserkrankungen oder für das metabolische Syndrom nicht beeinflusst wird.

Bei einer Fettzufuhr von bis zu 30 % der Nahrungsenergie sollte der Anteil langkettiger gesättigter Fettsäuren maximal ein Drittel betragen, also 10 % der Gesamtenergie. Mehrfach ungesättigte Fettsäuren sollten 7 % der Nahrungsenergie liefern. Diese Vorgaben werden nicht erreicht, der Anteil gesättigter Fettsäuren liegt über 10 %, der Anteil ungesättigter Fettsäuren unter 7 %. Dabei sollte die Zufuhr der essenziellen α-Linolensäure (Ω-3) erhöht werden, um das Verhältnis von Linolsäure (essenziell, Ω-6) zu α-Linolensäure auf etwa 5:1 abzusenken. Neben der Tatsache, dass zu viel Fett verzehrt wird, muss gesehen werden, dass wegen der Verwendung der gebräuchlichen tierischen Fette und der Öle pflanzlicher Herkunft, die reich an Linolsäure sind (wie Sonnenblumen-, Mais-, Weizenkeim- und Distelöl), das angestrebte Verhältnis von 5:1 nicht zu erreichen ist. Es wäre daher sinnvoll, als Bewertungsmaßstab für pflanzliche Fette das Verhältnis von Ω-6- zu Ω-3-Fettsäuren zu fokussieren.

Einfach ungesättigte Fettsäuren und insbesondere die Ölsäure (z. B. in Oliven- und Rapsöl) machen dann ebenfalls etwa 10 % aus. Insgesamt gesehen sollten bei einer Gesamtfettzufuhr von 30 % der Energie die gesättigten und die ungesättigten Fettsäuren (überwiegend pflanzlicher Herkunft) im Verhältnis von 1:2 stehen.

Da tierische Lebensmittel außer gesättigten Fettsäuren oft auch hohe Mengen an Cholesterol enthalten, führt eine Reduzierung des Verzehrs auch zur erwünschten Senkung der Cholesterolaufnahme. Obwohl die Aufnahme von Nahrungscholesterol die Cholesterolkonzentration im Plasma nur geringfügig erhöht, kann sie jedoch die unerwünschte Reaktion des Serumcholesterols auf gesättigte Fettsäuren verstärken. Daher sollten im Allgemeinen lt. DGE nicht mehr als täglich 300 mg Cholesterol aufgenommen werden.

Die gesättigten Fettsäuren Laurinsäure (C12:0), Myristinsäure (C14:0) und Palmitinsäure (C16:0) erhöhen die Cholesterolkonzentration im Plasma und besonders die Konzentration der ungünstigen LDL-Fraktion. Stearinsäure (C18:0) verändert das LDL-Cholesterol nicht. Der Ersatz von gesättigten Fettsäuren durch die einfach ungesättigte Ölsäure (C18:1, Ω-9) ist als günstig einzustufen. Linolsäure (C18:2, Ω-6) senkt sowohl die Plasma-LDL- als auch die HDL-Konzentration.

trans-Fettsäuren führen zu einem Anstieg der LDL-Fraktion im Blut und senken die HDL-Konzentration im Blut, sie sind daher als ungünstig einzustufen und sollten weniger als 1 % der Nahrungsenergie ausmachen.

Die Fettsäuren in der Nahrung beeinflussen nicht nur die Änderung der Konzentration und Zusammensetzung von Lipoproteinen im Blut und senken dadurch das Arterioskleroserisiko, sondern sie beeinflussen durch die Veränderung der Fettsäurenzusammensetzung in den Blutzellmembranen auch die Fließeigenschaften des Blutes. Über die Bildung von Eicosanoiden aus Ω-6- und Ω-3-Fettsäuren werden wichtige Funktionen, wie die Thrombozytenaggregation, die Adhäsion von Monozyten an der Gefäßwand, die Weite der Gefäße, der Blutdruck und weitere Kreislaufparameter, gesteuert.

Die günstige Wirkung von langkettigen Ω-3-Fettsäuren (z. B. aus fettreichen Fischen wie Lachs, Makrele, Hering, Thunfisch) in Bezug auf die Senkung des Herzinfarktrisikos wurde in Studien mehrfach nachgewiesen. Da der Verzehr von Seefisch selten in ausreichender Höhe erfolgt, sollte alternativ die Zufuhr von α-Linolensäure angehoben werden (z. B. Leinöl, Rapsöl, Walnussöl, Weizenkeimöl, Sojaöl).

Die mehrfach ungesättigten Fettsäuren Linolsäure (18:2, Ω-6) und die α-Linolensäure (18:3, Ω-3) sind essenziell. 2,5 % bzw 0,5 % der Energiezufuhr sollten sie liefern. Sie sind wichtig für die Immunfunktion des Organismus. Die folgende Übersicht verdeutlicht den Zusammenhang:

Tab. 2.16 — Richtwerte für die tägliche Fettzufuhr[1] (nach: D-A-CH-Referenzwerte, 2015)

Alter	Fett % der Energie	essenzielle FS % der Energie	
		Linolsäure n-6	α-Linolensäure n-3[4]
Säuglinge			
0 bis unter 4 Monate	45–50	4,0	0,5
4 bis unter 12 Monate	35–45	3,5	0,5
Kinder			
1 bis unter 4 Jahre	30–40	3,0	0,5
4 bis unter 7 Jahre	30–35	2,5	0,5
7 bis unter 10 Jahre	30–35	2,5	0,5
10 bis unter 13 Jahre	30–35	2,5	0,5
13 bis unter 14 Jahre	30–35	2,5	0,5
Jugendliche u. Erwachsene			
15 bis unter 19 Jahre	30[3]	2,5	0,5
19 bis unter 25 Jahre	30[3]	2,5	0,5
25 bis unter 51 Jahre	30[3,4]	2,5	0,5
51 bis unter 65 Jahre	30	2,5	0,5
65 Jahre und älter	30	2,5	0,5
Schwangere			
2. Trimester 3. Trimester	30–35	2,5	0,5[5]
Stillende			
Bei aussschließlichem Stillen in den ersten 4 bis 6 Monaten	30–35	2,5	0,5[5]

1 Deutsche Gesellschaft für Ernährung, Österreichische Gesellschaft für Ernährung, Schweizerische Gesellschaft für Ernährung (Hrsg.): Referenzwerte für die Nährstoffzufuhr, Bonn, 2. Auflage, 1. Ausgabe (2015)
2 Personen mit erhöhtem Energiebedarf (PAL > 1,7) können höhere Prozentsätze benötigen.
3 Entspricht bei Männern mit einem Energierichtwert von 9,8 MJ (2.300 kcal) 80 g Gesamtfett.
4 Hierbei handelt es sich um Schätzwerte.
5 Schwangere und Stillende sollten im Durchschnitt mindestens 200 mg Docosahexaensäure/Tag (1-2 Portionen Fisch/Woche) zuführen.

Abb. 2.13 — Einfluss nutritiver Ω-3- und Ω-6-Fettsäuren auf die Immunfunktion (nach: BAUMANN, A; HAGENLOCHER, Y.; LORENTZ, A.: Ernährung und Immunologie, in: *Ernährungs-Umschau* 60 (2013), M710)

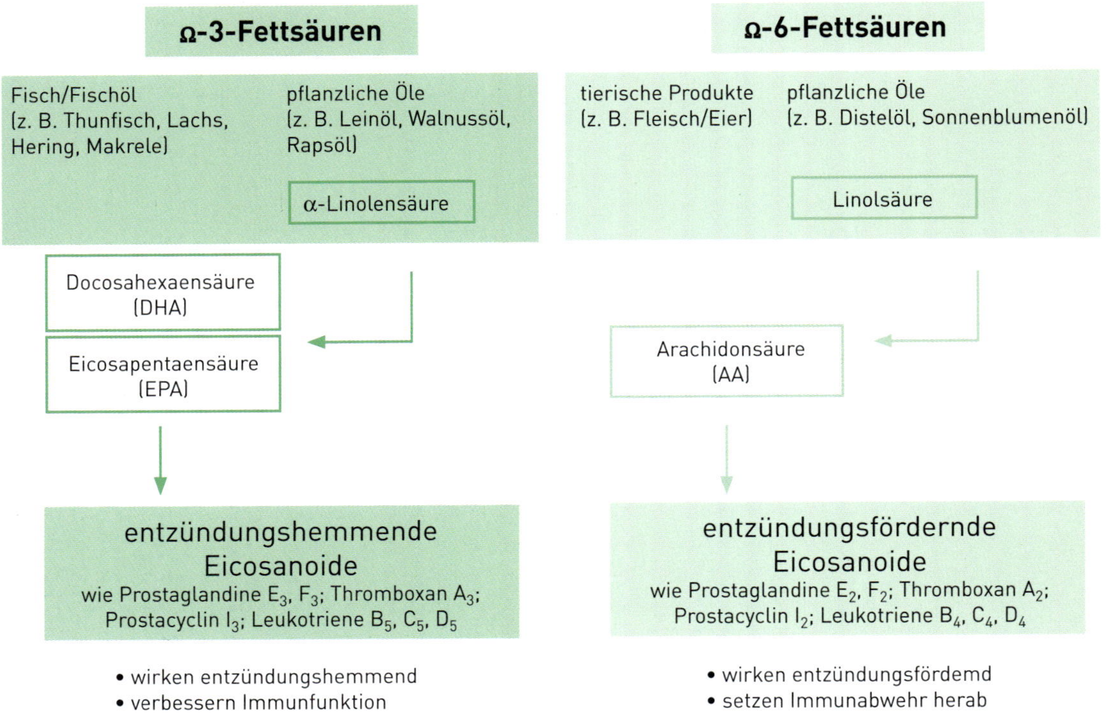

Zusammenfassung

1. Fette mäßig konsumieren, auf die Qualität achten (z. B. Anteil von gesättigten und ungesättigten Fettsäuren)

2. Verhältnis von Ω-3- zu Ω-6-Fettsäuren beachten

3. Max. 30 % der täglichen Energiezufuhr in Form von Fett (bei 2.400 kcal/Tag sind das etwa 70-80 g Fett) aufnehmen.

2.4 ALKOHOL

Mit „Alkohol“ wird im allgemeinen Sprachgebrauch Ethanol (Ethylalkohol, C_2H_5OH) bezeichnet. Chemisch gesehen gibt es eine Vielzahl von Alkoholen, die sich dadurch auszeichnen, dass sie eine oder mehrere OH-Gruppen, jeweils an ein C-Atom gebunden, tragen. Dabei darf das C-Atom nicht Teil einer Doppelbindung sein. Im Folgenden wird nur auf Ethanol (auch Trinkalkohol genannt) eingegangen. Ethanol wird durch die Vergärung von Kohlenhydraten, hauptsächlich Glukose, unter Sauerstoffabschluss mithilfe verschiedener Hefen gewonnen (alkoholische Gärung).

(+)

Wein und Bier sind die wichtigsten alkoholischen Getränke, da sie sich seit jeher großer Beliebtheit erfreuen. In der Bibel wird Wein mehr als tausendmal erwähnt. Am bekanntesten dürfte die Schilderung der Verwandlung von Wasser zu Wein durch Jesus bei der Hochzeit zu Kana sein (Johannesevangelium). In Ägypten und Griechenland sowie im gesamten Mittelmeerraum waren Weinbau und -handel bereits im 2. Jahrtausend v. Chr. bekannt. Bei den Römern war der Weinkonsum ebenfalls weit verbreitet. Auch den Sklaven wurden je nach Arbeitsleistung Weinrationen zugeteilt.

Im 2. Jahrhundert. v. Chr. bekamen beispielsweise die Sklaven Catos während der schweren Arbeiten knapp einen Liter Wein pro Tag (André, 1998).

Im Altertum sowie im Mittelalter waren Bier und Wein übliche Getränke, die dem Stillen von Durst und Hunger dienten. Wasser war zumeist von schlechter Qualität und wurde nur von armen Leuten getrunken (Feuerlein, 1996). Erst seit etwa 100 Jahren ist das verfügbare Wasser sauber genug, um Alkoholika als wesentliche Durstlöscher abzulösen (Vallee, 2004). Christoph Kolumbus nahm 1492 auf seiner Reise zur Entdeckung des Seewegs nach Indien u. a. eine große Ladung Wein mit.

In Frankreich war der Weinbau bereits während des 13. bis 15. Jahrhunderts ein wichtiger Erwerbszweig und Quelle des Reichtums für das gesamte Land.

Bekannt geworden sind die Äußerungen Friedrichs des Großen (1712–1786), der, als die Kaffeeimporte Ende des 18. Jahrhunderts seine wirtschaftlichen Bestrebungen zu gefährden drohten, darauf hinwies, dass er in seiner Jugend mit Biersuppe erzogen worden sei, was viel gesünder als Kaffee sei (Vallee, 2004).

Alkoholmissbrauch, Trunksucht, Gelage und Völlerei sind kulturübergreifend negative Begleiterscheinungen des Alkoholkonsums. Nach Bitsch hat im 16. und 17. Jahrhundert, dem Zeitalter der Renaissance, insbesondere in Mitteleuropa die Trunksucht in breiten Bevölkerungskreisen erheblich zugenommen.

Vor den negativen Folgen übermäßigen Alkoholkonsums warnten schon in der Antike z. B. Platon, Cicero, Seneca und der Apostel Paulus. Die ersten Verbotsedikte gab es bereits im 8. Jahrhundert v. Chr. in China (Feuerlein, 1996).

2.4.1 Stoffwechsel, Bedeutung, Konsum

Heute rücken die Risiken des Alkoholkonsums immer mehr in den Vordergrund. Alkoholismus ist eine Suchterkrankung. Nach Angaben der Deutschen Hauptstelle für Suchtfragen e. V. konsumieren in Deutschland rd. 1,6 Mio. Menschen missbräuchlich Alkohol und rd. 1,8 Mio. sind abhängig. Es muss jährlich von mehr als 74.000 Todesfällen ausgegangen werden, die auf alkoholbezogene Gesundheitsstörungen zurückzuführen sind. Besorgniserregend ist zunehmend das Trinkverhalten von Jugendlichen. Im Jahr 2013 wurden mehr als 23.000 Kinder, Jugendliche und junge Erwachsene zwischen 10 und 19 Jahren aufgrund eines akuten Alkoholmissbrauchs stationär behandelt. Nach Angaben der Bundeszentrale für gesundheitliche Aufklärung (BZgA) trinken bereits etwa 30 % der 12- bis 17-Jährigen mindestens einmal im Monat Bier, etwa 20 % der Jugendlichen trinken Wein, 16 % Spirituosen und etwa 20 % trinken wein- bzw. bierhaltige „Alkopops“. Ein Alkopop (engl. Umganggssprachlich für Brause) ist ein alkoholisches Mischgetränk. Es besteht v. a. aus hochprozentigen alkoholhaltigen Getränken, wie z. B. Branntwein, Wodka oder Whiskey und Fruchtsäften.

Insgesamt weisen etwa 31 % der Männer und 25 % der Frauen eine Alkoholzufuhr oberhalb der noch als akzeptabel angesehenen Alkoholmenge auf. Der durchschnittliche Alkoholkonsum belief sich im Jahre 2014 auf knapp 10 Liter Reinalkohol pro Kopf und Jahr bzw. 136,9 Liter Fertigware und ist leicht rückläufig.

Tab. 2.17 — Energie- und Alkoholgehalt alkoholischer Getränke (nach: D-A-CH-Referenzwerte, 2015)

Alkoholische Getränke	Energiegehalt (MJ/l)	Energiegehalt (kcal/l)	Alkoholanteil (g/l)	Alkoholanteil am Brennwert (%)
Rotwein, leicht	2,7	650	80	86
Rotwein, schwer	3,2	775	95	86
Sekt	3,5	835	90	75
Vollbier, hell	1,6	390	35	63
Weißwein	2,9	700	85	85
Weinbrand	9,9	2.400	330	96

Die direkten und indirekten Kosten des Alkoholkonsums in Deutschland werden auf rd. 40 Mrd. Euro geschätzt. 561 Mio. Euro wurden 2014 allein für die Bewerbung alkoholischer Getränke ausgegeben.

Alkohol hat ein spezifisches Gewicht von 0,79 g/cm³. Für die Umrechnung von Volumenprozent auf Gewichtsprozent gilt folgende Umrechnungsformel:

Alkoholgehalt in g =

Alkoholgehalt in Volumenprozent x Volumen in cm³ x 0,8 g/cm³

Eine Menge von rd. 10 g Alkohol ist z. B. enthalten in: 1 Glas Bier (0,3 Liter); 1 Glas Sekt (0,1 Liter), 1 Glas Wein (0,125 Liter) oder 2 Gläsern Schnaps (2 × 2 cl).

Beträchtlich ist der Energiegehalt alkoholischer Getränke. Alkohol liefert 7 kcal/g.

Alkohol wird vom Körper fast vollständig zur Energiegewinnung genutzt, lediglich etwa 5 % werden mit dem Harn, dem Schweiß und der Atemluft (hier als Acetaldehyd) ausgeschieden.

Alkohol ist sowohl fett- als auch wasserlöslich und kann daher leicht durch Zellmembranen diffundieren. Schon etwa ein Fünftel wird im Magen resorbiert, der größte Teil dann im oberen Dünndarm. Die Diffusionsrate wird durch eine Reihe von Faktoren beeinflusst, wie der Alkoholkonzentration und der Temperatur des Getränks, der Trinkgeschwindigkeit, der Menge der gleichzeitig aufgenommenen Nahrung, dem Füllungszustand des Magens und der Verfügbarkeit von Calcium und Magnesium etc. (z. B. Medikamente). Die maximale Blutalkoholkonzentration ist schon ein bis zwei Stunden nach der Aufnahme erreicht. In Muskeln, Gehirn und Leber ist die Alkoholkonzentration am höchsten, in Fettgewebe und Knochen ist sie dagegen gering. Für die Berechnung des maximalen Alkoholgehalts im Blut wird folgende Formel angewendet (nach: Weiß, 2007, S. 90):

Blutalkoholkonzentration in (‰) =

$$\frac{\text{Alkoholzufuhr (g)}}{\text{Körpergewicht (kg) x Reduktionsfaktor}}$$

Der **Reduktionsfaktor** beträgt für Männer 0,7, für Frauen 0,6 aufgrund des höheren Körperfettanteils. Daraus ergibt sich z. B. für eine 65 kg schwere Frau nach dem Konsum von zwei Gläsern Wein (also 22 g Alkohol) eine Blutalkoholkonzentration von:
22 (g) / 65 (kg) x 0,6 = 0,56 ‰.

Ein Liter Bier bewirkt z. B. bei einem ca. 70 kg schweren Mann eine Blutalkoholkonzentration von etwa 0,67 ‰. Kinder und Jugendliche reagieren empfindlicher auf Alkohol. Die Geschwindigkeit des Alkoholabbaus im Blut liegt bei Männern etwa bei 0,1 g je kg Körpergewicht (KG) und Stunde, bei Frauen etwa bei 0,085 g/kg KG und Stunde. Das bedeutet, dass bei einem 70 kg schweren Mann nach dem Konsum von 2 cl Schnaps und 0,5 Liter Bier (= 23,5 g Alkohol) der Promillewert von 0,48 normalerweise nach etwa 3 Stunden abgebaut ist.

Eine erhöhte Alkoholkonzentration beeinträchtigt mehr oder weniger stark das Urteilsvermögen. Die meisten Menschen sind bei einer Alkoholkonzentration von mehr als 1,5 ‰ „betrunken". Ab einer Blutalkoholkonzentration von 4 ‰ kann der Rausch bereits tödlich enden. Der Tod tritt dann durch Atemlähmung ein.

Die Stadien der Alkoholwirkung im Überblick:

0,1–0,5 Promille	Wärmegefühl, Redseligkeit
0,5–1,0 Promille	Beeinträchtigung der Sehschärfe, Verlängerung der Reaktionszeit
1,0–1,5 Promille	Enthemmung, Euphorie
1,5–2,0 Promille	Gleichgewichts- und Sprachstörungen
2,0–3,0 Promille	Vollrausch, Erbrechen, Atemschwierigkeiten, Erinnerungslücken
3,0–4,0 Promille	Unterkühlung, Koma, Atemlähmung, Tod

Nur ein geringer Teil des aufgenommenen Alkohols (2–10 %) wird unverändert über Lunge, Haut und Urin ausgeschieden; der größte Teil wird in der Leber oxidativ abgebaut. Dafür stehen im Wesentlichen zwei Enzymsysteme zur Verfügung: die Alkoholdehydrogenase (ADH) und das mikrosomale ethanoloxidierende System (MEOS = microsomal ethanol oxidizing system). Beide Enzyme oxidieren Ethanol zu Acetaldehyd, einer für den menschlichen Körper toxischen Substanz, die dann rasch unter Einwirkung von Acetaldehyddehydrogenase 2 (ALDH-2) zu Acetat (Essigsäure) oxidiert wird. Endprodukte des Alkoholabbaus sind CO_2 und Wasser. Das giftige Zwischenprodukt Acetaldehyd ist neben Fuselölen der Hauptgrund für Kopfschmerzen und Übelkeit nach starkem Alkoholkonsum (der berühmte „Kater"). Geringe Mengen an Alkohol werden bevorzugt über ADH oxidiert. Ab einer Blutalkoholkonzentration von etwa 0,5 ‰ gewinnt das MEOS an Bedeutung, das im Unterschied zu ADH durch Alkohol induzierbar und vermutlich für die bei regelmäßiger Zufuhr größerer Alkoholmengen beobachtete Anpassung verantwortlich ist.

Abb. 2.14 — Abbauwege von Ethanol in der Leber (nach: WEISS, 2007)

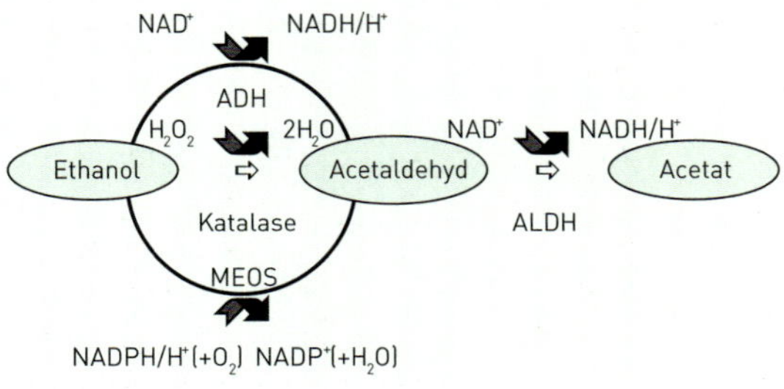

Der Alkoholstoffwechsel ist individuellen Schwankungen unterworfen. Das zeigt sich auch darin, dass die Zugehörigen einzelner ethnischer Gruppen Alkohol schlechter vertragen. Der Grund hierfür liegt in unterschiedlichen Enzymaktivitäten aufgrund einer genetisch bedingten atypischen Alkoholdehydrogenase (ADH) (atypische ADH). Eine solche atypische ADH mit der Folge einer schnell einsetzenden überschießenden Bildung und damit Anhäufung von Acetaldehyd findet sich häufig bei Angehörigen der mongolischen Rasse und bei Japanern. Bei Angehörigen dieser Gruppen stellen sich Intoleranzreaktionen deshalb sehr schnell nach dem Genuss von Alkohol ein.

Alkohol hat einen hohen Brennwert (29,7 kJ/g = 7,1 kcal/g). In alkoholischen Getränken finden sich außer Alkohol zusätzlich kleinere Mengen an Kohlenhydraten (z. B. bei Bier: 2–3 g/100 ml), die zusätzliche Energielieferanten darstellen. Der appetitanregende Effekt und die hemmende Wirkung auf die Fettoxidation begünstigen eine Gewichtszunahme, sodass regelmäßiger Alkoholkonsum Übergewicht fördern kann, insbesondere wenn Alkohol parallel zu den Mahlzeiten eingenommen wird. Problematisch im Hinblick auf die Nährstoffversorgung ist der Ersatz von Mahlzeiten durch Alkohol. Bei Alkoholikern (insbesondere bei der Zufuhr von mehr als 50 g Alkohol pro Tag) können alkoholische Getränke einen Großteil der Nahrungszufuhr ausmachen. Die Folge ist eine Mangelernährung, die häufig mit einem Gewichtsverlust einhergeht.

2.4.2 Folgeschäden erhöhten Alkoholkonsums

Die gesundheitlichen Schäden sind meist gravierend. Dafür spricht bereits die hohe Anzahl der im Zusammenhang mit Alkoholmissbrauch stehenden Todesfälle.

Eine Vielzahl von Störungen ist auf einen relativen Überschuss an NADH/H^+ infolge übermäßigen Alkoholkonsums zurückzuführen, welches sowohl bei der ADH- als auch bei der ALDH-Reaktion entsteht.

Durch die Erhöhung des NADH/NAD^+-Quotienten bei Alkoholkonsum ergeben sich nach Elmadfa/Leitzmann (1998) folgende metabolische Veränderungen:

- Erhöht: Lipolyse, Ketonkörper, Azidose und Laktatgehalt
- Erniedrigt: Fettsäureoxidation, Glukoneogenese, Glykolyse, Citratzyklus und Proteinsynthese

Zu den schwerwiegendsten Folgen gehören eine erhöhte **Fettsynthese** sowie eine Anlagerung von Fett in den Leberzellen, eine Hemmung der **Glukoneogenese** (Glukoseneubildung) mit möglicherweise schweren Hypoglykämien (Unterzuckerung) sowie die Hemmung der Ausscheidung von Harnsäure mit der möglichen Folge einer **Hyperurikämie (Gicht)**. Das bereits erwähnte toxische Zwischenprodukt Acetaldehyd fördert die **Lipidperoxidation** (z. B. Schädigung von lipidhaltigen Zellmembranen). Die Aktivierung von MEOS führt zur vermehrten Bildung freier Radikale, was die Aktivierung von Kanzerogenen (d. h. krebserregenden Substanzen) zur Folge hat. Alkohol selbst wirkt nur indirekt krebserregend, jedoch sind durch Alkohol vorgeschädigte Zellen durch Kanzerogene besonders leicht angreifbar.

So erhöht sich die Krebsgefahr durch einen einzigen Drink (10 g Alkohol täglich) nach Teyssen/Singer (2004) um:

Brustdrüse	10 %	Leber	20 %
Dickdarm	5 %	Mundhöhle	30 %
Enddarm	5 %	Rachen	30 %
Kehlkopf	30 %	Speiseröhre	30 %

Grundsätzlich schädigt Alkohol alle Organe und Gewebe, wobei die Leber als Hauptstoffwechselorgan für Alkohol besonders betroffen ist. Bereits 40 g Alkohol pro Tag bei Männern und 20 g bei Frauen begünstigen die Entwicklung einer **Leberzirrhose** (chronische Entzündung der Leber mit Zunahme des Bindegewebes auf Kosten des eigentlichen Lebergewebes). Die chronische Pankreatitis (Bauchspeicheldrüsenentzündung) ist häufig eine Folge überhöhten Alkoholkonsums. Regelmäßiger Alkoholkonsum ist auch ein Risikofaktor für Hypertonie (Bluthochdruck). Ab einem täglichen Alkoholkonsum von etwa 40 g steigt zudem das Risiko für einen Schlaganfall.

Belegt ist die Störung der Embryonalentwicklung durch Alkoholkonsum der Mutter in der Schwangerschaft, besonders in den ersten vier bis fünf Monaten (embryofetales Alkoholsyndrom). Mögliche Schäden sind Untergewicht des Neugeborenen, Missbildungen von Schädel, Gliedmaßen und Gelenken sowie Funktionsstörungen des Gehirns. Jährlich werden in Deutschland etwa 2.000–2.500 alkoholgeschädigte Kinder geboren.

2.4.3 Mögliche günstige Wirkungen eines moderaten Alkoholkonsums

Das geringste Mortalitätsrisiko (Sterblichkeitsrisiko) scheint bei einer täglichen Alkoholzufuhr von 19 g bei Männern und 10 g bei Frauen zu liegen. Moderater Alkoholkonsum kann das Risiko für koronare Herzkrankheiten (KHK) und damit die Gesamtmortalität senken. Die Schutzwirkung zeigt sich besonders bei älteren Menschen, während dieser Effekt bei jungen Menschen kaum nachweisbar ist. Die beobachtete Wirkung ist vermutlich auf Ethanol zurückzuführen und nicht auf einen spezifischen Getränketyp (z. B. Wein). Dabei scheint ein regelmäßiger Genuss von kleinen Alkoholmengen weniger schädlich zu sein als das sog. „binge drinking" (exzessive Alkoholaufnahme). Der günstige Effekt moderaten Alkoholkonsums beruht dabei wahrscheinlich auf einem positiven Einfluss auf die günstige HDL-Fraktion des Cholesterols, einer gesteigerten Fibrinolyse und einer Hemmung der Thrombozytenaggregation, wodurch die Blutgerinnungsneigung verringert wird.

Das umfangreiche Forschungsvorhaben „Alkoholkonsum und Krankheiten" des Bundesministeriums für Gesundheit aus dem Jahr 2000 hatte sich zum Ziel gesetzt, die vermuteten protektiven Wirkungen des Alkohols den alkoholassoziierten Erkrankungen gegenüberzustellen. Auf Basis eines Risiko-Nutzen-Vergleichs sollten Grenzwerte im Sinne von tolerierbaren oberen Alkoholaufnahmemengen abgeleitet werden.

⊕

„Aus diesen Überlegungen resultieren Grenzwerte zur Alkoholzufuhr, die für Frauen bei 10–12 g/Tag und für Männer bei 20–24 g/Tag liegen. Es handelt sich um Alkoholzufuhrwerte, bei denen der präventive Charakter des Alkohols weitgehend ausgeschöpft wird, während nachteilige Konsequenzen unwahrscheinlich sind" (BMG, 2000, S. 9).

Ausdrücklich wird erwähnt, dass schwangere und stillende Frauen vollständig auf Alkohol verzichten sollen. Es bestehe auch kein Grund, abstinente Personen zum Alkoholkonsum zu animieren. Zur Verminderung des Risikos einer Alkoholabhängigkeit könnte es sinnvoll sein, mindestens einen Tag in der Woche keinen Alkohol zu trinken.

Zusammenfassung

1. Alkohol (Ethanol) ist kein essenzieller Nahrungsfaktor und daher grundsätzlich verzichtbar.
2. Alkohol sollte bei Kinderwunsch, in der Schwangerschaft und in der Stillzeit grundsätzlich gemieden werden.
3. Größere Mengen Alkohol (täglich mehr als 25–30 g) steigern das Risiko für zahlreiche Erkrankungen und das Risiko der Abhängigkeit.
4. Exzessiver Alkoholkonsum (Trunkenheit) ist schädlich.
5. Ein moderater Alkoholgenuss (täglich höchstens etwa 20 g für Männer und 10 g für Frauen) kann positive gesundheitliche Wirkungen haben und daher toleriert werden.

2.5 BALLASTSTOFFE (NICHT VERWERTBARE POLYSACCHARIDE)

(!)

Der Begriff Ballaststoffe hat sich im deutschsprachigen Raum für die zwar unverdaulichen, aber keinesfalls unnützen Nahrungsbestandteile etabliert. Andere Bezeichnungen werden synonym verwendet, wie etwa „Nahrungsfasern", „dietary fiber" oder „Nicht-Stärke-Polysaccharide (NSP)".

2.5.1 Vorkommen

Ballaststoffe sind pflanzlichen Ursprungs und können durch körpereigene Verdauungsenzyme nicht abgebaut werden. Unterteilt werden sie in **unlösliche** (Cellulose, Hemicellulosen und Lignin) sowie **lösliche** (z. B. Pektin, Guaran) Ballaststoffe.

Streng genommen gibt es auch Ballaststoffe tierischen Ursprungs (z. B. Sehnen, Keratin), deren Verzehr jedoch unbedeutend und daher zu vernachlässigen ist.

Eine gewisse Sonderstellung nehmen resistente Stärken ein. Darunter wird derjenige Stärkeanteil verstanden, der nicht im Dünndarm enzymatisch abgebaut wird und unverändert in den Dickdarm gelangt. Die meisten Lebensmittel enthalten nur geringe Anteile an resistenter Stärke. Die Aufnahme in Deutschland wird auf 3-6 g/Tag geschätzt. Einige technologische Verarbeitungsprozesse können die Bildung unverdaulicher Stärke fördern. Bei frisch gekochten Kartoffeln erreichen etwa 3 % der Stärke den Dickdarm; bei gekochten Kartoffeln, die anschließend gekühlt und evtl. wiederholt erwärmt und wieder abgekühlt werden, können bis zu 12 % der Stärke den Dünndarm unverändert passieren.

Ballaststoffe sind Bestandteile pflanzlicher Zellwände. Anschaulich beschreibt Burkitt (1982) die Funktion der wichtigsten Ballaststoffkomponenten: „Wegen der Parallelen hinsichtlich ihrer Funktionen sind diese drei Bestandteile mit dem im Baugewerbe verwendeten Eisenbeton verglichen worden: So gesehen würde die Zellulose die langen, geraden Eisenträger darstellen, die Pentosen die Querstreben dazu, und die löslichen Pektine und Pflanzengummis wirken, wie eine Füllung dazwischen, als Zement. Das Lignin schließlich entspräche in diesem Vergleich einem strapazierfähigen Außenputz." Die wichtigsten Ballaststofflieferanten sind Getreide und daraus hergestellte Produkte sowie Hülsenfrüchte. Obst und Gemüse enthalten geringere Mengen, dabei vorwiegend Cellulose und Pektin.

Im Dickdarm können Ballaststoffe durch die Darmflora abgebaut werden (Fermentation). Wasserlösliche Ballaststoffe, wie Pektin, werden nahezu vollständig, die nicht wasserlöslichen, wie Cellulose, zu 30–50 % abgebaut. Lignin dagegen ist nicht bakteriell abbaubar.

Fermentationsprodukte der Ballaststoffe sind kurzkettige Fettsäuren sowie die Gase Kohlendioxid, Wasserstoff und Methan. Der Energiegehalt von Ballaststoffen wird mit 2 kcal/g berücksichtigt. Der Referenzwert für die tägliche Ballaststoffzufuhr liegt lt. D-A-CH-Referenzwerte bei 30 g/Tag. Bei der in den westlichen Ländern üblichen Ballaststoffaufnahme von lediglich 20 g/Tag erzielt der Organismus durch die Resorption der Fermentationsprodukte so einen Energiegewinn von knapp 40 kcal (ca. 160 kJ); bei einem täglichen Energiebedarf von 2.500 kcal entspricht dies einem Anteil von max. 2 % und ist daher zu vernachlässigen. Nach Kasper (2004) ist in manchen Entwicklungsländern mit einer täglichen Ballaststoffzufuhr von bis zu 150 g der Energiegewinn dagegen durchaus beachtlich (rd. 180 kcal/ Tag).

Tab. 2.18 — Darstellung löslicher und unlöslicher Ballaststoffe

Lösliche Ballaststoffe	Unlösliche Ballaststoffe
Pektin	Cellulose
Oligofruktose	Hemicellulose
Inulin	Lignin
Pflanzengummi	
Gelstoffe aus Algen	

Abb. 2.15 — Ballaststoffgehalt von Lebensmittelgruppen (nach: BECKER, 1998)

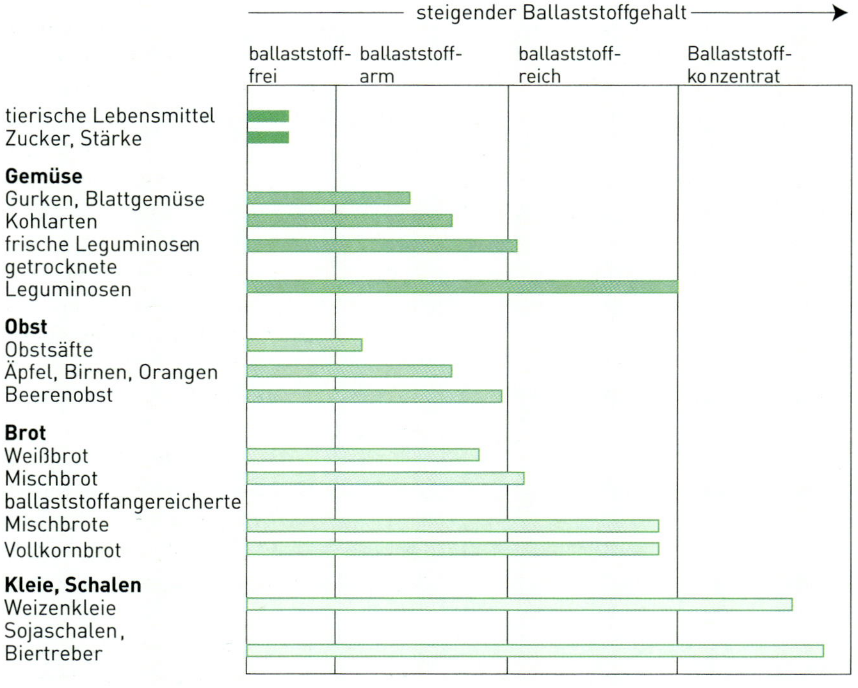

Abb. 2.16 — Relative Zusammensetzung der Ballaststoffe aus verschiedenen Lebensmitteln (bezogen auf jeweils 100 g Gesamtballaststoffe) (nach: BECKER, 1998)

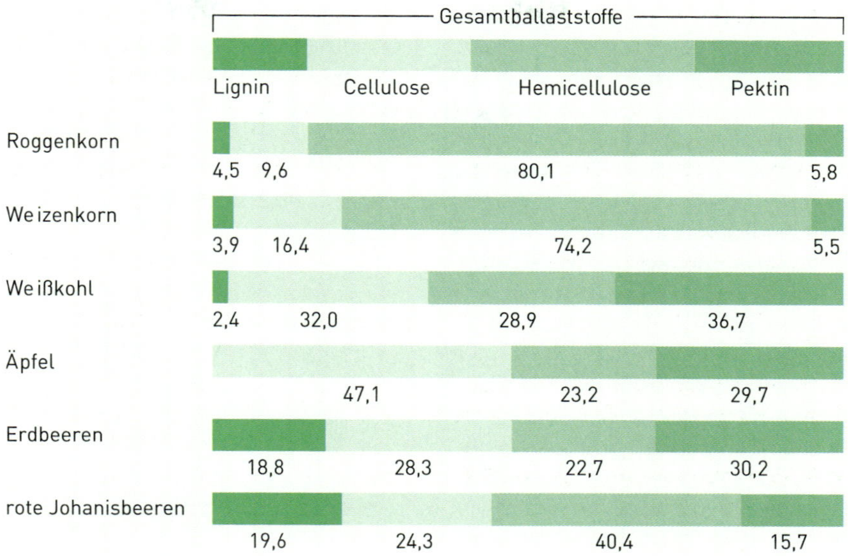

2.5.2 Wirkungsweise und Bedeutung

Eine ballaststoffreiche Kost zeichnet sich dadurch aus, dass sie eine hohe Nährstoffdichte, jedoch eine niedrige Energiedichte aufweist und dass sie ein relativ großes Volumen und geringere Anteile an weniger erwünschten Inhaltsstoffen wie gesättigten Fettsäuren, Cholesterol, Zucker und Salz hat als eine ballaststoffarme Kost.

Tab. 2.19 Vergleich Normalkost – Ballaststoffreiche Kost (nach: KASPER, 1985)

	Normalkost	Ballaststoffreiche Kost
Energie (kcal/Tag)	2.474	2.484
Protein (g/Tag)	80	83
Fett (g/Tag)	111	86
KH (g/Tag)	253	311
Ballaststoffe (g/Tag)	21	49
Cholesterol (mg/Tag)	336	172
Linolsäure (g/Tag)	4,4	14,8
Vitamin C (mg/Tag)	84	282

Eine ballaststoffreiche Nahrung erfordert einen höheren Kauaufwand, wodurch die **Speichelsekretion** angeregt wird, was wiederum zu einer höheren Bereitstellung von Bicarbonat im Speichel führt. Bicarbonat erfüllt eine Pufferfunktion, d. h., die bakteriell gebildeten Säuren können in der Mundhöhle neutralisiert werden. Langfristig dient dies der Zahngesundheit.

Einige Ballaststoffe haben ein großes **Wasserbindungs- und Quellvermögen**, was zu einer Volumen- und Viskositätserhöhung des Nahrungsbreis im Magen führt – mit der erwünschten Folge einer schnelleren und nachhaltigeren Sättigung und einer verzögerten Magenentleerung. Durch die Viskosität des Darminhaltes wird die Verdauung der Nahrungsbestandteile verzögert. Dies ist besonders bei den Kohlenhydraten erwünscht: Durch Aufnahme ballaststoffreicher Nahrung steigt die Blutglukosekonzentration langsamer und gleichmäßiger an, ein Effekt, der bei der Behandlung von Diabetes genutzt wird.

Eine weitere Eigenschaft der Ballaststoffe ist das **Ionenaustauschvermögen**. Bestimmte funktionelle Gruppen binden unterschiedliche Bestandteile und senken deren Bioverfügbarkeit. Im Fall von toxischen

Schwermetallionen (z. B. Blei, Cadmium) ist dieser Effekt durchaus erwünscht. Es können aber auch erwünschte Mineralstoffe wie Calcium und Spurenelemente wie Zink gebunden werden, wodurch deren Absorption verhindert oder stark beeinträchtigt wird. Eine ballaststoffreiche Ernährung enthält jedoch auch eine höhere Konzentration dieser Mineralstoffe, sodass ein möglicher Verlust durch die höhere Zufuhr kompensiert wird. Es scheint sich um ein Problem zu handeln, das erst bei längerfristiger Aufnahme größerer Mengen isolierter Ballaststoffe auftreten kann. Allerdings wurden infolge des Konsums von phytinreichem Brot aus hoch ausgemahlenem Mehl erniedrigte Zinkkonzentrationen im Serum der untersuchten Probanden beobachtet.

Eine ballaststoffreiche Kost senkt zudem über den Mechanismus der **Gallensäurebindung** und der dadurch initiierten verstärkten Nutzung von Cholesterol zur Neubildung von Gallensäuren auch dessen Konzentration im Serum. Denn durch Binden der Gallensäuren wird bewirkt, dass diese nicht mehr den enterohepatischen Kreislauf (Darm-Leber-Kreislauf) durchlaufen.

In verschiedenen Studien zeigte sich, dass in der Regel eine Ernährung mit einem hohen Anteil an Ballaststoffen mit einem niedrigeren Risiko für koronare Herzkrankheiten bzw. einer verringerten Sterblichkeit nach einem Herzinfarkt verbunden ist.

Man weiß, dass eine ausgeprägte Karzinogenität (krebserregende Wirkung) bei der bakteriellen Umwandlung von Gallensäure zu Desoxycholsäure besteht. Wenn Gallensäuren durch Ballaststoffe gebunden werden, kann eine solche Bildung von krebserregenden Stoffen im Dickdarm gar nicht erst stattfinden. Dennoch ist der Zusammenhang zwischen ballaststoffreicher Ernährung und einer Senkung des Dickdarmkrebsrisikos bisher nicht eindeutig bewiesen worden. Es scheint jedoch plausibel, dass Ballaststoffe einen günstigen Einfluss im Hinblick auf die Prävention von Dickdarmkrebs haben. Hierfür scheint die erhöhte bakterielle Fermentation bedeutsam zu sein. Insbesondere der Buttersäure (Butyrat) wird nachgesagt, sie schütze möglicherweise die Dickdarmepithelzellen vor Entartung.

Zusätzlich senkt die bakterielle Produktion kurzkettiger Fettsäuren aus löslichen Ballaststoffen den pH-Wert im Dickdarm, was wiederum zur Unterdrückung des Wachstums unerwünschter Mikroorganismen führt. Die entstehende Propionsäure hemmt darüber hinaus die Bildung von Cholesterol in der Leber und trägt damit zur Senkung der Serumcholesterolkonzentration bei.

Eine ballaststoffreiche Ernährung führt schließlich zu einem höheren Stuhlvolumen, regt die Darmperistaltik an und beschleunigt damit die Transitzeit des Stuhls, wodurch eine Obstipation (Verstopfung) verhindert wird. Nach Burkitt (1982) können bei hoher Ballaststoffaufnahme auch Krankheiten als Folge eines erhöhten Bauchinnendrucks (z. B. Krampfadern, Hämorrhoiden, Hiatushernie/Durchbruch des Magens durch das Zwerchfell), aber auch Divertikulose (sackartige Ausstülpung der Dickdarmwand) ebenso wie Blinddarmentzündungen vermieden werden. Bei ballaststoffarmer Ernährung ist oftmals zum Absetzen des Stuhls ein erhöhter Pressdruck erforderlich, der die vorstehend genannten Krankheiten fördern kann.

2.5.3 Zufuhr und Bedarfsempfehlung

Nach Auswertung der Nationalen Verzehrstudie II nehmen Männer und Frauen nur 18 bzw. 19 g Ballaststoffe pro Tag auf.

Lt. DGE wird eine tägliche Ballaststoffaufnahme von 30 g empfohlen, das sind rd. 16,7 g/1.000 kcal bei Frauen und rd. 13 g/1.000 kcal bei Männern (= 3 bzw. 2,4 g/MJ). Für Säuglinge und Kleinkinder existieren derzeit keine Empfehlungen. Frauenmilch enthält zwar Oligosaccharide, aber keine Ballaststoffe. Mit Einführung der Beikost steigt die Ballaststoffzufuhr von rd. 4 g/1.000 kcal mit sechs Monaten auf rd. 10 g/1.000 kcal im Alter von ca. einem Jahr. Damit ist eine ähnliche Ballaststoffdichte wie bei Erwachsenen realisierbar.

Bei der Auswahl ballaststoffreicher Lebensmittel sollte berücksichtigt werden, dass die Effekte der einzelnen Ballaststoffkomponenten verschieden sind. Ballaststoffe sollten daher sowohl aus Vollgetreide (überwiegend unlösliche, bakteriell geringfügig abbaubare Polysaccharide) als auch aus Obst, Kartoffeln und Gemüse (überwiegend lösliche, bakteriell abbaubare Polysaccharide) aufgenommen werden. Damit ist eine günstige Verteilung zwischen unlöslichen und löslichen Ballaststoffen gewährleistet. Auch Hülsenfrüchte sind wichtige Ballaststoffquellen (Erbsen, Bohnen, Linsen).

Tab. 2.20 — Ballaststoffgehalt ausgewählter Lebensmittel (nach: HESEKER, H./STAHL-PEHE, A., in: *Ernährungs-Umschau* 61 (2014), M 551; www.gmf-info.de/ballaststoffe)

Lebensmittel	Gesamtballaststoffe (g/100 g)
Getreide, Getreideerzeugnisse, Kartoffeln	
Haferflocken	10,0
Roggen, ganzes Korn	13,4
Weizenmehl, Type 405	4,0
Weizenmehl, Type 1.700	11,5
Weizenmischbrot	4,8
Roggenvollkornbrot	8,1
Weizenvollkornbrot	7,5
Brötchen (Semmeln)	3,0
Kartoffel, gekocht m. Schale	1,7
Gemüse, Pilze	
Blumenkohl	2,9
Kopfsalat	1,5
Rosenkohl	4,4
Möhre, Karotte	3,6
Paprikaschote	3,6
Champignon	2,0
Hülsenfrüchte	
Erbse, Schote/Samen, grün	4,3
Linse, Samen, gekocht	2,8
Sojabohne, Samen, trocken	22,0
Nüsse, Samen	
Cashewkerne	2,9
Mandel, süß	9,8
Walnuss	6,1
Haselnuss	8,2
Obst und Obsterzeugnisse	
Apfel	2,0
Apfelsine, Orange	1,6
Banane	1,8
Pfirsich	1,9
Süßkirsche	1,3
Pflaumenmus	2,5
Himbeerkonfitüre	1,2

Anm.: Je nach Datenquelle differieren die Angaben deutlich.

Tab. 2.21 — Modellplan zur Steigerung der Ballaststoffzufuhr (nach: dge-info 2/2013, S. 28)

Mahlzeit	Lebensmittel	Ballaststoff-gehalt (g)	Lebensmittelalternative	Ballaststoff-gehalt (g)
Frühstück	2 Scheiben Toast zu 25 g	1,5	1 Scheibe Vollkornbrot zu 50 g	3,9
	1 Kiwi (75 g)	2,9	1 Kiwi (75 g)	2,9
Snack	100 g Weintrauben	1,6	1 Apfel (125 g)	2,5
Mittagessen	150 g Fleisch	0	150 g Fleisch	0
	200 g Rosenkohl	8,8	200 g Rosenkohl	8,8
	200 g Nudeln	3,8	200 g Vollkornnudeln	10,2
	Götterspeise (150 g)	0	Rote Grütze (150 g)	2,5
Snack	3 Butterkekse	0,5	3 Vollkornkekse	2,6
Abendessen	2 Scheiben Mischbrot zu 50 g	4,2	2 Scheiben Vollkornbrot zu 50 g	8,2
	2 Gewürzgurken	0,8	½ Paprika	3,6
„TV-Snack"	40 g Kartoffelchips	1,7	40 g Mandeln	4,5
Summe		25,8		49,7

Durch den Austausch bestimmter Lebensmittel steigt die Ballaststoffzufuhr. Der Modellplan aus Tabelle 2.21 gibt ein anschauliches Beispiel.

Die Deutsche Gesellschaft für Ernährung (DGE) kam zu dem Ergebnis, dass eine hohe Gesamtballaststoffzufuhr mit „wahrscheinlicher Evidenz" das Risiko für Adipositas, Hypertonie (=Bluthochdruck) und koronare Herzerkrankungen senkt und möglicherweise auch das Risiko für maligne Tumoren im Kolorektum (Dickdarmkrebs).

Zusammenfassung

1. Ballaststoffe sind Zellwandbestandteile pflanzlicher Lebensmittel. Sie sind reichlich enthalten in Getreide, Getreideprodukten und Hülsenfrüchten; geringere Mengen finden sich in Gemüse und Obst.

2. Ballaststoffe sind unverdaulich; im Dickdarm findet jedoch teilweise ein bakterieller Abbau statt (Fermentation); dadurch entstehen verwertbare niedere Fettsäuren, die als günstig anzusehen sind.

3. Ballaststoffe haben vielfältige Wirkungen im Verdauungstrakt (längeres Kauen, bessere Magen- und Darmfüllung, Vermeidung von Verstopfung). Sie tragen indirekt zur Verminderung von Krankheiten (Herz-Kreislauf-Erkrankungen, Darmkrebs, Diabetes) bei.

4. Der Ballaststoffverzehr sollte bei mindestens 30 g/Tag liegen. Hierdurch lassen sich die Nachteile unserer derzeitigen Zivilisationskost (zu viel, zu fett, zu süß, zu salzig) mindern.

3. ENERGIE

3. ENERGIE

Der Begriff Energie stammt aus der Physik. Unter Energie wird die in einem System innewohnende Fähigkeit verstanden, Arbeit zu verrichten. Man kann Energie nicht sehen, anfassen oder wiegen, sondern nur an ihren Auswirkungen erkennen. Alle Energieformen sind ineinander umwandelbar. Gemäß dem ersten Hauptsatz der Thermodynamik gilt: Energie kann weder geschaffen werden noch verloren gehen, die Gesamtenergie der Welt bleibt erhalten.

Man unterscheidet folgende Formen von Energie:

- elektrische Energie (Gehirn, Nervenaktivität)
- mechanische Energie (Muskelkontraktion)
- thermische Energie (Regulation der Körpertemperatur)
- chemische Energie (Synthese neuer Verbindungen)
- elektrochemische Energie (Osmose, Natriumpumpe)
- elektromagnetische Energie (Photonen)

Wenn von Energieverlusten die Rede ist, ist damit gemeint, dass nur ein Teil der Energie für den beabsichtigten Zweck genutzt wird, der andere Teil dabei jedoch „nutzlos" verloren geht, jedoch nicht verschwindet. Als Beispiel sei das Auto genannt: Benzin wird mithilfe von Sauerstoff verbrannt; dabei entsteht als „Abfallprodukt" Wärme, die vom Motor abgeführt werden muss. Die restliche Energie wird für die Fortbewegung genutzt. Je nachdem, wie viel Energie „verloren geht", ist die Rede von einem hohen oder einem geringen Wirkungsgrad.

Pflanzen wandeln mittels Fotosynthese Sonnenenergie in chemische Energie um, Mensch und Tier nehmen diese chemische Energie in Form der Nährstoffe Kohlenhydrate, Fette und Proteine auf. Diese sog. „Energieträger" können mithilfe des Enzymsystems verwertet und in für den Körper benötigte Energie umgewandelt werden: z. B. für die Aufrechterhaltung der physiologischen Körperfunktionen, den Aufbau körpereigener Substanzen oder zur osmotischen Regulation. Ein großer Teil der Energie geht als Wärme „verloren".

(!)

Joule ist eine Maßeinheit für Energie, mechanische Arbeit (Kraft x Weg) und Wärmemenge (Wärme). Die Arbeit von einem Joule wird verrichtet, wenn ein Körper mit der Gewichtskraft eines Newton um einen Meter angehoben wird.

1 Joule = 1 Newtonmeter = 1 Wattsekunde
(1 J = 1 Nm = 1 Ws).

1.000 Joule = 1 Kilojoule (1.000 J = 1 kJ).

Seit dem 1.1.2010 muss der Brennwert eines Lebensmittels in der EU einheitlich in kJ/100 g angegeben werden. Parallel dazu ist die Angabe in Kilokalorien (kcal) unbefristet möglich.

Eine Kilokalorie (kcal) ist definiert als diejenige Energiemenge, die erforderlich ist, um einen Liter Wasser um ein Grad Celsius (genau: von 14,5 °C auf 15,5 °C) zu erwärmen.

Die Energieeinheiten können ineinander umgerechnet werden. Es gilt:

1 kcal = 4,186 kJ = rd. 4,2 kJ
1 kJ = 0,24 kcal
1000 kJ = 1 MJ (Megajoule) = 240 kcal

Technisch geschieht die Bestimmung des Energiegehaltes von Nährstoffen bzw. Lebensmitteln in einer „Kalorimeterbombe". Das ist ein geschlossener, mit Sauerstoff gefüllter Stahlzylinder, der von einem wärmeisolierten Wasserbad umgeben ist. Mittels elektrischer Zündung wird die abgewogene Menge des betreffenden Nährstoffs vollständig verbrannt. Die bei der Verbrennung (Oxidation) frei werdende Wärmemenge bewirkt eine Temperatursteigerung des Wassers, die an einem Thermometer abgelesen wird. Nach der Formel $\mathbf{Q = m \times c \times \Delta t}$ lässt sich so der Energiegehalt errechnen (Q = Wärmemenge in kcal; m = Masse des Wassers in kg; c = spezifische Wärme des Wassers lt. Definition; Δt = Endtemperatur minus Ausgangstemperatur des umgebenden Wassers).

3.1 ENERGIEGEHALT VON LEBENSMITTELN

Bei der vollständigen Verbrennung der Energieträger mithilfe von Sauerstoff wird der physikalische Brennwert bestimmt. Fette und Kohlenhydrate werden dabei vollständig bis zu den Endprodukten Kohlendioxid und Wasser verbrannt, die für den Organismus energetisch nicht mehr verwertbar sind. **Der physikalische Brennwert** ist bei diesen beiden Energieträgern mit dem **physiologischen Brennwert** identisch. Anders verhält es sich mit den Proteinen, die in erster Linie als Baustoff dienen. Die biologische Oxidation der Proteine erfolgt im Gegensatz zu derjenigen von Fetten und Kohlenhydraten nicht vollständig. Stickstoffhaltige Verbindungen, die bei der Oxidation anfallen, müssen mit dem Harn ausgeschieden werden und verursachen damit Energieverluste (insbesondere Harnstoff). Insofern ist der physiologische Brennwert von Protein deutlich geringer als der physikalische.

Die physikalischen Brennwerte auch innerhalb einer Stoffgruppe sind nicht identisch, daher fand eine Einigung auf die in Tabelle 3.1 ersichtlichen Mittelwerte beim physiologischen Brennwert statt.

Tab. 3.1 — Physiologischer und physikalischer Brennwert

Physiologischer Brennwert pro g (kcal/kJ)			Physikalischer Brennwert pro g (kcal/kJ)		
	kcal	kJ		kcal	kJ
Kohlenhydrate	4,1	17	Stärke	4,2	18
			Dextrin	4,1	17
Proteine	4,1	17	Muskeleiweiß	5,7	24
			Casein	5,8	24
Lipide	9,3	39	Butterfett	9,2	39
			Pflanzenfett	9,5	40
Ethanol	7,1	30			

3.2 ENERGIEUMSATZ UND ENERGIEVERBRAUCH

Nur ein Teil der aufgenommenen Energie steht für die tatsächliche energetische Versorgung des Organismus zur Verfügung. Die Abbildung 3.1 verdeutlicht die Energieverluste.

Der Energieverbrauch kann mithilfe verschiedener Verfahren ermittelt werden. Man unterscheidet die direkte und die indirekte Kalorimetrie. Bei der direkten Kalorimetrie wird die von einer Person abgestrahlte Wärme in einer abgeschlossenen Kammer bzw. in einem mit Wasser gefüllten Ganzkörperanzug gemessen. Dieses Verfahren ist allerdings kompliziert, aufwendig und kostenintensiv. Energieumsatzmessungen sind auch bei diversen Tätigkeiten mithilfe der indirekten Kalorimetrie möglich. Ein Gerät mit dem das Volumen der Atemluft und die Menge des abgeatmeten Kohlendioxids gemessen werden kann, wird auf dem Rücken getragen. Bei vollständiger Oxidation von Kohlenhydraten ist das Verhältnis von ausgeatmetem Kohlendioxid und eingeatmetem Sauerstoff gleich. Dieser Quotient wird als **respiratorischer Quotient** (RQ) bezeichnet. Bei der Verbrennung von Kohlenhydraten hat er einen Wert von 1 (RQ = 1), bei der Fettverbrennung dagegen liegt er bei nur 0,7 (RQ = 0,7). Fett hat zwar den doppelten Energiewert, es wird aber wesentlich mehr Sauerstoff pro Mengeneinheit für seine Verbrennung benötigt. Für Nahrungsprotein beträgt der RQ 0,8. Bei einer gemischten Kost kann von einem RQ von 0,85 ausgegangen werden. Bleiben die Proteine unberücksichtigt, da sie für die Energiebereitstellung ohnehin keine wesentliche Rolle spielen, so kann aus einem ermittelten RQ-Wert auf den Anteil von Kohlenhydraten und Fetten an der Energiebereitstellung geschlossen werden. Für überschlägige Berechnungen gilt: Ein Liter verbrauchter

Sauerstoff entspricht einem Energieumsatz von rd. 5 kcal. Zudem wird bei der indirekten Kalorimetrie die Stickstoffausscheidung mit dem Harn gemessen. Sie gibt Aufschluss über den Verbrauch von Proteinen.

Nicht kalorimetrische Methoden bestimmen den Energieverbrauch, u. a. mittels Herzfrequenz oder doppelt stabil markiertem Wasser.

Abb. 3.1 — Energieverluste im Organismus (nach: SCHEK, 2002)

Gesamtenergiezufuhr (Bruttoenergie) ⇨ **physikalischer Brennwert**
⇩ ⇨ Kotenergie (unverdaute Nahrungsreste, Darmbakterien etc.)
verdauliche Energie (absorbierte Energie)
⇩ ⇨ Harn- u. Gasenergie (Harnstoff etc.)
umsetzbare Energie ⇨ **physiologischer Brennwert**
⇩ ⇨ thermogener Effekt (Wärmeverluste nach Nahrungsaufnahme)
Retentionsenergie (Nettoenergie)
⇘
Energiebedarf

3.3 ENERGIEBEDARF

Der Energiebedarf ist die Menge an Energie, die zur Deckung des Energieverbrauchs notwendig ist.

(!)

Der Gesamtenergiebedarf des Menschen ist die Summe aus dem Grundumsatz (GU), dem Energiebedarf für körperliche Aktivität, der nahrungsinduzierten Thermogenese (Wärmebildung nach Nahrungszufuhr) und dem Energiebedarf für Prozesse wie Wachstum, Schwangerschaft und Stillzeit.

Der **Grundumsatz (GU)** macht im Rahmen unserer heutigen Lebensbedingungen den größten Teil des Energieverbrauchs aus. Dabei besteht eine enge Korrelation zwischen GU und fettfreier Körpermasse. Da diese mit dem Alter abnimmt, sinkt auch der Grundumsatz. Männer haben wegen der größeren fettfreien Körpermasse einen um etwa 10 % höheren GU als Frauen.

(!)

Der Grundumsatz (GU) ist der Energiebedarf, der unter folgenden Bedingungen kalorimetrisch gemessen wird:
- 12–24 Stunden nach der Nahrungsaufnahme
- bei vollständiger physischer und emotioneller Inaktivität (keine Körperbewegung)
- bei einer Umgebungstemperatur von 20 °C.

Der so gemessene **Minimalbedarf** ist der Energiebetrag, der zur Erhaltung der lebensnotwendigen Funktionen erforderlich ist. Dazu gehören: Energie für Umbaureaktionen im intermediären Stoffwechsel und dabei auftretende Wärmeverluste, Organ- und Drüsentätigkeit, Herzschlag, Atmung, Darmperistaltik, Nierenfunktion, Muskeltonus.

Die Höhe des GU ist von zahlreichen Faktoren abhängig (Alter, Geschlecht, ethnische Herkunft, Körperoberfläche, Körperzusammensetzung, Hormonstatus, Ernährungsstatus, Klima, Höhenlage).

Die einzelnen Organe sind unterschiedlich am Grundumsatz beteiligt:

Gehirn	25 %
Herz	6 %
Leber	25 %
Muskulatur (Skelettmuskulatur im Ruhezustand)	18 %
Nieren	10 %
Übrige Organe	16 %
Insgesamt	100 %

Es fällt auf, dass allein für die Erhaltung der Funktionen von Leber und Gehirn bereits 50 % des GU benötigt werden, obwohl deren Gewichte nur jeweils 2 % der Körpermasse ausmachen. Bei der Berechnung des GU wurden die Referenzmaße für Alter und Gewicht zugrunde gelegt.

Tab. 3.2 — GU nach Geschlecht (m=männlich, w=weiblich) und Alter (nach: D-A-CH-REFERENZWERTE, 2008)

Alter	Körpergewicht (kg)		Grundumsatz (MJ/Tag)		Grundumsatz (kcal/Tag)	
	m	w	m	w	m	w
15–18	67	58	7,6	6,1	1.820	1.460
19–24	74	60	7,6	5,8	1.820	1.390
25–50	74	59	7,3	5,6	1.740	1.340
51–64	72	57	6,6	5,3	1.580	1.270
65 und älter	68	55	5,9	4,9	1.410	1.170

Neben geschlechtsspezifischen Schwankungen kann der GU beim Aufenthalt in den Tropen (10–20 % gegenüber arktischen Gebieten) und bei längerem Fasten niedriger sein; bei Sportlern (je nach Ausmaß des Trainings), bei einer Schilddrüsenüberfunktion sowie bei Fieber ist er erhöht.

Nach der Nahrungsaufnahme ist der Energieumsatz erhöht, man spricht von der **nahrungsinduzierten Thermogenese**. Körpertemperatur und Temperaturabgabe an die Umgebung nehmen nach der Nahrungsaufnahme zu. Die Steigerung des Energieumsatzes beruht auf der Intensivierung von Stoffwechselprozessen (z. B. Harnstoffsynthese, Umbauvorgänge von Nährstoffen, Speicherung von Nährstoffen wie Glykogen und Lipide).

Die nahrungsinduzierte Thermogenese ist abhängig von der aufgenommenen Nahrung, nach proteinreichen Mahlzeiten hält sie etwa doppelt so lang an wie nach kohlenhydrat- oder fettreichen Mahlzeiten gleichen Energiegehalts. 8–15 % des täglichen Energieumsatzes entfallen auf die nahrungsinduzierte Thermogenese, das entspricht für Protein 18–25 %, für Kohlenhydrate 4–7 % und für Fette 2–4 %.

Der Gesamtenergiebedarf wird heute in Abhängigkeit von körperlicher Aktivität als Mehrfaches des Grundumsatzes angegeben. Dieser Wert für den **Energiebedarf für körperliche Aktivität** wird als **PAL** (= physical activity level) bezeichnet. Unter üblichen Bedingungen schwankt der PAL zwischen 1,2 und 2,4. Der Vorteil dieses Vorgehens liegt darin, dass durch den Bezug auf den GU weitere, den Energiebedarf beeinflussende Faktoren, wie Gewicht, Alter und Geschlecht, bereits berücksichtigt werden.

Die aktuellen D-A-CH-Referenzwerte 2015 berücksichtigen bei der Ableitung der Referenzwerte für die Energiezufuhr aus Gründen der Praktikabilät anstelle des Grundumsatzes den **Ruheenergieverbrauch** (Ruheumsatz). Dieser Wert wird unter weniger strengen Bedingungen gemessen. Der Ruheenergieverbrauch liegt daher etwa 10 % über dem Grundumsatz.

Die Energiezufuhr sollte, wie folgt, auf die Nährstoffe verteilt werden: 10–15 % aus Protein, 30 % aus Fett (bei körperlich aktiven Personen bis 35 %), mehr als 50 % aus Kohlenhydraten.

3.4 EMPFEHLUNGEN FÜR DIE ENERGIEZUFUHR

Bei vielen Menschen beträgt der GU bereits bis zu 75 % des gesamten Energieumsatzes. Der überwiegende Anteil der Bevölkerung verrichtet heute körperlich nur wenig anstrengende Arbeit. Bei vielen Berufstätigen ist infolge der Mechanisierung und Automatisierung von Arbeitsvorgängen der Freizeitumsatz inzwischen höher als der Arbeitsumsatz.

In den einschlägigen Übersichten (D-A-CH-Referenzwerte, 2015) beziehen sich die Daten auf normalgewichtige Personen mit wünschenswerter körperlicher Aktivität; bei Über- oder Untergewicht sind entsprechende Korrekturen erforderlich, um das Sollgewicht zu erreichen. Im Einzelfall kann die bedarfsgerechte Energiezufuhr nur durch regelmäßige Gewichtskontrollen ermittelt werden.

Tab. 3.3 — RUHEENERGIEVERBRAUCH und Richtwerte für die Energiezufuhr für Erwachsene (D-A-CH-Referenzwerte, 2015)

Alter (Jahre)[1]	Ruheenergieverbrauch[2]		Richtwerte für die Energiezufuhr							
			PAL 1,4		PAL 1,6		PAL 1,8		PAL 2,0	
	MJ/Tag	kcal/Tag	MJ/Tag	kcal/Tag	MJ/Tag	kcal/Tag	MJ/Tag	kcal/Tag	MJ/Tag	kcal/Tag
Männer										
19 bis unter 25	7,2	1730	10,1	2400	11,6	2800	13,0	3100	14,5	3500
25 bis unter 51	7,0	1670	9,8	2300	11,2	2700	12,6	3000	14,0	3300
51 bis unter 65	6,6	1580	9,3	2200	10,6	2500	11,9	2800	13,2	3200
65 und älter	6,4	1530	9,0	2100	10,3	2500	11,5	2800	12,8	3100
Frauen										
19 bis unter 25	5,7	1370	8,0	1900	9,2	2200	10,3	2500	11,5	2700
25 bis unter 51	5,5	1310	7,7	1800	8,8	2100	9,9	2400	11,0	2600
51 bis unter 65	5,1	1220	7,1	1700	8,2	2000	9,2	2200	10,2	2400
65 und älter	5,0	1180	6,9	1700	7,9	1900	8,9	2100	9,9	2400

1 mittleres Alter für die Altersgruppe 19 bis unter 25 Jahre = 22 Jahre; für 22 Jahre bis unter 51 Jahre = 38 Jahre; für 51 bis unter 65 = 58 Jahre; für 65 und älter = 65 Jahre

2 Berechnet mit der Regressionsgleichung nach Müller et. al. für eine Referenzperson mit mittlerer Körpergröße und einem Körpergewicht, das einem BMI von 22 kg/m² entspricht.

Tab. 3.4 — RUHEENERGIEVERBRAUCH und Richtwerte für die Energiezufuhr für Kinder und Jugendliche (D-A-CH-Referenzwerte, 2015)

Alter (Jahre)	Ruheenergieverbrauch[1]		Richtwerte für die Energiezufuhr[2]							
			PAL 1,4		PAL 1,6		PAL 1,8		PAL 2,0	
	MJ/Tag	kcal/Tag	MJ/Tag	kcal/Tag	MJ/Tag	kcal/Tag	MJ/Tag	kcal/Tag	MJ/Tag	kcal/Tag
Jungen										
1 bis unter 4	3,4	820	4,8	1200	5,5	1300	–	–	–	–
4 bis unter 7[3]	4,1	970	5,7	1400	6,5	1600	7,4	1800	–	–
7 bis unter 10[3]	4,9	1170	6,9	1700	7,9	1900	8,9	2100	–	–
10 bis unter 13	5,6	1340	7,9	1900	9,0	2200	10,1	2400	11,3	2700
13 bis unter 15	6,7	1610	9,5	2300	10,8	2600	12,2	2900	13,5	3200
15 bis unter 19	7,7	1850	10,9	2600	12,5	3000	14,1	3400	15,6	3700
Mädchen										
1 bis unter 4	3,2	760	4,5	1100	5,1	1200	–	–	–	–
4 bis unter 7[3]	3,8	910	5,4	1300	6,1	1500	6,9	1700	–	–
7 bis unter 10[3]	4,5	1080	6,4	1500	7,3	1800	8,2	2000	–	–
10 bis unter 13	*5,2*	1230	7,3	1700	8,3	2000	9,4	2200	10,4	2500
13 bis unter 15	*5,7*	1380	8,1	1900	9,3	2200	10,4	2500	11,6	2800
15 bis unter 19	6,0	1430	8,5	2000	9,7	2300	10,9	2600	12,1	2900

1 Nach [49], für 1 bis unter 4 Jahren wurden die Gleichung von 0 bis 3 Jahre herangezogen, für 4 bis unter 10 Jahre die Gleichung von 3 bis 10 Jahre und von 10 bis unter 19 Jahre die Gleichung von 10 bis 18 Jahre (siehe Tab. A4). Die für die Berechnung zugrunde gelegten medianen Körpergrößen und Körpergewichte sind der Tabelle 2 zu entnehmen.

2 Koeffizient von 1,01 für Wachstum berücksichtigt.

3 Bei der Gleichung für 3 bis 10-jährige Jungen für kcal/Tag scheint ein Fehler vorzuliegen [36]. Daher wir hier die Gleichung für MJ/Tag herangezogen und abschließend in kcal/Tag umgerechnet; Umrechnung von MJ/Tag in kcal/Tag durch Multiplikation mit 239.

Tab. 3.5 — Beispiele für den durchschnittlichen täglichen Energieumsatz bei unterschiedlichen Berufs- und Freizeittätigkeiten von Erwachsenen (nach: D-A-CH-REFERENZWERTE[1], 2015)

Arbeitsschwere und Freizeitverhalten	**PAL[2]**	**Beispiele**
ausschließlich sitzende oder liegende Lebensweise	1,2-1,3	gebrechliche, immobile, bettlägrige Menschen
ausschließlich sitzende Tätigkeit mit wenig oder keiner anstrengenden Freizeittätigkeit	1,4–1,5	Büroangestellte, Feinmechaniker
sitzende Tätigkeit, zeitweilig auch zusätzlicher Energieaufwand für gehende und stehende Tätigkeiten[3], wenig oder keine anstrengende Freizeitaktivität	1,6–1,7	Laboranten, Studenten, Fließbandarbeiter
überwiegend gehende und stehende Arbeit	1,8–1,9	Verkäufer, Kellner, Mechaniker, Handwerker
körperlich anstrengende berufliche Arbeit[2] oder sehr aktive Freizeittätigkeit	2,0–2,4	Bauarbeiter, Landwirte, Waldarbeiter, Bergarbeiter, Leistungssportler

1 Deutsche Gesellschaft für Ernährung, Österreichische Gesellschaft für Ernährung, Schweizerische Gesellschaft für Ernährung (Hrsg.): Referenzwerte für die Nährstoffzufuhr, 2. Auflage, 1. Ausgabe 2015
2 PAL = durchschnittlicher täglicher Energiebedarf für körperliche Aktivität als Mehrfaches des RU
3 Für sportliche Betätigungen oder für anstrengende Freizeitaktivitäten (30–60 Minuten, 4–5-mal pro Woche) können zusätzlich pro Tag 0,3 PAL-Einheiten zugelegt werden.

Zusammenfassung

1. Energie ist die Fähigkeit eines Systems, Arbeit zu verrichten.
2. Es gibt verschiedene Energieformen, z. B. mechanische Energie (Muskelkontraktion), chemische Energie (Synthese neuer Verbindungen).
3. Der Energiegehalt von Lebensmitteln wird in Joule (J) oder veraltet in Kilokalorien (kcal) gemessen.
4. Nur ein Teil der durch Lebensmittel aufgenommenen Energie steht dem Organismus für seine energetische Versorgung zur Verfügung.
5. Der Energieverbrauch einer Person wird mithilfe der direkten oder indirekten Kalorimetrie ermittelt. Der Gesamtenergiebedarf des Menschen ist die Summe aus dem Grundumsatz sowie dem Energiebedarf für körperliche Aktivität, die nahrungsinduzierte Thermogenese und für Prozesse wie Wachstum, Schwangerschaft und Stillzeit.
6. Zur Ableitung der Referenzwerte für die Energiezufuhr wird aktuell der Ruheenergieverbrauch stellvertretend für den Grundumsatz herangezogen. Dieser liegt ca. 10 % höher als der Grundumsatz.

1. EINFÜHRUNG: BEDARFSORIENTIERTE ERNÄHRUNG – ERNÄHRUNGSGESCHICHTLICHE ASPEKTE
2. ENERGIELIEFERNDE NÄHRSTOFFE
3. ENERGIE

4. ANORGANISCHE BESTANDTEILE

5. VITAMINE
6. SEKUNDÄRE PFLANZENSTOFFE
7. OXIDATIVER STRESS
8. ALTERS- UND LEISTUNGSGERECHTE ERNÄHRUNG
9. ERNÄHRUNGSMITBEDINGTE ERKRANKUNGEN

4. ANORGANISCHE BESTANDTEILE

Die anorganischen Bestandteile der Nahrung sind lebensnotwendig, liefern jedoch keine Energie. Hierzu zählen das **Wasser**, die **Mengenelemente** (Natrium, Kalium, Chlor, Calcium, Phosphor und Magnesium) sowie die **Spurenelemente** (Eisen, Jod, Fluor, Zink, Selen, Kobalt, Nickel, Kupfer, Mangan, Molybdän und Chrom).

4.1 WASSER

Wasser ist mengenmäßig der wichtigste Bestandteil des menschlichen Körpers. Bei Erwachsenen macht Wasser 50–60 % des Körpergewichts aus, bei Säuglingen sogar bis zu 70 %. Der tägliche Wasserumsatz (ausgeschiedene Menge) beträgt rd. 6 % des Körperwassers beim Erwachsenen und rd. 20 % beim Säugling (bezogen auf den Ganzkörperwasserbestand). Da der Wasserumsatz bei Säuglingen und Kleinkindern sehr hoch ist, reagieren sie besonders empfindlich auf Störungen der Wasserbilanz. Bei starkem Durchfall oder heftigem Erbrechen können die Wasserverluste beim Kind daher schon nach wenigen Stunden zum Tode führen.

Während ein Mensch längere Zeit ohne feste Nahrung auskommen kann, kann er nur sehr kurze Zeit (2–4 Tage) ohne Wasser leben. Bei Wassermangel kann der Organismus keine harnpflichtigen Substanzen mehr ausscheiden, in der Folge kommt es zu Bluteindickung und Kreislaufversagen.

Bereits Flüssigkeitsverluste von etwa 3 % des Körperwassers können zu geistigen und körperlichen Leistungseinbußen führen, insbesondere des Reaktions- und Konzentrationsvermögens.

4.1.1 Chemisch-physikalische Grundlagen

Wasser ist ein Stoff mit besonderen chemischen und physikalischen Eigenschaften. Diese beruhen auf der Dipolstruktur des Wassers und seiner Fähigkeit, Wasserstoffbrücken zu bilden.

(!)

Als Dipol wird ein Molekül mit ungleicher Verteilung der elektrischen Ladung bezeichnet, die Schwerpunkte der negativen und der positiven Ladungsträger fallen nicht zusammen.

Beim Wassermolekül heißt das konkret, dass sich auf der Seite des Sauerstoffs zwei Elektronenpaare mit einer negativen Ladung und auf der Seite des Wasserstoffs zwei Protonen mit einer positiven Ladung befinden. Wegen der Dipoleigenschaft ist Wasser ein ideales Lösungsmittel, wobei die aufzulösenden Stoffe ebenfalls polar aufgebaut oder polare Gruppen im Molekül enthalten sein müssen. Die Dipoleigenschaft führt dazu, dass sich die Wassermoleküle gegenseitig anziehen. Vier Wassermoleküle werden tetraedisch von einem Wassermolekül über Wasserstoffbrücken koordiniert, sodass ein Verband von Molekülen entsteht. Die Wasserstoffbrücken sind die Ursache dafür, dass Wasser bei Zimmertemperatur flüssig ist.

Chemische Umsetzungen der energieliefernden Substanzen und viele andere physiologische Vorgänge kann der Organismus nur dann vollziehen, wenn die Reaktionspartner in Lösung vorliegen. Dazu ist Wasser als ideales Lösungs- und Transportmittel besonders geeignet.

Im Lösungsmittel Wasser verteilen sich die Moleküle eines gelösten Stoffes, sodass allmählich ein Konzentrationsausgleich erfolgt (Diffusion). Um z. B. Wasser in die Körperzellen zu transportieren, bedient sich der Körper ebenfalls der Diffusion. Die Körperzellen enthalten Poren, die nur für bestimmte Molekülgrößen passierbar sind. Die kleinen Wassermoleküle können ungehindert diffundieren, größere Moleküle wie Zucker nicht. Das hat zur Folge, dass mehr Wasser von außen in die Zelle strömt, bis der Punkt erreicht ist, an dem die Konzentration von Zucker im Wasser in der Zelle und außerhalb der Zelle gleich ist. Der Druck, der dann im Zellinneren herrscht, wird **osmotischer Druck** genannt.

Körperzellen sind jedoch nicht von reinem Wasser umgeben, sondern von Lösungen. Lösungen, die den gleichen osmotischen Druck wie das menschliche Blut aufweisen, werden als **isotonisch** bezeichnet, solche mit höherem Druck als **hypertonisch**, und diejenigen mit niedrigerem Druck als **hypotonisch**. In isotonischen Lösungen bleibt der Flüssigkeitsgehalt der Zelle und damit ihr Volumen gleich, aus hypotonischen Lösungen nimmt die Zelle unter Vergrößerung ihres Volumens Flüssigkeit auf, an hypertonische Lösungen gibt die Zelle unter Minderung ihres Volumens Flüssigkeit ab. Die Blutkörperchen von Menschen sind mit einer 0,9–1,0 %igen Kochsalzlösung, der sog. „physiologischen" Kochsalzlösung, isotonisch.

Abb. 4.1 — Wasser mit Elektronenpaaren

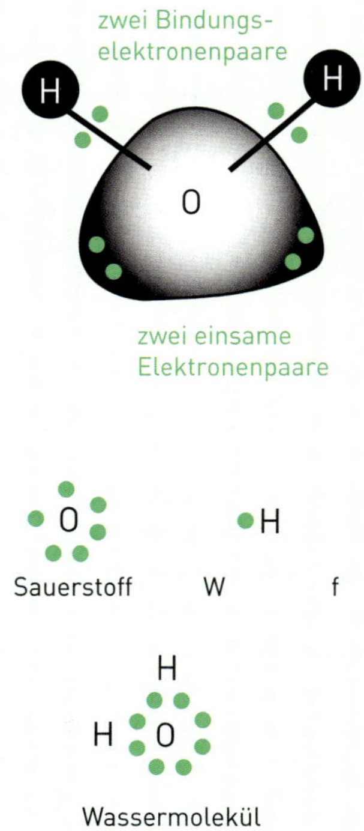

Abb. 4.2 — Orbitalmodell von Wasser

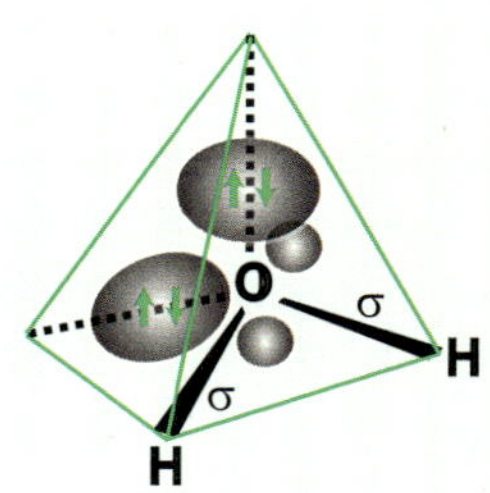

Abb. 4.3 — Kalottenmodell Cluster

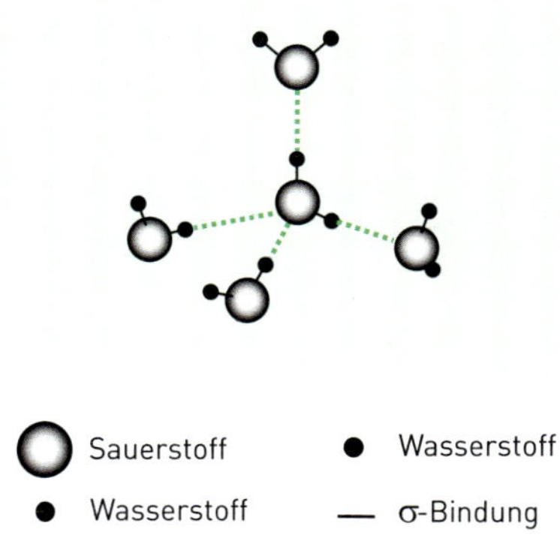

4.1.2 Wasserhaushalt

Das Körperwasser ist auf zwei Kompartimente verteilt, auf den **Intrazellulärraum** (ca. 65 %) und den **Extrazellulärraum** (ca. 35 %). Bei einem 70 kg schweren Erwachsenen befinden sich von den rd. 42 l Körperwasser demnach 28 l intrazellulär und 14 l extrazellulär.

Wasser wird unter physiologischen Bedingungen aus fester und flüssiger Nahrung zu etwa zwei Dritteln im Dünndarm und zu einem Drittel im Dickdarm absorbiert. Die Ausscheidung erfolgt über Nieren, Haut, Lunge und Darm. Die Wasseraufnahme liegt unter normalen Bedingungen deutlich über dem Bedarf an Wasser. Durch verschiedene Regelsysteme wird die Menge an Körperwasser in engen Grenzen kontrolliert, wobei die Niere das Hauptregulationsorgan des Wasserhaushalts darstellt.

Die Ausscheidung harnpflichtiger Substanzen erfordert beim Erwachsenen mindestens 640 ml Wasser/Tag, da die Nieren etwa 15 ml Wasser benötigen, um 1 g gelöste Substanz (z. B. Harnstoff, NaCl) auszuscheiden. Die Aufnahme von 100 ml Meerwasser (Salzwasser) würde zu einem zusätzlichen Wasserverlust von 60 ml führen, da für die Ausscheidung der im Meerwasser gelösten Salze ca. 160 ml Wasser erforderlich sind. Über die Haut wird Wasser in Form von Schweiß verdunstet, bei normaler Umgebungstemperatur und geringer körperlicher Belastung werden etwa 100–350 ml Wasser abgegeben. Diese Menge kann bei höherer Temperatur und leichter körperlicher Arbeit auf 2–3 l ansteigen, in extremen Situationen (Arbeit in heißer Umgebung) können mehr als 10 l Schweiß produziert werden. Das Verdunsten von Wasser empfindet der Mensch als sog. „Verdunstungskälte". Die Wasserausscheidung über die Nieren geht dann bis auf ein Minimum von etwa 500 ml zurück.

Die Wasserabgabe über die Atemluft dürfte bei etwa 300 ml liegen; sie steigt bei kalter, trockener Luft deutlich an, bei körperlicher Betätigung in großer Höhe sogar bis auf 800 ml. In die Bilanz geht das sog. „**Oxidationswasser**" ein. Das ist die Wassermenge, die endogen aus der Oxidation der energieliefernden Nährstoffe entsteht. Bei der Oxidation von 100 g Fett sind dies 107 ml Wasser, aus 100 g Protein werden 41 ml und aus 100 g Kohlenhydraten 55 ml gebildet.

Zwischen Aufnahme, Bildung und Ausscheidung von Wasser besteht normalerweise ein Gleichgewicht (Wasserbilanz).

Tab. 4.1 — Durchschnittliche Wasserbilanz des Erwachsenen (nach: D-A-CH-REFERENZWERTE, 2015)

Wasserhaushalt		Wasserabgabe	
Getränke	1.440 ml/Tag	Urin	1.440 ml/Tag
Wasser in fester Nahrung	875 ml/Tag	Stuhl	160 ml/Tag
Oxidationswasser	335 ml/Tag	Haut	550 ml/Tag
		Lunge	500 ml/Tag
Gesamtwasseraufnahme	2.650 ml/Tag	Gesamtwasserabgabe	2.650 ml/Tag

Abb. 4.4 — Regulation des Wasserhaushalts (nach: STAHL/HESEKER, 2006)

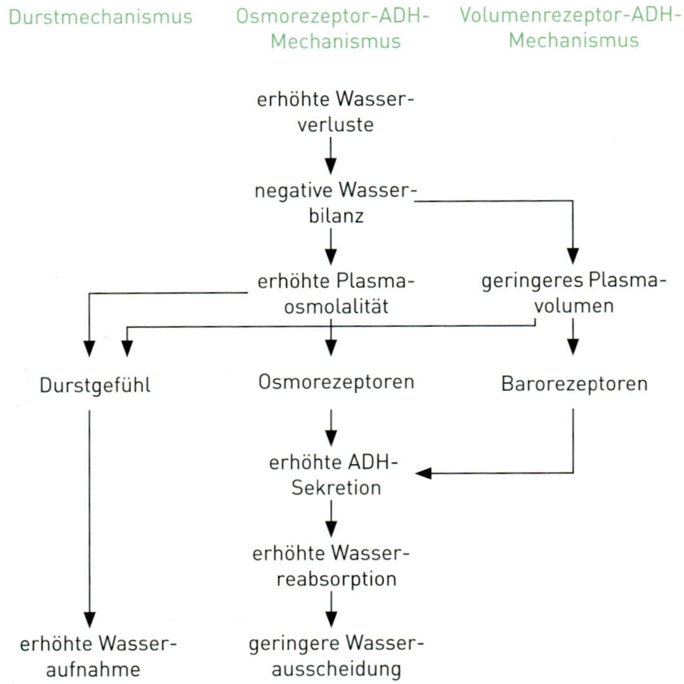

Der Wasserhaushalt wird auf intra- und extrazellulärer Ebene durch verschiedene „Messfühler" (Osmo-, Baro- und Dehnungsrezeptoren) und das Zusammenwirken mit Hormonen, insbesondere Adiuretin (antidiuretisches Hormon, ADH), gesteuert. Die Abbildung 4.4 zeigt die Zusammenhänge.

Eine Abnahme des Körperwassers beeinträchtigt die geistige Leistungsfähigkeit; eine Abnahme des Körperwassers von über 3 % führt zu einem Rückgang der Speichelsekretion und der Harnproduktion mit dunkel gefärbtem Urin sowie zu Kopfschmerzen, Mundtrockenheit und Verstopfung. Bei hoher Umgebungstemperatur führt ein moderater Wasserverlust von 2–4 % zu einer Reduktion der körperlichen Leistungsfähigkeit. Bei einer Abnahme von 5 % werden eine ansteigende Körpertemperatur und ein beschleunigter Puls beobachtet. Schon nach zwei bis vier Tagen ohne Wasserzufuhr treten Übelkeit, Schwindel, Kopfschmerzen, Durchblutungsstörungen, Erbrechen und Muskelkrämpfe auf. Ein Wasserverlust von 10 % führt bereits zu Verwirrtheitszuständen, ein Defizit von mehr als 20 % zum Tod durch Nieren- und Kreislaufversagen. Bei älteren und besonders hochbetagten Personen ist das Durstempfinden oft deutlich herabgesetzt, sodass zu wenig getrunken wird. Es kann insbesondere bei starkem Schwitzen zur Austrocknung der Haut, vermindertem Speichelfluss, Verwirrtheit, Bewusstlosigkeit und Kreislaufkollaps kommen.

4.1.3 pH-Wert, Puffersysteme

Wasser dissoziiert zu einem kleinen Teil in H^+-Ionen und OH^--Ionen. Bei einem Überschuss von H^+-Ionen reagiert das Medium sauer, bei einem Überschuss von OH^--Ionen alkalisch. Die H^+-Konzentration sowie die OH^--Konzentration reinen Wassers betragen 10^{-7}. Da der pH-Wert definiert ist als negativer Logarithmus der H^+-Konzentration, hat Wasser einen pH-Wert von 7 (Neutralpunkt). Verringert sich die H^+-Konzentration, so steigt der pH-Wert an, erhöht sich die Konzentration, so sinkt er unter 7.

(!)

pH ist die Abkürzung für lat. potentia (Kraft, Stärke) und hydrogenium (Wasserstoff).

Für die Funktionsfähigkeit biologischer Systeme ist es unerlässlich, den pH-Wert innerhalb bestimmter Grenzen konstant zu halten. Die meisten Enzyme benötigen beispielsweise einen optimalen pH-Bereich, in dem sie am aktivsten sind. Der pH-Wert des Blutes liegt recht konstant bei 7,4 mit einem sehr geringen Toleranzbereich, erhebliche Schwankungen wären tödlich. Dagegen variieren die pH-Werte von Körperflüssigkeiten oder Lebensmitteln beträchtlich:

Beispiele für pH-Werte:

Darmsaft	8,0	Bier	5
Harn	4,5–7,0	Coca-Cola	3
Lebergalle	8,2	Essig	3
Magensaft	1–2	Mineralwasser	6
Pankreassaft	8,8	saure Milch	4,5
Speichel	6,3	Wein	4
		Zitronensaft	2

Beim Ab- und Umbau körpereigener Substanzen sowie bei der Verdauung von Nahrung entstehen Säuren oder Basen, die den pH-Wert des Blutes in unerwünschter Weise verändern würden. Hierzu existieren im Organismus vielfältige Systeme, um solchen pH-Wert-Verschiebungen entgegenzuwirken. Eine gemischte Kost hat üblicherweise einen leichten Säureüberschuss, d. h. es herrscht ein Protonenüberschuss. Zu den säurebildenden Lebensmitteln zählen vor allem proteinreiche tierische Lebensmittel, aber auch pflanzliche wie Vollkornerzeugnisse. Basenbildner sind vor allem Blattsalate, Kartoffeln, Obst, Gemüse, Fruchtsäfte und einige Milcherzeugnisse (Joghurt, Sahne, Molke).

Für die Ausscheidung überschüssiger Protonen ist die Niere zuständig. Sie kann selbst bei einseitiger Nahrungswahl die Belastungen des Säure-Basen-Haushalts ausgleichen. Auch die Lunge hat über die Abatmung von CO_2 einen Einfluss auf den Säure-Basen-Haushalt. Nicht zuletzt spielen sog. „Puffersysteme" eine wichtige Rolle, diese können Protonen (H^+) oder Hydroxylionen (OH^-) binden oder abgeben und wirken dadurch pH-stabilisierend. Die bedeutendsten Puffersysteme im Organismus sind der Bicarbonat-, Hämoglobin-, Proteinat- und Phosphatpuffer.

Es wird davon ausgegangen, dass ein gesunder Organismus sowohl einen Säure- als auch einen Basenüberschuss über die bereits erwähnten Mechanismen (Niere, Lunge, Puffersystem) ohne Schwierigkeiten eliminieren kann.

In vielen alternativen Kostformen spielt der Säure-Basen-Haushalt eine zentrale Rolle. Es wird bemängelt, dass die Einteilung der Lebensmittel nur nach ihrer Wirkung auf den pH-Wert des Urins vorgenommen wird, nicht jedoch die Bedeutung des Bindegewebes im Hinblick auf die Einlagerung von Säuren berücksichtigt wird. Säureablagerungen im Bindegewebe führen danach zu Struktur- und Funktionsänderungen bestimmter Bindegewebsstrukturen, wodurch das Risiko für bestimmte chronische Erkrankungen wie Rheuma, Osteoporose u. a. erhöht werde. Eine abschließende Bewertung zu dieser Problematik ist derzeit nicht möglich.

In einer neueren Übersichtsarbeit von Ströhle/Renner aus dem Jahr 2014 wird festgestellt, dass die für die westlichen Industrienationen typische Ernährungsweise mit einem hohen Konsum von Fleischwaren und Getreideprodukten und einem eher geringen Obst- und Gemüseverzehr zu einem Säureüberschuss führt, jedoch eine nahrungsinduzierte, klinisch manifeste Azidose beim Gesunden nicht zu befürchten sei. Davon abzugrenzen sei eine latente Azidose (Abfall der Pufferkapazität des Blutes), begleitet von einem Anstieg der renalen Säureexkretion (= Ausscheidung über die Nieren). Damit verbunden seien wiederum höhere Calcium- und Magnesiumverluste über den Urin, ein Abfall des Harn-pH, eine verminderte Citrat- und Harnsäureausscheidung und ein „metabolisch-hormonell verschlechtertes inneres Milieu". Alle diese Effekte könnten, so die Autoren, die Bildung von Harnsteinen, Magnesiumdefizite und erhöhte Harnsäurespiegel begünstigen. Auch könne langfristig das Osteoporoserisiko steigen. Daher wird empfohlen, die Säurelast der Nahrung zu reduzieren (teilweiser Ersatz von Getreide- und Fleischwaren durch Kartoffeln, Hülsenfrüchte und Nüsse sowie Steigerung des Obst- und Gemüsekonsums).

4.1.4 Wasserhärte

Unter diesem Begriff wird die Konzentration von Calcium- und Magnesiumionen verstanden. Dabei wird zwischen der Carbonathärte (Ca- und Mg-Salze der Kohlensäure) und der durch andere Ca- und Mg-Salze hervorgerufenen Nichtcarbonathärte differenziert. Die Summe der beiden Härteformen ergibt die Gesamthärte. Folgende Härtegrade werden unterschieden:

0–4°dH = sehr weich	18–30°dH = hart
4–8°dH = weich	über 30°dH = sehr hart
8–18°dH = mittelhart	

°dH = Grad deutscher Härte

Wegen der gesundheitlichen Bedeutung der Wasserhärte darf Trinkwasser nicht unter 1,5 mmol/l, entsprechend nicht unter 8,4°dH enthärtet werden (1°dH entspricht 10 mg Calciumoxid bzw. 7,19 mg Magnesiumoxid/l Wasser).

4.1.5 a_w-Wert

In Lebensmitteln liegt ein Teil des Wassers frei, der andere Teil gebunden vor. Der Anteil des freien Wassers kann durch den a_w-Wert beschrieben werden. Wasserbindende Substanzen wie Protein, Salz, Zucker, Mehl und Stärke führen zu einem niedrigeren a_w-Wert.

Der maximale Wert liegt bei 1 (reines Wasser), wasserreiche Lebensmittel weisen Werte zwischen 0,85 und 1 auf, trockene von 0,1–0,6.

Die Lagerstabilität von Lebensmitteln ist bei Werten zwischen 0,2 und 0,4 am höchsten, d. h. sie bedürfen keiner Konservierung gegen mikrobiellen Verderb. Die meisten Bakterien stellen ihr Wachstum bei a_w-Werten zwischen 0,9 und 0,92 ein (Minimum für Salmonellen ist beispielsweise 0,94), Hefen und Schimmelpilze können teilweise noch bei Werten zwischen 0,65 und 0,7 wachsen.

Tab. 4.2 — Beispiele für a_w-Werte

Lebensmittel	a_w-Wert
Brot	0,89–0,97
Cracker, Baisers	0,1–0,2
Gesättigte Zuckerlösung	0,86
Hartkäse	0,92
Honig	0,75
Lebkuchen	0,55–0,75
Obsttorte, Sahnetorte	0,9–0,97
Salami	0,78
Schinken, geräuchert	0,84

4.1.6 Zufuhrempfehlung

Die Richtwerte für die Höhe der Gesamtzufuhr von Wasser betragen beim Erwachsenen etwa 250 ml/MJ (= 1 ml/kcal), beim älteren Menschen etwas mehr, beim Säugling etwa 360 ml/MJ (= 1,5 ml/kcal). Unter normalen Bedingungen ist eine zu hohe Wasseraufnahme nicht zu befürchten, da die Fähigkeit zur Ausscheidung von Wasser für den Erwachsenen bei kurzzeitiger Belastung bis zu 1 l/Stunde beträgt.

Tab. 4.3 — Richtwerte für die Zufuhr von Wasser[1] (nach: D-A-CH-REFERENZWERTE, 2015)

Alter	Wasserzufuhr (ml/Tag) durch Getränke[2]	feste Nahrung[3]	Oxidationswasser[4] (ml/Tag)	Gesamtwasser-aufnahme[5] (ml/Tag)	Wasserzufuhr durch Getränke und feste Nahrung (ml/kg und Tag)
Säuglinge					
0 bis 4 Monate[6]	620	–	60	680	130
4 bis 12 Monate	400	500	100	1.000	110
Kinder					
1 bis 4 Jahre	820	350	130	1.300	95
4 bis 7 Jahre	940	480	180	1.600	75
7 bis 10 Jahre	970	600	230	1.800	60
10 bis 13 Jahre	1.170	710	270	2.150	50
13 bis 15 Jahre	1.330	810	310	2.450	40
Jugendliche und Erwachsene					
15 bis 19 Jahre	1.530	920	350	2.800	40
19 bis 25 Jahre	1.470	890	340	2.700	35
25 bis 51 Jahre	1.410	860	330	2.600	35
51 bis 65 Jahre	1.230	740	280	2.250	30
65 Jahre und älter	1.310	680	260	2.250	30
Schwangere	1.470	890	340	2.700[6]	35
Stillende	1.710	1.000	390	3.100[7]	45

1 Bei bedarfsgerechter Energiezufuhr und durchschnittlichen Lebensbedingungen. Die Werte wurden absichtlich wenig gerundet, um die Nachvollziehbarkeit ihrer Berechnungen zu gewährleisten.
2 Wasserzufuhr durch Getränke = Gesamtwasseraufnahme – Oxidationswasser – Wasserzufuhr durch feste Nahrung.
3 Wasser in fester Nahrung etwa 78,9 ml/MJ (≈ 0,33 ml/kcal).
4 Etwa 29,9 ml/MJ (≈ 0,125 ml/kcal).
5 Gestillte Säuglinge etwa 360 ml/MJ (≈ 1,5 ml/kcal), Kleinkinder etwa 290 ml/MJ (≈ 1,2 ml/kcal), Schulkinder, junge Erwachsene etwa 250 ml/MJ (≈ 1,0 ml/kcal), ältere Erwachsene etwa 270 ml/MJ (≈ 1,1 ml/kcal) einschließlich Oxidationswasser (etwa 29,9 ml/MJ bzw. 0,125 ml/kcal).
6 Hierbei handelt es sich um einen Schätzwert.
7 Gerundete Werte.

Zusammenfassung

1. Wasser ist mengenmäßig der bedeutendste Bestandteil des Körpers.
2. Wasser ist Transportmedium und Lösungsmittel im Organismus sowie Strukturbestandteil wichtiger Substanzen (Proteine, Kohlenhydrate usw.), zugleich ist Wasser für die Regulierung des Wärmehaushalts unverzichtbar (Schwitzen!).
3. Der Mensch kann längere Zeit hungern, aber nur kurzfristig auf Wasser verzichten; eine regelmäßige Flüssigkeitszufuhr ist daher lebensnotwendig.
4. Kinder haben relativ (nicht absolut!) gesehen einen deutlich höheren Flüssigkeitsbedarf als Erwachsene.

4.2 MENGENELEMENTE

(+)

Anorganische Nahrungsbestandteile, von denen täglich mehr als 50 mg aufgenommen werden müssen, werden als Mengenelemente bezeichnet. Es handelt sich um die Elemente Calcium (Ca), Phosphor (P), Magnesium (Mg), Natrium (Na), Chlorid (Cl), Kalium (K) und Schwefel (S).

4.2.1 Calcium

Quantitativ spielt von allen Mengenelementen das Calcium im Organismus die größte Rolle (ca. 1–1,4 kg, das entspricht etwa 1,5–2 % des Körpergewichts). Calcium ist in Form von Apatit, einer Calcium-Phosphor-Verbindung, Hauptbestandteil der Knochenmasse. Etwa 99 % des Calciums sind im Knochen und in den Zähnen lokalisiert. Der Knochen ist damit ein großes „Vorratslager" für Calcium, aus dem in Mangelsituationen Calcium bereitgestellt werden kann. Zwischen Knochenmasse und der umgebenden Blutflüssigkeit findet ein ständiger, reger Calciumaustausch in der Größenordnung von etwa 20 g/Tag statt. 1 % des Calciums liegt im Blutplasma vor. Dort wird seine Konzentration in engen Grenzen (90–105 mg/l) gehalten.

Der Regelkreis der Calciumhomöostase stellt sich wie folgt dar:

Die Blutplasmakonzentration (Homöostase) wird insbesondere durch drei verschiedenen Hormone reguliert:

- Das Parathormon, in der Nebenschilddrüse gebildet, stimuliert die Calciumresorption aus Knochen und Niere und fördert die Ausscheidung von Phosphat mit dem Harn.
- Das Schilddrüsenhormon Calcitonin ist der Gegenspieler des Parathormons. Es hemmt die Calciumfreisetzung aus dem Knochen, die Calciumrückresorption aus der Niere und fördert damit den Einbau von Calcium in den Knochen.
- Schließlich wirkt auch das sog. „Vitamin-D-Hormon" Calcitriol bei der Regulation mit, da es die Bildung eines calciumbindenden Proteins initiiert, welches als Transportmittel für Calciumionen durch die Darmschleimhaut dient. Dadurch stimuliert es die vermehrte Calciumaufnahme aus der Nahrung und fördert gleichzeitig die Mobilisierung von Calcium aus dem Knochen.

Der Calciumpool eines Neugeborenen beträgt etwa 25–30 g, der Bestand eines Erwachsenen liegt bei 750–1.300 g. In den ersten fünf bis sechs Lebensjahren werden pro Tag ca. 100 mg Calcium für den Knochenaufbau benötigt, während der Pubertät kann die Retention (tatsächliche Aufnahme aus der Nahrung) bis zu 400 mg/Tag betragen, beim jungen Erwachsenen sind es täglich noch maximal 150 mg. Säuglingsalter und Pubertät sind also durch ein besonders intensives Knochenwachstum gekennzeichnet. Bis etwa zum 25.–30. Lebensjahr werden 90 % der maximalen Knochenmasse (peak bone mass) aufgebaut. Ab dem vierten Lebensjahrzehnt beginnt normalerweise der Knochenabbau, der sich bei Frauen mit dem Eintritt der Menopause beschleunigt und eine Osteoporose bedingen kann. Daher ist eine ausreichende Calciumversorgung insbesondere in den ersten drei Lebensjahrzehnten durch eine geeignete Ernährung von größter Bedeutung. Es hat sich gezeigt, dass der Calciumbedarf in der Pubertät und der frühen Erwachsenenphase etwa bei 1.000–1.200 mg/Tag liegt.

Physiologische Funktionen

Neben der Stabilisierung von Knochengerüst und Zahnapparat hat Calcium eine Reihe lebenswichtiger Funktionen. Es beeinflusst die Permeabilität (Durchlässigkeit) von Zellmembranen und ist Cofaktor von Enzymen (z. B. Amylasen) sowie enzymatischen Reaktionen, die bei der Blutgerinnung eine Rolle spielen (Ca^{2+} = Blutgerinnungsfaktor IV). Calcium ist ferner für die Auslösung der Kontraktionen von Skelett- und Herzmuskel notwendig. Bei einem elektrischen Nervenimpuls wird es intrazellulär ausgeschüttet, wodurch die Muskelkontraktion im Anschluss daran ausgelöst wird.

Die intrazelluläre Ca^{2+}-Konzentration wird ständig auf einem niedrigen Niveau gehalten. Calcium kann so als sog. „second messenger" (Substanz, deren Konzentration als Antwort auf ein Primärsignal [first messenger] verändert wird) die von Peptidhormonen und Neurotransmittern übernommenen Informationen auf intrazelluläre Prozesse übertragen. Die Calciumionen müssen durch Calciumkanäle in der Zellmembran aus dem extra- in den intrazellulären Raum geschleust werden. Innerhalb der Zelle werden die Calciumionen an Calmodulin gebunden. Diese Substanz wird zu einem aktiven Regulator, der z. B. mit anderen Enzymen in Wechselwirkung tritt. Auf diese Weise steuern Calciumionen u. a. die Aktivität von Proteinkinasen und Ionenpumpen, den Glykogenabbau und die Muskelkontraktion.

Calciumquellen, Bioverfügbarkeit

Wichtige Calciumlieferanten sind Milch und Milchprodukte, aber auch einige Gemüsesorten wie Grünkohl, Brokkoli, Fenchel sowie Nüsse enthalten nennenswerte Mengen an Calcium. Darüber hinaus tragen auch calciumreiche Mineralwässer (über 150 mg Ca/l) in gewissem Umfang zur Bedarfsdeckung bei.

Nur zwischen 25 und 50 % der aufgenommenen Calciummenge werden hauptsächlich über den Dünndarm absorbiert.

Die **Bioverfügbarkeit** aus Milch und Milchprodukten ist mit etwa 30 % recht gut, da das Casein der Milch unlösliche Calcium-Phosphat-Verbindungen verhindert. Mit Phytinsäure (in pflanzlichen Lebensmitteln, vor allem in der äußeren Schicht des Getreidekorns) und Oxalsäure (vor allem in Spinat, Rhabarber, Brot, Kartoffeln) geht Calcium schwer lösliche Verbindungen ein, wodurch die Absorption vermindert wird. Mit gesättigten Fettsäuren bildet Calcium schwer lösliche Kalkseifen, auch hier ist die Absorption gehemmt. Eine Proteinaufnahme im Normalbereich fördert die Calciumabsorption, wohingegen eine proteinarme Kost hemmend wirkt. Vitamin D und Fruchtsäuren wie Citrat und Malat (z. B. in Fruchtsäften) erhöhen die Bioverfügbarkeit.

Die Effektivität der Calciumabsorption steigt in Zeiten eines höheren physiologischen Bedarfs, z. B. in Schwangerschaft und Stillzeit und bei niedriger Calciumaufnahme.

Tab. 4.4 — Calciumgehalte ausgewählter Lebensmittel (nach HESEKER/HESEKER, Die Nährwerttabelle, 2018/19)

Lebensmittel	Calcium (mg/100 g)
Milchprodukte	
Buttermilch	110
Gouda, 45 % Fett i.d.Tr.	955
Joghurt, 3,5 % Fett	120
Kuhmilch, 3,5 % Fett	120
Speisequark, mager	90
Obst	
Apfel	5
Banane	7
Birne	10
Haselnuss	225
Himbeere	40
Kartoffeln, gekocht	5
Walnuss	85
Gemüse	
Bohnen, grün	65
Brokkoli	60
Feldsalat	35
Grünkohl	210
Möhre, roh	35
Rosenkohl	35

Bedarf und Zufuhr

Für Erwachsene wird eine Calciumzufuhr von 1.000 mg/Tag, für 13- bis 19-jährige Jugendliche eine Menge von 1.200 mg/Tag empfohlen. Eine Calciumzufuhr von mehreren Gramm pro Tag kann in Kombination mit einer hohen Milch- oder Alkaliaufnahme zu einer Hypercalcämie, zu Kalkablagerungen in den Weichteilen, vor allem in der Niere führen (sog. „Milch-Alkali-Syndrom"). Eine Calciumzufuhr bis zu 2 g/Tag gilt beim Gesunden als unbedenklich.

Die D-A-CH-Referenzwerte für die tägliche Calciumzufuhr werden im Mittel nicht erreicht. Mangelzustände sind zwar nicht wahrscheinlich, eine bedarfsdeckende Zufuhr ist bei sehr einseitiger Ernährung oder bei Menschen, die auf Milch, Milchprodukte und Käse verzichten, nur schwer erreichbar.

4.2.2 Phosphor

Zusammen mit Calcium ist Phosphor Hauptbestandteil des Skeletts, im Unterschied zu Calcium ist der Gesamtkörperbestand an Phosphor jedoch deutlich niedriger. Im Körper des Erwachsenen befinden sich etwa 700 g, davon sind mehr als 85 % im Skelett und in den Zähnen lokalisiert, nur etwa 65–80 g befinden sich in den übrigen Geweben und max. 2 g im Blut. Phosphor kommt im Körper nicht elementar vor, sondern in Form von Phosphaten (d. h. gebunden an Sauerstoff und Wasserstoff).

Phosphor ist Baustein vieler organischer Verbindungen und von Nukleinsäuren. Energiereiche Phosphate (z. B. ATP, Kreatinphosphat) sind die Energiequelle für alle Leistungen der Zelle. Am Aufbau von Zellmembranen sind Phospholipide beteiligt. Über 2.000 chemische Reaktionen sind im Organismus von Phosphor abhängig.

Das wichtigste Regulationsorgan für die Blutphosphatkonzentration ist die Niere. Bei einer erhöhten Phosphatkonzentration wird vermehrt Parathormon ausgeschüttet, das die Plasmakonzentration durch eine vermehrte Ausscheidung senkt. Ein Mangel an Phosphat ist nicht zu erwarten, da Phosphor in nahezu allen Lebensmitteln vorkommt. Gute Quellen sind Milch, Fleisch und Fisch.

Phosphatkomponenten wie Ortho- und Polyphosphate werden in der Lebensmittelverarbeitung eingesetzt, z. B. finden sie sich in Schinken, Schmelzkäse, Brühwurst, Instantsuppen, Desserts und Saucen. Phosphate dienen als pH-Regulatoren, Emulgatoren und Säurestabilisatoren. Freie Phosphorsäure wird z. B. als Säuerungsmittel Colagetränken zugesetzt. In den gesetzlich erlaubten Mengen sind diese unbedenklich.

Von der mit der Nahrung zugeführten Phosphatmenge werden 60–80 % absorbiert. Vitamin D und Parathormon fördern die Absorption. Eine hohe Phosphorzufuhr von 1,5–2,5 g/Tag bewirkt einen Abfall der Calciumkonzentration im Serum. Früher wurde angenommen, dass bei einem ungünstigen Ca/P-Verhältnis (z. B. 1:2) die Calciumbilanz verschlechtert wird, wofür sich jedoch keine Beweise fanden. Der obere Grenzwert für die physiologische Serumphosphatkonzentration würde erst bei einer Aufnahme von 3,5 g Phosphor/Tag erreicht, was jedoch mit einer normalen Mischkost nicht erreicht wird.

Zufuhr und Bedarf

Nach Angaben des Ernährungsberichts 2012 wurden auf der Basis der NVS II (Nationale Verbrauchsstichprobe) bei Frauen eine Phosphoraufnahme von 1.023 mg/Tag und bei Männern von 1.339 mg/Tag ermittelt. Die empfohlene Zufuhr an Phosphor wird für Erwachsene mit 700 mg/Tag angegeben, in der Altersgruppe 10–19 Jahre liegt der Wert bei 1.250 mg Phosphor. Geringe Zulagen werden in der Schwangerschaft (+ 100 mg) und Stillzeit (+ 200 mg) empfohlen.

Tab. 4.5 — Phosphor als Lebensmittelzusatzstoffe (nach: STAHL, A./HESEKER, H., in: *Ernährungs-Umschau* 58 (2011), S.176-181)

Zusatzstoff	Funktion
Phosphorsäure (E338)	Säuerungsmittel (u. a. in Colagetränken)
Natriumphosphat (E339) und Kaliumphosphat (E340)	Komplexbildner, Säureregulatoren, Schmelzsalze
Calciumphosphat (E341) und Magnesiumphosphat (E342)	Backmittel, Säureregulatoren, Trennmittel (z. B. in Backmischungen)
Di-, Tri- und Polyphosphat (E350–352)	Schmelzsalze (z. B. in Fleischerzeugnissen, Schmelzkäse, Speiseeis), Komplexbildner, Säureregulatoren
Monostärkephosphat (E1410, chemisch modifizierte Stärke)	Bildung eines Stärkekleisters, stabil bei Einfrieren, Auftauen, Kochvorgängen, verhindert Trennung von Fett- und Wasserphasen in Lebensmitteln, Stabilisator und Verdickungsmittel (Dressing, Puddingpulver, Backwaren)

Die wichtigste Phosphorquelle sind u. a. Milch, Milchprodukte und Brot. Ein nutriver Phosphormangel ist nicht bekannt, denn praktisch alle Lebensmittel enthalten Phospor. Insgesamt wird der Bedarf deutlich überschritten; vor allem durch die Verwendung von Phospor (Ortho- und Polyphosphate) als Lebensmittelzusatzstoff. Nachteilige Wirkungen sind derzeit nicht bekannt.

4.2.3 Magnesium

Vorkommen, Verfügbarkeit

Der Magnesiumbestand des Erwachsenen liegt bei ca. 25 g, davon befinden sich 50–60 % in den Knochen, 25–30 % in der Muskulatur und 5–10 % in anderen Geweben. 1 % liegt in der extrazellulären Flüssigkeit vor, der Rest in der intrazellulären. Als Baustein des grünen Blattfarbstoffs Chlorophyll kommt Magnesium in allen grünen Gemüsen und Salaten vor, ist aber auch in Vollkornprodukten, Nüssen, Hülsenfrüchten, Orangen, Bananen und Kartoffeln sowie in tierischen Produkten wie Milch, Leber, Geflügel und Fisch enthalten. Auch Kaffee und Tee liefern Magnesium, ebenso Trink- und Mineralwässer.

Bei der Zubereitung von Lebensmitteln sind durch Auswaschen hohe Magnesiumverluste möglich. Die Verfügbarkeit kann, ähnlich wie bei Calcium, durch verschiedene Faktoren in der Nahrung beeinträchtigt bzw. gehemmt werden (Oxalat, Phytat, Ballaststoffe, langkettige Triglyceride). Magnesiumsalze (Citrat, Laktat) werden gut absorbiert. Die Bioverfügbarkeit liegt im Durchschnitt bei 30 %.

Bedeutung, Funktion

Magnesium ist essenzieller Cofaktor für mehr als 300 enzymatische Reaktionen im Intermediärstoffwechsel. Seine Bedeutung liegt vor allem in der Fähigkeit von Magnesiumionen, mit einer großen Zahl von organischen Molekülen Komplexe zu bilden. Es ist bei der Energiegewinnung indirekt als Bestandteil des ATP-Magnesium-Komplexes als auch direkt als Enzymaktivator für Biosynthesen erforderlich.

Eine wichtige Rolle spielt Magnesium bei der Muskelkontraktion und der Nervenreizleitung. Als Antagonist des Calciums kontrolliert Magnesium an der Zellmembran den Einstrom von Calcium in die Zellen. Es ist zudem an der Synthese von Nukleinsäuren beteiligt und wichtig für die Mineralisierung des Knochens.

Parathormon und Vitamin D wirken direkt und indirekt auf die Magnesiumkonzentration im Blut, wobei der genaue Mechanismus noch nicht bekannt ist.

Bedarf, Mangel, Überdosierung, Zufuhr

Die neueren Empfehlungen für die Zufuhr liegen für Erwachsene zwischen 300 und 400 mg/Tag, für 7- bis 13-jährige Kinder zwischen 170 und 310 mg/Tag. In Stresssituationen, bei großer Hitze (Schweißverluste) und im Leistungssport ist der Bedarf erhöht.

Neben einer magnesiumarmen Kost führen vor allem Alkoholmissbrauch, der Missbrauch von Abführmitteln und eine Reihe von Erkrankungen des Magen-Darm-Trakts (Durchfall, entzündliche Darmerkrankungen) zu erheblichen Magnesiumverlusten. Folgen eines Magnesiummangels können u. a. Herzrhythmusstörungen sowie die Neigung zu Muskelkrämpfen sein. Magnesiummangel steigert das Risiko für Herz-Kreislauf-Erkrankungen, Hypertonie, Diabetes und lärminduzierten Hörverlust.

Eine Überversorgung, hervorgerufen z. B. durch eine Einnahme von Bittersalz als Abführmittel, kann bei Niereninsuffizienz zu einer lebensgefährlichen Vergiftung führen.

Oral verabreichte Magnesiummengen von 3–5 g Magnesium/Tag verursachen osmotisch bedingte Durchfälle. Zusätzlich zu den mit der Nahrung aufgenommenen Mengen in nativen Lebensmitteln wird als oberer Grenzwert eine Zufuhr an Magnesium über Nahrungsergänzungsmittel, Wasser und angereicherte Lebensmittel von 250 mg/Tag angegeben. Die mittlere tägliche Aufnahme beträgt in Deutschland lt. DGE bei Erwachsenen zwischen 284 mg (Frauen) und 345 mg (Männer).

In einer durchschnittlichen Kost werden ca. 15 % der täglichen Magnesiumaufnahme über tierische und ca. 85 % über pflanzliche Lebensmittel bereitgestellt.

4.2.4 Schwefel

Schwefel ist Bestandteil schwefelhaltiger Aminosäuren, Vitamine, des Coenzyms A und des Heparins. Mangelerscheinungen für Schwefel sind bisher nicht bekannt. Eine ausreichende Schwefelzufuhr ist mit einer angemessenen Proteinzufuhr gewährleistet, daher existieren keine Bedarfszahlen.

4.2.5 Natrium

Der Gesamtbestand an Natrium beträgt beim Erwachsenen 77–100 g. Der Natriumbestand wird hormonell über das Renin-Angiotensin-Aldosteron-System sowie das atriale natriuretische Protein gesteuert und über die Nieren geregelt. Natrium kommt insbesondere in der extrazellulären Flüssigkeit vor. Es beeinflusst deren Volumen und osmotischen Druck, ist also eng mit dem Wasserhaushalt des Körpers verbunden und hat dadurch Einfluss auf den Blutdruck. Es spielt eine wesentliche Rolle bei der Aufrechterhaltung des Membranpotenzials, das für die Erregbarkeit von Muskel- und Nervenzellen von Bedeutung ist. Ferner ist Natrium Bestandteil des Knochens und Aktivator verschiedener Enzyme.

Die minimale Zufuhr sollte – unter Berücksichtigung unterschiedlicher Klimaeinflüsse und körperlicher Aktivität – 550 mg Natrium/Tag betragen (Umrechnung: 1 g NaCl = 0,4 g Na; Na(g) x 2,54 = NaCl(g)). Bei starkem Schwitzen ist der Bedarf naturgemäß erhöht.

Der Natriumbedarf wird im Wesentlichen über Speisesalz (Natriumchlorid = NaCl) gedeckt. Für den Erwachsenen reichen täglich 6 g NaCl (= 2,4 g Na) aus. Eine höhere Zufuhr ist langfristig gesundheitlich von Nachteil. Durch einen hohen Speisesalzkonsum wird mehr Natrium und parallel dazu auch mehr Calcium im Urin ausgeschieden. Dadurch können bei postmenopausalen Frauen Knochenabbauprozesse verstärkt werden, was möglicherweise zu einer verminderten Knochendichte beiträgt.

Natriumsensitive Menschen

Erhöhter Speisesalzkonsum kann bei entsprechender genetischer Disposition zu erhöhtem Blutdruck führen. Eine Blutdrucksenkung durch Beschränkung der Kochsalzzufuhr ist bei sog. „salzempfindlichen“ (natriumsensitiven) Bluthochdruckpatienten (Hypertonikern) deutlicher als bei nicht natriumsensitiven. Etwa 40–50 % der Bluthochdruckkranken gelten als natriumsensitiv, ihr Anteil nimmt mit dem Alter zu. Als streng natriumarm gilt eine Kost mit 0,4 g Natrium (entsprechend 1,0 g Kochsalz/NaCl) pro Tag, natriumarm bedeutet 1,2 g Natrium (= 3 g NaCl), mäßig natriumarm ist eine Kost mit 2 g Natrium (= 5 g NaCl) pro Tag. Neben der Natriumzufuhr spielt auch das Verhältnis zwischen Natrium- und Kaliumzufuhr für die Höhe des Blutdrucks eine Rolle.

4.2.6 Chlorid

Chlorid ist das wichtigste extrazelluläre Anion und eng mit dem Natriumhaushalt verbunden. Als Natriumchlorid (NaCl) kommt es in der Nahrung vor und ist an der Aufrechterhaltung des osmotischen Drucks, des Säure-Basen-Haushalts und der Elektroneutralität beteiligt. Chlorid befindet sich in hoher Konzentration in den Verdauungssekreten, insbesondere in Form von Salzsäure (HCl). Es wird gut über den Gastrointestinaltrakt absorbiert.

4.2.7 Kalium

Kalium ist das häufigste Kation der intrazellulären Flüssigkeit. Der Körperbestand des Erwachsenen beträgt 100–150 g. Eine ausreichende Zufuhr von Kalium ist zur Aufrechterhaltung der Elektrolythomöostase und für das Wachstum der Zellmasse notwendig. Kalium ist an der Muskelkontraktion und der neuronalen Reizweiterleitung beteiligt, es ist außerdem Aktivator zahlreicher Enzyme. Kalium wirkt eher blutdrucksenkend.

Erwachsene nehmen im Durchschnitt bei üblicher Mischkost etwa 2–3 g Kalium pro Tag auf; diese Menge liegt deutlich über dem Schätzwert. Lediglich hohe Verluste, z. B. bei schweren Durchfällen und Erbrechen, müssen durch eine vermehrte Aufnahme ausgeglichen werden.

Reich an Kalium sind insbesondere pflanzliche Lebensmittel (Obst, Gemüse, Hülsenfrüchte, Nüsse, Getreidevollkorn), tierische Lebensmittel sind hingegen kaliumarm. Ein Lebensmittel, das zu erhöhter Kaliumausscheidung im Urin führt und eine Hypokaliämie hervorrufen kann, ist Lakritze.

4.2.8 D-A-CH-Referenzwerte für die tägliche Mineralstoffzufuhr[1]

Alter	Natrium[2, 3] mg/Tag	Calcium mg/Tag	Chlorid	Phosphor[8] mg/Tag	Kalium[2, 4] mg/Tag	Magnesium mg/Tag	
						M	w
Säuglinge							
0 bis unter 4 Monate	130	220[1]	300	120[1]	400	24[1]	
4 bis unter 12 Monate	200	330[1]	450	300	600	60	
Kinder							
1 bis unter 4 Jahre	400	600	600	500	1100	80	
4 bis unter 7 Jahre	500	750	750	600	1300		
7 bis unter 10 Jahre	750	900	1150	800	2000	170	
10 bis unter 13 Jahre	1100	1100	1700	1250	2900	230	250
13 bis unter 15 Jahre	1400	1200	2150	1250	3600	310	310
Jugendliche u. Erwachsene							
15 bis unter 19 Jahre	1500	1200	2300	1250	4000	400	350
19 bis unter 25 Jahre	1500	1000	2300	700	4000	400	310
25 bis unter 51 Jahre	1500	1000	2300	700	4000	350	300
51 bis unter 65 Jahre	1500	1000	2300	700	4000	350	300
65 Jahre u. älter	1500	1000	2300	700	4000	350	300
Schwangere ab 4. Monat	1500	1000[5]	2300	800[6]	4000		310[7]
Stillende	1500	1000[5]	2300	900[6]	4400		390

1 Deutsche Gesellschaft für Ernährung, Österreichische Gesellschaft für Ernährung, Schweizerische Gesellschaft für Ernährung (Hrsg.): Referenzwerte für die Nährstoffzufuhr, 2. Auflage, 1. Ausgabe 2015 und 2. Auflage, 2. akutalisierte Ausgabe 2016
2 Hierbei handelt es sich um Schätzwerte.
3 23 mg Natrium entsprechen 1 mmol Natrium.
4 39,1 g Kalium entsprechen 1 mmol Kalium.
5 Schwangere und Stillende < 19 Jahre: 1.200 mg
6 Schwangere und Stillende < 19 Jahre: 1.250 mg
7 Schwangere < 19 Jahre: 350 mg
8 Empfohlene Zufuhr

4.3 SPURENELEMENTE

Spurenelemente sind mineralische Bestandteile, die in sehr geringen Mengen (unter 50 mg/Tag) aufgenommen werden müssen.

Insgesamt sind neun Spurenelemente mit Sicherheit als essenziell einzustufen; gesicherte Empfehlungen gibt es bislang für Eisen (Fe), Jod (J) und Zink (Zn). Für weitere sechs liegen Richt- bzw. Schätzwerte vor. Kobalt (Co) ist beispielsweise nur als Baustein von Vitamin B_{12} essenziell.

Im Folgenden werden nur die wichtigsten Spurenelemente behandelt, darunter diejenigen, deren Zufuhr in verschiedenen Altersgruppen nicht immer hinreichend gesichert ist.

4.3.1 Eisen

Eine chronische Unterversorgung mit Eisen (Eisenmangelanämie) ist weltweit stark verbreitet. Nach Schätzungen sind davon 1–2 Mrd. Menschen betroffen. Eine ungenügende Nahrungsaufnahme, ein geringer Eisengehalt der Nahrung und erhöhte Verluste (z. B. durch Parasiten) sind nur einige der Ursachen hierfür. In europäischen Ländern ist eine Anämie eher selten, in Deutschland wird der Anteil der Bevölkerung auf unter 1 % geschätzt. Latente Eisenmangelerscheinungen als Folge weitgehend entleerter Eisenspeicher werden bei ca. 10 % der Frauen, insbesondere bei Frauen im gebärfähigen Alter, und bei ca. 3 % der Männer vermutet.

Die immer noch weit verbreitete Auffassung, Spinat sei ein besonders guter Eisenlieferant, wurde bei der Übertragung der Analyseergebnisse durch einen Kommafehler vor vielen Jahren bewirkt. Der Eisengehalt ist deutlich niedriger als lange angenommen, Spinat ist jedoch insbesondere unter den pflanzlichen Lebensmitteln weiterhin eine gute Quelle für Eisen.

Funktion, Stoffwechsel

Mit einem Körperbestand von etwa 2–4 g ist Eisen mengenmäßig das bedeutendste Spurenelement. Eisen kann in unterschiedlichen Wertigkeitsstufen vorliegen: entweder als zweiwertiges (Fe^{2+}) oder dreiwertiges (Fe^{3+}) Eisen. Bei einigen wichtigen Eisenverbindungen ist die Fähigkeit zum Wertigkeitswechsel die Grundlage ihrer Funktion (Elektronentransport). Etwa 60 % des Eisens sind als zweiwertiges Eisen an das Hämoglobin der roten Blutkörperchen gebunden, ca. 25 % als dreiwertiges Eisen an Ferritin und Hämosiderin (Speichereisen) in Leber, Milz, Knochenmark und etwa 15 % (Fe^{2+}) an Myoglobin (Muskelfarbstoff) sowie Enzyme.

Die Absorption des Eisens, vor allem im Dünndarm, wird mithilfe eines komplexen Mechanismus an den Energiespeicher des Körpers angepasst. Sinken Eisenspeicher und Plasma-Ferritin-Konzentration, steigen die intestinale Eisenabsorption, die Transferrinsynthese und die Expression von Transferrinrezeptoren.

Eisen, das aus der Nahrung absorbiert wurde, wird im Plasma als dreiwertiges Eisen reversibel an das Transportprotein Transferrin gebunden, das Plasmaeisen kann nur mithilfe des Transferrins zu den Zielzellen gebracht werden. Die Eisenbindungskapazität von Transferrin ist im Normalfall nur zu etwa 30 % ausgenutzt. Transferrin hat neben der Transportfunktion die Aufgabe, zu verhindern, dass freie Eisenionen ihre oxidativen Wirkungen entfalten und dadurch bedingt toxisch werden.

In Form von Ferritin – bei gefüllten Ferritinspeichern als schwerer mobilisierbares Hämosiderin – speichert der Organismus überschüssiges Eisen in Leber, Milz und Knochenmark. Mit dem Myoglobin in den Muskelzellen stellt Eisen die Sauerstoffversorgung der Muskulatur sicher. Eisen ist ferner Bestandteil zahlreicher sauerstoff- und elektronenübertragender Wirkgruppen. Über die Cytochrome ist es an der Synthese von ATP und an Entgiftungsreaktionen beteiligt. Als Bestandteil von Katalase und Peroxidase hat es antioxidative Funktionen. Es ist ferner über verschiedene Enzyme an der Synthese von DNA, Neurotransmittern, Steroidhormonen und an der Aufrechterhaltung der Immunfunktion beteiligt.

Vorkommen, Bioverfügbarkeit

In pflanzlichen Lebensmitteln kommt Eisen vor allem als Nichthämeisen (Fe^{3+}) vor. Diese anorganischen Eisenverbindungen haben eine geringe Verfügbarkeit von unter 5 %. Das Fe^{3+} muss im sauren Magensaft zunächst zu zweiwertigem Eisen reduziert werden, am Bürstensaum des Darms wird das Eisen wieder zu Fe^{3+} oxidiert und mittels des Transportproteins Transferrin in die Mucosazelle gebracht, von dort kann das Eisen als Fe^{2+} an das Plasma abgegeben werden. Direkt verwertbar ist das Hämeisen (Fe^{2+}), das überwiegend aus dem Hämoglobin und Myoglobin tierischer Lebensmittel stammt.

Die Absorption wird durch einige Liganden (Tannine, Lignine, Oxalsäure, Phytate, Phosphate) in Getreide, Reis, Erbsen, Bohnen, Linsen gehemmt, denn sie bilden schwer absorbierbare Komplexe, die die Bioverfügbarkeit herabsetzen. Absorptionsfördernd dagegen sind Komplexe mit Ascorbinsäure (Vitamin C), Zitronensäure, Milchsäure, kombiniert mit Proteinen aus Fleisch und Fisch (meat factor). Des Weiteren kann die Kombination von pflanzlichen mit tierischen Lebensmitteln die Eisenausnutzung aus pflanzlichen Produkten erhöhen. Doch Vorsicht: Eine ungünstige Kombination kann die Eisenausnutzung auch verschlechtern. Je nach Füllungszustand der Eisenspeicher und Zusammensetzung der Nahrung schwankt die Absorptionsrate stark. Hämeisen aus Fleisch wird bei gefüllten Speichern zu ungefähr 20 % absorbiert, anorganisches Eisen zu 3–8 %. Sind die Speicher entleert, steigt die Absorptionsrate bei Hämeisen auf 35 %, die des Nichthämeisens auf 20 %. Im Durchschnitt rechnet man so in westlichen Industrieländern bei einer üblichen Mischkost mit einer Absorption von 10–15 %. Das Vorhandensein von Eisen sagt also grundsätzlich noch nichts über die Verfügbarkeit des Eisens aus, d. h. über den Anteil an Eisen, der tatsächlich vom Körper aufgenommen wird.

Aufgrund von Verzehrmenge, Häufigkeit des Verzehrs und Eisengehalt stellen derzeit Brot, Fleisch, Wurstwaren und Gemüse die wichtigsten Eisenquellen dar. Eine gemischte Kost enthält 5–15 mg Nichthämeisen und 1–5 mg Hämeisen.

Abb. 4.5 — Einfaches Schema des Eisenstoffwechsels (nach: HESEKER, 1997)

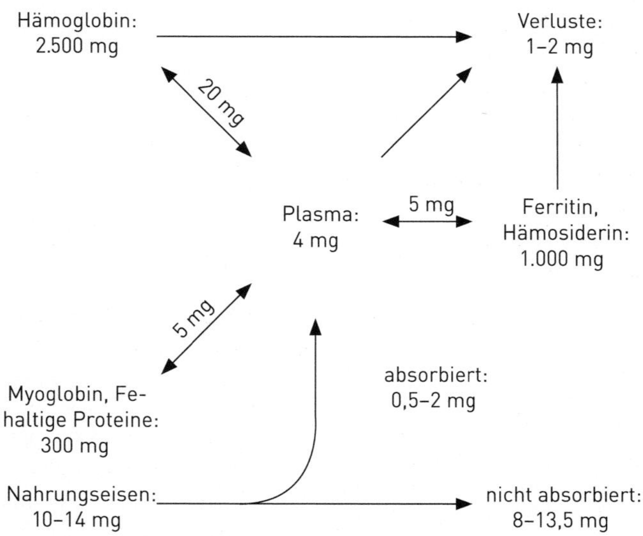

Tab. 4.6 — Einflussfaktoren der Eisenresorption in Nahrungsmitteln (nach: HUTH/MUSKAT/WINZEN, 1989)

Anorganisches Eisen (Fe^{3+}) pflanzlicher Lebensmittel		Organisches Hämeisen (Fe^{2+}) tierischer Lebensmittel
Absorptionsfördernd	**Absorptionshemmend**	Keine Absorptionsbeeinflussung durch Nahrungsfaktoren, Hämeisen wird als Komplex absorbiert.
Vitamin C	Phytat	
Zitronensäure	Oxalat	
Bernsteinsäure	Tannine (Tee)	
Milchsäure	Polyphenole (Kaffee)	
Sulfhydrylhaltige Aminosäuren	Carbonate, Phosphate	
Fleisch, Fisch	Calcium	
	Sojaprotein	
	Isolierte Ballaststoffe	

Mangel

Die Symptome eines Eisenmangels sind vielfältig. Unspezifische Frühsymptome können Müdigkeit, reduzierte körperliche und geistige Belastbarkeit, Kopfschmerzen, Schwindel und Reizbarkeit sein. Noch bevor es zu einer Anämie kommt, sind häufig Einrisse an den Mundwinkeln (Rhagaden), Störungen des Haar- und Nagelwachstums sowie Atrophie der Mund-, Zungen- und Darmschleimhaut zu beobachten. Auch die Immunfunktion und der Wärmehaushalt können gestört sein. Weltweit leiden etwa 600–700 Mio. Menschen an einer Eisenmangelanämie.

Besonders schwerwiegende Folgen kann ein manifester Eisenmangel im Kindesalter haben. Die intellektuelle Entwicklung kann nachhaltig gestört sein, Verhaltensänderungen sind möglich. Latenter Eisenmangel kommt am häufigsten bei Kleinkindern von ein bis zwei Jahren und bei Jungen während des pubertären Wachstumsschubs vor. Eine mäßig ausgeprägte Anämie kann die Intelligenzentwicklung negativ beeinflussen. Eisenmangel kann auch die Absorption des toxischen Spurenelements Blei fördern und damit das Risiko einer Bleivergiftung bei Kindern erhöhen.

Tab. 4.7 — Eisengehalt ausgewählter Lebensmittel (nach: HESEKER/ HESEKER, Die Nährwerttabelle, 2018/19)

Lebensmittel	mg/100g
Erbsen, Schote, Samen, grün	1,6
Feldsalat	2
Fenchel, Knolle	1
Haferflocken, Vollkorn	5,5
Huhn (Suppenhuhn)	1,5
Hühnerei	2,1
Kartoffeln, m. Schale, roh	0,4
Leber (Schwein)	17
Milch, 3,5 % Fett	0,1
Rindfleisch, mager	2,1
Roggenmischbrot	1,2
Rotbarsch	0,7
Rotwurst (Blutwurst)	10,8
Schweinefleisch , mager	1,5
Spinat	3,4
Thunfisch	1
Weizen, Vollkornmehl, Type 1700	5

Tab. 4.8 — Bewertung von Eisenstatus und -mangel (nach: SCHUCHARDT, J./HAHN, A., in: *Ernährungs-Umschau* 57 (2010), S. 538-549)

Eisenstatus	**Symptome**	**Hämatologische Messgrößen**	**Diagnostischer Bereich**
Referenzbereich		Serumferritin	35–217 mg/dl (m, 20–50 Jahre)
			23–110 mg/dl (w, 20–50 Jahre)
		Transferrinsättigung	16–45 %
		Gesamteisenbindungs-kapazität	250–370 µg/dl
		Erythrozyten	normozytär, Normochrom
		Hämoglobin	13–18 g/dl (m) 12–16 g/dl (w)
		mittleres Zellvolumen	81–100 fL
Pränataler Eisenmangel	entleerte Eisenspeicher, Serumeisen und Hämoglobin im Normbereich, keine Funktionseinschränkungen	Serumferritin	< 20 µg/dl
		Transferrin	360 mg/dl
		Gesamteisenbindungs-kapazität	> 400 µg/dl
Latenter Eisenmangel	Auftreten erster unspezifischer Symptome, erschöpfte Eisendepots, zu niedriger Serumspiegel, eingeschränkte Erythropoese, noch keine Veränderung der Erythrozyten selbst, Hämoglobin noch im Normbereich	Serumferritin	< 12 µg/dl
		Transferrin	360 mg/dl
		Transferrinsättigung	< 16 %
Manifester Eisenmangel (Eisenmangelanämie)	Hämoglobin deutlich vermindert, morphologische Veränderungen der Erythrozyten, Ausbildung einer hypochromen, mikrozytären Anämie (hämoglobinarme, verkleinerte Erythrozyten)	Serumferritin	< 12 µg/dl
		Transferrin	> 360 mg/dl
		Erythrozyten	mikrozytär, hypochrom
		Hämoglobin	< 13 g/dl (m) < 12 g/dl (w)
		mittleres Zellvolumen	< 80 fL

Bedarf, Zufuhr

Bei einer angenommenen durchschnittlichen Absorptionsrate von 10–15 % würde eine Zufuhr von 15 mg/Tag zu einer Aufnahme von 1,5–2,3 mg führen und damit den Bedarf von Frauen im gebärfähigen Alter decken. Für männliche Personen sind etwas geringere Zufuhren (10–12 mg/Tag) notwendig. In den ersten Lebensjahren ist ebenso wie in der Pubertät wegen des Wachstums und der damit verbundenen Vermehrung der Körpermasse eine ausreichende Eisenzufuhr (etwa 8 mg/Tag) erforderlich.

Zwar entfällt während einer Schwangerschaft der Eisenverlust durch die Menstruation, andererseits erfordern das Wachstum der Plazenta und des Fetus sowie das vermehrte mütterliche Blutvolumen eine deutlich höhere Eisenzufuhr, die mit insgesamt 30 mg/Tag angegeben wird; diese Menge ist allerdings mit der üblichen Ernährung kaum zu erreichen.

Eine hohe Eisenzufuhr wird zunehmend kritisch gesehen, da bei einer Eisenübersättigung freie Eisenionen die Bildung freier Radikale fördern und den sog. „oxidativen Stress“ erhöhen. Eisen selbst ist nicht kanzerogen (krebsauslösend), aber es kann möglicherweise Präkanzerogene aktivieren und so das Wachstum von Krebszellen fördern. Von einer unkontrollierten Zufuhr über die genannten Empfehlungen hinaus ist daher abzuraten.

Zu berücksichtigen ist allerdings, dass eine unter den Empfehlungen liegende Aufnahme nicht zwangsläufig mit einem massiven Mangel gleichzusetzen ist, da sich die Referenzwerte am oberen Nährstoffbedarf einer Population orientieren und Sicherheitszuschläge enthalten. Bei der Beurteilung der Eisenversorgung sollten individuelle biochemische Kenngrößen herangezogen werden. In einer Untersuchung an schwangeren Frauen zeigte sich, dass rd. zwei Drittel der Frauen Eisen supplementierten; das ist deutlich mehr als die vermutete Zahl der Frauen mit Eisenmangel. Der Eisengehalt der verschiedenen Präparate war zudem sehr unterschiedlich. Es scheint oftmals ein unkritischer Umgang mit Eisenpräparaten vorzuliegen, was die Forderung unterstützt, nur bei festgestelltem Mangel Supplemente einzunehmen. Eine übermäßig hohe Eisenzufuhr führt zu gesundheitlichen Schäden. Die maximale Menge pro Tag sollte 65 mg keinesfalls übersteigen.

Die mittlere Zufuhr an Eisen liegt allerdings bei Frauen deutlich unter den Empfehlungen.

4.3.2 Jod

Jodmangel ist ein weltweites Problem. Nicht nur in Europa, sondern auch in China, Indien, Nepal, Afrika, Amerika und dem westpazifischen Raum ist ein alimentärer Jodmangel, der sich häufig in Form eines Strumas (Kropf) manifestiert, weit verbreitet.

Schätzungsweise leben etwa 1,5 Mrd. Menschen mit dem Risiko eines Jodmangels, etwa eine halbe Milliarde davon hat bereits einen Kropf entwickelt. Weltweit haben etwa 43 Mio. Menschen eine durch Jodmangel verursachte geistige Entwicklungsstörung und 11 Mio. einen endemischen Kretinismus (eine durch pränatalen Jodmangel verursachte Krankheit).

Bedeutung

Der gesamte Jodbestand des Erwachsenen wird auf 10–20 mg geschätzt, davon sind etwa 75 % in der Schilddrüse selbst lokalisiert, der Rest befindet sich in der Muskulatur, der Galle, der Hypophyse, in den Speicheldrüsen sowie im Auge. In der Nahrung liegt Jod in Form von Jodid (J-) und Jodat (JO_3-) vor, beide werden schnell und fast vollständig absorbiert (90–100 %); Jodat wird dabei zu Jodid reduziert.

Funktion

Das Spurenelement Jod wird in erster Linie von der Schilddrüse als Baustein für die Schilddrüsenhormone Thyroxin (Tetrajodthyronin, T_4) und Trijodthyronin (T_3) benötigt.

Die Schilddrüsenhormone haben einen großen regulativen Einfluss auf zahlreiche Stoffwechselfunktionen: Sie fördern Wachstum, Knochenbildung und Hirnentwicklung bereits bei Neugeborenen, wirken regulierend auf den Stoffwechsel von Proteinen, Kohlenhydraten und Lipiden, beeinflussen verschiedene Enzyme und stimulieren den Grundumsatz sowie den Sauerstoffverbrauch fast aller Gewebearten. Bei einer Überfunktion der Schilddrüse ist der Grundumsatz erhöht, bei einer Unterfunktion zu niedrig. Auch die Herztätigkeit, der Blutdruck, die geistige Leistungsfähigkeit, die Fruchtbarkeit und die Regulation der Körpertemperatur werden durch die Schilddrüsenhormone mitgesteuert. Neben seiner Aufgabe als Bestandteil der Schilddrüsenhormone reguliert elementares Jod die Schilddrüsenaktivität; 80 % des Jods im menschlichen Körper werden für diese Funktion verwendet.

Wird der Schilddrüse zu wenig Jod für die Produktion der Schilddrüsenhormone zugeführt, sinkt deren Konzentration im Plasma, die Hypophyse schüttet mehr TSH (thyreoideastimulierendes Hormon) aus, die Thyroxinsynthese wird stimuliert, aber es wird auch mehr Schilddrüsenhormon gebildet (die Strumaneigung ist erhöht). Wird die Jodzufuhr erhöht, wird wieder weniger TSH produziert, das Strumawachstum wird gestoppt. Werden trotz Vergrößerung der Schilddrüse nicht mehr ausreichend Hormone produziert, liegt eine Unterfunktion (Hypothyreose) vor. Folgen einer Unterfunktion sind z. B. ein gesteigertes Kälteempfinden, Gewichtszunahme, Leistungsminderung, Verstopfung, trockene Haut, niedriger Blutdruck. Entwickelt sich ein ausgeprägter Kropf, kann sich das Schilddrüsengewebe verändern und es kann zur Knotenbildung kommen. In den sog. „kalten Knoten" findet keine Hormonbildung mehr statt, es besteht jedoch die Gefahr einer bösartigen Zellentartung (Krebs).

In den sog. „heißen Knoten“ erfolgt die Schilddrüsenhormonbildung unabhängig vom Hormonbedarf, weshalb sie auch als „autonome Knoten“ bezeichnet werden; diese können Ursache einer Schilddrüsenüberfunktion (Hyperthyreose) sein und zu zahlreichen Beschwerden wie Unruhe, Schlaflosigkeit, Schwitzen, Gewichtsabnahme, Herzrasen und Herzrhythmusstörungen führen.

Besonders gravierend sind Joddefizite in der pränatalen Phase. Von der Schilddrüse des Fetus wird Jodid ab der 12. Schwangerschaftswoche über die Plazenta verwertet. Bei Jodmangel in der mütterlichen Ernährung kann es beim Neugeborenen zu Wachstums- und zentralen Entwicklungsstörungen mit verminderter Intelligenz kommen (**Kretinismus**).

Das große Spektrum der jodmangelbedingten Erkrankungen im Überblick (nach Heseker, 1999):

Fetus

- Abort, Fehlgeburt
- Angeborene Fehlbildungen
- Erhöhte perinatale Mortalität
- Erhöhte Säuglingssterblichkeit
- Kretinismus (Zwergenwuchs, Myxödem, Taubstummheit, deutlich verzögerte geistige Entwicklung, Oligophrenie)
- Psychomotorische Defekte

Neugeborene

- Neugeborenenstruma
- Angeborene Hypothyreose

Kinder

- Struma
- Juvenile Hypothyreose
- Gestörte mentale Funktionen
- Retardierte körperliche Entwicklung

Erwachsene

- Struma mit Komplikationen
- Hypothyreose
- Gestörte mentale Funktionen
- Jodinduzierte Hyperthyreose

Alle Stufen

- Erhöhte Empfindlichkeit gegenüber radioaktiver Strahlung

Versorgungssituation

Von den in 126 Ländern untersuchten Schulkindern im Alter von sechs bis zwölf Jahren haben noch immer mehr als 30 % einen Jodmangel, das sind weltweit 285 Mio. in dieser Altersgruppe.

Nach Angaben der Weltgesundheitsorganisation (WHO) hat sich die Versorgungssituation mit Jod in Deutschland verbessert, es besteht aber noch immer ein milder Jodmangel der Stufe I. Die Jodausscheidung mit dem Urin ist allerdings mit 83 µg pro Liter nur etwa halb so groß wie erwünscht. Daher sind auch in Deutschland immer noch Schilddrüsenoperationen und Radiojodbehandlungen erforderlich, die den Gesundheitsetat mit rd. 1 Mrd. Euro jährlich belasten. Besonders betroffen von Jodmangel sind junge Mädchen in der Pubertät sowie Schwangere und Stillende. Hier kann die Jodaufnahme über Jodidtabletten zu einer Verbesserung des Versorgungsstatus dieser potenziell gefährdeten Gruppen führen. In der Pubertät benötigen Jugendliche bereits ebenso viel Jod wie Erwachsene. Oftmals kommt ein Eisenmangel durch falsche Ernährung und übertriebenes Schlankheitsbewusstsein hinzu, der auch den Schilddrüsenhormonstoffwechsel nachteilig beeinflussen kann. Rauchen ist für den Jodstoffwechsel ebenfalls kontraproduktiv.

Nach neueren Untersuchungen (Kinder-und Jugendgesundheitssurvey KIGGS) sind in Deutschland die Kriterien der WHO für eine ausreichende Jodversorgung knapp erfüllt. Demnach befinden sich rd. 80 % der untersuchten Kinder in einem Bereich zwischen mildem Jodmangel und hochnormaler Versorgung, rd. 17 % weisen einen moderaten bis schweren Jodmangel auf. Besonders häufig zeigt sich ein Jodmangel im Kleinkind- und Kindesalter. Eine wichtige Maßnahme zur Verbesserung der Jodversorgung, nämlich die Verwendung von jodiertem Speisesalz, erfolgt inzwischen flächendeckend. Andererseits hat auch der vermehrte Einsatz von jodierten Mineralstoffmischungen in der Milchviehfütterung dazu geführt, dass die verbesserte Jodversorgung zu einem erheblichen Teil über die Zunahme des Jodgehalts der Milch erfolgte. Mit dem Verzehr von einem halben Liter Milch können Kleinkinder beispielsweise bis zu 80 % der empfohlenen Jodzufuhr abdecken.

Nach Angaben des „Arbeitskreises Jodmangel" (2015) hat sich zwar die Jodversorgung in Deutschland deutlich verbessert, dennoch nehmen nach wie vor ein Drittel der Kinder und Erwachsenen nur unzureichende Mengen an Jod zu sich. Als Grund dafür wird angegeben, dass jodiertes Speisesalz zwar ausschließlich im Haushalt verwendet wird, der größte Teil (80 %) des Salzverzehrs aber nicht über im Haushalt zubereitete Speisen, sondern über industriell oder handwerklich gefertigte Lebensmittel erfolgt. Während das konsumierte Haushaltssalz zu zwei Dritteln jodiert ist, wird in Fertiglebensmitteln in weniger als 30 % der Fälle Jodsalz eingesetzt. Es sollte mehr Jodsalz bei der Außer-Haus-Verpflegung sowie in der Ernährungsindustrie und im Ernährungshandwerk vewendet werden. Bestehende Handelshemmnisse für Lebensmittel mit Jodsalz müssten abgebaut werden, so die Forderung des Arbeitskreises.

Kropferkrankungen kommen familiär gehäuft vor, sodass auch genetische Einflüsse diskutiert werden.

Zufuhr

Jod gehört zu denjenigen essenziellen Nährstoffen, deren Bedarf allein über die Ernährung oft nicht optimal gedeckt werden können. Reich an Jod ist natürlicherweise nur Seefisch (z. B. Schellfisch, Seelachs, Rotbarsch, Kabeljau). Allerdings trägt Fisch insgesamt wegen des relativ geringen Verzehrs nur wenig zur Jodversorgung bei. Da die übliche, fischarme Kost nur begrenzte Jodmengen liefert, ist die Verwendung von jodiertem Speisesalz unerlässlich.

⊕

Jodsalz (jodiertes Speisesalz)

wird in Deutschland bereits seit fast 50 Jahren eingesetzt, war zunächst jedoch nur als diätetisches Lebensmittel zugelassen. Seit 1989 ist Jodsalz ein Lebensmittel des allgemeinen Verzehrs, dessen Verwendung in Privathaushalten, in der Nahrungsmittelindustrie und Einrichtungen der Gemeinschaftsverpflegung sowie der Gastronomie nicht nur erlaubt, sondern ausdrücklich empfohlen wird.

Tab. 4.9 — Jodgehalt ausgewählter Lebensmittel (nach: HESEKER/HESEKER, Die Nährwerttabelle, 2018/19)

Lebensmittel	Jodgehalt (µg/100 g essbarer Anteil)	Verzehrmenge, um 200 µg Jod aufzunehmen
Grünkohl	4,5	ca. 4 kg
Hühnerei	9	ca. 2 kg
Cashewkerne	10	ca. 2 kg
Milch	12	ca. 1,8 kg
Brokkoli	15	ca. 1,3 kg
Champignons	18	ca. 1,1 kg
Rotbarsch	35	ca. 550 g
Hering (Atlantik)	50	ca. 400 g
Thunfisch	50	ca. 400 g
Hartkäse	40–80	ca. 0,5–0,25 kg
Garnele, Krabbe	130	ca. 150 g
Miesmuschel	150	ca. 140 g
Kabeljau	230	ca. 90 g

Milch und Milchprodukte sind mit etwa 30 % an der Jodaufnahme beteiligt. Die von Natur aus jodarme Milch enthält jedoch aufgrund des jodhaltigen Futters der Kühe mittlerweile sogar nennenswerte Mengen an Jod. Fleisch- und Wurstwaren sowie Brot und Backwaren sind inzwischen wichtige Jodlieferanten, weil Jodsalz diesen Produkten bei der Herstellung zugesetzt wird.

In Deutschland ist ein mit Jodat versetztes Jodsalz im Handel erhältlich, das einen Jodgehalt von mindestens 15 mg bis höchstens 25 mg/kg Speisesalz besitzt. Ein Erwachsener sollte täglich mindestens 100 µg Jod mit dem Urin ausscheiden. Darüber hinaus ist zu berücksichtigen, dass etwa 15–20 µg Jod mit dem Stuhl ausgeschieden werden. Außerdem ist die Selenzufuhr oft relativ niedrig, was die ausreichende Umwandlung von T_4 in T_3 vermindern kann. Ferner können in bestimmten pflanzlichen Lebensmitteln strumigene Substanzen (sog. „Goitrogene") enthalten sein, die die Jodversorgung verschlechtern können. Diese befinden sich vorwiegend in Kohlgemüse und

Rettich. Auch Zigarettenrauch, viel Nitrat in Gemüse und Trinkwasser sowie Eisenmangel beeinträchtigen den Jodstoffwechsel bzw. die Schilddrüsenhormonsynthese.

Bedarf

Unter Berücksichtigung der o. g. Einflussgrößen wird empfohlen, dass 13- bis 50-Jährige täglich 200 µg Jod, ältere Personen 180 µg aufnehmen sollten. In der Schwangerschaft und der Stillzeit sind Zulagen von 30 bzw. 60 µg erforderlich. Industriell hergestellten Säuglingsanfangsnahrungen wird eine ausreichende Jodmenge zugesetzt. Die Gefahr einer Überdosierung mit negativen gesundheitlichen Folgen besteht bei normalen Verzehrgewohnheiten nicht. Als obere Grenze für die Jodzufuhr werden 600 µg/Tag angegeben, die DGE plädiert für eine maximale Zufuhr von 500 µg/Tag. Zwar wird auch diese Menge unter Normalbedingungen nicht erreicht, zumal für die Jodierung von Futtermitteln Höchstgrenzen festgelegt wurden. Durch Jodsalz kann es – entgegen einiger Theorien – auch nicht zu einer Jodakne kommen. Zu warnen ist allerdings vor getrockneten, jodreichen Algenprodukten, weil damit u. U. unkontrolliert größere Jodmengen aufgenommen werden können.

Der Arbeitskreis Jodmangel (2006) gibt zusammenfassend folgende Empfehlungen:

Regel 1: Vollwertige, abwechslungsreiche Ernährung mit:

- wöchentlich 1–2 x Seefisch

Regel 2: Ausschließliche Verwendung von Jodsalz (ggf. mit Fluorid) im Haushalt:

- wenn Salz, dann Jodsalz
- im Krankheitsfall jodierte Kochsalzersatzmittel verwenden

Regel 3: Bevorzugung von Lebensmitteln und Speisen mit Jodsalz:

- Brot und Backwaren, Fleischwaren, Wurst, Käse, Fertigprodukte (Deklaration bei verpackter Ware, bei loser Ware: Nachfrage bei Bäcker, Fleischer)
- in Kantine, Mensa, Restaurant (Nachfrage)

Regel 4: Ergänzung durch Jodtabletten, sofern notwendig:

- bei Jugendlichen (vor allem während der Pubertät)
- in Schwangerschaft und Stillzeit
- bei Diätkost (z. B. wegen Kuhmilchallergie, Milchzuckerunverträglichkeit)
- bei streng vegetarischer Ernährung

4.3.3 Zink

Der Zinkbestand des Körpers wird mit etwa 2 g angegeben. Der größte Teil davon (ca. 70 %) befindet sich in den Knochen, der Haut und den Haaren. Auch Leber und Nieren enthalten nennenswerte Mengen, im Plasma zirkulieren dagegen nur 0,1 % des Gesamtkörperbestands an Zink.

Der Vorrat an Zink im Organismus ist recht klein, weshalb eine regelmäßige Zufuhr erforderlich ist. Der Zinkumsatz in den Geweben erfolgt nur langsam. Die Ausscheidung geschieht größtenteils über den Stuhl, geringe Mengen werden auch über den Urin und den Schweiß abgegeben.

Funktion

Zink erfüllt im Körper zahlreiche Funktionen. Beim Menschen sind etwa 300 Enzyme bekannt, die das Spurenelement als Cofaktor oder als integralen Bestandteil benötigen. Diese zinkabhängigen Enzyme spielen im Kohlenhydrat-, Protein-, Fett- und Nukleinsäurestoffwechsel eine Rolle (z. B. Superoxiddismutase, alkalische Phosphatase, DNA- und RNA-Polymerasen, Carboxypeptidase). Auch an Hormonen und Rezeptoren sowie an der Insulinspeicherung und im Immunsystem ist Zink maßgeblich beteiligt. Zudem spielt es eine wichtige Rolle bei der Transkription und Translation sowie der Expression von Genen. Allein die Vielfalt der Zinkwirkungen zeigt, dass ein Mangel gravierende Auswirkungen auf den gesamten Stoffwechsel hätte.

Zink ist damit an allen Entwicklungs-, Wachstums- und Regenerationsprozessen beteiligt. Es besitzt antioxidative und immunmodulierende Wirkungen. Es sorgt für einen ausgeglichenen Vitamin-A-Stoffwechsel und eine normale Funktion von Haut, Haaren und Fingernägeln. Daneben hat Zink noch eine Reihe anderer physiologischer Funktionen im Körper (Auswahl nach Schuchardt/Hahn, Ernährungs-Umschau, 2010):

- Intermediärstoffwechsel von Kohlenhydraten, Lipiden, Amino- und Nukleinsäuren
- Entwicklungs-, Wachstums- und Regenerationsprozesse (z. B. Kollagensynthese, Wundheilung)
- Zellproliferation und -differenzierung (Integrität und Stabilisierung von Biomembranen und Zytoskelett)
- Verdauungsfunktion (Bestandteil verschiedener Verdauungsenzyme)
- Immunmodulatorische Effekte (Produktion von Thymushormonen, T-Lymphozytendifferenzierung)
- antioxidative Funktion
- Sinnesfunktion (Hören, Sehen, Riechen, Schmecken)
- Neurotransmitter-, Prostaglandin- und Hormonstoffwechsel (Insulin, Glukagon, Schilddrüsen-, Sexual- und Wachstumshormone)
- Entwicklung und Reifung männlicher Geschlechtsorgane, Spermatogenese (Testosteronsynthese)
- Gesundheit von Haut, Haaren und Nägeln
- Vitamin-A-Stoffwechsel und Sehprozess (Synthese retinolbindendes Protein, Retinoldehydrogenase-Reaktion)
- Regulation Säure-Basen-Haushalt
- Speicherung von Insulin im Pankreas durch Bildung koordinativer Komplexe mit Insulin
- Regulation Genexpression

Zinkmangel ist in industrialisierten Ländern sehr selten. Ein milder und latenter Zinkmangel wird vereinzelt bei Kindern, heranwachsenden Jugendlichen, Schwangeren, Stillenden und Senioren beobachtet. Operationen, parasitäre Erkrankungen, Infektionen und Stress können zu einem Zinkdefizit beitragen. In manchen Entwicklungsländern stellt Zinkmangel nach wie vor ein großes Problem dar.

Abb. 4.6 — Schema des Zinkstoffwechsels beim Menschen (nach: HESEKER, 1998)

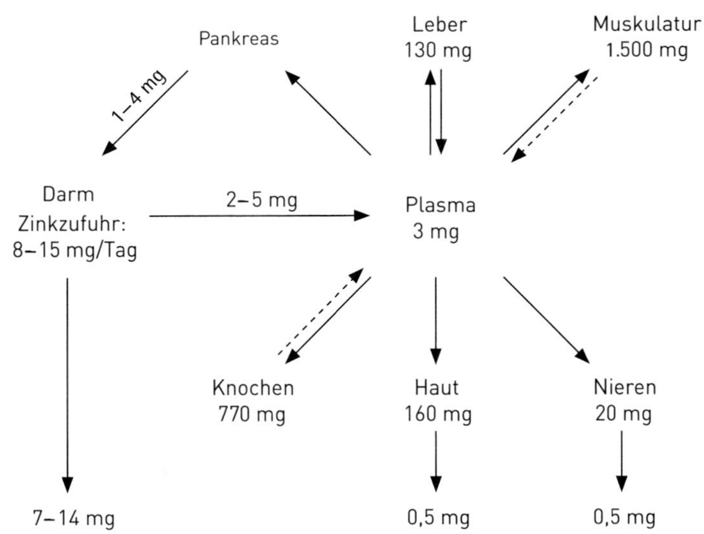

Nahrungsquellen, Bioverfügbarkeit

Gute Zinkquellen sind vor allem tierische Produkte: Rind-, Schweine-, Geflügelfleisch, Eier, Milch und Käse. Pflanzliche Lebensmittel können Zink ebenfalls in teilweise beträchtlichen Mengen enthalten (z. B. Weizenvollkornprodukte), jedoch können bei der Be- und Verarbeitung erhebliche Verluste entstehen. Zudem ist die Bioverfügbarkeit von Zink aus pflanzlichen Lebensmitteln deutlich schlechter, da Zink beispielsweise mit Phytat (aus Vollkorngetreide) schlecht absorbierbare Komplexe bildet.

Vegetarier nehmen dadurch zwar quantitativ im Mittel mehr Zink auf als Mischköstler, dafür ist die Bioverfügbarkeit oft geringer. Ein hoher Calciumgehalt in der Nahrung mindert die Zinkabsorption, daher ist Zink aus Kuhmilchprodukten weniger gut verfügbar als z. B. aus Frauenmilch. Ein hoher Ballaststoffgehalt senkt ebenfalls die Bioverfügbarkeit. Ascorbinsäure verbessert die Verfügbarkeit von Zink nicht. Bei gemischter Kost kann man daher mit einer durchschnittlichen Absorptionsrate von 30 % rechnen.

Zufuhr

Die aktuellen Zufuhrempfehlungen geben für erwachsene Frauen 7 mg/Tag, für erwachsene Männer 10 mg/Tag an. Schwangere Frauen benötigen ab dem 4. Monat einen Zuschlag von 3 mg/Tag, Stillende von 4 mg/Tag (Bedarf also 10 bzw. 11 mg/Tag). Die gegenwärtige Versorgungslage kann als gut bezeichnet werden.

Tab. 4.10 — Zinkgehalte ausgewählter Lebensmittel (nach: HESEKER/HESEKER, Die Nährwerttabelle, 2018/19)

Lebensmittel	Zinkgehalt (mg/100 g)	Lebensmittel	Zinkgehalt (mg/100 g)
Austern, ausgelöst	22	Ei	1,3
Rindfleisch, mager	4,2	Hering	0,7
Goudakäse	4,2	Weizenmehl, Type 405	0,7
Haferflocken	4,0	Milch	0,4
Walnuss	2,7	Kartoffeln	0,3
Weizenmehl, ganzes Korn	2,6	Blumenkohl	0,3

Tab. 4.11 — Absorptionsrate von Zink ausgewählter Lebensmittel (nach: HESEKER 1998, *Ernährung im Fokus*, 2004)

Lebensmittel	Absorptionsrate	Lebensmittel	Absorptionsrate
Weizenkleie	10 %	Rindfleisch	20 %
Vollkornbrot	11 %	Putenfleisch	30 %
Sojabohnen	20 %	Hühnerfleisch	37 %
Cornflakes m. Milch	36 %		

4.3.4 Selen

Das Spurenelement Selen galt noch vor 50 Jahren als toxisch und sogar als krebserregend. Erst vor etwa 30 Jahren wurde erkannt, dass Selen essenziell ist. Die Böden in Mitteleuropa, Skandinavien und Neuseeland sind arm an Selen, infolgedessen kommt Selen in Pflanzen auch nur in geringen Mengen vor. Böden in den USA, Kanada und Teilen Südamerikas enthalten dagegen viel Selen, weshalb z. B. Weizen aus den USA erhebliche höhere Selengehalte aufweist. In Deutschland gibt es ein Nord-Süd-Gefälle: Böden in Schleswig-Holstein sind selenreicher als in Bayern. Der pH-Wert spielt dabei für die Pflanzenverfügbarkeit eine Rolle; saure Böden sind ungünstiger.

In den typischen Selenmangelgebieten Chinas trat früher die sog. **„Keshan-Krankheit“** auf, die zu Herzmuskelerkrankungen und als Folge davon oftmals zum Tode führte. In bestimmten Mangelgebieten Ostsibiriens und Chinas tritt die sog. **„Kashin-Beck-Erkrankung“** auf, die besonders bei Kindern zu schweren degenerativen Gelenkveränderungen führt.

Funktion

Selen ist essenzieller Bestandteil von ungefähr 30 verschiedenen Proteinen. Ist ein Mensch unzureichend mit Selen versorgt, ist er anfälliger für Virusinfektionen, die Schilddrüsenfunktion ist gestört, Männer werden unfruchtbar. Ein Selenmangel wird sogar im Zusammenhang mit einem erhöhten Krebsrisiko diskutiert. Als Baustein von Enzymen, den Selenoproteinen, übt es verschiedene Funktionen aus: In den Glutathionperoxidasen ist der Selenocysteinrest das katalytisch aktive Zentrum für die Reduktion von Peroxiden. Diese Enzyme schützen damit Zellmembranen und Zellbestandteile vor freien Radikalen. In den Dejodinasen spielt Selen eine entscheidende Rolle bei der Umwandlung der Schilddrüsenhormone (T_4 in T_3) und ist an deren Abbau beteiligt. Die Thioredoxinreduktasen beeinflussen die Proliferation und Zelldifferenzierung und sind auch möglicherweise an der Regeneration weiterer antioxidativer Systeme beteiligt (z. B. Vitamin C). Es gibt zudem Hinweise auf eine direkte antikarzinogene Wirkung des Selens: Beim Schutz von Lipiden vor einer Oxidation ist Selen zusammen mit Vitamin E beteiligt.

Bedarf, Zufuhr

Reicht das Selenangebot in der Nahrung nicht aus, um alle Selenoproteine bilden zu können, wird die Synthese einiger Selenoproteine eingestellt (sog. „Hierarchie der Selenoproteine“). Diese Hierarchie kann genutzt werden, um den Selenbedarf zu ermitteln. Wenn die Selenoproteine, die am empfindlichsten auf ein knappes Selenangebot reagieren, ihre Maximalkonzentration erreicht haben, ist anzunehmen, dass der Organismus optimal versorgt ist. Dies ist bei einer täglichen Selenaufnahme von 1 µg/kg KG der Fall. Daher empfiehlt die Deutsche Gesellschaft für Ernährung eine tägliche Aufnahme von 60-70 µg für Erwachsene.

Die tatsächliche Zufuhr wird mit etwa 30–40 µg angegeben. Mit der üblichen Ernährung können normale Selenplasmakonzentrationen erreicht werden.

Eine Selenzufuhr, die über diese Empfehlung hinausgeht – etwa durch Selbstmedikation – ist nicht sinnvoll. Die Rolle von Selen bei der Prävention von Herzinfarkt, Krebs oder Störungen des Immunsystems ist noch nicht hinreichend geklärt.

Eindeutige Mangelerscheinungen treten bei einer Selenzufuhr unter 10 µg/Tag auf (Keshan-Krankheit).

Selbst bei einer Aufnahme von 200-400 µg täglich wurden keine toxischen Wirkungen nachgewiesen.

Eine chronische Selenvergiftung wurde erst ab einer täglichen Zufuhr von 800 µg beobachtet. Zu den Symptome einer Selenintoxikation zählen nach *Ernährung im Fokus* (2004):

- knoblauchartiger Geruch der Atemluft nach verfaultem Rettich
- Haarausfall
- Deformation, Brüchigkeit und Ausfall von Finger- und Zehnägeln
- Hautveränderungen, Ekzeme
- Übelkeit, gastrointestinale Symptome, Gewichtsabnahme
- Leberschäden
- Störungen des Zentralnervensystems, periphere Neuropathien
- Müdigkeit, Erschöpfung, Reizbarkeit
- Kopfschmerzen
- Heiserkeit
- Selenrhinitis

Gute Lieferanten für Selen sind Fleisch, Fisch und Eier. Unter den pflanzlichen Erzeugnissen enthalten Linsen, Spargel und Nüsse nennenswerte Mengen. Obst und Gemüse enthalten ebenfalls geringe Selenkonzentrationen.

Fleisch ist über selenhaltige Futterzusätze reich an diesem Spurenelement. Zu mehr als 95 % liegt das Selen hier als proteingebundenes Selenomethionin oder Selenocystein vor. 200 g Rinderfilet decken bereits den Tagesbedarf, mit einer entsprechenden Menge Schweinefleisch kann der halbe Tagesbedarf gedeckt werden.

Zu den Risikogruppen für eine unzureichende Selenzufuhr zählen Dialysepatienten, ferner Personen mit sehr einseitiger Ernährung (z. B. Veganer) bzw. energie- oder proteinreduzierter Kost.

4.3.5 D-A-CH-Referenzwerte für die tägliche Spurenelementzufuhr[7]

Alter	Eisen mg/Tag		Zink mg/Tag		Jod µg/Tag	
	m	w[2]	m	w	m	w
Säuglinge						
0 bis unter 4 Monate	0,5[1,3,4]		11		40[1]	
4 bis unter 12 Monate	8[6]		2		80	
Kinder						
1 bis unter 4 Jahre	8	8	3		100	
4 bis unter 7 Jahre	8	8	5		120	
7 bis unter 10 Jahre	10	10	7		140	
10 bis unter 13 Jahre	12	15	9	7		180
13 bis unter 15 Jahre	12	15	9,5	7		200
Jugendliche u. Erwachsene						
15 bis unter 19 Jahre	12	15	10	7		200
19 bis unter 25 Jahre	10	15	10	7		200
25 bis unter 51 Jahre	10	15	10	7		200
51 bis unter 65 Jahre	10	10	10	7		180
65 Jahre u. älter	10	10	10	7		180
Schwangere ab 4. Monat		30		10[6]		230
Stillende		20[5]		11		260

1 Hierbei handelt es sich um Schätzwerte.
2 Nicht menstruierende Frauen, die nicht schwanger sind bzw. nicht stillen: 10 mg/Tag.
3 Ausgenommen Unreifgeborene.
4 Ein Eisenbedarf besteht infolge der dem Neugeborenen von der Plazenta als Hb-Eisen mitgegebenen Eisenmenge erst ab dem 4. Monat.
5 Diese Angabe gilt für stillende und nicht stillende Frauen nach der Geburt zum Ausgleich der Verluste während der Schwangerschaft.
6 Ab dem 4. Monat der Schwangerschaft.
7 Deutsche Gesellschaft für Ernährung, Österreichische Gesellschaft für Ernährung, Schweizerische Gesellschaft für Ernährung (Hrsg.) Referenzwerte für die Nährstoffaufnahme, 2. Auflage, 1. Ausgabe 2015

Zusammenfassung

Mineralstoffe (Mengen- und Spurenelemente) erfüllen eine Reihe wichtiger Funktionen, dazu zählen:

1. Beteiligung am Aufbau von Körperstrukturen (Beispiele: Calcium, Phosphat, Magnesium als Baustoffe für Knochen und Zähne)
2. Regulation des Wasserhaushalts, osmotische Regulation (Beispiele: Natrium, Chlorid, Kalium)
3. Beteiligung am Aufbau von Wirkstoffen, Enzymen, Hormonen (Beispiele: Kobalt als Baustein von Vitamin B_{12}, Selen als Bestandteil der Glutathionperoxidase, Jod als Baustein von Schilddrüsenhormonen)
4. Beteiligung an der Umwandlung organischer Verbindungen (Beispiel: Zink ist u. a. Aktivator von Enzymen).

4.4 FUNKTIONEN VON MINERALSTOFFEN UND SPURENELEMENTEN

Mineralstoff/ Spurenelement	Empfohlene Zufuhr	Wichtige Nahrungsquellen	Funktion	Mangel-erscheinungen
Natrium und Chlorid	6 g NaCl (Richtwert)	Wurst, Käse, Brot, Würzmittel, Salzgebäck	Aufnahme/Transport von Nährstoffen, Regulation Wasser- u. Säure-Basen-Haushalt	Mangel äußerst selten; niedriger Blutdruck, Muskelkrämpfe
Kalium	2 g Mindestbedarf	Obst, Gemüse, Kartoffeln, Pilze, Hülsenfrüchte	Elektrolythomöostase, Kontraktion der Muskulatur, Reizweiterleitung	Muskelschwäche
Calcium	1000 –1200 mg	Milch/Milchprodukte, bestimmte Gemüsesorten u. Mineralwässer	Bestandteil von Knochen und Zähnen, Cofaktor von Enzymen, Kontraktion der Muskulatur	Entkalkung von Knochen und Zähnen, Übererregbarkeit der Muskulatur, Krämpfe
Phosphor	700 mg	Brot, Milch, Fleisch, Eier, Kartoffeln, Zusatzstoffe in Lebensmitteln	Knochenbestandteil, Zellbaustein, beteiligt am Energiestoffwechsel und Säure-Basen-Gleichgewicht	Mangel tritt in unseren Breiten nicht auf, Überversorgung stört Calciumstoffwechsel
Magnesium	350–400 mg	Getreideprodukte, Milch/Milchprodukte, Fleisch, Hülsenfrüchte, magnesiumhaltige Mineralwässer	Bestandteil von Enzymen, Knochen, Zähnen; Erregungsübertragung der Muskulatur; Einfluss auf Blutgerinnung	Mangel nur bei einseitiger Ernährung und hohem Alkoholkonsum, dann Übererregbarkeit der Muskulatur, Krämpfe
Eisen	10–15 mg	Leber, Fleisch/Fleischwaren, Vollkornprodukte, Gemüse (u. a. Mangold, Kohl, Spinat))	Baustein des Hämoglobins, Sauerstofftransport, Bestandteil vieler Enzyme	Anämie
Jod	180–200 µg	Seefisch, Milch, Eier, jodiertes Speisesalz und damit hergestellte Lebensmittel	Bestandteil der Schilddrüsenhormone, Energiestoffwechsel	Struma, pränatal: Kretinismus
Fluorid	3,1–3,8 mg (Richtwert)	mit Gräten verzehrter Meeresfisch, bestimmte Teesorten	Festigt d. Knochenstruktur, härtet Zahnschmelz, beugt Karies vor	Mangel verhindert im Kindesalter ausreichende Zahnhärtung
Zink	7–10 mg	Fleisch, Fisch, Schalentiere, Eier, Milch/Milchprodukte, Vollkornprodukte	Bestandteil zahlreicher Enzyme	Beeinträchtigung im Bereich von Haut und Nerven sowie Infektabwehr
Kupfer	1–1,5 mg (Schätzwert)	Innereien, Fisch, Schalentiere, Nüsse, Kakao, grünes Gemüse	An der Bildung der roten Blutkörperchen beteiligt, Bestandteil vieler Enzyme	Vermindert Produktion von roten Blutkörperchen
Mangan	2–5 mg (Schätzwert)	Vollkornprodukte, Nüsse, grünes Gemüse	Aufbau/Erhalt von Knochen u. Bindegewebe, Bestandteil vieler Enzyme	Mangel äußerst selten
Selen	60–70 µg (Schätzwert)	Leber, Muskelfleisch, Hülsenfrüchte, Getreideprodukte	Antioxidative Wirkung	Tritt selten auf
Molybdän	50–100 µg (Schätzwert)	Innereien, Milch/Milchprodukte, Getreide	Bestandteil vieler Enzyme	Bislang nur unter künstlicher Ernährung beobachtet
Chrom	30–100 µg (Schätzwert)	Leber, Bierhefe, Weizenkeime, Vollkornprodukte	Wichtige Funktion im Kohlenhydratstoffwechsel	Verschlechterung der Zuckerverwertung (Glukosetoleranz)

1. EINFÜHRUNG:
BEDARFSORIENTIERTE ERNÄHRUNG – ERNÄHRUNGSGESCHICHTLICHE ASPEKTE
2. ENERGIELIEFERNDE NÄHRSTOFFE
3. ENERGIE
4. ANORGANISCHE BESTANDTEILE

5. VITAMINE

6. SEKUNDÄRE PFLANZENSTOFFE
7. OXIDATIVER STRESS
8. ALTERS- UND LEISTUNGSGERECHTE ERNÄHRUNG
9. ERNÄHRUNGSMITBEDINGTE ERKRANKUNGEN

5. VITAMINE

Vitamine sind lebensnotwendige (essenzielle) organische Substanzen, die dem Körper in kleinen Mengen, d. h. in der Größenordnung weniger Milligramm (mg) bzw. Mikrogramm (µg), regelmäßig mit der Nahrung zugeführt werden müssen.

Sie dienen nicht als Energielieferanten bzw. Baumaterial, sondern sind an katalytischen oder steuernden Funktionen beteiligt.

⊕

Der Begriff Vitamin wurde 1912 von Casimir Funk geprägt. Er setzt sich zusammen aus dem lateinischen Wort Vita = Leben und Amin = stickstoffhaltige Verbindung (die Aminogruppe $-NH_2$ ist z. B. Bestandteil von Aminosäuren).

Inzwischen hat man herausgefunden, dass nicht alle Vitamine stickstoffhaltige Verbindungen sind, dennoch ist diese Bezeichnung für die gesamte Stoffklasse erhalten geblieben. Heute sind 13 Vitamine bekannt, die in der ersten Hälfte des 20. Jahrhunderts entdeckt, isoliert und schließlich synthetisiert wurden.

Sie werden in zwei Gruppen eingeteilt: die **fettlöslichen** (A, D, E, K) und die **wasserlöslichen** (C, B_1, B_2, B_6, B_{12}, Niacin, Pantothensäure, Biotin, Folsäure) Vitamine.

Die wasserlöslichen Vitamine befinden sich im Zellplasma und in den Zellzwischenräumen, während die fettlöslichen in den lipidhaltigen Zellmembranen und in speziellen Zellen vorkommen, die der Speicherung dienen sowie im Fettgewebe.

Vitamine kommen mit einigen Ausnahmen sowohl in pflanzlichen als auch in tierischen Lebensmitteln vor (Vitamin C nur in pflanzlichen, Vitamin A nur in tierischen). Einige Vitamine kann der Körper aus Vorstufen selbst bilden, z. T. jedoch nicht in ausreichender Menge (Vitamin A aus dem Provitamin β-Carotin; Niacin aus der Aminosäure Tryptophan; Vitamin D aus Cholesterol). Einzelne Vitamine können auch von der Darmflora synthetisiert werden, diese tragen jedoch nicht oder nur unwesentlich zur Bedarfsdeckung bei.

Tab. 5.1 — Vitaminverluste (in %) bei der haushaltsmäßigen Lebensmittelverarbeitung[1] (nach: SOUCI/FACHMANN/KRAUT, 2008)

	Max. Kochverlust	Garen von Fleisch	Garen von Gemüse	Erhitzen von Milch[1]	Grillen und Braten von Fleisch	Dünsten und Dämpfen von Gemüse
Vitamin A	40	-	-	0	-	-
β-Carotin	30	-	-	-	-	-
Vitamin D	40	-	-	0–20	-	-
Vitamin E	55	-	-	-	-	-
Vitamin K	5	-	-	-	-	-
Vitamin B_1	80	65–70	15–50	10–30	20–40	5–40
Vitamin B_2	75	25–40	10–70	0–10	10–20	5–30
Niacin	70	30–70	30–40	0	10–30	-
Pantothensäure	50	30–50	30	0	20	-
Vitamin B_6	50	30–60	40	0–50	0–40	-
Biotin	60	-	-	0	-	-
Folsäure	100	-	20–50	0–50	-	-
Vitamin B_{12}	-	-	-	50	-	-
Vitamin C	100	-	10–75	10–70	-	20–50

1 nach verschiedenen Verfahren

Sehr unterschiedlich ist das Speichervermögen von Vitaminen im Körper: Manche Vitamine werden im Körper kaum gespeichert (in der Regel die wasserlöslichen), bei anderen reicht der Vorrat - vorausgesetzt die Depots sind gefüllt - für ein Jahr und länger.

Vitamine sind unterschiedlich empfindlich gegenüber äußeren Einflüssen wie Hitze, UV-Strahlung, Sauerstoff, Säuren usw. Ungünstige Aufbewahrung und Lagerung von Lebensmitteln sowie ungeeignete Zubereitungsverfahren bedingen z. T. beträchtliche Vitaminverluste. Auch verschiedene Medikamente können die Vitaminwirksamkeit beeinträchtigen.

Bei Vitaminen sind heute Mengenangaben üblich. Früher (heute z. T. noch in angelsächsischer Literatur) erfolgte die Angabe noch in Internationalen Einheiten (IE).

Beispiele:

- 1 IE Vitamin A = 0,3 µg Retinol
- 1 IE Vitamin D = 0,025 µg Cholecalciferol
- 1 IE Vitamin E = 0,67 mg D-α-Tocopherol

Im Folgenden werden einige Vitamine wegen ihrer besonderen Bedeutung (z. B. kritische Versorgungssituation) bzw. anderer Besonderheiten (z. B. Struktur, Vorkommen, Verfügbarkeit) etwas ausführlicher behandelt.

5.1 VITAMIN A (RETINOL), β-CAROTIN

Bereits vor mehr als 2.000 Jahren war chinesischen und ägyptischen Ärzten bekannt, dass der Verzehr von Leber gegen Nachtblindheit wirksam ist. Das fettlösliche Vitamin A wurde jedoch erst Anfang des 20. Jahrhunderts identifiziert. Vereinfachend wird Retinol häufig - und nicht ganz korrekt - zu Vitamin A synonym gebraucht.

5.1.1 Bedeutung, Funktion

Retinol, die Alkoholform von Vitamin A, kommt ausschließlich in tierischen und menschlichen Organismen vor. Seine Vorstufen (Provitamine A) sind hingegen pflanzlichen Ursprungs, d. h. dass sie mit pflanzlicher Nahrung aufgenommen und im Säugetierorganismus zu Retinol umgewandelt werden können.

Vorstufen von Retinol sind die **Carotinoide**; sie sind in der Natur weit verbreitet und dienen hier überwiegend als Farbstoffe. Allerdings können nur solche Carotinoide im Säugetierorganismus in Retinol umgewandelt werden, die eine ganz bestimmte chemische Struktur aufweisen (**β-Iononstruktur**). Diese Voraussetzung ist z. B. beim **β-Carotin** vollständig erfüllt, während andere Carotinoide nur eine untergeordnete Rolle spielen.

Aufgrund geringerer Absorptionsraten und Verluste bei der Umwandlung von Carotinoiden zu Retinol werden die Provitamine in Retinoläquivalente (= wirkungsgleiche Mengen) umgerechnet:

⊕

1 mg Retinoläquivalent (RÄ) = 1 mg Retinol = 6 mg β-Carotin = 12 mg andere Carotinoide

β-Carotin kommt neben seiner Funktion als Provitamin A auch eine besondere Bedeutung als antioxidative Substanz zu. Vitamin A ist für das Wachstum, das Immunsystem und die Entwicklung von Zellen und Geweben von Bedeutung. In Form seines Metaboliten, der Retinsäure, reguliert es das Wachstum und den Aufbau von Haut und Schleimhäuten und damit auch deren Funktionen. Retinol stellt die Transportform von Vitamin A dar; Retinol ist darüber hinaus an der Spermienreifung beteiligt. Außerdem ist Vitamin A in Form seines Aldehyds essenziell am Sehvorgang beteiligt. Das Aldehyd von Vitamin A - das Retinal - reagiert in den Stäbchen der Netzhaut mit dem Protein Opsin zu Rhodopsin (Sehpurpur). In der Netzhaut liegt das Retinal in einer bestimmten Konfiguration, 11-cis-Retinal, vor. Ins Auge einfallendes Licht führt beim Retinal zu einer Änderung in der Molekülstruktur (11-cis-Retinal wird zu all-trans-Retinal), unter Abspaltung des Opsins. Eine Signalkaskade wird in Gang gesetzt, die letzten Endes zum Sehnerv führt.

5.1.2 Vorkommen, Speicherung, Absorption

Guter Lieferant für Vitamin A ist die Leber von Wirbeltieren. Reich an Vitamin A sind besonders fettreiche Fische wie Aal, Makrele und Thunfisch. Auch Butter, Ei, Milch und Käse tragen wesentlich zur Versorgung bei. Möhren, Spinat, Grünkohl und anderes Gemüse mit hohem β-Carotin-Gehalt sowie gelbe Früchte (Mango, Pfirsich, Papaya) tragen ebenfalls zur Vitamin-A-Versorgung bei, denn bei gemischter Kost wird ungefähr ein Viertel des Vitamin-A-Bedarfs über seine Provitamine gedeckt. Bei weitgehendem Verzicht auf tierische Produkte kommt es noch stärker auf eine ausreichende Versorgung mit Provitaminen über Obst und Gemüse an, um einem Mangel an Retinol entgegenzuwirken.

Die Bioverfügbarkeit der Provitamine hängt von vielen Faktoren ab. Sie schwankt individuell sehr stark, wird aber z. B. durch die Anwesenheit von Fett verbessert. Auch die mechanische Verarbeitung (Zerstörung der Pflanzenzellen) erhöht die Absorption. Daher sind gekochte Möhren im Hinblick auf die Provitamin-A-Versorgung günstiger als Möhrenrohkost. Des Weiteren entstehen durch Hitze und Licht sowie durch die Gegenwart von Sauerstoff Verluste bei der Zubereitung von durchschnittlich 20 %.

Tab. 5.2 — Vitamin-A-Gehalt ausgewählter Lebensmittel (HESEKER/HESEKER, Die Nährwerttabelle, 2018/19)

Lebensmittel	Retinol (µg /100 g)
Butter	590
Gouda	250
Hüttenkäse	15
Lachs	40
Lebertran	30000
Margarine	500
Mascarpone	390
Rinderleber	18000
Rindfleisch, mager	20
Schweinefleisch, mager	6
Schweineleber	36000
Thunfisch	450

Die Absorptionsrate von Retinol ist bei gleichzeitiger Aufnahme von mehr als 10 g Fett sehr hoch (gesättigte Fettsäuren sind effektiver als ungesättigte), sie liegt dann bei etwa 75 %, die Absorption von Carotinoiden ist nur halb so gut.

Vitamin A kann in erheblichem Umfang in der Leber gespeichert werden; der Lebervorrat kann den Bedarf bei vollständiger Vitamin-A-Karenz bis zu einem Jahr decken. Bei Bedarf wird das Retinol an ein spezifisches Transportprotein gekoppelt und zu den Zielzellen gebracht.

5.1.3 Bedarf, Mangel

Der tägliche Bedarf wird bei Jugendlichen und Erwachsenen mit 0,8–1,1 mg Retinoläquivalenten (RÄ) angegeben, für Säuglinge im ersten Lebensjahr sind es 0,5–0,6 mg RÄ. Schwangeren ab dem 4. Monat wird eine Zufuhr von 1,1 mg RÄ empfohlen, in der Stillzeit sind 1,5 mg RÄ notwendig, um eine ausreichende Versorgung zu gewährleisten.

Erste Anzeichen eines Vitamin-A-Mangels sind ein vermindertes Dämmerungssehen bzw. die Nachtblindheit (Hemeralopie). Länger bestehende Mangelzustände führen zu Veränderungen am Auge wie Xerophthalmie (Verdickung, Austrocknung, Verhornung der Horn- und Bindehaut; gelblich verhornte Bitotflecken an der Augenbindehaut) und Keratomalazie (Trübung und Geschwürbildung der Hornhaut, Lidverklebungen, Sekundärinfektionen), Hyperkeratose (Trockenheit, Schuppen- und Faltenbildung) und zu weiteren Funktionsbeeinträchtigungen (z. B. Verlust des Riechvermögens, verminderte Schleimproduktion). Letztlich wird die Widerstandskraft des Organismus beeinträchtigt, und es kommt zu einer erhöhten Anfälligkeit gegenüber Infektionen. Ein Mangel an Vitamin A kann in der Schwangerschaft zudem die Ursache für Missbildungen sein.

In Entwicklungsländern ist ein Vitamin-A-Mangel weit verbreitet und eine der Hauptursachen für Erblindung und eine hohe Kindersterblichkeit. Zwischen 1995 und 2005 waren weltweit durchschnittlich rd. 5 Mio. Vorschulkinder und 10 Mio. Schwangere von Nachtblindheit betroffen. In westlichen Industrieländern kommen derartige Mangelzustände dagegen äußerst selten vor.

5.1.4 Überdosierung, Toxizität

Eine Überdosis an Vitamin A kann andererseits ebenfalls zu erheblichen gesundheitlichen Problemen führen. Nebenwirkungen wie Kopfschmerzen, chronische Haut- und schmerzhafte Skelettveränderungen, Gelbsucht und Lebervergrößerung bis hin zur Zirrhose können die Folgen sein. Bei Säuglingen können Mengen von mehr als 3 mg/Tag, bei Kindern mehr als 5 mg/Tag zu Wachstumsstörungen führen. Erwachsene sollten Aufnahmemengen von mehr als 3 mg Vitamin A täglich meiden.

Als teratogen (fruchtschädigend) gilt dabei insbesondere die Retinsäure. Infolge einer überhöhten Retinsäureaufnahme kann es bei Neugeborenen zu Missbildungen des Gesichtsschädels, wie Lippen-, Kiefer-, Gaumenspalte bzw. Fehlbildung des äußeren Ohres kommen. Retinsäure wird beispielsweise zur Therapie von Hauterkrankungen (z. B. Akne) und Tumorerkrankungen eingesetzt.

Der Verzehr von Leber ist in der Schwangerschaft zu vermeiden, da Tierleber Vitamin-A-Gehalte von 11–75 mg/100 g aufweisen kann. Bei normalen Verzehrgewohnheiten besteht jedoch keine Gefahr der Überdosierung.

Als weitestgehend unbedenklich gilt dagegen die Aufnahme höherer Mengen an Provitaminen. Deren Absorption und Umwandlung in Vitamin A erfolgt in Abhängigkeit vom Vitamin-A-Status und ist nur sehr begrenzt möglich.

Wegen seiner antioxidativen Wirkung wird die Zufuhr von 2-4 mg β-Carotin/Tag empfohlen. Bis zu 10 mg täglich gelten als unbedenklich.

5.2 VITAMIN D (CALCIFEROLE)

Vitamin D weist eine Besonderheit auf: Es kann unter Einwirkung von Sonnenstrahlen bis zu 80 % vom Körper selbst synthetisiert werden. Es gehört zu den fettlöslichen Vitaminen. Die bekannteste Mangelerkrankung ist **Rachitis**, früher auch als „englische Krankheit“ bezeichnet. Dies rührt daher, dass in den Industriestädten des 19. Jahrhunderts vor allem viele Kinder an Knochendeformationen litten. Ursache war, wie sich erst später herausstellte, das fehlende Sonnenlicht, z. B. bei Kinderarbeit im Bergbau unter Tage. Erst Anfang des 20. Jahrhunderts erkannte man, dass Vitamin D Rachitis verhindern kann und verabreichte Kindern Lebertran; auch heute erhalten Säuglinge prophylaktische Vitamin-D-Gaben.

5.2.1 Vorkommen, Bedeutung, Funktion

Die Vitamin-D-Gruppe besteht aus mehreren Wirkstoffen, die Calciferole genannt werden. Von Bedeutung sind allerdings nur das Vitamin D_2, das in Pflanzen vorkommt sowie das Vitamin D_3 aus tierischen Lebensmitteln. Beide Formen sind wirkungsgleich, allerdings kommt Vitamin D_2 nur in sehr geringen Mengen in pflanzlichen Lebensmitteln vor und ist daher quantitativ von untergeordneter Bedeutung.

Nur wenige, vorwiegend tierische Lebensmittel kommen als Lieferanten für Vitamin D infrage, wobei größere Schwankungen in den diversen Nährwertangaben bei den jeweiligen Lebensmitteln bestehen.

Vitamin D ist bis 180 °C hitzestabil und nur gegenüber Licht und Sauerstoff empfindlich; die durchschnittlichen Zubereitungsverluste liegen bei nur 10 %. In einigen Ländern werden Lebensmittel, z. B. Milch in den USA, mit Vitamin D angereichert. Oral verabreicht wird Vitamin D_3 zu 80 % absorbiert. Entscheidend ist jedoch die Eigensynthese. Aus der in der Leber gebildeten Vorstufe 7-Dehydrocholesterol wird unter Einwirkung von UV-Licht (UVB-Licht der Wellenlänge 290–315 Nanometer) in der Haut Vitamin D_3 synthetisiert. Bei gesunden hellhäutigen Menschen reicht es in unseren Breitengraden im Sommer schon aus, die Haut von Gesicht, Händen und Armen zwei- bis drei mal wöchentlich zehn bis 15 Minuten der Sonne auszusetzen, damit der Körper genügend Vitamin D_3 bilden kann.

Die Eigensynthese von Vitamin D kann schematisch, wie folgt, dargestellt werden:

Cholosterol (Leber) → 7-Dehydrocholesterol (Leber) + UV-Licht → Präcalciol (Prävitamin D_3) + Temperatur → Cholecalciferol (Calciol, Vitamin D_3) + Enzym (Leber) → 25-Hydroxycholecalciferol (Calcidiol) + Enzym (Niere) → 1,25-Dihydroxycholecalciferol (Calcitriol)

Tab. 5.3 — Vitamin-D-Gehalt ausgewählter Lebensmittel (nach SOUCI/FACHMANN/KRAUT, Nährwerttabellen, 2008)

Lebensmittel	Vitamin D (µg/100 g)
Aal	20
Butter	1,2
Champignons, Pfifferlinge	1,9 - 2,1
Goudakäse, 45 % Fett i.d.Tr.	1,3
Hering (Atlantik)	25
Hühnereigelb	5,6
Lachs	16
Makrele	4
Margarine	2,5
Rinderleber	1,7
Rotbarsch	2,3
Schlagsahne (30 % Fett)	1,1
Steinpilz	3,1
Thunfisch	4,5

Vitamin D_3 (Cholecalciferol) ist ein Prohormon. Um seine volle Wirkung als Hormon entfalten zu können, muss es in zwei Schritten (zunächst in der Leber, dann in der Niere) hydroxyliert werden. So entsteht 1,25-Dihydroxycholecalciferol (Calcitriol), das ein wirksames Steroidhormon ist. Vitamin D ist also kein Vitamin im klassischen Sinne, das der Körper nicht herstellen kann.

Die Funktion des Calcitriols besteht darin, gemeinsam mit dem Parathormon die Serumkonzentration von Calcium und Phosphat aufrechtzuerhalten. Vitamin D steigert die Calcium- und Phosphataufnahme im Darm, indem es die Bildung calciumbindender Proteine auslöst und damit die Knochenmineralisierung fördert.

Es supprimiert die Nebenschilddrüsenfunktion und senkt die Ausscheidung von Calcium und Phosphat über die Niere. Die Bildung des Vitamin-D-Hormons wird wiederum vom Parathormon kontrolliert.

In der Niere stimuliert Calcitriol die Rückresorption von Calcium und Phosphat aus dem Primärharn. In jüngerer Zeit häufen sich die Forschungsergebnisse, wonach Vitamin D auch Wirkungen auslöst, die über die Regulierung des Ca-Haushalts hinausgehen. Von großer Bedeutung scheinen der Einfluss auf die Zelldifferenzierung und das Zellwachstum sowie die immunmodulatorischen Wirkungen und die Schutzwirkung gegenüber bestimmten Krebsarten (Dickdarm-, Brust-, Prostatakrebs) zu sein. Vitamin D wird auch als natürlicher Inhibitor von multipler Sklerose diskutiert. Calcitriol bindet an etwa 30 Zielorgane mit Kernrezeptoren und beeinflusst die Transkription hormonsensitiver Gene, wodurch die Synthese zahlreicher Proteine gesteuert wird.

Nach neueren Erkenntnissen ist Calcitriol an der Insulinausschüttung aus den β-Zellen der Bauchspeicheldrüse (Pankreas) beteiligt. Es ist ein Regulator der Muskelkontraktion, leitet bei Krebszellen den programmierten Zelltod (Apoptose) ein und ist ein wirksamer Modulator der Immunfunktion. So erhöht beispielsweise eine inadäquate Vitamin-D-Versorgung das Risiko für **multiple Sklerose (MS)**. Eine reichliche Vitamin-D-Zufuhr soll auch das Risiko für bestimmte Tumor-, Herz-Kreislauf-Erkrankungen und Diabetes-Typ-2 vermindern. Auch ein positiver Beitrag zur Bekämpfung der Schuppenflechte (Psoriasis) wird diskutiert; ebenso scheint Calcitriol bei der Prävention von Diabetes-Typ-1 eine Rolle zu spielen. Insofern wäre es - wenn sich diese Vermutungen bestätigen - ein „Wundervitamin".

5.2.2 Bedarf, Zufuhr

Prinzipiell kann durch die Vitamin-D-Synthese in der Haut (Eigensynthese) der Bedarf des gesunden Erwachsenen vollständig gedeckt werden; die Voraussetzungen dafür sind jedoch aus vielerlei Gründen nicht immer gegeben (z. B. Luftverschmutzung, Arbeit unter Tage, Alkohol- und Nikotinmissbrauch, dunkle Pigmentierung der Haut, wenig Aufenthalt im Freien (vor allem im Winter und Frühjahr), Einschränkung der Vitamin-D_3-Bildung bei älteren Menschen).

Ein bedeutender „Lieferant" für Vitamin D ist nämlich das Sonnenlicht: Im Sommer sorgt bereits ein Aufenthalt von zwölf Minuten im Freien für die Produktion von 25 µg Vitamin D – so viel wie in 100 g Hering oder 800 g Schmelzkäse (45 % Fett i. Tr.) enthalten ist. Zu berücksichtigen ist in diesem Zusammenhang, dass Sonnenschutzcremes die Vitamin-D-Bildung erheblich reduzieren: Bei einer Creme mit dem Lichtschutzfaktor 8 um 90 %, beim Lichtschutzfaktor 15 um 100 %.

Die Deutsche Gesellschaft für Ernährung hat ihre Empfehlungen für die angemessene Zufuhr von Vitamin D erhöht: Für Säuglinge im 1. Lebensjahr werden täglich 10 µg in Form einer Tablette empfohlen. Diese Prophylaxe sollte auch im 2. Lebensjahr in den Wintermonaten weitergeführt werden. Für alle anderen Personen werden 20 µg pro Tag empfohlen. Die üblichen Lebensmittel (1–2 µg pro Tag bei Kindern, 2–4 µg bei Jugendlichen und Erwachsenen) reichen nicht aus, um die Versorgung mit Vitamin D sicherzustellen. Daher ist ein Vitamin-D-Präparat erforderlich, sofern die endogene Synthese nicht ausreicht. Bei häufiger Sonnenbestrahlung kann die gewünschte Versorgung ohne die Einnahme eines Vitamin-D-Präparates erfolgen.

Dennoch ist umstritten, ob eine derartige Versorgung mit Vitamin D ausreicht. Eine Serumkonzentration an 25-Hydroxycholecalciferol von weniger als 50 nmol/l (= 20 ng/ml) gilt als unzureichend. Vor allem in den Wintermonaten reicht die Eigensynthese offenbar nicht aus, um diesen Wert zu erreichen. Aus Untersuchungen des Robert-Koch-Institutes geht hervor, dass mehr als die Hälfte der Probanden eine geringere Konzentration aufwiesen. Daher sollten einigen Empfehlungen zufolge in der Zeit von Oktober bis April 25–125 µg Vitamin D3 supplementiert werden, für Leistungssportler mit dunkler Hautfarbe sollte zusätzlich Vitamin K gegeben werden. Schek (2016) empfiehlt für Kinder, Jugendliche und Erwachsene generell in den Wintermonaten eine Supplementierung in Tabletten- oder Tropfenform von 25-50 µg (= 1.000-2.000 IE) pro Tag. Menschen, die sich selten im Freien aufhalten, Kinder und Jugendliche mit Migrationshintergrund, Leistungssportler und Patienten mit insulinpflichtigem Diabetes oder Herz-Kreislauf-Erkrankungen könnten auch ganzjährig höhere Dosierungen benötigen.

5.2.3 Mangel

Ein Vitamin-D-Mangel verursacht Störungen des Calcium- und Phosphatstoffwechsels. Ein Defizit kann im Säuglings- und Kleinkindalter zur Mangelkrankheit **Rachitis** führen. Aufgrund der gestörten Knochenmineralisierung kommt es dabei zu Deformierungen des Skeletts und Auftreibungen im Bereich der Wachstumsfugen (rachitischer Rosenkranz, O-Beine, weiche Schädelknochen, Quadratschädel). Weitere Symptome sind eine verminderte Muskelkraft, ein verminderter Muskeltonus und eine erhöhte Infektanfälligkeit.

Beim Erwachsenen führt ein Vitamin-D-Mangel langfristig zur **Osteomalazie**. Es kommt hier zur Demineralisierung und zu Umbauvorgängen des voll entwickelten Knochens. In den typischen bandförmigen Umbauzonen des Knochens können Spontanfrakturen auftreten. Die tragenden Knochen verbiegen sich langsam, was wiederum mit Schmerzen im gesamten Skelett verbunden ist.

Die **Osteoporose** wird zwar ebenfalls durch Störungen des Calciumhaushalts und des Knochenstoffwechsels verursacht und hängt deshalb vom Vitamin-D-Status ab, sie ist jedoch multifaktoriell bedingt und hat zudem genetische Ursachen.

5.2.4 Überdosierung

Auch eine Vitamin-D-Überdosierung führt zu Störungen im Calciumstoffwechsel. Anfangsbeschwerden hierfür sind Kopfschmerzen, Erbrechen, Muskelschwäche und Verdauungsbeschwerden. Bei anhaltender Überdosierung kommt es zur Einschränkung der Nierenfunktion, zu Nierensteinbildung und Verkalkung der Nieren sowie zu Calciumeinlagerungen bspw. in Herz, Leber und Lunge. Eine tägliche Vitamin-D-Zufuhr von maximal 100 µg gilt bei Erwachsenen als unbedenklich, dies entspricht der zehnfachen Menge der empfohlenen Tageszufuhr. Beim Stoffwechselgesunden wird jedoch weder durch intensives Sonnenbaden noch durch Lebens- oder Nahrungsergänzungsmittel eine Hypervitaminose erzeugt.

Bei einer täglichen Zufuhr von >100 µg, was nur über eine übermäßige Aufnahme von Vitamin-D-Supplementen möglich wäre, kommt es zu einer Erhöhung der Plasma-Calcium-Konzentration und in der Folge zum sogenannten Hypercalcämiesyndrom. Im fortgeschrittenen Stadium führt dies zu Nierensteinen, Niereninsuffizienz und evtl. sogar zum Tod.

5.3 VITAMIN E (TOCOPHEROLE)

Insgesamt sind acht natürlich vorkommende Vitamin-E-wirksame Verbindungen bekannt, von denen chemisch gesehen je vier zu den Tocopherolen und den Tocotrienolen zählen. Die einzelnen Verbindungen haben eine unterschiedliche biologische Wirksamkeit.

5.3.1 Vorkommen, Bedeutung, Funktion

Je nach Anzahl der Methylgruppen am Benzolring wird zwischen α-, β-, γ- und δ-Tocopherolen bzw. Tocotrienolen unterschieden. Unter den Tocopherolen hat das α-Tocopherol die höchste, das δ-Tocopherol die geringste Wirksamkeit. Die unterschiedliche biologische Aktivität wird daher in Tocopheroläquivalenten (TÄ) angegeben:

1 mg TÄ entspricht 1 mg RRR-α-Tocopherol = 1,49 IE.
1 IE= 0,67 mg RRR-α-Tocopherol.

Die in der Natur vorkommenden Tocopherole werden ausschließlich von Pflanzen synthetisiert, wo sie, wie auch im tierischen und menschlichen Organismus, als Schutzsystem vor dem Angriff durch Sauerstoffradikale schützen und damit die Peroxidation mehrfach ungesättigter Fettsäuren in den Membranlipiden verhindern. Vitamin E ist also ein wichtiges Antioxidans, das im Zusammenwirken mit enzymatischen (z. B. selenhaltigen Glutathionoxidasen) und nicht enzymatischen Systemen (Vitamin C, β-Carotin) letztlich arteriosklerotischen Prozessen vorbeugt.

Tab. 5.4 — Vitamin-E-Gehalt ausgewählter Lebensmittel (nach: HESEKER/HESEKER; Die Nährwerttabelle 2018/19)

Lebensmittel	Vitamin E (mg /100 g)
Butter	2
Distelöl (Safloröl)	44,5
Erdnüsse, geröstet, gesalzen	8, 8
Haselnüsse	26
Maiskeimöl	25,7
Mandeln	26
Olivenöl	11,9
Rapsöl	18,9
Rindfleisch, mager	0,5
Schweinefleisch, mager	0,4
Sojaöl	9,5
Sonnenblumenöl	62,5
Walnüsse	6
Walnussöl	0,4
Weizenkeimöl	174

Vitamin E beeinflusst zudem die Synthese von Eicosanoiden sowie das Immunsystem, das Cholesterol-Phospholipid-Verhältnis in den Zellmembranen (Membranfluidität) und wirkt indirekt bei der Zellatmung mit. Vitamin E fungiert auch als Regulator von Genaktivitäten. Es wurden inzwischen viele Gene identifiziert, die durch α-Tocopherol beeinflusst werden.

Eine erhöhte Vitamin-E-Aufnahme scheint das Risiko für koronare Herzkrankheiten (KHK) zu reduzieren. Als effektiv hat sich der Einsatz von Vitamin E bei rheumatischen Erkrankungen erwiesen und bei solchen Erkrankungen, die mit einem oxidativen Stress einhergehen (Krebserkrankungen, Arteriosklerose, Diabetes mellitus, Alzheimer, Parkinson). Vitamin E ist auch für die ungestörte neuromuskuläre Erregungsleitung notwendig.

Vitamin E beeinflusst in vielfältiger Weise Stoffwechselvorgänge; da es auch in hohen Dosen untoxisch ist, versuchte man, hohe Dosen zur Verhinderung von kardiovaskulären Krankheiten und Krebs einzusetzen. Es konnte jedoch bisher kein Nutzen einwandfrei nachgewiesen werden.

Da Vitamin E ein fettlösliches Vitamin ist, findet es sich in Nüssen, Samen und Pflanzenölen sowie in Pflanzen mit größeren Blättern (z. B. Spinat) und in Avocado. Gute Lieferanten für α-Tocopherole sind Weizenkeimöl, Sonnenblumenöl, Maiskeimöl und Rapsöl. In Sojaöl kommt vorwiegend γ-Tocopherol mit einer deutlich geringeren biologischen Wirksamkeit vor. Haselnüsse enthalten ebenfalls viel Vitamin E, während in tierischen Lebensmitteln der Gehalt eher gering ist.

Bei der Verarbeitung und Zubereitung von Lebensmitteln entstehen nur geringe Verluste von ca. 10 %. Tocopherole sind jedoch gegen Tageslicht und UV-Licht empfindlich.

5.3.2 Mangel, Bedarf, Zufuhr

Ein Vitamin-E-Mangel bewirkt beim Menschen infolge der Anhäufung von Radikalen und der verstärkten Lipidperoxidation verschiedene Ausfallerscheinungen, die die Membranfunktion, den Muskelstoffwechsel und das Nervensystem betreffen. Manifeste Mangelzustände können durch Fettverdauungs- und Absorptionsstörungen auftreten. Gallen- und Pankreasfunktionsstörungen rufen einen ausgeprägten Mangel hervor.

Unter physiologischen Bedingungen und bei einer ausgewogenen Mischkost wurde bisher kein Vitamin-E-Mangel beobachtet, eine völlige Entleerung der Speicher findet unter Normalbedingungen nicht statt. Eine suboptimale Vitamin-E-Versorgung über eine sehr lange Zeit könnte möglicherweise das vorzeitige Auftreten von arteriosklerotischen Gefäßveränderungen begünstigen.

Die Gefahr einer Überdosierung besteht praktisch nicht, da Vitamin E selbst in hohen Dosen von 200-800 mg nicht toxisch ist. Als obere sichere Grenze der Zufuhr gilt eine tägliche Aufnahmemenge von 300 mg Tocopherol.

Eine Konsensuskonferenz kam 1995 zu dem Ergebnis, dass zur Erreichung der für eine präventive Wirkung erforderlichen Plasmakonzentration eine tägliche Zufuhr von 15–30 mg Vitamin E mit der Nahrung erfolgen sollte. Verschiedene Experten halten eine wesentlich höhere Aufnahme von bis zu 100 mg und mehr zur Verhütung von Krankheiten durch oxidativen Stress für unerlässlich.

Hierzu wäre eine Supplementierung erforderlich. Andere Fachleute sind der Meinung, es gebe bisher keine überzeugenden Belege, die eine Supplementierung rechtfertigen würden. Aufgrund der noch unklaren Datenlage verzichten die D-A-CH-Empfehlungen (2000) in dem Teil, welcher den präventiven Aspekten der Nährstoffe gewidmet ist, auf die Angabe von präventiv wirksamen Mengen von Vitamin E.

Für den gesunden Erwachsenen werden 12–15 mg α-Tocopherol/Tag als ausreichend angesehen.

5.4 VITAMIN K (PHYLLOCHINON)

Eine ganze Reihe von Verbindungen aus der Gruppe der Chinone weist Vitamin-K-Wirkungen auf. Von praktischer Bedeutung sind jedoch nur Vitamin K_1 (Phyllochinon) und Vitamin K_2 (Menachinon).

Vitamin K_3 (Menadion) kann in vivo in Vitamin K_2 umgewandelt werden und wird daher auch als Provitamin K bezeichnet.

Vitamin K_1 kommt vorwiegend in den Blättern grüner Pflanzen und in Kohlgewächsen vor, während die Menachinone von verschiedenen Bakterienarten, auch denen der Darmflora, gebildet werden. Sie finden sich z. B. auch in fermentierten Produkten wie Joghurt und Sauerkraut. Welchen Anteil an der Bedarfsdeckung die Eigensynthese von Vitamin K über die Darmbakterien hat, ist noch nicht vollständig geklärt. Es wird in den tieferen Darmabschnitten vermutlich nur unzureichend absorbiert, sodass eine alimentäre Zufuhr erforderlich ist.

Mit der Nahrung wird überwiegend Vitamin K_1 aufgenommen. Gute Quellen (über 100 µg/100 g) sind insbesondere Spinat, Brokkoli, Rosenkohl, Grünkohl, Sauerkraut, Sonnenblumenöl und Weizenkeime. Mittlere Gehalte (10–100 µg/100 g) weisen Erbsen, grüne Bohnen, Karotten, Kartoffeln, Spargel, Kopfsalat und Weißkohl auf. Gute Quellen (1–50 µg/100 g) sind auch Milch und Milchprodukte, Eier, Fleisch, Getreide, Nüsse und Früchte. Die Verluste, die durch die Verarbeitung der Lebensmittel entstehen, sind gering; das Vitamin ist hingegen empfindlich gegenüber Tageslicht.

Vitamin K ist an der Synthese verschiedener Blutgerinnungsfaktoren (Faktor II, VII, IX, X, Proteine C, S und Z) beteiligt. Neben den Gerinnungsfaktoren im Plasma gibt es weitere Vitamin-K-abhängige Proteine, wie z. B. das Osteocalcin, ein wichtiges Protein des Knochenstoffwechsels. Man nimmt an, dass Osteocalcin als Regulator der Knochenmineralisation wirkt. Vitamin K spielt zudem eine aktive Rolle bei der Entwicklung der Knochenfestigkeit. Niedrige Serum-Vitamin-K-Konzentrationen sind mit einer verringerten Knochendichte assoziiert und erhöhen das Risiko von Oberschenkelfrakturen. Vitamin K trägt damit zur Reduzierung des Osteoporoserisikos bei.

Der Bedarf wird auf 1 µg/kg KG geschätzt, das sind beim Erwachsenen 60–80 µg/Tag. Schwangere und Stillende sollten 60 µg täglich aufnehmen.

Ein ernährungsbedingter Vitamin-K-Mangel kommt beim gesunden Mischköstler nicht vor. Vitamin K weist eine niedrige Toxizität auf, selbst nach der Zufuhr der 500-fachen Menge des Schätzwertes wurden keine toxischen Wirkungen beobachtet.

Die Darmflora ist in den ersten Tagen nach der Geburt noch zu wenig entwickelt, um den Vitamin-K-Bedarf des Säuglings zu decken. Aufgrund des geringen Gehalts der Muttermilch an Vitamin K sowie der noch nicht vollständig entwickelten Fähigkeit der unreifen Leber des Säuglings, normale Mengen an Gerinnungsfaktoren zu produzieren, kann es in den ersten Lebenstagen vereinzelt zu Blutungen kommen. Daher wurde noch bis 1992 eine prophylaktische Vitamin-K-Gabe intramuskulär verabreicht. Seit 1992 wird in Deutschland für gesunde Säuglinge ausschließlich eine orale Vitamin-K-Prophylaxe in einer Dosierung von 3 × 2 mg Vitamin K durchgeführt. Die Umstellung auf eine orale Applikation wurde durch Berichte ausgelöst, die den Verdacht einer möglichen krebserregenden Wirkung bei intramuskulärer Gabe aufbrachten. Dieser Verdacht konnte jedoch nie bestätigt werden.

5.5 VITAMIN C (ASCORBINSÄURE)

5.5.1 Besonderheiten

Unter allen Vitaminen ist der Bedarf an Vitamin C mengenmäßig am größten. Für den menschlichen Körper ist Vitamin C, im Gegensatz zu den meisten Tieren, essenziell. Mit Ausnahme von Vitamin C werden alle wasserlöslichen Vitamine zu Coenzymen.

L-Ascorbinsäure ist ein starkes Reduktionsmittel; die Oxidation zu Dehydroascorbinsäure verläuft über die intermediär entstehende Semidehydroascorbinsäure, die dann durch das Glutathionredoxsystem wieder zu Ascorbinsäure reduziert werden kann. Diese drei Formen stellen ein reversibles und für den Menschen bedeutendes Redoxsystem dar. Als solches ist Vitamin C an zahlreichen enzymatischen Reaktionen beteiligt.

5.5.2 Funktionen

Vitamin C entfaltet zahlreiche Wirkungen in unterschiedlichen Organsystemen und Stoffwechselprozessen:

a) Hydroxylierungen mit Beteiligung von Sauerstoff

- Sowohl für die Bildung von Kollagen der Stützgewebe (Bindegewebe, Knochen, Knorpel) als auch für die Aufrechterhaltung der normalen Funktion dieser Gewebe ist es unentbehrlich (→Bildung von Hydroxyprolin aus Prolin). Vitamin C wirkt beim Elektronentransfer der Hydroxylierungsreaktionen mit.
- Es ist an der Bildung eines Schlüsselenzyms beim Cholesterolabbau beteiligt.
- Es ist beteiligt an der Umwandlung von Dopamin zu Noradrenalin. Die sauerstoffabhängige Synthese von Adrenalin im Nebennierenmark ist nur unter Anwesenheit von Vitamin C möglich.

b) Reduktion mit Wasserstoffübertragung

- Es wirkt mit bei der Synthese von Tetrahydrofolsäure aus der Folsäure.
- Es ist indirekt an der Bildung von Corticosteron beteiligt.

- Es wirkt mit bei der Hydroxylierung von Tryptamin zu Serotonin (Serotonin ist ein Neurotransmitter, es entsteht aus der Aminosäure Tryptophan).
- Es ist beteiligt am oxidativen Abbau der Aminosäuren Phenylalanin und Tyrosin.

c) Radikalfänger

- Durch den normalen Zellstoffwechsel sowie durch exogene Faktoren (Autoabgase, Ozon, Zigarettenrauch usw.) kommt es zur Entstehung von reaktiven Sauerstoffspezies im Organismus (sog. „freien Radikalen"). Diese werden u. a. durch Vitamin C vernichtet, sodass sie keine zerstörerische Wirkung an biologischen Membranen, Proteinen und der DNA ausüben können. Gemeinsam mit dem β-Carotin und Vitamin E gehört Vitamin C zu den natürlichen Antioxidantien („Radikalfängern").
- In den Zellen aller Lebewesen entstehen ständig Sauerstoffradikale, die z. B. als Botenstoff (NO) oder als Bakteriengifte fungieren. Andererseits können sie auch schädigend wirken: So ist erklärbar, dass ein Zusammenhang zwischen der Häufigkeit bestimmter Krebsarten und Herz-Kreislauf-Erkrankungen sowie der Versorgung mit den antioxidativ wirkenden Vitaminen besteht.

d) Chelatbildner

- Vitamin C begünstigt die Ausscheidung von toxischen Schwermetallionen (Blei, Cadmium, Quecksilber).
- Es fördert die Eisenaufnahme durch Bildung eines Chelatkomplexes und fördert die Bildung zweiwertigen Eisens ($Fe^{3+} \rightarrow Fe^{2+}$).
- Vitamin C spielt eine wichtige Rolle bei der Übertragung von Eisenionen aus dem Plasmaprotein Transferrin in das Organprotein Ferritin, das der Eisenspeicherung dient.

e) Sonstiges

- Vitamin C unterdrückt als Reduktionsmittel die Bildung von krebserregenden Nitrosaminen.
- Es spielt bei der Abdichtung von Kapillaren und der Aktivierung des Thrombins (Gerinnungsbeschleunigung des Blutes) eine Rolle.

f) Technologische Bedeutung

- Bei der Herstellung von naturtrübem Apfelsaft wirkt Vitamin C als Antioxidationsmittel (Zugabe von 20 mg Vitamin C pro 100 ml). Bei der Zerkleinerung von Äpfeln kommt es unter Einwirkung von Sauerstoff aus der Luft durch phenolische Inhaltsstoffe zur oxidativen Bräunung (sog. „**enzymatische Bräunung**"); Vitamin C unterbindet diese.
- Vitamin C wird zusammen mit Nitritpökelsalz (Kochsalz mit 0,4–0,5 % Natriumnitrit) bei der Herstellung von umgeröteten Wurstwaren eingesetzt. Ascorbinsäure ist dabei ein sog. „Umrötungshilfsstoff". Wird das Fleisch und damit das Myoglobin gebrüht oder gekocht, wird das zweiwertige Eisen im Häm zum dreiwertigen oxidiert und das Protein denaturiert; die Farbe wird graubraun. Ascorbinsäure reduziert Nitrit zu NO (Stickoxid). Sie selbst wird zur Dehydroascorbinsäure oxidiert. NO reagiert bei der Brühwurstherstellung mit dem Myoglobin, dabei entsteht ein hitzestabiler Farbstoff, das Stickoxidmyoglobin oder „Pökelrot".

Abb. 5.1 — Redoxsystem Ascorbinsäure

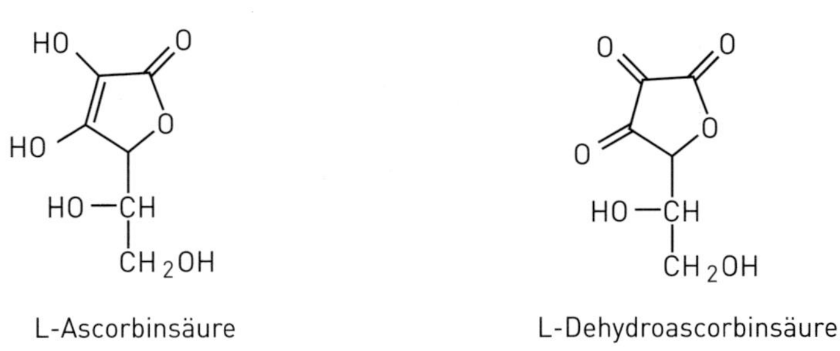

- Ascorbinsäure erhöht als Mehlbehandlungsmittel bei sog. „kleberschwachen Mehlen" den Dehnwiderstand des Klebers (20–70 mg/kg Mehl), es entsteht ein Gebäck mit größerem Volumen.
- Vitamin C ist ein zugelassener Zusatzstoff (E 300).

Unter Berücksichtigung seiner Wirkungsvielfalt wird klar, dass Vitamin C indirekt eine bedeutende Rolle bei der Prävention und Therapie bestimmter Erkrankungen zukommt oder zukommen kann (nach: Ernährung im Fokus, 2003):

Möglicherweise kann eine gesicherte Vitamin-C-Versorgung die Symptome bei Erkältungskrankheiten abschwächen. Es fördert die Funktion der Leukozyten (weiße Blutkörperchen) bei der Infektionsabwehr.

Vitamin C hat einen günstigen Einfluss auf einige Risikofaktoren für Herz-Kreislauf-Erkrankungen.

Vitamin C schwächt den schädigenden Einfluss freier Radikale ab, damit sinkt das Risiko von Krebserkrankungen.

Eine gute Versorgung mit Vitamin C mindert das Kataraktrisiko (grauer Star), da Antioxidantien oxidative Schäden an der Augenlinse verringern.

Da Vitamin C ein wichtiger Cofaktor bei der Synthese von Kollagen ist, einem wesentlichen Bestandteil der organischen Matrix des Knochens, besteht eine positive Assoziation zwischen Vitamin-C-Zufuhr und Knochendichte, was wiederum das Osteoporoserisiko mindern könnte.

Da Diabetes mit erhöhtem oxidativen Stress verbunden ist, könnte sich eine zureichende Vitamin-C-Versorgung in Bezug auf diabetische Folgeerkrankungen günstig auswirken.

Bei weiteren Erkrankungen bzw. Gesundheitsstörungen kann Vitamin C eine günstige Wirkung entfalten (z. B. Prävention der Eisenmangelanämie u. a.).

5.5.3 Mangel, Bedarf, Zufuhr

Wenn Vitamin C tatsächlich ein Multitalent unter den Vitaminen ist, stellt sich die Frage nach dem Bedarf in besonderer Weise.

Die klassischen Mangelkrankheiten **Skorbut** beim Erwachsenen (Skorbut kann bereits mit einer Zufuhr von 10 mg Vitamin C/Tag verhindert werden) und die **Moeller-Barlowsche-Krankheit** bei Säuglingen (Symptome: Störungen der Knochenbildung und des Wachstums, Blutungen in den Schleimhäuten und inneren Organen) kommen in industrialisierten Ländern nicht mehr vor. Eine unzureichende Versorgung ist mit einer allgemeinen Müdigkeit und erhöhter Infektionsanfälligkeit verbunden. Die Auswertung einiger epidemiologischer Studien hat ergeben, dass das Risiko chronischer Erkrankungen, speziell von Herz-Kreislauf-Erkrankungen, bei Nichtrauchern mit einer täglichen Aufnahme von 90–100 mg Vitamin C optimal verringert werden kann. Bei einer Zufuhr oberhalb dieser Dosis wird die nicht benötigte Ascorbinsäure vermehrt über die Nieren ausgeschieden, was auf eine gewisse Sättigung schließen lässt. Der Bedarf eines Erwachsenen wird mit 90-110 mg/Tag angegeben.

Sicherheitszulagen werden in der Schwangerschaft und Stillzeit veranschlagt, bei sehr starker körperlicher Belastung (z. B. im Leistungssport), bei bestimmten Krankheiten (z. B. Diabetes), bei starken Rauchern, bei älteren Menschen und bei Medikamenten- und Alkoholmissbrauch (bis 155 mg/Tag).

Unsachgemäße Lagerung und Zubereitung können hohe Verluste in Lebensmitteln bedingen. Bei schonender Zubereitung kann mit etwa 30 % Zubereitungsverlusten gerechnet werden.

Vitamin C ist selbst in größeren Mengen nicht toxisch, hohe Zufuhrmengen können allerdings zu Durchfall führen. Eine Zufuhr von mehr als 1 g/Tag, was dem Zehnfachen der empfohlenen Tagesdosis entspricht, ist nicht empfehlenswert.

Mit einer an Obst und Gemüse reichen Ernährung ist eine Tageszufuhr von 200 mg durchaus leicht zu erreichen.

Tab. 5.5 — Vitamin-C-Gehalt ausgewählter Lebensmittel (nach: HESEKER/HESEKER; Die Nährwerttabelle, 2018/19)

Lebensmittel	Vitamin C (mg/100g)
Gemüse	
Brokkoli	95
Fenchel, Knolle	9
Grünkohl	105
Kartoffeln, roh	15
Kohlrabi	65
Paprika, grün	115
Rosenkohl	110
Sauerkraut, abgetropft	20
Spargel	20
Spinat	50
Wirsingkohl	50
Obst	
Apfel	10
Apfelsinen, Orangen	45
Banane	10
Birne	5
Erdbeere	55
Esskastanie (Marone)	25
Himbeere	25
Kirsche, süß	15
Pfirsich	10
Rote Johannisbeeren	35
Stachelbeere	35

5.6 FOLSÄURE/FOLAT

Der Name leitet sich von dem lateinischen Wort „folium" (Blatt) ab, da das Vitamin zuerst aus Spinatblättern isoliert wurde. Der Oberbegriff Folat umfasst die Summe der folatwirksamen Verbindungen, die natürlicherweise in Lebensmitteln vorkommen. Davon abzugrenzen ist die synthetisch hergestellte Folsäure.

5.6.1 Bedeutung, Bioverfügbarkeit

Folate bestehen aus einem Ringsystem, an dessen Ende bis zu acht Glutamatreste gebunden sein können. Enthält ein Folatmolekül mehr als einen Glutamatrest, wird es als Polyglutamat bezeichnet. In der Nahrung sind sowohl Mono- als auch Polyglutamate enthalten, die zusammenfassend Nahrungsfolat genannt werden.

Folate sind oxidations-, hitze- und lichtempfindlich sowie wasserlöslich. Bei der Zubereitung und Verarbeitung folathaltiger Lebensmittel treten in der Regel hohe Verluste auf, die zwischen 35 und 70 % liegen können. Im Unterschied zu natürlichem Folat ist die Folsäure hitze- und lichtstabil und wird während des Kochens nicht zerstört.

Die Bioverfügbarkeit von reiner Folsäure liegt bei 90 %. Natürliches Folat aus Lebensmitteln liegt zum größten Teil in Form von Polyglutamaten vor, die vor der Absorption erst enzymatisch in Monoglutamat umgewandelt werden müssen. Diese im Dünndarm stattfindende Umwandlung ist unvollständig, weshalb deren Bioverfügbarkeit bei 50 % liegt.

Um die unterschiedlichen Absorptionsraten zu berücksichtigen, wurde der Begriff **Folatäquivalent** (FÄ) eingeführt. Es gilt:

1 µg Folatäquivalent = 1 µg Nahrungsfolat
= 0,5 µg synthetische Folsäure

5.6.2 Vorkommen, Funktion

Folate kommen in tierischen und pflanzlichen Lebensmitteln vor. Gute Lieferanten sind dabei grünes Blattgemüse wie Spinat, ferner Kohlarten, Tomaten und Gurken, Hülsenfrüchte sowie Orangen, Brot und Backwaren aus Vollkornmehl, Kartoffeln, Leber, Milch und Milchprodukte, einige Käsesorten und Eier. Besonders reich an Folat sind Weizenkeime und Sojabohnen.

Da Folatverbindungen empfindlich auf Licht und Hitze reagieren und wasserlöslich sind, ist eine kurze Lagerung und schonende Zubereitung der Lebensmittel erforderlich.

Tab. 5.6 — Folsäuregehalt ausgewählter Lebensmittel (nach: HESEKER/HESEKER, Die Nährwerttabelle, 2018/19)

Lebensmittel	Folat/Folsäure (µg/100g)
Obst	
Erdbeere	45
Himbeere	30
Orange, Apfelsine	30
Weintraube, weiß	45
Gemüse	
Blumenkohl	50
Brokkoli	40
Feldsalat	145
Grünkohl	185
Gurke	15
Kartoffeln, roh	20
Paprika, grün	55
Rosenkohl	100
Sojabohnen	250
Spinat	145
Tomate	20
Getreideprodukte	
Haferflocken	85
Roggenbrot (Graubrot)	15
Weizenkeime	520
Weizenvollkornbrot	30
Milch und Milchprodukte	
Edamer Käse, 40 % Fett i.Tr.	20
Kuhmilch, 3,5 % Fett	9
Speisequark, mager	15
Eier	
Hühnerei	65
Fleisch	
Kalbsleber	240
Rinderleber	590
Schweineleber	135

Folsäure erfüllt im Körper eine Reihe von Funktionen, die nachfolgend im Überblick zusammengestellt sind (nach: *Ernährung im Fokus*, 2002):

Folsäure überträgt in ihrer aktiven Form als Tetrahydrofolsäure (THF) einzelne Kohlenstoffatome (C_1). Folsäure fungiert als Coenzym bei folgenden Transferreaktionen von Kohlenstoffeinheiten wie Methyl-, Formyl- oder Methylengruppen:

- Methylierung von Homocystein zu Methionin
- Umwandlung von Glycin in Serin
- Histidinstoffwechsel
- Purinsynthese
- Pyrimidinsynthese (DNA- und RNA-Synthese)
- Cholinbiosynthese (Phospholipidstoffwechsel) über S-Adenosylmethionin; Letzteres liefert Methylgruppen an DNA, RNA, Hormone, Neurotransmitter und Membranlipide

Folsäure und seine Derivate spielen eine wichtige Rolle bei Prozessen der Zellteilung und Zellneubildung. Ein Folatmangel zeigt sich daher primär an Zellsystemen mit hoher Teilungsrate: den roten und weißen Blutzellen, der Schleimhaut des Darms und des Urogenitaltraktes etc.

Folat steht in engem Funktionszusammenhang mit dem Spurenelement Eisen und dem Vitamin B_{12}. Leitsymptom eines Folsäuremangels ist die megaloblastische (perniziöse) Anämie. Durch sehr hohe Folsäureaufnahmen kann allerdings ein bestehender Mangel an Vitamin B_{12} maskiert werden; auch hier ist die megaloblastische Anämie ein Indikator für einen bestehenden Mangel. Diese verschwindet bei hoher Folsäurezufuhr, wogegen die neurologische Symptomatik eines Vitamin-B_{12}-Mangels jedoch bestehen bleibt bzw. intensiviert wird.

Von besonderer Bedeutung ist die Tatsache, dass die Homocysteinkonzentration im Blutplasma in umgekehrtem Verhältnis zur Folatkonzentration im Blut steht. **Homocystein** wird mithilfe von Folsäure und Vitamin B_{12} in die Aminosäure **Methionin** umgewandelt. Bei geringer Folatkonzentration können nur unzureichend Methylgruppen für die Methioninsynthese geliefert werden, sodass es zu einem Anstieg der Homocysteinkonzentration kommt. Durch zahlreiche Studien ist belegt, dass erhöhte Homocysteingehalte mit einem erhöhten **Arterioskleroserisiko** einhergehen. Es liegen Hinweise dafür vor, dass Homocystein nicht nur zellschädigend wirkt, sondern auch an Prozessen beteiligt ist, die die Blutgerinnung beeinflussen und die Gefäßwand schädigen können. Homocystein begünstigt durch die Bildung freier Radikale die Oxidation des LDL-Cholesterols und schädigt damit die Endothelzellen. Außerdem erhöht es die Bindung des Lipoproteins (a) an Fibrin, wodurch die Fibrinolyse gehemmt wird. Diese Vorgänge spielen bei der Entwicklung der Arteriosklerose mit ihren Folgeerkrankungen eine erhebliche Rolle.

Es gibt weiterhin Hinweise darauf, dass ein niedriger Folatstatus auch mit dem Auftreten von Darmkrebs und anderen Tumoren in Verbindung gebracht werden kann.

Parkinsonerkrankte weisen ebenfalls eine niedrige Folatkonzentration auf. Diskutiert wird ferner ein möglicher Zusammenhang zwischen niedrigem Folatstatus und kognitiven Beeinträchtigungen (Altersdemenz, Alzheimerkrankheit) sowie depressiven Verstimmungen.

Von besonderer Relevanz ist schließlich die Tatsache, dass eine unzureichende Folsäureversorgung in der Frühschwangerschaft zu fetalen Missbildungen, dem sog. „**Neuralrohrdefekt** (NRD)", führen kann. Nach Herzfehlern und Lippen-, Kiefer- und Gaumenspalten sind Neuralrohrdefekte die häufigsten angeborenen Fehlbildungen beim Menschen. Das Neuralrohr ist ein Vorläuferorgan, aus dem sich beim Fetus Rückenmark und Gehirn entwickeln. Kommt es zwischen dem 21. und 28. Schwangerschaftstag zu Störungen in der Entwicklung des Neuralrohrs, sind Fehlgeburten oder schwere kindliche Missbildungen wie Spina bifida (offener Rücken: 55 % aller NRD) oder Fehlen bzw. Degeneration des Gehirns (35–45 % aller NRD) die Folge. Je nach Ausmaß der Missbildung führt dies im Verlauf des ersten Lebensjahres zum Tod des Säuglings oder zu schweren bleibenden Behinderungen. Es gibt in Deutschland keine flächendeckende Erfassung von Fehlbildungen. Schätzungen zufolge kommen auf 1.000 Geburten pro Jahr ein bis zwei NRD-Fälle, das sind bei rd. 700.000 Geburten pro Jahr etwa 700–1.400 betroffene Kinder. Neben der Folatversorgung spielen genetische und andere Faktoren als Risikofaktoren für Neuralrohrdefekte eine Rolle.

5.6.3 Bedarf, Versorgungssituation

Bereits mit 50–100 µg synthetischer Folsäure (entsprechend 100–200 µg FÄ) kann Mangelsymptomen vorgebeugt werden.

Zur maximalen Senkung der Homocysteinkonzentration ist eine regelmäßige Zufuhr von etwa 400 µg FÄ erforderlich.

Schwangeren und Stillenden werden 600 µg FÄ empfohlen. Frauen, die schwanger werden wollen oder könnten, wird empfohlen, zusätzlich 400 µg synthetische Folsäure in Tablettenform aufzunehmen, um Neuralrohrdefekten vorzubeugen. Mit der Einnahme dieser Dosis sollte spätestens vier **Wochen vor Beginn** der Schwangerschaft begonnen werden, sie sollte während des ersten Drittels der Schwangerschaft fortgeführt werden.

Derzeit liegt die Folsäureaufnahme in Deutschland unter dem Referenzwert von 300 µg/Tag. Nach den Ergebnissen der Nationalen Verzehrstudie (NVS II) lag die Zufuhr bei Männern bei 207 µg und bei Frauen bei 184 µg Folatäquivalenten (FÄ). Auch die Versorgung von Kindern mit Folsäure ist suboptimal. In Deutschland folgen nur wenige Frauen der Empfehlung, bereits vor Schwangerschaftsbeginn mit der Einnahme von Folsäuresupplementen zu beginnen. Der Anteil an NRD ist daher nicht gesunken.

Aufgrund dieser Überlegungen kam die DGE in ihrem Positionspapier 2006 unter Berücksichtigung von Nutzen und Risiken verschiedener Strategien zur Verbesserung der Folsäureversorgung zu der Empfehlung, Mehl mit 150 µg/100 g anzureichern. Die Anreicherung sollte sich auf die Mehltypen 550 und 630, also die sog. „Bäckermehle", beschränken. Bei flächendeckender Anreicherung würde eine zusätzliche Folsäureaufnahmemenge von 135 µg/Tag für Männer und 106 µg/Tag für Frauen erreicht. Dabei seien, so die DGE, die Risiken gegenüber den zu erwartenden Vorteilen zu vernachlässigen.

Diese Empfehlung folgt einer Entwicklung in anderen Ländern (Kanada, Schweiz, Ungarn, Chile, Australien, USA, Großbritannien). Noch 2005 konnte in einer Übersichtsarbeit (Walter, 2005) festgestellt werden:

„In Deutschland scheint eine generelle Anreicherung von Mehl zurzeit nicht durchsetzbar."

Festzuhalten ist jedoch, dass bei sorgfältiger Zusammenstellung der Nahrung eine empfehlungsgerechte Folatzufuhr erreicht werden kann - auch ohne auf mit Folsäure angereicherte Lebensmittel zurückzugreifen. Als tolerierbar kann eine Tageshöchstmenge von 1.000 µg angesehen werden. Eine Folatanreicherung von Multivitaminsäften weist große Schwankungen auf. U. U. kann bereits das Trinken von drei Gläsern eines frisch abgefüllten Saftes diese Höchstgrenze erreichen.

5.7 VITAMIN B_{12} (COBALAMINE)

Cobalamin zeichnet sich durch eine Reihe von Besonderheiten aus:

- Es hat von allen Vitaminen die komplizierteste Molekülstruktur.
- Es verfügt als einziges Vitamin über ein Spurenelement (Cobalt) als Strukturbestandteil.
- Es wird von Bakterien (im Pansen von Wiederkäuern oder im Dickdarm von Tier und Mensch) synthetisiert und kommt daher nahezu ausschließlich in tierischen Lebensmitteln vor (in kleinen Mengen liegt es auch in fermentierten (pflanzlichen) Lebensmitteln (z. B. Sauerkraut) vor.
- Es kann im Unterschied zu anderen wasserlöslichen Vitaminen in relativ großen Mengen in der Leber gespeichert werden; bei gefüllten Depots reicht der Vorrat bei vollständig Vitamin-B_{12}-armer Kost für mehrere Jahre aus, bevor es zu einer Mangelsituation kommt.
- Es wird im Magen über den Intrinsic Factor gebunden und in einem komplizierten Mechanismus absorbiert.

5.7.1 Absorption, Stoffwechsel, Funktion

Aufgenommenes Vitamin B_{12} muss zunächst unter der Einwirkung von Magensäure und proteinspaltenden Enzymen aus seiner Proteinbindung gelöst werden, bevor es sich mit dem in der Magenwand gebildeten **Intrinsic Factor** zu einem Vitamin-B_{12}-Intrinsic-Factor-Komplex verbindet. Dieser Komplex wird im unteren Dünndarm absorbiert. Die Absorption ist dosisabhängig: Je mehr zugeführt wird, umso weniger wird prozentual absorbiert.

Ein Mangelzustand kann sich entwickeln, wenn die Bindung an den Intrinsic Factor gestört ist, z. B. durch Entfernung des Magens, chronische Magenschleimhautentzündung, oder die Absorption durch entzündliche Dünndarmerkrankungen verhindert wird.

Ein fortgeschrittener Mangel an Vitamin B_{12} führt durch die resultierende Störung der Zellbildung im Knochenmark zu einer Blutarmut mit typischen übergroßen roten Blutkörperchen (megaloblastische Anämie), was zum Teil auch die Folge eines gestörten Folsäureumsatzes sein kann. Eine schwerwiegende Folge des Vitamin-B_{12}-, aber nicht des Folsäuremangels ist eine Degeneration bestimmter Rückenmarksbezirke (funiculäre Myelose), die zu Dauerschäden des Nervensystems führen kann.

Adenosylcobalamin und Methylcobalamin sind die Coenzymformen von Vitamin B_{12}; Ersteres wird in den Mitochondrien, Letzteres im Cytosol gebildet.

Bei höher entwickelten Lebewesen sind drei **Vitamin-B_{12}-abhängige Stoffwechselreaktionen** bekannt:

- Methylcobalamin wird bei der Remethylierung von Homocystein zu Methionin benötigt.
- Adenosylcobalamin ist an intramolekularen Umlagerungen von Alkylresten beteiligt, z. B. beim Abbau von Propionsäure, die wiederum aus dem Abbau von ungeradzahligen Fettsäuren sowie von Threonin, Methionin und Isoleucin stammt.
- Auch für den Abbau von Leucin ist Adenosylcobalamin erforderlich.

5.7.2 Bedarf, Zufuhr

Der Bedarf ist aufgrund des hohen Speichervermögens schwer zu ermitteln. Vermutlich reicht bereits die tägliche Zufuhr von 1 µg Cobalamin. Unter Berücksichtigung von Absorptionsrate und Sicherheitszuschlägen ist die Empfehlung für die tägliche Aufnahme von 3 µg zustande gekommen.

Als Hauptquellen kommen nur tierische Lebensmittel in Betracht, sodass bei strengen Vegetariern und Veganern auf Dauer Mangelerscheinungen möglich sind.

Die Versorgungslage ist bei gemischter Kost unproblematisch, intestinale Malabsorptionen sind die Hauptursache für einen Vitamin-B_{12}-Mangel. Zu Engpässen in der Versorgung kann es gelegentlich bei älteren Menschen kommen, bei denen die Absorption des Vitamins oftmals deutlich vermindert ist.

Wichtige Lebensmittel für die Vitaminversorgung sind Leber, Fleisch, Fisch, Eier und Käse. Auch bei sehr hoher Zufuhr sind Überdosierungserscheinungen nicht bekannt.

Tab. 5.7 — Vitamin-B_{12}-Gehalt ausgewählter Lebensmittel (nach: HESEKER/HESEKER, Die Nährwerttabelle, 2018/19)

Lebensmittel	Vitamin B_{12} (µg/100 g)
Edamer Käse (40 % Fett i. Tr.)	1,9
Hering	8,5
Hühnerei, roh, ohne Schale	1,8
Kalbsleber	60
Rindfleisch, mager	5
Schweinefleisch, mager	1
Schweineleber	39
Seelachs (Alaska-Seelachs)	1,2
Vollmilch (3,5 % Fett)	0,4

5.8 VITAMIN B_1 (THIAMIN)

Vitamin B_1 ist das am längsten bekannte Vitamin. Bereits 1897 wies der Holländer Christiaan Eijkman (Nobelpreis 1929) nach, dass durch Verfütterung von poliertem Reis (Entfernung der dunklen Samenschale) an Hühner Beriberiähnliche Symptome auftraten, die durch Zufüttern von Reiskleie wieder verschwanden. 1926 wurde Thiamin zum ersten Mal isoliert.

5.8.1 Absorption, Funktionen

Thiamin ist wasserlöslich und insbesondere in neutralem und alkalischem Milieu thermolabil und oxidationsempfindlich. Selbst bei schonender Zubereitung wird mit einem mittleren Zubereitungsverlust von etwa 30 % gerechnet. Durch Schwefeldioxid (SO_2) bzw. schweflige Säure wird Thiamin schnell zerstört. Chronischer Alkoholismus beeinträchtigt die Absorption und den Stoffwechsel von Thiamin.

Thiamin entfaltet besonders dort seine Wirkungen, wo im Organismus große Mengen an Kohlenhydraten verstoffwechselt werden, d. h. in den Nervenzellen und der Herzmuskulatur. Daher stehen bei Mangel an Thiamin auch zwei Symptomkomplexe im Vordergrund, die kardiovaskulären Schädigungen und die Störungen des Nervensystems. Thiamin ist als Coenzym von Carboxylasen für den normalen Ablauf des Kohlenhydratstoffwechsels unentbehrlich.

5.8.2 Mangel, Bedarf, Zufuhr

Der Körperbestand an Thiamin beträgt maximal 30 mg. Das Vitamin kann nur begrenzt gespeichert werden; bei einer biologischen Halbwertszeit von lediglich zehn bis 20 Tagen muss es daher regelmäßig mit der Nahrung aufgenommen werden. Der Thiaminbedarf steht in Beziehung zum Energieumsatz. Es wird davon ausgegangen, dass 0,5 mg Thiamin pro 1.000 kcal zur Gewebesättigung und ausreichenden Aktivität thiaminabhängiger Enzyme erforderlich sind. Das bedeutet für Frauen einen Bedarf von etwa 1,0 mg/Tag und für Männer von etwa 1,2 mg/Tag. Schwerstarbeiter und Sportler benötigen aufgrund des erhöhten Energieumsatzes mehr Thiamin. In der Schwangerschaft und Stillzeit werden 1,2 bzw. 1,3 mg/Tag empfohlen (D-A-CH-Referenzwerte, 2015).

Nachteilige Wirkungen selbst hoher Dosen sind nicht bekannt, dennoch sollte sicherheitshalber eine Dosis von 50 mg pro Tag nicht überschritten werden.

Symptome eines leichten Mangels sind Müdigkeit, Übelkeit, Erbrechen, Appetitlosigkeit und Störungen der Konzentrationsfähigkeit. Das voll ausgebildete Krankheitsbild des manifesten Thiaminmangels wird **Beriberi** genannt. Es werden drei Formen des Beriberi unterschieden:

- die feuchte Form betrifft das Herz-Gefäß-System, es kommt zur Ödembildung,
- die trockene Form äußert sich in Form von Nervenschädigungen in der Peripherie,
- die infantile Form tritt bei gestillten Säuglingen von Frauen mit Thiaminmangel auf und ist gekennzeichnet durch Trinkschwäche, Erbrechen sowie bei akuten Verläufen auch durch eine lebensbedrohliche Herzschwäche beim Säugling.

Tab. 5.8 — Thiamingehalt ausgewählter Lebensmittel (nach: HESEKER/HESEKER, Die Nährwerttabelle, 2018/19)

Lebensmittel	**Thiamin (mg/100 g)**
Erbse, grün, Schote und Samen	0,3
Haferflocken	0,59
Hühnerei, roh, ohne Schale	0,1
Kartoffeln, roh	0,11
Linse, Samen, trocken	0,48
Linseneintopf mit Fleischwurst	0,09
Roggenbrot (Graubrot)	0,18
Scholle	0,21
Schweinefleisch (Muskelfleisch)	0,8
Thunfisch	0,16
Tilsiter Käse (45 % Fett i. Tr.)	0,04
Vollmilch (3,5 % Fett)	0,04

Gute Lieferanten für Thiamin sind insbesondere Schweinefleisch, Leber, einige Fischarten (Scholle, Thunfisch), Vollkornerzeugnisse (vor allem Haferflocken), Hülsenfrüchte, Kartoffeln, Weizenkeime, Erdnüsse und Pinienkerne.

5.9 NIACIN

Dieses Vitamin weist folgende Besonderheiten auf:

- Es kommt in zwei Formen vor, die ineinander umwandelbar sind: Nicotinsäure und Nicotinsäureamid.
- Niacin kann auch aus der Aminosäure Tryptophan gebildet werden, allerdings nicht in ausreichenden Mengen. So trifft die Bezeichnung Vitamin heute nicht mehr wirklich zu.
- Der Bedarf kann auch teilweise aus Bohnenkaffee gedeckt werden (Nicotinsäure entsteht durch Demethylierung von Trigonellin während des Röstprozesses).

5.9.1 Funktion

Wirksam ist Niacin vor allem in Form seiner beiden Coenzyme, dem **NAD$^+$** (Nicotinamid-Adenindinukleotid) und dem **NADP$^+$** (Nicotinamid-Adenindinukleotid-Phosphat).

Sie dienen als Wasserstoffdonatoren und auch als -akzeptoren (d. h., sie können Wasserstoff sowohl abgeben als auch aufnehmen) und in dieser Form sind sie Coenzyme von wasserstoffübertragenden Enzymen, wie etwa 200 Dehydrogenasen. Diese sind an Kohlenhydrat-, Aminosäure- und Fettsäurestoffwechsel sowie an der Synthese lebenswichtiger Substanzen (z. B. Steroiden) und an fundamentalen Prozessen wie Atmung und Energiestoffwechsel beteiligt. Daneben ist NAD$^+$ auch für Umsetzungen erforderlich, die nicht zu den Redoxreaktionen zählen; es wird bei der DNA-Replikation und -reparatur sowie für die Calciummobilisierung benötigt.

5.9.2 Bioverfügbarkeit, Vorkommen

Nicotinsäure liegt überwiegend in Pflanzen, Nicotinsäureamid in tierischen Geweben vor. Bei manchen Lebensmitteln ist allerdings der Tryptophangehalt für die Niacinversorgung bedeutender als der eigentliche Vitamingehalt.

Aus 60 mg Tryptophan kann 1 mg Niacin gebildet werden. Daher wird zum eigentlichen Vitamingehalt der aus Tryptophan gebildete Anteil hinzugezählt, der Bedarf wird in Niacinäquivalenten angegeben (1 mg Niacinäquivalent = 60 mg Tryptophan).

In einer gemischten Kost mit 60 g Protein sind etwa 600 mg Tryptophan enthalten. Theoretisch könnten daraus 10 mg Niacinäquivalente gebildet werden, was aber in der Regel nicht möglich ist, da die essenzielle Aminosäure Tryptophan auch für die endogene Proteinsynthese benötigt wird.

Gute Quellen für Niacin sind Fleisch und Innereien, Getreide und Hülsenfrüchte, Milch, grünes Blattgemüse, Tee und Kaffee. Mageres Fleisch, Innereien, Fisch, Milch und Eier enthalten große Mengen an vorgebildetem Niacin (hauptsächlich in der Coenzymform NAD^+) und Tryptophan. Aus tierischen Produkten wird Niacin fast vollständig absorbiert. Auch Brot, Backwaren und Kartoffeln tragen zur Niacinversorgung bei. In Getreide findet sich Nicotinsäure überwiegend in den Randschichten und geht daher bei niedrig ausgemahlenen Mehlen (hellen Auszugsmehlen) zum großen Teil verloren. Außerdem ist Nicotinsäure in Getreide komplex an Makromoleküle gebunden (als sog. „Niacytin") und daher schlecht verwertbar, sodass hier die Bioverfügbarkeit bei nur 30 % liegt. Die biologische Verwertbarkeit von Nicotinsäure aus Mais kann allerdings durch eine Vorbehandlung mit Calciumhydroxid erheblich gesteigert werden. In einer Tasse Bohnenkaffee können 1–2 mg Niacin enthalten sein; bei einem täglichen Konsum von vier Tassen Kaffee könnten auf diese Weise bereits etwa 30 % des Tagesbedarfs gedeckt werden.

Niacin ist relativ stabil gegenüber Erhitzen, Kochen und längerer Lagerung. Die Zubereitungsverluste sind daher gering und liegen unter 10 %.

5.9.3 Bedarf, Mangel, Überdosierung

Ein Mangel an Niacin zeichnet sich durch folgende Symptome aus:

- Veränderungen der Haut
- Veränderungen der Schleimhäute (Mund, Zunge, Magen-Darm-Trakt
- Störungen im Nervensystem

Veränderungen der Schleimhäute führen je nach Ausprägungsgrad des Mangels zu Appetitlosigkeit, Erbrechen, Verstopfung oder Durchfall und bei fortschreitender Mangelsituation zu Entzündungen der Magenschleimhaut und der Zunge (sog. „Himbeerzunge" = stark gerötete und angeschwollene Zunge).

Nervöse Störungen sind zunächst Schlaflosigkeit, Schwindel, Gehstörungen und Kopfschmerzen, im weiteren Verlauf können u. a. Verwirrtheitszustände und Depressionen auftreten.

Ein charakteristisches Mangelsymptom sind Hautveränderungen, die sich besonders an Stellen zeigen, die dem Sonnenlicht ausgesetzt sind (Gesicht, Nacken, Unterarme, Handrücken). Diese Symptomatik der Hautveränderungen bei schwerem Niacinmangel führt bei gleichzeitig geringer Tryptophanzufuhr zum Krankheitsbild der „Pellagra" (abgeleitet von pella agra = raue Haut).

In Mitteleuropa ist bei den üblichen Ernährungsgewohnheiten kaum mit einem Niacinmangel zu rechnen, jedoch tritt Niacinmangel gehäuft in Ländern mit hohem Mais- oder Sorghumhirseverzehr auf. Ein Grund dafür ist die ungünstige Zusammensetzung dieser Lebensmittel an Aminosäuren, z. B. ein besonders niedriger Tryptophangehalt bei relativ hohem Leucinanteil im Mais. Inzwischen wird mit Erfolg an Züchtungen von Maissorten gearbeitet, die einen hohen Tryptophan- bei gleichzeitig geringem Leucingehalt aufweisen.

Der Bedarf wird auf der Basis der Energiezufuhr für Kinder und Erwachsene berechnet (6,7 mg/1.000 kcal, jedoch nicht weniger als 13 mg). Daher liegen die D-A-CH-Referenzwerte (2015) für Niacin für Frauen bei täglich 13 mg (in Schwangerschaft bzw. Stillzeit bei 14 bzw. 16 mg), für junge Männer bei 17 mg, für ältere Männer über 65 Jahren bei 14 mg. Die Niacinversorgung aller Altersgruppen ist mehr als ausreichend gesichert.

Sehr hohe Nicotinsäuredosen können zu unerwünschten Nebenwirkungen führen. Beobachtet wurden Gefäßerweiterung, vorübergehende Beeinträchtigungen der Augenlinse, Hitzegefühl, Magenschleimhautentzündung, Leberzellschäden; daher sollte eine Tagesaufnahme von 35 mg Niacin nicht überschritten werden. Die Gefahr einer Überdosierung besteht bei einer üblichen Ernährung nicht.

5.10 D-A-CH-REFERENZWERTE FÜR DIE TÄGLICHE VITAMINZUFUHR[1]

Alter	Vitamin A mg RÄ[2]/Tag		Vitamin D[3,6] µg/Tag	Vitamin E[7] mg/Tag		Vitamin B_1 mg/Tag		Vitamin B_2 mg/Tag		Vitamin B_6 mg/Tag		Vit. B_{12} µg/Tag	Folat[8] µg/Tag	Vitamin C[10] mg/Tag	
	m	w		m	w	m	w	m	w	m	w			m	w
Säuglinge															
0 bis unter 4 Monate	0,5[4]		10[5]	3		0,2[4]		0,3[4]		0,1[4]		0,4[4]	60[4]	20[4]	
4 bis unter 12 Monate	0,6		10[5]	4		0,4		0,4		0,3		0,8	80	20	
Kinder															
1 bis unter 4 Jahre	0,6		20[9]	6	5	0,6		0,7		0,4		1,0	120	20	
4 bis unter 7 Jahre	0,7		20[9]	8	8	0,7		0,8		0,5		1,5	140	30	
7 bis unter 10 Jahre	0,8		20[9]	10	9	0,9	0,8	1,0	0,9	0,7		1,8	180	45	
10 bis unter 13 Jahre	0,9		20[9]	13	11	1,0	0,9	1,1	1,0	1,0		2,0	240	65	
13 bis unter 15 Jahre	1,1	1,0	20[9]	14	12	1,2	1,0	1,4	1,1	1,4		3,0	300	85	
Jugendliche u. Erwachsene															
15 bis unter 19 Jahre	1,1	0,9	20[9]	15	12	1,4	1,1	1,6	1,2	1,6	1,2	3,0	300	105	90
19 bis unter 25 Jahre	1,0	0,8	20[9]	15	12	1,3	1,0	1,4	1,1	1,5	1,2	3,0	300	110	95
25 bis unter 51 Jahre	1,0	0,8	20[9]	14	12	1,2	1,0	1,4	1,1	1,5	1,2	3,0	300	110	95
51 bis unter 65 Jahre	1,0	0,8	20[9]	13	12	1,2	1,0	1,3	1,0	1,5	1,2	3,0	300	110	95
65 Jahre u. älter	1,0	0,8	20[9]	12	11	1,1	1,0	1,3	1,0	1,4	1,2	3,0	300	110	95
Schwangere		1,1[11]	20[9]		13	1.Trim 2.Trim	1,2 1,3	2.Trim 3.Trim	1,3 1,4		1,9[11]	3,5	550		105[11]
Stillende		1,5	20[9]		17		1,4		1,6		1,9	4,0	450		125

1 Deutsche Gesellschaft für Ernährung, Österreichische Gesellschaft für Ernährung, Schweizerische Gesellschaft für Ernährung (Hrsg.: Referenzwerte für die Nährstoffaufnahmen, 2. Ausgabe, 1. Auflage 2015 , nach: Heseker/Heseker, Die Nährwerttabelle, 2018/19
2 RÄ = Retinoläquivalent; 1 mg RÄ = 1 mg Retinol = 6 mg ß-Carotin = 12 mg andere Provitamin-A-Carotinoide.
3 1 µg = 40 Internationale Einheiten (IE); 1 IE = 0,025 µg
4 Hierbei handelt es sich um Schätzwerte.
5 Der Schätzwert wird durch die Gabe einer Vitamin-D-Tablette zur Rachitisprophylaxe ab der 1. Lebenswoche bis zum Ende des 1. Lebensjahres bei gestillten und nicht gestillten Säuglingen erreicht. Die Gabe erfolgt unabhängig von der endogenen Vitamin-D-Synthese und der Vitamin-D-Zufuhr durch Frauenmilch bzw. Säuglingsmilchnahrungen. Die Prophylaxe sollte im 2. Lebensjahr in den Wintermonaten weiter durchgeführt werden (Deutsche Gesellschaft für Kinder- und Jugendmedizin).
6 Vitamin D bei fehlender endogener Synthese µg/Tag
7 Tocopheroläquivalente
8 Summe folatwirksamer Verbindungen
9 Die Vitamin-D-Zufuhr über die Ernährung mit den üblichen Lebensmitteln (1–2 µg pro Tag bei Kindern, 2–4 µg pro Tag bei Jugendlichen und Erwachsenen) reicht nicht aus, um den Schätzwert für die angemessene Zufuhr bei fehlender endogener Synthese zu erreichen. Die Differenz zum Schätzwert muss über die endogene Synthese und/oder über die Einnahme eines Vitamin-D-Präparates erreicht werden.
10 Die Vitamin-C-Referenzwerte für erwachsene Raucher: 155 mg/Tag für Männer bzw. 135 mg/Tag für Frauen.
11 ab dem 4. Monat der Schwangerschaft

5.11 VITAMINE IM ÜBERBLICK

Trivialname	Chemischer Name	Mangel-erscheinungen	Wichtige Nahrungs-quellen	Funktion	Empfohlene Zufuhr/Tag für Jugendliche und Erwachsene
Vitamin A	Retinol	Nachtblindheit, Erblindung, Hautschäden	Leber, Fettfische, Butter, Ei, Milch, Käse	Beteiligung am Sehvorgang, wichtig für Wachstum, Immunsystem, Entwicklung von Zellen und Geweben	0,8–1,0 mg RÄ
Provitamin A	β-Carotin		Karotten, Spinat, Grünkohl	Antioxidans	2–4 mg
Vitamin D	Calciferole	Rachitis, Osteomalazie	Lebertran, Hering, Lachs, Steinpilze	Bewirkt Bildung Ca-bindender Proteine	20 µg
Vitamin E	Tocopherole	Selten	Weizenkeimöl, Nüsse	Antioxidans, membranstabilisierende Wirkung	12–15 mg
Vitamin K	Phyllochinon (K_1), Menadion (K_3), Menachinon (K_2)	Verzögerte Blutgerinnung, Blutungsneigung	Brokkoli, Grünkohl, Milch, Eier, Fleisch, Getreide	Beteiligt an Bildung v. Blutgerinnungsfaktoren und Knochenproteinen	60–80 µg
Vitamin C	Ascorbinsäure	Skorbut	Obst und Gemüse, Kartoffeln	Antioxidans, Cofaktor zahlreicher Stoffwechselprozesse; Redoxsystem	90–110 mg
Vitamin B_1	Thiamin	Beriberikrankheit	Schweinefleisch, Vollkornprodukte	Cofaktor im Kohlenhydratstoffwechsel	1–1,4 mg
Vitamin B_2	Riboflavin	Sehstörungen, Hautveränderungen, Risse der Mundwinkel, Wachstumsstörungen, Lichtempfindlichkeit; bei üblicher Ernährung kein Mangel	Milch/Milchprodukte, Fleisch, Fisch, Eier, Kartoffeln, Vollkornprodukte	Bausteine der Coenzyme FAD und FMN (Bestandteile von Dehydrogenasen und Oxidasen): wichtige Aufgaben im Energie- und Proteinstoffwechsel	1–1,6 mg
Vitamin B_6	Pyridoxin	bei üblicher Ernährung kein Mangel	fast alle Lebensmittel, bes. Hühner- und Schweinefleisch, Fisch, einige Gemüse (Kohl, grüne Bohnen, Linsen, Feldsalat), Kartoffeln, Bananen, Vollkornprodukte, Weizenkeime, Sojabohnen	In seinen Coenzymformen beteiligt an über 50 enzymatischen Umsetzungen, vorwiegend im Stoffwechsel der Aminosäuren	1,2–1,6 mg

Trivialname	Chemischer Name	Mangelerscheinungen	Wichtige Nahrungsquellen	Funktion	Empfohlene Zufuhr/Tag für Jugendliche und Erwachsene
Vitamin B_{12}	Cobalamine	Perniziöse (megaloblastische) Anämie	Leber, Fleisch, Hering	Coenzym, Abbau von Propionsäure und einigen Aminosäuren, Remethylierung von Homocystein zu Methionin	3 µg
Niacin	Niacin	Pellagra	Fleisch, Fisch, Milch, Eier, Kaffee	Bestandteil der Coenzyme NAD und NADP; Cofaktor im Energiestoffwechsel	11–17 mg NÄ
Pantothensäure	Pantothensäure	bei üblicher Ernährung kein Mangel	alle Lebensmittel, insbesondere Leber, Fleisch, Fisch, Milch, Vollkornprodukte, Hülsenfrüchte	Essenzieller Bestandteil von Coenzym A, daher von zentraler Bedeutung für den Abbau von Fetten, Kohlenhydraten und Aminosäuren sowie für die Synthese von Fettsäuren, Cholesterol u. a.	6 mg
Biotin	Biotin	bei üblicher Ernährung kein Mangel	Leber, Eigelb, Sojabohnen, Nüsse, Haferflocken, Blumenkohl, Champignons, Linsen	Biotinabhängige Enzyme (Carboxylasen) haben Schlüsselfunktionen im Protein-, Fett- und Kohlenhydratstoffwechsel	30–60 µg
Folsäure/Folat	Folsäure/Folat	Neuralrohrdefekte, erhöhte Homocysteinkonzentration	Blattgemüse wie Spinat, Kohl; Weizenkeime, Leber, Hülsenfrüchte, Milchprodukte	Coenzym bei Transferreaktionen von Kohlenstoffeinheiten	300 µg FÄ

1. EINFÜHRUNG:
BEDARFSORIENTIERTE ERNÄHRUNG – ERNÄHRUNGSGESCHICHTLICHE ASPEKTE
2. ENERGIELIEFERNDE NÄHRSTOFFE
3. ENERGIE
4. ANORGANISCHE BESTANDTEILE
5. VITAMINE

6. SEKUNDÄRE PFLANZENSTOFFE

7. OXIDATIVER STRESS
8. ALTERS- UND LEISTUNGSGERECHTE ERNÄHRUNG
9. ERNÄHRUNGSMITBEDINGTE ERKRANKUNGEN

6. SEKUNDÄRE PFLANZENSTOFFE

⊕

Die Gruppe der sekundären Pflanzenstoffe (engl.: phytochemicals) umfasst eine Vielzahl heterogener pflanzlicher Inhaltsstoffe. Im Gegensatz zu den primären Pflanzenstoffen, den Proteinen, Kohlenhydraten und Fetten, dienen sie den Pflanzen z. B. als Abwehrstoffe gegen Schädlinge oder als Wachstumsregulatoren. Die sekundären Pflanzenstoffe kommen nur in geringen Konzentrationen vor und verfügen über pharmakologische Wirkungen. Vermutlich existieren bis zu 100.000 verschiedene, von denen bisher nur wenige erforscht wurden.

Die in Obst und Gemüse enthaltenen sekundären Pflanzenstoffe sind im strengen Wortsinn nicht essenziell, sie leisten jedoch einen wichtigen Beitrag zur Gesunderhaltung, was inzwischen durch zahlreiche Studien belegt ist. Die Aufnahme von Obst und Gemüse ist beispielsweise mit einem verringerten Krebsrisiko verbunden, was auf deren protektiv wirkende Inhaltsstoffe zurückgeführt wird.

Derzeit ist es allerdings nicht möglich, eine wissenschaftlich fundierte Empfehlung über die Höhe der Aufnahme von sekundären Pflanzenstoffen auszusprechen, da viele der Schutzwirkungen entweder im Reagenzglas oder in Tierversuchen nachgewiesen werden konnten. Eine Übertragung dieser Ergebnisse auf den Menschen ist (noch) nicht möglich. Außerdem enthält unsere pflanzliche Nahrung nicht nur einen isolierten sekundären Pflanzenstoff, sondern ein Gemisch zahlreicher Substanzen, deren Wechselwirkungen noch nicht erforscht sind.

6.1 BIOVERFÜGBARKEIT, ZUFUHR

Es existiert eine Vielzahl an sekundären Pflanzenstoffen, viele Strukturen sind bis heute noch nicht bekannt. Die unterschiedlichen Wirkungen sekundärer Pflanzeninhaltsstoffe und ihre Bioverfügbarkeit (d. h. die Menge eines Stoffes, die der Organismus tatsächlich aus der Nahrung absorbiert) sind von zahlreichen Faktoren abhängig, z. B. wird reines β-Carotin in Öl oder in einer wasserlöslichen Dispersion zu über 50 % absorbiert, β-Carotin aus unerhitzten Möhren bzw. Karotten dagegen nur zu weniger als 3 %. Die durchschnittliche tägliche Zufuhr an sekundären Pflanzenstoffen mit einer gemischten Kost (ohne Supplemente) variiert stark, da sie ebenfalls von vielen Faktoren (z. B. genetisch bedingter Variabilität des Produkts, seiner Lagerung und Verarbeitung) abhängt.

In den letzten Jahren wurde die Analytik der sekundären Pflanzenstoffe erheblich verbessert, was insbesondere in der Gruppe der Flavonoide zu vielen neuen Erkenntnissen geführt hat. Aus dieser Gruppe sind die Proanthocyanidine die am häufigsten vorkommenden Polyphenole, die besonders reichlich in Beeren, Rotwein, Äpfeln, Tee, Nüssen und Schokolade enthalten sind. Es kann inzwischen gegenüber den im Ernährungsbericht 2004 genannten Zufuhrmengen von einer deutlich höheren Aufnahme an Flavonoiden ausgegangen werden. Die Flavonoide stellen sich im Überblick wie folgt dar:

Tab. 6.1 — Flavonoide im Überblick (nach: ERNÄHRUNGSBERICHT, 2008)

Substanzklasse	**Verbindung**	**Lebensmittel**
Flavonole	Quercetin	Zwiebeln
Flavanole	Catechin	Rotwein, Äpfel
	Proanthocyanidine	Äpfel, dunkle Schokolade, Rotwein
Flavanone	Hesperidin	Orangen
Flavone	Luteolin	Paprika
Anthocyane	Cyanidin	Kirschen
Isoflavone	Genistein, Daidzein	Sojabohnen

6.2 GESUNDHEITSFÖRDERNDE WIRKUNGEN

Im Folgenden werden in einer kurzen Zusammenfassung die derzeit bekannten gesundheitsfördernden Wirkungen der sekundären Pflanzenstoffe dargestellt. Die Ausführungen basieren im Wesentlichen auf den Publikationen von Watzl u. a. (Ernährungs-Umschau, 2001–2003) und den Darstellungen in den Ernährungsberichten 1996, 2004, 2008 und 2012.

Tab. 6.2 — Hauptgruppen von sekundären Pflanzenstoffen (nach: ERNÄHRUNGSBERICHT 2004, 2012)

Gruppe	Anzahl unterschiedlicher Strukturen	Durchschnittliche Zufuhr (mg/Tag)
Carotinoide	> 700	5–6
Saponine	Nicht bekannt	< 15
Phytosterine	> 100	150–400
Glucosinolate	> 120	Ca. 15
Flavonoide	> 6.500	50–100
Phenolsäuren	Nicht bekannt	200–300
Phytoöstrogene		< 5
Isoflavonoide	> 870	
Lignane	Nicht bekannt	
Monoterpene	Nicht bekannt	< 2
Sulfide	Nicht bekannt	Nicht bekannt

6.2.1 Carotinoide

Aufgrund ihrer chemischen Struktur lassen sich die Carotinoide in sauerstofffreie (Carotine wie z. B. α- und β-Carotin, Lycopin) und sauerstoffhaltige (Xanthophylle) unterteilen. Derzeit sind etwa 650 Carotinoide bekannt, von denen ca. 50 in Vitamin A umgewandelt werden können. Carotinoide werden von Bakterien, Algen, Pilzen und Pflanzen synthetisiert. Sie sind für alle Fotosynthese betreibende Pflanzen essenziell und schützen das Chlorophyll vor dem oxidativen Abbau. Carotine befinden sich überwiegend in orangefarbenem, gelbem und rotem Gemüse, während Xanthophylle hauptsächlich in grünblättrigem Gemüse vorkommen. Beide Gruppen unterscheiden sich in ihrer Hitzestabilität: β-Carotin und Lycopin sind relativ hitzestabil, Xanthophylle werden hingegen bei hohen Temperaturen zerstört.

Für den Menschen ist β-Carotin das Hauptcarotinoid im Plasma und das wichtigste Provitamin A. In den Enterozyten wird es zu etwa 17 % in Retinol (Vitamin A) umgewandelt, auch die Leber und andere Körpergewebe können diese Umwandlung vollziehen. Carotinoide reichern sich in der Haut, im Fettgewebe und in anderen Organen, insbesondere in der Leber, an. Jedes Gewebe weist ein spezifisches Muster an einzelnen Carotinoiden auf. Dies lässt die Vermutung zu, dass die verschiedenen Carotinoide in den einzelnen Geweben spezifische Wirkungen entfalten.

Zahlreiche epidemiologische Studien haben ergeben, dass Menschen mit einer hohen Aufnahme carotinoidreicher Gemüse- und Obstarten ein verringertes Risiko für verschiedene Tumorarten, z. B. Brustkrebs, aufweisen.

Das Risiko von Herz-Kreislauf-Erkrankungen sinkt bei hoher Carotinoidaufnahme. Dabei spielen vor allem β-Carotin und Lycopin (in Tomaten) eine wichtige Rolle. Diese beiden Carotinoide sind wirkungsvolle sogenannte „Radikalfänger“: Sie schützen vor einer Lipidperoxidation und oxidativen DNA-Schäden. Auch ein Zusammenhang zwischen hoher Carotinoidaufnahme und geringerem Risiko für eine Kataraktbildung (Linsentrübung im Auge, sog. „grauer Star“) sowie für eine Makuladegeneration konnten nachgewiesen werden.

Erwiesen ist zudem der günstige Einfluss von β-Carotin auf das Immunsystem, weil es die natürlichen Killerzellen aktiviert und andere Schutzmechanismen stimuliert. Unbekannt ist derzeit noch, über welche Mechanismen Carotinoide das Immunsystem modulieren können.

Bisher gibt es noch keine exakten Empfehlungen für die Aufnahme von β-Carotin. Aufgrund von epidemiologischen Studien wird für die Primärprävention von Krebs und Herz-Kreislauf-Erkrankungen bei gesunden Erwachsenen eine tägliche Zufuhr von 2–6 mg empfohlen. Durch die Aufnahme von täglich fünf Portionen Obst und Gemüse lassen sich diese Mengen leicht erreichen.

Abb. 6.1 — Einteilung der Carotinoide und Xanthophylle (nach: WESTPHAL, A./BÖHM, V., in: *Ernährungs-Umschau* 62 (2015), M653)

Carotine

α-Carotin

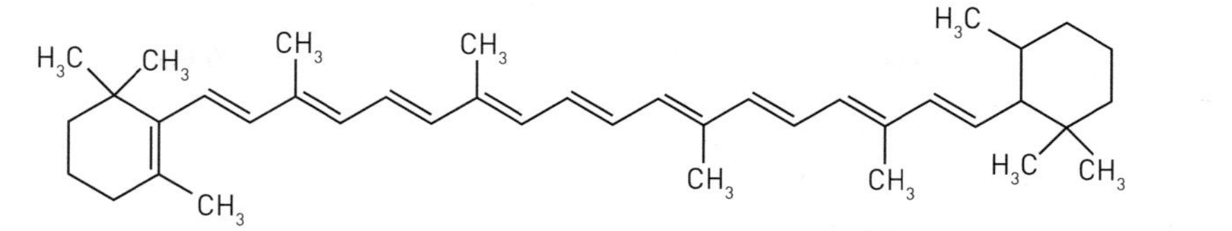

β-Carotin

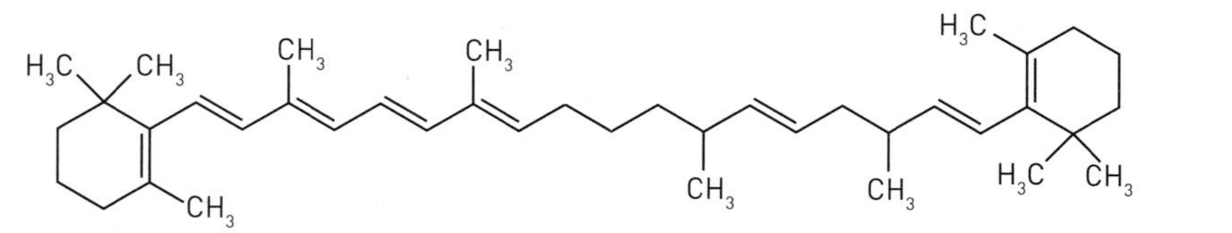

Lycopin

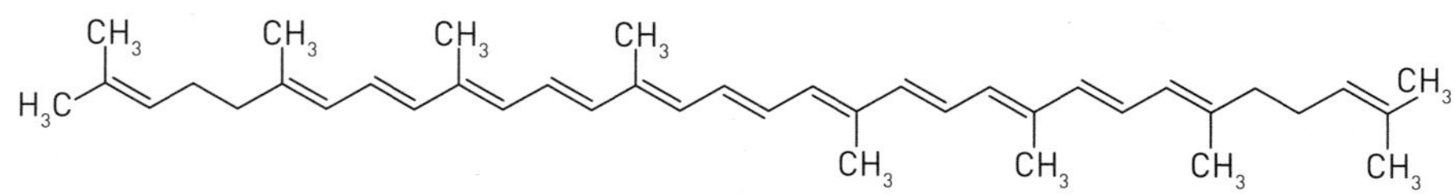

Xanthophylle

Lutein

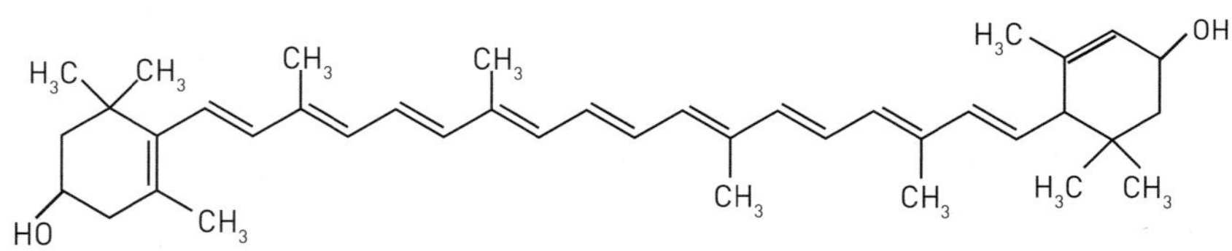

Zeaxanthin

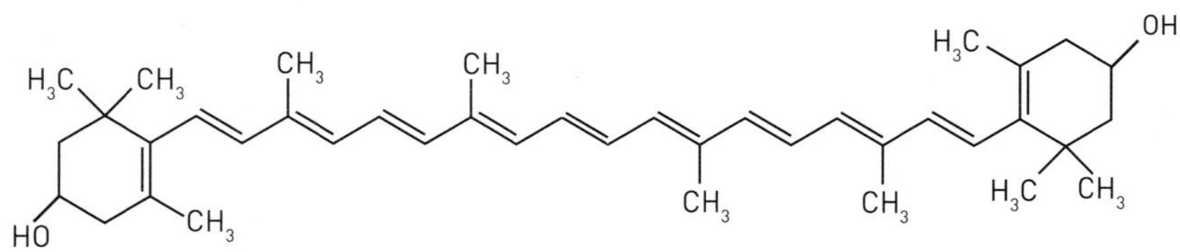

β-Cryptoxanthin

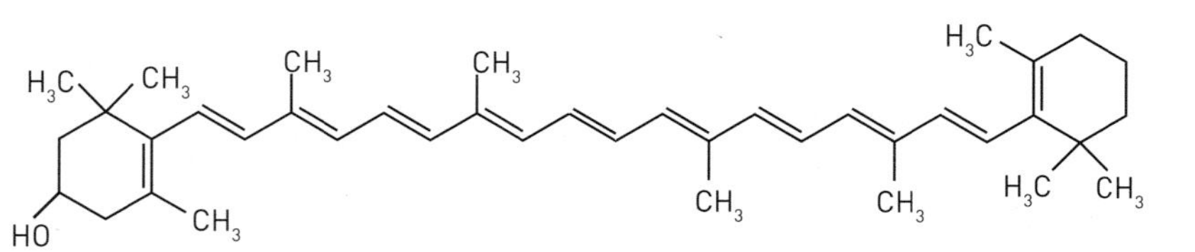

Die geschätzte Gesamtcarotinoidzufuhr liegt in Deutschland bei 5–6 mg/Tag. Starke Raucher sollten jedoch β-Carotin-Präparate, die mehr als 20 mg β-Carotin/Tagesdosis enthalten, nicht verwenden, da sich in Untersuchungen die Lungenkrebsrate erhöhte. Bei einer Aufnahme von weniger als 15 mg/Tag über angereicherte Lebensmittel oder Nahrungsergänzungsmittel sind lt. Westphal/Böhm (2015) keine gesundheitlichen Nachteile zu befürchten.

6.2.2 Phytosterine (Phytosterole)

Diese Gruppe von Pflanzenstoffen ähnelt in ihrer chemischen Struktur den tierischen Sterinen (z. B. Cholesterol). Sie kommen hauptsächlich in fettreichen Lebensmitteln vor, wie z. B. Sonnenblumenkernen und Sesamsaat. Da sie als Fettbegleitstoffe gelten, sind sie in Ölen und Margarinen enthalten; allerdings sinkt durch die Bearbeitung der Fette und Öle ihre Konzentration. Die durchschnittliche Aufnahme liegt bei 150–400 mg/Tag, jedoch beträgt die Bioverfügbarkeit weniger als 5 %.

Phytosterinen wird eine cholesterolsenkende Wirkung zugeschrieben. Dieser Effekt ist wahrscheinlich auf die verminderte Resorption von Cholesterol im Darm bei gleichzeitiger Zufuhr von Phytosterinen zurückzuführen. In einigen Ländern, so auch in Deutschland, darf Margarine bereits mit Phytosterinen angereichert werden. Die Europäische Behörde für Lebensmittelsicherheit (EFSA) hat für mit Phytosterol angereicherte Lebensmittel die Aussage zugelassen („Health Claim"): „dass sie die Cholesterolkonzentration im Blut senken" (Ernährungsbericht 2012).

Einige Studien belegen auch ein verringertes Risiko für Dickdarmkrebs durch den regelmäßigen Verzehr phytosterinhaltiger Lebensmittel.

6.2.3 Polyphenole

Polyphenole sind überwiegend in den Randschichten von Gemüse, Obst und Vollkorngetreide lokalisiert. Das liegt u. a. daran, dass sie dem darunterliegenden Gewebe als Schutz vor oxidativen Prozessen dienen. Die Polyphenole werden unterteilt in die Untergruppen Phenolsäuren und Flavonoide. Zu den Phenolsäuren gehören Hydroxyzimtsäuren und Hydroxybenzoesäuren.

Flavonole, Flavanole, Flavanone, Flavone, Anthocyane und Isoflavonoide zählen zu den Flavonoiden. Letztere sind weit verbreitet, bislang sind etwa 4.000–5.000 Verbindungen bekannt.

Chemisch gesehen gehören die Lignane (s. u.) ebenfalls zu den Polyphenolen, sie werden jedoch aufgrund ihrer Eigenschaften den Phytoöstrogenen zugeordnet.

Phenolsäuren kommen in Kaffee, Vollkorn, Weißwein und Nüssen vor. Flavonoide sind in vielen Obst- und Gemüsesorten, wie Äpfeln und Zwiebeln sowie in Sojabohnen und grünem Tee enthalten. Ein bekannter Vertreter der Flavonoide ist das Quercetin, das sich vor allem in Zwiebeln und Grünkohl findet.

Abb. 6.2 — Klassifizierung der Polyphenole mit Beispielen (BAUMANN, A./HAGENLOCHER, Y./LORENTZ, A., in: *Ernährungs-Umschau* 62, 2013)

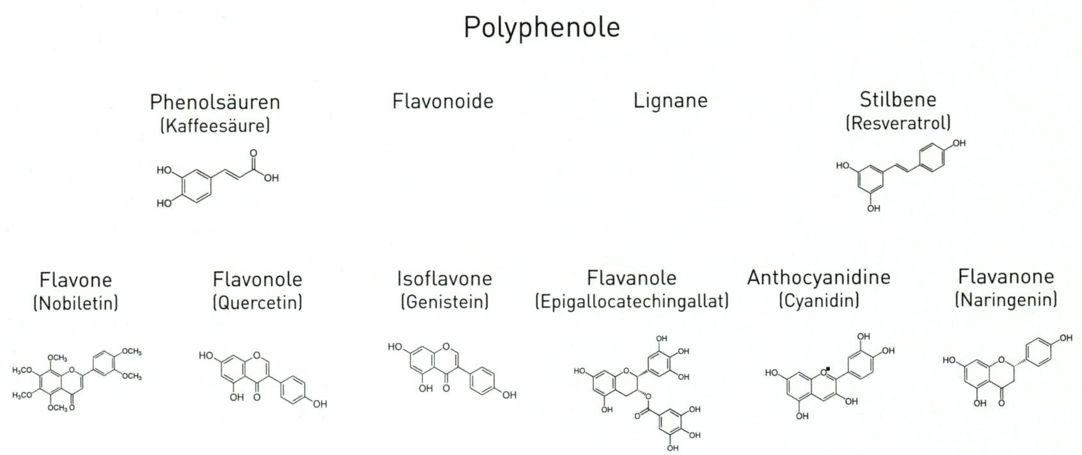

Die durchschnittliche tägliche Aufnahme an Phenolsäuren beträgt 200–300 mg, an Flavonoiden 50–200 mg, bei mittlerer bis geringer Bioverfügbarkeit.

Zu den günstigen Eigenschaften der Polyphenole zählen die antioxidative Wirkung und damit auch eine Schutzfunktion vor bestimmten Krebsarten sowie vor Herz-Kreislauf-Erkrankungen. Die Ergebnisse bezüglich einer möglichen immunmodulierenden Wirkung sind widersprüchlich.

⊕

Bekannt ist das sog. „französische Paradoxon". In Frankreich und anderen Mittelmeerstaaten treten weniger Todesfälle durch Herz-Kreislauf-Erkrankungen auf als in anderen europäischen Industriestaaten, obwohl überall dieselben Risikofaktoren in der Bevölkerung vorhanden sind (Rauchen, Übergewicht, hohe Blutfettwerte, hoher Blutdruck usw.). Man führt die geringere Sterblichkeit auf den regelmäßigen maßvollen Konsum von Rotwein zurück. Aufgrund der darin enthaltenen Polyphenole werden die Arterienwände und das LDL-Cholesterol vor oxidativen Schäden geschützt. Möglicherweise spielen andere Faktoren ebenfalls eine Rolle.

Eine Senkung des Krebsrisikos konnte noch nicht eindeutig nachgewiesen werden, jedoch hemmen möglicherweise Phenolsäuren die Bildung von kanzerogenen Aminen und Nitrosaminen. Antimikrobielle Effekte (hemmender Einfluss auf das Wachstum von Bakterien und Viren) wurden bei Verabreichung von phenolsäurereichen Fruchtextrakten nachgewiesen.

Es verdichten sich die Hinweise, dass Flavonoide risikomindernd bei verschiedenen Krebsarten wirken (Brust, Dickdarm) und auch das Risiko für Herz-Kreislauf-Krankheiten senken können.

Die im Kaffee enthaltene **Chlorogensäure** sowie eine ihrer Vorstufen, die Kaffeesäure, werden von starken Kaffeetrinkern in relativ großer Menge aufgenommen. Sie wird u. a. für eine erhöhte Homocysteinkonzentration im Plasma verantwortlich gemacht; hohe Homocysteingehalte gelten als eigenständiger Risikofaktor für Herz-Kreislauf-Erkrankungen.

6.2.4 Saponine

Saponine sind meist bitter schmeckende Glykoside. Sie finden sich vorwiegend in Hülsenfrüchten, außerdem in Hafer, Spargel, Spinat und einigen anderen Gemüsearten sowie in Lakritze.

Saponinen wird eine antikanzerogene Wirkung zugeschrieben, sie sollen das Wachstum verschiedener Tumorzellarten im Dickdarm hemmen. Diskutiert wird auch, dass sie Cholesterol und primäre Gallensäuren binden, wodurch weniger sekundäre Gallensäuren entstehen, die als Tumorpromotoren gelten.

Außerdem stimulieren Saponine verschiedene Abwehrzellen des Immunsystems und hemmen das Wachstum von Pilzen (dies wurde bislang nur im Tierversuch nachgewiesen).

6.2.5 Glucosinolate

Glucosinolate sind schwefelhaltige Moleküle, bekannt sind mehr als 120 Strukturen. Sie kommen überwiegend in Pflanzen aus der Familie der Kreuzblütler (Cruciferen) vor und dienen dort der Abwehr von Fraßschädlingen.

Ihre enzymatischen Abbauprodukte entstehen durch das Beschädigen des pflanzlichen Gewebes, etwa beim Zerkleinern der Nahrung, was den typischen Geruch und Geschmack von verschiedenen Kohlarten, Senf, Meerrettich, Radieschen und Kresse ausmacht.

Als erwiesen gilt die Hemmung verschiedener Krebsarten. Die Abbauprodukte Isithiocyanate und Thiocyanate zeigen zudem eine ausgeprägte antimikrobielle Wirkung. Das Wachstum humanpathogener Keime, wie z. B. der Colibakterien im Darm, konnte durch Glucosinolate gehemmt werden.

Hinweise auf eine antioxidative Wirkung liegen vor, sind aber teilweise widersprüchlich. Die Bedeutung der Glucosinolate für die Prävention von Herz-Kreislauf-Krankheiten ist noch unklar.

Ungünstig wirkt sich die Aufnahme hoher Glucosinolatmengen aus Kohl auf die Entstehung eines Kropfes bei gleichzeitig unzureichender Zufuhr von Jod über einen langen Zeitraum aus.

6.2.6 Monoterpene

Monoterpene finden sich in Ölen aus Zitrusfrüchten, Fenchel, Kümmel und Pfefferminze. Sie werden in Lebensmitteln zur Aromatisierung verwendet, z. B. in Backwaren, Getränken und Desserts. Im Tierversuch konnte eine antikanzerogene Wirkung nachgewiesen werden. Auch antimikrobielle Wirkungen wurden beobachtet.

6.2.7 Sulfide

Diese Substanzen kommen in Knoblauch, Zwiebeln und Lauch vor. Ein bekannter Vertreter ist das **Allicin**, das als Hauptwirksubstanz im Knoblauch enthalten ist und für den typischen Geruch und Geschmack verantwortlich ist.

Unterschieden werden wasserlösliche und fettlösliche Sulfide. Ihnen werden antikanzerogene (bisher nur im Tierversuch), antioxidative (in vitro: Hemmung der LDL-Oxidation), blutdruck- und cholesterolsenkende, antibiotische und antithrombotische Wirkungen zugeschrieben.

Zwiebeln und Knoblauch sind die wichtigsten Quellen für Sulfide. Ein hoher Verzehr kann das Krebsrisiko mindern.

6.2.8 Phytoöstrogene

Die Struktur der Phytoöstrogene ähnelt den vom Körper gebildeten Östrogenen. Dazu zählen die oben bereits erwähnten Isoflavonoide in Hülsenfrüchten. Die Sojabohne enthält z. B. einen hohen Anteil an **Genistein**, dem Hauptvertreter der Isoflavone.

In Vollkorn und Ölsaaten kommen Lignane vor. Sie sind als Ausgangsstoff des Zellwandbestandteils Lignin (Ballaststoff) in großen Mengen in den Randschichten von Getreide, weniger von Gemüse, enthalten. Hohe Konzentrationen finden sich besonders in Leinsamen.

Völker, die reichlich Sojaprodukte verzehren, haben eine deutlich geringere Sterblichkeitsrate an hormonbezogenen Krebsarten, wie z. B. Brust- oder Prostatakrebs. Eine erhöhte Östrogenkonzentration gilt als Risikofaktor bei der Entstehung von Brustkrebs. Vermutlich entfalten Phytoöstrogene durch die Blockierung der Östrogenrezeptoren eine Antiöstrogenwirkung.

Insgesamt werden den Phytoöstrogenen antikanzerogene (Lungen-, Prostata- und Gebärmutterschleimhautkrebs) Wirkungen zugeschrieben, die Ergebnisse sind jedoch z. T. (noch) widersprüchlich. Es gibt Hinweise auf antioxidative (aus Tierversuchen und Humanstudien), immunmodulierende (z. T. widersprüchliche Befunde), cholesterolsenkende (isolierte Isoflavone zeigen jedoch keine Wirkung) und schützende Wirkungen bezüglich des Knochenstoffwechsels. Phytoöstrogene erhöhen möglicherweise die Knochendichte, wodurch die Entstehung von Osteoporose gehemmt würde. Von einer diesbezüglichen tatsächlichen Schutzwirkung zu sprechen, ist allerdings noch verfrüht, da weitere Untersuchungsergebnisse diese Vermutung noch erhärten müssen.

6.2.9 Protease-Inhibitor

Dabei handelt es sich um Substanzen, die proteinspaltende Enzyme hemmen. Protease-Inhibitoren binden an ein entsprechendes Enzym im Verdauungstrakt und verhindern dessen Reaktion mit dem Substrat.

Viele Pflanzen enthalten eine oder mehrere dieser Verbindungen. Ein Beispiel ist der sog. „Trypsin-Inhibitor", der das proteinspaltende Enzym Trypsin hemmt. Eine Hitzebehandlung kann diesen Inhibitor unwirksam machen. Ein hoher Anteil an Hülsenfrüchten und Getreide in der Ernährung erhöht die Aufnahme von Protease-Inhibitoren, jedoch werden nur ca. 10 % resorbiert.

In neuerer Zeit häufen sich Hinweise auf günstige Wirkungen, insbesondere ist ein antikanzerogener Effekt belegt. Als mögliche Mechanismen werden die Verminderung der Aminosäureverfügbarkeit, die Hemmung tumorspezifischer Proteasen und antioxidative Effekte diskutiert.

6.2.10 Phytinsäure

Phytinsäuren sind in den Randschichten von Getreide lokalisiert. Sie senken die Resorption verschiedener Mineralien, haben aber auch einen regulierenden Einfluss auf die Blutglukosekonzentration.

Tab. 6.3 — Sekundäre Pflanzenstoffe und ihre Wirkungen (nach: DGE-info, 2010)

Sekundäre Pflanzenstoffe	Funktion in der Pflanze	Wichtige Nahrungsquelle	Gesundheitseffekt
Flavonoide	Farbstoff (rot, hellgelb, blau, violett)	Äpfel, Birnen, Trauben, Kirschen, Pflaumen, Beerenobst, Zwiebeln, Grünkohl, Auberginen, Soja, schwarzer Tee	Senken das Risiko für bestimmte Krebserkrankungen und Herz-Kreislauf-Erkrankungen, antioxidativ, antithrombotisch, blutdrucksenkend, entzündungshemmend, antibiotisch, wirken positiv auf kognitive Fähigkeiten, beeinflussen das Immunsystem
Phenolsäuren	Abwehrstoff gegen Fraßfeinde	Kaffee, Tee, Vollkornprodukte, Weißwein, Nüsse	Senken das Risiko für bestimmte Krebserkrankungen, antioxidativ
Carotinoide	Farbstoff (gelb, orange, rot)	Karotten, Tomaten, Paprika, grünes Gemüse, Grapefruits, Aprikosen, Melonen, Kürbis	Senken das Risiko für bestimmte Krebserkrankungen und Herz-Kreislauf-Erkrankungen, antioxidativ, entzündungshemmend, beeinflussen das Immunsystem, senken das Risiko altersbedingter Augenerkrankungen
Phytoöstrogene	Pflanzenhormone, ähnlich dem weiblichen Östrogen aufgebaut	Getreide, Hülsenfrüchte, Leinsamen	Senken das Risiko für bestimmte Krebserkrankungen, antioxidativ, beeinflussen das Immunsystem, protektive Wirkung auf den Knochenstoffwechsel
Glucosinolate	Abwehrstoff gegen Fraßfeinde oder Pathogene	alle Kohlarten, Rettich, Radieschen, Kresse, Senf	Senken das Risiko für bestimmte Krebserkrankungen, antibiotisch, antioxidativ, beeinflussen das Immunsystem
Sulfide	Duft- und Aromastoffe	Zwiebeln, Lauch, Knoblauch, Schnittlauch	Senken das Risiko für bestimmte Krebserkrankungen, antibiotisch, antioxidativ, antithrombotisch, blutdruck- und cholesterolsenkend
Monoterpene	Duft- und Aromastoffe	Minze, Zitrone, Kümmel	antikanzerogen (im Tierversuch), cholesterolsenkend
Saponine	Bitterstoffe	Hülsenfrüchte, Soja, Spargel, Hafer, Lakritze	antikanzerogen (im Tierversuch, für bestimmte Krebserkrankungen), antibiotisch, antifungal
Phytosterine	Membranbaustoffe, Pflanzenhormone, ähnlich dem Cholesterol aufgebaut	Nüsse, Pflanzensamen, Hülsenfrüchte	cholesterolsenkend

Zusammenfassung

1. Sekundäre Pflanzenstoffe sind eine sehr heterogene Gruppe pflanzlicher Inhaltsstoffe, die streng genommen zwar nicht essenziell sind, jedoch zahlreiche gesundheitsfördernde Wirkungen entfalten. Sie sind neben den in Gemüse und Obst enthaltenen Vitaminen, Mineralstoffen, Spurenelementen und Ballaststoffen mitverantwortlich für die günstigen Wirkungen von Gemüse und Obst bei Krebs- und Herz-Kreislauf-Erkrankungen.

2. Eine konkrete Zufuhrempfehlung existiert derzeit nicht, jedoch scheint der Bedarf bei einer ausreichenden Versorgung mit Obst und Gemüse gedeckt zu sein (5 am Tag).

3. Im Ernährungsbericht 2012 (S. 368) heißt es: "Bis heute ist kein einzelner sekundärer Pflanzenstoff identifiziert, der für sich allein in physiologisch relevanter Konzentration das Risiko für eine Krankheit beeinflusst."

7. OXIDATIVER STRESS

7. OXIDATIVER STRESS

Seit etwa zwei Jahrzehnten gilt den schädigenden Auswirkungen sog. „freier Radikale“ und der schützenden Rolle antioxidativ wirksamer Substanzen in der Öffentlichkeit zunehmendes Interesse. Der **oxidative Stress** und die **freien Radikale** werden mit den weit verbreiteten Zivilisationserkrankungen Arteriosklerose, Krebs und Katarakt (grauer Star) in ursächliche Verbindung gebracht.

Antioxidantien wirken diesen destruktiven Prozessen entgegen. Zu den mit der Nahrung aufgenommenen antioxidativ wirkenden Substanzen zählen die Vitamine C, E sowie β-Carotin und einige sekundäre Pflanzenstoffe.

7.1 BEGRIFFSERKLÄRUNG

Trotz der Existenz von Schutzmechanismen entstehen unter normalen physiologischen Bedingungen im Organismus ständig Radikale und reaktive Sauerstoffverbindungen, sog. **„reaktive Sauerstoffspezies (ROS)"**.

(!)

Freie Radikale sind Atome, Ionen oder Moleküle, die ein oder mehrere ungepaarte Elektronen aufweisen. Ein ungepaartes („einsames“) Elektron belegt ein Orbital allein. Es ist bestrebt, sich ein weiteres Elektron von anderen Molekülen zu beschaffen.

Die Bildung von ROS erfolgt in allen Zellen, sie sind also ein normales Nebenprodukt von Stoffwechselvorgängen. Hauptentstehungsort sind die Mitochondrien. Freie Radikale stellen also eine potenzielle Gefahr für den Organismus dar.

ROS haben aber auch positive Funktionen, etwa bei der Immunabwehr: Sie dienen beispielsweise dazu, eindringende Mikroorganismen abzutöten oder als Mediatoren die Synthese von Interleukinen zu stimulieren.

Ein Zuviel an ROS kann aber auch von außen (exogen) entstehen, etwa durch Umweltgifte (Luftschadstoffe, Schwermetalle, Pestizide), durch exzessiven Genussmittelkonsum (Alkohol, Rauchen) sowie durch inadäquate körperliche Belastung (falsches Training im Leistungssport). Daneben birgt die Metabolisierung verschiedener Medikamente (orale Kontrazeptiva, Paracetamol, Antibiotika, z. B. Chloramphenicol) die Gefahr der vermehrten Bildung von ROS.

Zum Erhalt des prooxidativen/antioxidativen Gleichgewichts verfügt der Organismus über ein besonderes Schutzsystem aus körpereigenen Enzymen und antioxidativen Stoffen, die mit der Nahrung zugeführt werden. Entsteht ein Ungleichgewicht, etwa durch vermehrte Radikalbildung oder ungenügenden antioxidativen Ausgleich, ist vom oxidativen Stress die Rede. Das Ziel ist eine ausgeglichene Balance zwischen prooxidativen Faktoren (Oxidantien) und antioxidativen Substanzen und Enzymen (Antioxidantien).

Tab. 7.1 — Übersicht über einige wichtige reaktive Sauerstoffspezies (ROS) und reaktive Stickstoffspezies (RNS) und ihre biologische Aktivität (nach: KASPER, 2004; LECHLER, 1996)

Singulettsauerstoff	O_2	Relativ stabil, aber sehr reaktiv
Superoxidradikal	O_2^{-*}	Mitochondrien sind wichtige Quelle; Signalmolekül, generiert andere ROS
Hydroxylradikal	*OH	Äußerst reaktiv, kurze Halbwertszeit
Perhydroxylradikal	HOO*	Reagiert mit Lipiden und initiiert eine Kettenreaktion mit gebildeten Lipidperoxylradikalen (LOO*)
Wasserstoffperoxid	H_2O_2	Mäßig reaktiv. Peroxisomen sind wichtige Bildungsstelle. Wichtiges Signalmolekül
Hypochlorsäure	HOCl	Wird bei der Abwehr von Infektionen und bei Entzündungen gebildet
Stickstoffmonoxid	NO*	Signalmolekül
Peroxynitrit	ONOO**	Äußerst reaktiv; reagiert mit DNA und Proteinen

Tab. 7.2 — Quellen freier Radikale und ihre antioxidativen Schutzmechanismen (nach: KASPER, 2004; LECHLER, 1996)

Quellen freier Radikale	Antioxidative Schutzmechanismen
Zigarettenrauch, Entzündungen	Vitamine (C und E), sekundäre Pflanzenstoffe (z. B. Carotinoide, Flavonoide)
Körperliche Belastung, Bestrahlung, hohe Zufuhr ungesättigter Fettsäuren	Glutathion (nicht enzymatisch), Superoxiddismutase (enzymatisch), Katalase (enzymatisch)
Karzinogene, UV-Licht	Glutathionperoxidase (enzymatisch), Harnsäure (nicht enzymatisch) Plasmaproteine (z. B. Coeruloplasmin, Transferrin, nicht enzymatisch)

7.2 MÖGLICHE FOLGEN

Gesunde Gewebe können sich leicht gegen die zerstörerischen Angriffe der ROS wehren. So sorgt z. B. die Superoxiddismutase dafür, dass Superoxidradikale in Wasserstoffperoxid umgewandelt werden, das dann durch Katalase zu Wasser und Sauerstoff umgesetzt wird. Auch das vermeintlich überflüssige Stoffwechselendprodukt Harnsäure kann in physiologischer Konzentration im Extrazellulärraum antioxidativ wirken.

Bilirubin, das Abbauprodukt des Hämoglobins, des roten Blutfarbstoffs, wird beim Gesunden in der Leber abgebaut und größtenteils mit der Galle in den Darm abgegeben und über den Stuhl ausgeschieden. Es ist ebenfalls als Antioxidans wirksam: Es hemmt die Lipidperoxidation und unterstützt damit das Vitamin E.

Ist die Balance zuungunsten der Schutzmechanismen gestört, kann dies gesundheitlich bedenkliche Auswirkungen haben. Das Molekül, das durch den Angriff eines Sauerstoffradikals ein Elektron verliert, ist in der Regel dadurch geschädigt. Wird dieser Vorgang nicht gestoppt, kann das durch den Verlust des Elektrons beschädigte Molekül selbst zum Radikal werden und auf diese Weise eine Kettenreaktion von zellschädigenden Prozessen in Gang setzen. Da die benachbarten Moleküle Bestandteile von Körperzellen sind, führt der Angriff freier Radikale auf Dauer zu Funktionseinbußen dieser Zellen. Proteine können dadurch u. U. vollständig zerstört werden. Dies ist besonders schwerwiegend, wenn die Proteine Bestandteile von Enzymen sind.

Freie Radikale können aber auch ungesättigte Fettsäuren angreifen (Lipidperoxidation), was zur Zerstörung der Zellmembranen bis hin zum Zelltod führt. Ebenso sind die freien Radikale in der Lage, die Erbsubstanz (DNA) anzugreifen und den genetischen Code zu verändern – mit der Folge irreparabler gesundheitlicher Schäden. Oxidative Schäden an der DNA können über Strangbrüche und Basenmodifikation zu Mutationen führen.

Tab. 7.3 — Oxidative Veränderungen an Makromolekülen – Beispiele und mögliche Konsequenzen (modifiziert nach: HAHN/STRÖHLE/WOLTERS, 2006 und 2016)

Angriffsort	Beispiele	Konsequenzen/Schädigung
Proteine	Rezeptoren, Ionenkanäle Enzyme	Signalübertragung, Zellschädigung, Enzymaktivität
Lipide	Membranlipide LDL	Membranschäden, Arteriosklerose
Kohlenhydrate	Glycocalix[1] Hyaluronsäure[2]	Veränderte Zelladhäsion (Zellverbund), Viskosität der Gelenkflüssigkeit
DNA (Erbsubstanz)	Strangbrüche Basenmodifizierungen	Mutationen Krebs

1 Kohlenhydratreiche Schicht, die den äußersten Mantel der Zellen bildet. Besteht u. a. aus Oligosacchariden, die mit Glykoproteinen und Glykolipiden der Plasmamembran verbunden sind.
2 Polysaccharid, bei Wirbeltieren Bestandteil der extrazellulären Matrix. Beim Menschen vor allem in der Haut, dem Knorpel, den Bandscheiben.

Besonders ungünstig kann sich oxidativer Stress im Hinblick auf die Genese von **Arteriosklerose** und deren Folgeerscheinungen auswirken. Wenn mehrfach ungesättigte Fettsäuren (MUFS) in den Lipiden der LDL-Partikel durch freie Radikale angegriffen und zerstört werden, wird einer mehrfach ungesättigten Fettsäure (MUFS) an einer Doppelbindung ein Elektron entzogen. Nach Anlagerung von Sauerstoff wird die Fettsäure dann zum Peroxylradikal, das wiederum der benachbarten Fettsäure ein Elektron entreißt. Die Kettenreaktion setzt sich fort, Bruchstücke der geschädigten Fettsäuren binden an die LDL-Rezeptoren der Leber, das Apoprotein B, und blockieren diese. Dadurch kann LDL nicht mehr an den Rezeptor andocken, es wird nicht mehr aus dem Plasma eliminiert, und die Konzentration der schädlichen LDL-Fraktion im Plasma steigt an.

Oxidiertes LDL hat für die Entstehung von Koronarerkrankungen eine besondere Bedeutung. Es wird von den Makrophagen (Fresszellen) aufgenommen und in **arteriosklerotische Plaques** (Ablagerungen) eingebaut. Oxidiertes LDL beschleunigt die Bildung von Schaumzellen. Bei einer Kost mit einem hohen Anteil an mehrfach ungesättigten Fettsäuren und einem unzureichenden Angebot an Antioxidantien steigt sowohl der Gehalt dieser Fettsäuren in den LDL-Partikeln als auch das Ausmaß der LDL-Oxidation.

Im Hinblick auf die Entstehung von Krebs werden die negativen Wirkungen von oxidativem Stress ebenfalls diskutiert. Darüber hinaus wird eine negative Korrelation zwischen ROS-Bildung und Lebenserwartung vermutet.

Oxidativer Stress begünstigt die Entstehung von

- Arteriosklerose, koronaren Herzerkrankungen (KHK)
- Krebs
- Rheumatischen Erkrankungen
- Herzinfarkt, Schlaganfall
- Entzündungen, Störungen des Immunsystems
- Katarakt (grauer Star)
- Evtl. neurodegenerative Erkrankungen (Alzheimer, Parkinson) und beschleunigt den
- Alterungsprozess

Tab. 7.4 — Nicht enzymatische Schutzmechanismen gegen reaktive O-Spezies und freie Radikale

Substanz	Struktur	Funktion
Ascorbinsäure (Vitamin C)	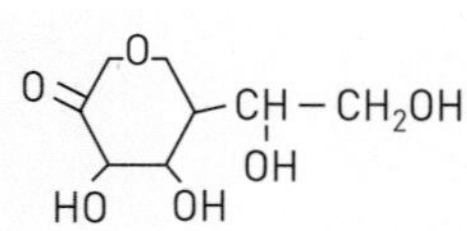	Abfangen von $O_2^{\bullet-}$, OH^*, H_2O_2 und Singulett-O_2
Vitamin A	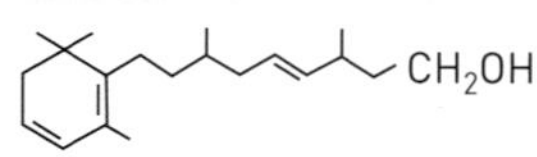	Abfangen von Singulett-O_2
α-Tocopherol (Vitamin E)	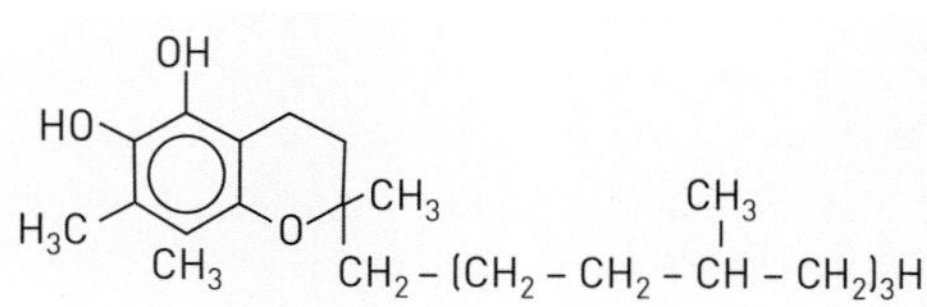	Abfangen von RO^*, ROO^*
Harnsäure	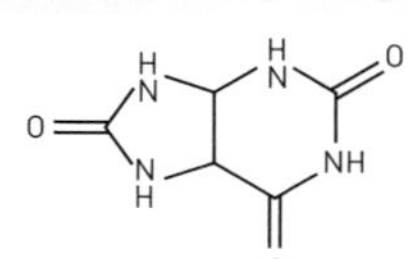	Abfangen von OH^*, ROO^* und Singulett-O_2
Taurin	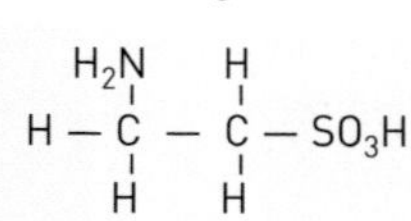	Abfangen von OH^*, ROO^* und Singulett-O_2
Glutathion	γ-Glu-Cys-Gly	Abfangen von $O_2^{\bullet-}$, OH^*, RO^*, ROO^*

7.3 PRÄVENTION

Für die Wirksamkeit von Antioxidantien in Form von Supplementen für die mit den reaktiven Sauerstoffspezies in Verbindung gebrachten Erkrankungen gibt es bislang keine überzeugenden Belege. Wahrscheinlich beseitigt auch nicht ein einzelnes Antioxidans das Ungleichgewicht, sondern die Mischung verschiedener Antioxidantien, wie sie in pflanzlichen Lebensmitteln vorkommen, sorgt für eine adäquate Wirkung. So dient Vitamin C zum einen als wasserlöslicher Radikalfänger, zum anderen bewirkt es die Regeneration des fettlöslichen Vitamins E, das u. a. als kettenbrechender Radikalfänger die Lipidoxidation verhindert. Auch zwischen anderen Antioxidantien besteht eine derartige Wechselwirkung (Synergismus). Als präventiv wirksame Maßnahme hat sich ein frühzeitig beginnender, regelmäßiger und ausreichender Verzehr von Obst, Gemüse und Vollkornprodukten mehrfach bewiesen. Hierdurch wird das Risiko des Auftretens degenerativer chronischer Erkrankungen (insbesondere von Herz-Kreislauf-Erkrankungen und Krebs) vermindert. Bei dieser Ernährung werden vor allem reichlich Vitamin C, E und β-Carotin sowie das Spurenelement Selen aufgenommen. Auch der Bedarf weiterer Spurenelemente, die indirekt im antioxidativen Schutzsystem als Enzymcofaktoren eine Rolle spielen (Eisen, Zink, Mangan, Kupfer), kann über eine ausgewogene Ernährung gedeckt werden.

Bei der Entstehung von Krebs können antioxidative Schutzstoffe allerdings maximal im Anfangsstadium wirksam werden. Im späteren Verlauf können sie sogar noch das Tumorwachstum begünstigen. Eine Supplementation mit β-Carotin bei Rauchern führte in einer groß angelegten Studie zu einem Anstieg der Lungenkrebsrate bei den Probanden, weshalb die Studie umgehend beendet wurde. Im Hinblick auf β-Carotin-Supplemente ist bei Rauchern also Vorsicht geboten. Dennoch enthalten viele **ACE-Drinks** und Multivitaminsäfte zu hohe Mengen an β-Carotin. In einer Untersuchung wurde festgestellt, dass knapp 66 % aller angebotenen Säfte zwischen 1 und 2 mg β-Carotin pro 100 ml enthalten. Die vom Bundesinstitut für Risikobewertung maximal empfohlene Dosis von 2 mg pro Tag würde also sehr schnell überschritten. Gegenüber handelsüblichen Fruchtsäften bieten ACE-Drinks daher keine Vorteile. Sie besitzen sogar ein geringeres antioxidatives Potenzial als Johannisbeernektar, roter Traubensaft oder Orangensaft. Denn Letztere enthalten zudem Flavonoide, natürliche Pflanzenfarbstoffe, die ebenfalls über eine antioxidative Wirkung verfügen.

Die Verabreichung von Vitamin-E-Supplementen bei Patienten mit Koronarkrankheiten brachte ebenfalls keine überzeugenden Ergebnisse. Auch Vitamin-C-Supplemente erfüllten nicht die Erwartungen. Der derzeitige Stand der Wissenschaft ist, dass die präventive Wirksamkeit von Antioxidantien in Form isolierter Wirkstoffe aufgrund fehlender Daten nicht hinreichend belegt ist.

Es besteht zudem keine Verbindung zwischen Krebs und Vitamin-C-Versorgung. „Die derzeitige Datenlage deutet darauf hin, dass durch eine Supplementation mit Vitamin C in der allgemeinen Bevölkerung keine präventiven Wirkungen zu erwarten sind" (D-A-CH Referenzwerte, 2015).

In einer Konsensuskonferenz wurden 1995 zur Aufrechterhaltung einer als erstrebenswert angesehenen Plasmakonzentration von Antioxidantien folgende Empfehlungen für die tägliche Zufuhr ausgesprochen:

- 75–150 mg Vitamin C
- 15–30 mg Vitamin E (α-Tocopheroläquivalente) und
- 2–4 mg β-Carotin.

Diese Mengen werden problemlos über eine ausgewogene Mischkost zugeführt; im Falle von Vitamin E ist jedoch eine geeignete Auswahl tocopherolreicher mehrfach ungesättigter Pflanzenöle zur Bedarfsdeckung erforderlich. Mit einer erhöhten Zufuhrmenge von mehrfach ungesättigten Fettsäuren (MUFS) steigt der Bedarf an Vitamin E aber auch wieder an. Sämtliche exogene Radikalquellen sollten gemieden werden. Zudem sollte auf eine gesunde, obst-, gemüse- und ballaststoffreiche Ernährung geachtet werden. Für einzelne Gruppen von Menschen (z. B. Hochbetagte mit Nährstoffdefiziten) können u. U. gezielt Supplemente eingesetzt werden, um Schäden durch oxidativen Stress zu vermeiden.

Folgende Verhaltensänderungen können zur Einschränkung exogener Radikalquellen beitragen:

- Nikotinabstinenz
- Alkohol- und Kaffeekonsum einschränken
- Bewegung an frischer Luft und maßvolles Sporttreiben
- Hohe Umwelt- und Stressbelastung so weit wie möglich vermeiden (Smog, Autoabgase, UV-Strahlen, Strahlenbelastung, Pestizide etc.)

Zusammenfassung

1. Im Organismus werden ständig sog. „freie Radikale" bzw. „reaktive Sauerstoffspezies ROS" als normale Nebenprodukte von Stoffwechselprozessen gebildet.

2. ROS sind Atome, Ionen oder Moleküle, die ein oder mehrere ungepaarte Elektronen aufweisen, die zerstörerisch auf Zellstrukturen (Proteine, Lipide) und die DNA wirken können; sie stellen eine potenzielle Gefahr für den Organismus dar.

3. ROS zeigen auch positive Wirkungen, etwa bei der Immunabwehr (z. B. Abtötung schädlicher Mikroorganismen).

4. Normalerweise stehen den zerstörerischen Kräften der ROS körpereigene Enzyme und antioxidative Nahrungsfaktoren (z. B. die Vitamine C und E sowie β-Carotin) gegenüber, die diese destruktiven Kräfte neutralisieren können (prooxidatives/antioxidatives Gleichgewicht).

5. Wird dieses Gleichgewicht durch vermehrte Radikalbildung und/oder ungenügenden antioxidativen Ausgleich gestört, spricht man von oxidativem Stress.

6. Eine ausgewogene Ernährung mit reichlich Obst und Gemüse sowie das Meiden von Rauchen, übermäßigem Alkoholkonsum, übermäßiger UV-Exposition und extremer körperlicher Belastung sind empfehlenswerte Präventionsmaßnahmen.

8. ALTERS- UND LEISTUNGSGERECHTE ERNÄHRUNG

8. ALTERS- UND LEISTUNGSGERECHTE ERNÄHRUNG

8.1 WISSENSCHAFTLICH BEGRÜNDETE ERNÄHRUNGS-EMPFEHLUNGEN

In Deutschland ist die Deutsche Gesellschaft für Ernährung e. V. (DGE) seit 1953 als unabhängige Fachgesellschaft bestrebt, wissenschaftlich fundierte Ernährungsempfehlungen zu erarbeiten, Ernährungsaufklärung zu betreiben und Qualitätssicherung zu fördern. Sie gibt u. a. alle vier Jahre den Ernährungsbericht heraus (zuletzt EB 13, 2016) und erarbeitet Richtlinien und Empfehlungen für eine gesundheitsfördernde Ernährung.

Wissenschaftlich begründete Empfehlungen wurden 1962 unter dem Titel „Die wünschenswerte Höhe der Nahrungszufuhr" publiziert, später erschienen sie unter dem Titel „Empfehlungen für die Nährstoffzufuhr" (1975, 1985, 1989, 1991). Die neuen Empfehlungen wurden in Zusammenarbeit mit den Fachgesellschaften Österreichs und der Schweiz erstellt und unter dem Titel „D-A-CH-Referenzwerte für die Nährstoffzufuhr" zuletzt im Jahr 2015 veröffentlicht bzw. im Jahr 2016 teilweise aktualisiert. Die Referenzwerte beinhalten je nach Datenlage entweder Empfehlungen, Schätzwerte oder Richtwerte zu den einzelnen Nährstoffen.

8.1.1 Vollwertige Ernährung

Die 10 Regeln der DGE

Vollwertig zu essen und zu trinken, hält gesund, fördert Leistung und Wohlbefinden. Wie sich das umsetzen lässt, hat die Deutsche Gesellschaft für Ernährung auf Basis aktueller wissenschaftlicher Erkenntnisse in zehn Regeln formuliert (DGE, 2017).

1. Lebensmittelvielfalt genießen

Nutzen Sie die Lebensmittelvielfalt und essen Sie abwechslungsreich. Wählen Sie überwiegend pflanzliche Lebensmittel.

2. Gemüse und Obst – nimm „5 am Tag"

Genießen Sie mindestens 3 Portionen Gemüse und 2 Portionen Obst am Tag. Zur bunten Auswahl gehören auch Hülsenfrüchte wie Linsen, Kichererbsen und Bohnen sowie (ungesalzene) Nüsse.

3. Vollkorn wählen

Bei Getreideprodukten wie Brot, Nudeln, Reis und Mehl ist die Vollkornvariante die beste Wahl für Ihre Gesundheit.

4. Mit tierischen Lebensmitteln die Auswahl ergänzen

Essen Sie Milch und Milchprodukte wie Joghurt und Käse täglich, Fisch ein- bis zweimal pro Woche. Wenn Sie Fleisch essen, dann nicht mehr als 300 bis 600 g pro Woche.

5. Gesundheitsfördernde Fette nutzen

Bevorzugen Sie pflanzliche Öle wie beispielsweise Rapsöl und daraus hergestellte Streichfette. Vermeiden Sie versteckte Fette. Fett steckt oft „unsichtbar" in verarbeiteten Lebensmitteln wie Wurst, Gebäck, Süßwaren, Fastfood und Fertigprodukten.

6. Zucker und Salz einsparen

Mit Zucker gesüßte Lebensmittel und Getränke sind nicht empfehlenswert. Vermeiden Sie diese möglichst und setzen Sie Zucker sparsam ein. Sparen Sie Salz und reduzieren Sie den Anteil salzreicher Lebensmittel. Würzen Sie kreativ mit Kräutern und Gewürzen.

7. Am besten Wasser trinken

Trinken Sie rund 1,5 Liter jeden Tag. Am besten Wasser oder andere kalorienfreie Getränke wie ungesüßten Tee. Zuckergesüßte und alkoholische Getränke sind nicht empfehlenswert.

8. Schonend zubereiten

Garen Sie Lebensmittel so lange wie nötig und so kurz wie möglich, mit wenig Wasser und wenig Fett. Vermeiden Sie beim Braten, Grillen, Backen und Frittieren das Verbrennen von Lebensmitteln.

9. Achtsam essen und genießen

Gönnen Sie sich eine Pause für Ihre Mahlzeiten und lassen Sie sich Zeit beim Essen.

10. Auf das Gewicht achten und in Bewegung bleiben
Vollwertige Ernährung und körperliche Aktivität gehören zusammen. Dabei ist nicht nur regelmäßiger Sport hilfreich, sondern auch ein aktiver Alltag, indem Sie z. B. öfter zu Fuß gehen oder Fahrrad fahren.

Für die Umsetzung dieser theoretischen Empfehlungen in praxisnahe Ratschläge ergänzt die DGE die zehn Regeln um den sog. „Lebensmittelkreis".

Der **Lebensmittelkreis** teilt das Lebensmittelangebot in sieben Gruppen ein. Wer täglich alle sieben Gruppen bei seiner Nahrungsauswahl berücksichtigt und Lebensmittel innerhalb einer Gruppe regelmäßig abwechselt, ernährt sich optimal. Die Größe der Kreissegmente deutet auf die Priorität hin. In ähnlicher Weise wurde die **Lebensmittelpyramide** als Ergänzung des Kreises entwickelt. Die vier Pyramidenseiten liefern Hinweise auf die Priorität der Lebensmittel in der jeweiligen Gruppe und damit auf die ernährungsphysiologische Qualität.

Insgesamt kann man von der Empfehlung einer pflanzenbetonten Mischkost ausgehen. Mehr als die Hälfte der Energiezufuhr sollte auf Kohlenhydrate entfallen, maximal 30 % auf Fett und 10–15 % auf Protein. Bei einem Erwachsenen mit einem Energiebedarf von 2.400 kcal/Tag wären das rein quantitativ: rd. 300 g KH, rd. 70–80 g Fett und rd. 60 g Protein.

8.1.2 Vollwerternährung

In den Achtzigerjahren wurde die Vollwerternährung von den Gießener Ernährungswissenschaftlern Carl von Koerber, Thomas Männle und Claus Leitzmann entwickelt und später modifiziert. Die Grundidee dafür reicht bis in die Antike zurück (Hippokrates).

Die Reformbewegung, die sich seit Mitte des 19. Jahrhunderts entwickelt hat, erkannte die nachteiligen Wirkungen der Industrialisierung auf den Menschen. Wichtige Wegbereiter der heutigen Vollwerternährung waren Maximilian Bircher-Benner (1867–1939, „Bircher-Müsli") und Werner Kollath (1892–1970, „Kollath-Frühstück"). Die Einteilung der Nahrungsmittel in sog. „Wertstufen" geht ebenfalls auf Kollath zurück.

Die Vollwerternährung ist eine überwiegend pflanzliche Kostform, die geringe Mengen tierischer Lebensmittel zulässt (sog. „lakto-vegetabile Kost"). Unerhitzte Frischkost macht dabei etwa die Hälfte der Gesamtnahrungsmenge aus. Mit der Vollwerternährung sollen die Gesundheit, eine Schonung der Umwelt, faire Wirtschaftsbeziehungen und eine weltweite soziale Gerechtigkeit gefördert werden. Es werden weder Verbote noch Gebote ausgesprochen, sondern Grundsätze und Empfehlungen formuliert. Für einzelne Bevölkerungsgruppen wie Schwangere, Stillende, Säuglinge und Kleinkinder, Senioren sowie Sportler werden in einem separaten Teil des zitierten Werkes die Besonderheiten der Vollwerternährung dargelegt. Die Empfehlungen decken sich weitestgehend mit denen der DGE.

Tab. 8.1 — Zusammenfassende Empfehlungen für die Vollwerternährung (nach: KOERBER/ MÄNNLE/LEITZMANN, 2006)

Reichlich verzehren	Mäßig verzehren	Selten verzehren	Möglichst meiden
Gemüse, z. T. Frischkost	Nüsse	Konservierte Lebensmittel	Isolierte Zucker
Obst, z. T. Frischkost	Ölsamen und Ölfrüchte	Nichtvollkornprodukte	Süßwaren isolierte Substanzen
Vollkornprodukte	Native, kalt gepresste Öle	Raffinierte Fette	Fertigprodukte
Kartoffeln	Butter	Fleischerzeugnisse	
Hülsenfrüchte	Milch/Milchprodukte	Alkohol	
Wasser	Fleisch, Fisch, Eier	Kaffee	
Kräuter- und Früchtetee	Jodiertes Speisesalz	schwarzen Tee	
Gewürze und Kräuter	Honig		

Zusammenfassung

Grundsätze der Vollwerternährung:
1. Genussvolle und bekömmliche Speisen
2. Bevorzugung pflanzlicher Lebensmittel (überwiegend lakto-vegetabile Kost)
3. Bevorzugung gering verarbeiteter Lebensmittel, reichlich Frischkost
4. Ökologisch erzeugte Lebensmittel
5. Regionale und saisonale Erzeugnisse
6. Umweltverträglich verpackte Produkte
7. Fair gehandelte Lebensmittel

8.2 ERNÄHRUNG IN SCHWANGERSCHAFT UND STILLZEIT

8.2.1 Ernährung in der Schwangerschaft

Mangel- und Fehlernährung der Mutter in ihren Auswirkungen auf das Kind

Aus einer Vielzahl von tierexperimentellen Studien und auch aus Untersuchungen am Menschen ist bekannt, dass sich eine massive Fehl- bzw. Mangelernährung der Mutter auf die körperliche und geistige Entwicklung des Kindes negativ auswirken kann. Derartige Mangelzustände sind allerdings unter den aktuellen Lebensbedingungen in Deutschland und den westlichen Industrieländern extrem selten. Berichtet wurde über eine Häufung von geschädigten bzw. missgebildeten Neugeborenen in der unmittelbaren Nachkriegszeit als Folge massiver Unter- bzw. Mangelernährung der Mutter.

Eine besonders wichtige Phase in der embryonalen Entwicklung ist die Zeit der Gehirnentwicklung. Nach Wagner (1974) gibt es zwei Spitzen, während der 15.–20. Schwangerschaftswoche und ab der 30. Woche bis zum Alter von 18 Monaten. Ein Nährstoffmangel würde sich also in diesen Phasen besonders nachteilig auswirken.

Sehr schwierig ist der exakte Nachweis einer Fehlbildung des Embryos infolge einer Nährstoffarmut des mütterlichen Organismus vor und während einer Schwangerschaft. Tierexperimentelle Befunde deuten darauf hin, dass eine massive Unterversorgung mit diversen Vitaminen gehäuft zu teratogenen Schäden (u. a. Missbildungen) führt. Eindeutig belegt ist allerdings, dass das Risiko einer Fehlbildung beim Embryo (Spaltbildungen der Wirbelsäule, Spina bifida) infolge eines **Folsäuremangels** erheblich ansteigt. Darüber hinaus sind Schwangerschaftskomplikationen bei guter Folatversorgung seltener. Aus diesem Grunde wird Frauen, die schwanger werden wollen (und könnten), empfohlen, zusätzlich 400 µg Folsäure in Form von Supplementen aufzunehmen. Die Einnahme sollte möglichst mindestens vier Wochen vor Beginn der Schwangerschaft begonnen und diese bis zum Ende des ersten Drittels der Schwangerschaft fortgeführt werden. Eine jüngere Studie zeigt allerdings, dass mit der Einnahme von Folsäure oftmals zu spät begonnen wird.

Als Folge einer Mangelversorgung mit den Vitaminen A und verschiedenen B-Vitaminen zeigten sich im Tierexperiment auch teratogene Schäden. Ein Mangel an den Vitaminen C und D führte bei Versuchstieren zu Knochenmissbildungen. Fehl- und Mangelernährung in der Schwangerschaft erhöht das Risiko von Frühgeburten, Aborten, unterdurchschnittlichem Geburtsgewicht und fetaler Rachitis. Die möglichen Schäden sind abhängig vom Ausmaß, vom Zeitpunkt und von der Dauer der Unter- bzw. Mangelernährung.

Ein teratogener Schaden kann auch als Folge eines ausgeprägten **Jodmangels** auftreten. Während sich bei der Mutter ein Jodmangel nur rein äußerlich als Kropf zeigt, kann beim Neugeborenen bereits ein Gehirnschaden bestehen, der zu einer erheblichen geistigen Beeinträchtigung führt.

Andererseits kann auch eine Überversorgung mit bestimmten Vitaminen zu teratogenen Schäden führen. Aus diesem Grunde wird davor gewarnt, zu hohe Mengen an **Vitamin A** aufzunehmen. Zwar ist eine gute Vitamin-A-Versorgung in der Schwangerschaft wegen der Bedeutung dieses Vitamins für die Lungenentwicklung und -reifung wichtig, allerdings sollte die Zufuhr maximal ein Drittel höher liegen als bei nicht schwangeren Frauen. Leber enthält zum Teil sehr hohe Retinolmengen (Vitamin A). Daher sollten Frauen zumindest im ersten Schwangerschaftsdrittel auf den Verzehr von Leber verzichten.

Im zweiten Schwangerschaftsdrittel können kleinere Mengen an Leber (unter 100 g) verzehrt werden, ansonsten ist der Retinolbedarf über carotinreiches Obst und Gemüse zu decken. Im letzten Schwangerschaftsdrittel kann Leber wieder in üblichen Mengen gegessen werden.

Neuere Untersuchungen zeigen, dass das Gewicht der Mutter bzw. eine zu hohe Energiezufuhr während der Schwangerschaft einen deutlichen Einfluss auf das Geburtsgewicht sowie auf ein mögliches Übergewicht des Kindes hat. Ist die Mutter während der Schwangerschaft übergewichtig, nimmt übermäßig zu oder entwickelt einen **Schwangerschaftsdiabetes**, so wird das Kind in der Weise „geprägt", dass es lebenslang ein erhöhtes Risiko etwa für Übergewicht oder Diabetes Typ 2 trägt. Man geht davon aus, dass es während „kritischer Entwicklungsphasen" (pränatal, neonatal, frühkindlich) durch verschiedene Außenfaktoren (Ernährung, Hormone etc.) zu einer Festlegung der künftigen Funktionsweise von Organen und Organsystemen beim Kind kommt, sodass im Falle einer Störung dieser „Programmierung" im späteren Leben chronische Erkrankungen (Übergewicht, Diabetes) entstehen können. Kinder diabetischer Mütter weisen deutlich erhöhte Geburtsgewichte auf.

Zahlreiche Studien zeigen, dass die vorgeburtliche (pränatale) und frühkindliche Ernährung einen „programmierenden", „prägenden" Einfluss auf gesundheitliche Langzeitrisiken des Kindes hat, unabhängig von genetischen Anlagen.

Besonders wichtig für eine angemessene Entwicklung des Fetus ist der vollständige Verzicht auf **Alkohol** während der Schwangerschaft. Ebenso wie **Nikotin** passiert Alkohol die Mutter-Kind-Schranke über das Nabelschnurblut und kann enorme fruchtschädigende Wirkungen auslösen, die unter dem Begriff „alkoholbedingte Fetopathie" bekannt sind. Rauchen in der Schwangerschaft führt zudem zu einem niedrigeren Geburtsgewicht der Kinder; Schwangerschafts- und Geburtskomplikationen treten bei Raucherinnen vermehrt auf. Ähnliche Beobachtungen wurden auch bei hohem Kaffeekonsum gemacht.

Physiologische Veränderungen, Nährstoffbedarf

Eine Schwangerschaft dauert beim Menschen etwa 280 Tage = 40 Wochen (266–294 Tage). Für den weiblichen Organismus sind insbesondere in der zweiten Hälfte der Schwangerschaft erhebliche Stoffwechselleistungen zu erbringen, da es in dieser Zeit zu einer beträchtlichen Gewebsneubildung kommt. Der Grundumsatz der werdenden Mutter ist erhöht, der Fettanteil steigt um 1,5–3,5 kg und das Flüssigkeitsvolumen nimmt um 5–6 Liter während der gesamten Schwangerschaft zu. Die **Gewichtszunahme** gegen Ende der Schwangerschaft beträgt normalerweise zwischen 10 und 18 kg.

Abb. 8.1 — Einzelkomponenten der Gewichtszunahme während der Schwangerschaft (nach: KÜBLER, 1981)

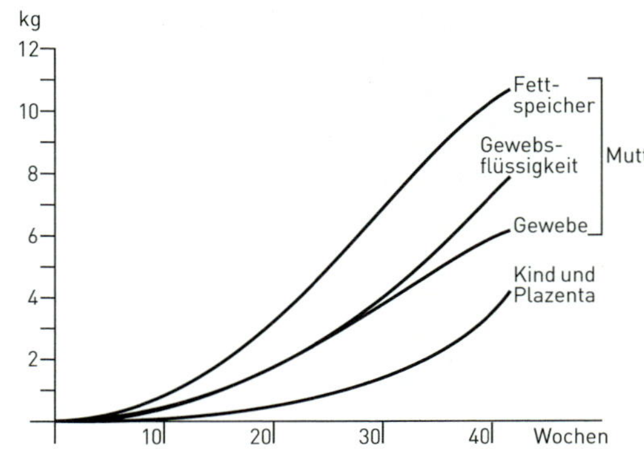

Am Ende einer Schwangerschaft ist dem mütterlichen Organismus durch das Neugeborene sowie die Plazenta und das Fruchtwasser eine beträchtliche Menge von Nährstoffen entzogen worden. Diese Verluste bedürfen geeigneter Ernährungsmaßnahmen, um den gesteigerten Energie- und Nährstoffbedarf zu sichern.

Für die gesamte Dauer der Schwangerschaft werden zusätzlich 320 MJ (rd. 76.500 kcal) an Energie benötigt. Es wird empfohlen, diesen Bedarf während der Schwangerschaft durch die tägliche Mehraufnahme von 70 kcal (= 290 kJ) im ersten Trimester, 250 kcal (= 1.100 kJ) im 2. Trimester und 500 kcal (= 2.100 kJ) im dritten Trimester zu decken. Längst veraltet ist die Empfehlung, „für zwei" zu essen.

Der **Proteinbedarf** ist ab dem 4. Monat erhöht, es wird jetzt eine Zulage von täglich 10 g empfohlen, das sind rd. 58 g/Tag.

In Bezug auf den **Kohlenhydratbedarf** ergeben sich in der Schwangerschaft keine besonderen Anforderungen. Es gelten die gleichen Empfehlungen wie für nicht schwangere Frauen. Ballaststoffe sind in der Schwangerschaft von besonderer Bedeutung, weil infolge hormoneller Umstellungen sowie einer ungünstigen Position des Kindes die Darmmotilität verringert ist und es dadurch oftmals zu einer Obstipation (Verstopfung) kommt.

Der **Fettbedarf** ist ebenfalls nicht erhöht. Der Anteil an Fett, gemessen an der Gesamtenergiezufuhr, sollte 30–35 % ausmachen, wobei der Fokus noch stärker auf qualitativ hochwertigen Fetten liegen sollte. Eine ausreichende Aufnahme essenzieller Fettsäuren, insbesondere von **Ω-3-Fettsäuren**, ist für das fetale Wachstum und die frühkindliche Entwicklung besonders wichtig, insbesondere für die Gehirnentwicklung und die Ausbildung des Sehvermögens. Schwangere sollten mindestens täglich 200 mg Docosahexaensäure (DHA) aufnehmen. Vor allem im letzten Schwangerschaftsdrittel ist der Fetus auf die Zufuhr von langkettigen mehrfach ungesättigten Fettsäuren, wie z. B. DHA, angewiesen, da in dieser Zeit die Entwicklung des zentralen Nervensystems besonders intensiv ist.

Erhöht ist dagegen der Bedarf an Vitaminen, Mineralstoffen und Spurenelementen. Auch dieser Mehrbedarf kann durch eine abwechslungsreiche Mischkost mit hohem Anteil an Obst und Gemüse problemlos gedeckt werden.

Eine Ausnahme bildet **Eisen**. Empfohlen wird eine Verdoppelung der Eisenaufnahme, da der Fetus u. a. seine Eisenspeicher auffüllen muss und sein Erythrozytenvolumen (rote Blutkörperchen) zunimmt. Dieser drastisch erhöhte Bedarf kann in der Regel selbst bei stärkerer Berücksichtigung eisenreicher Lebensmittel nicht gedeckt werden.

Tab. 8.2 — Übersicht „Supplementierung in Schwangerschaft und Stillzeit" (HILBIG, A: Ernährung in Schwangerschaft und Stillzeit, in: *Ernährungs-Umschau* 60(2013), M 469)

Generelle Supplementation		
Folsäure/Methylfolat	Prävention von Neuralrohrdefekten und anderen Fehlbildungen des Nervensystems	400 µg Folsäure/Tag möglichst vor der Konzeption und mindestens bis zum Ende des 1. Trimenons. Wenn bereits bei einem vorherigen Kind ein Neuralrohrdefekt vorlag: 4,0 mg Folsäure/Tag
Jod	Prävention von Jodmangel, gekennzeichnet durch erhöhte perinatale Morbidität und Sterblichkeit, Hypothyreose und Kropf, körperliche und geistige Retardierung	100 (–150) µg Jod/Tag für die gesamte Schwangerschaft und Stillzeit
Supplementation bei besonderem Bedarf/in Einzefällen		
Eisen	Prävention von Eisenmangel und Eisenmangelanämie in der Schwangerschaft, Anlegen von Eisendepots beim Fetus im 3. Trimenon	Wenn Ferritinspiegel ≤ 30 µg/L nach ärztlicher Empfehlung: 30–40 mg Eisen/Tag ab 2. Trimenon
Vitamin D	Knochenentwicklung beim Fetus und Neugeborenen	Bei fehlehnder endogener Synthese (unzureichende Sonnenlichtexposition): 20 µg Vitamin D/Tag in der gesamten Schwangerschaft und Stillzeit
LC-PUFA[1]	Förderung der kognitiven und visuellen Entwicklung; Speicherung in Leber und Fettgewebe beim Fetus im 3. Trimenon	200 mg DHA[2] /Tag, wenn kein Fisch verzehrt wird, in der gesamten Schwangerschaft und Stillzeit

1 Langkettige mehrfach ungesättigte Fettsäuren
2 Docosahexaensäure

Während der Schwangerschaft entfällt zwar der menstruelle Blutverlust, es werden aber für den Fetus zusätzlich etwa 300 mg, für die Plazenta etwa 50 mg und für das vermehrte mütterliche Blutvolumen etwa 450 mg Eisen benötigt. Dennoch wird empfohlen, Eisen erst dann zu substituieren, wenn ein massiver Eisenmangel herrscht. Der Eisenstatus der Mutter sollte daher in den Vorsorgeuntersuchungen regelmäßig kontrolliert werden. Eine besondere Aufmerksamkeit gilt dem Spurenelement **Jod**. Der Bedarf wird mit 230 µg/Tag angegeben. Hier erfolgt selbst bei Verwendung von jodiertem Speisesalz oftmals keine ausreichende Zufuhr, weshalb Jod in Absprache mit dem Arzt ggf. in Tablettenform aufgenommen werden sollte.

Tab. 8.3 — Mehrbedarf an Vitaminen, Mineralstoffen und Spurenelementen in der Schwangerschaft (absolut und relativ) (nach: D-A-CH-REFERENZWERTE, 2015, 2016)

Nährstoff	Tägl. Bedarf einer Nichtschwangeren (19–51 Jahre)	Tägl. Bedarf in der Schwangerschaft	Mehrbedarf in % (gerundet)
Vitamin A (mg RÄ)	0,8	1,1 (ab 4. Monat)	38
Vitamin D (µg)	20	20	–
Vitamin E (mg TÄ)	12	13	10
Vitamin K (µg)	60	60	–
Thiamin (mg)	1,0	1,2–1,3 (ab 4. Monat)	20
Riboflavin (mg)	1,1	1,3–1,4 (ab 4. Monat)	25
Niacin (mg)	13	14–16 (ab 4. Monat)	15
Vitamin B_6 (mg)	1,2	1,9 (ab 4. Monat)	58
Folsäure (Nahrungsfolat, in µg FÄ)	300	550	80
Vitamin B_{12} (µg)	3,0	3,5	17
Vitamin C (mg)	95	105	10
Calcium (mg)	1.000	1.000	–
Phosphor (mg)	700	800	14
Magnesium (mg)	300–310	310	bis 3,5
Eisen (mg)	15	30	100
Jod (µg)	200	230	15
Zink (mg)	7	10 (ab 4. Monat)	40

Ernährungsmitbedingte Schwangerschaftsbeschwerden und Risiken

Vor allem während der Frühschwangerschaft ist eine gewisse **Übelkeit** weit verbreitet, die vorzugsweise morgens nach dem Aufstehen auftritt, oftmals verbunden mit Schwindelgefühlen und gelegentlichem Erbrechen. Die Ursachen sind weitgehend unklar, der wichtigste Grund ist wohl die Stoffwechselumstellung infolge hormoneller Veränderungen. Meist verläuft diese Phase mit Schwindel und Übelkeit ohne Komplikationen, sodass keine besonderen Maßnahmen erforderlich sind. Kleine Mahlzeiten, eine Tasse Tee mit wenig Zucker und evtl. einer Prise Salz können bei Übelkeit hilfreich sein. Bei Erbrechen ist auf eine ausreichende Flüssigkeitsaufnahme zu achten (z. B. Fruchtsaftschorle, Gemüsebrühe). Häufig treten in gewissen Phasen der Schwangerschaft Abneigungen gegen bestimmte Lebensmittel oder ein besonderer Heißhunger auf. Beide Erscheinungen sind normalerweise bedeutungslos, sofern lebenswichtige Nahrungsmittel nicht dauernd gemieden werden (z. B.

Milch oder Milchprodukte aufgrund der Calciumversorgung). Ein völliger Verzicht auf Fleisch ist wegen der Eisenversorgung nicht zu empfehlen.

Bei einer ovo-lakto-vegetarischen Vollwerternährung kann das Risiko eines **Vitamin-B_{12}-Mangels** erhöht sein. Die Gefahr einer Unterversorgung besteht insbesondere dann, wenn sich Mütter jahrelang vegan, d. h. ohne jegliche tierische Lebensmittel, ernährt haben. Gefährdet sind hier vor allem voll gestillte Kinder, da sie oft einen Vitamin-B_{12}-Mangel aufweisen. Gedeihstörungen, Verlangsamung des Längen- und Kopfwachstums und verzögerte psychomotorische Entwicklung mit Schädigung des frühkindlichen Gehirns können die Folge sein.

Oftmals treten in der Schwangerschaft **Ödeme** bei der Mutter auf, die in aller Regel unbedenklich sind. Plötzlich auftretende Ödeme in Kombination mit einer **Gestose** bei gleichzeitig hohem Gewichtsanstieg sind dagegen behandlungsbedürftig. Eine spezielle Gestosediät gibt es zwar nicht; es wird jedoch empfohlen, je nach Ausmaß der Ödembildung, eine natriumarme, energetisch ausgewogene Kost und eine ausreichende Zufuhr hochwertigen Proteins zu bevorzugen. Eine strenge Kochsalzrestriktion gilt heute als überholt. Wichtig scheint dagegen eine gute Calciumversorgung zu sein.

Unterschieden werden die **Frühgestose**, die meist morgens mit Übelkeit und Erbrechen verbunden ist, und die **Spätgestose** (Präklampsie, früher auch EPH-Gestose) in der zweiten Schwangerschaftshälfte, die durch Ödeme, Hypertonie und Proteinurie gekennzeichnet ist. Der Gestoseverlauf ist unterschiedlich schwer und kann letztlich eine sog. „Eklampsie“ mit Krämpfen, Bewusstlosigkeit, Niereninsuffizienz usw. zur Folge haben. Eine stationäre Behandlung ist in schweren Fällen unbedingt erforderlich. Die Ursachen für die Entstehung einer Gestose sind weitgehend unklar. Übergewicht und familiäre Disposition können das Auftreten eines **Schwangerschaftsdiabetes (Gestationsdiabetes, GDM)** begünstigen. Daher sollten zwischen der 24. und 28. Woche Diabetessuchtests durchgeführt werden. Bei Vorliegen von Risikofaktoren, wie starkem Übergewicht, Diabetes bei Eltern oder Geschwistern, Körpergewicht eines vorangegangenen Kindes über 4.500 g, ist ein Screening bereits früher erforderlich. Unter ärztlicher Kontrolle sind ggf. eine Ernährungsumstellung, regelmäßige Blutglukosekontrollen und eine Insulintherapie erforderlich. Der Gestations- oder Schwangerschaftsdiabetes zählt zu den häufigsten Schwangerschaftskomplikationen und nimmt weltweit zu. In Deutschland ist die GDM-Prävalenz von 3,7 % im Jahr 2010 auf 4,4 im Jahr 2011 gestiegen. Das Risiko für eine schwangerschaftsinduzierte Hypertonie, Präklampsie und Eklampsie ist bei Schwangeren mit Gestationsdiabetes erhöht. Langfristig steigt das Risiko, einen Diabetes Typ 2 zu entwickeln. Kinder diabetischer Mütter haben ein höheres Geburtsgewicht und das Risiko für die Entwicklung von Übergewicht, Diabetes und Bluthochdruck steigt. Pathogenetisch wird ein hormonaler Insulinantagonismus durch das plazentare Laktogen sowie durch die Hormone Östrogen und Progesteron angenommen. Seit März 2012 ist das Screening auf Gestationsdiabetes verbindlich in die Mutterschaftsrichtlinien als Kassenleistung aufgenommen worden; der Ernährungsbericht forderte dies bereits seit 2008.

Während der Schwangerschaft sollten zudem einige Lebensmittel gemieden werden, da hier die Gefahr einer bakteriellen Infektion besteht. Die **Listeriose** wird durch Bakterien (Listeria monocytogenes) ausgelöst, die in Rohmilch und Rohmilchkäse (z. B. Brie, Camembert, Limburger, Romadur) vorkommen können. Weich- und Sauermilchkäse (z. B. Harzer, Mainzer Handkäse) und vor allem ihre Rinde bzw. Randschicht sind zu meiden, da die Listerien vorzugsweise in den äußeren Schichten überleben. Auch rohes oder nicht voll durchgegartes Fleisch sowie Gemüserohkost von mist- oder jauchegedüngten Feldern und rohes Fallobst können mit Listerien kontaminiert sein. Eine Aufbewahrung im Kühlschrank allein tötet die Bakterien nicht ab.

Ein weiteres ernstes Problem kann eine Infektion mit **Toxoplasmoseerregern** sein. Die einzelligen Erreger (Toxoplasma gondii) zählen wie der Malariaerreger zu den Sporentierchen. Für den erwachsenen Menschen sind sie meist harmlos; bei einer Infektion rufen sie außer leicht geschwollenen Lymphknoten und leichtem Fieber keine weiteren Symptome hervor. Jeder zweite Mensch hat sich im Laufe seines Lebens damit infiziert und ist daher immun.

Gefährlich wird eine Infektion während der Schwangerschaft für den Fetus. Der Erreger wird durch die

Plazenta auf den Fetus übertragen und kann diesen schädigen. Schätzungsweise infizieren sich 0,2 % aller Schwangeren erstmalig während der Schwangerschaft mit einer Toxoplasmose. Die Wahrscheinlichkeit, dass ein Fetus infiziert wird, ist im dritten Trimenon am höchsten; eine Infektion im ersten Trimenon hat die größten Auswirkungen auf die Entwicklung des Fetus. Spätere Sprachstörungen des Kindes, Sehfehler oder Blindheit sowie schwere Missbildungen des Gehirns können die Folge sein. Während in Österreich und Frankreich ein Toxoplasmosetest für Schwangere Pflicht ist, ist in Deutschland ein Screening nicht verpflichtend und wird daher nicht routinemäßig durchgeführt. Hauptwirt der Toxoplasmoseerreger sind Katzen. Daher ist größte Vorsicht im Umgang mit diesen Haustieren geboten. Im Übrigen gelten die Vorsichtsmaßnahmen, die auch bei der Listeriose erforderlich sind: der Verzicht auf rohes Fleisch und ein sorgfältiges Waschen von rohem Obst und Gemüse. Durch Tiefgefrieren werden die Toxoplasmoseerreger abgetötet, ebenso durch Kochen, Braten und Pasteurisieren. Auf Rohwurst und rohe Fleischwaren sollte in der Schwangerschaft grundsätzlich verzichtet werden.

8.2.2 Ernährung in der Stillzeit

Während der Stillzeit sind grundsätzlich zwei Ziele anzustreben:

- Die Ernährung soll den Mehraufwand für die Milchproduktion ausgleichen.
- Eine allmähliche Gewichtsnormalisierung ist anzustreben.

Es wird empfohlen, einen Säugling zwischen vier und sechs Monate zu stillen. Für den mütterlichen Organismus bedeutet dies bis zum fünften Monat eine tägliche Milchmenge von etwa 750–800 ml, was eine enorme physiologische Leistung darstellt. Da gleichzeitig sowohl die Milch gebildet werden muss als auch die Nährstoffverluste aus der Schwangerschaft ausgeglichen werden müssen, ist der Bedarf an Energie und den meisten Nährstoffen höher als in der Schwangerschaft. Der Bedarf kann jedoch mit einer ausgewogenen Mischkost sichergestellt werden, ohne zusätzliche Ergänzungspräparate aufzunehmen.

Für den Säugling stellt die Muttermilch die optimale Nahrungsquelle dar, da sie am besten an seine jeweiligen Bedürfnisse angepasst ist. Die Muttermilch verändert sich in ihrer Zusammensetzung während der Dauer der Laktation. In den ersten drei Tagen nach der Geburt wird die sog. „Vormilch“ (Kolostralmilch) gebildet, die besonders reich an Abwehrstoffen (Immunglobulinen) ist.

Drei bis 14 Tage nach der Geburt wird die sog. „transitorische Milch“ (Übergangsmilch) gebildet, die weniger Proteine, dafür aber mehr Fett und Laktose (Milchzucker) enthält. Etwa zwei Wochen nach der Geburt wird die reife Milch sezerniert, die relativ proteinarm ist, aber einen hohen Fett- und Laktoseanteil aufweist, damit der wachsende Energiebedarf des Säuglings gedeckt werden kann.

Insbesondere der Energie- und Proteingehalt der Milch steht in direkter Beziehung zum Wachstum des Neugeborenen. Da die Verdoppelung des Körpergewichts beim Säugling im Unterschied zu vielen Säugetierarten erst mit etwa einem halben Jahr erreicht ist, ist der Proteingehalt der reifen Frauenmilch mit ca. 1 g/100 g relativ gering.

Mit der Milch werden rd. 2,5 MJ Energie an das Kind abgegeben. Daher sollten Stillende bis einschließlich zum vierten Monat ungefähr 2,1 MJ (= 500 kcal) Energie zusätzlich pro Tag aufnehmen.

Für die Bildung von 1 g Milchprotein werden ca. 2–3 g Nahrungsprotein benötigt. Mit der Milch werden durchschnittlich 7–9 g Protein pro Tag abgegeben. Unter Berücksichtigung einer 70 %igen Effizienz der Proteinverwertung und eines Sicherheitszuschlags ergibt sich ein täglicher Mehrbedarf von 15 g, d. h. ein Gesamtbedarf von 63 g/Tag.

Ebenfalls deutlich erhöht ist der Bedarf an Vitamin A. Der Säugling nimmt über die Muttermilch rd. 0,5 mg RÄ pro Tag auf, die mit der Nahrung zugeführt werden müssen.

Der Mehrbedarf an Energie und der damit verbundene höhere Fettbedarf bewirken auch einen erhöhten Bedarf an Vitamin E. Deutlich erhöht ist der Bedarf auch an den B-Vitaminen, insbesondere an Vitamin B_6 und Folsäure.

Eisen, Jod und Zink müssen in deutlich größeren Mengen aufgenommen werden. Bei Eisen ist die Versorgung allein über Lebensmittel schwierig, sehr kritisch ist die Jodversorgung, die u. U. über Supplemente (100 µg/Tag) sichergestellt werden muss. Der Calciumbedarf kann wiederum nur über eine ausreichende Menge von Milch und Milchprodukten gedeckt werden.

Ein extrem hoher Obstverzehr der Mutter kann zu einem erhöhten Gehalt an Fruchtsäuren in der Muttermilch führen mit der Folge, dass beim Säugling Wundsein und Durchfall auftreten. Entsprechende Obstsorten müssen dann gemieden werden. Ähnliches gilt für besonders blähend wirkende Gemüsearten. Genussmittel wie Alkohol und große Mengen Kaffee sind zu meiden.

Tab. 8.4 — Empfohlene Mehrzufuhr an Vitaminen und Mineralstoffen in der Stillzeit (nach: D-A-CH-REFERENZWERTE, 2015)

Nährstoff	Bedarf einer nicht schwangeren und stillenden Frau (19–51 J.)	Bedarf in der Stillzeit	Mehrbedarf in % (gerundete Werte)
Vitamin A (mg RÄ)	0,8	1,5	90
Vitamin E (mg TÄ)	12	17	40
Vitamin B_1 (mg)	1,0	1,3	30
Vitamin B_2 (mg)	1,1	1,4	30
Vitamin B_6 (mg)	1,2	1,9	60
Vitamin B_{12} (µg)	3,0	4,0	33
Vitamin C (mg)	95	125	30
Niacin (mg)	13	16	25
Folsäure (µg FÄ)	300	450	50
Calcium (mg)	1.000	1.000	–
Phosphor (mg)	700	900	30
Magnesium (mg)	300–310	390	30
Eisen (mg)	15	20	33
Zink (mg)	7	11	60
Jod (µg)	150	200	30

Zusammenfassung

1. Abwechslungsreiche Mischkost mit reichlich Obst und Gemüse.
2. Meiden von Rohmilchkäse und rohem Fleisch bzw. nicht durchgegartem Fleisch.
3. Vorzugsweise ballaststoffreiche Kost, Aufnahme komplexer Kohlenhydrate.
4. Sorgfältige Auswahl hochwertiger Speisefette.
5. Folsäure, Eisen und Jod müssen ggf. supplementiert werden. Folsäurepräparate sind bereits vor der Schwangerschaft einzunehmen.
6. Meiden von Alkohol, Nikotin und Koffein.
7. Adäquate Gewichtszunahme in der Schwangerschaft, allmähliches Erreichen des Anfangsgewichts nach Ende der Stillzeit.

8.3 ERNÄHRUNG IM SÄUGLINGSALTER

Das Säuglingsalter umfasst den Zeitraum von der Geburt bis zum Ende des ersten Lebensjahres. Bezogen auf das Körpergewicht hat der Säugling in dieser Zeit den höchsten Energie- und Nährstoffbedarf.

Während das ungeborene Kind über den mütterlichen Organismus via Plazenta ernährt wird, muss das Neugeborene erstmals oral mit allen notwendigen Nähr- und Wirkstoffen versorgt werden. Die Muttermilch ist das einzige Nahrungsmittel, das diesem Anspruch einer bedarfsangepassten Ernährung in einmaliger Weise gerecht wird und sämtliche lebensnotwendigen Bestandteile in optimaler Konzentration enthält.

Die Milchmenge steigt nach der Geburt rasch an, nach dem ersten Monat jedoch nur noch gering bis auf eine Menge von etwa 750–800 ml/Tag. Frühzeitiges und häufiges Anlegen wirkt sich günstig auf die Milchproduktion und die Stilldauer aus. Es empfiehlt sich, zunächst nach Bedarf des Säuglings zu stillen. Nach einiger Zeit, in der Regel nach zwei bis drei Wochen, pendelt sich ein Trinkverhalten auf fünf bis sechs Mahlzeiten pro Tag ein, d. h. im Durchschnitt trinkt der Säugling alle vier bis fünf Stunden.

8.3.1 Immunologische Bedeutung der Muttermilch

Das Neugeborene wird mit dem Zeitpunkt der Geburt einer Vielzahl von pathogenen Keimen ausgesetzt. Um Infektionen zu verhindern, wird der Embryo bereits im Mutterleib mit speziellen Immunkörpern ausgestattet. Diese passive Immunisierung setzt sich in Form der vom mütterlichen Organismus während der ersten Tage nach der Geburt sezernierten Kolostralmilch fort. Sie enthält eine relativ hohe Menge an gelösten Proteinen (ca. 2,3 %), von denen ein Großteil Immunglobuline sind. Zu den β-immunologischen Schutzfaktoren zählen das sekretorische Immunglobulin A (sIgA), Lysozym, Laktoferrin und zelluläre Komponenten wie beispielsweise Makrophagen, Granulozyten sowie B- und T-Lymphozyten. Das sIgA wird im Magen-Darm-Trakt des Säuglings weder gespalten noch absorbiert, sondern es wirkt als lokaler Abwehrmechanismus der Darmschleimhaut, indem es das „Andocken" von Bakterien an die Darmschleimhaut verhindert und Giftstoffe (Enterotoxine) bindet. Auch Laktoferrin und Lysozym haben bakteriostatische Wirkungen. Humanmilch enthält darüber hinaus Faktoren wie Glykoproteine und Oligosaccharide, die das Wachstum von Bifidusbakterien fördern. Diese sind wesentlich beteiligt an der Erzeugung eines sauren pH-Werts im Stuhl, der wiederum das Wachstum pathogener Keime hemmt.

Vorteilhaft ist das Fehlen des β-Laktoglobulins in der Muttermilch, das als wichtiges allergieauslösendes Agens der Kuhmilch angesehen wird.

In der Humanmilch findet sich zudem Neuraminsäure, die der Vernichtung verschiedener Bakterien und möglicherweise auch Viren dient. Auch die Linolsäure spielt bei der Infektabwehr eine Rolle.

Die über die Milch bereitgestellten Instrumente der Immunabwehr sind deswegen besonders wichtig, weil der Salzsäuregehalt im Magen des Säuglings noch nicht wie beim Erwachsenen als Infektionsbarriere dienen kann. Die Leber als Entgiftungsorgan ist beim Säugling ebenfalls noch nicht voll funktionsfähig.

Tab. 8.5 — Wichtigste Abwehrstoffe in Frauenmilch (nach: WACHTEL, 1990)

Abwehrstoffe	Zusammensetzungsmerkmal	Funktionen
Sekretorisches Immunglobulin A (sIgA)	Protein	Wichtigstes Ig in Frauenmilch. Wird im Magen-Darm-Kanal des Säuglings nur teilweise „verdaut". Wirkt daher als „immunologische Tapete" im Säuglingsdarm. Verhindert, dass sich Antigene, z. B. Bakterien, an der Darmwand festsetzen. Beugt dadurch Infektionen vor.
Lysozym (Muramidase)	Protein	Beschleunigt den normalerweise langsam verlaufenden Prozess der Auflösung von Zellwänden grampositiver[1] und einiger gramnegativer Bakterien. Wirkt dadurch bakteriostatisch.

Abwehrstoffe	Zusammensetzungsmerkmal	Funktionen
Laktoferrin	Protein	Bindet dreiwertiges Eisen und entzieht es dem Bakterienstoffwechsel. Wirkt dadurch bakteriostatisch.
Laktoperoxidasesystem	Bestehend aus Laktoperoxidase (Protein), Thiocyanat (SCN-), Wasserstoffperoxid (H_2O_2)	Stark variable Gehalte. Unterstützung der Infektabwehr im Darm. Möglicherweise außer im Darm in anderen Organen wirksam, z. B. Mund und Magen (über Speichel und Magensaft).
Zelluläre Komponenten	Makrophagen, Granulozyten, T- und B-Lymphozyten	

1 benannt nach Hans Gram, Arzt, Kopenhagen (1850–1938)

8.3.2 Nähr- und Wirkstoffe der Muttermilch

Reife Frauenmilch weist mit etwa 1–1,2 % einen recht geringen Proteingehalt auf. Obwohl der Säugling im Verlauf des ersten Lebensjahres einen enormen Gewichts- und Längenzuwachs erfährt, reicht der Proteingehalt, zumindest im ersten Lebenshalbjahr, aus.

Bedeutsam ist die Qualität des Proteins. Während Kuhmilch zu 80 % aus Casein und zu 20 % aus β-Laktoglobulin besteht, enthält Humanmilch nur etwa ein Drittel Casein und zwei Drittel Laktalbumin, Laktoferrin und Serumalbumin sowie Laktoglobulin.

Besondere Beachtung findet auch Taurin, eine Substanz, die in Humanmilch in Mengen von 5–6 g/100 ml vorkommt; bei gestillten Säuglingen lassen sich hohe Plasma-Taurin-Konzentrationen nachweisen. Taurin wird neben der Aufnahme über die Milch auch im Körper selbst aus den schwefelhaltigen Aminosäuren Methionin und Cystin gebildet. Die Eigensynthese reicht jedoch beim Säugling für eine optimale Bedarfsdeckung nicht aus, sodass die exogene Zufuhr von Taurin bedeutsam ist. Taurin spielt bei der Konjugation von Gallensäuren eine Rolle und ist damit wichtig für die Fettverdauung; auch an der Modulation der Signalübertragung, der Entwicklung des Zentralnervensystems und der Herzfunktion ist es beteiligt.

Über die Bedeutung des Harnstoffs, der wie Taurin zum Nicht-Protein-Stickstoff zählt, ist wenig bekannt; er dient möglicherweise als Substrat für die Darmflora des Säuglings.

Das wichtigste Kohlenhydrat der Muttermilch ist die Laktose mit ca. 7 g/100 ml. Frauenmilch enthält darüber hinaus noch bis zu 20 % verschiedene Oligosaccharide, die in der Infektabwehr offenbar eine Rolle spielen. Laktose verbessert die Absorption von Calcium und fördert damit indirekt die Mineralisierung des Skeletts.

Auch der Fettgehalt ist speziell auf die Bedürfnisse des Säuglings abgestimmt. Frauenmilch enthält reichlich ungesättigte Fettsäuren (Öl- und Linolsäure). Säuglinge haben einen hohen Bedarf an Ω-3- und Ω-6-Fettsäuren. Besonders die langkettigen Ω-3-Fettsäuren sind für die Hirnreifung von Bedeutung. Das Gesamtfett der Frauenmilch besteht zu 10–15 % aus Linolsäure und zu über 1 % aus α-Linolensäure und ihren längerkettigen Derivaten.

Bis zu 50 % des Energiebedarfs des Säuglings werden in den ersten vier Monaten durch Fett gedeckt, später ist eine Fettaufnahme von 35–45 % der Gesamtenergie ausreichend.

Obwohl der Gehalt an Mineralstoffen und Spurenelementen gering ist, sind sie in bedarfsdeckender Menge in der Muttermilch enthalten. Günstig ist die hohe Bioverfügbarkeit besonders von Calcium, Zink und Eisen. Lediglich der Eisengehalt der Muttermilch kann trotz der hohen Absorptionsrate von etwa 50 % den Bedarf nicht vollständig decken. Die Natur hat daher einen anderen Ausweg gewählt: Der Fetus hat während der Schwangerschaft einen Eisenvorrat angelegt, der die Versorgung mit Eisen mindestens in den ersten drei bis vier Monaten deckt.

Der Vitamingehalt der Humanmilch ist in hohem Maße vom Versorgungszustand der Mutter abhängig. Auf die Gefahren rein veganer Ernährung in Bezug auf einen Mangel an Vitamin B_{12} wurde bereits hingewiesen. Säuglinge erhalten prophylaktisch eine Vitamin-K-Gabe, um dem Risiko von Mangelblutungen vorzubeugen. Ein Vitamin-K-Mangel kann in den ersten Lebenstagen auftreten, da das Neugeborene kaum über Reserven verfügt, der Darm bei der Geburt praktisch steril ist und erst allmählich mit Vitamin-K-bildenden Bakterien besiedelt wird. Zudem enthält Frauenmilch wenig **Vitamin K**, und die unreife Leber produziert möglicherweise noch nicht genügend Gerinnungsfaktoren. Statt der bis 1992 üblichen parenteralen Vitamin-K-Prophylaxe wird z. Zt. in Deutschland für gesunde Neugeborene eine orale Vitamin-K-Prophylaxe in einer Dosierung von 3 × 2 mg Vitamin K empfohlen.

Ein kritisches Vitamin ist **Vitamin D**. Die Muttermilch enthält nur wenig, dennoch scheint die Versorgung hinreichend gesichert. Die Gefahr einer Vitamin-D-Unterversorgung besteht in unseren geografischen Breiten aufgrund der speziell in den Wintermonaten zu geringen Sonneneinstrahlung, wodurch es zu einer Reduktion der Eigensynthese von Vitamin D kommen kann. Daher wird eine tägliche Gabe von 10 µg Vitamin D unabhängig von der Jahreszeit während der gesamten Säuglingszeit empfohlen. Die Prophylaxe sollte in den Wintermonaten des zweiten Lebensjahres weitergeführt werden. Umstritten ist dagegen eine Verabreichung von Fluoridtabletten.

8.3.3 Stillen trotz Schadstoffbelastung?

Grundsätzlich ist eine völlig schadstofffreie Ernährung und damit eine völlig rückstandsfreie Muttermilch nicht möglich. Die Frage ist, ob sich die derzeitige Schadstoffbelastung der Muttermilch in einem Bereich bewegt, der gesundheitlich unbedenklich ist. Bedenklich sind insbesondere Rückstände wie chlorierte Kohlenwasserstoffe, PCB und Dioxine; diese reichern sich im mütterlichen Fettgewebe an und können über die Milch an den Säugling abgegeben werden. Dies ist auch ein Grund dafür, dass eine Reduktionsdiät während der Stillzeit unterbleiben sollte. Jedoch hat die Belastung mit derartigen persistenten Schadstoffen im Laufe der letzten 30 Jahre deutlich abgenommen, und zwar um 70–90 %.

Allerdings geraten immer wieder neue problematische Rückstände (z. B. bestimmte Moschusverbindungen) ins Blickfeld. Nichtsdestotrotz ist das Risiko einer Schädigung des gestillten Säuglings durch Schadstoffe in der Muttermilch sehr gering. Insgesamt ist die Belastung mit Schadstoffen weiter rückläufig.

Nach wie vor empfiehlt die Nationale Stillkommission daher eine Stilldauer von vier bis sechs Monaten.

8.3.4 Industriell hergestellte Säuglingsnahrung

Die Stillhäufigkeit in Deutschland ist relativ gering. Einer Untersuchung des Forschungsinstituts für Kinderernährung zufolge versuchen nach der Entbindung rd. 90 % der Mütter zu stillen. Nach der Entlassung aus der Geburtsklinik werden ausschließlich bzw. überwiegend noch rd. 73 % der Kinder gestillt. Nach vier Monaten liegt die Stillrate (ausschließlich bzw. überwiegend Muttermilch) deutlich niedriger.

Für den Fall, dass Stillen nicht möglich oder nicht gewollt ist, ist die Gabe von industriell hergestellter Fertigmilch eine Alternative. Fertigmilch mit der Silbe „Pre“ und mit der Ziffer 1 steht für Säuglingsanfangsnahrung. Sie wird aus Kuhmilch hergestellt und in ihrer Zusammensetzung der Muttermilch weitgehend angepasst. „Pre“-Nahrung enthält wie Muttermilch nur Laktose als Kohlenhydrat, 1-Nahrungen enthalten zusätzlich Stärke, wodurch diese sättigender sind. Fertigmilch mit der Bezeichnung 2 und 3 ist sog. „Folgemilch“. Diese kann frühestens ab dem fünften Lebensmonat gegeben werden. Für die Zubereitung eignet sich normales Trinkwasser oder Mineralwasser mit dem Hinweis „geeignet für die Zubereitung von Säuglingsnahrung“.

Nicht empfehlenswert ist selbst hergestellte Säuglingsmilch. Deutlich gewarnt werden muss vor „alternativen“ Ernährungsformen, z. B. Säuglingsmilch auf der Basis von Ziegen-, Schafs- oder Stutenmilch. Auch alternative vegetarische Milchnahrungen (z. B. Frischkornmilch, Mandelmilch oder Reismilch) sind keinesfalls geeignet. Tatsächlich sind bei Säuglingen, die auf diese Weise ernährt wurden, schon ernsthafte Gedeihstörungen aufgetreten. Auch auf Rohmilch muss aus hygienischen Gründen verzichtet werden.

8.3.5 Säuglingsernährung ab dem fünften Monat

Das Forschungsinstitut für Kinderernährung in Dortmund (FKE) empfiehlt ab dem fünften oder sechsten Monat Beikost auf Basis von Säften, Gemüse und Obst zur bisherigen Milchnahrung zuzufüttern. Ab dem fünften Monat wird dann schrittweise je eine Milch- durch eine Breimahlzeit ersetzt. Etwa ab dem zehnten Monat erfolgt allmählich der Übergang zur normalen Familienkost. Aus den vier etwa gleich großen Milch- und Breimahlzeiten werden dann drei Hauptmahlzeiten und zwei Zwischenmahlzeiten.

Abb. 8.2 — Ernährungsplan für das 1. Lebensjahr (FKE)

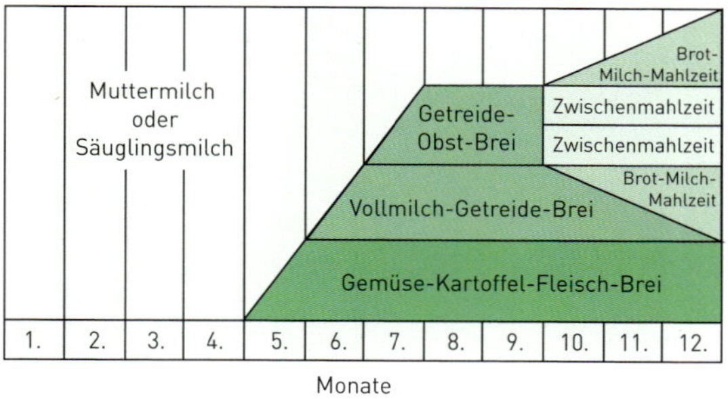

Quelle: Forschungsinstitut für Kinderernährung (FKE) Dortmund

Im Verlauf des ersten Lebensjahres lassen sich in Bezug auf die Ernährung **drei verschiedene Abschnitte** unterscheiden:

- 1.–4. Monat: ausschließliche Ernährung mit Muttermilch oder Säuglingsmilchnahrung
- 5.–9. Monat: schrittweise Einführung von Beikost
- 10.–12. Monat: schrittweise Einführung von Familienkost

Zusammenfassung

1. Muttermilch ist in den ersten vier Lebensmonaten die beste Nahrung für den Säugling.
2. Ist Stillen nicht möglich, ist industriell hergestellte Fertignahrung eine gute Alternative. Alternative Milchprodukte sind zu meiden.
3. Frühestens ab dem fünften Monat kann die Beikost eingeführt werden.
4. Ab dem zehnten Monat erfolgt der Übergang zur normalen Familienkost.
5. Wichtig ist eine ausreichnede Flüssigkeitsaufnahme vorzugsweise in Form von Leitungswasser, kohlensäurearmen Mineralwässern und ungesüßten oder schwach gesüßten Kräutertees.

8.4 ERNÄHRUNG IM KINDESALTER

8.4.1 Besonderheiten des Wachstums und der Entwicklung

Kinder werden mittlerweile größer als noch vor hundert Jahren. Dieses Phänomen wird als **Akzeleration** bezeichnet. Kinder sind bereits im Säuglingsalter größer, die Längenakzeleration zeigt sich darüber hinaus in allen Altersstufen; besonders ausgeprägt ist sie im Schulkindalter.

Während des Säuglingsalters, im Alter von fünf bis sieben Jahren und während der Pubertät (Jungen 12.–15. Lebensjahr, Mädchen 10.–13. Lebensjahr) ist der Wachstumsschub besonders ausgeprägt. Gegen Ende des ersten Lebensjahres und damit am Ende der Säuglingsphase hat sich das Geburtsgewicht etwa verdreifacht (ca. 10 kg), mit sechs Jahren versechsfacht (ca. 20 kg) und mit zwölf Jahren verzwölffacht (ca. 40 kg).

Besonders hoch sind der Grundumsatz und der Energiebedarf des Säuglings für Wachstumsprozesse. Die mittlere Energieaufnahme pro kg Körpergewicht erreicht um den zweiten Lebensmonat ein Maximum, um dann bis zum Erwachsenenalter kontinuierlich abzusinken. Bezogen auf das Gewicht hat der Säugling zudem den höchsten Bedarf an Wasser, Protein, Fett und einigen anderen Nährstoffen. Das absolute Maximum des Energiebedarfs wird von Mädchen mit 14 bis 15 Jahren erreicht, von Jungen zwischen 15 und 18 Jahren.

Als Richtwerte für die Zufuhr von Nahrungsenergie können die nachfolgend aufgeführten Werte dienen. Bezogen auf das Körpergewicht haben Kinder einen deutlich höheren Energiebedarf als Erwachsene. Bei ein- bis dreijährigen Kindern ist er mit rd. 100 kcal/kg KG etwa dreimal so hoch wie beim Erwachsenen (30–40 kcal/kg KG). Aus diesem Grunde liegen die Empfehlungen für die Fettzufuhr bei Kindern höher: Fett sollte beim Kleinkind bis zu 40 % der Energiezufuhr ausmachen, bei vier bis 14-jährigen Kindern dann 30–35% und beim Erwachsenen etwa 30%.

Im Hinblick auf eine optimale Ernährung sind vor allem die mit dem Verdauungs- und Ausscheidungssystem zusammenhängenden Veränderungen von Interesse. Dabei ist zunächst von Bedeutung, dass der Wasseranteil des kindlichen Organismus bedeutend größer ist als der des Erwachsenen. Der tägliche Wasserumsatz beträgt beim Erwachsenen etwa 6 % des Körperwassers, beim Säugling dagegen rd. 20 %. Kinder im Vorschulalter benötigen in absoluten Mengen ebenso viel Wasser wie Erwachsene. Eine Einschränkung der Flüssigkeitszufuhr ist für den Säugling, aber auch für das Klein- und Schulkind wesentlich gefährlicher als für den Erwachsenen, denn die Konzentrierungsfähigkeit der Nieren ist noch nicht voll entwickelt. Ein zwei bis drei Monate alter Säugling muss täglich mindestens 300 ml Harn abgeben, ein Erwachsener mit dem 15-fachen Körpergewicht dagegen nur mindestens 500 ml.

Bereits für das Kleinkind ist eine große Nahrungsvielfalt wichtig, denn nur durch eine abwechslungsreiche Mischkost kann der hohe Nähr- und Wirkstoffbedarf des Kindes gedeckt werden. Von besonderer Bedeutung ist eine ausreichende Kohlenhydratversorgung im Kindesalter. Ein Kind verfügt nur über relativ niedrige Glykogendepots. Daher müssen bei zumeist großer körperlicher Aktivität immer genügend verwertbare Kohlenhydrate zur Verfügung stehen.

Besondere Aufmerksamkeit verdienen daher **Zwischenmahlzeiten**, denn beim intensiven Spielen können die Kohlenhydratspeicher der Leber bereits nach ein bis zwei Stunden erschöpft sein. Getreideprodukte, Milch und Obst sind optimal geeignet für die Zwischenmahlzeit, weil die Glukose langsamer ins Blut übergeht als nach dem Verzehr von Süßigkeiten; der hierin enthaltene Zucker würde zwar schnell einen Anstieg der Blutglukosekonzentration bewirken, die nachfolgende Insulinausschüttung hätte aber bereits nach kurzer Zeit wieder ein schnelles Absinken der Blutglukose und damit eine Art „Unterzuckerung" zur Folge.

Bei der geeigneten Nahrungsauswahl, insbesondere für Kleinkinder, ist das noch nicht vollständig ausgeprägte Kauvermögen als sog. „werdende Funktion" zu berücksichtigen. Die ersten Milchzähne erscheinen in der Regel im Alter von fünf bis sechs Monaten, erst mit etwa zwei Jahren ist das Milchgebiss mit insgesamt 20 Zähnen (acht Schneidezähne, vier Eckzähne, acht Milchmolaren) vollständig ausgebildet. Beginnend mit dem Schulalter wird das Milchgebiss allmählich durch das Dauergebiss ersetzt und ergänzt. Der erste Zahn des Dauergebisses ist der sog. „6-Jahres-Molar" (Backenzahn), der das Gebiss zum Rachen hin erweitert. Mit etwa zwölf Jahren hat das Dauergebiss 28 Zähne, ohne die sog. Weisheitszähne, die sich z. T. noch Jahre später entwickeln können.

Daraus resultiert, dass schwer verdauliche oder schwer zu kauende Nahrung anfangs vermieden werden sollte. Hülsenfrüchte oder Kohl rufen bei Kleinkindern oft schmerzhafte Blähungen hervor und sollten daher nicht gegeben werden. Lebensmittel mit einer harten Schale, wie Paprika und Tomaten, müssen entsprechend zubereitet werden. Härtere Rohkoststücke können dann in den Speiseplan integriert werden, wenn das Kind schon gut kauen kann.

Tab. 8.6 — Referenzmaße für Körpergröße und Körpergewicht (nach: D-A-CH-REFERENZWERTE, 2015)

Alter (Jahre)	**Körpergröße (cm)**		**Körpergewicht (kg)**	
	m	**w**	**m**	**w**
1 bis unter 4	92,9	91,3	13,9	13,2
4 bis unter 7	114,5	114,3	20,2	20,1
7 bis unter 10	133,6	132,4	29,3	28,7
10 bis unter 13	149,4	151,0	41,0	42,1
13 bis unter 15	166,9	162,7	55,5	54,0
15 bis unter 19	178,2	165,5	69,2	59,5

8.4.2 Empfehlungen für die optimale Ernährung

Es gelten drei einfache grundsätzliche Regeln: Fettreiche Lebensmittel und Süßigkeiten sollten sparsam, tierische Lebensmittel mäßig und pflanzliche Lebensmittel und Getränke reichlich aufgenommen werden. Empfohlene Lebensmittel zeichnen sich durch eine hohe Nährstoffdichte (d. h. ein günstiges Verhältnis zwischen Energiegehalt, Vitaminen und Mineralstoffen) aus. Diese Bedingungen erfüllen Obst, Gemüse, Kartoffeln, Getreide und Getreideprodukte, Milch und Milchprodukte, sowie mageres Fleisch und überwiegend Pflanzenöle. Als besonders vorteilhaft wird dabei Rapsöl bewertet, da es ein ausgewogenes Verhältnis verschiedener wichtiger Fettsäuren aufweist. Aber auch andere Öle, wie Oliven-, Soja- und Sonnenblumen- bzw. Maiskeimöl enthalten wichtige Fettsäuren.

Maximal 10 % der täglichen Energiezufuhr können auf sog. „geduldete" Lebensmittel entfallen. Dies sind Süßigkeiten, Kuchen, Marmelade, Nuss-Nougat-Creme etc. Die optimale Nähstoffrelation lautet wie folgt: ca. 55 % der Nahrungsenergie sollten aus Kohlenhydraten, ca. 30 % aus Fett (vorwiegend pflanzlicher Herkunft) und ca. 15 % aus Protein (je zur Hälfte tierisch und pflanzlich) stammen.

Spezielle **„Kinderlebensmittel"**, wie sie die Werbung propagiert, sind nicht erforderlich. Kinderprodukte enthalten oft viel Fett und Zucker und sind daher ernährungsphysiologisch ungünstig. Ein gewisser Süßigkeitenkonsum ist unvermeidlich und wird daher geduldet. Vier bis sechsjährige Kinder sollten dabei maximal 150 kcal in Form von Süßwaren oder zuckerhaltigen Getränken verzehren, also z. B.: eine Kugel Eiscreme (50 g) und zwei Teelöffel Marmelade (20 g) oder fünf Stücke Schokolade (30 g) oder 20 Salzstangen (30 g) und ein Teelöffel Nuss-Nougat-Creme (10 g).

Als Getränke sind insbesondere Leitungswasser, Mineralwasser, Früchte- und Kräutertee, stark verdünnte Fruchtsäfte sowie Gemüsesäfte geeignet. Weniger günstig sind Fruchtsaftgetränke und Nektare, Limonaden, Brausen und süßstoffhaltige Getränke. Nicht geeignet sind Bohnenkaffee, schwarzer Tee sowie koffeinhaltige und alkoholische Getränke.

Tab. 8.7 — Verzehrempfehlung in der optimierten Mischkost des Forschungsinstituts für Kinderernährung (FKE) für ausgewählte Lebensmittelgruppen

Empfohlene Lebensmittel	1 bis <2 Jahre	2 bis <4 Jahre	4 bis <7 Jahre	7 bis <10 Jahre
Obst (g/Tag)	120	150	200	220
Gemüse (g/Tag)	120	150	200	220
Kartoffeln, Nudeln, Reis (g/Tag)	120	140	180	220
Brot, Getreide (-flocken) (g/Tag)	80	120	170	200
Fleisch, Wurst (g/Tag)	30	35	40	50
Fisch (g/Woche)	25	35	50	75
Eier (Stück/Woche)	1–2	1–2	2	2
Milch, Milchprodukte (g/Tag)	300	330	350	400
Öl, Margarine, Butter (g/Tag)	15	20	25	30
Getränke (ml/Tag)	600	700	800	900

Diese Empfehlungen wurden in der Praxis nur z. T. erreicht. Über ein Jahr alte Kinder verzehrten deutlich zu wenig Gemüse, wobei gegarte Karotten eine dominierende Rolle spielten. Auch die Empfehlungen für kohlenhydratreiche pflanzliche Lebensmittel werden selten erreicht. Zu gering ist häufig der Verzehr von Kartoffeln und Brot.

8.4.3 Problembereiche in der Kinderernährung

Ein ernstes Problem ist bereits im Kindesalter der Anteil von übergewichtigen bzw. adipösen Kindern. In den Schuleingangsuntersuchungen der Bundesländer zeigte sich, dass zwischen 8 und 12 % der Kinder übergewichtig, darunter 3,3 bis 5,4 % bereits adipös waren.

Aus Untersuchungen zur Nährstoffzufuhr von Kindern und Jugendlichen ergab sich, dass zudem die Calciumversorgung oft kritisch ist. Die Empfehlungen werden im Alter von zwölf bis 14 Jahren besonders von weiblichen Jugendlichen nicht immer erreicht. Kinder und Jugendliche verzehren insgesamt mehr tierische als pflanzliche Lebensmittel, mehr Vollmilch als teilentrahmte Milch, mehr fettreiche als fettarme Fleisch- und Wurstwaren und zu wenig Vollkornprodukte. Die Untersuchungen zeigen darüber hinaus, dass die Säuglingsernährung eher den Empfehlungen entspricht als die Ernährung von Kindern und Jugendlichen (4–6 Jahre und 13–14 Jahre). Zu gering ist – gemessen an den Empfehlungen – der Fisch- sowie der Obst- und Gemüseverzehr. Bei den älteren Jugendlichen (15–18 Jahre) ist bereits der Konsum von Kaffee und Tee sowie von alkoholischen Getränken erwähnenswert.

Bestätigt werden diese Befunde auch durch die in den Ernährungsberichten 2004, 2008 und 2012 publizierten Daten. Danach werden zu viel gesättigte Fettsäuren, zu wenig mehrfach ungesättigte Fettsäuren, zu wenig Kohlenhydrate und Ballaststoffe, deutlich zu wenig Calcium und Folsäure, aber zu viel Protein aufgenommen. Die Eisenzufuhr ist insbesondere bei weiblichen Personen zwischen 15 und 19 Jahren zu gering, nur etwas mehr als die Hälfte der empfohlenen Zufuhr wird erreicht. Es zeigen sich also bereits im Kindes- und Jugendalter ähnliche Anzeichen einer Fehl- bzw. Mangelernährung wie bei den Erwachsenen.

Ein weiteres Problem, das immer mehr an Relevanz gewinnt, ist der zunehmende Fastfood-Konsum. Im engeren Sinne werden mit Fastfood die typischen Speisen aus Schnellrestaurants (Pommes frites, Burger, Pizza, Bratwurst) verstanden. Diese Speisen zeichnen sich dadurch aus, dass sie meist fett- und energiereich, jedoch arm an Ballaststoffen und anderen Vitalstoffen sind. Parallel zum Fast Food ist der Konsum zuckerhaltiger Limonaden und Colagetränke angestiegen. Nach Angaben des Forschungsinstituts für Kinderernährung (FKE) nehmen Kinder und Jugendliche etwa 20 % der Gesamtenergiezufuhr über Fastfood und 5 % über zuckerhaltige Getränke auf. Etwa ein Drittel der männlichen und ein Sechstel der weiblichen Jugendlichen konsumieren mindestens einmal pro Woche Fastfood, das außer Haus verzehrt wird. Dieses Phänomen wird mit der steigenden Tendenz zur Entwicklung von Übergewicht in Zusammenhang gebracht.

8.5 ERNÄHRUNG ÄLTERER MENSCHEN

8.5.1 Lebenserwartung und Alter(n)

Die Lebenserwartung ist deutlich angestiegen. In Deutschland lag sie im Jahre 2015 für Jungen bei 77 Jahren und 9 Monaten, für Mädchen bei 82 Jahren und 10 Monaten. Der Anteil der über 60-jährigen Menschen in der Bevölkerung beträgt mehr als 20 %.

Das Altern ist ein kontinuierlicher Prozess, aber nicht alle Organe altern gleich schnell. Es wird vermutet, dass die Grundmechanismen des Älterwerdens in einem bisher weitgehend unbekannten biologischen bzw. genetischen „Alterungsprogramm" festgelegt sind, das unabhängig von der Umwelt eines Individuums abläuft. Dieses wird z. B. durch altersabhängige Veränderungen der Haare, der Haut und der inneren Organe erkennbar. Darüber hinaus summieren sich die Auswirkungen zufallsabhängiger Prozesse, wie z. B. Einwirkungen von Sauerstoffradikalen, Mutagenen, ionisierender und UV-Strahlung sowie veränderter Genexpression. Diesen wirken aber genetisch determinierte Lebenserhaltungsprozesse entgegen (z. B. DNA-Reparatursysteme, Antioxidantien sowie die Radikalfänger Vitamin C und Vitamin E, oder Harnsäure, Glutathion, die Enzyme Glutathionperoxidase, Katalase usw.).

Es steht fest, dass eine chronische qualitative und quantitative Fehlerernährung die Struktur und Funktion von Organen, das Körpergewicht sowie die Immunkompetenz und damit die Lebensdauer negativ beeinflussen.

Vermutlich liegt das genetisch festgelegte Höchstalter des Menschen in der Größenordnung von 120 Jahren. Ab wann das eigentliche „Alter" beginnt, ist unklar und letztlich eine Frage der Definition. Als „alt" werden normalerweise Personen ab 60 bzw. 65 Jahren bezeichnet. Ältere Menschen bzw. Senioren sind jedoch keine homogene Gruppe. Die Phase des Alterns dauert heute durchschnittlich 15–25 Jahre, nicht selten auch 30 Jahre und mehr. Inzwischen gibt es eine immer größere Zahl von Menschen, die über 100 Jahre alt sind.

8.5.2 Probleme bei der Ernährung älterer Menschen

Altersabhängig nehmen praktisch alle Körperfunktionen etwa ab dem 30. Lebensjahr langsam ab. Das Muskelsystem und das Knochengerüst unterliegen dabei einem stärkeren und schnelleren Alterungsprozess als zum Beispiel das Hormon- und Nervensystem. Jedoch gibt es weder den typischen alten Menschen noch einen typischen Altersverlauf.

Auffallend und von besonderer Bedeutung in Bezug auf die Ernährung ist die Abnahme des Grundumsatzes bzw. des Ruheumsatzes und in der Regel auch des Leistungsumsatzes. Der tägliche Ruheumsatz eines über 65 Jahre alten Menschen wird mit nur noch 1.530 kcal = 6,4 MJ (Mann) bzw. 1.180 kcal = 5,0 MJ (Frau) angegeben. Im Vergleich dazu liegt der Ruheenergieverbrauch bei 19- bis 25-jährigen Männern bei 1.730 kcal = 7,2 MJ und bei Frauen dieser Altersklasse bei 1.370 kcal = 5,7 MJ.

Die Energieumsatzrate von Frauen liegt deutlich unter der der Männer, sie nimmt mit steigendem Lebensalter stark ab. In der Summe verbrauchen Frauen und Männer aber im Leben etwa gleich viel Energie.

Für die alltägliche Ernährung folgt daraus, dass bei einem sinkenden Energie-, aber mindestens gleichbleibenden Nährstoffbedarf die **Nährstoffdichte** der einzelnen Lebensmittel besonders hoch sein muss, wenn eine bedarfsgerechte Ernährung gewährleistet werden soll. Dies erfordert eine sorgfältige Auswahl der Speisen und eine schonende Zubereitung der Lebensmittel.

Erschwert wird die Umsetzung durch einige altersbedingte Hürden. Appetit- und Geschmacksstörungen werden begünstigt durch die mit zunehmendem Alter geringer werdende Zahl von Geschmackspapillen auf der Zunge. Zusätzlich können Medikamente und Krankheiten den Geschmackssinn beeinträchtigen.

Hinsichtlich der Lebensernährungssituation erfolgt folgende Dreiteilung der älteren Generation (nach: KÜPPER, 2003):

„Rüstige" und jüngere Senioren

Dazu zählen Menschen, die körperlich und geistig leistungsfähig sind, der Altersgruppe 60/65 bis 75 Jahre angehören und sich als Selbstversorger im eigenen Haushalt um Einkauf und Lebensmittelzubereitung kümmern, vielfach als Ehepaare zusammenleben und im Mittel über gute bis ausreichende finanzielle Mittel verfügen. Wenn sie unter Gesundheitsproblemen leiden, herrschen dabei Erkrankungen des Bewegungsapparates, Bluthochdruck und Stoffwechselerkrankungen wie Diabetes mellitus und Hypercholesterinämien vor. Derartige Gesundheitsprobleme finden sich aber auch schon in jüngeren Generationen.

Hochbetagte zwischen 75 und 85 Jahren

Es stellt sich eine verminderte körperliche Aktivität und Belastbarkeit ein. Auch Einschränkungen der kognitiven Leistungen und eine abnehmende Selbstständigkeit sind zu beobachten. Vielfach ist eine Betreuung durch Angehörige oder eine ambulante Pflege erforderlich. Bezüglich der Ernährungssituation fällt eine im Durchschnitt abnehmende Nahrungszufuhr als Folge von nachlassendem Appetit, Einschränkung der Kaufunktion oder Schluckstörungen, Vereinsamung usw. auf. Eine unzureichende Energie- und Nährstoffversorgung ist verbreitet.

Geriatrische Patienten

In dieser Gruppe kommt es zu einer Häufung von Krankheiten (Herz-Kreislauf-Erkrankungen, Altersdiabetes usw.), oftmals auch von chronischen Schmerzen der Wirbelsäule und Gelenke. Häufig kommt es zu geistigen Leistungseinbußen bis hin zur Demenz. Es besteht ein hoher Betreuungs- und Behandlungsaufwand. Eine Fehlernährung im Sinne von Nährstoffmängeln, Untergewicht usw. wird oft beobachtet. In Deutschland leben derzeit etwa 1,2 Mio. alte Menschen, die auf eine dauerhafte Pflege und Hilfestellung beim Essen und Trinken angewiesen sind.

Oftmals erschwert ein schlechter Zahnersatz das Kauen von Fleisch, Vollkornprodukten und Rohkost, die wichtige Nährstoffe liefern. Ein schlechtes Kauvermögen sowie eine altersbedingt verminderte Sekretion von Speichel und Verdauungsenzymen begünstigen zudem Verdauungsbeschwerden und senken damit die Akzeptanz wichtiger Grundnahrungsmittel. Oft ist zusätzlich eine Neigung zu einseitiger Ernährung aufgrund geringer Nahrungsmittelkenntnisse, individueller Nahrungsmittelaversionen, Medikamentenwirkungen, finanzieller Schwierigkeiten und eingefahrener Lebensgewohnheiten zu beobachten.

Mangelernährung tritt bei den meisten alten Menschen erst ab einem Alter von 70 Jahren auf, da dann gesundheitliche Beeinträchtigungen und Gebrechen zunehmen. Weiterhin problematisch sind altersbedingte Stoffwechselveränderungen. Beispielsweise kann sich die Glukosetoleranz verschlechtern, auch bedingt durch den Abbau von Muskelmasse unter gleichzeitiger Zunahme des Fettgewebes. Dem Mangel an körperlicher Betätigung kommt dabei eine besondere Bedeutung zu. In der Folge kann Diabetes mellitus Typ 2 auftreten. Meist beginnt die Erkrankung zwischen dem 50. und 65. Lebensjahr in Verbindung mit Übergewicht. Beide Erscheinungen fördern wiederum Fettstoffwechselstörungen und Arteriosklerose. Daher ist Übergewicht auch im Alter unbedingt zu vermeiden. Auch das Verdauungssystem unterliegt zahlreichen Veränderungen. Es kommt zur Verringerung der Organmasse von z. B. Leber und Bauchspeicheldrüse und zur Austrocknung von Schleimhautzellen, was allerdings nicht so ausgeprägt ist, als dass bestimmte Lebensmittel nicht mehr verzehrt werden könnten. Rund ein Drittel der älteren Generation leidet unter einer altersbedingten Rückbildung der Magenschleimhaut mit Verlust der säureproduzierenden Magendrüsen. Die dadurch bedingte geringere Säureproduktion wirkt sich negativ auf die Verfügbarkeit der Vitamine B_6, B_{12} und Folsäure sowie auf die Löslichkeit und Verfügbarkeit von Calcium aus.

Die Darmbewegung (Motilität) ist insgesamt verlangsamt, sodass es bei Älteren öfter zu Verstopfungen kommt.

Der Wasser- und Elektrolythaushalt des Körpers und die Blutdruckregulation sind im Alter besonders labil, was wiederum mit den Organveränderungen, vor allem der Niere, zusammenhängt. Darüber hinaus ist beim älteren Menschen oft das Durstempfinden gestört. Mögliche Folgen sind: Verdauungsbeschwerden, Obstipation (Verstopfung), Störungen des Herz-Kreislauf-Systems, Störungen der Nierenfunktion, Veränderungen des Wasserhaushalts, akute Verwirrtheitszustände, Störung der geistigen Leistungsfähigkeit und Gefahr der Austrocknung.

Tab. 8.8 — Wichtige physiologische Veränderungen im Alter und ihre Auswirkungen auf die Ernährung (nach: ARENS-AZEVEDO, 2005)

Organ	Physiologische Veränderungen im Alter	Folgen für die Ernährung
Muskelsystem	Verringerung der Muskelmasse, Vermehrung der Einlagerung von Fett	Senkung des Grundumsatzes und des Energiebedarfs, Verringerung der Verzehrmenge
Knochensystem	Verringerung der Knorpelmasse, Abnutzung des Knorpels	Notwendigkeit der ausreichenden Versorgung mit Calcium und Vitamin D
Verdauungssystem	Verringerung des Organgewichts, Atrophie der Schleimhäute, Einlagerung von Bindegewebe, schmerzhafte Risse in der Mundschleimhaut, Rückbildung des Kiefers	Vermeidung fettreicher Gerichte, Verringerung der Verzehrmengen, ausreichende Zufuhr an Obst und Gemüse, mehrere kleine Mahlzeiten am Tag
Niere	Verringerung des Organgewichts, Abnahme funktionsfähiger Einheiten	Reichliche Zufuhr von Flüssigkeit
Großhirn	Atrophie der Hirnzellen, Erweiterung der Zwischenzellräume	Reichliche Zufuhr von Flüssigkeit, ausreichende Zufuhr an Mineralstoffen und Vitaminen

8.5.3 Nährstoffbedarf und -zufuhr, praktische Ernährungsempfehlungen

Die Empfehlungen für die Nährstoffzufuhr lt. DGE aus 2015 für Senioren ab 65 Jahren unterscheiden sich kaum von denjenigen, die für die Altersgruppe 25-50 Jahre gelten, mit einer Ausnahme, nämlich dem verringerten Energiebedarf.

Legt man die **PAL-Werte** (durchschnittlicher täglicher Energiebedarf für körperliche Aktivität als Mehrfaches des Grundumsatzes) für eine geringe körperliche Aktivität von 1,2 (alte und gebrechliche Menschen) bzw. von 1,4 für wenig anstrengende Aktivität zugrunde, so ist eine abwechslungsreiche Gestaltung mit viel Gemüse, Obst, Milch und Milchprodukten besonders wichtig.

Folgendes geht lt. EB 2000 aus Ergebnissen umfangreicher Studien (repräsentative Erhebungen über 65-Jährige, noch weitgehend selbstständig in Privathaushalten lebend) hervor:

- Die Energiezufuhr, vor allem bei Frauen, ist zu hoch. Bei Männern betrug der Anteil der Übergewichtigen 22 %, bei Frauen 40 %.
- Die Fettaufnahme ist absolut und relativ zu hoch (36–39 % der Gesamtenergie).
- Die Proteinzufuhr ist zu hoch (17 % der Gesamtenergie).
- Der Anteil der Kohlenhydrate an der Energiezufuhr ist zu niedrig (42–45 % der Gesamtenergie).
- Die Ballaststoffaufnahme ist zu gering (23 g/Tag).
- Die Zufuhrempfehlungen für Vitamin D, Calcium und Folsäure werden nicht erreicht. Besonders problematisch ist oft die Vitamin-D-Versorgung vor dem Hintergrund der neuen Referenzwerte.

Auffällig ist der häufige Fleisch- und Wurstverzehr, während nährstoffdichte Lebensmittel, wie Obst und Gemüse, Milch- und Vollkornprodukte, meist nur einmal täglich konsumiert werden. Die empfohlenen drei Gemüse- und Salatportionen nehmen nur 7 % der Untersuchten auf. Der Fischverzehr ist ebenfalls sehr gering, die Flüssigkeitsaufnahme dagegen ist relativ gut.

Gerade ältere Menschen sollten trinken, bevor der Durst auftritt; täglich sollten insgesamt, d. h. über feste Nahrung und Getränke, 2,25 l Wasser aufgenommen werden, davon rd. 1,5 l über Getränke. Da Obst viel Wasser enthält, trägt ein hoher Obstverzehr deutlich zur Deckung des Flüssigkeitsbedarfs bei.

Die empfohlene Flüssigkeitsmenge aufzunehmen, lässt sich beispielsweise folgendermaßen realisieren: morgens zwei Tassen Kaffee/Tee, vormittags ein Glas Saft/Buttermilch, mittags ein Teller Brühe/Suppe, nachmittags zwei Tassen Milchkaffee, abends zwei Tassen Früchte-/Kräutertee.

Tab. 8.9 — Empfehlungen für die Energie- und Nährstoffzufuhr (Durchschnitt für über 65-jährige Männer und Frauen) (nach: ARENDS-AZEVEDO, 2005 und D-A-CH-Referenzwerte, 2015)

Nährstoffe bzw. Energie	**PAL 1,4**
Energie (kcal/MJ)	2.100/9,0
Protein	0,8 g/kg KG
Fett	LA/ALA 2,5/0,5 % der Energie
Kohlenhydrate (g)	> 248
Ballaststoffe (g)	> 30
Vitamin E (mg)	11-12
Thiamin (mg)	1,0-1,1
Riboflavin (mg)	1,0-1,3
Folsäure (µg)	300 FÄ
Vitamin C (mg)	95-110
Calcium (mg)	1.000
Magnesium (mg)	300-350
Eisen (mg)	10
Jod (µg)	180

Tab. 8.10 — Beispielhaft gibt die DGE folgende Empfehlungen für eine optimale Seniorenernährung (nach: DGE-aktuell, 2006). Dabei orientieren sich Senioren mit niedrigem Energiebedarf an den unteren Mengen und Senioren, die körperlich aktiver sind, an den oberen Mengen:

Gruppe 1 Getreideprodukte und Kartoffeln	200–300 g überwiegend feines Vollkornbrot oder Graubrot (4–6 Scheiben), ersatzweise ein Teil als Getreideflocken; rd. 200–250 g Kartoffeln oder Nudeln bzw. 180 g Naturreis (Gewicht des gekochten Reises) am Tag.
Gruppe 2 Gemüse	400 g Gemüse (z. B. 200 g gegartes Gemüse, 100 g roh und eine große Portion Salat) am Tag. Tiefkühl- und Konservengemüse zählen dazu.
Gruppe 3 Obst	Jeden Tag zwei Portionen bzw. 250 g Obst. Auch tiefgekühlte Produkte, Obstkonserven oder ein Glas Fruchtsaft am Tag zählen dazu.
Gruppe 4 Milch und Milchprodukte	200–250 ml fettarme Milch oder Joghurt (1,5 % Fett) und zwei Scheiben fettarmer Käse (ca. 60 g) täglich.
Gruppe 5 Fisch, Fleisch, Wurst, Eier	300–600 g Fleisch und Wurst pro Woche, z. B. als drei kleine Portionen Fleisch und dreimal fettarme Wurst/fettarmer Aufschnitt pro Woche. Ein bis zwei Fischmahlzeiten pro Woche, davon eine als Seefisch, zusätzlich Jodsalz verwenden. Maximal zwei bis drei Eier pro Woche (inkl. versteckter Eier in Eierkuchen, Gebäck etc.).
Gruppe 6 Fette und Öle	15–30 g Streichfett (Butter, Margarine), 10–15 g Zubereitungsfett (Rapöl, Sojaöl, Olivenöl).
Gruppe 7 Getränke	Mindestens 1,5 Liter Flüssigkeit, insbesondere Wasser, Mineralwasser, verdünnte Fruchtsäfte, in Maßen Kaffee und schwarzer Tee, Kräuter- und Früchtetees, Gemüsesäfte, verdünnte Fruchtsäfte.

Zusammenfassung

1. Abwechslungsreich essen, viel Obst und Gemüse, reichlich Milch und Milchprodukte.
2. Grundnahrungsmittel bevorzugen (Vollkornbrot, Kartoffeln, Nudeln, Hülsenfrüchte, auch verschiedene Kohlarten – soweit individuell verträglich).
3. Viel trinken, allerdings keinen oder wenig Alkohol.
4. Sparsam mit Fett umgehen, pflanzliche Fette für die Zubereitung bevorzugen.
5. Nach Möglichkeit viel Bewegung an der frischen Luft (auch wegen der Vitamin-D-Eigensynthese).
6. Regelmäßig Seefisch konsumieren, immer Jodsalz verwenden.
7. Zum Würzen frische Kräuter bevorzugen.
8. Evtl. Vitamin D supplementieren.

8.6 ERNÄHRUNG UND SPORT

Wesentliche Voraussetzungen für sportliche Aktivität sind neben Leistungsfähigkeit und Leistungsbereitschaft vor allem Faktoren wie Intensität und Dauer des Trainings, genetische Veranlagung, Geschlecht und Lebensalter, Körperbau (Gewicht, Größe, Konstitutionstyp), Erholungsprozesse und klimatische Verhältnisse. Vor allem aber ist die sportliche Leistung abhängig vom körperlichen Wohlbefinden und damit in hohem Maße von der Ernährung. Die Ernährung kann das Leistungspotenzial eines Sportlers zwar optimal ausschöpfen, aber nicht über das Niveau des Trainingszustandes heben.

Der westliche Lebensstil ist geprägt durch einen Rückgang der Belastung durch körperliche (Berufs-)Arbeit in den letzten Jahrzehnten. Schwerstarbeit mit täglichen Energieumsätzen von über 4.000 kcal/Tag ist die Ausnahme; die meisten Menschen (etwa 75–80 %) gehören zur Gruppe der körperlich leicht Arbeitenden mit Tagesenergieumsätzen von nur 2.000–2.500 kcal.

Im Hinblick auf die Erhaltung der Gesundheit, insbesondere der Vermeidung von Übergewicht und Adipositas, ist daher sportliche Freizeitbetätigung als Ausgleich von immenser Bedeutung. Freizeitsport hat, im Unterschied zum Leistungs- und Hochleistungssport, also vor allem einen präventiven und rehabilitativen Stellenwert. Der Energieverbrauch ist auch hierbei abhängig von der Belastungsintensität.

Für den Freizeit- und Breitensport gelten die Empfehlungen für eine vollwertige Ernährung (DGE) bzw. Vollwerternährung (Koerber/Männle/Leitzmann) ohne Einschränkungen; spezielle Sportlerprodukte wie Energydrinks, Sportlerriegel und Supplemente mit speziellen leistungsfördernden Stoffen sind für Breitensportler obsolet. Spezielle Kostpläne und Nahrungsergänzungsmittel sind höchstens für den Leistungssportler sinnvoll, der an Wettkämpfen teilnimmt, mindestens drei- bis viermal in der Woche intensiv trainiert und dabei mehr als 2.000 kcal/Woche verbraucht.

8.6.1 Energiebedarf des Sportlers

Der Energiebedarf ist je nach Umfang und Intensität des jeweiligen Trainingsprogramms sehr unterschiedlich. Grundsätzlich gilt, dass mit zunehmend beanspruchter Muskelmasse mehr Energie verbraucht wird. Nach der Beanspruchung lassen sich die Sportarten grob unterteilen:

- Ausdauersportarten (z. B. Marathon, Triathlon, Langstreckenlauf)
- Kraftsportarten (z. B. Gewichtheben, Stoßdisziplinen, Kraftdreikampf)
- Ausdauersportarten mit hohem Krafteinsatz (z. B. Radfahren, Kanu, Skilanglauf)
- Schnellkraftsportarten (z. B. Sprungdisziplinen, Kurzstreckenlauf)
- Spielsportarten (z. B. Fußball, Tennis, Handball, Basketball)
- Kampfsportarten (z. B. Ringen, Judo, Karate, Boxen)

Messungen zum Nahrungsenergiebedarf sind unter den realen Bedingungen des jeweiligen Sports aber nur schwer durchzuführen. Damit ist auch die erhebliche Schwankungsbreite der Empfehlungen für die Energiezufuhr zu erklären, sie liegen je nach Autor für männliche Ausdauersportler zwischen 4.000 und 6.000 kcal/Tag. Für die Aufnahme eines energetischen Mehrbedarfs sind eine regelmäßige Gewichtskontrolle und ein funktionierender Hunger- und Sättigungsmechanismus des Sportlers ausreichend.

Der Energieumsatz bei maximaler Belastung entspricht 1.000–1.500 kcal/Stunde. Die limitierenden Faktoren wirken sich dabei, wie folgt, aus: Der vorhandene Substratgehalt (vor allem Kohlenhydrate und Fett) begrenzt die Belastungsdauer, die Lungenkapazität für Sauerstoff (normal ca. 3 l, bei Ausdauersportlern bis zu 6 l) begrenzt die Endoxidation der energieliefernden Nährstoffe im Citratzyklus und die maximale Aktivität der Enzyme begrenzt die energetische Flussrate (Bereitstellungsgeschwindigkeit).

Durch Aufnahme von 1 l Sauerstoff können bei entsprechender Nahrungszufuhr rd. 5 kcal an Energie gewonnen werden. Wird eine maximale Sauerstoffaufnahme von 6 l pro Minute zugrunde gelegt, so würde das einen Energieumsatz von 30 kcal/Minute bedeuten, was allerdings nur kurze Zeit eingehalten werden kann (höchstens 2–3 Minuten).

Obwohl schon ein Verbrauch von 5.000 kcal/Tag (rd. 20 MJ) nur in Ausnahmefällen dauerhaft überschritten wird, kommt es bei Spitzensportlern aus den Bereichen des Ruderns und des Radsports vorübergehend zu einem Energieumsatz von 10.000 kcal (rd. 40 MJ). Zur Deckung dieses Energiebedarfs sind nicht selten bis zu 10 l flüssige sowie feste Nahrung erforderlich.

Unter gleicher Belastung weisen durchtrainierte Sportler einen geringeren Energieverbrauch auf als weniger gut trainierte, da sich mit dem Trainingszustand der Wirkungsgrad der Muskelarbeit verbessert, der Stoffwechsel ökonomischer abläuft, die Herz- und Atemarbeit geringer ist und sich die Koordination der Bewegungen durch Verbesserung der Technik energiesparend auswirkt.

Eine unzureichende Nahrungsenergieaufnahme wird häufig bei jungen Frauen (Bulimie) festgestellt sowie bei Sportlern in gewichtsklassifizierten Sportarten (Judo, Boxen, Gymnastik, Ballett u. a.).

8.6.2 Die Rolle der Kohlenhydrate und des Fettes im Energiestoffwechsel

Der menschliche Organismus besitzt mehrere Energiespeicher von unterschiedlicher Kapazität. Die unmittelbare Energiequelle für die Muskelkontraktion stellt das ATP (Adenosintriphosphat) dar. Zum Aufbau dieser energiereichen Substanz bedient sich der Körper chemischer Bindungsenergien, die durch die Spaltung und den Abbau der Nährstoffe, vor allem der Kohlenhydrate und Fette, verfügbar werden. Das Kreatinphosphat (KP) ist eine weitere energiereiche Phosphatverbindung. Es dient dem Wiederauffüllen des kleineren Energiespeichers ADP. Der Zerfall der energiereichen Phosphate liefert in kürzester Zeit Energie mit einer hohen Flussrate, allerdings ist dies nur für eine Belastung von wenigen Sekunden möglich.

Die Depots für Kohlenhydrate als Energiereserve befinden sich in der Muskulatur und in der Leber (Glykogen). Insgesamt beträgt dieser Energievorrat jedoch nur 1.500–2.000 kcal. Der Anteil im Muskel kann jedoch durch Training und gezielte Ernährungsmaßnahmen nahezu verdoppelt werden. Das Leberglykogen dient dabei der Blutglukoseregulation (für die Versorgung von Gehirn und Nerven). Bei längeren sportlichen Belastungen können kohlenhydrathaltige Getränke für die Aufrechterhaltung einer ausreichenden Blutglukosekonzentration sorgen. Muskelglykogen ist der Energielieferant nur für die Muskulatur. Der Vorrat beträgt etwa 1–3 g je 100 g Muskelgewebe, d. h. etwa 400 g Glykogen.

Dennoch spielen Kohlenhydrate für die sportliche Leistung eine bedeutsame Rolle. Für die kurzfristige Energieversorgung kann Glukose anaerob (d. h. ohne Sauerstoff) zu Pyruvat unter Bildung von Laktat (Milchsäure) umgewandelt werden, woraus sich zwar nur ein geringer ATP-Gewinn ergibt, aber mit einer hohen Flussrate. Bei ausreichender Sauerstoffzufuhr werden Kohlenhydrate und Fette im Citratzyklus und in der Atmungskette vollständig zu CO_2 und Wasser abgebaut. Die Energieflussrate bei dieser oxidativen Substratverwertung ist zwar geringer, bei Verwertung von Kohlenhydraten ist sie aber höher als bei der Oxidation von Fettsäuren.

Kohlenhydrate haben von allen Energieträgern den günstigsten energetischen Wirkungsgrad und können sowohl mit (aerob) als auch ohne Sauerstoff (anaerob) metabolisiert werden. Die Ausbeute an Energie ist zwar im Vergleich zu den Fettsäuren insgesamt deutlich geringer (Fette liefern pro Mengeneinheit doppelt so viel Energie wie Kohlenhydrate), aber die Energieflussrate (d. h. die Bereitstellungsgeschwindigkeit) ist dafür erheblich höher. Dies ist auch für die schnelle Resynthese der energiereichen Phosphate von ausschlaggebender Bedeutung.

Außerdem ist nicht zu vernachlässigen, dass die pro Liter verbrauchten Sauerstoffs erzielte Energieausbeute an ATP größer ist als bei Fettverbrennung. Die Energie, die pro Mol Sauerstoff beim Fettabbau gewonnen wird, ist rd. 16 % niedriger als im Fall des Glykogenabbaus. Länger währende Ausdauerbelastungen von 75 bis 90 Minuten bei 70–75 % VO_{2max} (= maximale Sauerstoffaufnahme) sind daher nur über einen hohen Kohlenhydratanteil in der Nahrung möglich.

Ein hoher momentaner Energieumsatz (z. B. beim 100-Meter-Lauf) ist nur über den Abbau des Glykogens (Glykolyse) zu decken und führt zu größeren Mengen Pyruvat. Bei Leistungen mit geringerer Intensität kommt es zur Verminderung des Glykogenabbaus und zur Verstärkung der oxidativen Fettverbrennung. Pyruvat wird in den Citratzyklus eingeschleust und dient der langfristigen Energiebereitstellung.

Abb. 8.3 — Schematische Darstellung der Kohlenhydratverwertung im Energiestoffwechsel (nach: KÖNIG/DEIBERT/BERG, 2006)

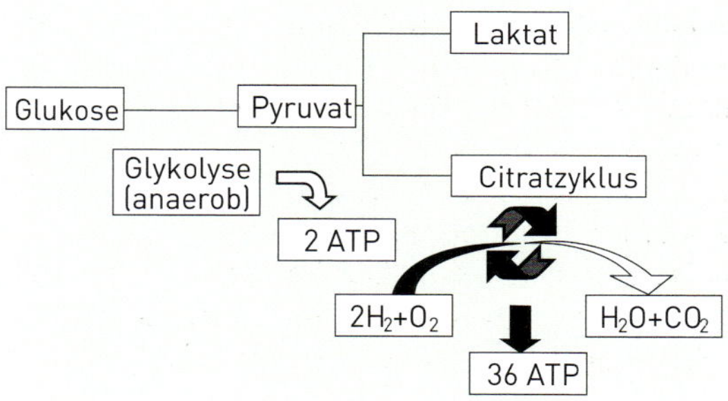

Abb. 8.4 — Anteil verschiedener energieliefernder Prozesse an der Energiebereitstellung (nach: HAHN/STRÖHLE/WOLTERS, 2016)

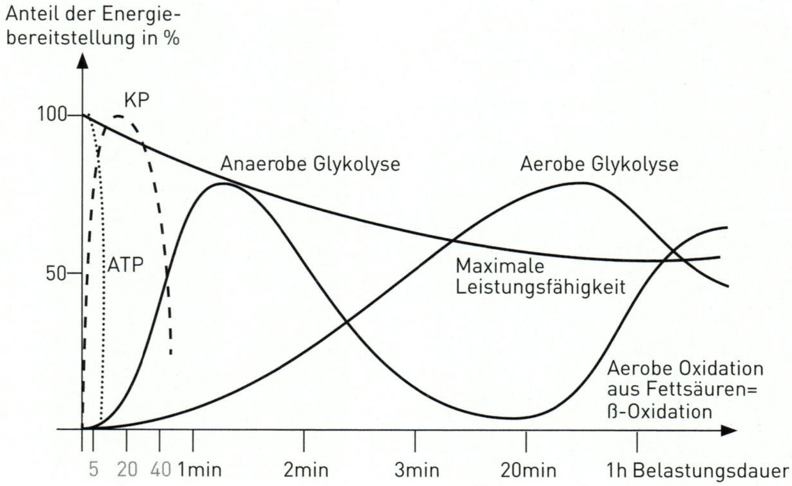

Um eine Belastungsintensität von 75 % der maximalen Sauerstoffaufnahme zu gewährleisten, muss die Muskulatur über 60 % der Energie aus der Kohlenhydratverwertung beziehen. Sind die Kohlenhydratreserven erschöpft, kommt es zur Reduktion der Intensität auf ein Niveau, im dem bevorzugt Fette verwertet werden (sog. „**Hungerast**“). Der Energiebereitstellung dienen verschiedene energieliefernde Prozesse. Ihre unterschiedlichen Anteile verdeutlicht die folgende Abbildung:

Je kürzer und intensiver eine Belastung ist, desto mehr herrscht **anaerober** Energiestoffwechsel in Form des Glykogenabbaus über Pyruvat bis zur Milchsäure (Laktat) vor, weil auf diesem Wege schneller größere Energiemengen bereitgestellt werden können. Je länger die Belastung andauert (z. B. Langstreckenlauf), desto mehr stammt die notwendige ATP-Menge der unter Sauerstoffverbrauch (aerob) ablaufenden Endoxidation aus dem Citratzyklus und damit aus der Fettverbrennung. Eine Zeit lang läuft dieser Vorgang parallel ab. Beim Marathonlauf erfolgt die Energiebereitstellung jedoch ganz wesentlich über die Fettverbrennung.

Tab. 8.11 — Zusammenhang zwischen Art der Belastung, Energieproduktion und Energieträgern (nach: KONOPKA, 1984)

Art der Belastung	Art der Energiebereitstellung	Verwertete Energieträger
Schnellkraftbelastung (Dauer: bis zu 45 Sek.)	Rein anaerob	Energiereiche Phosphate
Kurzzeitausdauer (Dauer: 45 Sek. bis 2 Min.)	Vorwiegend anaerob	Kohlenhydrate (Glykolyse)
Mittelzeitausdauer (Dauer: 2 bis 8 Min.)	Gemischt (aerob/anaerob)	Kohlenhydrate
Langzeitausdauer (Dauer: 8 bis 60 Min.)	Vorwiegend aerob	Gemischt: Kohlenhydrate/Fette
Extreme Ausdauerbelastung (Dauer: über 1 Std.)	Rein aerob	Gemischt: Kohlenhydrate/Fette

Die Größe des Glykogenspeichers ist auch vom Kohlenhydratgehalt der Nahrung abhängig, deshalb kann über den gezielten Einsatz von Kohlenhydraten auf die Größe der Energievorräte Einfluss genommen werden. Eine Entleerung der Speicher während des Trainings und ein kurzzeitiges Wiederauffüllen der Speicher kann die Kapazität bedingt erhöhen (sog. „Superkompensationseffekt"), weshalb ein gezieltes Training in Verbindung mit kohlenhydratreicher Ernährung unverzichtbar ist. Es wird angenommen, dass die Aufnahme von 6–10 g Kohlenhydrate/kg KG für die Aufrechterhaltung der Glykogenspeicher in der Muskulatur ausreicht. Das entspräche einem Kohlenhydratanteil von 60–65 Energieprozent der Nahrung bei regelmäßig trainierenden Sportlern.

Bei einem Trainingsverbrauch von 2.000 kcal und einer Zufuhr von 250–400 g Kohlenhydraten kann ein Absinken der Ausdauerleistung verhindert werden. Von Nutzen sind die maximal gefüllten Glykogenspeicher nach Eisinger u. Leitzmann (1992, S. 474) allerdings nur bei Belastungen von mehr als 70 % VO_{2max}, die länger als 80 Minuten andauern. Bei geringerer Intensität bzw. bis zu einer Stunde Belastung reicht die für die Normalbevölkerung empfohlene Kohlenhydrataufnahme von 50–55 Energieprozent aus.

Auch für Sportler gilt, dass komplexe Kohlenhydrate (Stärke) den einfachen Kohlenhydraten (Glukose) vorzuziehen sind. Vor allem für Ausdauerbelastungen mit mehr als einer Stunde Dauer empfiehlt sich eine wettkampfbegleitende Kohlenhydratzufuhr. Unmittelbar nach der Belastung bis zu vier Stunden nach Belastungsende sollten 1,0–1,5 g Kohlenhydrate pro kg Körpergewicht und Stunde mit mittlerem bis hohem glykämischen Index aufgenommen werden.

Bezüglich der Höhe der Fettvorräte gibt es im Unterschied zu den Glykogenspeichern keine Gefahr eines Engpasses. Die Fettspeicher in der Muskelzelle spielen besonders in der Anfangsphase einer Ausdauerbelastung eine wichtige Rolle. Durch regelmäßiges Training können Fettsäuren zu einer begrenzten Einsparung von Muskelglykogen beitragen. Die Fettzufuhr sollte nicht über 35 % der Gesamtenergiezufuhr betragen.

Tab. 8.12 — Geschätzter Energie- und Kohlenhydratverbrauch während verschiedener Belastungen (70 kg KG) (nach: EISINGER/LEITZMANN, 1992)

	kcal/min	kcal gesamt	Kohlenhydrate in g gesamt
10-km-Lauf	17,5	700	150–170
Marathonlauf	15	2.800	500–550
200 m Freistil (Schwimmen)	25	50	12–15
1.500 m Freistil (Schwimmen)	20	400	90–100
1 h Fahrradfahren	17	1.020	230–250

Abb. 8.5 — Anteile der Energieträger bei Fußballspielern und Radfahrern im Vergleich zu den Richtlinien und der „Durchschnittsbevölkerung" (nach: KÖNIG/DEIBERT/BERG, 2006)

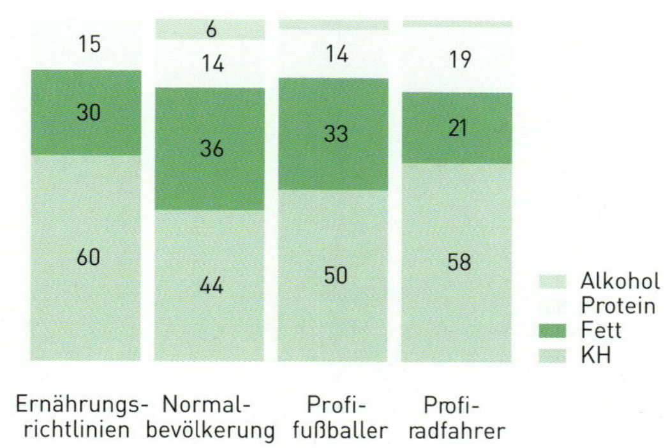

Anmerkung: DGE-Richtlinie: EW 9–15 EN %; Fett 30 (–35) EN %, KH über 50 EN %, nach: DGE-Positionspapier: Richtwerte für die Energiezufuhr aus Kohlenhydraten und Fett. In: *Ernährungs-Umschau* 58 (2011), S. 152–154

8.6.3 Proteinbedarf

Proteine spielen bei ausreichender Zufuhr von Kohlenhydraten nur eine untergeordnete Rolle für die ATP-Synthese. Bei Belastungen von über einer Stunde können etwa 10 % der Energiegewinnung auf Proteine entfallen. Bei einem Marathonlauf mit einem Aufwand von rd. 2.500 kcal werden ca. 20 g Aminosäuren verbraucht. Bei ausgewogener Mischkost wird bei einem Proteinanteil von 15 Energieprozent mit 94 g Protein der Aminosäureverlust ausgeglichen. Der Proteinbedarf steigt nicht überproportional zum Energiebedarf und wird oftmals überschätzt. Für Breiten- und Leistungssportler müssen daher keine besonderen Empfehlungen formuliert werden.

Auch beim Aufbautraining ist der Mehrbedarf an Protein gering. Im Laufe eines Jahres ist eine Vergrößerung der Muskelmasse um 2 kg möglich. Dazu müssen nur 400 g Protein eingebaut werden, denn Muskeln bestehen zu 80 % aus Wasser. Unter Berücksichtigung von Sicherheitszuschlägen sind dazu nicht mehr als 2,2 g/Tag zusätzlicher Proteinzufuhr (entsprechend 0,03 g/kg KG) erforderlich.

Höhere Zufuhrmengen (früher z. T. bis 4 g/kg KG) würden durch die erhöhte Konzentration harnpflichtiger Substanzen die Nieren erheblich belasten. Eine Untersuchung an Bodybuildern ergab, dass sie täglich doppelt so viel Harnstoff ausscheiden wie eine Vergleichsgruppe, die tägliche Urinmenge beträgt jedoch nur das 1,5-Fache. Die Nierenbelastung ist daher erheblich und eine dauerhafte Nierenschädigung nicht auszuschließen. Bodybuilder können bis zu 10 kg an Muskelmasse zunehmen, das bedeutet 1,1–5,5 g Protein pro Tag bzw. 400–2.000 g/Jahr. Daraus resultiert jedoch nur eine Proteinaufnahme von 1,1 g/kg KG und Tag. Für Sportler ist eine tägliche Proteinzufuhr zwischen 0,8 und 1,4 g/kg KG also ausreichend.

Insgesamt ist der Bedarf eines Kraftsportlers nicht höher als der eines Nichtkraftsportlers, selbst Hochleistungskraftsportler benötigen nur etwa 0,1 g Protein/kg KG mehr. Da die tatsächliche Proteinzufuhr in Deutschland bei 1,2–1,4 g/kg KG liegt, ergibt eine zusätzliche Aufnahme keinen Sinn. Je höher die Energiezufuhr, desto niedriger sollte der prozentuale Proteinanteil sein, denn bei 3.500 kcal/Tag führen 12–15 % Protein bei 70 kg Körpergewicht bereits zu einer Proteinzufuhr von 1,5–1,9 g/kg KG. Mehr als 2 g/kg KG gelten heute als gesundheitlich bedenklich (Überlastung der Nieren, vermehrte Calciumverluste usw.).

8.6.4 Vitamin- und Mineralstoffbedarf

Vitamine besitzen, wie einige Mineralien, herausragende Bedeutung als Stoffwechselkatalysatoren des Organismus. Intensive sportliche Betätigung erfordert eine höhere Aufnahme einiger Vitamine, da sie einerseits vermehrt abgebaut und andererseits, vor allem im Falle von Vitamin C, über den Schweiß ausgeschieden werden. Bei einigen Vitaminen besteht eine direkte Abhängigkeit des Bedarfs von der Aufnahme an Kohlenhydraten bzw. Proteinen (Vitamine B_1 und B_6). Zentrales Argument für die Zufuhr von Nahrungsergänzungsmitteln bzw. Vitaminpräparaten sind die z. T. hohen Schweißverluste. Dazu stellt Schek (2001) am Beispiel von **Vitamin C** folgende Berechnung vor: In 1,5 l Schweiß, die bei einem Energieverbrauch von ungefähr 800 kcal gebildet werden, sind nur 2,5 mg Vitamin C enthalten. Unter Berücksichtigung einer Resorptionsquote von 50–80 % müssten höchstens 5 mg Vitamin C verzehrt werden, um den Zusatzbedarf von 2,5 mg zu decken. Bei Einhaltung der empfohlenen Nährstoffdichte für Vitamin C von 50 mg/1.000 kcal werden mit 800 kcal also 40 mg Vitamin C zugeführt. Demnach sind dies bereits 35 mg Vitamin C mehr als erforderlich. Dieselbe Berechnung lässt sich nach Schek (2001) nicht nur auf andere Vitamine, sondern auch auf Mineralstoffe anwenden.

Diese Einschätzung teilen auch Eisinger und Leitzmann (1992). Die Sicherheitszuschläge bei den Zufuhrempfehlungen sind demnach auch für Sportler bedarfsdeckend. Da eine höhere Energiezufuhr bei sportlichen Leistungen erforderlich ist, kann auch der zusätzliche Bedarf an Vitaminen, Mineralien und Spurenelementen gedeckt werden, wenn eine nährstoffdichte Kost statt „leerer Kalorien“ aufgenommen wird. Selbst eine wegen der Schweißverluste gelegentlich geforderte höhere Zufuhr an Zink lässt sich durch eine geeignete Nahrungswahl leicht erreichen (Muskelfleisch, Vollkornprodukte). Kontrovers wird die Eisenversorgung von Sportlern diskutiert. Nach Baron (1999) wird eine ungenügende Eisenzufuhr oftmals bei Ausdauersportlern beobachtet (erhöhte Verluste durch Schweiß, Urin und Stuhl, erhöhter Eisenbedarf durch Muskelaufbau, ungenügende Zufuhr von Eisen mit der Nahrung). Hochleistungssportlerinnen sind durch Eisenverluste oftmals besonders gefährdet (niedriger Fleischverzehr, Menstruationsverluste etc.), weshalb Baron in diesem Fall eine Substitution empfiehlt.

Dagegen spricht, dass eine optimale Ernährung unter Berücksichtigung vitaminschonender Lagerungs- und Garverfahren die Aufnahme von Vitamin- und Mineralstoffpräparaten überflüssig macht. Eine über dem Bedarf liegende Eisenzufuhr hat keine Leistungssteigerung zur Folge.

Nach Hamm und König (2012) werden Zufuhren für Vitamin C von über 100 mg, für Vitamin E von 23–100 mg und für ß-Carotin von über 4 mg empfohlen.

8.6.5 Flüssigkeitsbedarf

Jede körperliche Anstrengung führt – in erster Linie über den Schweiß – zum Verlust von Flüssigkeit und Elektrolyten. Nach einem Marathonlauf oder einem Fußballspiel ist ein Gewichtsverlust von 3–4 kg möglich. Mit einer Leistungsminderung muss jedoch bei einer 70 kg schweren Person schon bei einem Verlust von 1 l gerechnet werden. Bei intensiver körperlicher Belastung tritt das Durstgefühl aber erst auf, wenn die Schweißverluste die Leistung z. T. bereits erheblich beeinträchtigen. In diesem Zusammenhang kommt es durch die Reduzierung des Plasmavolumens zu einer verminderten Fließgeschwindigkeit des Blutes. Dies ist mit einem geringeren Wärmetransport vom Körperkern zur Oberfläche verbunden, wodurch die Gefahr einer Überhitzung ansteigt. Durch einen verminderten Sauerstofftransport in die Muskulatur kann es zu weiteren Leistungseinbußen kommen. Zudem werden Kohlendioxid und andere Metaboliten des Intermediärstoffwechsels verzögert aus der Muskulatur abtransportiert. Das kann zu einer Übersäuerung führen, die sich negativ auf die Aktivität der Enzyme auswirkt, die für die Energiebereitstellung benötigt werden. Durch eine verminderte Hirndurchblutung erhöht sich bei Flüssigkeits- und Elektrolytmangel zudem die Gefahr mentaler Fehlleistungen.

Vor dem Wettkampf kann das extrazelluläre Volumen erhöht werden, wenn neben einem ausreichenden Wasserangebot gleichzeitig **Kochsalz** (NaCl) zugeführt wird. Fehlt das Kochsalz, wird bei hoher Flüssigkeitszufuhr die Urinproduktion bereits innerhalb weniger Minuten erhöht und so die zunächst positive

Flüssigkeitsbilanz wieder reduziert. Wenn die Belastung länger als eine Stunde andauert, muss ein Flüssigkeitsausgleich noch während der Belastung (alle 15–20 Minuten) erfolgen, und zwar in Mengen von bis zu 0,8 l pro Stunde. Dies kann z. B. durch die Aufnahme eines natriumreichen Mineralwassers, das mit Kohlenhydraten angereichert ist (Fruchtsaftschorle; z. B. eine Mischung von Apfelsaft und Mineralwasser im Verhältnis 1:2), erfolgen. Das Getränk sollte jedoch keine Kohlensäure enthalten. Getränke ohne ausreichenden Elektrolytgehalt sind beispielsweise Wasser, Tee, Cola und Limonade. Ein optimales Rehydrationsgetränk enthält (nach Schek): 40–60 g Zucker/l (Glukose, Saccharose), 300–1000 mg Natrium/l, 400–1400 mg Chlorid/l, 15–225 mg Kalium/l, 40–225 mg Calcium/l, 10–100 mg Magnesium/l.

Isotone Getränke sind solche, die dem osmotischen Druck des Blutes entsprechen. Entscheidend sind dabei nicht die Elektrolyte, sondern ein Zusatz von 6 % Glukose oder 15 % Maltodextrin. Isotone Getränke sollen die Abnahme des Blutvolumens verhindern bzw. begrenzen, die Mineralienverluste über den Schweiß ausgleichen und den Blutglukosegehalt stabilisieren.

Normalerweise wird der Flüssigkeitsverlust über das übliche Trinkwasser gedeckt. Im Leistungssport, insbesondere im Ausdauerleistungssport, kann neben dem Flüssigkeitsersatz die gleichzeitige Bereitstellung von Kohlenhydraten sinnvoll sein. Dazu sind keine teuren Sportgetränke erforderlich, denn Saftschorlen mit vergleichbarem Kohlenhydratgehalt sind in gleicher Weise geeignet.

Einteilung verschiedener Getränke

Isoton: Fruchtsaftschorle, isotonische Getränke
Hypoton: Leitungs-/Mineralwasser, Früchte-/Kräutertee, Bouillon, Tomatensaft, alkoholfreies Bier
Hyperton: Fruchtsaft, Limonade, Colagetränke, Malzbier

8.6.6 Ernährungsphasen im Leistungssport

Zur **Basisernährung** eines Leistungssportlers gehört eine abwechslungsreiche Mischkost, wie sie auch für die Gesamtbevölkerung empfohlen wird. Beim Krafttraining können proteinreiche Zwischenmahlzeiten (Milchmixgetränke, Quark, Joghurt) die Leistungsfähigkeit fördern.

Zur **Wettkampfvorbereitung**, die je nach Sportart drei bis sechs Tage dauern kann, werden durch kohlenhydratreiche Mahlzeiten (bevorzugt stärke- und ballaststoffreiche Lebensmittel) die Glykogenspeicher aufgefüllt.

Drei Stunden vor Belastungsbeginn sollte die letzte größere Mahlzeit (bevorzugt stärkereich, aber ballaststoffarm) eingenommen werden. Ein letzter kohlenhydrat- und stärkehaltiger Snack kann 30 Minuten vor dem Start konsumiert werden. Bei mehreren Trainingseinheiten oder mehreren über den Tag verteilten Starts können jeweils kleinere stärke- und kohlenhydrathaltige Zwischenmahlzeiten verzehrt werden. Während eines **Wettkampfs** von über einer Stunde Dauer (Ausdauersport) empfehlen sich gelegentlich kleine stärke- und kohlenhydrathaltige Snacks (z. B. Bananenstücke). Auch Saftschorlen mit Maltodextrinzusatz eignen sich, um die Energiespeicher wieder aufzufüllen. Bei längerer Ausdauerbelastung sollten kleine Trinkmengen von 150–200 ml aufgenommen werden. Geeignet sind Obst- und Gemüsesäfte mit Mineralwasser im Verhältnis 1:3 bis 1:5. Cola und Limonaden eignen sich nicht.

In der **Erholungsphase** nach der Belastung sorgen kohlenhydratreiche Lebensmittel dafür, dass die Muskeln innerhalb der ersten 24 Stunden der Erholungsphase bevorzugt Glykogen einlagern. Je kohlenhydratreicher die Mahlzeiten sind, desto mehr Glykogen wird in Muskulatur und Leber eingelagert. In den ersten beiden Stunden nach der Belastung empfiehlt sich eine Menge von 100 g Kohlenhydraten, in den folgenden 22 Stunden weitere etwa 550 g. Diese Zufuhr entspricht einer Menge von ca. 10 g Kohlenhydraten/kg KG.

Zahlreiche Ernährungspläne und Rezeptvorschläge für die verschiedenen Sportarten finden sich zum Beispiel bei Baron (1999, S. 100 ff.).

Tab. 8.13 — Übersicht „sportartenspezifische Nährwertrelationen" (BIESALSKI/GRIMM/NOWITZKI-GRIMM, Taschenatlas der Ernährung. Stuttgart/New York 2015, 6. Aufl., S. 347)

	Training	Vorwettkampf	Wettkampf	Regeneration	
Kraftsport	55	65	60	55	% KH
z. B. Gewichtsheben	15	15	20	20	% F
Kugelstoßen	30	20	20	25	% P
Kraftausdauersport	55–60	60	60	57,5	% KH
z. B. Rudern	25	25	22,5	25	% F
Bodybuilding	15–20	15	17,5	17,5	% P
Schnellkraft- und	60	65	65	57,6	% KH
Spielsport	22,5–25	22,5–25	25	25	% F
z. B. Turnen, Tennis	15–17,5	10–12,5	10	17,5	% P
Ausdauersport	62	70	62	57,5	% KH
z. B. Laufen	25,5	20	25,5	27,5	% F
Schwimmen	12,5	10	12,5	15	% P

Tab. 8.14 — Sportartbezogene Ernährungsrichtlinien zur Optimierung der Regeneration bei Wettkämpfen (SCHEK, A., in: *Ernährungs-Umschau* 7(2014), M378)

Sportart	primäre Ernährungsziele nach dem Sport
Ausdauer	Flüssigkeitsersatz
z. B. Triathlon, Marathon, Gehen, Orientierungslauf, Straßenradrennen, Langstreckenschwimmen, Skilanglauf	mindestens gewichtsverlustausgleichend unmittelbar nach der Belastung in mehreren kleinen Portionen. Glykogenresynthese: ≥ 1,2 g KH/kg/KG in den ersten zwei bis drei Stunden oder 0,8 g KH/kg KG/h + 20 g tierisches Protein
Kraftausdauer	Glykogen- und Proteinresynthese
z. B. Mittelstrecke, Zeitfahren, Schwimmen, Rudern, Kanu, Eisschnelllauf, Biathlon	0,8 g KH/kg KG + 0,2 g Protein/kg KG in den ersten zwei bis drei Stunden
Kraft/Schnellkraft	Glykogen- und Protein(re)synthese
z. B. Sprint, Wurf, Kugelstoßen, Gewichtheben, Ski alpin	0,8 g KH/kg KG + 0,4 g Protein/kg KG in den ersten vier bis fünf Stunden
Ästhetik	Glykogen- und Proteinresynthese
z. B. Turnen, Rhythmische Sportgymnastik, Tanzen...	KH- und Proteinzufuhr innerhalb von 30 Minuten nach der Belastung bei 4-6 g KH/kg KG/d und 1,4-2,0 g Protein/kg KG/d. Während Gewichtsreduktionsphasen: Fokus auf Zufuhr essenzieller Nährstoffe bei max. Energiedefizit von 500 kcal/d
Gewichtsklassen	wie unter Ästhetik
z. B. Ringen, Judo, Karate, Boxen	
Ballsport	Flüssigkeitsersatz und Glykogenresynthese
z. B. (Tisch-)Tennis, Badminton, Fußball, Basketball, Handball, Volleyball	KH-reiche Getränke und Snacks unmittelbar nach dem Spiel und eine KH-reiche Mahlzeit nach einigen Stunden

KH = Kohlenhydrate

Eine allgemeine Empfehlung zur Nährstoffzufuhr im Leistungssport wurde von Hamm/König (2012) definiert:

Kohlenhydratzufuhr

- Anteil an Kohlenhydraten sollte bei einer energiebedarfsdeckenden Ernährung bei mindestens 50 % und in Ausdauersportarten teilweise sogar bei 60–65 % liegen.
- Richtwerte in Gramm: von 4–5 g KH/kg KG im aktiven Fitness- und Freizeitbereich sowie bis zu 6–10 g KH/kg KG im Leistungssport (in Abhängigkeit von Dauer und Intensität der Belastung).
- Vor allem bei Ausdauerbelastung über einer Stunde Dauer ist eine wettkampfbegleitende Kohlenhydratzufuhr empfehlenswert. Bei Langzeitwettkampfeinsätzen ist eine Kohlenhydrataufnahme von 30–60 g/h (meist in Form von Getränken) sinnvoll.
- Zur Optimierung der Glykogenresynthese sollten unmittelbar nach der Belastung bis zu vier Stunden nach Belastungsende 1,0–1,5 g KH/kg KG/h mit mittlerem bis hohem glykämischen Index aufgenommen werden.
- Beispiele zur Aufnahme von 100 g Kohlenhydraten: 200 g Haferflocken oder 650 g Kartoffeln; 125 g Reis (roh) oder 220 g Roggenbrot; 500 g Reis (gekocht, abgetropft) oder 150 g Nudeln; 130 g Weizenmehl oder 300 g Käsesahnetorte.

Fettzufuhr

- Die Fettzufuhr ist im Sport keine limitierende Größe für die muskuläre Leistungsfähigkeit und sollte nicht über 35 % der Gesamtenergiezufuhr liegen.

Proteinzufuhr

- Mit einer empfohlenen Proteinzufuhr von 1,2–1,7 g/kg KG/d wird sowohl in Kraft- als auch in Ausdauersportarten genügend Protein für Regeneration und Muskelaufbau zugeführt.
- Oberhalb einer Zufuhrmenge von 1 g/kg KG/d sollte die Trinkmenge um 1 l/d erhöht werden, um die Nierentätigkeit zu unterstützen.
- Optimal ist eine Proteinzufuhr zu je 50 % aus tierischen und pflanzlichen Proteinen.
- Ein positiver Trainingseffekt im Muskelaufbau ist eine Proteinzufuhr im Zeitfenster zwei Stunden vor und nach Belastung sinnvoll.

Flüssigkeitszufuhr

- Ab einer Belastungsdauer von einer Stunde sollte alle 15–20 Minuten Flüssigkeit zugeführt werden. Flüssigkeitsmengen von 0,8 l/h werden akzeptiert.
- Das Getränk sollte schwach hypoton bis isoton sein und einen Natriumgehalt von 400–1200 mg/l aufweisen.

Antioxidative Vitamine

- Eine Supplementierung mit hohen Dosen antioxidativer Vitamine kann die muskuläre Leistungsfähigkeit nicht verbessern.
- Es wird eine Zufuhr von 100 mg Vitamin C, 23–100 mg Vitamin E sowie 4 mg β-Carotin empfohlen.
- Es kann davon ausgegangen werden, dass durch eine ausgewogene und vollwertige Ernährung diejenige Vitaminzufuhr garantiert wird, die zu einer Optimierung des Plasmaspiegels notwendig ist.

8.6.7 Zur Rolle ergogener Substanzen im Sport

Der Begriff „ergogene Substanzen“ bezeichnet Nahrungsbestandteile bzw. Nahrungsmittel, die über einen leistungssteigernden Effekt verfügen sollen. Sie werden z. T. von Sportlern verwendet, um die Kraft- und Ausdauerleistungen zu verbessern. Für die wenigsten Wirkstoffe liegen jedoch gesicherte wissenschaftliche Erkenntnisse im Hinblick auf eine tatsächliche Wirkung vor.

Carnitin ist u. a. ein körpereigener Stoff, der in der Leber, der Niere und im Gehirn aus den Aminosäuren Lysin und Methionin gebildet wird. Dieser Stoff, der neben der Eigensynthese hauptsächlich aus Fleisch aufgenommen wird, ist erforderlich, um langkettige Fettsäuren der Energiegewinnung in den Mitochondrien zuzuführen. Dort werden Fettsäuren unter Energiefreisetzung zu ATP umgesetzt. Carnitin wird dabei nicht verbraucht.

Behauptungen zufolge soll die Einnahme von Carnitinsupplementen zu einer erhöhten Fettsäureverbrennung führen und damit leistungssteigernd wirken. Diese Annahme konnte bisher jedoch nicht zufriedenstellend bewiesen werden, zumal die Eigensynthese den Bedarf in der Regel deckt. Meist wird über die Nahrung der tatsächliche Bedarf an Carnitin überschritten. Die empfohlenen Zufuhrmengen mancher Hersteller in Höhe von 600–1.200 mg Carnitin entbehren jeglicher Grundlage. Allerdings scheinen derart hohe Mengen an Carnitin nicht toxisch zu sein, ein Überschuss wird über die Nieren ausgeschieden. Auch eine intensive körperliche Betätigung führt nicht zu einem Carnitinmangel. Eigensynthese und die Zufuhr über die Nahrung sind ausreichend.

Kreatin wird ebenfalls im Körper synthetisiert (Niere, Leber) und zusätzlich mit der Nahrung aufgenommen. Es wird in der Muskulatur zu Kreatinphosphat umgewandelt und spielt als solches eine wichtige Rolle im Energiestoffwechsel, indem es ATP resynthetisiert. Die Ausscheidung erfolgt als Kreatinin über den Harn. Die ausgeschiedene Menge ist proportional zur Muskelmasse und entspricht dem Kreatinbedarf. Bei gemischter Kost wird etwa 1 g Kreatin (vorwiegend aus Fleisch und Fisch, wenig aus pflanzlichen Lebensmitteln) aufgenommen, etwa die gleiche Menge wird durch Eigensynthese gebildet. Nach Neumann (1999, S. 4) beträgt der Kreatinbedarf 2–3 g/Tag, sodass in jedem Falle etwa 1 g/Tag über die Nahrung zugeführt werden muss.

Eine Leistungssteigerung wird bei einer Zufuhr von 2–3 g durch Kreatinsupplemente gelegentlich bei wiederholten Kurzzeitbelastungen beobachtet, bei Ausdauerbelastungen ist die Wirkung noch unklar. Höhere Dosen sind überflüssig und können sogar zu Nebenwirkungen, wie Durchfall und Erbrechen, führen. Aufgrund der Wasserbindungsfähigkeit des Kreatins im Muskel ist eine Gewichtszunahme möglich. Die Zunahme des intrazellulären Wassergehaltes kann auch mit unangenehmen Nebeneffekten, wie Muskelkrämpfen und -ödemen, einhergehen.

Tab. 8.15 — Potenzielle ergogene Substanzen (DBInet, 2001)

Substanz	Postulierte Wirkung	Beurteilung
HMB (Hydroxymethylbutyrat)	Stimulation von Muskelaufbau und Fettverbrennung	Wissenschaftlich nicht belegt.
CLA (konjugierte Linolsäure)	Anaboler Effekt	Wissenschaftlich nicht belegt.
Chrom	Verstärkung der Insulinwirkung als Bestandteil des Glukosetoleranzfaktors	Widersprüchliche Ergebnisse.
Phosphatsalze	Leistungssteigerung, da Bestandteil von ATP und KP	Widersprüchliche Ergebnisse.
Alkalisalze (Bicarbonat, Citrat)	Leistungssteigerung durch Neutralisation der Milchsäure im Blut	Widersprüchliche Ergebnisse, Magen-Darm-Beschwerden unter Bicarbonat beobachtet.
Chitosan	Verminderung der Fettaufnahme durch Hemmung des fettspaltenden Enzyms (Lipase)	Kann gesunde Ernährung nicht ersetzen, Nebenwirkungen (Blähungen, Fettstuhl, Durchfall).
Bienenerzeugnisse	Hochkonzentrierte Mischung aus Vitaminen, Mineralstoffen, Kohlenhydraten und Aminosäuren	Keine Leistungssteigerung, der Bedarf kann durch gesunde Ernährung gedeckt werden.
Gelatine	Schutz des Bindegewebes, da ähnliche Aminosäurezusammensetzung	Wissenschaftlich nicht belegt.
Inosin	Leistungsverbesserung, da Cofaktor bei Glykogenolyse und als Inosinmonophosphat als Vorstufe des ATP	Wissenschaftlich nicht belegt.
Coenzym Q10	Verbesserter oxidativer Abbau der Hauptnährstoffe als Bestandteil der Atmungskette	Wissenschaftlich nicht belegt.

Taurin ist eine Aminosäure, die erstmals aus Ochsengalle gewonnen wurde. Daher leitet sich der Name ab (Tauros = der Stier). Hohe Gehalte weisen Muskel, Herz, Gehirn und Leber auf. Deshalb liefern insbesondere tierische Lebensmittel ausreichende Mengen an Taurin; je nach Ernährungsweise werden täglich sogar bis zu 400 mg aufgenommen. In der Leber werden unter Beteiligung von Taurin aus Gallensäuren Gallensalze gebildet, die bei der Emulgierung von Fetten eine Rolle spielen. Unklar ist hingegen die Funktion von Taurin als Fänger freier Radikale. In der Werbung wird es bereits als Antioxidans gehandelt, welches ebenfalls die Fettverbrennung in der Zelle steigern soll, was derzeit eine haltlose Unterstellung ist. Energydrinks dürfen bis zu 4 g Taurin/l zugesetzt werden. Wissenschaftliche Belege zur Wirksamkeit fehlen.

Koffein ist in Kaffee, Tee und Colagetränken enthalten. Eine Stunde nach Verabreichung von 300–350 mg Koffein (2–3 Tassen Kaffee) zeigt sich, dass keine wesentliche Verbesserung der Reaktionszeit und auch keine Erhöhung der Muskelkraft auftreten. Koffein fördert im zugelassenen Bereich demnach nicht die Leistung. Anderen Quellen zufolge soll es in den ersten Minuten einer Belastung durch Koffein zu einer vermehrten Bereitstellung von Fettsäuren kommen, was bei lang andauernden Leistungen zu einer Glykogeneinsparung führen kann. Allerdings sind mögliche Nebenwirkungen Ruhelosigkeit und Durchfall.

8.6.8 Nahrungsergänzungsmittel (NEM) im Sport

Obwohl der Nutzen, den Nahrungsergänzungsmittel leisten sollen, zweifelhaft ist, zeigen Untersuchungen, dass fast alle Athleten im Spitzensport schon Produkte zur Nahrungsergänzung konsumiert haben. Am meisten werden Vitamine (Vitamin C, Vitamin E und Multivitaminpräparate) sowie Mineralstoffe (Magnesium, Calcium, Eisen, Zink) und Sportgetränke, Kohlenhydratkonzentrate, Frucht- und Gemüsekonzentrate sowie Kreatin eingenommen. Zumeist handelt es sich um zufällige, undifferenzierte Supplementationen.

Im Einzelfall können Nahrungsergänzungsmittel erforderlich sein, die Einnahme sollte jedoch nur bei gezielter Indikation in Absprache mit Ärzten und Ernährungsberatern erfolgen. Eine unbegründete, rein prophylaktische Zufuhr ist abzulehnen.

Schek (2014) weist zudem darauf hin, dass vielen Eliteathleten nicht bewusst ist, dass Nahrungsergänzungsmittel mit verbotenen Stoffen, z. B. anabolen Steroiden oder Stimulanzien, kontaminiert sein können, die einen positiven Dopingtest nach sich ziehen. In fast 15 % von 634 aus zwölf europäischen Ländern und den USA stammenden NEM wurden unerlaubte anabole Steroide nachgewiesen. Die Autorin kommt zu dem Schluss: „Für die meisten der neuerdings auch über das Internet zu beziehenden NEM gibt es keinerlei wissenschaftliche Evidenz bezüglich positiver Effekte auf die sportliche Leistung".

Zusammenfassung

1. Sportler brauchen grundsätzlich keine besondere Nahrung.
2. Kohlenhydrate sind die wichtigsten Energielieferanten.
3. Sportler sollten ihren Nährstoffbedarf wie folgt decken: 55–65 % Kohlenhydrate, 20–35 % Fett und 10–15 % Protein.
4. Qualitative Aspekte der Nährstoffversorgung stehen im Vordergrund (komplexe Kohlenhydrate, hochwertige Proteine, pflanzliche Fette mit hohem Anteil an essenziellen Fettsäuren). Lebensmittel mit einer hohen Nährstoffdichte sollten bevorzugt werden (Gemüse, Obst, Vollkornprodukte, Hülsenfrüchte, Kartoffeln).
5. Zum Ausgleich von Flüssigkeitsverlusten dienen hypo- bis isotone Getränke und Fruchtsaftschorlen.
6. Vor und während intensiver Trainings- und Wettkampfphasen gelten besondere Empfehlungen zur Nahrungs- und Flüssigkeitsaufnahme.
7. Spezielle ergogene Substanzen mit zweifelsfrei nachgewiesener leistungssteigernder Wirkung gibt es nicht.

1. EINFÜHRUNG: BEDARFSORIENTIERTE ERNÄHRUNG – ERNÄHRUNGSGESCHICHTLICHE ASPEKTE
2. ENERGIELIEFERNDE NÄHRSTOFFE
3. ENERGIE
4. ANORGANISCHE BESTANDTEILE
5. VITAMINE
6. SEKUNDÄRE PFLANZENSTOFFE
7. OXIDATIVER STRESS
8. ALTERS- UND LEISTUNGSGERECHTE ERNÄHRUNG

9. ERNÄHRUNGSMITBEDINGTE ERKRANKUNGEN

9. ERNÄHRUNGSMITBEDINGTE ERKRANKUNGEN

Diejenigen Stoffwechselerkrankungen, bei denen die Auswirkungen fehlerhafter Ernährung von besonderer Bedeutung sind, werden als „ernährungsabhängig", „ernährungsmitbedingt" oder auch „ernährungsassoziiert" bezeichnet. Die Kosten für die Behandlung derartiger Erkrankungen haben sich in Deutschland seit den 1980er-Jahren mehr als verdreifacht. In Deutschland wurden 2013 insgesamt fast 315 Mrd. Euro für Gesundheit ausgegeben (RKI). Schätzungsweise 30 % entfallen davon auf die Behandlung ernährungsmitbedingter Erkrankungen.

Zu den wichtigsten ernährungsmitbedingten Erkrankungen zählen: Übergewicht und Adipositas (Fettsucht), Hypertonie (Bluthochdruck), Diabetes mellitus Typ 2 (Zuckerkrankheit), Hyperlipidämien (Fettstoffwechselstörungen), Herz-Kreislauf-Erkrankungen, Hyperurikämie und Gicht, Osteoporose, Karies und Dickdarmkrebs.

9.1 ÜBERGEWICHT/ADIPOSITAS

Nicht nur in Deutschland, sondern auch in vielen Teilen Europas und der Welt nehmen Übergewicht und Adipositas epidemieartig zu. Die Weltgesundheitsorganisation (WHO) schätzte, dass im Jahr 2005 weltweit rd. 1,6 Mrd. Menschen über 15 Jahre übergewichtig und darunter ca. 0,4 Mrd. adipös waren (Ernährungsbericht 2008). Ein Drittel aller Amerikaner ist adipös, d. h. mehr als 110 Mio. Menschen.

In Deutschland gibt es eine Reihe von Studien mit umfangreichen Daten über die Verbreitung von Übergewicht und Adipositas in allen Altersgruppen. Demnach sind in Deutschland derzeit etwa 67 % der Männer und 53 % der Frauen übergewichtig, adipös sind 23 % der Männer und 24 % der Frauen.

Außerdem liegen Ergebnisse von Schuleingangsuntersuchungen, Musterungsuntersuchungen und großen Stichproben des Mikrozensus vor. Übergewicht und Adipositas nehmen altersabhängig deutlich zu.

Ähnliches beschreibt der österreichische Ernährungsbericht 2012: 40 % der 18- bis 64-Jährigen in Österreich sind übergewichtig, davon 12 % adipös. Die Prävalenz von Übergewicht inklusive Adipositas steigt mit zunehmendem Alter deutlich auf 68,5 % der 51–64-jährigen Männer und 45 % der Frauen.

Als besonders dramatisch wird die Zunahme des Übergewichts bei Kindern und Jugendlichen beurteilt. Bei Einschulungsuntersuchungen lag der Anteil adipöser Schulanfänger in den verschiedenen deutschen Bundesländern zwischen 3,3–5,4 %, im Mittel bei ca. 5 %; übergewichtig waren rd. 8,4–11,9 %. Bei sieben bis 14-jährigen Schulkindern in Österreich sind rd. 20 % der Mädchen und rd. 25 % der Jungen übergewichtig, davon 6 bzw. 9 % adipös.

Die **Prävalenz** von Übergewicht und Adipositas bei Kindern und Jugendlichen hat seit Beginn der 1980er-Jahre deutlich zugenommen. Eine familiäre Belastung durch übergewichtige Eltern, eine bestimmte ethnische Zugehörigkeit und ein niedriger sozialer Status (gemessen an Einkommen und Schulbildung der Eltern) sind nach Einschätzung der AGA Risikofaktoren für die Entstehung einer Adipositas im Kindes- und Jugendalter. Bei ungefähr der Hälfte der adipösen Kinder und Jugendlichen liegen bereits mindestens eine Folgeerkrankung, wie Bluthochdruck, Fettstoffwechselstörung, Diabetes mellitus Typ 2 oder orthopädische Komplikationen, bzw. ein Risikofaktor (z. B. Hyperinsulinämie) vor.

In Deutschland entstehen nach Schätzung der Adipositas-Gesellschaft (2014) Folgekosten im Zusammenhang mit der Behandlung adipöser Menschen in Höhe von rd. 15 Mrd. Euro/Jahr.

9.1.1 Abgrenzung

In der Vergangenheit, vereinzelt auch noch heute, wurden zur Ermittlung des Normalgewichts bzw. des anzustrebenden Idealgewichts verschiedene Bestimmungs- und Berechnungsverfahren angewendet. Am bekanntesten ist die **Broca-Formel**.

Berechnung von Normal- und Idealgewicht nach Broca

Normalgewicht (kg) = Körperlänge (cm) – 100
Idealgewicht (kg) Frau = Normalgewicht – 15%
Idealgewicht (kg) Mann = Normalgewicht -10%

Sämtlichen Verfahren ist gemein, dass konkrete Gewichtsnormen errechnet oder abgeleitet wurden, was sich als problematisch erwiesen hat. Heute ist es daher international üblich, nicht ein konkretes Gewicht zu berechnen, das nur eine Scheingenauigkeit vortäuscht, sondern einen Indexwert zu ermitteln, den sog. **Body-Mass-Index (BMI)**.

$$\text{Body-Mass-Index (BMI)} = \frac{\text{Körpergewicht (in kg)}}{\text{Körpergröße (in m}^2\text{)}}$$

Bei einem Körpergewicht von 70 kg und einer Größe von 1,70 m ergibt sich so:

$$\text{BMI} = \frac{70 \text{ kg}}{(1{,}70)^2} = 24,\ 2$$

Klassifizierung des BMI für Erwachsene

BMI < 18,5 = Untergewicht
BMI > 18,5 und < 25 = Normalgewicht
BMI > 25 und < 30 = Übergewicht
BMI > 30 und < 35 = Adipositas Grad I
BMI > 35 und < 40 = Adipositas Grad II
BMI > 40 = Adipositas Grad III

Die Klassifizierung/Einstufung des BMI geht dabei von umfangreichen Untersuchungsergebnissen aus, denen zufolge in einem Bereich zwischen BMI 20 und 25 das relative Sterblichkeitsrisiko sehr niedrig ist; es steigt überproportional mit steigendem BMI an.

Übergewicht und Adipositas sind in erster Linie durch einen Anstieg des **Körperfettgehalts** gekennzeichnet. Während bei einem normalgewichtigen 70 kg schweren Erwachsenen der Fettanteil des gesamten Körpers etwa bei 17 % liegt, beträgt er bei einem Übergewichtigen mit 100 kg Gewicht etwa 35 %.

Es kommt aber bei der Abschätzung der Gesundheitsrisiken, die sich als Folge von massivem Übergewicht und Adipositas ergeben, nicht nur auf das absolute Gewicht und damit auf die gespeicherte Fettmenge an, sondern auch die **Fettverteilung** spielt eine wesentliche Rolle. Dabei werden zwei grundsätzliche Verteilungstypen unterschieden, nämlich der sog. **„Apfeltyp“** (stammbetont, android, vorwiegend bei Männern) und der sog. **„Birnentyp“** (hüftbetont, gynoid, vorwiegend bei Frauen).

Zur Bewertung der Fettverteilung wurde lange Zeit die sog. **„Taille-Hüfte-Relation“** (engl. Waist-Hip-Ratio = WHR) benutzt, d. h. das Verhältnis von Taillen- zu Hüftumfang. Ist dieser Wert bei Männern höher als 1 und bei Frauen höher als 0,88, liegt eine androide, stammbetonte Fettverteilung (Apfeltyp) vor. Ein erhöhter Anteil an Stammfett (also ein ungünstiges Körperfettverteilungsmuster) birgt ein deutlich höheres gesundheitliches Risiko in Bezug auf Herz-Kreislauf-Erkrankungen und Diabetes mellitus Typ 2. Derzeit wird der Taillenumfang zur Bestimmung der Fettverteilung im abdominellen Bereich hinzugezogen. Ein Taillenumfang von über 88 cm bei Frauen und über 102 cm bei Männern weist dabei schon auf einen Risikofaktor für koronare Herzkrankheiten (KHK) und Diabetes mellitus Typ 2 hin.

Abb. 9.1 — Fettverteilung – Apfeltyp (links), Birnentyp (rechts)

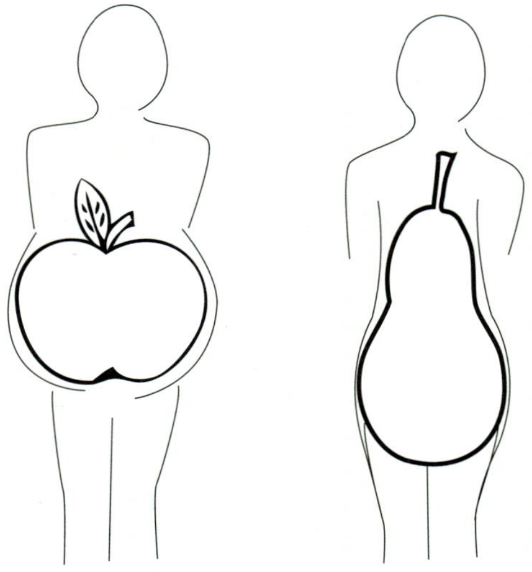

Abb. 9.6 — Mortalitätsrisiko in Abhängigkeit des BMI (nach: HAHN/STRÖHLE/WOLTERS, 2003; LEITZMANN ET AL., 2006; KASPER, 2004)

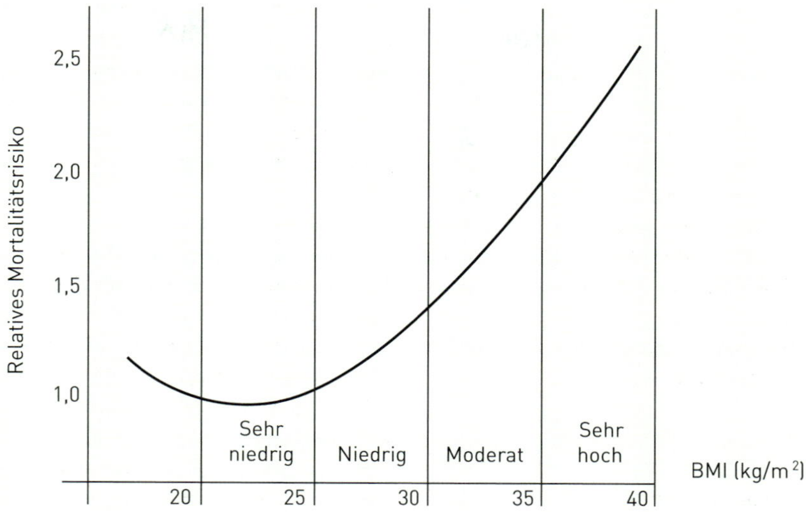

9.1.2 Ursachen

Die Grenzen zwischen beiden Ausprägungen sind fließend. Grundsätzlich gilt, dass eine **Gewichtszunahme** immer dann erfolgt, wenn die mit der Nahrung zugeführte Energie den Energiebedarf des Körpers übersteigt.

Die tatsächlichen Verhältnisse sind allerdings deutlich komplizierter. Es gibt Unterschiede in der Neigung zur Depotfettbildung, was mit der Aktivität des Enzyms Lipoproteinlipase zusammenhängt: Diese ist im Fettgewebe von Adipösen erhöht. Zudem gibt es Hinweise darauf, dass der Grundumsatz und die nahrungsinduzierte Thermogenese bei Adipösen niedriger sind. Im Volksmund wird in diesem Zusammenhang von „guten und schlechten Futterverwertern" gesprochen, was auf eine **genetische Disposition** hindeutet, die auch in Experimenten mit Zwillingspaaren belegt wurde. Gestützt wird dies auch durch Befunde an Testpersonen, die bei gleicher Energiezufuhr eine deutlich unterschiedliche Gewichtszunahme aufwiesen.

Jeder Mensch hat allerdings ein individuelles Zielgewicht. Die sog. **„Set-point-Theorie"** besagt, dass sich das Gewicht trotz einer in Grenzen schwankenden Energiezufuhr nicht verändert. Demnach gibt es Regulationsmechanismen im Stoffwechsel, die dazu führen, dass sowohl bei geringerer als auch bei erhöhter Energiezufuhr ein individuell festgelegtes Ursprungsgewicht, ähnlich wie beim Blutdruck oder bei der Körpertemperatur, erhalten bleibt. Abweichungen vom Sollwert führen zu physiologischen Regulationsvorgängen, die das Gesamtsystem wieder stabilisieren. Wenn dies nicht so wäre, so wird argumentiert, müsste bereits eine tägliche Mehrzufuhr an Energie von 50 kcal (z. B. ein Apfel oder eine Praline) zu einem Mehrgewicht von 2,5 kg pro Jahr führen. 100 kcal über den Bedarf hinaus (z. B. 1 kleines Glas Bier oder 20 g Erdnüsse) würden sich in einem Jahr auf 4 kg summieren.

Nach heutigem Stand der Forschung steht fest, dass ein polygenetisches Ursachengefüge sowohl für die Regulation der Energieaufnahme und -verwertung als auch für den Stoffwechsel energiereicher Substrate verantwortlich ist, d. h., mehrere Gene spielen bei diesen Regulationsvorgängen eine Rolle. Dieser **polygene Vererbungsmodus** ähnelt der genetischen Konstellation bei Diabetes mellitus Typ 2, Fettstoffwechselstörungen und arteriellem Bluthochdruck.

„Fast immer kann der adipöse Phänotyp als das Resultat einer Interaktion prädisponierender Erbanlagen mit Umweltfaktoren wie hyperkalorischer, fettreicher Ernährung und Bewegungsmangel interpretiert werden. Solche Erbanlagen können beispielsweise mit einer vermehrten Nahrungsaufnahme, einem verminderten Energieumsatz oder einer bevorzugten Energiespeicherung in Form von Fett assoziiert sein. Diese Eigenschaften stellten in Zeiten limitierter Nahrungsressourcen und somit während des größten Teils der menschlichen Evolution einen Selektionsvorteil dar und konnten so genetisch fixiert werden. Erst in der heutigen Zeit mit einer fast unlimitierten Nahrungsversorgung in einigen Regionen der Erde erweisen sich die gleichen Erbanlagen als ungünstig für Gesundheit und Überleben“ (Evidenzbasierte Leitlinie Prävention und Therapie der Adipositas der Deutschen Adipositas-Gesellschaft).

Gestützt wird die These genetischer Ursachen durch die Entdeckung des Hormons **Leptin**, das bei der Konstanthaltung des Körpergewichts von großer Bedeutung ist. Es wird vom Fettgewebe gebildet und übermittelt Sättigungssignale an den Hypothalamus im Gehirn. (Der Hypothalamus liegt unterhalb des Thalamus, einem Gehirnareal, das u. a. die Körpertemperatur kontrolliert und den Wasserhaushalt reguliert.) Mit steigendem Fettanteil wird mehr Leptin produziert, d. h. dem Gehirn wird gemeldet, dass der Energievorrat ausreicht. Leptin ist ein Langzeitsignal, es unterrichtet das Gehirn über die Fettreserven des Körpers. Es stimuliert oder inhibiert die Ausschüttung verschiedener Neuropeptide. Auch Insulin könnte ein Langzeitsignal sein, denn seine Blutkonzentration korreliert ebenfalls mit dem Fettgehalt. Im Gehirn bewirkt Leptin die Reduktion des Neuropeptids y, das die Nahrungsaufnahme stimuliert. Als Ergebnis wird der Appetit und damit die Nahrungszufuhr gedrosselt. Es scheint so zu sein, dass bei Adipösen dieses Sättigungssignal das Gehirn infolge eines Rezeptordefekts nicht richtig erreicht. Bei einer solchen Leptinresistenz würde dann weder die Nahrungszufuhr vermindert noch die Stoffwechselaktivität sowie die Thermogenese gesteigert werden. Außer Leptin werden im Fettgewebe das Hormon Östrogen und andere Stoffe sezerniert, welche eine Bedeutung für die Genese einer Insulinresistenz haben, die oft mit Adipositas einhergeht.

Einfluss auf die Nahrungsaufnahme bzw. Hunger und Sättigung haben auch zahlreiche Signalstoffe. Die Regulation der Energiehomöostase (Energiegleichgewicht) ist wesentlich komplizierter und komplexer, als früher vermutet wurde. Vor Kurzem wurde das Peptid **Ghrelin** entdeckt, das die Freisetzung von Wachstumshormonen anregt. Bei Mäusen injiziert, stimuliert es deren Nahrungsaufnahme.

Der alles steuernde „Zentralcomputer“ ist der Hypothalamus, ein Teil des Zwischenhirns mit zwei Bereichen (ventromedialer Teil = Sättigungszentrum; lateraler Teil = Hungerzentrum), die miteinander vernetzt sind. Der Hypothalamus ist sozusagen die Schaltzentrale für alle körpereigenen und äußeren Reize, wie Geruch, Geschmack usw. Sämtliche Signale, die über den Körperzustand berichten, also sowohl humorale (Drüsen) als auch nervöse, aus dem peripheren Nervensystem freigesetzte Signale, werden hier verarbeitet. Neurotransmitter und Neuropeptide sind die Signalüberträger im Hypothalamus. Das Zentralnervensystem benutzt für viele seiner Funktionen die gleichen Neurotransmitter, die mehrere Bindungsmoleküle (Rezeptoren) besitzen. Für die spezifische Wirkung kommt es auf die genaue Kombination von Transmitter und Rezeptor an. Noradrenalin kann dabei sowohl die Nahrungsaufnahme hemmen als auch stimulieren, je nachdem, an welche Rezeptoren es bindet. Noradrenalin steigert auch die Kohlenhydrataufnahme, Galanin verstärkt die Fettaufnahme und Opioidpeptide bewirken eine verstärkte Proteinaufnahme.

Insgesamt handelt es sich bei der Regulation der Energiehomöostase um ein sehr komplexes und bei Weitem noch nicht ausreichend erforschtes Geschehen, das über komplizierte Regelkreise verfügt. Adipositas kann also bis zu einem Anteil von 70 % genetisch determiniert sein. Derzeit sind 113 Gene in der Diskussion, die mit der Entwicklung von Adipositas in Verbindung gebracht werden. Seit etwa 50 Jahren nimmt in Ländern mit westlichem Lebensstil die Anzahl übergewichtiger Menschen zu. Dieser Zeitraum ist zu kurz, als dass genetische Veränderungen die Ursache dieser Entwicklung sein könnten. Vielmehr haben sich die Lebensbedingungen entscheidend verändert: weniger körperliche Arbeit, zunehmende Motorisierung, weniger Bewegung und Lebensmittel im Überfluss.

Die Zusammensetzung der Nahrung spielt bei der Entstehung von Übergewicht und Adipositas ebenfalls eine wesentliche Rolle. Nahrung mit einem hohen Anteil an Fett (ca. 40 % der Energiezufuhr in Form von Fett) hat einen Nachteil: Die Fettspeicherung aus Nahrungsfetten erfolgt ohne Energieverbrauch und schneller als aus Kohlenhydraten, da hierbei erst energieverbrauchende Umwandlungsprozesse erforderlich sind. Der vorherrschende Bewegungsmangel, der zunehmende Fernsehkonsum und der bereits bei Kindern beobachtete Anstieg des Verbrauchs an kalorienreichen Getränken, Snacks und Knabbereien fördern Übergewicht und damit die Entstehung von Adipositas.

Diskutiert wird auch ein weiterer Zusammenhang: Kinder aus Familien mit niedrigem Sozialstatus sind häufiger adipös, ebenfalls jene mit Migrationshintergrund oder mit übergewichtigen Müttern.

9.1.3 Folgen von massivem Übergewicht und Adipositas

(in Anlehnung an die „Leitlinie Adipositas", 2014, der Deutschen Adipositas-Gesellschaft; Kasper, 2004; Hahn/Ströhle/Wolters, 2016)

Häufige Begleiterkrankungen der Adipositas sind Hypertonie (Bluthochdruck), Diabetes mellitus Typ 2 und Hyperlipidämien (Fettstoffwechselstörungen), die unter der Bezeichnung **metabolisches Syndrom** zusammenfasst werden, da sie oftmals zusammen auftreten.

Bluthochdruck tritt drei- bis sechsmal häufiger bei Adipösen auf. Als Schlüsselmechanismus für die **Hypertonie** wird dabei die Insulinresistenz mit ihrer Aktivierung des Renin-Angiotensin-Systems und des sympathischen Nervensystems gesehen. Gewichtsabnahme senkt regelmäßig die Blutdruckwerte.

Je größer das Übergewicht, desto wahrscheinlicher ist die Entwicklung des **Diabetes mellitus Typ 2**. Diese lange Zeit als „Altersdiabetes" bezeichnete Form wird auch zunehmend bei übergewichtigen Kindern und Jugendlichen beobachtet. Bei Männern und Frauen mit gynoider Fettverteilung ist das Risiko eines Diabetes geringer als bei androider Fettverteilung. Etwa 80 % aller Typ-2-Diabetiker sind mindestens übergewichtig. Mit steigendem Körpergewicht nimmt die Insulinempfindlichkeit des Organismus ab. Auch die charakteristischen Störungen des Triglyceridstoffwechsels werden mit Diabetes in Verbindung gebracht. Bei Gewichtsreduktion nimmt die Insulinresistenz meist wieder ab.

Bei Adipösen sind oft auch die **Triglyceridkonzentrationen** im Blut erhöht. Kommt eine androide Fettverteilung dazu, liegen meist kleine, dichte Subfraktionen des LDL-Cholesterols vor, die besonders atherogen wirken. Verringerte Konzentrationen der günstigen HDL-Fraktionen liegen bei Adipösen dreimal häufiger vor als bei Normalgewichtigen. Eine Gewichtsreduktion von 10 kg führt zu einer erwünschten Senkung des LDL-Cholesterols um 30 % und zu einem Anstieg des HDL-Cholesterols.

Das Risiko, einen Herzinfarkt zu erleiden, steigt mit zunehmendem BMI; das Risiko ist am geringsten bei BMI-Werten unter 25. Übergewicht und Adipositas sind unabhängige Risikofaktoren für die Entwicklung einer **Herzinsuffizienz**, einer häufigen Komplikation bei Adipositas. Sie wird wiederum begünstigt durch Hypertonie und Diabetes mellitus Typ 2. Das **Schlaganfallrisiko** ist bei Adipositas ebenfalls deutlich erhöht.

Mit steigendem Körpergewicht wächst das Risiko einer **Gicht**; es besteht eine, abermals besonders bei der androiden Form der Adipositas, positive Korrelation des Gewichts mit der Harnsäurekonzentration im Serum.

Bei Adipositas ist zudem das Risiko der Bildung von **Gallensteinen** und **Fettleber** erhöht. Das Auftreten verschiedener **Krebserkrankungen** wird ebenfalls in Zusammenhang mit einem zu hohen Körpergewicht diskutiert.

Zudem kann die Blutgerinnung gestört sein. In der Schwangerschaft kommt es vermehrt zu Komplikationen (Präklampsie, Eklampsie, Gestationsdiabetes).

Eine weitere Konsequenz einer dauerhaften Belastung durch Übergewicht sind orthopädische Komplikationen, wie z. B. **Arthrose**. Besonders Frauen leiden häufig unter Rückenbeschwerden. Es besteht ein erhöhtes Unfallrisiko (Stürze, Verletzungen).

Abb. 9.2 — Das metabolische Syndrom (nach: KELLER, 2005)

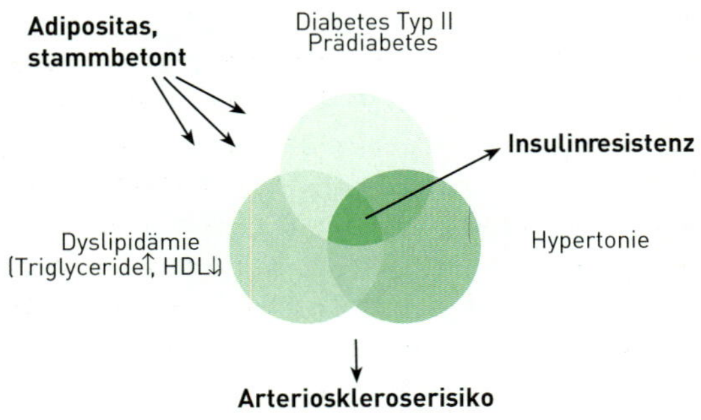

Im Zusammenhang mit Adipositas und Übergewicht wird gehäuft über **psychopathologische Auffälligkeiten** berichtet (Angst, Depressionen, Stigmatisierung Übergewichtiger als willensschwach, geringes Selbstwertgefühl, soziale Isolation, Partnerprobleme, Berufsprobleme).

9.1.4 Behandlung

Aufgrund der zahlreichen ernsten Gesundheitsbeeinträchtigungen durch massives Übergewicht/Adipositas ist eine Ernährungstherapie dringend anzuraten. Eine Gewichtsreduktion sollte allerdings nicht in der Schwangerschaft und Stillzeit sowie bei bestimmten Erkrankungen (Tuberkulose, Krebs) erfolgen. Ansonsten ist das Ziel einer Adipositastherapie eine langfristige Gewichtsabnahme. Crash-Diäten bzw. sehr einseitige Diäten sind auf Dauer nicht geeignet. Bei einem BMI zwischen 25 und 29,9 sollte eine Gewichtsstabilisierung bzw. mäßige Gewichtssenkung erreicht werden, um gesundheitliche Folgeschäden und die Entstehung einer Adipositas zu vermeiden.

Identifikation für einen übergewichtigen bzw. adipösen Menschen (nach: Evidenzbasierte Leitlinie Adipositas, 2014):

1. BMI ≥ 30 oder

2. BMI 25–29,9 und gleichzeitiges Vorliegen von:

- übergewichtsbedingten Gesundheitsstörungen (z. B. Hypertonie, Diabetes mellitus Typ 2)
- oder eines abdominellen Fettverteilungsmusters („Apfeltyp")
- oder von Erkrankungen, die durch Übergewicht verschlimmert werden
- oder eines hohen psychosozialen Leidensdrucks.

Die Therapie besteht nach der ‚Leitlinie Adipositas' (2014) zunächst aus einem Basisprogramm, es um-

Tab. 9.1 — Vorteile einer Gewichtsreduktion von 10 kg (nach: ELMADFA, 2004)

Positive Effekte	Ausprägung
Senkung der Gesamtmortalität	> 20 %
Senkung der diabetesassozierten Mortalität	> 30 %
Senkung der adipositasinduzierten Karzinomtodesfälle	> 40 %
Senkung des Blutdrucks	7 mmHg systolisch, 3 mmHg diastolisch
Senkung des HbA_{1c} bei Typ-2-Diabetikern	1–3 %
Abnahme der Nüchternglukose	30–40 mg/dl
Senkung des Risikos, bei gestörter Glukosetoleranz einen Typ-2-Diabetes zu entwickeln	58 % (bei 3,5–5,5 kg Gewichtsreduktion)
Senkung des Gesamtcholesterols	10 %[1]
Senkung des LDL-Cholesterols	15 %[1]
Erhöhung des HDL-Cholesterols	8 %[1]
Senkung der Triglyceride	30 %[1]

1 abhängig vom Ausgangswert

fasst die Komponenten Ernährungs-, Bewegungs- und Verhaltenstherapie. Die Gewichtsnormalisierung sollte in zwei Phasen erfolgen: Zunächst ist eine Gewichtsreduktion anzustreben, sodann die Gewichtserhaltung mit einer langfristigen Ernährungsumstellung auf der Grundlage einer ausgewogenen Mischkost nach den Richtlinien der DGE.

9.1.5 Stufen der Ernährungstherapie

Das gewünschte Energiedefizit kann, wie folgt, erreicht werden:

Stufe 1: Alleinige Reduktion des Fettverzehrs. Das Energiedefizit beträgt ca. 500 kcal/Tag. Die Fettaufnahme wird auf etwa 60 g/Tag begrenzt. Damit ist eine Gewichtssenkung von 3–4 kg in sechs Monaten möglich.

Stufe 2: Es wird ein Energiedefizit von 500–800 kcal/Tag angestrebt. Neben der Fettbegrenzung wird auch der Verzehr von Kohlenhydraten und Protein reduziert. Durch vermehrte Aufnahme pflanzlicher Produkte wird eine Senkung der Energiedichte bei gleichzeitig guter Sättigung erreicht. Ein Gewichtsverlust von etwa 5 kg nach einem Jahr kann erreicht werden. Sie gilt als Standardtherapie bei Adipositas.

Stufe 3: Ein bis zwei Mahlzeiten pro Tag können durch Formulaprodukte (Eiweißgetränke oder Riegel; ca. 200 kcal pro Mahlzeit) ersetzt werden. Bei einer täglichen Energiezufuhr von 1.200–1.600 kcal ist ein Gewichtsverlust von etwa 6,5 kg nach drei Monaten zu erwarten.

Stufe 4: Formuladiäten mit einer Gesamtenergiemenge von 800–1.200 kcal/Tag ermöglichen eine Gewichtsreduktion von 0,5–2 kg/Woche, jedoch für max. 3 Monate und nur bei adipösen Personen. Wichtig ist eine Trinkmenge von mindestens 2,5 l/Tag. Nach drei Monaten sollte auf eine mäßig hypokalorische Mischkost zur Gewichtserhaltung umgestellt werden.

Formuladiäten müssen bestimmte gesetzlich vorgeschriebene Mindestanforderungen erfüllen (nach EU-Richtlinie mindestens 800 kcal, 25–50 % des Brennwertes dürfen auf Protein, max. 30 % des Brennwertes auf Fett entfallen. Mindestens 10 g und höchstens 30 g Ballaststoffe sind erlaubt). Genaue Dosierungen von Vitaminen, Mineralien und Spurenelementen sind vorgeschrieben.

Diäten mit extrem niedrigem Energiegehalt (450–700 kcal) müssen ebenfalls bestimmte Mindestanforderungen erfüllen und dürfen nur kurzfristig durchgeführt werden. Diese „Very Low Calorie Diets“ garantieren zwar einen starken kurzzeitigen Gewichtsverlust, allerdings kommt es nach Abschluss der Diät durch die dann wieder stärkere Gewichtszunahme zu einem mit den „Low Calorie Diets“ vergleichbaren Langzeitergebnis.

Außenseiterdiäten und Diäten mit extremer Nährstoffrelation sind nur eingeschränkt empfehlenswert (z. B. Bircher-Benner-Kost, Bruker-Kost, Schnitzer-Intensivkost, makrobiotische Ernährung, anthroposophische Ernährung, Hay‘sche Trennkost, Fit for Life). Protein- und fettreiche Diäten (Atkins-Diät, Mayo-Diät u. a.) sind wegen möglicher Begünstigung von Fettstoffwechselstörungen abzulehnen. Einseitige Diäten, wie die Kartoffel- und die Reisdiät, führen auf Dauer zu Nährstoffmängeln und sind daher ebenfalls nicht empfehlenswert.

Totales Fasten (Nulldiät): Hierbei werden nur energiefreie Getränke (mindestens 3 Liter/Tag) aufgenommen. Eine Supplementierung mit Vitaminen und Mineralstoffen ist bei längerer Dauer notwendig. Der Körper stellt während des Fastens seine Funktionen auf den **Hungerstoffwechsel** um, d. h. der Energiebedarf wird primär aus dem Fettabbau gedeckt, wobei freie Fettsäuren und Glycerin entstehen. Ein Teil der Fettsäuren wird zu Ketonkörpern umgewandelt, die dem Gehirn als Ersatz für Glukose dienen. Zusätzlich muss ein kleiner Teil an Protein mobilisiert werden. Beim mehrwöchigen vollständigen Fasten werden etwa 95 % des Energiebedarfs durch Fett und nur etwa 5 % durch den Abbau von körpereigenem Protein gedeckt. Das totale Fasten sollte nur unter ärztlicher Aufsicht erfolgen, da erhebliche Nebenwirkungen (z. B. Gichtanfall) auftreten können. Ein vernünftiges Ernährungsverhalten wird dabei nicht erlernt, daher ist es als Verfahren zur Gewichtsreduktion nicht zu empfehlen.

Beim sog. **modifizierten (proteinsparenden) Fasten** soll der Proteinverlust durch Verabreichung von Proteinkonzentraten (50 g) und geringen Mengen an

Kohlenhydraten (45 g) sowie Fett (7 g) kompensiert werden. Das modifizierte Fasten liefert mit etwa 400–500 kcal/Tag extrem wenig Energie; in einem Monat kann ein Gewichtsverlust von ca. 12 kg erreicht werden. Die Gefahr eines Gichtanfalls besteht auch hier. Eine vernünftige Ernährungsweise wird dabei ebenfalls nicht erlernt. Wegen möglicher Nebenwirkungen (Blutdruckabfall, Gelenkbeschwerden, diabetische Stoffwechsellage) sollte das modifizierte Fasten nur mit ärztlicher Begleitung durchgeführt werden.

Mittlerweile sind **verschreibungspflichtige Medikamente**, die eine Gewichtsreduktion begünstigen bzw. erleichtern sollen, auf dem Markt: **Orlistat** (Markenname Xenical) hemmt fettspaltende Enzyme (Lipasen). Es kann zu Bauchschmerzen und spontanem Stuhlgang kommen. Das andere Medikament Sibutramin (Markenname Reductil) blockiert selektiv die Wiederaufnahme von Serotonin und Noradrenalin im Zentralnervensystem und vermindert dadurch den Appetit. Der Einsatz ist bei Adipositas (BMI ab 30) zusätzlich zu einer energiereduzierten Ernährung möglich. Langzeiterfolge sind fraglich, da die Medikamente dauerhaft eingenommen werden müssten. Rimonabant wurde als weiteres Medikament in Deutschland zugelassen. Häufige Nebenwirkungen sind Schwindel, Übelkeit und depressive Verstimmung.

Wenn keine anderen Therapiemaßnahmen greifen, kann im Einzelfall bei extrem adipösen Menschen (BMI über 35) ein **chirurgischer Eingriff** in Erwägung gezogen werden (z. B. Verkleinerung des Magens durch ein steuerbares Magenband, Einsetzen eines Magenballons oder Verkürzung des Dünndarms). Ziel ist es, das Magenvolumen zu verkleinern bzw. die Nährstoffaufnahme durch den Dünndarm zu verringern und damit die Nahrungsaufnahme zu begrenzen. Zu den neueren Methoden zählt die biliopankreatische Diversion mit Duodenalswitch (BDP-DS). Dabei wird der größte Teil des Dünndarms „kurzgeschlossen". Nach dem Eingriff stehen für die Nährstoffaufnahme nur noch etwa 100 cm Dünndarm zur Verfügung. Es wird also gezielt eine Mangelernährung erzeugt. Chirurgische Maßnahmen sind mit deutlichen Nebenwirkungen verbunden und daher nur als letzter Ausweg bei intensiver medizinischer Beratung und Betreuung in Betracht zu ziehen.

9.1.6 Anforderung an Gewichtsreduktionsprogramme

1. Ernährungsumstellung

- Energiereduzierte, fettarme, kohlenhydrat- und ballaststoffreiche Kost
- Energie: soll den Grundumsatz decken (d. h. mind. 1.200 kcal/Tag)
- Protein: Quantität (0,8 g/kg KG/Tag) und Qualität (alle essenziellen Aminosäuren) ausreichend
- Fett: Menge (30 Energieprozent entsprechend 60–80 g Fett/Tag) und Art (P:M:S-Quotient = 0,7:1,3:1)
- Kohlenhydrate: 100 g/Tag (> 50 Energieprozent), hauptsächlich komplexe Kohlenhydrate
- Ballaststoffe: > 30 g/Tag als Richtwert (die absolut aufgenommene Ballaststoffmenge reduziert sich natürlich bei sinkender Energiezufuhr, die Ballaststoffdichte der Kost soll jedoch hoch sein)
- Vitamine und Mineralstoffe: wenn nötig durch Supplemente bedarfsdeckend zuführen
- Flüssigkeit: ausreichend (ca. 45 ml/kg KG/Tag); Alkohol weglassen oder drastisch reduzieren (Alkohol hat viele Kalorien, regt den Appetit an und mindert die Selbstkontrolle)

2. Verhaltensänderung

- Selbstbeobachtung durch das Führen eines Ernährungsprotokolls und darauf basierende Selbstkontrolle, um die Auslöser für erhöhte Energieaufnahme besser zu beherrschen.
- Flexible (statt rigide) Gewichtskontrolle: nur „Verbote sind verboten", abgestufte Maßnahmen werden gesetzt, das Ziel wird in kleinen Schritten erreicht, Gewichtsabnahme durch dauerhafte Ernährungsumstellung statt mit Diäten. Genuss als Aspekt der Ernährung.
- Vorbeugung von Rückfällen
- Positive Verstärkung der erreichten Verhaltensänderung (Belohnungen)
- Erwerbung von Ernährungswissen

3. Mehr Bewegung

- Um messbar das Gewicht zu reduzieren, ist ein wöchentlicher zusätzlicher Kalorienverbrauch von 2.500 kcal nötig – mind. 5 Stunden pro Woche, bevorzugt Herz-Kreislauf-Training.

- Um das Gewicht zu stabilisieren, sind 3–5 Stunden vermehrte Bewegung pro Woche mit Energieverbrauch von mind. 1.500 kcal erforderlich.

(Quelle: ELMADFA, 2004)

Zusammenfassung

1. Übergewicht und Adipositas können als Ursache sowohl eine genetische Disposition als auch ungünstige Verhaltensweisen, wie Bewegungsmangel und Fehlernährung haben.

2. Adipositas begünstigt eine Reihe von Folgeerkrankungen, mindert die Lebensqualität und senkt die Lebenserwartung.

3. Adipositas ist der wichtigste auslösende Faktor des metabolischen Syndroms.

4. Ziel aller therapeutischen Maßnahmen ist eine langsame, aber dauerhafte Gewichtsnormalisierung (keine Crash-Diäten, keine Außenseiterdiäten).

5. Eine Änderung des Lebensstils mit mehr Bewegung und einer ausgewogenen, energieadäquaten Ernährung ist anzustreben.

9.2 HYPERTONIE (BLUTHOCHDRUCK)

9.2.1 Begriff, Ursachen

Der **Blutdruck** wird im Messgerät in „Millimeter Quecksilbersäule" (= mmHg) angegeben. Es werden zwei Werte ermittelt, nämlich der höhere (**systolische**) und der niedrigere (**diastolische**) Blutdruck. Im ersten Fall wird das Blut durch die Arterien gepumpt; diese setzen dem hineinströmenden Blut einen Widerstand entgegen. Die Pumparbeit des Herzens und der Gefäßwiderstand bewirken den Blutdruck (Systole). Die **Diastole** - der „untere" Blutdruckwert - zeigt die Druckverhältnisse zwischen den Herzkontraktionen, also in der Entspannungs- bzw. Füllungsphase.

Bei rd. 90 % aller Hypertoniker liegt eine sog. "**primäre Hypertonie**" vor. Bei diesen Patienten findet man keine eindeutige einzelne Ursache. Genetik und der persönliche Lebensstil spielen hier eine Rolle (z. B. Übergewicht, Bewegungsmangel, zu hoher Alkoholkonsum, Nikotin, hoher Kochsalzverbrauch usw.).

Bei etwa 10 % der Hypertoniker wird der hohe Blutdruck durch eine Organ- oder Systemerkrankung verursacht („**sekundäre Hypertonie**"), häufig ist eine eingeschränkte Nierenfunktion die Ursache. Hier ist die Behandlung der Grundkrankheit vorrangig.

Bluthochdruck ist weltweit Auslöser für rd. 9,4 Mio. Todesfälle. In Deutschland ist etwa ein Drittel der Menschen im Alter von 18 bis 79 Jahren von Bluthochdruck betroffen. Bluthochdruck tritt bei Jugendlichen relativ selten auf, die Häufigkeit nimmt aber ab dem 45. Lebensjahr stark zu. So sind 30 % der Frauen und 34 % der Männer Hypertoniker. Mit zunehmendem Alter steigt insbesondere der systolische Blutdruck, u. a. bedingt durch strukturelle und funktionelle Veränderungen der Gefäßwand.

Die Definition und Klassifikation von Blutdruckbereichen wurde aktuell (2013) wie in Tab. 9.2 dargestellt vorgenommen:

Tab. 9.2 — Definition und Klassifikation von Blutdruckbereichen (nach: www.blutdruckdaten.de/lexikon/blutdruck-normalwerte.html)

Kategorie	Blutdruckwerte	
	systolisch in mmHg	diastolisch in mmHg
Optimal	< 120	< 80
Normal	120-129	80-84
Hoch-Normal	130-139	85-89
Leichte Hypertonie, Grad 1	140-159	90-99
Mittelschwere Hypertonie, Grad 2	160-179	100-109
Schwere Hypertonie, Grad 3	> 180	> 110
Isolierte systolische Hypertonie	> 140	< 90

9.2.2 Begleit- und Folgeerkrankungen

Die häufigsten Symptome bei hohem Blutdruck sind Druckgefühl in der Brust, Schmerzen im Kopf, Müdigkeit und Schwindel. Jedoch gibt es auch Hypertoniker, die keine Beschwerden haben. Viele Menschen wissen oftmals über Jahrzehnte hinweg nicht, dass sie an Bluthochdruck leiden.

Folgeschäden des Bluthochdrucks sind in erster Linie Verdickungen der Gefäßwände und zunehmende Ablagerungen in den Gefäßen, die schließlich zur Verengung und Verhärtung der Gefäßwände führen (**Arteriosklerose**).

Aufgrund der abnehmenden Elastizität können sich die Gefäße nicht mehr durch Eng- oder Weitstellen den normalen Schwankungen des Blutflusses anpassen, sodass der diastolische (untere) Blutdruckwert steigt. Da auch die Gefäße enger werden, muss das Herz gegen einen stetig wachsenden Widerstand anpumpen. So kommt es schließlich auch zum Anstieg des systolischen (oberen) Blutdruckwertes. Schlaganfall, Herzinfarkt, Nierenversagen und Augenschäden können als Folge- und Begleitkrankheiten auftreten.

9.2.3 Behandlung

Bevor die Krankheit medikamentös behandelt wird, sollten zunächst alle Möglichkeiten einer Veränderung des Lebensstils ausgeschöpft werden. Erst wenn dies nicht reicht, kommen blutdrucksenkende Medikamente zum Einsatz.

Folgende Empfehlungen sind angezeigt:

1. Übergewicht vermeiden bzw. abbauen (anzustrebender BMI: Körpergewicht (in kg) dividiert durch Körpergröße (in m) zum Quadrat: 18,5-24,9).

2. Keinen bis wenig Alkohol konsumieren.

3. Eine ausgewogene und bedarfsgerechte Ernährung praktizieren (pflanzenbetonte Mischkost): Obst und Gemüse reichlich verzehren, fettarme Milchprodukte, Geflügel, Fisch und Nüsse sollten auf dem Speiseplan stehen.

4. Verzicht auf Rauchen.

5. Regelmäßige Bewegung.

6. Ganz wichtig: Reduktion des Kochsalzverzehrs, stattdessen Gewürze und frische, getrocknete oder tiefgefrorene Kräuter verwenden. Die tägliche Kochsalzzufuhr sollte für alle Hypertoniker nicht mehr als 6 g/Tag (= 2,4 g Natrium) betragen. In der Regel wird eine Blutdrucksenkung durch eine Beschränkung der Kochsalzzufuhr erreicht, auch bei Personen, die nicht oder nur wenig auf eine Kochsalzreduktion ansprechen (sog. „nicht salzsensitive" oder „salzresistente" Menschen).

Rust und Ekmekcioglu (2015) wiesen in einer umfangreichen Studie darauf hin, dass Hypertonie insbesondere für Schlaganfälle, koronare Herzkrankheit und Herzinsuffizienz, aber auch für Schädigungen der Niere und Netzhaut sowie periphere arterielle Durchblutungsstörungen verantwortlich ist. Durch eine gesundheitsfördernde Ernährungsweise kann „in Verbindung mit einer geringen Salzzufuhr der systolische Blutdruck von Normotonikern um 7,1 mmHg und der von Hypertonikern um bemerkenswerte 11,5 mmHg im Vergleich zu einer Kontrollkost gesenkt werden" (Rust, Ekmekcioglu, 2015).

Natriumreiche Lebensmittel, wie z. B. gepökeltes und geräuchertes Fleisch und Fleischprodukte, Wurst, Wurstkonserven, Käse, Fertigsuppen und Würzmittel, wie z. B. Kräutersalz, Brühwürfel, Senf, Ketchup, Grillsaucen sowie geröstete Erdnüsse, Kartoffelchips, Knabbergebäck und Laugenbrezel sollten gemieden werden. Seit Dezember 2016 müssen alle verpackten Lebensmittel in der EU Nährwertangaben aufweisen, u. a. auch den Kochsalzgehalt (NaCl).

Zusammenfassung

In einer wissenschaftlichen Stellungnahme der Deutschen Gesellschaft für Ernährung (DGE) werden zusammenfassend folgende Kernaussagen formuliert:

1. Es gibt eindeutige Hinweise, dass eine hohe Speisesalzzufuhr das Risiko für suboptimale Blutdruckwerte und Hypertonie erhöht.

2. Hypertonie ist ein Risikofaktor für kardiovaskuläre Krankheiten, wobei das kardiovaskuläre Risiko bereits bei suboptimalen Blutdruckwerten deutlich erhöht ist.

3. In Deutschland liegt die Speisesalzzufuhr bei ca. 70 % der Frauen und bei ca. 80 % der Männer über dem Orientierungswert von bis zu 6 g Speisesalz/Tag. Bei 39 % der Frauen und 50 % der Männer liegt die Speisesalzzufuhr sogar bei mehr als 10 g/Tag.

4. Eine bevölkerungsweite Senkung der Speisesalzzufuhr könnte die kardiovaskuläre Krankheitslast in Deutschland deutlich reduzieren.

5. Um die Speisesalzzufuhr in der Bevölkerung zu senken, müssten verarbeitete Lebensmittel, wie z. B. Brot, Fleisch, Wurst und Käse weniger Speisesalz enthalten. Aufgrund lebensmitteltechnologischer Überlegungen sollte v. a. bei der Herstellung des Grundlebensmittels Brot Speisesalz eingespart werden.

6. Die DGE empfiehlt dringend eine Beteiligung von Deutschland an nationalen und internationalen Initiativen zur bevölkerungsweiten Reduktion der Speisesalzzufuhr, v. a. durch Reduktion des Speisesalzgehalts in verarbeiteten Lebensmitteln.

9.3 DIABETES MELLITUS ("ZUCKERKRANKHEIT")

Diabetes mellitus entsteht durch eine Fehlregulation des Insulinhaushalts. Dieser kann entweder durch einen Mangel an Insulin (**Diabetes mellitus Typ 1**) oder durch eine zunehmende Unempfindlichkeit des Körpers gegenüber Insulin (**Diabetes mellitus Typ 2**) hervorgerufen werden. Als Folge dessen kommt es zu einem überhöhten Zuckergehalt im Blut, der sog. Zuckerkrankheit.

9.3.1 Ursachen, Merkmale

Die Bezeichnung „Diabetes mellitus" ist griechisch-lateinischen Ursprungs und bedeutet übersetzt „honigsüßes Hindurchgehen" oder sinngemäß „Durchlauf honigsüßen Urins" und beschreibt ein wichtiges Symptom dieser Stoffwechselerkrankung: Es wird Glukose („Zucker") mit dem Urin ausgeschieden. Inzwischen ist es ein Begriff für verschiedene Stoffwechselstörungen, deren Leitbefund eine sog. „Überzuckerung" des Blutes (Hyperglykämie) ist. Ursache kann entweder ein Insulinmangel, eine Insulinunempfindlichkeit (Insulinresistenz) oder eine Kombination beider Phänomene sein. Je nach Ursache gibt es mehrere Diabetestypen, von denen die bedeutendsten die Typen 1 und 2 sind. Die WHO (2006) trifft folgende Unterscheidungen:

Diabetes Typ 1:
primär insulinabhängiger Diabetes mellitus

Diabetes Typ 2:
nicht primär insulinabhängiger Diabetes mellitus; man unterscheidet dabei:

- Typ 2 a: eher normalgewichtig (20 %),
- Typ 2 b: eher adipös (80 %)

Der **Typ-1-Diabetes** manifestiert sich in der Regel schon im Kindes- oder Jugendalter und ist die Folge einer **Autoimmunreaktion**, die zur Zerstörung der insulinproduzierenden Zellen führt. Auslöser können, bei genetischer Disposition, Viruserkrankungen während der Schwangerschaft oder im Kindesalter sein (z. B. Röteln). Beim manifesten Typ-1-Diabetes, früher auch „**juveniler Diabetes**" genannt, ist eine Insulinzufuhr unerlässlich. Typ-1-Diabetiker sind in der Regel normalgewichtig. Etwa 5–10 % sind vom Typ 1 betroffen, der größte Teil sind Typ-2-Diabetiker (ca. 90 %).

Der **Typ-2-Diabetes** (Altersdiabetes) ist in hohem Maße mit Übergewicht und mangelnder körperlicher Betätigung verbunden und wird zumeist in höherem Lebensalter entwickelt. Aufgrund eines Überangebots an Nahrung muss die Bauchspeicheldrüse mehr Insulin produzieren, um die Blutglukosekonzentration auf einem normalen Niveau zu halten. Darauf nimmt die Empfindlichkeit der Zellen für Insulin ab, eine Insulinresistenz manifestiert sich. Aufgrund neuerer, veränderter Lebens- und Ernährungsgewohnheiten wird der Typ 2 heute auch schon bei Kindern und Jugendlichen beobachtet. Eine genetische Veranlagung ist erwiesen, allerdings sind wahrscheinlich viele Gene beteiligt (polygene Erkrankung). In den nächsten

Jahren wird weltweit mit einer erheblichen Zunahme des Diabetes vom Typ 2 gerechnet.

Diabetes Typ 2 zählt bereits heute zu den häufigsten und teuersten chronischen Erkrankungen. Andere Diabetestypen sind selten (Typ 3 a–h, z. B. genetische Defekte der Insulinwirkung; andere genetische Syndrome, die mit einem Diabetes assoziiert sein können und Typ 4 Schwangerschaftsdiabetes).

Nach Angaben des Deutschen Zentrums für Diabetesforschung (DZD) leiden etwa 6 Mio. Menschen in Deutschland an Diabetes, bis zum Jahre 2030 wird ihre Zahl auf 8 Mio. steigen. Weltweit gab es im Jahre 2010 mehr als 285 Mio. Menschen mit Diabetes. Diese Zahl wird 2030 auf 438 Mio. steigen, dies entspricht 7,8 % der Bevölkerung. Die Behandlung der Erkrankung, insbesondere ihrer Komplikationen, ist kostenintensiv, sie wird auf ca. 40 Mrd. €/Jahr geschätzt.

Abb. 9.3 — Diabetes weltweit (nach: IDF Diabetes Atlas 4th edition, 2009)

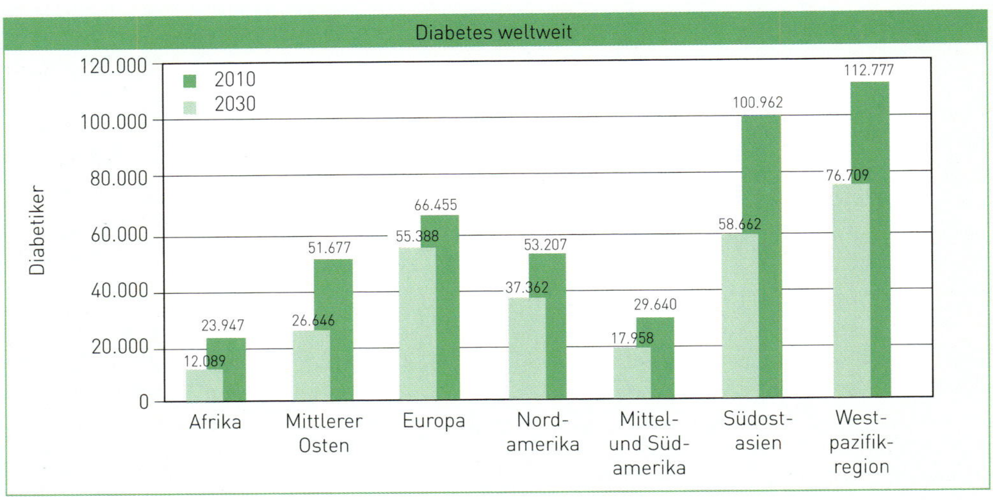

Tab. 9.3 — Hauptmerkmale von Diabetes mellitus Typ 1 und 2 (nach: HAHN/STRÖHLE/WOLTERS, 2006 und 2016)

	Typ-1-Diabetes	**Typ-2-Diabetes**
Kennzeichen	Verminderte Insulinabgabe bzw. vollständiger Insulinmangel	Verminderte Insulinwirkung, Insulinresistenz, verzögerte Insulinabgabe
Familienanamnese	Prävalenz gering erhöht (20 %)	Prävalenz deutlich erhöht (60 %)
Alter bei Krankheitsbeginn	Meist unter 20 Jahre	Meist über 30–40 Jahre
Auftreten	Rasch und merkbar	Langsam und in der Regel unbemerkt
Übergewicht	Selten	Sehr häufig
Blutglukose	Erhöht, oft schwankend	Erhöht, oft stabil
Insulin im Blut	Vermindert, niedrig	Zu Beginn normal oder erhöht
Assoziierte Symptome	Ketoazidose (Acetonausscheidung)	Hyper- und Dyslipoproteinämie
Inselveränderungen	Verlust an β-Zellen (>80 %)	Verlust an β-Zellen (10–15 %), Amyloidose
Primär insulinpflichtig	Ja	Nein

Das Hormon **Insulin** spielt im Diabetesgeschehen eine zentrale Rolle. Es wird in der Bauchspeicheldrüse, dem Pankreas, in den Langerhans'schen Inselzellen (benannt nach dem Entdecker dieser Zellagglomerationen), und zwar in den **β-Zellen**, produziert. Es ist ein Protein, das nicht oral zugeführt werden kann, da es wie andere Proteine auch durch die Enzyme des Magen-Darm-Trakts in Aminosäuren zerlegt wird.

Insulin gelangt zunächst als Proinsulin in das endoplasmatische Retikulum (Zellplasma) der Inselzellen. Um das wirkungsvolle Insulin zu bilden, muss noch das C-Peptid des Proinsulins entfernt werden. Dieser Teil der Proteinkette dient der Stabilisierung. Das fertige Insulin wird in Vesikeln der Zelle gespeichert und bei Bedarf ins Blut abgegeben.

Insulin dockt an den insulinabhängigen Körperzellen von Leber, Muskulatur und Fettgewebe an und bewirkt eine Öffnung von „Poren" in den Zellmembranen, durch welche die Glukose in die Zellen gelangt, wo sie zur Energiegewinnung verwendet wird. In den Leber- und Muskelzellen wird außerdem Glukose in Form von Glykogen gespeichert. Der Gesamtvorrat an Glykogen beträgt ca. 400–500 g.

Die Blutglukosekonzentration wird innehalb enger Grenzen reguliert (80–120 mg = 4,4–6,7mmol/l). Dies geschieht durch das Zusammenspiel zweier Hormone, die beide in den Langerhans'schen Inselzellen produziert werden, nämlich Insulin in den β-Zellen (senkt die Blutglukosekonzentration) und **Glukagon** in den α-Zellen (hebt die Blutglukosekonzentration). Wenn Insulin fehlt oder nicht richtig wirkt, fehlt also die Hemmung der Glukoseneubildung in der Leber, und der Prozess entgleist. In der Leber können täglich bis zu 500 g Glukose gebildet werden, was auch das Ansteigen der Blutglukosekonzentration beim Diabetiker unabhängig von der Nahrungsaufnahme erklärt. Ferner sorgt Insulin als einziges Hormon dafür, dass Körperfett aufgebaut wird und in den Depots bleibt.

Ein weiterer Gegenspieler des Insulins, neben dem Glukagon, ist das im Nebennierenmark gebildete Hormon **Adrenalin**, das u. a. die Umwandlung von Glykogen in Glukose fördert. Auch das in der Nebennierenrinde gebildete Hormon **Cortison** (Cortisol) ist ein Gegenspieler des Insulins; es entfaltet eine ähnliche Wirkung wie Adrenalin, allerdings wesentlich langsamer. Cortison (Coritsol) wirkt im gesamten Körper entzündungshemmend.

9.3.2 Prävention

Im Hinblick auf die Schwere seiner Begleit- und Folgeerkrankungen kommt vor allem der Prävention des Diabetes mellitus Typ 2 ein hoher Stellenwert zu. Die Empfehlungen werden, wie folgt, zusammengefasst (nach: Hofmann, 2008):

- möglichst viel Bewegung im Alltag sowie sportliche Aktivität
- nicht rauchen, lediglich moderater Alkoholkonsum, ausreichend Schlaf
- Übergewicht abbauen, Normalgewicht halten
- Vorsorgeuntersuchungen, auch bei Gefahr von Gestationsdiabetes
- Kind stillen, auch bei Gestationsdiabetes oder bestehendem Diabetes mellitus
- reichlich Vollkornprodukte verzehren
- selten gezuckerte Getränke konsumieren
- viel Obst und Gemüse (5 am Tag), Hülsenfrüchte und Nüsse
- fettbewusst essen, qualitativ hochwertige Fette
- häufig Fisch
- weniger Fleisch und Wurst, eher Geflügel statt rotem Fleisch
- regelmäßig Milch und Milchprodukte, ggf. fettarme Variante wählen
- wenig Fertigprodukte, frisch zubereitete Mahlzeiten bevorzugen
- Supplemente und Nahrungsergänzungsmittel sind in der Regel nicht erforderlich

9.3.3 Begleit- und Folgeerkrankungen

Eine fehlende oder verminderte Insulinwirkung verursacht zunächst eine **Hyperglykämie (Überzuckerung)**, da die Blutglukose nicht von den Körperzellen aufgenommen und verwertet werden kann. Die sog. **„Nierenschwelle"** wird überschritten, Glukose wird mit dem Urin ausgeschieden. Im Muskel- und Fettgewebe kommt es in der Folge zu einer Steigerung der **Glukoneogenese** (Glukoseneubildung aus Protein). Der gestörte Fettstoffwechsel schränkt die Synthese und Lagerung von Neutralfett ein, Depotfett wird verstärkt abgebaut, der Fettumsatz gesteigert und die Bildung von Ketonkörpern wird gefördert. Im weiteren Verlauf kommt es zu einer vermehrten Bildung von Lipoproteinen, einem verzögerten Abbau von Lipoproteinen und zur Bildung pathologisch veränderter Lipoproteine. Im Proteinstoffwechsel wird die Proteinsynthese gehemmt und Protein vermehrt abgebaut, wobei die freien Aminosäuren bevorzugt der Glukoneogenese und der Energiegewinnung dienen. Schließlich ist infolge des Insulinmangels auch der Elektrolytstoffwechsel gestört, wobei es zu einem zellulären Kaliumverlust mit weiteren Störungen des Wasser- und Natriumhaushalts und des Säure-Basen-Gleichgewichts kommt.

Selbst bei guter Einstellung der Blutglukosekonzentration kommt es zu Phasen der Stoffwechselentgleisungen. Diese bedingen Spätfolgen, die Mikroangiopathien und Makroangiopathien.

Als Folge einer Schädigung der kleinen Blutgefäße (**Mikroangiopathie**) kommt es zu Durchblutungsstörungen, wodurch verschiedene Organe geschädigt werden können, z. B. die Netzhaut des Auges (diabetische Netzhauterkrankung), die Nieren (diabetische Nephropathie) und die peripheren Nerven (Neuropathie). Dabei werden insbesondere lange und feine Nervenfasern zerstört. Dies führt zu Schmerzen und Geschwüren an den Füßen, schlecht heilenden Wunden, dem sog. „**diabetischen Fuß**“ und möglichen Amputationen. Sind die Nieren geschädigt, kann es zum Nierenversagen mit Dialyseabhängigkeit kommen.

Die Schädigung der großen Blutgefäße (**Makroangiopathie**) kann zu Herzinfarkt, Schlaganfall und Durchblutungsstörungen der Beine führen. Etwa 75 % aller Todesfälle bei Diabetikern sind auf Herz-Kreislauf-Erkrankungen zurückzuführen.

Besondere Aufmerksamkeit verdient auch der **HbA_{1c}-Wert** (glykolisiertes Hämoglobin). Das Hämoglobin wird durch eine anhaltende Hyperglykämie erhöht, d. h. es kommt bereits nach zweistündiger erhöhter Blutglukose zu einer irreversiblen chemischen Verbindung zwischen Glukose und roten Blutkörperchen. Ein retinaler Sauerstoffmangel und letztlich eine diabetische Retinopathie können die Folge sein.

Das Risiko für diverse Folgeerkrankungen ist bei Diabetikern gegenüber Nichtdiabetikern deutlich erhöht und zwar

- für Herzinfarkt 2–3-mal häufiger
- für Schlaganfälle 2–3-mal häufiger
- für Augenerkrankungen und Erblindung 10–15-mal häufiger
- für Nierenversagen 15–20-mal häufiger

Abb. 9.4 — Diabetes mellitus Typ 2: Begleit- und Folgeerkrankungen (nach: BIERMANN, 2007)

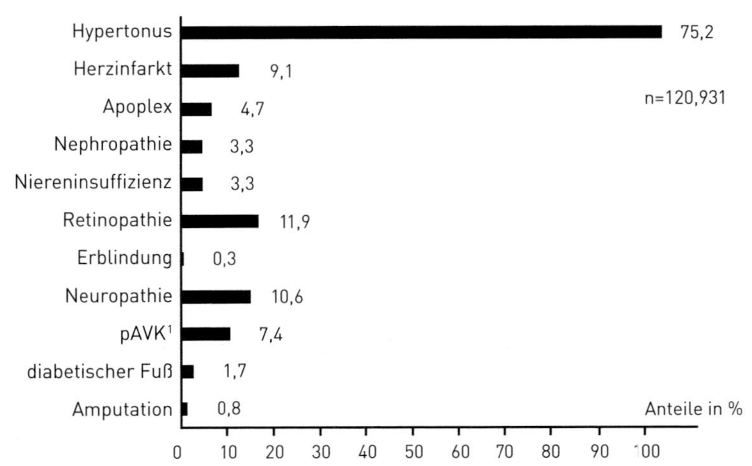

1 periphere arterielle Verschlusskrankheiten

9.3.4 Therapie

Die Therapieziele beim Typ-1- und Typ-2-Diabetiker sind prinzipiell gleich: Symptomfreiheit, Vermeidung von Stoffwechselentgleisungen, Vermeidung von diabetischen Folgeerkrankungen.

Während bei Typ-1-Diabetes grundsätzlich eine Insulintherapie erforderlich ist, ist bei Typ-2-Diabetes ein schrittweises Vorgehen angezeigt. Die Empfehlungen für die Ernährung gesunder Menschen nach den Richtlinien der DGE einzuhalten, ist der erste Schritt der Therapie. Das führt in der Regel bereits zu einer Gewichtsnormalisierung, die beim Typ-2-Diabetiker oftmals zu einer deutlichen Verbesserung der Insulinwirkung führt. Reicht dies nicht aus, werden orale Antidiabetika (z. B. Biguanide, Sulfonylharnstoffe u. a.) eingesetzt. Wenn beim Typ-2-Diabetiker eine Normalisierung der Blutglukosekonzentration durch orale Antidiabetika nicht mehr erreicht werden kann, gibt es die Möglichkeit einer Kombinationstherapie von oralen Antidiabetika und Insulin; als letzter Schritt wird komplett auf das Spritzen von Insulin umgestiegen.

Tab. 9.4 — Zielgrößen verschiedener Parameter bei Diabetes mellitus (nach: LEITZMANN ET AL., 2003)

Zielgröße	Einheit	Idealwert[1]	Akzeptabler Wert	Schlechter Wert
Blutglukose, nüchtern	mg/dl mmol/l	80–110 4,4–6,1	≤140 ≤7,8	> 140 > 7,8
Blutglukose, postprandial	mg/dl mmol/l	80–144 4,4–8,0	≤180 ≤10,0	> 180 > 10,0
HbA_1[2]	%	<8,0	≤9,5	> 9,5
HbA_{1c}	%	<6,5	≤7,5	> 7,5
Glukose im Urin	%	0	≤0,5	> 0,5
Gesamtcholesterol	mg/dl mmol/l	<200 <5,2	<250 <6,5	> 250 > 6,5
HDL-Cholesterol[3]	mg/dl mmol/l	>40 1,1	≥35 ≥0,9	< 35 < 0,9
Triglyceride, nüchtern	mg/dl mmol/l	<150 1,7	<200 <2,2	> 200 > 2,2
BMI		M 20–25 W 19–24	≤27 ≤26	> 27 > 26
Blutdruck	mmHg	≤149/90[4]	≤160/95	> 160/95

1 Den Idealwert zu erreichen, ist bei manchen Personen schwierig, unmöglich oder unnötig (z. B. bei älteren Personen). Für jeden Patienten müssen individuelle Ziele festgelegt werden.
2 Referenzwerte für HbA1 und HbA1c variieren je nach Methode erheblich. „Gut" bedeutet bis zu drei Standardabweichungen über dem oberen Limit des durchschnittlichen Referenzwertes.
3 Die Zielwerte für Frauen liegen 10 mg/dl (0,3 mmol/l) höher.
4 Strengere Ziele können bei jungen Patienten mit früher Nephropathie notwendig sein.

In der Therapie des Diabetes mellitus wird den Patienten eine vollwertige Ernährung nach den zehn Regeln der Deutschen Gesellschaft für Ernährung (DGE) ebenso empfohlen, wie sie auch für gesunde Erwachsene empfohlen wird. Jedoch ist es für Patienten mit Diabetes unerlässlich, den Gehalt an blutzuckerwirksamen Kohlenhydraten zu berechnen. Die Angaben in **Broteinheiten (BE)** bzw. **Kohlenhydrateinheiten (KE)** hat sich hierzu in der Praxis bewährt.

Ziel der Therapie: Eine Insulintherapie soll ausreichend Insulin zur Verfügung stellen, um die Blutglukosekonzentration zu regulieren. Die Höhe der Blutglukosekonzentration hängt von vielen Faktoren ab: von der Art und Zusammensetzung der Nahrung, vom Ausmaß des Insulinmangels bzw. von der -resistenz, von der Insulinempfindlichkeit, vom Insulinpräparat und von der körperlichen Aktivität. Es ist wichtig, dass der Patient über seine Krankheit, seinen Insulinbedarf und die Wirkung des Präparats voll informiert ist, so kann eine optimale Einstellung bewirkt werden. Des Weiteren ist es notwendig, die Kohlenhydrate in der Nahrung entsprechend ihrer Wirkung auf die Blutglukosekonzentration bewerten zu können, um die entsprechende Insulindosis zu berechnen. Dazu wird im deutschsprachigen Raum die Bezeichnung **Broteinheit (BE)** benutzt.

(!)

Broteinheit (BE)
1 BE = 12 g Kohlenhydrate

1 BE entspricht beispielsweise in etwa dem Kohlenhydratgehalt von 25 g Brot oder 65 g Kartoffeln oder 100 g Äpfeln oder 250 g Milch. Da der Kohlenhydratgehalt der Nahrungsmittel in gewissen Grenzen schwankt, handelt es sich um einen Schätzwert.

(!)

Der BE-Faktor definiert die Insulinmenge, die notwendig ist, um 1 BE zu verstoffwechseln.

Bei normaler Insulinwirkung kann dieser zwischen 1,0 und 2,0 liegen, d. h., pro BE werden 1–2 IE Normalinsulin (0,041 mg hochgereinigtes Insulin) gespritzt. In den letzten Jahren wird häufig der Begriff **KE = Kohlenhydrateinheit** verwendet.

(!)

Kohlenhydrateinheit (KE)
1 KE = 10 g Kohlenhydrate

Man unterscheidet in der Insulintherapie die konventionelle und die intensivierte Insulintherapie.

Bei der **konventionellen Therapie** wird ein- bis zweimal am Tag eine Kombination von normal und langsam wirkendem Insulin verabreicht. Ein streng geregelter Tages- und Mahlzeitenablauf ist dabei vonnöten, um Hypoglykämien (Unterzuckerung) zu vermeiden. In diesem Fall ist eine kleine Menge Traubenzucker oder Würfelzucker mit Flüssigkeit einzunehmen. Auch gesüßter Tee, Limonade oder Fruchtsaft sind geeignet, um die Unterzuckerung aufzuheben. Zusätzlich sollten langsam resorbierbare Kohlenhydrate (etwa eine Scheibe Vollkornbrot) gegessen werden. Die konventionelle Therapie wird in der Regel nur in Ausnahmefällen bei Typ-1-Diabetikern angewandt, beim Typ 2 dagegen wird sie häufiger verwendet.

Eine zweite Variante ist die **intensivierte Form der Insulintherapie (Basis-Bolus-Konzept)**. Der Patient erhält morgens und abends eine Dosis eines Verzögerungsinsulins (Basis) mit langer Halbwertszeit, die etwa die Hälfte des Insulintagesbedarfs abdeckt. Zusätzlich werden dann mahlzeitenabhängige Mengen eines schnell wirkenden Normalinsulins (Bolus) etwa 15 Minuten vor der Mahlzeit injiziert. Dazu wird die erforderliche Menge vom Patienten selbst ermittelt aus der aktuellen Blutglukosekonzentration und aus der Menge an Kohlenhydraten in BE, die zur Mahlzeit verzehrt werden soll. Pro Einheit Insulin kann mit einer Reduktion der Blutglukosekonzentration um etwa 30 mg/dl gerechnet werden.

9.3.5 Ernährungsempfehlungen für Diabetiker

Prinzipiell gelten die Ernährungsempfehlungen für gesunde Menschen auch für Diabetiker. Bei übergewichtigen Diabetikern ist eine Gewichtsnormalisierung bzw. -reduktion in jedem Falle anzustreben, weil sich allein dadurch oftmals schon die Blutglukose- und HbA_{1c}-Werte sowie die Blutfett- und Blutdruckwerte normalisieren.

Empfehlungen für die Nährstoffzufuhr von Diabetikern (nach: Toeller, 2007):

Kohlenhydrate: 45–60 % der Gesamtenergiezufuhr pro Tag
Bevorzugt Obst, Gemüse, Salat, Hülsenfrüchte, Vollkornprodukte aufnehmen, also Lebensmittel, die Ballaststoffe enthalten und/oder einen niedrigen glykämischen Index haben.
Zucker: bis zu 10 % der Gesamtenergiezufuhr möglich.

Fett: 25–30 % der Gesamtenergiezufuhr pro Tag
Gesättigte Fette und Transfette begrenzen: < 10 % der Gesamtenergiezufuhr/Tag
Mehrfach ungesättigte Fette begrenzen: < 10 % der Gesamtenergiezufuhr/Tag
Einfach ungesättigte Fette bevorzugen: 10–15 % der Gesamtenergiezufuhr/Tag,

Ω-3-Fettsäuren einplanen.
Nahrungscholesterol begrenzen: < 300 mg/Tag (bei erhöhtem LDL-Cholesterol noch weniger)

Protein: 10–20% der Gesamtenergiezufuhr pro Tag
Bei Mikroalbuminurie Begrenzung auf die empfohlenen 0,8 g/kg Normgewicht

Alkohol (wenn erwünscht)
< 15 g/Tag bei Frauen, < 30 g/Tag bei Männern

Die empfohlene **Proteinzufuhr** sollte in keinem Fall 20 % der täglichen Energiezufuhr überschreiten, da sonst die Gefahr von Nierenschäden besteht (diabetische Nephropathie), besonders wenn gleichzeitig ein erhöhter Blutdruck und erhöhte HbA_{1c}-Werte vorliegen. Insbesondere die Aufnahme tierischen Proteins ist kritisch zu betrachten, da häufig gleichzeitig auch gesättigte Fettsäuren mitgeliefert werden, deren Zufuhr eingeschränkt erfolgen sollte. Es gilt daher, vorwiegend Nahrungsmittel zu verzehren, die pflanzliche Proteine enthalten.

Da das Risiko von Diabetikern für Herz-Kreislauf-Erkrankungen erhöht ist, sollten vor allem zur Vorbeugung von Herzinfarkt, Schlaganfall und früher Arteriosklerose die gesättigten Fettsäuren (inkl. trans-Fettsäuren) auf maximal 10 % der Energiezufuhr beschränkt werden.

Fettreiche Lebensmittel (fette Wurst, fetter Käse, Sahne, Speck, Schokolade, Pralinen, fettreiche Fertigprodukte) sollten möglichst gemieden werden. Kommerziell hergestellte Back- und Süßwaren enthalten oft hohe Konzentrationen an ungünstigen trans-Fettsäuren, daher sollten diese Lebensmittel strikt gemieden werden. Die Aufnahme von mehrfach ungesättigten Fettsäuren sollte wegen des erhöhten Risikos einer Lipidperoxidation und reduzierter HDL-Werte auf 10 % der täglichen Energiezufuhr begrenzt werden. Öle mit einem hohen Anteil einfach ungesättigter Fettsäuren (Olivenöl, Rapsöl, Erdnussöl, Haselnussöl) können dagegen bis zu 15 % der Gesamtenergiezufuhr pro Tag ausmachen. Fetthaltige Nahrungsmittel mit einem günstigen Fettsäuremuster sind z. B. Macadamianüsse, Mandeln, Avocados und Oliven. Hering, Lachs, Makrele und Thunfisch sowie Rapsöl, Sojaöl, Nüsse und einige grünblättrige Gemüse liefern wichtige Ω-3-Fettsäuren und sollten in angemessenen Portionen, d. h. unter Berücksichtigung der gesamten Energiezufuhr, in der Kost vertreten sein.

Insulinpflichtige Patienten sollten alkoholische Getränke, wenn überhaupt, nur in Verbindung mit kohlenhydrathaltigen Lebensmitteln aufnehmen, um der Gefahr einer möglichen Hypoglykämie vorzubeugen.

Der Kohlenhydratzufuhr kommt bei Diabetikern eine besondere Bedeutung zu. Hierbei sollten Produkte mit einem niedrigen **glykämischen Index (GI)** bevorzugt werden. Hierzu zählen beispielsweise Ganzkornprodukte, Teigwaren aus Hartweizen (Pasta), Hülsenfrüchte, einige Gemüse, Früchte sowie Milchprodukte. Diese Lebensmittel verfügen über eine geringe Blutglukosewirksamkeit (im Vergleich zu Glukose). Einen hohen und damit ungünstigen GI haben z. B. Weißbrot, Kartoffelbrei und Minutenreis.

Süßigkeiten sind in Maßen erlaubt, sie sollten dabei jedoch nicht mehr als 10 % der täglichen Energiezufuhr ausmachen (das sind etwa 30–50 g/Tag). Zucker ist in vielen Lebensmitteln und auch natürlicherweise in Früchten enthalten. Spezielle Diabetikerlebensmittel und energiehaltige Zuckeraustauschstoffe werden nicht empfohlen; energiefreie Süßstoffe sind, wenn erwünscht, erlaubt.

Sog. „**Diabetikerlebensmittel**", die der Diätverordnung unterliegen, sind nicht erforderlich, da nach wissenschaftlichem Kenntnisstand Personen mit Diabetes keine speziellen diätetischen Lebensmittel benötigen. Für sie gelten die gleichen Empfehlungen für eine gesunde Ernährung wie für die Allgemeinbevölkerung. Die Diätverordnung legte beispielsweise Vorgaben für die Verwendung bestimmter Zuckeraustauschstoffe und Süßungsmittel in Diabetikerlebensmitteln, ihren Gehalt an Fett oder Alkohol, den Brennwert von Brot für Diabetiker, den Kohlenhydratanteil in Diabetikerbier sowie die Zusammensetzung von Mahlzeiten für Diabetiker fest. Diese Regelungen wurden mit Wirkung vom 9.10.2010 aufgehoben.

Günstig wirken sich ballaststoffreiche Lebensmittel insbesondere im Hinblick auf die Blutfette aus. Kohlenhydratquellen mit einem hohen Anteil löslicher Ballaststoffe, die zusätzlich Vitamine, Mengen- und Spurenelemente enthalten sowie einen niedrigen GI aufweisen, sind Obst, Gemüse, Hülsenfrüchte und

Getreideprodukte. Frische Früchte, grünes und gelbes Gemüse sowie einige Pflanzenöle und Nüsse liefern zusätzlich antioxidative Vitamine, die sowohl für Diabetiker als auch für Gesunde im Hinblick auf die Minderung des Risikos für Herz-Kreislauf-Erkrankungen besonders wichtig sind.

Folgende Lebensmittel enthalten jeweils 1 BE:
15 g Knäckebrot; 25 g Weißbrot, Toast, Brötchen; 200 g grüne Bohnen; 50 g Banane; 70 g Weintrauben; 110 g Apfel mit Schale; 65 g Kartoffeln; 25 g Kartoffelchips; 35 g Pommes frites; 250 g Vollmilch; 250 g Joghurt

Tab. 9.5 — Kohlenhydrat-, Ballaststoff- und Energiegehalt einiger frischer Früchte (nach: TOELLER, 2007)

In 100 g	Traubenzucker (Glukose) (g)	Haushaltszucker (Saccharose) (g)	Fruchtzucker (Fruktose) (g)	Gesamt-KH (g)	Ballast-stoffe (g)	GI	kcal
Apfel	2,0	2,5	5,7	10,9	3,0	38	50
Apfelsine	2,3	3,4	2,6	9,5	2,0	44	44
Banane	3,5	10,3	3,4	18,8	3,0	55	81
Sauerkirsche	5,2	6,4	4,3	10,5	1,1	22	50
Weintraube	7,2	0,4	7,4	16,9	1,6	46	73

Zusammenfassung

1. Typ-1-Diabetiker werden mit Insulin behandelt.
2. Typ-2-Diabetiker sind größtenteils übergewichtig, hier hat die Gewichtsnormalisierung bzw. -reduktion oberste Priorität. Bedarf der Diabetes dann einer medikamentösen Therapie, werden zunächst orale Antidiabetika verabreicht; reicht dies nicht aus, wird Insulin injiziert.
3. Hauptziel der Diabetesbehandlung ist eine gute Einstellung der Blutglukosekonzentration zur Vermeidung von diabetischen Folgeschäden.
4. Es gelten prinzipiell die Ernährungsempfehlungen für Gesunde; besondere Beachtung verdienen Lebensmittel mit hohem Anteil an komplexen Kohlenhydraten, hohem Gehalt an löslichen Ballaststoffen und niedrigem glykämischem Index.
5. Die Proteinzufuhr sollte eher moderat sein, die Fettaufnahme insgesamt gering, unter besonderer Berücksichtigung günstiger Fettsäuren (einfach ungesättigte FS, Ω-3-Fettsäuren).
6. Spezielle Diabetikerlebensmittel bieten keine Vorteile.

9.4 HYPERURIKÄMIE UND GICHT

Gicht war bereits Hippokrates bekannt. Schon in den ersten Jahrhunderten nach Christus berichteten Ärzte über das familiär gehäufte Auftreten und die Präferenz des männlichen Geschlechts bei Gichtanfällen. Auch in den indischen Veden (bis 1250 v. Chr.) wurde die Gicht erwähnt. Viele bekannte und bedeutende historische Persönlichkeiten litten unter Gichtanfällen, so z. B. Alexander der Große, Karl der Große, Heinrich VIII. Wallenstein, Friedrich der Große, Casanova, Rubens, Martin Luther, Leibniz, Goethe oder auch Darwin.

Gicht wurde früher im Volksmund als „Zipperlein" bezeichnet. Das häufig erste Anzeichen eines Gichtanfalls war eine äußerst schmerzhafte Entzündung im (linken) Großzehengrundgelenk („Podagra" genannt). Dass eine ungesunde Lebensweise (Völlerei, Bewegungsmangel, hoher Fleisch- und Alkoholkonsum) zu Zipperlein und Podagra führen, ist seit Langem eine Volksweisheit.

Die Gicht (Urikopathie) ist die klinische Manifestation einer Purinstoffwechselstörung mit der Folge einer überhöhten Harnsäurekonzentration im Blut, der Hyperurikämie. Man unterscheidet die primäre und die sekundäre Hyperurikämie:

Primäre (familiäre) Hyperurikämie:

Erblich bedingt, beruht zu 99 % auf einer Störung der tubulären Harnsäuresekretion und zu 1 % auf vermehrter endogener Harnsäuresynthese infolge von Enzymdefekten.

Sekundäre Hyperurikämie:

Kann begleitend zu Krankheiten auftreten, es kommt zu vermehrter Harnsäurebildung (z. B. bei Blutkrankheiten) oder zu verminderter Harnsäureausscheidung (z. B. bei Niereninsuffizienz) oder zu einer Kombination beider Phänomene (z. B. bei Glykogenspeicherkrankheit Typ 1).

Auslöser der Gicht ist eine überhöhte **Harnsäurekonzentration** im Blut (> 6,4 mg/dl). Infolge des erhöhten Harnsäuregehaltes im Blut kommt es zur Ablagerung von Harnsäurekristallen in Gelenken und Geweben. Bei einer Harnsäurekonzentration im Serum von 8–9 mg/dl ist bei jedem Vierten, bei über 9 mg/dl bei fast allen Patienten mit einem Gichtanfall zu rechnen.

Gicht gilt als eine typische Wohlstandskrankheit. Etwa 3 % aller Männer über 65 Jahre erleiden einen Gichtanfall, zwischen 10 und 30 % der Männer haben überhöhte Harnsäurewerte (Hyperurikämie, d. h. über 6,4 mg/dl). Für Frauen ist das Risiko geringer, hier beträgt die Prävalenz ca. 0,3 %.

Gichtpatienten neigen vermehrt zur Bildung von Harnsäuresteinen in der Niere (20–40 %). Gicht geht in der Hälfte aller Fälle mit Erkrankungen des metabolischen Syndroms einher. Gicht ist auch assoziiert mit Hypertonie, Nierenerkrankungen und kardiovaskulären Erkrankungen. Erhöhte Harnsäurespiegel steigern das Risiko für Diabetes Typ 2.

9.4.1 Ursachen, Krankheitsverlauf

Harnsäure ist das Endprodukt des Purinstoffwechsels, sie entsteht beim Abbau der Purinbasen Adenin und Guanin, die auch Bausteine von DNA (Desoxyribonukleinsäure) und RNA (Ribonukleinsäure) sind. Beim Abbau überalterter Zellen werden diese Purinbasen wieder freigesetzt und größtenteils wiederverwertet; nur ein geringer Teil wird zu Harnsäure abgebaut, die dann zu etwa 80 % über die Niere und zu etwa 20 % auch über den Stuhl ausgeschieden wird.

Der Harnsäurebestand des Körpers resultiert aus der endogenen Harnsäuresynthese, aus der exogenen Purinzufuhr sowie der Ausscheidung.

Störungen der Harnsäureausscheidung können bei Stoffwechselsituationen, wie z. B. beim Fasten bzw. bei Nulldiät oder infolge einer Stoffwechselentgleisung beim Diabetiker auftreten, aber auch als Folge eines überhöhten Alkoholkonsums. Dabei konkurrieren Laktat bzw. Ketosäuren mit Harnsäure um den gleichen Transportmechanismus bei der Ausscheidung, sodass dessen Sekretion in die Nierentubuli vermindert wird.

Steigt der Wert auf über 7,4 pH, fallen die Salze der Harnsäure, insbesondere in Form von Natriumurat, in den Gelenkkapseln, der Ohrmuschel, den Schleimbeuteln, Sehnenscheiden und Nierentubuli aus. Die Natriumkristalle führen in den Gelenkkapseln zu einem akuten **Gichtanfall** mit schmerzhafter Entzündung. Meist ist das Großzehengrundgelenk betroffen. Ein Gichtanfall tritt vorzugsweise nachts auf, häufig als Folge von üppigem, fettreichem Essen und Alkoholexzessen. Fieber und heftige Schmerzen gehen oft mit einem Gichtanfall einher, der unbehandelt in der Regel nach drei bis vier Tagen wieder abklingt. Es kann eine lange Zeit (Monate bis Jahre) der Beschwerdefreiheit folgen, allerdings entwickelt sich die Krankheit schleichend weiter.

Das chronische Stadium ist erreicht, wenn es in mehreren Gelenken zu Harnsäureablagerungen und entzündlichen Prozessen mit Knorpel- und Knochenzerstörungen kommt. In diesem chronischen Stadium kann eine Vielzahl von Folgeerkrankungen entstehen. Charakteristisch ist das Auftreten von sog. **„Gichtknoten" (Tophi)**, die im Weichteilgewebe, oftmals im Bereich der Großzehengrundgelenke, an der Ohrmuschel, den Händen und Füßen, am Ellenbogengelenk und in der Umgebung des Kniegelenks, in Knochen und inneren Organen entstehen können.

Abb. 9.5 — Synthese, Zufuhr und Ausscheidung der Harnsäure (nach: GRÖBNER, 1995)

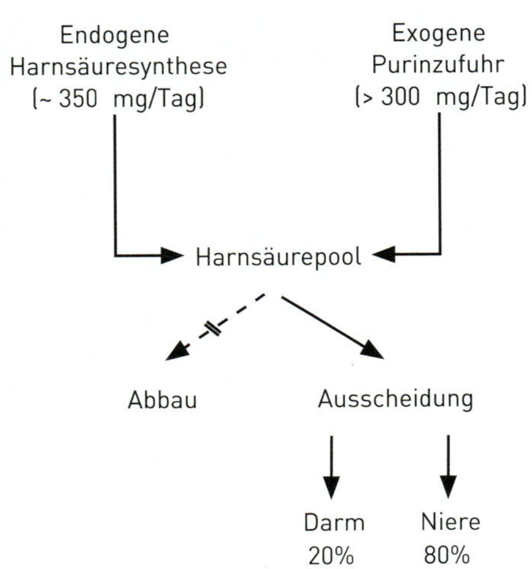

Häufig ist die Niere betroffen, dann ist von einer **Gichtniere** die Rede, und es kann zu Niereninsuffizienz, Hypertonie und Bildung von Nierensteinen kommen.

9.4.2 Therapie

Während die endogene Synthese der Harnsäure kaum zu beeinflussen ist, muss bei entsprechender genetischer Disposition zur Gicht darauf geachtet werden, dass die Zufuhr von Purinen aus der Nahrung begrenzt wird.

Hauptlieferant von Purinen sind Innereien, Fleisch und einige Fischsorten, aber auch einige pflanzliche Lebensmittel wie Hülsenfrüchte.

Purinfrei bzw. nahezu purinfrei sind beispielsweise Reis, Kartoffeln, Milch, Eier, Quark, Joghurt, Kürbis, Paprika, Apfel, Vollkornbrot, Butter und Honig.

Wichtig ist es, die Portionsgrößen in die Berechnung der Harnsäurewerte einzubeziehen. In gängigen Nährwerttabellen sind die Puringehalte bereits in Harnsäure umgerechnet.

Behandlungsziel bei Hyperurikämie/Gicht ist eine Normalisierung der Serumharnsäurekonzentration. Dazu sind vorrangig folgende Maßnahmen erforderlich:

1. Gewichtsnormalisierung.

2. Meiden bzw. Begrenzung der Alkoholzufuhr:
   Große Mengen Alkohol bewirken eine vermehrte Harnsäurebildung und hemmen die Ausscheidung über die Niere. Bier enthält außerdem Purine, Wein allerdings nicht.

3. Verringerung der Purinzufuhr mit der Nahrung (max. 3.000 mg Harnsäure/Woche): Eine vorwiegend ovo-lakto-vegetabile Ernährung ist dabei von Vorteil.

   Konkret bedeutet dies:
   - purinfreie bzw. purinarme Lebensmittel bevorzugen: Getreide, Getreideerzeugnisse, Kartoffeln, fast alle Gemüsesorten, Blattsalate, frisches Obst, max. 3 Eier/Woche.

- eingeschränkt verzehren (Lebensmittel mit mittlerem Puringehalt): Hülsenfrüchte, wie z. B. Erbsen, Bohnen, daneben Sojaprodukte; Rosenkohl, Brokkoli, Blumenkohl; Spargel, Spinat; gekochter Schinken; fettarmes Rinder-, Schweine- oder Geflügelfilet; Wurst, wie z. B. Bierschinken, Sülzwurst; zudem Seefisch, wie z. B. Kabeljau und Lachs.
- diese Lebensmittel sollten gemieden werden: Innereien, Sprotten, Ölsardinen, Sardellen sowie die Haut von Schwein, Geflügel und Fisch.

4. Eine streng purinarme Ernährung (max. 2.000 mg Harnsäure pro Woche) ist nur in besonderen Situationen notwendig (z. B. wenn durch fortgeschrittene Niereninsuffizienz von einer Medikamentenzufuhr abzusehen ist).

5. Bevorzugung von Milch und Milchprodukten als Proteinquelle.

6. Auf fettarme Kost achten: Sehr fettreiche Kost führt zu einer gesteigerten Fettverbrennung mit der Bildung von Ketonkörpern, die die Harnsäureausscheidung herabsetzen.

7. Auf strenges Fasten verzichten: Während des Fastens, d. h. der vollständigen Nahrungskarenz, werden ebenfalls Ketonkörper gebildet, wodurch ein Gichtanfall ausgelöst werden kann.

8. Der Genuss von Kaffee, Tee, Kakao muss dagegen nicht eingeschränkt werden, da sie keinen Einfluss auf die Serumharnsäurekonzentration haben.

9. Auf eine ausreichende Flüssigkeitszufuhr achten (1,5–2 l/Tag).

10. Meiden von Zuckeraustauschstoffen (Fruktose, Sorbit und Xylit). Bei deren Gabe ist ein Anstieg der Harnsäurekonzentration zu beobachten.

Bleiben die Serumharnsäurewerte trotz allem erhöht, müssen geeignete Medikamente verabreicht werden (z. B. Allopurinol). Durch eine entsprechende Ernährungsumstellung wird allerdings in vielen Fällen eine medikamentöse Therapie überflüssig.

Zusammenfassung

1. Gicht ist die Manifestation der Hyperurikämie, sie hat erbliche Ursachen.

2. Man unterscheidet primäre und sekundäre Hyperurikämien.

3. Eine Hyperurikämie liegt vor bei Harnsäurewerten über 6,5 mg/dl.

4. Ernährungstherapie: als Basistherapie eine ovo-lakto-vegetabile Ernährung; ferner: Gewichtsnormalisierung, kein bzw. wenig Alkohol, regelmäßige Bewegung, Verzicht bzw. eingeschränkter Verzehr purinreicher Lebensmittel.

9.5 HYPERLIPOPROTEINÄMIEN, ARTERIOSKLEROSE UND KORONARE HERZERKRANKUNGEN (KHK)

Fettstoffwechselstörungen (Hyperlipoproteinämien) sind Erkrankungen, denen eine erhöhte Konzentration des Cholesterols und/oder der Triglyceride in verschiedenen Lipoproteinfraktionen des Blutes zugrunde liegt. Man unterscheidet zwischen primären und sekundären Hyperlipoproteinämien.

(!)

Primäre Hyperlipoproteinämien:

genetisch bedingte Fettstoffwechselstörungen bzw. Interaktion zwischen genetischem Defekt und äußeren, u. a. nutritiven Faktoren wie hyperkalorische Ernährung, Übergewicht, Zusammensetzung der Nahrung.

(!)

Sekundäre Hyperlipoproteinämien:

als Folge verschiedener Erkrankungen (Diabetes, Alkoholabusus, Niereninsuffizienz u. a.) oder nach Einnahme bestimmter Medikamente.

Herz-Kreislauf-Erkrankungen sind die führende Todesursache (ca. 40 % aller Sterbefälle). Die wichtigsten Risikofaktoren sind: Fettstoffwechselstörungen, Hypertonie, Diabetes mellitus und Adipositas sowie Rauchen, körperliche Inaktivität und ungesunde Ernährung.

9.5.1 Grundlagen des Fettstoffwechsels

Der Transport der wasserunlöslichen, hydrophoben Lipide Cholesterol, Triglyceride und Phosphatide stellt im Blutplasma ein Problem dar. Also werden sie mit einer Proteinhülle umgeben - den Apoproteinen - und als Lipoproteine im Blut transportiert.

(!)

Lipoproteine

sind Komplexe aus bestimmten Proteinen (Apolipoproteinen) und Lipiden (Triglyceriden, Phospholipiden, Cholesterol u. a.), die dem Transport von Lipiden im Blutplasma dienen.

(!)

Apolipoproteine

sind Proteine mit wichtigen Funktionen im Lipidstoffwechsel. Im Gegensatz zu den Enzymen sind Apolipoproteine fester mit den Lipoproteinpartikeln verbunden und dienen deshalb der Stabilisierung (Apo B) oder als Cofaktoren für Enzyme oder Rezeptoren des Lipoproteinstoffwechsels (Apo A, C, E).

Der Anteil an Proteinen und Lipiden in diesen Lipoproteinen variiert, mit steigendem Proteinanteil nimmt ihre Dichte zu. Anhand der unterschiedlichen Dichten werden die Lipoproteine in verschiedene Klassen eingeteilt:

- Lipoproteine mit relativ hoher Dichte und folglich einem hohen Proteinanteil werden als **HDL** bezeichnet (high density lipoproteins).
- jene mit niedriger Dichte als **LDL** (low density lipoproteins).
- diejenigen mit sehr niedriger Dichte als **VLDL** (very low density lipoproteins).
- Zwischen der VLDL- und der LDL-Fraktion liegt noch die **IDL**-(intermediate density lipoproteins) Fraktion.

Chylomikronen gehören zu der Gruppe der VLDL, sie enthalten den größten Anteil an Triglyceriden (Neutralfetten).

Ein weiteres Lipoprotein ist das **Lipoprotein (a)**, das in der Leber hergestellt wird. Es ähnelt dem LDL, hat aber noch ein zusätzliches Glykoprotein, das mit dem Apo B_{100} verbunden ist. Die Plasmakonzentration dieses Lipoproteins (a) ist erblich kontrolliert, ein Wert von 25–35 mg/dl gilt als eigenständiger Risikofaktor für die Entstehung einer Arteriosklerose.

Daneben werden neuerdings weitere kardiovaskuläre Risikofaktoren für die Entwicklung einer Arteriosklerose diskutiert: erhöhtes Fibrinogen, C-reaktives Protein (CRP), asymmetrisches Dimethylarginin (ADMA) und oxidativer Stress.

CRP ist ein Entzündungsmarker. Da entzündliche Prozesse auch bei der Arteriosklerose eine entscheidende Rolle spielen, gilt CRP als unabhängiger Risikofaktor für die Entwicklung von Schlaganfall, Herzinfarkt und anderer arterieller Verschlusskrankheiten.

9.5.2 Entstehung von Arteriosklerose und KHK

Arteriosklerose (auch: Atherosklerose) entsteht durch Veränderungen in der Arterienwand. Ablagerungen von Blutfetten, Thromben und sich neu bildendes Bindegewebe führen zu Verhärtungen, Verdickungen und Elastizitätsverlust der Adern.

Ursache der chronischen koronaren (auch: ischämischen) Herzkrankheit (KHK) ist die arteriosklerotische Veränderung der Herzkranzgefäße. Die Verengung der koronaren Gefäße führt zu einer eingeschränkten Sauerstoffzufuhr im betroffenen Herzmuskelareal, die letztendlich zum Verschluss von Gefäßen am Herzen (Herzinfarkt), im Gehirn (Schlaganfall, Stroke) oder zu anderen Verschlusskrankheiten (Aneurysmen etc.) führen kann. Jeder zweite Todesfall geht in den Industrieländern auf diese Ursache zurück.

!

Der Begriff „koronare Herzkrankheit"(KHK) ist nicht einheitlich definiert, er wird jedoch häufig als die klinische Manifestation der Arteriosklerose bezeichnet, mit dem Herzinfarkt als eindeutig feststellbarem Endpunkt.

Die Ablagerungen in den Arterien werden als **Plaques** (früher auch als „Verkalkung") bezeichnet. Sie bilden sich in Form von feinen Fettstreifen an den Innenwänden von Arterien. Plaques können unter dem Einfluss von Risikofaktoren, wie z. B. Rauchen, hohem Blutdruck, anhaltendem Stress und fettreicher Ernährung zu ernst zu nehmenden **arteriosklerotischen Plaques** werden. Die Verengungen des Blutkanals (Stenosen) werden zumeist erst dann wahrgenommen, wenn der Betroffene sich körperlich besonders anstrengt. Ein verengtes Herzkranzgefäß kann dann dazu führen, dass der Herzmuskel nicht mehr stark genug durchblutet wird, es kann zur Brustenge (Angina pectoris) kommen.

Abb. 9.6 — Schematische Übersicht über den Fettstoffwechsel (nach: WAHRBURG/ASSMANN 1999)

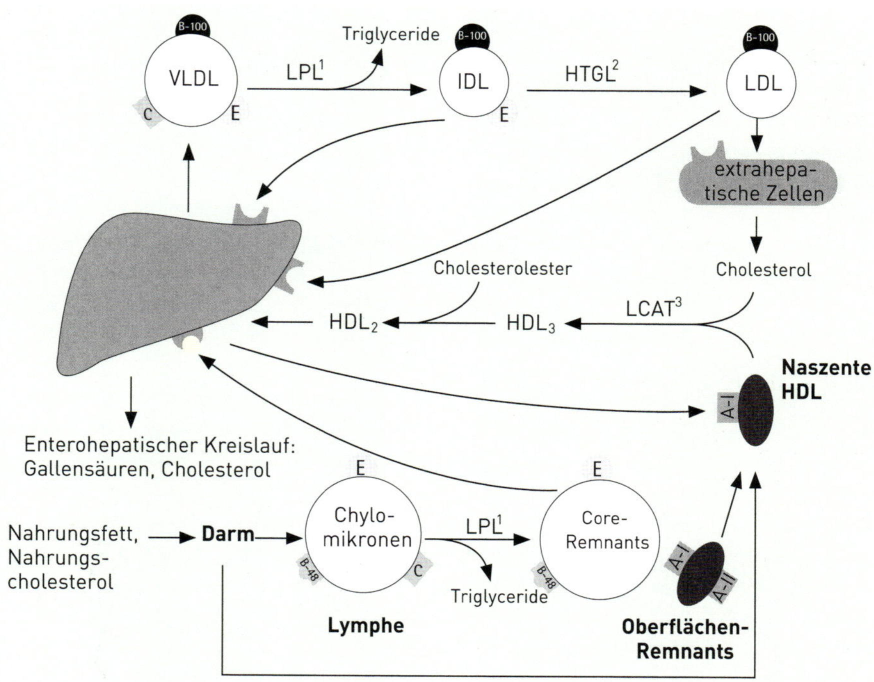

LPL = Lipoproteinlipase, 2 HTGL = Hepatische Triglyceridlipase, 3 LCAT = Lecithin-Cholesterol-Acyl-Transferase

Tab. 9.6 — Risikofaktoren (nach: BUNDESMINISTERIUM FÜR BILDUNG UND FORSCHUNG (Hrsg.), 2004)

Ursächliche (kausale) Risikofaktoren	Mögliche Risikofaktoren	Anfälligmachende (prädisponierende) Risikofaktoren
LDL-Konzentration ↑	Serumtriglyceride ↑	Übergewicht
HDL-Konzentration ↓	Lipoprotein(a)-Werte ↑	Bewegungsmangel
Bluthochdruck	Homocystein ↑	erbliche Faktoren
Rauchen	Fibrinogen ↑	männliches Geschlecht
Diabetes mellitus	kleine, dichte LDL-Partikel ↑	sozioökonomische Faktoren
	C-reaktives Protein ↑	psychosoziale Faktoren

Bisher galt die Ansicht, dass sich überschüssiges Fett an den Gefäßwänden ablagert und diese so verengt. Aktuellen Annahmen zufolge handelt es sich bei der **Arteriosklerose** um eine chronisch entzündliche Erkrankung der Gefäßwand.

Zunächst kommt es am Endothel (der „Zelltapete", die das Innere von Blutgefäßen schützend auskleidet) nach Verletzungen oder Infektionen zu ersten Veränderungen. Da das Endothel dann seine Schutzfunktion nicht mehr erfüllen kann, können überschüssige Fettpartikel in die Innenschicht des Gefäßes eindringen. Die Endothelzellen rufen dann bestimmte weiße Blutzellen zur Hilfe. Diese „verfolgen" die Fettpartikel, zwängen sich zwischen den Endothelzellen hindurch und gelangen ebenfalls in die Innenschicht des Gefäßes. Weiße Blutzellen verwandeln sich in Fresszellen, die die Fettpartikel verschlingen und zu Schaumzellen werden. Daraufhin werden Entzündungszellen angelockt, es kommt zu einer schwelenden Entzündung. Der Körper reagiert, indem er die entzündliche Stelle mit einem Netz von Fasern überzieht.

Solange diese Schutzkappe stabil bleibt, kann das Blut noch über diese Wandverdickung - den arteriosklerotischen **Plaques** - hinwegströmen. Wird die schützende Faserkappe jedoch undicht, sickert Blut durch die winzigen Risse ein. Die Gerinnungsproteine des Blutes reagieren: Ein Gerinnsel bildet sich. Wird es zu groß oder nicht rechtzeitig wieder aufgelöst, kommt der Blutstrom zum Erliegen. Wenn sich ein solcher Verschluss in einem Herzkranzgefäß ereignet, ist der Herzinfarkt die Folge; wird ein gehirnversorgendes Gefäß blockiert, entsteht ein Schlaganfall; verschließt ein Gefäß in der Peripherie, kommt es zur peripheren Verschlusskrankheit.

9.5.3 Prävention und (Ernährungs-) Therapie

Gewichtsnormalisierung, Nikotinabstinenz sowie körperliche Aktivität fördern insbesondere den erwünschten Anstieg des HDL-Cholesterolwerts. Neben einer generell zu hohen Nahrungsfettaufnahme trägt eine hohe Zufuhr von gesättigten Fettsäuren zur Erhöhung der (unerwünschten) LDL-Konzentration bei. Im Umkehrschluss läge die Vermutung nahe, dass eine cholesterolarme Kost zur Senkung eines erhöhten Plasmacholesterols beitragen würde. Da aber bei verminderter Nahrungscholesterolaufnahme die Eigensynthese an Cholesterol im Gegenzug erhöht wird, hebt diese Gegenregulation den positiven Effekt einer cholesterolarmen Ernährung zum Teil wieder auf. Bedeutsamer ist der cholesterolsteigernde Effekt gesättigter Fettsäuren. Gesättigte Fettsäuren vermindern gleichzeitig die Aktivität des LDL-Rezeptors, also des Bindungsproteins, das für die Aufnahme von Cholesterol aus dem Blutplasma verantwortlich ist. Daher wird im Falle einer Hypercholesterinämie eine Reduktion des Anteils gesättigter Fettsäuren in der Nahrung empfohlen.

Nachteilig ist auch die Tatsache, dass Cholesterol anfällig für oxidative Prozesse ist. Bei diesen Prozessen entstehen sog. **„Cholesteroloxidationsprodukte" (COP)**. Diese COPs können sowohl aus der Nahrung stammen als auch endogen entstehen. Genauere Daten über die Höhe der durchschnittlichen Zufuhrmenge bzw. über die endogenen Mechanismen gibt es derzeit nicht. Hohe Konzentrationen an COPs im Plasma gehen ebenfalls mit einem erhöhten Risiko für arteriosklerotische Veränderungen einher.

Die höhere Aufnahme mehrfach ungesättigter Fettsäuren, insbesondere vom Ω-3-Typ, erwies sich dabei vielfach als günstig. Gebiete mit sehr niedriger Rate an KHKs, wie Kreta und bestimmte Regionen Japans, zeichnen sich durch eine hohe Aufnahme linolensäurereicher Lebensmittel aus.

Als Konsequenz ergibt sich die Empfehlung, maximal 30 % der Gesamtenergie in Form von Fett aufzunehmen und gesättigte Fettsäuren größtenteils durch einfach ungesättigte (z. B. Ölsäure) zu ersetzen. Reich an einfach ungesättigten Fettsäuren sind z. B. Erdnussöl, Rapsöl und Olivenöl. Das optimale Verhältnis von Ω-6-Fettsäuren zu Ω-3-Fettsäuren beträgt 5:1.

2,5 % der Energiezufuhr sollte in Form von Ω-6-Fettsäuren erfolgen (rd. 7,5 g/Tag). Langkettige gesättigte Fettsäuren sollten sieben bis maximal zehn Energieprozent ausmachen, trans-Fettsäuren weniger als 1 %. Pflanzliche Öle sollten im Hinblick auf ein günstiges Verhältnis von Linolsäure zu α-Linolensäure ausgewählt werden; besonders geeignet sind daher Rapsöl und Walnussöl.

Der Austausch von Lipiden durch komplexe Kohlenhydrate und die vermehrte Aufnahme von Ballaststoffen führt ebenfalls zu einer Senkung der LDL-Konzentration. Insbesondere lösliche Ballaststoffe, z. B. aus Haferprodukten, gelten dabei als effektiv.

Extrem cholesterolreiche Lebensmittel (z. B. Innereien, Eier, Schalen- und Krustentiere) sollten in größeren Mengen gemieden und die Gesamtaufnahme von (fettreichen) tierischen Lebensmitteln reduziert werden. Empfehlenswert sind das Meiden chemisch gehärteter Fette (wegen des Gehaltes an trans-Fettsäuren) und eine ausreichende Versorgung mit antioxidativ wirksamen Vitaminen (Vitamin C, Vitamin E, β-Carotin) sowie eine vermehrte Aufnahme von Ω-3-Fettsäuren.

Tab. 9.7 — Einfluss verschiedener Nährstoffe auf die Serumkonzentration von Cholesterol, Triglyceriden und Lipoproteinen (nach: LEITZMANN ET AL. 2003; HAHN/STRÖHLE/WOLTERS, 2016)

Nährstoff	**Gesamtcholesterol**	**Triglyceride**	**LDL**	**HDL**
Nahrungscholesterol	↑↑	–	↑↑	↑
Gesättigte Fettsäuren				
Palmitinsäure	↑↑↑	–	↑↑↑	↑
Myristinsäure	↑↑↑↑	–	↑↑↑↑	–
Laurinsäure	↑↑	–	↑↑	–
Mittelkettige Fettsäuren	↑	↑	↑	–
Stearinsäure	–	–	–	–
Einfach ungesättigte Fettsäuren				
Ölsäure	↓	–	↓	–
trans-Fettsäuren	↑↑	–	↑↑	↓
Mehrfach ungesättigte Fettsäuren				
Ω-6-Fettsäuren (Linolsäure)	↓	↓	↓	↓
Ω-3-Fettsäuren (EPA, DHA)	↓	↓↓↓	–	–
Kohlenhydrate mit niedrigem GI	–	↑(↑)	–	↓(↓)
Kohlenhydrate mit hohem GI	–	↑↑ (↑)	–	↓↓

Die **Ω-3-Fettsäuren** sind vorwiegend enthalten in Kaltwasserfischen (Makrele, Hering, Lachs, Thunfisch, Heilbutt) sowie in Leinöl, Rapsöl und Sojaöl. Deren Verzehr sollte gesteigert werden.

Beim Kaffeekonsum sollte darauf geachtet werden, dass nur Filterkaffee getrunken wird, denn in der Kaffeebohne sind Diterpene enthalten, die das Gesamtcholesterol, das LDL-Cholesterol und auch das Homocystein im Blutplasma erhöhen. Diese Stoffe werden durch heißes Wasser aus dem Kaffeepulver extrahiert und im Filterpapier zurückgehalten. Mokka, Espresso, Cappuccino und türkischer Kaffee sind aufgrund der höheren Diterpenkonzentrationen als weniger günstig zu beurteilen. Die Zufuhr sollte fünf bis sechs Tassen Filterkaffee (à 150 ml) pro Tag nicht überschreiten.

Ein zu hoher Blutdruck begünstigt ebenfalls die Entwicklung einer Arteriosklerose. Ein physiologischer Blutdruck liegt bei 120/80 mmHg. Der obere (systolische) Wert gibt den höchsten Druck an, der während der Kontraktionsphase der linken Herzkammer in den Arterien erzeugt wird. Der untere (diastolische) Wert entspricht dem niedrigsten Druck in der Ruhepause zwischen zwei Herzschlägen. Der systolische Wert sollte 150, der diastolische 95 keinesfalls überschreiten.

Stress, Bewegungsmangel, Rauchen, eine hohe Kochsalzaufnahme sowie weitere (Nahrungs-)Faktoren (z. B. hoher Alkoholkonsum, geringer Obst- und Gemüsekonsum, geringe Aufnahme von Kalium, Calcium und Magnesium) spielen bei Hypertonikern eine Rolle. Auch Erbfaktoren werden in diesem Zusammenhang diskutiert. Blutdrucksenkend wirken beispielsweise Ω-3-Fettsäuren. Den größten blutdrucksenkenden Effekt hat bei übergewichtigen Hypertonikern jedoch eine **Gewichtsabnahme**. In jedem Fall ist ein bestehender Bluthochdruck als einer der wichtigsten Risikofaktoren durch geeignete Maßnahmen und ggf. durch die Einnahme blutdrucksenkender Medikamente zu normalisieren.

Bei etwa einem Viertel der Patienten, die einen Herzinfarkt bzw. Schlaganfall erlitten haben oder an einer peripheren arteriellen Verschlusskrankheit leiden, ist die **Homocysteinkonzentration** erhöht. Eine hohe Homocysteinkonzentration schädigt das Endothel und fördert die Entstehung von Blutgerinnseln. Ein Schwellen- oder Richtwert für die Homocysteinplasmakonzentration kann noch nicht eindeutig definiert werden, Werte von mehr als 15 μmol/L gelten als erhöht.

Bei Gesunden findet sich Homocystein nur in sehr niedrigen Konzentrationen im Blut, in etwa 0,5 % ist es erhöht. In der deutschen Bevölkerung kommt die milde Form der Hyperhomocysteinämie bei etwa 5–7 % vor. Bei 25–50 % der Patienten mit Schlaganfall, peripherer arterieller Verschlusskrankheit, Herzinfarkt und chronischer Niereninsuffizienz sind erhöhte Homocysteinwerte nachweisbar.

Vitamin B_6, Vitamin B_{12} und Folsäure sind am Homocysteinstoffwechsel beteiligt. Die Senkung der Homocysteinwerte durch eine Supplementierung mit B-Vitaminen erbrachte in verschiedenen Studien allerdings keine Risikominderung.

Kontrovers diskutiert wird die Frage, ob und ggf. welche Mengen an Alkohol erlaubt bzw. empfohlen werden können. Es scheint so zu sein, dass die Aufnahme geringer Alkoholmengen (z. B. 1 Glas Rotwein oder 1 Glas Bier pro Tag) als eher günstig gilt. Bei moderatem Alkoholkonsum und normaler Leberfunktion wird die HDL-Konzentration leicht erhöht. Aufgrund der Gefahren eines überhöhten Alkoholkonsums werden jedoch keine konkreten Empfehlungen formuliert. Auch der hohe Energiegehalt alkoholischer Getränke (7 kcal/g Alkohol) kann sich bspw. negativ auf das Gewicht auswirken und im Hinblick auf eine Gewichtsnormalisierung kontraproduktiv sein.

Empfehlungen zur Verbesserung des Lipidprofils

- gesättigte Fette und Cholesterin reduzieren, d. h. Fisch, mageres Geflügel und fettarme Milchprodukte bevorzugen
- ungesättigte Fette beibehalten oder erhöhen, d. h. pflanzliche Fette und Öle (außer Palmkern- und Kokosöl), Nüsse bevorzugen
- trans-Fettsäuren reduzieren, d. h. ungehärtete Fette und Öle bevorzugen (gehärtete Fette, Frittiertes, Backwaren, Kekse, Snacks verringern)
- Mono- und Disaccharide reduzieren, d. h. Obst und ballaststoffreiche Lebensmittel bevorzugen (Softdrinks, Süßwaren, Gebäck verringern)
- Ballaststoffe erhöhen, d. h. Vollkornprodukte, Hülsenfrüchte, Kartoffeln, Gemüse, Obst bevorzugen

9.5.4 Empfehlungen, Zielwerte

In der folgenden Übersicht sind die (Ziel-)Werte für Cholesterol und Triglyceride angeführt. **Therapieziel** bei Vorhandensein einer Gefäßerkrankung (z. B. Herzinfarkt) und Diabetes mellitus bei Zustand nach akutem Koronarsyndrom:
LDL-Cholesterol ≤70 mg/dl (1,80 mmol/l)
Triglyceridwerte ≤ 150 mg/dl (1,70 mmol/l)

Tab. 9.8 — (Ziel-)Werte für Cholesterol und Triglyceride (nach: LIPID-LIGA, 2012)

Therapieziel bei primären Hypercholesterinämien (LDL-Konzentration erhöht)		
weitere Risikofaktoren	LDL-Cholesterol (mg/dl) (mmol/l)	
0–1	< 160 (4,14)	
≥2	< 130 (3,35)	
bei KHK und/oder Diabetes	< 100 (2,58)	
Therapieziel bei primärer, familiärer Hypertriglyceridämie		
weitere Risikofaktoren	Triglyceride (mg/dl) (mmol/l)	
0	< 150 (1,70)	
Therapieziel bei gemischten Hyperlipidämien		
weitere Risikofaktoren	LDL-Cholesterol (mg/dl) (mmol/l)	Triglyceride (mg/dl) (mmol/l)
0–1	< 160 (4,14)	< 150 (1,70)
≥2	< 130 (3,35)	< 150 (1,70)
KHK und/oder Diabetes oder 10-Jahres-Risiko über 20 %	< 100 (2,58)	< 150 (1,70)

Zusammenfassung

1. Beseitigung von Risikofaktoren durch: Gewichtsreduktion, Nikotinabstinenz, Reduktion des Alkoholkonsums, viel körperliche Bewegung und Fettreduktion (max. 30 Energieprozent).
2. Zudem Fettmodifikation: wenig gesättigte Fettsäuren, mehr einfach und mehrfach ungesättigte Fettsäuren (insbesondere Ω-3-FS), Olivenöl und Rapsöl sind besonders geeignet.
3. Ein- bis zweimal wöchentlich Seefisch (verstärkt auch Kaltwasserfische).
4. Abwechslungsreiche, fettarme Ernährung mit hohem Obst- und Gemüseanteil sowie Hülsenfrüchten.
5. Bei den tierischen Lebensmitteln auf fettarme Produkte achten.
6. Wenn Zielwerte trotz gesunder Ernährungs- und Lebensweise nicht erreicht werden, müssen geeignete Medikamente zur Therapie eingesetzt werden.

9.6 OSTEOPOROSE

9.6.1 Vorkommen, Bedeutung, Diagnostik

Osteoporose ist eine Erkrankung, die das gesamte Skelett betrifft und durch eine Abnahme der Knochenmasse, -struktur und -funktion und damit einer erhöhten Neigung zu Knochenbrüchen gekennzeichnet ist. Wenn es als Folge des Knochenabbaus zu Knochenbrüchen kommt, ist von einer klinisch manifesten Osteoporose die Rede. Ist die Knochendichte verringert, ohne dass es zu einer Fraktur kommt, handelt es sich um eine präklinische Osteoporose, die sog. „Osteopenie“. Früher galt die Osteoporose mit den charakteristischen Anzeichen und Merkmalen und der typischen Entwicklung des Rundrückens (im Volksmund auch „Witwenbuckel“ genannt) im höheren Alter als unabwendbar.

Grundsätzlich wird zwischen der **primären Osteoporose** (über 90 % der Fälle), die u. a. Frauen nach den Wechseljahren und ältere Männer betrifft, und der **sekundären Osteoporose**, die z. B. durch eine Schilddrüsenüberfunktion hervorgerufen wird, unterschieden. Im Folgenden wird nur auf die primäre Osteoporose eingegangen.

Anzeichen für eine primäre Osteoporose sind eine Abnahme der Körpergröße und starke Rückenschmerzen, die die alltäglichen Bewegungsabläufe z. T. erheblich einschränken können. Die Diagnose erfolgt aufgrund des klinischen Bildes, von Röntgenaufnahmen des Skeletts bzw. einer Osteodensitometrie (= Knochendichtemessung; BMD = bone mineral density). Auch die Ultraschalldiagnostik und biochemische Untersuchungen von Knochenabbauprodukten fließen zunehmend mit ein. Als sog. „Gold-Standard“ in der Diagnose gilt die DEXA-Knochendichtemessung, wobei mithilfe einer Röntgenuntersuchung (dual-energy x-ray absorptiometry) der Mineralgehalt des Knochens berechnet wird.

Mehr als ein Drittel aller Frauen über 60 Jahre haben eine Osteoporose. Mehr als 130.000 Betroffene erleiden in Deutschland pro Jahr eine osteoporotische Fraktur.

Weltweit wird die Prävalenz bei Osteoporose auf bis zu 200 Mio. Menschen geschätzt. Diese Erkrankung ist ähnlich kostenintensiv wie beispielsweise Diabetes mellitus („Zuckerkrankheit“).

9.6.2 Ursachen, Risikofaktoren

Der Knochenaufbau ist nach Ringe (1995) „ein klassisches Beispiel für eine Leichtbaukonstruktion mit dem Ziel, mit möglichst wenig Material und damit auch möglichst wenig fortzubewegendem Gewicht ein Maximum an mechanischer Festigkeit zu erreichen. So bestehen nur ca. 20 % des Gesamtskelettvolumens aus mineralisierter Knochenmatrix, etwa 80 % hingegen aus dem Hohlraumsystem der Markräume.“

An erster Stelle des Baumaterials des Knochens steht Calcium. Der Calciumgehalt des Skeletts eines Erwachsenen liegt zwischen 1 und 1,5 kg, d. h. bei etwa 2 % des Körpergewichts.

Der Knochen ist jedoch kein statisches Material, sondern er befindet sich in einem ständigen Auf-, Ab- und Umbauprozess. Für den Knochenaufbau sind die **Osteoblasten**, für den Abbau die **Osteoklasten** verantwortlich. Eine Verminderung der Knochendichte ergibt sich aus einem Ungleichgewicht dieser beiden Vorgänge: Wenn der Abbau überwiegt, verringert sie sich; wird dabei eine kritische Grenze unterschritten, kommt es zum Krankheitsbild der Osteoporose. Dabei ist die Entwicklung der Knochendichte im Laufe des Lebens von großer Bedeutung. Die größte Knochendichte und damit die maximale Knochenmasse wird im Alter von etwa 30 Jahren erreicht. Je dichter die bis dahin aufgebaute Knochenmasse ist, desto geringer ist das Osteoporoserisiko.

Ab etwa dem 30. Lebensjahr wird sowohl bei Männern als auch bei Frauen kontinuierlich mehr Knochenmasse ab- als aufgebaut, der jährliche Verlust an Knochenmasse beträgt etwa 0,5 %. Der Knochenabbau verstärkt sich bei Frauen nach der Menopause (Knochenverlust bis 4 %), wodurch das Frakturrisiko steigt. Die Knochendichte kann sich bei Frauen in den zehn Jahren um die Menopause um bis zu 40 % verringern. Der Östrogenmangel bewirkt einen Anstieg der Serumcalciumkonzentration, dadurch wird mehr

Calcium über die Niere ausgeschieden, was wiederum zu einem Absinken der Parathormonkonzentration führt; dadurch wird schließlich die Bildung des sog. „Vitamin-D-Hormons" Calcitriol verringert, was dann wiederum zu einer verringerten Calciumabsorption führt. Beim Mann ist der Knochenmasseverlust in dieser Lebensphase aufgrund der langsamer absinkenden Testosteronkonzentration wesentlich geringer.

Die Osteoporose ist eine multikausale Erkrankung. Bei Frauen und Männern lassen sich über 20 Risikofaktoren nachweisen, die einzeln oder in Kombination auftreten. „In gewissem Sinne ist die aktuell bei einer Person messbare Skelettmasse eine Resultante seiner persönlichen Biographie" (Ringe, 1995).

Ernährung, Genussmittelkonsum, Rauchen (über 20 Zigaretten pro Tag), körperliche (In-)Aktivität, Krankheiten und Medikamentenkonsum beeinflussen neben einer genetischen Disposition die Genese von Osteoporose.

Überraschenderweise ist leichtes Übergewicht (BMI 26–28) eher günstig im Hinblick auf das Osteoporoserisiko. Unter der Voraussetzung, dass keine weiteren Risikofaktoren (wie Hypertonie oder erhöhte Harnsäurekonzentration) vorhanden sind, ist bei älteren Frauen ein mäßiges Übergewicht von 3–5 kg akzeptabel.

Zu den nicht beeinflussbaren Risikofaktoren zählen die Genetik (familiäre Knochen- und Skeletterkrankungen, frühzeitige Menopause), die ethnische Zugehörigkeit (weiße Rasse), das Geschlecht (weiblich), das Alter (hoch), die körperliche Aktivität (z. B. Bettlägerigkeit) und der Körperbau (schlank). Beeinflussbar sind dagegen eine Reihe von Ernährungsmaßnahmen, das Meiden oder Einschränken des Genussmittelkonsums (Alkohol, Nikotin, Koffein) sowie die körperliche Aktivität.

Eine zu geringe Calciumversorgung, vor allen Dingen in der Kindheit und Jugend, trägt sicherlich zu einem erhöhten Osteoporoserisiko bei. Gerade bei dieser Altersgruppe ist die Calciumversorgung aber oftmals defizitär, insbesondere dann, wenn keine oder nur geringe Mengen an Milch- und Milchprodukten verzehrt werden. Für die Resorption von Calcium aus der Nahrung ist zudem **Vitamin D** wichtig, das bei genügendem Aufenthalt im Freien vom Körper selbst gebildet werden kann. Körperliche Aktivität steigert zusätzlich die Knochendichte.

Die Eigensynthese mit Vitamin D erfolgt jedoch nicht immer in ausreichender Menge, z. B. bei älteren bettlägerigen oder körperlich stark eingeschränkten Heimbewohnern. Durch den Verzehr bestimmter Lebensmittel, wie Fettfischen (Lachs, Makrele, Hering) und mit Vitamin D angereicherter Margarinesorten sowie Eigelb, kann die Vitamin-D-Versorgung verbessert werden; allerdings gibt es hier natürlich Grenzen der Zufuhr. Da für Senioren über 65 Jahre täglich 20 µg Vitamin D empfohlen werden, ist die Gabe eines Vitamin-D-Präparates meist angezeigt.

Als weitere Risikofaktoren für die Entstehung einer Osteoporose, deren Rolle aber noch nicht eindeutig geklärt ist, werden eine erhöhte **Phosphatzufuhr** sowie ein zu hoher Alkohol- und Kaffeekonsum diskutiert. Auch die Aufnahme von Oxalsäure, zu viel Kochsalz und Vitamin-C-Mangel können die Calciumbilanz stören.

Oxalsäurereich sind insbesondere Rhabarber, Spinat und Schokolade mit einem hohen Kakaoanteil; geringere Gehalte finden sich in Bohnen, Roter Bete (Rote Rüben) und Stachelbeeren.

Bedeutsam für den Knochenstoffwechsel ist ferner **Vitamin K**, das eine aktive Rolle bei der Entwicklung der Knochenfestigkeit spielt. Es ist an der Bildung von Knochenproteinen, wie etwa dem Osteocalcin, beteiligt.

In einer Studie an über 70.000 Frauen im Alter von 38 bis 63 Jahren konnte bei ausreichender Zufuhr von Vitamin K ein signifikant niedrigeres Risiko für Oberschenkelhalsfrakturen festgestellt werden. Weitere Studien bestätigen die präventive Wirkung von Vitamin K gegenüber Osteoporose. Die Verabreichung von Medikamenten (Antikoagulantien vom Cumarintyp = Vitamin K-Antagonisten) beeinträchtigt die Vitamin K-Wirkung und erhöht damit das Risiko einer Osteoporose.

Diskutiert wird auch, ob und inwieweit eine erhöhte Säurelast in der Nahrung, hervorgerufen insbesondere durch eine sehr hohe, deutlich über dem Bedarf liegende Proteinzufuhr, die Calciumausscheidung begünstigt. Insbesondere ein hoher Gehalt der schwefelhaltigen Aminosäuren Methionin und Cystein, Bausteine insbesondere von tierischen Proteinen, wirkt sich hier ungünstig aus. So empfehlen einige Autoren im Rahmen der Osteoporoseprophylaxe die Einschränkung des Verzehrs tierischer zugunsten pflanzlicher Proteine.

Calcium- und Knochenstoffwechsel beeinflussende Ernährungsfaktoren (nach: RINGE, 2000):

Verminderte enterale Calciumresorption durch:

- Zu geringe Calciumzufuhr
- Vitamin-D-Mangel
- Hohe Phosphataufnahme
- Hohe Oxalat-, Phytat-, Ballaststoffzufuhr
- Bestehenden Laktasemangel

Erhöhte renale Calciumverluste durch:

- Hohen Proteinverzehr
- Hohe Kochsalzaufnahme (NaCl)
- Koffein
- Alkohol
- Eine Azidose

Verminderte Knochenmatrixsynthese durch:

- Proteinmangel
- Hypokalorische Ernährung

9.6.3 Prävention und Therapie

Eine dominierende Rolle in der Prophylaxe (Vorbeugung) spielt neben einer ausreichenden körperlichen Aktivität eine gute Calcium- und Vitamin-D-Versorgung in jedem Lebensalter, besonders jedoch im Kindes- und Jugendalter, um eine maximale Knochendichte bis zum Ende des dritten Lebensjahrzehnts zu erreichen. Für Jugendliche (13–19 Jahre) wird eine tägliche Calciumzufuhr von 1.200 mg/Tag und für Ältere von 1.000 mg/Tag empfohlen. Diese Mengen sind bei entsprechender Lebensmittelauswahl nach den zehn Regeln der DGE auch ohne Calciumsupplemente zu erreichen. Dazu tragen möglichst fettarme Milch- und Milchprodukte, calciumreiche Mineralwässer (> 150 mg Calcium/l) und der reichliche Verzehr von calciumreichen Gemüsesorten (z. B. Brokkoli, Grünkohl) bei.

Aufgrund der Schwierigkeiten, bei Senioren und vor allem Hochbetagten eine ausreichende Vitamin-D-Eigensynthese bzw. ausreichende Aufnahme (20 µg) über die Nahrung zu gewährleisten, sollte die Vitamin-D-Versorgung ggf. durch Supplemente sichergestellt werden.

Auf eine gute Versorgung mit Vitamin K sollte ebenfalls geachtet werden (z. B. reichlich Blattgemüse, wie Feldsalat u. a.). Genussmittel, wie z. B. Alkohol, Kaffee und Tee sollten nur in moderaten Mengen konsumiert werden, auf Rauchen sollte generell verzichtet werden.

Die Osteoporosetherapie basiert Ringe (2000, S. 55) zufolge auf einem Stufenmodell:

1. Die Basistherapie umfasst die Risikofaktorenberatung, insbesondere die Calcium-/Vitamin-D-Substitution, Gymnastik und Sturzprophylaxe.

2. Eine adäquate Schmerztherapie verbessert die Lebensqualität und begünstigt die Mobilisierung.

3. Antiresorptive Substanzen wie Östrogen, Raloxifen, Calcitonin und Bisphosphonate hemmen den Knochenabbau und führen über eine Zunahme der Knochendichte und Verbesserung der Qualität der verbleibenden Strukturen zu einer Verminderung des Frakturrisikos.

4. Osteoanabole Medikamente, wie Fluorid (in Zukunft vielleicht auch Parathormon, Strontium u. a.) können bei richtiger Anwendung die Knochensubstanz eindeutig vermehren und damit das Frakturrisiko senken.

5. Vielversprechend sind auch Kombinationen aus Antiresorptiva und Osteoanabolika. Sehr gute Daten liegen bereits für die Kombination von Östrogen/Gestagen mit Fluorid vor. Pilotstudien werden mit Bisphosphonaten und Fluorid durchgeführt. Die Studienlage reicht aber insgesamt noch nicht für weitergehende Empfehlungen aus.

Zusammenfassung

1. Täglicher Verzehr von fettarmen Milchprodukten in allen Lebensphasen, um eine ausreichende Calciumzufuhr zu gewährleisten.

2. Täglich Obst und Gemüse sowie Vollkorn- und Sojaprodukte, um die Versorgung von Calcium, Vitamin C, Vitamin K und sekundären Pflanzenstoffen, z. B. Phytoöstrogenen, sicherzustellen.

3. Der regelmäßige Verzehr fettreicher Seefischarten (Lachs, Makrele, Hering) liefert zudem das wichtige Vitamin D.

4. Auf regelmäßigen Aufenthalt im Freien achten, um die Vitamin-D-Eigensynthese zu gewährleisten.

5. Einschränkung des Alkohol-, Kaffee- und Kochsalzkonsums sowie ein vollständiger Verzicht aufs Rauchen senken das Osteoporoserisiko.

6. Fall erforderlich, sollten weiterführende therapeutische Maßnahmen mit dem Arzt abgesprochen werden.

9.7 GLUTENUNVERTRÄGLICHKEIT (ZÖLIAKIE/EINHEIMISCHE SPRUE)

Zöliakie (beim Erwachsenen als einheimische Sprue oder als gluteninduzierte bzw. glutensensitive Enteropathie bezeichnet) ist eine chronische Entzündung der Darmschleimhaut aufgrund der Schädigung der Darmzotten durch Gluten.

Als **Gluten** wird das sog. „Klebereiweiß“ bezeichnet, das in vielen Getreidearten vorkommt. Es besteht aus zwei Komponenten, dem Prolamin und dem Glutenin. Die schädigende und damit das Krankheitsgeschehen auslösende Fraktion ist das alkohollösliche Prolamin, beim Weizen als Gliadin bezeichnet. Die Bezeichnung „Klebereiweiß“ beschreibt die Eigenschaft des Proteins, Flüssigkeit zu binden. Dies erhöht die Elastizität des Teiges und fördert damit seine Backfähigkeit. Gluten beeinflusst zudem die Krumen- und Krustenbildung sowie die Frischhaltung von Gebäck.

9.7.1 Ursachen, Häufigkeit, Symptome, Diagnostik

Erst 1950 wurde von dem holländischen Kinderarzt H. W. Dicke das Weizengliadin als auslösender Faktor der Zöliakie entdeckt. Das Krankheitsbild manifestiert sich in Abhängigkeit vom Alter sehr unterschiedlich. In der klassischen frühkindlichen Ausprägung entsteht eine chronische Entzündung des Dickdarms. Die Krankheit entwickelt sich bei Säuglingen, wenn getreidehaltige Nahrung zugefüttert wird, also etwa ab dem sechsten Lebensmonat. Der Dünndarm hat zur Vergrößerung der resorbierenden Oberfläche zahlreiche Faltungen und Ausstülpungen (sog. „Zotten“). Wenn glutenhaltige Nahrung aufgenommen wird, kommt es beim Zöliakiepatienten zu einer großflächigen Zerstörung der Darmepithelzellen mit der Folge, dass viele Nährstoffe nur schlecht aufgenommen werden und z. T. unverdaut im Darm verbleiben. In der Folge kommt es vermehrt zu Durchfall, Erbrechen, Appetitlosigkeit und vor allem im Kindesalter zu Gedeihstörungen.

Klassische Symptome der frühkindlichen Zöliakie (im Alter von unter drei Jahren) (nach: www.klinik.uni-mainz.de, 2007):

- Aufgetriebener, vorgewölbter Bauch
- Ausgesprochen weinerliches, missmutiges Verhalten
- Appetitlosigkeit
- Übelkeit
- Erbrechen
- Voluminöse, faulig riechende, flockige Diarrhoe mit Blähungen (häufig)
- Obstipation (selten)
- Gedeihstörungen (keine Gewichtszunahme)
- Minderwuchs

Neben dem klinischen Vollbild gibt es Formen mit zum Teil sehr uncharakteristischer Symptomatik. Daher ist das Hauptproblem im Erwachsenenalter die richtige Diagnose. Je später im Leben die Unverträglichkeitsreaktion auftritt, desto unklarer und untypischer sind die Symptome; die Krankheit bleibt oft lange unerkannt. Die Einführung genauerer Testverfahren hat dazu geführt, dass heute mehr Fälle im Erwachsenenalter diagnostiziert werden als früher. Menschen, bei denen die Zöliakie, z. B. im Rahmen von Familienuntersuchungen, nachgewiesen wurde, können nur schwache und teilweise auch unspezifische Symptome zeigen. Bei den untypischen Symptomen sind u. a. Bauchschmerzen, Verstopfung, Wachstumsverzögerungen, verzögerte Pubertät bei Kindern, eine Verringerung der Knochendichte durch mangelnde Calciumeinlagerung (Osteopenie), eine Eisenmangelanämie sowie Gelenkentzündungen und psychische Auffälligkeiten zu nennen. Wenige Patienten zeigen trotz vollständiger Zottenatrophie (Rückbildung der Zotten) keine Anzeichen einer Ernährungsstörung. Die Empfindlichkeit gegenüber Gluten ist zudem unterschiedlich stark ausgeprägt; einige Menschen zeigen nach Aufnahme größerer Mengen glutenhaltiger Lebensmittel nur leichte Symptome, andere reagieren selbst auf geringste Spuren von Gluten sehr heftig.

Die Zöliakie ist eine **Autoimmunkrankheit**, d. h. das Immunsystem richtet sich gegen körpereigenes Gewebe. Insofern besteht eine Parallele zum Typ-1-Diabetes, der die häufigste Begleitkrankheit (5–10 % der Zöliakiepatienten) darstellt (hier werden Antikörper gegen die insulinproduzierenden Zellen des Pankreas gebildet).

Formen der Zöliakie mit jeweils unterschiedlicher Symptomatik (nach: dge-info, 2007):

- klassisch: typische Symptome
- oligosymptomatisch: atypische Symptome
- silent: klinisch asymptomatisch, Antikörpernachweis, veränderte Mucosa (Schleimhaut) des Darmes
- latent: klinisch asymptomatisch, Antikörpernachweis, normale Darmmucosa

Eigentlicher Auslöser der Autoimmunreaktion ist das **Gliadin** mit einem hohen Anteil der Aminosäuren Prolin und Glutamin. Bei einer entsprechenden genetischen Disposition führen diese Peptide (Ketten aus 50–100 Aminosäuren) zu einer komplexen Reaktion der Darmschleimhaut und des Immunsystems mit der Folge einer entzündlichen Reaktion und der Zerstörung des Darmepithels. Im weiteren Verlauf der Entzündung werden verschiedene Antikörper gebildet. Neben Antikörpern gegen das Kleberprotein, sog. „Gliadinantikörper" oder AGA, treten auch Autoantikörper gegen körpereigene Antigene auf. Erst vor wenigen Jahren wurde die Gewebstransglutaminase als hauptsächlich verantwortliches Autoantigen erkannt. Daher wird die Zöliakie als eine **Mischform** aus Allergie und Autoimmunkrankheit angesehen. Letztendlich kommt es zu einem ausgeprägten Verlust von Dünndarmzotten (Zottenatrophie).

Eine familiäre Häufung ist erwiesen, was für eine genetische Ursache spricht. Bis zu 20 % der Verwandten ersten Grades von Zöliakiepatienten, 75 % der eineiigen und 30 % der zweieiigen Zwillinge entwickeln im Laufe des Lebens ebenfalls eine Zöliakie.

Die Krankheit kommt regional unterschiedlich häufig vor: Bei Afrikanern, Japanern, Chinesen und der Bevölkerung in den USA ist sie extrem selten. In Nordeuropa hingegen ist sie wiederum verbreiteter als in Südeuropa.

Bei Erwachsenen manifestiert sich die Krankheit im Allgemeinen zwischen dem 20. und 50. Lebensjahr, in seltenen Fällen jedoch auch noch nach dem 60. Lebensjahr. Frauen sind dabei häufiger betroffen als Männer.

Bei begründetem Verdacht auf Zöliakie erfolgt nach der Anamnese eine Untersuchung auf Antikörper gegen Gliadin. Wird der Verdacht durch den Nachweis von Antikörpern bestätigt, wird die Diagnose durch eine Dünndarmbiopsie erhärtet. Dabei wird eine kleine Schleimhautprobe aus dem oberen Dünndarm entnommen und mikroskopisch auf Zottenatrophie untersucht.

Nach aktuellen Schätzungen liegt die Prävalenz der Zöliakie bei 1 % (0,5–1,26 %) für die Gesamtbevölkerung in Europa und den USA (Ebock, 2011). Für Deutschland wird die Prävalenz auf 1:300 bis 1:500 geschätzt. Weibliche Personen erkranken häufiger als männliche.

Nach neueren Angaben der Deutschen Zöliakie Gesellschaft sind 0,9 % der Kinder und Jugendlichen von Zöliakie betroffen, jedoch sei die Zahl der unentdeckten Zöliakiefälle zehnmal höher. Eine unentdeckte Zöliakie hat Folgen für die Gesundheit und Entwicklung der Kinder: Sie sind leichter, kleiner und weisen eine geringere Knochendichte auf.

9.7.2 Therapie

Die einzig verlässliche Therapie besteht in einer lebenslangen glutenfreien Diät. Eine strikt glutenfreie Ernährung erlaubt es, den Darm zu heilen. Daher ist der Verzehr von Produkten aus Getreidearten mit einem hohen Glutengehalt strikt zu meiden. Auch kleine Mengen Getreideprotein können bereits Beschwerden verursachen. Getreidezusätze können zudem in Wurstwaren, Fischerzeugnissen, Käsezubereitungen und diversen Fertiggerichten (Suppen, Saucen, Desserts usw.) enthalten sein und sollten im Zweifelsfall ebenfalls gemieden werden.

Reine Weizenstärke hat einen geringen Glutengehalt und wird von einigen Patienten vertragen. Da manchmal gleichzeitig eine sekundäre Laktoseintoleranz als Folge der Schleimhautschädigung besteht, ist zumindest vorübergehend, d. h. bis zur Regenerierung der Darmschleimhaut (selbst bei schneller Symptomverbesserung kann dies bis zu 2 Jahre dauern), auch auf Milch und Milchprodukte zu verzichten.

Erlaubt sind Hirse, Mais, Reis, Amaranth, Sojabohnen, Buchweizen (ein Knöterichgewächs) und Esskastanien. Wenn keine weitere Nahrungsmittelunverträglichkeit besteht, sind ohne Einschränkung auch Kartoffeln, Salat, Gemüse, Obst, Fleisch, Fisch, Eier, Milch- und Milchprodukte erlaubt.

Grundsätzlich zu meiden sind Weizen, Roggen, Gerste, Dinkel, Grünkern und Triticale (Kreuzung aus Roggen und Weizen), Hafer, alle daraus hergestellten Lebensmittel, wie Mehl, Grieß, Graupen, Flocken, Paniermehl, Teigwaren und Produkte, wie z. B. Brot, Brötchen, Gebäck, Torten, Salzstangen und Nudeln. Viele Fertigprodukte enthalten Gluten, daher sollten fertige Saucen, Suppen, Pudding, Pommes etc. gemieden werden, ebenso wie Eis, Chips, Schokolade und Gewürzmischungen.

Für glutenfreie Erzeugnisse müssen gesetzlich geregelte, strikte Grenzwerte eingehalten werden (unter 10 mg/100 g Trockenmasse). Nur solche Produkte dürfen als „glutenfrei" deklariert bzw. mit dem entsprechenden Symbol (durchgestrichene Ähre) versehen werden, dessen Verwendung ebenfalls gesetzlich geregelt ist.

Eine Auflistung der glutenfreien Lebensmittel wird jährlich von der Deutschen Zöliakie Gesellschaft (DZG; www.dzg-online.de) herausgegeben.

Nach der seit 2014 geltenden europäischen Lebensmittelinformationsverordnung zählen glutenhaltige Lebensmittel zu den allergieauslösenden Stoffen und müssen entsprechend gekennzeichnet werden.

Zusammenfassung

1. Die Zöliakie bzw. einheimische Sprue bzw. gluteninduzierte Enteropathie ist eine genetisch bedingte Erkrankung, bei der eine Unverträglichkeit gegenüber dem Getreideprotein Gluten besteht.
2. Es gibt unterschiedliche Ausprägungs- und Verlaufsformen in den verschiedenen Lebensstufen.
3. Die alleinige Therapie besteht in einer lebenslangen glutenfreien Ernährung.
4. Die Zutatenliste gibt genau Auskunft über evtl. verstecktes Gluten vieler Lebensmittel und Fertiggerichte.
5. Besondere Vorsicht ist bei Mahlzeiten außer Haus geboten, da hier die Zutaten nicht immer vollständig angegeben werden.
6. Nähere Informationen liefert die Deutsche Zöliakie Gesellschaft (DZG), Stuttgart.

9.8 LAKTOSEINTOLERANZ (MILCHZUCKERUNVERTRÄGLICHKEIT)

Zu den Nahrungsmittelintoleranzen (Unverträglichkeiten) werden pseudoallergische Reaktionen und angeborene Enzymopathien (z. B. Mangel an Laktase) gerechnet. Solche **pseudoallergischen Reaktionen** manifestieren sich oft in gleicher Weise wie bei einer Nahrungsmittelallergie, sind jedoch nicht immunologisch bedingt. Als wichtiges Beispiel einer Intoleranz wird die relativ häufig vorkommende Laktoseintoleranz (Milchzuckerunverträglichkeit) vorgestellt.

9.8.1 Ursache, Verlauf, Diagnose

Aufgrund eines Mangels an Laktase, dem milchzuckerspaltenden Enzym der Dünndarmschleimhaut, kann Laktose im Dünndarm nicht in Glukose und Galaktose aufgespalten werden. Sie gelangt in tiefere Darmabschnitte, wo ein bakterieller Abbau zu Milchsäure, Essigsäure, Kohlendioxid (CO_2) und Wasserstoff erfolgt. Diese Aufspaltung der Laktose in kleinere Moleküle bewirkt eine Steigerung des osmotischen Drucks und damit einen Wassereinstrom in das Darmlumen. Die entstandenen organischen Säuren fördern die Darmperistaltik; es kommt zu Durchfällen, Flatulenz und abdominellen Beschwerden (Bauchschmerzen). Man unterscheidet drei Formen der Laktoseintoleranz:

- **Primärer (angeborener) Laktasemangel** → selten, bereits bei Säuglingen
- **Erworbener Laktasemangel** → unbekannte Ursache, bei Erwachsenen
- **Sekundärer Laktasemangel** → als Folge anderer Erkrankungen, z. B. bei Zöliakie

⊕

Häufigkeiten in unterschiedlichen Populationen beim erworbenen Laktasemangel (nach: KASPER, 2004)

Schweden	3 %
Schweiz	17 %
USA, Angloamerikaner	6 %
USA, Afroamerikaner	73 %
England	20–30 %
Afrika	fast 100 %
Frankreich	42 %
Japan[1]	fast 100 %

1 wahrscheinlich auch alle übrigen Bevölkerungsgruppen des Fernen Ostens

Eine Laktoseintoleranz kann mit zwei Verfahren nachgewiesen werden. Nach oral verabreichter Laktose wird die über die Lunge abgeatmete Wasserstoffmenge gemessen. Eine erhöhte Konzentration deutet auf einen Laktasemangel hin. Beim Laktosetoleranztest werden 50 g Laktose in 400 ml Wasser verabreicht. Steigt der Glukosegehalt im Blut dann nur geringfügig an und erhöht sich die Glukosekonzentration nach anschließender oraler Gabe von je 25 g Glukose und Galaktose (Bausteine der Laktose) deutlich, so liegt eine Laktoseintoleranz vor.

9.8.2 Therapie

Eine geringe Menge an Laktose (etwa 10–12 g Laktose, in einem Glas Milch enthalten) wird in der Regel von Personen mit Laktoseintoleranz ohne Beschwerden vertragen. Auch unerhitzter Joghurt (Erhitzen sollte vermieden werden, da sonst die Laktase im Joghurt inaktiviert wird) und Hart- und Halbhartkäse sowie einige Weichkäsesorten werden wegen des bei der Käsereifung erfolgten Laktoseabbaus toleriert. Nicht geeignet sind Quark, Hüttenkäse, Schmelzkäse und Süßwaren, wie Milchschokolade, aber auch Backwaren mit Milchzuckerzusatz, wie z. B. in Milchbrötchen und Kuchen sowie einige Instant- und Fertiggerichte.

Der Verzicht auf Milch und Milchprodukte kann allerdings zu einem Defizit bei der Calciumversorgung führen. Daher sollten andere calciumreiche Lebensmittel und Mineralwässer verstärkt konsumiert werden. Seit einigen Jahren ist aber auch laktosefreie Milch erhältlich, deren Calciumgehalt dem normaler Milch entspricht.

Bei verpackten Lebensmitteln muss die Verwendung von Laktose in der Zutatenliste gemäß EU-Richtlinie von 2007 ausgewiesen werden. Bei unverpackten Lebensmitteln, z. B. bei Eis aus der Eisdiele, sollte man Vorsicht walten lassen. Mittlerweile ist eine große Auswahl an laktosefreier Milch und laktosefreien Milchprodukten („MinusL-Produkte“) im Handel erhältlich.

Von Natur aus laktosefrei sind: Fruchtsäfte, Mineralwasser, Tee, Kaffee, Obst und Gemüse (Frischware), Nüsse, Hülsenfrüchte, Kartoffeln, Nudeln, Reis.

Laktosefrei angeboten werden darüber hinaus speziell verarbeitete Getreide und Getreideprodukte sowie laktosefreie Milch und Milchprodukte

Tab. 9.9 — Laktosegehalt von Milch und Milcherzeugnissen (nach: HESEKER/HESEKER, Die Nährwerttabelle, 2018/19)

	Laktose (g/100 g)
Butter	0,1–1
Buttermilch	4–5
Dickmilch	3,7–5,3
Eiscreme	3–8
Frischkäsezubereitung	3–4
Hart-, Schnitt-, Weichkäse (wie Emmentaler, Parmesan, Brie, Gouda etc.)	Laktosefrei (< 1)
Joghurt	3–5
Kefir	3–4
Milch	4,7–4,8
Sahne	3–4
Sahneeis	1,9
Speisequark	2–4
Vollmilchschokolade	3–10

Zusammenfassung

1. Verzehr von laktosefreien bzw. -armen Lebensmitteln.
2. Verzehr von nicht erhitztem Joghurt und geeigneten Käsesorten.
3. Je nach individueller Verträglichkeit bestimmte Milch- und Milchprodukte meiden und dafür andere Calciumquellen verstärkt berücksichtigen.

9.9 PHENYLKETONURIE (PKU)

Bei der Phenylketonurie (PKU) handelt es sich um eine genetisch bedingte Enzymmangelkrankheit, sie ist die häufigste Störung des Aminosäurestoffwechsels. Die Prävalenz in Europa beträgt 1:3.000 bis 1:30.000, in Deutschland 1:8.553. In Deutschland kommen pro Jahr etwa 60 Kinder mit einer Phenylketonurie (PKU) zur Welt; insgesamt leben hierzulande ca. 2.500 PKU-Betroffene.

1934 wies der norwegische Arzt A. Fölling bei geistig behinderten Patienten erstmals eine vermehrte Ausscheidung von Phenylbrenztraubensäure im Urin mithilfe von Eisen-III-Chlorid nach (sog. „Fölling-Probe"). Er erkannte den Zusammenhang zwischen Hirnschädigungen der Patienten und erhöhten Phenylalaninkonzentrationen im Blut bzw. erhöhten Konzentrationen der Phenylbrenztraubensäure im Harn. Er wies damals bereits auf die genetische Ursache der Krankheit hin. 1947 entdeckte G. A. Jervis, dass der eigentliche Defekt in der unzureichenden Umwandlung von Phenylalanin (Phe) zu Tyrosin besteht. 1953 führte der deutsche Kinderarzt Horst Bickel die Behandlung der PKU durch phenylalaninarme Ernährung ein. 1963 entwickelte der amerikanische Mikrobiologe Robert Guthrie einen bakteriellen Hemmtest (sog. „Guthrie-Test"), der den Nachweis einer erhöhten Phenylalaninkonzentration im Blut vereinfachte. Massenscreenings auf PKU auf der Basis der Phe-Bestimmung im Vollblut wurden möglich. 1967 wurde in Deutschland das Neugeborenenscreening eingeführt, bei dem jeder Säugling am fünften Lebenstag auf erhöhte Phe-Werte im Blut untersucht wird.

9.9.1 Ursachen, Diagnostik

Phenylalanin kommt in nahezu allen Lebensmitteln vor. Diese Aminosäure wird normalerweise in der Leber in die nicht essenzielle Aminosäure **Tyrosin** umgewandelt. Tyrosin ist u. a. am Aufbau verschiedener Hormone (Thyroxin, Adrenalin) und Botenstoffe im Gehirn (Dopamin, Serotonin) beteiligt.

Die Ursache der PKU liegt in einem **Gendefekt**, der dazu führt, dass die essenzielle Aminosäure Phenylalanin nicht zu Tyrosin abgebaut werden kann. Ist diese Umwandlung zu Tyrosin nicht möglich, sammelt sich Phenylalanin im Blut an, was zur Vergiftung der Gehirnzellen führt; die daraus resultierenden Gehirnschäden sind irreversibel.

Aus Tyrosin wird u. a. auch **Melanin** gebildet, das für die Pigmentierung von Haut, Haaren und Augen erforderlich ist. Da bei einer Phenylketonurie (PKU) die Herstellung des Melanins gestört ist, haben die unter dieser Krankheit leidenden Kinder auffallend hellblondes Haar, helle Haut und blaue Augen.

Abb. 9.7 — Abbauwege von Phenylalanin (nach: RHODE, C., in *Ernährungs-Umschau* 4(2016), S. 13)

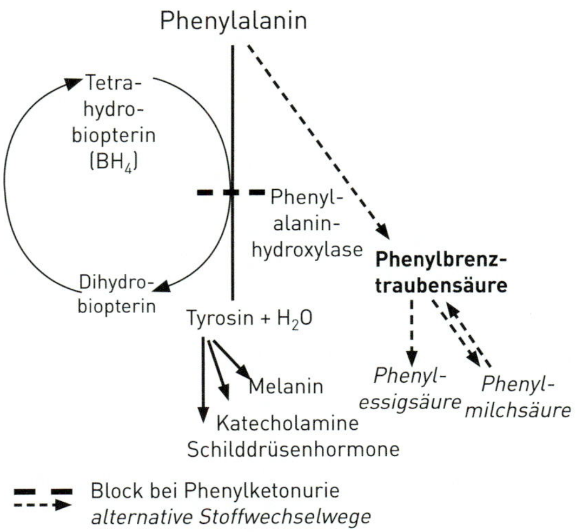

Bei etwa 98 % aller PKU-Fälle liegt die klassische bis milde Verlaufsform vor. Dabei führt ein Gendefekt (Mutation eines Gens auf dem Chromosom 12) zu einer verminderten Aktivität des Enzyms Phenylalaninhydroxylase. Vermehrt werden die Abbauprodukte Phenylbrenztraubensäure (Phenylpyruvat), Phenylmilchsäure (Phenyllaktat) und Phenylessigsäure (Phenylacetat) mit dem Urin ausgeschieden. In etwa 1–3 % der Fälle liegt dagegen eine Störung des Cofaktors Tetrahydrobiopterin (BH_4) vor. In diesen Fällen ist von **atypischen** Phenylketonurien die Rede, deren Verlauf meist schwerwiegender ist. Diese Erkrankung erfordert eine gesonderte Therapie. Nur durch die sofortige Gabe von BH4 bessern sich die Symptome und die Prognose wird als günstig eingestuft. Welche Form der PKU vorliegt, wird bei jedem Kind mit positivem Phenylalaninwert noch vor Diätbeginn durch die Gabe von BH_4 ausgetestet.

Unbehandelt kommt es zu **Entwicklungsverzögerungen** der Kinder, sie zeigen eine verstärkte Unruhe, leiden unter Krampfanfällen, neigen zu ekzemartigen Hautveränderungen, die Sprachentwicklung ist gestört, es kommt letztlich zu schwerer geistiger Behinderung und Demenz. Weiterhin ist ein auffälliger Geruch (nach Mäusekot) typisch, der insbesondere durch die Phenylessigsäure verursacht wird.

Im Rahmen der U2, meist noch in der Klinik am dritten bis zehnten Lebenstag, wird Blut aus der Ferse des Babys entnommen. Mithilfe des **Guthrie-Tests** kann dann festgestellt werden, ob eine PKU vorliegt. Seit 2002 steht für das Massenscreening die Tandemmassenspektrometrie zur Verfügung, damit kann die Blutprobe bereits in der 36.–48. Lebensstunde quantitativ untersucht werden.

9.9.2 Therapie

Eine vollständige Heilung ist nicht möglich, was bedeutet, dass eine lebenslange phenylalaninarme Diät eingehalten werden muss, die trotzdem die Versorgung mit einem Minimum an Phenylalanin sicherstellt.

Da bei jedem Patienten der Abbau von Phenylalanin unterschiedlich stark eingeschränkt ist, muss die Diät individuell ermittelt werden. Es werden Phenylalaninwerte im Blut von 0,7–4 mg/dl (40–240 µmol/l) angestrebt. Die Kontrolle der metabolischen Einstellung erfolgt durch regelmäßige Bestimmung der Phenylalaninkonzentration im Plasma oder Trockenblut.

Außerdem muss auf eine adäquate Zufuhr von Tyrosin geachtet werden. Für Säuglinge wird eine Supplementierung von 300–350 mg/kg Körpergewicht, für Kinder und Jugendliche von 110–120 mg/kg Körpergewicht empfohlen.

Problematisch ist, dass eine phenylalaninarme Ernährung sowohl für Kinder als auch für die Eltern eine große Belastung darstellt, da praktisch alle Lebensmittel Phenylalanin in z. T. größeren Mengen enthalten.

Die strikte Einhaltung der Diätvorschriften ist für viele Patienten schwierig. Häufig nimmt die Bereitschaft dafür insbesondere bei Jugendlichen und Erwachsenen ab. Inzwischen gibt es Untersuchungsergebnisse, die zeigen, dass z. B. die Nichtberechnung von Obst und Gemüse mit einem Phenylalaningehalt von unter 75 mg/100 g (fast alle Sorten außer Hülsenfrüchten, grünem Gemüse, Pilzen und Trockenobst) keine Therapieeinbußen zur Folge hat. Zudem kann die Einnahme moderner Aminosäurespezialpräparate die Einhaltung der Diät erleichtern.

Schwangere, die selbst unter PKU leiden, müssen besonders vorsichtig sein, da eine nicht streng eingehaltene Diät u. U. zu Fehlgeburten und intrauteriner Schädigung des Kindes mit der Folge geistiger Retardierung, Herzfehlern u. a. führt. PKU-Patientinnen sollten bei Kinderwunsch daher schon vor Beginn der Schwangerschaft eine strikte Diät einhalten. Die Phenylalaninkonzentration sollte während der gesamten Schwangerschaft bei 1–4 mg/dl liegen.

Trotz relativ hoher Proteingehalte in der Muttermilch kommt es in den letzten Jahren bewusst zum Einsatz des Stillens bei unter PKU leidenden Säuglingen. Vor dem Stillen wird ein phenylalaninfreies Milchersatzpräparat gegeben, danach kann gestillt werden. Abhängig von der Phenylalaninkonzentration im Blut wird die Menge des Vorstillpräparats variiert.

Eine strenge phenylalaninarme Diät mit phenylalaninfreien Proteinpräparaten muss so früh wie möglich begonnen werden. Die Kinder gewöhnen sich sehr schnell an den ungewöhnlichen Geschmack der Präparate, erst Diätfehler lassen andere Geschmacksvorlieben entstehen.

Gemäß ihres Phenylalaningehalts lassen sich die Nahrungsmittel in drei Gruppen unterteilen:

Hoher Gehalt:
- Fleisch, Geflügel, Fisch und deren Produkte, Milch und Milchprodukte, Eier, Brot und Backwaren, Hülsenfrüchte einschl. Sojaprodukte, Kartoffeln.

Niedriger Gehalt:
- Obst, Gemüse, Hefe, Fruchtsäfte, proteinarme Spezialprodukte (Mehl, Brot, Teigwaren, Reis u. a.).

Phenylalaninfreie Lebensmittel:
- Öle, milchfreie Margarinen, Zucker, einige Süßwaren, Tee, Kaffee, Mineralwasser, Limonaden.

(+)

Der Süßstoff Aspartam, der vor allem in Lightgetränken enthalten ist, besteht zu 56 % aus Phenylalanin. Daher sollten Lightprodukte mit diesem Süßstoff unbedingt gemieden werden.

Zusammenfassung

1. PKU beruht auf einem genetischen Defekt, der autosomal-rezessiv vererbt wird.

2. Mithilfe des Guthrie-Tests wird ein Neugeborenenscreening auf PKU durchgeführt.

3. Es gibt keine vollständige Heilung, aber eine lebenslange phenylalaninarme Ernährung kann den Krankheitsverlauf hemmen.

4. Proteinreiche Lebensmittel (Milch, Fleisch, Fisch) enthalten hohe Mengen an Phenylalanin, die Deckung des Proteinbedarfs muss daher ggf. über Proteinersatzpräparate sichergestellt werden. Essenziell ist die Sicherstellung der Tyrosinzufuhr.

9.10 KREBS UND ERNÄHRUNG

9.10.1 Problemlage

Im Jahre 2000 erkrankten weltweit schätzungsweise 10 Mio. Menschen an Krebs; über 6 Mio. starben an bösartigen Tumorneubildungen. Voraussichtlich wird bis zum Jahre 2020 die Zahl der Krebsfälle in den Industriestaaten um 29 % steigen, größtenteils bedingt durch die Zunahme der älteren Bevölkerung.

In Deutschland stirbt jeder vierte Mensch an Krebs (bösartige Tumorneubildung). Pro Jahr erkranken etwa 470.000 Menschen an Krebs, wobei den Tumoren des Verdauungstrakts die größte Bedeutung zukommt. 43 % der Frauen und 51 % der Männer erkranken im Laufe ihres Lebens an Krebs.

Tab. 9.10 — Tumorerkrankungen im Geschlechterranking (nach: RKI, 2015)

Frauen	Männer
Brustkrebs	Prostatakrebs
Darmkrebs	Lungenkrebs
Lungenkrebs	Darmkrebs

Je höher das Lebensalter, desto häufiger entwickeln sich maligne (bösartige) Tumoren. Krebs kann auch erblich bedingt sein, d. h. bestimmte Organtumoren treten familiär überdurchschnittlich häufig auf. Und schließlich kann Krebs durch Umweltfaktoren hervorgerufen werden, z. B. sind etwa 35 % der Todesfälle an Krebs auf eine **ungünstige Ernährung** zurückzuführen, insbesondere auf einen zu geringen Obst- und Gemüseverzehr. Von Zusatzstoffen in Lebensmitteln, die in gesetzlich geregelten Mengen zugesetzt werden, geht - trotz oft gegenteiliger öffentlicher Meinung - nach heutigem Wissensstand kein erhöhtes Krebsrisiko aus.

Malignome entstehen in einem mehrstufigen Prozess, der teilweise mehrere Jahre bis Jahrzehnte andauern kann. Karzinogene (krebserregende) Stoffe können das Erbgut verändern. Wenn diese Schäden nicht repariert, sondern bei der Zellteilung fixiert werden, gilt die Zelle als **initiiert**. Darunter versteht man die irreversible Modifikation der molekularen Struktur der DNA durch physikalische (z. B. UV-Strahlung), chemische (z. B. reaktive Sauerstoffspezies, Nitrosamine) bzw. biologische (z. B. bestimmte Viren) Gifte. Durch derartige Einflüsse können zunächst latente Krebszellen entstehen, die jedoch noch durch den programmierten Zelltod (**Apoptose**) absterben können.

Bleibt die Zelle jedoch am Leben, tritt nach unbestimmter Zeit die Tumorentstehung in die zweite Phase ein. Promotoren fördern dann die Zellteilung und die Entdifferenzierung. Diese Promotionsphase kann über zehn Jahre dauern. Weitere Veränderungen des Erbguts während der Phase der Progression, die z. T. mehr als ein Jahr dauern kann, führen zur bösartigen Veränderung, die sich durch invasives Wachstum und Metastasierung als Krebs manifestiert. In dieser langen Zeit haben sowohl Risikofaktoren als auch Schutzfaktoren prinzipiell Zeit, um das Krebsgeschehen während der verschiedenen Phasen zu beeinflussen.

Der Einfluss von Umweltfaktoren und Genetik ermöglicht eine Unterteilung der Krebsarten in drei Gruppen:

1. Vererbbare Krebsarten machen etwa 1–2 % aller Krebserkrankungen aus, die weitgehend unabhängig von Umweltfaktoren sind.
2. Eine zweite Gruppe bilden Krebsarten, die durch Umweltfaktoren in genetisch prädisponierten (erblich vorbelasteten) Individuen ausgelöst werden.
3. Eine dritte Gruppe fasst die Krebsarten zusammen, die weitestgehend von Umweltfaktoren abhängig sind.

9.10.2 Krebsfördernde Substanzen/Faktoren

An dieser Stelle soll auf eine kleine Auswahl an Substanzen/Faktoren eingegangen werden, deren krebsfördernde Wirkung ausreichend bekannt und erforscht ist.

Durch das Inhalieren von **Zigarettenrauch** werden karzinogene Substanzen aufgenommen. Es gilt heute als erwiesen, dass Rauchen der Hauptrisikofaktor für den Lungenkrebs ist.

Ein übermäßiger **Alkoholkonsum** zählt ebenfalls zu den Risikofaktoren, insbesondere für Krebsarten der Mundhöhle, der Speiseröhre, der Leber und möglicherweise auch des Dickdarms.

Als erwiesen gilt die karzinogene Wirkung von **Mykotoxinen** (Pilzgiften), von denen die Aflatoxine (Gifte des Schimmelpilzes Aspergillus flavus) die größte praktische Bedeutung haben. Insgesamt sind rund 400 Schimmelpilzgifte bekannt; darunter können etwa 20 in Lebensmitteln in einer Konzentration enthalten sein, die gesundheitlich bedenklich ist. Aspergillus flavus wächst u. a. auf Erdnüssen und Getreide, insbesondere bei Lagerung unter feuchtwarmen Bedingungen. Oft entstehen Aflatoxine auf Brot. Auch ein großzügiges Herausschneiden verschimmelter Teile ist wenig effektiv, da das unsichtbare Gift der Schimmelpilze innerhalb weniger Tage in tiefere Schichten eindringen kann. Aflatoxin kann über verschimmeltes Futter auch in Milch gelangen. Der Gesetzgeber hat für bestimmte Lebensmittel und Futtermittel daher Höchstwerte festgesetzt.

Als kanzerogen, insbesondere als nierenkanzerogen, gilt auch das u. a. in Getreide, Bier und Kaffee vorkommende **Ochratoxin A**. In verfaulten Stellen kann zudem Patulin (karzinogene Wirkung umstritten, jedoch genotoxisch) enthalten sein, das durch die Verwendung von Fallobst zur Apfelsaft- und Apfelmusherstellung von sich reden machte. Dessen Kontaminationsrate wird jedoch als relativ gering eingestuft.

Fumonisine sind Mykotoxine, die eine bevorzugt auf Mais wachsende Schimmelpilzart produzieren; dementsprechend werden nennenswerte Konzentrationen vorwiegend in Mais und Maisprodukten gemessen. Ihre kanzerogene Wirkung wurde in Tierversuchen nachgewiesen.

Polyzyklische aromatische Kohlenwasserstoffe (PAK) entstehen bei der unvollständigen Verbrennung und beim Hocherhitzen von organischem Material und daher beim Braten, Grillen und Rösten von Lebensmitteln (z. B. Benzpyren). Wenn beim Grillen über offenem Feuer Fett in die Glut abtropft, enthält der Rauch Benzpyren, das sich auf dem Grillgut niederschlägt. Daher sollten Vertikalgrillgeräte verwendet werden.

In geräucherten Fleischprodukten können ebenfalls PAKs enthalten sein. Die Belastung ist allerdings wegen modernerer Produktionsverfahren und intensiver Lebensmittelüberwachung in den letzten Jahren deutlich zurückgegangen. Heterozyklische Amine (HAA) entstehen bei der Pyrolyse von Proteinen in hocherhitzten Lebensmitteln, also beim Braten, Backen und Grillen von Fleisch und Fisch. Die höchsten Konzentrationen wurden in den stark gebräunten Außenschichten gefunden. In Tierversuchen wurde eine kanzerogene Wirkung bestätigt, jedoch mit Konzentrationen, die bei normalen Verzehrgewohnheiten schwer zu erreichen sind. Daher ist eine kanzerogene Wirkung beim Menschen bisher nicht eindeutig belegt worden. Wegen der geringen mit der Nahrung zugeführten Mengen an HAA ist das Risiko, an Darmkrebs zu erkranken, sehr gering.

Als krebserregend gelten auch die **Nitrosamine**. Diese Verbindungen entstehen aus Nitrit (NO_2), das durch bakterielle Reduktion aus Nitrat (NO_3) gebildet wird, und sekundären Aminen, die in Lebensmitteln weit verbreitet sind. Große Konzentrationen von Aminen finden sich z. B. in fermentierten Produkten wie Käse.

In Pökelwaren wird Nitrit zur sog. „Umrötung“ (Farberhaltung) verwendet und um Infektionen mit Clostridium botulinum zu vermeiden. Der Höchstgehalt an Nitrit im Pökelsalz bzw. an Nitrit im Endprodukt ist gesetzlich geregelt. In einer neueren Arbeit weist Schmid darauf hin, dass 5 % des über die Nahrung (u. a. Gemüse) aufgenommenen und auch des endogen synthetisierten Nitrats von Bakterien in der Mundhöhle zu Nitrit reduziert wird und dies für den Menschen die Hauptquelle für Nitrit darstellt. Der Anteil der Fleischerzeugnisse an der Gesamtaufnahme liegt dagegen nur bei 9–16 %. Eine Warnung vor gepökelten Fleischerzeugnissen wegen ihres Nitritgehaltes sei daher ungerechtfertigt.

Vitamin C kann die Nitrosaminbildung im Magen verhindern. Durch verbesserte Konservierungsmethoden und durch die Minderung der Risikofaktoren Schimmelpilze, geräucherte, gesalzene und gepökelte Lebensmittel in der Lebensmittelindustrie ist ein deutlicher Rückgang des Magenkarzinoms zu verzeichnen.

Als ebenfalls krebserregend hat sich **Acrylamid** herausgestellt, dies wurde 2002 im Tierversuch entdeckt und inzwischen eindeutig bestätigt. Die höchsten Konzentrationen an Acrylamid wurden in Produkten aus Kartoffeln und Getreide ermittelt, wenn diese durch Braten, Rösten, Backen oder Frittieren stark erhitzt wurden. Die Hauptmenge an Acrylamid wird dabei aus der Aminosäure Asparagin freigesetzt, wenn diese zuvor mit reduzierenden Zuckern wie Glukose oder Fruktose eine Kondensationsreaktion eingegangen ist. Diese Reaktion beginnt mit Temperaturen, die wenig über 100 °C liegen und beschleunigt sich mit dem Temperaturanstieg. Es handelt sich damit um einen Teilprozess der Maillard-Reaktion (Bräunungsreaktion; komplexe Reaktion von Aminosäuren und Proteinen mit reduzierenden Zuckern); sie ist u. a. verantwortlich für das Entstehen der beim Braten von Fleisch und beim Backen von Brot erwünschten Bräunung und für die Bildung von Röstaromastoffen. Sollen die geschmacklichen Eigenschaften des Produkts erhalten und gleichzeitig der Acrylamidgehalt niedrig bleiben, muss ein Kompromiss gefunden werden. Nicht erhitzte bzw. nur gekochte Lebensmittel sind frei von Acrylamid. Zur Verminderung der Acrylamidbildung beim Braten und Rösten sollte die Backofentemperatur mit Umluft 180 °C, ohne Umluft 200 °C nicht übersteigen. Beim Frittieren sollten 175 °C nicht überschritten werden. Günstig ist, je Liter Öl maximal 100 g Frittiergut zu verwenden.

Als Maß zur Beurteilung der Acrylamidbelastung dient z. Zt. der sog. **„Signalwert"**. Es werden die 10 % der am höchsten belasteten Lebensmittel identifiziert, der niedrigste Wert innerhalb der 10-%-Gruppe wird dann als Signalwert bezeichnet. Für Kartoffelchips liegt der Signalwert beispielsweise bei 1.200 µg/kg, für verzehrfertige Pommes frites bei 570 µg/kg, für Frühstückscerealien bei 257 µg/ kg. In zahlreichen Untersuchungen wurden diese Werte im Mittel unterschritten, jedoch in Einzelfällen auch deutlich überschritten. Einen risikoerhöhenden Effekt auf verschiedene Tumoren hat massives Übergewicht (u. a. für Tumoren des Endometriums, des Dickdarms, der Nieren und der Brust bei postmenopausalen Frauen).

Ein hoher Verzehr verarbeiteter Fleischwaren und roten Fleisches gilt als Risikofaktor für Darmkrebs. Diskutiert wird auch eine Erhöhung des Brustkrebsrisikos durch einen übermäßigen Fleischkonsum. Die in Fleischwaren enthaltenen N-Nitroso-Verbindungen sowie das Hämeisen könnten ein Grund hierfür sein, zumal auch Eisen prooxidativ wirken und die Bildung reaktiver Sauerstoffspezies (ROS) begünstigen kann. Eichholzer et al. (Schweiz, EB 2005) weisen allerdings darauf hin, dass die Studienresultate zum Fleischkonsum widersprüchlich sind. Jedoch verdichten sich die Hinweise, dass ein erhöhter Verzehr von rotem Fleisch und Fleischwaren wahrscheinlich risikoerhöhend im Hinblick auf die Entstehung von Dickdarm- und Mastdarmkrebs wirkt.

Außerdem mehren sich in jüngster Zeit auch Hinweise, dass der Zusammenhang zwischen Fleischkonsum und Darmkrebs keineswegs eindeutig ist. So scheint ein mäßiger Konsum von rotem Fleisch (ca. 80 g/Tag) das Krebsrisiko nicht zu erhöhen. Zu berücksichtigen ist u. a., „dass ein hoher Verzehr von rotem Fleisch und Fleischwaren kennzeichnend ist für einen insgesamt ‚ungesunden' Lebensstil. So verzehren Fleischliebhaber üblicherweise weniger Gemüse, Obst, Nüsse und Vollkornprodukte, trinken häufiger Alkohol und greifen öfter zur Zigarette als ihre gesundheitsbewussten Mitmenschen, die sich beim Fleischkonsum eher zurückhalten". Wenn überhaupt, dann sind Fleischwaren im Hinblick auf das Darmkrebsrisiko kritischer zu betrachten als Fleisch. Auch vegetarisch lebende Menschen hatten ein gleich großes Risiko für Darmkrebs wie Personen mit moderatem Fleischkonsum. Ritzka (2015) weist darauf hin, dass die im Hinblick auf eine Dosis-Wirkung-Beziehung zwischen Fleischverzehr und Darmkrebs vorgeschlagenen Mechanismen (Mikroflora, Nitrat/Nitrit, Hämeisen aus aufgenommenem Hämoglobin) nur schwach ausgeprägt oder widersprüchlich waren. Vermutlich ist es im Hinblick auf die Darmkrebsprävention sinnvoll, einen insgesamt gesundheitsorientierten Lebensstil zu praktizieren und dabei den Konsum von rotem Fleisch auf ca. 600 g pro Woche zu begrenzen.

Bei der Betrachtung einzelner Nährstoffe lassen sich folgende Aussagen ableiten: Eine hohe Zufuhr **gesättigter Fettsäuren** lässt das Risiko für Brustkrebs steigen. Auch das Verhältnis von Ω-3- zu Ω-6-Fettsäuren könnte eine Rolle im dem Sinne spielen, dass eine geringe Zufuhr an Ω-3-Fettsäuren und eine hohe Aufnahme von Ω-6-Fettsäuren das Brustkrebsrisiko erhöht.

Unabhängig von der Fettaufnahme im Erwachsenenalter scheinen auch der **Gesamtfettverzehr** sowie die Aufnahme einfach ungesättigter Fettsäuren in der Kindheit und Jugend für die Entstehung von Brustkrebs relevant. Ein hoher Gesamtfettverzehr fördert eine frühe Menarche, woraus eine längere Östrogenproduktion resultiert, was wiederum das Brustkrebsrisiko erhöht. Einfach ungesättigte Fettsäuren verzögern dagegen die Menarche und senken daher das Brustkrebsrisiko. Alkoholkonsum fördert eine Reihe von Krebsarten. Daher sollte im Sinne einer gezielten Tumorprävention auf Alkoholkonsum weitgehend verzichtet werden.

Tab. 9.11 — Risikobeziehung zwischen Ernährungsfaktoren und bösartigen Tumoren (nach: DGE, 2012)

erhöhte Aufnahme von	überzeugende Evidenz	wahrscheinliche Evidenz	mögliche Evidenz
Alkohol	↑↑↑ Mund, Rachen, Kehlkopf, Leber, Speiseröhre, Dickdarm, Mastdarm, Brust	↑↑Magen, -- Niere	- Lunge, Eierstock, Prostata
Obst und Gemüse gesamt		↓↓Mund, Rachen, Kehlkopf, Speiseröhre, Magen, Dickdarm	↓Mastdarm, Niere, - Brust
Obst		↓↓Lunge	↓Blase, Pankreas
Gemüse			↓Lunge
rotes Fleisch		↑↑Dickdarm, Mastdarm	↑Speiseröhre, Pankreas, Brust
Fleischwaren		↑↑Dickdarm, Mastdarm	↑Speiseröhre, Magen, Brust
Fisch			↓Dickdarm, Mastdarm, - Brust, Prostata
Milch und Milchprodukte		↓↓Dickdarm, Mastdarm	↑Prostata
Fett gesamt		- - Dickdarm, Mastdarm, Lunge, Eierstock, Prostata, Gebärmutterschleimhaut, Pankreas	↑Brust (menopausal)
gesättigte Fettsäuren		- - Dickdarm, Mastdarm, Lunge, Eierstock, Prostata, Gebärmutterschleimhaut, Pankreas	↑Brust (menopausal)
langkettige n-3-Fettsäuren			↓Dickdarm, Mastdarm, - Eierstock, Prostata
Ballaststoffe		↓↓Dickdarm	↓ Magen, Mastdarm, - Brust (menopausal)

↑Risikoerhöhung ↓Risikosenkung - keine Risikobeziehung

9.10.3 Krebshemmende Substanzen/ Faktoren

Bei der Betrachtung der Lebensmittelgruppen lässt sich feststellen, dass insbesondere ein **hoher Obst- und Gemüsekonsum** mit einer Risikominderung für eine Vielzahl von Tumoren einhergeht (Magen, Dickdarm, Lunge, evtl. auch Brustkrebs). Die antikanzerogenen Effekte zeigen sich primär in der Initiationsphase der Tumorentstehung, nicht jedoch in späteren Stadien.

(!)

Krebs = bösartige Neubildung/Tumor; karzinogen (auch carcinogen, kanzerogen oder cancerogen) heißt krebserzeugend (zusammengesetzt aus Karzinom = Krebsgeschwulst und Genese = Entstehung).

Ein Karzinogen ist eine krebsfördernde Substanz.

Die antikanzerogenen Wirkungen sind dabei u. a. auf die in dieser Lebensmittelgruppe reichlich vorhandenen **sekundären Pflanzenstoffe** zurückzuführen. So ist bekannt, dass hormonabhängige Krebserkrankungen, wie Brustkrebs in asiatischen Ländern, in denen Sojabohnen und daraus hergestellte Erzeugnisse Bestandteil der täglichen Kost sind, seltener auftreten als in westlichen Industrieländern. Möglicherweise haben hier **Phytoöstrogene** (Isoflavone) eine protektive Wirkung. Der sekundäre Pflanzenstoff **Lycopin** (in Tomaten) könnte zudem eine Rolle bei der Prävention von Prostatakrebs spielen. Obst und Gemüse liefern darüber hinaus reichlich Vitamine (z. B. auch die Antioxidantien Vitamin C, Vitamin E und β-Carotin) sowie Mineralstoffe, Spurenelemente und Ballaststoffe. Aus diesen Gründen ist es plausibel, täglich Obst und Gemüse zu verzehren, um das Krebsrisiko zu senken.

Aufschlussreich ist eine Berechnung, die eine erste Schätzung des krebspräventiven Potenzials der Ernährung in der deutschen Bevölkerung versucht.

Tab.9.12 — Durch Erreichen des Zielwertes für einzelne Nahrungsfaktoren vermeidbarer Anteil der Krebsfälle stratifiziert nach Geschlecht (nach: ERNÄHRUNGSBERICHT, 2004)

Faktoren	**Anteil Personen, die Zielwert nicht erreichen (RKI, 1998)**		**Zielwert der Empfehlung**		**Betroffene Krebslokalisationen**	**Anteil und Gesamtzahl der vermeidbaren Fälle an Gesamtkrebs**	
1. Ernährung	Männer	Frauen				Männer	Frauen
Obst und Gemüse	55 %	47 %	> 400 g/Tag		Speiseröhre, Blase, Brust, Endometrium, Kolorektum, Kehlkopf, Lunge, Magen, Mund/Rachen, Ovarien, Bauchspeicheldrüse	12,3 % (ca. 25.000)	7,3 % (ca. 13.500)
Fleischwaren	75 %	44 %	< 30 g/Tag		Kolorektum	3,7 % (ca. 7.500)	1,4 % (ca. 2.600)
Ballaststoffe	64 %	80 %	> 30 g/Tag		Kolorektum	2,5 % (ca. 5.700)	4,4 % (ca. 8.100)
2. Alkoholika	Männer	Frauen	Männer	Frauen		Männer	Frauen
Alkohol	31 %	16 %	< 20 g/Tag	< 10 g/Tag	Brust, Kolorektum, Kehlkopf, Leber, Magen, Mund/Rachen, Speiseröhre, Ovarien	2,5 % (ca. 5.000)	1,0 % (ca. 1.800)
3. Gewicht	Männer	Frauen				Männer	Frauen
BMI	67 %	53 %	< 25		Brust, Endometrium, Kolorektum, Niere, Prostata	2,1 % (ca. 4.200)	4,6 % (ca. 8.500)

Ein das Krebsrisiko senkender Effekt geht auch von einer ausreichenden **Ballaststoffaufnahme** aus. Verschiedene günstige Wirkungen einer hohen Ballaststoffzufuhr werden diskutiert: Eine reduzierte Passagezeit der Nahrung bedingt eine verkürzte Kontaktzeit möglicher im Fäzes enthaltener Karzinogene mit dem Dickdarm. Es werden geringere Mengen an Karzinogenen als Folge einer Änderung der Intestinalflora bei hohem Angebot an fermentierbaren Substanzen gebildet; beim bakteriellen Abbau von Kohlenhydraten entstehen im Dickdarm kurzkettige Fettsäuren, insbesondere Buttersäure (Butyrat), welche die Zellproliferation hemmt, die Apoptose induziert und auf diese Weise die Kolonepithelzellen vor Entartung schützt. Obwohl verschiedene Studienergebnisse widersprüchlich sind, gilt eine hohe Ballaststoffaufnahme als günstig.

Neben den antioxidativ wirksamen Vitaminen kommt den **Vitaminen D** und **Folsäure** ebenfalls eine Bedeutung bei der Verminderung des Krebsrisikos zu. Eine ausreichende Aufnahme folsäurehaltiger pflanzlicher Lebensmittel sowie regelmäßiger Aufenthalt im Freien (Vitamin-D-Eigensynthese) sind zu empfehlen. Auch der Mineralstoff **Calcium** sowie das Spurenelement **Selen** scheinen im Hinblick auf eine Tumorprävention günstig zu sein. Beide Mineralien kommen außer in Pflanzen auch in ausreichenden Mengen in tierischen Produkten vor.

Generell kann nach derzeitigem Kenntnisstand folgende Empfehlung gegeben werden: Für die individuelle Krebsprävention heißt dies, dass eine Ernährung mit viel Obst und Gemüse, mit vielen ballaststoffreichen Getreideprodukten und moderatem Verzehr von rotem Fleisch und Fleischwaren von Vorteil ist. Nach Leitzmann (2011) besteht eine vollwertige krebspräventive Kost vornehmlich aus frischen, schonend zubereiteten, überwiegend pflanzlichen Lebensmitteln. Vollkornprodukte, Nüsse und Hülsenfrüchte sollten regelmäßig verzehrt werden, außerdem Rohkost, als Salat oder Zwischenmahlzeit. Milch und Eier sollten nur mäßig konsumiert werden, Fleisch ebenfalls nur in kleinen Portionen. Dabei sei weißes Fleisch günstiger als rotes. Flüssigkeit soll überwiegend als Wasser oder Tee konsumiert werden. Alkohol sollte, wenn überhaupt, nur in kleinen Mengen konsumiert werden. Nahrungsergänzungsmittel werden nicht zur Krebsprävention empfohlen.

Zusammenfassung

Die Ernährung spielt bei der Entstehung von Krebs zweifellos eine bedeutsame Rolle, allerdings gibt es keine Ernährungsweise, die Krebs mit Sicherheit verhindern kann. Dennoch lassen sich einige einfache Regeln formulieren, deren Befolgung das Krebsrisiko reduzieren kann.

1. Nikotinabstinenz
2. Alkohol meiden bzw. moderate Zufuhr
3. Fettkonsum reduzieren
4. Normales Körpergewicht anstreben bzw. erhalten (BMI 18,5–25)
5. Körperliche Aktivität beibehalten, regelmäßiger Aufenthalt im Freien
6. Steigerung des Verzehrs von Obst und Gemüse sowie Vollkornprodukten
7. Geräucherte und gepökelte Lebensmittel meiden oder nur selten verzehren
8. Verschimmelte Lebensmittel grundsätzlich meiden
9. Gegrillte oder stark gebräunte Lebensmittel meiden bzw. deren Konsum einschränken
10. Pommes frites so kurz wie möglich frittieren (goldbraun, nicht verbrannt)
11. Lebensmittel schonend zubereiten und hygienisch aufbewahren
12. Rotes Fleisch und Fleischwaren nur mäßig konsumieren (max. 600 g/Woche)

9.11 NAHRUNGSMITTEL-UNVERTRÄGLICHKEITEN

9.11.1 Begriffserklärung, Verbreitung

⊕

Bei den Nahrungsmittelunverträglichkeiten wird unterschieden, ob die durch den Nahrungsmittelverzehr hervorgerufenen Symptome auf einer immunologischen Reaktion (Nahrungsmittelallergie) oder einer nicht immunologischen Reaktion (Nahrungsmittelintoleranz) beruhen.

Zu den Unverträglichkeiten zählen zudem Reaktionen, die etwa nach Vergiftungen auftreten (z. B. nach Genuss nicht für den Verzehr geeigneter Pilze) oder psychisch bedingte Aversionen sowie durch Enzymdefekte ausgelöste Folgeerscheinungen. Zu den Enzymopathien zählt beispielsweise die Laktoseintoleranz.

Entgegen den vielfach geäußerten Vorstellungen in den Medien und von Patienten kommen allergische oder Intoleranzreaktionen auf Nahrungsmittel oder Nahrungsmittelzusatzstoffe weniger häufig vor als vermutet. Zusatzstoffe (E-Nummern) sind nur sehr selten ein gesundheitliches Problem. Zwischen 20 und 40 % der erwachsenen Bevölkerung in Deutschland meinen auf bestimmte Lebensmittel „allergisch" zu reagieren. Eine Studie des Robert-Koch-Instituts (RKI) zeigte eine Sensibilisierung gegen Lebensmittelallergene bei etwa 25,5 % der Bevölkerung, was aber nicht gleichbedeutend mit einer Allergie ist, tatsächlich sind es jedoch nur etwa 1–5 % der Erwachsenen. Mit steigendem Alter sinkt die Erkrankungsrate.

Seit 2005 sind Produzenten gemäß einer EU-Richtlinie verpflichtet, Zutaten, die Lebensmittelallergien auslösen können, auf dem Etikett zu kennzeichnen. Seit 2014 können sich Verbraucher nach den Vorschriften der Lebensmittelinformationsverordnung auch bei losen Waren über potenziell Allergien auslösende Zutaten informieren.

Abb. 9.8 — Einteilung der Unverträglichkeitsreaktionen (nach: CONSTIEN/REESE, 2007; STEINMÜLLER, 2015)

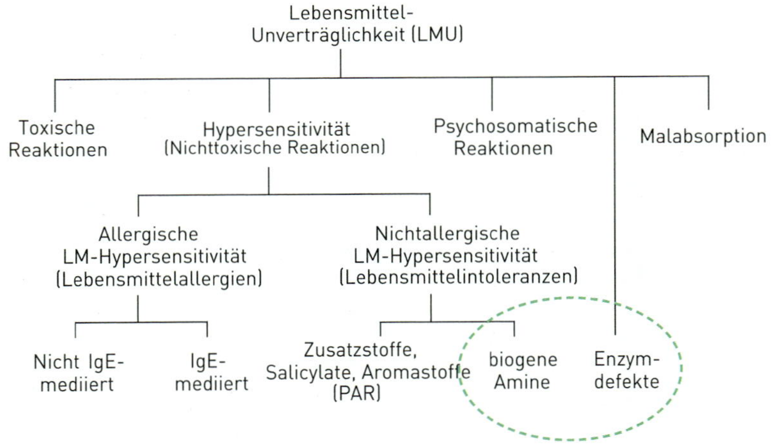

9.11.2 Nahrungsmittelallergien

Von Nahrungsmittelallergien ist dann die Rede, wenn die Krankheitssymptome nach der Nahrungsaufnahme als Folge immunologischer Reaktionen entstehen, die über die IgE-Antikörper vermittelt werden. **Antikörper** sind spezifische Abwehrstoffe des Immunsystems. Sie werden nach dem Erstkontakt mit dem Allergen, dem Antigen (einem allergieauslösenden Agens, hauptsächlich ein Protein) im Zuge einer Sensibilisierungsphase gebildet und sind bei weiteren Kontakten mit dem Allergen für die Folgereaktionen verantwortlich. Das Allergen gelangt zumeist durch die Schleimhäute in den Organismus.

Aufgrund ihrer Strukturen werden die Antikörper in die Immunglobulinklassen (Ig) A, G, M, D und E eingeteilt. Für das Auslösen einer Allergie sind vor allem IgE-Antikörper bedeutsam.

Die Symptome einer Nahrungsmittelallergie können sehr unterschiedlich sein. Die meisten Allergiker reagieren sehr schnell nach dem Verzehr einer allergenhaltigen Nahrung, andere erst nach einigen Stunden. Die Symptome treten am häufigsten auf der Haut auf, zeigen sich aber auch im Verdauungstrakt, in den Atemwegen sowie am Herz-Kreislauf-System.

Es erkranken überwiegend Atopiker, d. h. Menschen mit einer erblichen Disposition. Auch Umweltfaktoren können bei der Entstehung einer Allergie eine wichtige Rolle spielen. Als weitere Ursachen speziell für die Zunahme der Lebensmittelallergien sind z. T. auch die zu frühe Zufütterung von Fremdprotein (z. B. aus Kuhmilch, Soja, Ei, Getreide) im Säuglingsalter sowie die Veränderungen des Lebensmittelangebotes (z. B. exotische Früchte) verantwortlich.

Zur Gruppe der Atopiker gehören etwa 20 % der europäischen Bevölkerung. Das Erkrankungsrisiko ist gering, wenn kein Elternteil an einer Allergie leidet. Ist ein Elternteil erkrankt, liegt das Risiko zwischen 20 und 40 %; sind beide Eltern erkrankt, steigt das Risiko auf bis zu 80 %. Eine vorhandene genetische Disposition bedeutet aber noch nicht, dass es auch zu einer Sensibilisierung kommen muss.

Die Symptome einer Allergie sind sehr unterschiedlich. Wird die Allergie durch eher selten aufgenommene Lebensmittel ausgelöst, entwickeln sich meist akute Beschwerden (z. B. nach Erdnuss, Kiwi), bei regelmäßig aufgenommenen Nahrungsmitteln dominieren chronische, oft schwer zu deutende Beschwerden, z. B. Bauchschmerzen und Durchfälle. Allergische Reaktionen in den tieferen Darmabschnitten können in Form von Übelkeit, Erbrechen, akuter Magenschleimhautentzündung, Koliken, Blähungen und Durchfällen auftreten. Weitere mögliche Symptome sind Juckreiz, Nesselsucht (Urtikaria), Verstärkung von Hautentzündungen (Neurodermitis), Schnupfen, Asthmaanfälle und in seltenen Fällen Kreislaufbeschwerden bis hin zum tödlichen anaphylaktischen Schock, einer akut auftretenden Herz-Kreislauf-Störung. Ursache einer solch dramatischen Erscheinung können vor allem Erdnüsse, echte Nüsse, Sellerie, Samen und Körner (Sesam, Hirse), Meeresfrüchte, Gewürze, wie Senf und Paprika sowie Kiwi sein, seltener Grundnahrungsmittel, wie z. B. Milch, Getreide, Fleisch, Hühnerei und Soja. Nahrungsmittelallergien sind nach Jäger (2000) Ursache für etwa ein Drittel der tödlich verlaufenden anaphylaktischen Reaktionen.

Eine Neurodermitis ist eine entzündliche Hauterkrankung, die vor allem im Kindesalter auftritt. Sie kann sich durch Lebensmittelallergene (besonders durch Ei, Milch, Soja, Weizen und Erdnüsse) verschlimmern, allerdings ist die Ernährung bei Neurodermitis nicht der einzige Einflussfaktor. Hausstaub, Pollen, Tierhaare, Körperpflegemittel, Wolle, Zigarettenrauch und psychische Belastungen sind weitere mögliche Auslöser für einen Ekzemschub. Nach Kasper (2004) spielen bei der Auslösung der atopischen Dermatitis (Neurodermitis) Nahrungsunverträglichkeiten eine große Rolle (insbesondere Ei, Milch, Soja, Weizen und Erdnüsse).

Während im Kindesalter vor allem Allergien gegenüber Kuhmilch und Hühnerei bestehen, rufen im Erwachsenenalter oftmals pflanzliche Produkte (Gemüse, Obst, Gewürze) eine allergische Reaktion hervor. Nach Angaben von Wüthrich (2005) nehmen die Allergiefälle für Erdnuss und Soja zu. Auch die Lupinenallergie – Lupinen zählen wie Erdnuss und Soja zu den Hülsenfrüchten – ist auf dem Vormarsch.

Obwohl mehr als 170 Lebensmittel allergieauslösend sein können, sind nur wenige für über 90 % aller Nahrungsmittelallergien verantwortlich: Kuhmilch, Hühnereier, Baumnüsse (Paranüsse, Walnüsse, Haselnüsse), Erdnüsse, Weizen, Fisch und Meeresfrüchte. 14 Lebensmittel sind mit dem Risiko einer Nahrungsmittelallergie behaftet und müssen daher deklariert werden.

Tab. 9.13 — Die wichtigsten Nahrungsmittelallergene in Deutschland (nach BIESALSKI et al., 2015)

Erwachsene		Kinder	
Obst	35 %	Milch	70 %
Nüsse	23 %	Ei	40 %
Gewürze	18 %	Obst	8 %
Fisch	10 %	Nüsse	5 %
Cerealien	7 %	Fisch	5 %
Milch	7 %	Cerealien	4 %
Ei	4 %		

Eine besondere Rolle spielen bei Allergenen aus pflanzlichen Lebensmitteln, die sog. **„Kreuzreaktionen“**, wie z. B. mit Gräsern- oder Baumpollen. Die Ursache liegt in der botanischen Verwandtschaft, die ähnliche oder identische Allergene (Inhalationsallergene) bedingt. Das Besondere dabei ist, dass eine Sensibilisierung zunächst gegenüber einem bestimmten Allergen erfolgt, sich dann aber auf andere Allergene ausweitet, ohne dass dafür eine weitere Sensibilisierung auf die hinzugekommenen Allergene nötig ist.

Abb. 9.9 — Kreuzreaktionen zwischen Pollen, Obst und Gewürzen (nach: JÄGER, 2000)

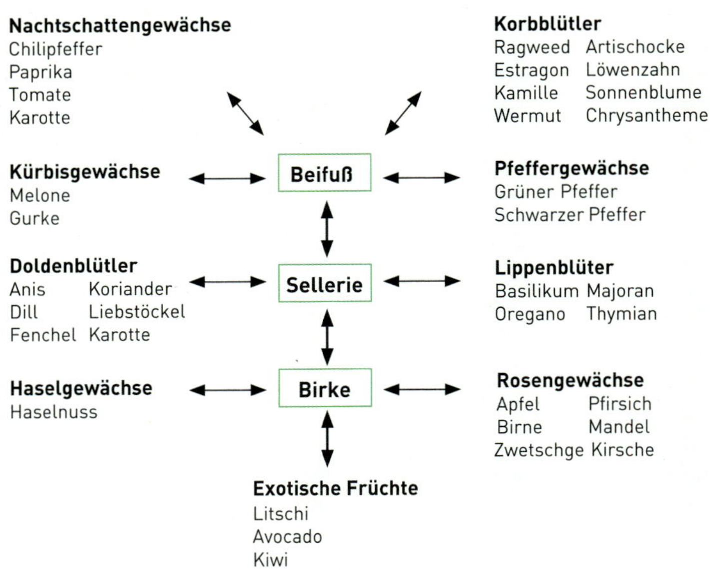

9.11.3 Nahrungsmittelintoleranzen

Wenn Reaktionen ohne eine Immunreaktion ablaufen, aber dennoch zu allergieähnlichen Symptomen führen, spricht man von Intoleranzen oder Pseudoallergien. Die Auslöser dafür sind meist kleiner als klassische Allergene. Die Reaktionen sind, im Gegensatz zu den Allergien, dosisabhängig und setzen oft erst nach Stunden oder am Folgetag ein. Bestimmte Entzündungszellen setzen dabei in der Regel Histamin und Leukotriene frei. Auslösende Faktoren für eine nichtallergische Hypersensitivitätsreaktion können Konservierungsmittel, Farbstoffe, Aromastoffe und Salicylate (Acetylsalicylsäure) sowie diverse Lebensmittel sein, die hohe Mengen an biogenen Aminen, wie insbesondere Histamin und Tyramin, enthalten, wie z. B. Fischkonserven, Käse, Hefeextrakt, Sauerkraut und Rotwein. Bei Menschen, die empfindlich auf Histamin aus Lebensmitteln reagieren, bauen die körpereigenen Enzyme das Histamin aus Lebensmitteln nicht schnell genug ab. Bei einer Histaminintoleranz ist ein Verzicht auf histaminreiche Lebensmittel erforderlich.

Der Geschmacksverstärker Glutamat, der oft in Chinarestaurants den Speisen zugesetzt wird, stand lange Zeit unter dem Verdacht, pseudoallergische Reaktionen (Kopfschmerzen, Übelkeit etc.) hervorzurufen, was sich bisher wissenschaftlich nicht bestätigen ließ.

9.11.4 Diagnose

Bei Verdacht auf eine Nahrungsmittelallergie ist zunächst eine Anamnese erforderlich (Gespräch, Vorkommen in der Familie, Ernährungsprotokoll usw.). Anschließend werden allergologische Testverfahren eingesetzt (Hauttests, z. B. sog. „Pricktest"; IgE-Antikörperbestimmung im Blut).

Folgende diätetische Maßnahmen können nach Ermittlung des verantwortlichen Allergens unter ärztlicher Kontrolle ergriffen werden:

- Eliminationsdiät (verdächtige Lebensmittel weglassen)
- Provokationstest (gezielt Reaktion auf verdächtige Lebensmittel austesten)
- Basisdiät 10–14 Tage (Kost aus allergenarmen Lebensmitteln)
- Suchdiät (alle drei Tage ein neues Lebensmittel zur Basisdiät geben und Reaktion testen)

Allergologische Tests können lediglich Hinweise auf eine Lebensmittelallergie geben. Die Tests weisen zwar eine Sensibilisierung nach, nicht jedoch, ob es sich um eine klinisch relevante Allergie handelt. Neue Testverfahren zur schnellen Bestimmung von Allergenen befinden sich bereits in der Anwendung. Als „Goldstandard" gilt die plazebokontrollierte, doppelblinde Provokationstestung, deren Durchführung sich in der Praxis jedoch oft als schwierig erweist.

Eine pollenassoziierte Nahrungsmittelallergie kann oftmals schon bei der Anamnese ermittelt werden. Bei Verdacht auf Pseudoallergie sind Haut- und Bluttestverfahren nicht aussagekräftig, hier sind spezifische Diätverfahren (diagnostische Eliminationsdiät, Provokation) effektiver.

9.11.5 Prävention und Therapie

Grundsätzlich gilt, dass die Auslöser der Beschwerden gemieden werden müssen (Allergenkarenz). Hilfreich ist dabei ein Blick auf die Zutatenliste der im Handel erhältlichen Lebensmittel. Unverträglichkeiten können z. B. durch Konservierungsmittel hervorgerufen werden. Die Zusatzstoffe tragen eine E-Nummer und sind im Zutatenverzeichnis eines verpackten Lebensmittels ausgewiesen. Bei lose abgegebener Ware (Bäckerei, Metzgerei, Restaurants) müssen bestimmte Zusatzstoffe auf besonderen Tafeln gekennzeichnet werden.

Eine neue EU-Verordnung (Nr.1169/2011) schreibt seit dem 13. Dezember 2014 verbindlich vor, dass die kennzeichnungspflichtigen Zutaten, die eine allergene Wirkung haben oder Unverträglichkeitsreaktionen hervorrufen können, im Zutatenverzeichnis besonders hervorgehoben werden müssen (Schriftart, Schriftstil oder Hintergrundfarbe). Außerdem sieht die Verordnung vor, dass auch unverpackte Ware (z. B. in Restaurants, Kantinen oder an der Fleischtheke) hinsichtlich der Zutaten mit allergener oder Unverträglichkeiten auslösender Wirkung gekennzeichnet werden müssen.

(+)

Folgende allergene Stoffe und Zutaten müssen angegeben werden:
Glutenhaltiges Getreide, Krebstiere, Eier, Fische, Erdnüsse, Sojabohnen, Milch, Schalenfrüchte, Sellerie, Senf, Sesamsamen, Schwefeldioxid und Sulfite, Lupinen, Weichtiere.

Wer beispielsweise auf Milch und Milchprodukte verzichten muss, ist auf alternative Calciumquellen angewiesen. Eine besondere Herausforderung stellt dabei dar, wenn verschiedene Unverträglichkeiten zusammenkommen. Hier empfiehlt es sich, im Rahmen einer qualifizierten Ernährungsberatung nach geeigneten Maßnahmen zu suchen, um Nährstoffmängeln entgegenzuwirken.

In manchen Fällen können bestimmte Verarbeitungsverfahren (Erhitzen etc.) das Allergen unschädlich machen. **Soja** enthält bspw. verschiedene Proteine mit unterschiedlichen allergenen Potenzen. Manche

Patienten reagieren nur auf die hitzeempfindlichen Proteine, sodass verarbeitete und erhitzte Sojaprodukte verträglich werden. Es ist zu berücksichtigen, dass Sojabestandteile in zahlreichen Lebensmitteln vorkommen können, wie etwa in Süßwaren, Brot- und Backwaren, Fleisch- und Wurstwaren, Kindernahrung und Babykost, Diätprodukten, Suppen, Salatsaucen, Mayonnaise, Ketchup, Margarine, Speisefetten und -ölen sowie Gewürzmischungen.

Sellerie ist ein beliebtes Gewürz, sowohl bei der Zubereitung von Speisen als auch bei der industriellen Herstellung von Lebensmitteln. Für Sellerieallergiker ist deshalb bei Fertiggerichten und Gewürzmischungen besondere Vorsicht geboten.

Kuhmilchallergiker sollten neben Milch auch auf Milchprodukte wie Joghurt und Käse verzichten sowie auf viele industriell hergestellte Produkte, die Kuhmilch enthalten können (z. B. Saucen, Eis, Pudding, Feinkostsalate, Brot, Wurstwaren usw., auch Körperpflegemittel, wie z. B. ein Molkebad oder Babypuder). Bei Säuglingen tritt eine Kuhmilchallergie oftmals infolge einer zu frühen Zufütterung von kuhmilchhaltigen Säuglingsnahrungen auf. Das Stillen bis zum sechsten Monat stellt dabei eine wichtige präventive Maßnahme dar, da Muttermilch u. a. Immunfaktoren enthält, die das Allergierisiko mindern können.

Bei geringer oder mittlerer Sensibilisierung ist eine völlige Kuhmilchkarenz jedoch nicht erforderlich, manche Patienten vertragen aufgrund der Verarbeitung u. U. Sahne, Dosenmilch, fette Käsesorten, H-Milch sowie Joghurt und Quark.

Eine Allergie auf **Hühnerei** geht meist vom Eiklar aus, Eigelb wird dagegen in einigen Fällen vertragen. Manche Patienten vertragen hart gekochte oder gebratene Eier, andere reagieren sehr empfindlich auf kleinste Mengen Hühnerei – z. T. sogar mit einem anaphylaktischen Schock. Vereinzelt wurde schon eine Kreuzallergie zwischen Vogelfedern und Eiern beobachtet. In diesen Extremfällen muss jeder Kontakt mit Vögeln (Haustiere wie Kanarienvögel usw.) vermieden werden. Erschwerend kommt hinzu, dass Hühnerei in zahlreichen Produkten enthalten sein kann (z. B. in Teigwaren, Margarinen, Mayonnaise, Saucen, Suppen, Eis, Kuchen, Pralinen).

Fische enthalten meist hitzestabile Allergene. Die meisten Fischallergiker reagieren auf die kleinsten Mengen an Fischproteinen heftig, andere vertragen z. T. einige Arten, wie z. B. Forellen.

Schalentiere (Garnelen, Hummer, Krebse, Muscheln) können ebenfalls heftige Allergien auslösen, die teilweise sogar zum anaphylaktischen Schock führen.

Birkenpollenallergiker reagieren oft auf Haselnüsse (Kreuzallergie, s. o.).

Eine **Erdnussallergie** kann besonders gefährlich sein. Auch Allergien gegen Walnüsse und Paranüsse können eine ernsthafte gesundheitliche Bedrohung für den Betroffenen darstellen. In zahlreichen Lebensmitteln finden sich Nussbeimischungen (Schokolade, Süß- und Backwaren u. a.).

Gegen **exotische Früchte** wie Kiwi, Mango, Litschi und Maracuja kommt es immer wieder zu Allergien, insbesondere aufgrund der Kreuzreaktionen mit Birkenpollen. Zu den eher seltenen Allergieauslösern zählen u. a. Fleisch, Kartoffeln, Reis, Mais, Kohlgemüse, Tomaten, Salate, Beerenobst, Bananen, Oliven- und Rapsöl. Auch Kaffee, schwarzer Tee und Mineralwasser sind in der Regel unbedenklich.

Zusammenfassung

1. Stillen bis zum 6. Lebensmonat vermindert das Allergierisiko.

2. Hat das Kind ein hohes Allergierisiko, ist in der Stillzeit insbesondere der Verzehr von Milch, Ei, Fisch und Nüssen zu meiden.

3. Nikotinabstinenz

4. U. a. Kontakt zu Haustieren (insbesondere Katzen) einschränken. Hausstaubmilben vermindern, z. B. durch häufiges Lüften, keine Schaffell- oder Federbetten benutzen.

5. Kontakt mit Blütenpollen möglichst meiden, um die Gefahr einer Kreuzallergie zu reduzieren.

6. Konsequentes Meiden der allergieauslösenden bzw. unverträglichen Nahrungsmittel (Allergenkarenz). Durch aufmerksame Nahrungsmittelauswahl eine ausreichende Nährstoffversorgung gewährleisten.

7. Zutatenverzeichnis auf der Verpackung stets sorgfältig lesen. Besteht eine Nahrungsmittelunverträglichkeit, sollte auch bei Einladungen und beim Außer-Haus-Verzehr stets nach Zutaten gefragt werden.

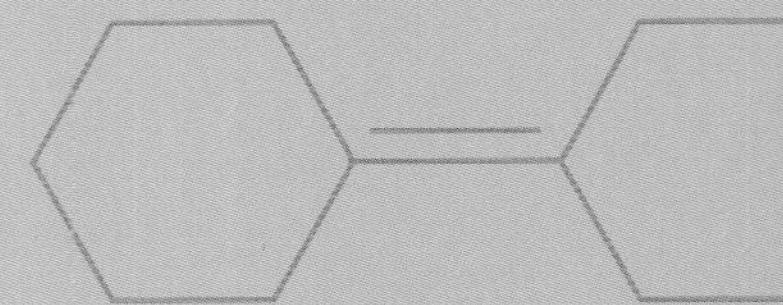

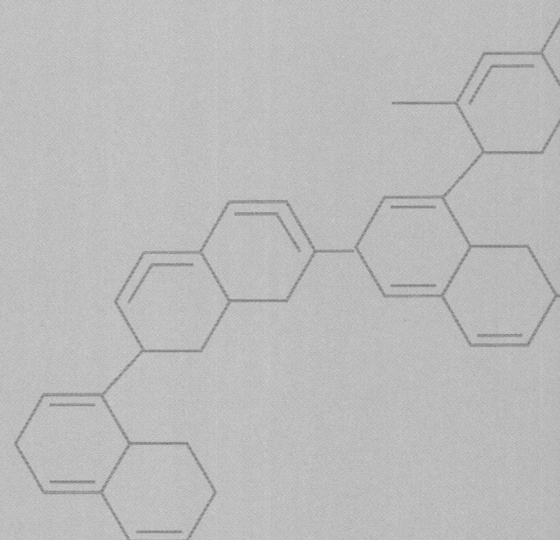

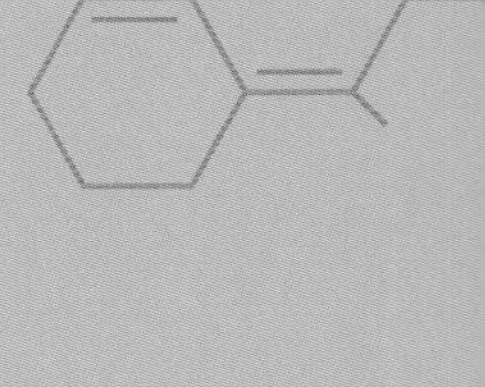

LEBENSMITTEL-LEHRE

Inhaltsstoffe,
physiologische Bewertung,
Lagerung,
Verwendung und Kennzeichnung
von Lebensmitteln

1. GETREIDE

2. GEMÜSE
3. HÜLSENFRÜCHTE
4. PILZE
5. KRÄUTER UND GEWÜRZE
6. OBST
7. MILCH UND MILCHPRODUKTE
8. HÜHNEREIER
9. FLEISCH UND FLEISCHPRODUKTE
10. FISCH UND MEERESFÜRCHTE
11. FETTE UND ÖLE
12. GETRÄNKE
13. ALKOHOLISCHE GETRÄNKE
14. ZUCKER UND SÜSSWAREN

1. GETREIDE

Getreide ist das wichtigste Grundnahrungsmittel des Menschen. In Mitteleuropa sind es vor allem Weizen, Roggen, Hafer und Gerste, die ernährungswirtschaftliche Bedeutung haben. In anderen Regionen der Welt spielen Mais, Hirse und Reis für die Ernährung eine lebenswichtige Rolle.

1.1 GETREIDE UND GETREIDEPRODUKTE

Getreide gehört zur Familie der (echten Süß-)Gräser, deren Samenkörner als pflanzliches Lebensmittel verwendet werden. Getreide ist ein Sammelbegriff für verschiedene gezüchtete Kulturpflanzen. Weizen, Roggen, Gerste, Mais, Reis, Hirse und Hafer sind weltweit gesehen die wichtigsten Getreidearten. Die Verwendung ist je nach klimatischen Bedingungen auf den Kontinenten verschieden bzw. der Anbau und die Verwendung der einzelnen Arten variieren.

Andere getreideartige Pflanzen werden küchentechnisch wie Getreide verwendet, sind es aber botanisch gesehen nicht, wie z. B. Amaranth und Quinoa.

⊕

Ceres ist die römische Göttin des Ackerbaus. Die Ableitung „cerealien" könnte u. a. von diesen lateinischen Wörtern stammen: crescere: wachsen und/oder creare: wählen.

Es gibt vielfältige Getreideprodukte, z. B. Getreideflocken, -kaffee, -keime oder Getreidesprossen; sog. „Mahlprodukte", wie Mehl, Dunst, Grieß, Schrot und Kleie; aus Getreide hergestellte Produkte, sog. "Getreidenährmittel", wie Nudeln, Getreidekeimöle, darüber hinaus Malz aus Braugerste zur Bierherstellung, Spirituosen aus Getreide (Whisky und Korn). Die Auswahl an Getreideprodukten ist in den letzten Jahren vielfältiger und abwechslungsreicher geworden. Dazu gehören auch Fertigprodukte, die mit einem hohen Gehalt an Ballaststoffen werben, die ökologisch erzeugt oder als Snack für zwischendurch angeboten werden.

Informationen von A bis Z

Amaranth ist kein Getreide, sondern eine glutenfreie Körnerfrucht. Sie stammt aus Asien bzw. Nord- und Südamerika. Amaranth wächst auch in Extremlagen tropischer (Hoch-)Länder. Botanisch gehört sie in die Familie der Gartenfuchsschwänze, die Blätter und Samen sind essbar.

Buchweizen gehört botanisch auch nicht zum Getreide. Er ist ein Knöterichgewächs und war früher eine wichtige Nutzpflanze in Heide- und Moorgebieten. Buchweizen wird zu Mehl gemahlen und in der Zubereitung von regionalen Spezialitäten verwendet, wie z. B. Torten oder speziellen Pfannkuchen, sog. „Blini".

Bei **Cornflakes** (corn, engl. Mais und flake, engl. Flocke) handelt es sich um ein Maisgrützeprodukt, das in Maissirup gekocht wird und anschließend mehreren Verarbeitungsschritten unterzogen werden muss. Schon die mittelamerikanischen Ureinwohner kannten Popcorn, die geplatzten Maiskörner, die durch explosionsartige Ausdehnung von Wasser und Stärke beim Erhitzen entstehen.

Dinkel und Emmer sind alte, dem Weizen verwandte Getreidesorten. Dinkel ist besonders in Süddeutschland beheimatet und wird dort häufig in der regionalen Küche eingesetzt. Dinkel, Dinkelmehl und Dinkelbackwaren sind inzwischen fest im Sortiment vieler Märkte zu finden.

Emmer gilt, zusammen mit dem Einkorn, als älteste domestizierte Getreidesorte der Welt. Da Emmer nur einen geringen Kleberanteil aufweist, eignet er sich nicht für die Brotherstellung. Er kann aber Vollkornprodukten eine kräftig-würzige Note verleihen. Noch ist er ein Nischenprodukt, aber der Anbau steigt.

Frischteigwaren sind Teigwaren, die aber bei der Herstellung nicht getrocknet bzw. lediglich angetrocknet werden. Sie werden mit heißem Wasser oder Wasserdampf behandelt, teilweise pasteurisiert bzw. gekühlt oder tiefgefroren.

Graupengrundlage sind Gerstenkörner bzw. Weizenkörner. Das ganze Korn wird geschält und anschließend rund geschliffen. Da bei diesem Prozess sowohl der Keimling als auch die wertvollen Randschichten verloren gehen, sind Graupen ernährungsphysiologisch nicht unbedingt empfehlenswert.

Bei **Grieß** handelt es sich um ein aus dem Mehlkörper gewonnenes körniges Mahlprodukt, das aus Hart- oder Weichweizen hergestellt werden kann. Italienische Teigwaren werden überwiegend aus Hartweizen hergestellt. Dunst ist die feinste Art von Grieß.

Grütze ist grob geschrotetes Getreide. Dazu werden zumeist Hafer und Gerste sowie Buchweizen verwendet. Grütze wird in verschiedenen Graduierungen angeboten: mittel, fein oder grob. Sie war über Jahrhunderte hinweg eine nahrhafte und preiswerte Speise der „einfachen Leute“.

Keimlinge, Sprossen bzw. gekeimte Samen werden auch von Getreide gezogen; dabei eignen sich besonders Gerste, Hirse, aber auch Nackthafer, Nacktgerste und Dinkel. Keimlinge sind sehr nährstoffreich.

Bei **Kleie** handelt es sich um den Siebrückstand aus der Mehlgewinnung. Sie enthält die Randschichten des Korns. Der Ballaststoffgehalt von Kleie liegt bei ungefähr 50 %, weiterhin enthält sie Mineralstoffe und Protein.

Das klassische **Müsli,** das Birchermüesli (aus Haferflocken, Äpfeln, Nüssen, Zitronensaft und gezuckerter Kondensmilch), wurde von dem Schweizer Arzt Maximilian Oskar Bircher-Benner (1867–1936) „erfunden“.

Quinoa ist kein Getreide, sondern eine einjährige südamerikanische Körnerfrucht und zudem glutenfrei. Das Gänsefußgewächs gehört botanisch zur Familie der Chenopodiaceae; es wächst auch auf kargen Böden und ist dabei hitze- und dürreunempfindlich.

Teigwaren (Nudeln) – im Sinne der Leitsätze für Teigwaren – sind beliebig geformte Erzeugnisse aus Getreidemahlprodukten mit oder ohne Verwendung von Hühnereiern und/oder anderen Zutaten. Die Grundstoffe sind Getreidegrieß (traditionell Hartweizen) und Wasser, eventuell Eier, Salz sowie verschiedene Gewürze und geschmacks- bzw. farbgebende Zutaten. Die Zutaten werden zu Teig verarbeitet, geformt und getrocknet, ohne einem Gärungs- oder Backverfahren unterzogen zu werden. Der schwierigste Prozess in der Nudelherstellung ist die sachgerechte Trocknung, die bei Temperaturen zwischen 50 und 130 °C erfolgt.

1.1.1 Weizen

Nach Mais ist Weizen das Getreide, das weltweit am häufigsten angebaut wird. Weizen gilt als die älteste kultivierte Getreideart. Er hat seinen Ursprung im vorderasiatischen Raum, wobei im Laufe der Entwicklung mehrere Weizenarten entstanden, wie z. B. Weichweizen, Hartweizen und Dinkel. Bekannt sind auch die beiden Urformen des Weizens: Emmer und Einkorn, die jedoch in Europa nur noch in geringem Umfang angebaut werden.

Weizen ist – neben Roggen – das wichtigste Brotgetreide, da er einen sehr hohen Klebergehalt aufweist und somit für eine gute Backfähigkeit sorgt. Hartweizen dient überwiegend der Teigwarenherstellung. Weizen bildet auch den Ausgangsstoff für die Herstellung von Bulgur und Couscous.

1.1.2 Roggen

Roggen gehört als Getreideart zu den Gräsern, wird einjährig angebaut und ist ein Fremdbefruchter. Roggen stammt ursprünglich aus Vorderasien, wahrscheinlich wuchs er dort als „Wildkraut“ zwischen dem damals bereits kultivierten Getreide. In Nordeuropa wird er seit der Eisenzeit angebaut. Roggen ist eine Getreideart mit geringen Standortansprüchen. Roggen ist ein wichtiges Brotgetreide Nordeuropas. Die Backeigenschaften unterscheiden sich von denen des Weizens, ein reines Roggenbrot ist oft dichter und enthält weniger Luftblasen als ein Weizenbrot. Zum Backen von Broten, die ausschließlich aus Roggenmehl bestehen, reicht Hefe allein nicht aus. Grund hierfür ist, dass Roggen viel weniger Kleber enthält als Weizen. Ein Roggenmehlteig geht mit Hefe zwar beim Backen auf und bildet eine schöne Kruste. Das Innere des Brotes fällt jedoch nach dem Abkühlen in sich zusammen, wird klitschig und pampig. Daher verwendet man zur Herstellung von Roggenbroten zusätzlich Sauerteig. Dieser verleiht dem Roggenbrot seinen typischen Geschmack.

Um Sauerteig selbst herzustellen, müssen Mehl und warmes Wasser zu einem Brei verrührt werden. Danach muss dieser so lange stehen, bis er gärt (Milchsäuregärung). Das klingt leicht, tatsächlich ist es nicht so einfach, genau die gewünschte Gärung zu erzielen. Fertige Sauerteigkulturen, mit denen der Teig sicher gelingt, gibt es in Supermärkten zu kaufen.

1.1.3 Hafer

Hafer stammt aus der Familie der Süßgrasgewächse. Er ist eine einjährige Pflanze, deren Halm rundlich und hohl ist. Vom Aussehen unterscheidet er sich deutlich von den anderen Getreidearten, da der Fruchtstand als Rispe und nicht als Ähre ausgebildet ist. Wahrscheinlich verbreitete sich der Hafer zunächst ebenfalls als „Wildkraut“ auf den alten Getreidefeldern, bevor er später kultiviert wurde. Der größte Teil der deutschen Hafererernte wird für die Futtermittelindustrie verwendet. Haferprodukte sind: Haferflocken, Müsli, Haferbackwaren und Breie. Vollkornhaferflocken werden im ersten Schritt gedämpft und anschließend gequetscht, für die kleinblättrigen Flocken wird der Hafer zu Grütze verarbeitet und dann gewalzt. Früher war der Haferbrei in Mitteleuropa eine traditionelle Speise, aber durch das Aufkommen der Kartoffel wurde der klassische Haferbrei in den Hintergrund gedrängt. Selbst in Großbritannien verschwindet „Porridge“ mehr und mehr vom Speisezettel.

1.1.4 Mais

Der Mais, auch ein Getreide aus der Familie der Süßgräser, stammt ursprünglich aus Südamerika. Mais ist recht anspruchslos. Er wächst in den heißen, aber auch in den kühleren Zonen der Welt; lediglich Frost verträgt er nicht. Dort haben Mais und Maisgerichte bis heute eine sehr große Bedeutung in der regionalen Küche. Von ihren Eroberungszügen brachten die Spanier den Mais nach Europa. Hier wird Mais heute mehr als Futtermittel denn als Grundlage von Speisen eingesetzt. An jeder Pflanze wachsen ein oder zwei Maiskolben mit jeweils ca. 400 Körnern. Keine andere Getreidesorte bringt so hohe Erträge.

Anbau von Genmais in Deutschland

Der Anbau von Genmais (transgener Mais oder gv-Mais) wird in Deutschland durch die EU geregelt:

Die EU-Freisetzungsrichtlinie, vollständig: Richtlinie 2001/18/EG des Europäischen Parlaments und des Rates vom 12. März 2001 über die absichtliche Freisetzung genetisch veränderter Organismen in die Umwelt und zur Aufhebung der Richtlinie 90/220/EWG, regelt die Verfahren zur Freisetzung „gentechnisch veränderter Organismen“ (GVOs) zu experimentellen Zwecken und zum Inverkehrbringen, das heißt zur Zulassung solcher Organismen. Das Inverkehrbringen umfasst auch die Einfuhr und kommerzielle Nutzung von Produkten, die unter die Richtlinie fallen. Neben der Angleichung der Rechts- und Verwaltungsvorschriften der Mitgliedsstaaten soll es Ziel der Richtlinie sein, entsprechend dem Vorsorgeprinzip den Schutz von Mensch und Umwelt zu gewährleisten.

In Deutschland gab es 2009 aufgrund anhaltender Proteste einen Beschluss, zunächst den Anbau der Sorte MON 810 auszusetzen. Das wurde kontrovers zwischen Befürwortern und Gegnern diskutiert. Die Beratung über die weitere Vorgehensweise hält an.

Um die Argumente beider Seiten kennenzulernen, ist es wichtig, sich umfassend zu informieren. Dabei helfen diese Seiten im Internet: Das Bundesamt für Verbraucherschutz und Lebensmittelsicherheit ist hier zu erreichen: www.bvl.bund.de/DE/Home/homepage_node. html. Dort findet sich u. a. auch eine nach PLZ geordnete Liste der Genmaisfelder sowie Informationen zum Genmais seitens der Kontrollbehörde. Weitere Informationen finden Sie z. B. unter: www.forschung.oekolandbau.de. Die Gegner finden sich auf dieser Seite wieder: www.bantam-mais.de, auch Greenpeace bietet Informationen unter: www.greenpeace.de.

1.1.5 Grünkern

Grünkern ist ursprünglich einmal der halbreif geerntete Dinkel gewesen, der im Anschluss an eine vorzeitige Ernte getrocknet (gedarrt) worden ist. Die „Entstehungsgeschichte” von Grünkern wird mit vielen Dinkelmissernten verknüpft, wo das Getreide noch nicht reif geerntet werden musste, sollte es bei lang anhaltend schlechtem Wetter nicht auf dem Feld verfaulen. Es gibt Überlieferungen, dass damals zum Trocknen noch die Restwärme der Backhäuser genutzt wurde. Heute wird die Darre professionell überwacht, denn das Getreide soll nicht rösten. Grünkern wird in der Küche sehr geschätzt, als Beilage, Suppeneinlage oder Grünkernbratling.

1.1.6 Gerste

Gerste ist eine alte, mit Weizen verwandte Getreideart, heute wird sie zumeist nur noch mit „Bierbrauen" verknüpft, die Bedeutung als Brotgetreide hat Gerste verloren. Die Möglichkeit aus Gerste Malz zu gewinnen beruht auf der Eigenschaft, dass dieses Getreide viel Stärke und wenig Eiweiß enthält. Malz ist bei der Herstellung von Bier und anderen alkoholischen Getränken von (geschmacksgebender) Bedeutung. Im Bereich Ernährung sind die Graupen am bekanntesten, die sich in den letzten Jahren von dem schlechten Image des „Nachkriegsessens" deutlich emanzipiert haben. Gerste kann auch wie eine Reisbeilage zubereitet werden und findet sich nicht selten auch als Flocken im Müsli wieder.

1.1.7 Reis

Reis ist eine der wichtigsten Nutzpflanzen der Erde und gehört zur Familie der Gräser, es gibt ca. 8.000 Reissorten weltweit. Seine Ursprünge liegen mehr als 6.000 Jahre zurück; sie werden in Vorderasien und Indien vermutet, jeweils an den Ufern großer Flüsse. Für mehr als die Hälfte der Weltbevölkerung ist Reis heute Hauptnahrungsmittel. Die Pflanze kann fast zwei Meter hoch werden und ist einjährig. Die Samen reifen an den hängenden Ährenrispen am oberen Ende des Halms. Die Pflanzen benötigen für ein gutes Wachstum Wärme und Feuchtigkeit eines subtropischen Klimas. Jedoch wird Reis auch in der italienischen Poebene angebaut, und aus der Camargue (Frankreich) stammt roter Reis.

Nach dem Ernten und Dreschen der Pflanze wird der noch braune Reis getrocknet und gereinigt. Der ungeschälte Reis ist ernährungsphysiologisch hochwertiger, da er einen hohen Ballaststoffgehalt aufweist. Um weißen Reis herzustellen, wird das Silberhäutchen maschinell vom Korn getrennt, anschließend werden die Körner poliert. Wird der Reis vor dem Schleifen mit heißem Wasser behandelt (sog. „Parboiled Reis"), gelangen die wasserlöslichen Vitamine und Mineralstoffe aus den äußeren Schichten durch dieses Verfahren in das Innere des Korns. So ist der Parboiled Reis ernährungsphysiologisch wertvoller als der geschliffene weiße Reis. Mangelkrankheiten wie Beriberi (Mangel an Vitamin B_1) können durch den dauerhaften Konsum von weißem Reis hervorgerufen werden.

1.1.8 Hirse

Unter dem Sammelbegriff Hirse wird eine Reihe von Getreidearten zusammengefasst, die kleinfruchtige Körner liefern. Dabei wird zwischen Rispen- bzw. Speisehirse und der Kolbenhirse (Verwendung als Vogelfutter) unterschieden. Hirse ist eine anspruchslose Pflanze, die auch mit geringen Wassermengen gut auskommt und selbst dort noch Ertrag bringt, wo andere Getreidearten längst nicht mehr gedeihen. Das erklärt auch die Bedeutung dieser Getreideart auf dem afrikanischen Kontinent, wo sie eines der wichtigsten Nahrungsmittel darstellt.

Die Rispenhirse ist glutenfrei und enthält Proteine, sowie komplexe Kohlenhydrate, ebenso die Vitamine C, A und Vitamine der B-Gruppe, verschiedene Mineralstoffe und Spurenelemente (z. B. Calcium, Kalium, Magnesium, Fluor und Eisen). Die Nährstoffe sind im ganzen Korn enthalten und konzentrieren sich nicht nur in den äußeren Schichten. Hirse wird wie Reis gekocht, zum Brotbacken ist sie nicht geeignet, da ihr das Klebereiweiß fehlt.

Abb. 1.1 — Blütenstände verschiedener Getreidearten

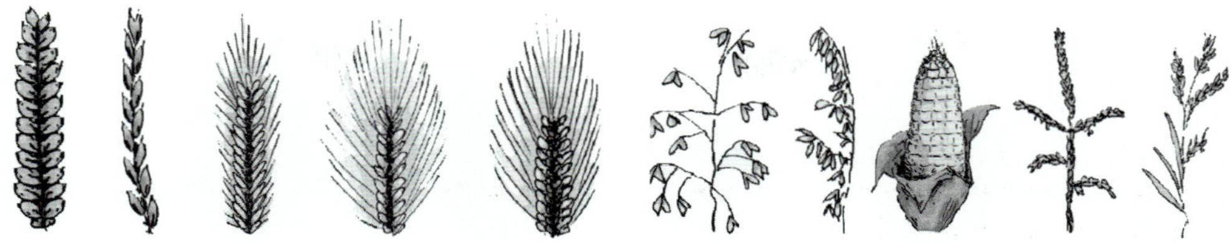

1.2 INHALTSSTOFFE

Das Getreidekorn enthält an Nährstoffen fast alles, was der menschliche Körper benötigt. Es weist nur einen geringen Fettgehalt auf, dafür aber pflanzliches Protein, Kohlenhydrate und Ballaststoffe (der Gehalt ist vom Ausmahlungsgrad abhängig), dazu Vitamine und Mineralstoffe, die ebenfalls für eine ausgewogene Ernährung erforderlich sind. Vollkornprodukte haben einen deutlich höheren Ballaststoffanteil als sog. „Weißmehlprodukte"; das gilt auch für den Gehalt an Vitaminen und Mineralstoffen.

Abb. 1.2 — Aufbau eines Getreidekorns

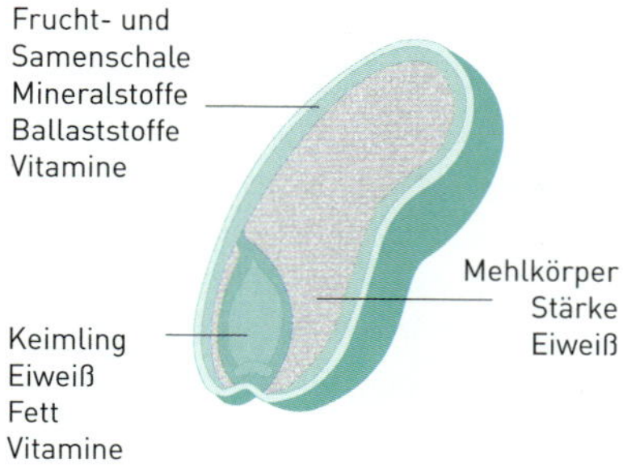

Die Verteilung der Nährstoffe im Getreidekorn

Der Mehlkörper besteht überwiegend aus Stärke, daneben auch aus Protein. Er enthält wenig Fett und Mineralstoffe. Im Keim finden sich neben Protein auch essenzielle Fettsäuren, wichtige Vitamine und Mineralstoffe. Die Aleuronschicht ist protein- und fett reich, die Samenschale ist mineralstroffreich und die Fruchtschale enthält Ballaststoffe.

Gluten ist das getreidetypische Klebereiweiß. Es sorgt u. a. dafür, dass – in Mitteleuropa verzehrte – Brote ihre typische hohe und luftige Form bzw. Konsistenz haben. Grundvoraussetzung für gutes Brot und gute Backwaren ist ein kleberstarkes Mehl. Während des Knetens bildet der Kleber ein sog. Klebergerüst, das entstehendes Kohlenstoffdioxid binden kann. Dieses sog. Gashaltevermögen, auch Gärstabilität genannt, ist dafür verantwortlich, dass die Brote gut aufgehen und nach dem Backen nicht zusammenfallen.

Weizen und Roggen sind klassische Brotgetreide. Insbesondere Weizen weist einen hohen Glutenanteil auf, das gilt auch für Dinkel, während Gerste und Hafer einen niedrigeren Anteil an Gluten aufweisen. Hirse und Buchweizen sind dagegen glutenfrei. Mit letztgenannten Getreidesorten ist es aufwendiger, ein traditionelles Brot zu backen. Menschen mit der Diagnose Zöliakie (eine chronische Erkrankung der Dünndarmschleimhaut, die auf einer Überempfindlichkeit gegen Bestandteile des Glutens beruht) müssen i. d. R. ihr Leben lang glutenhaltige Getreideprodukte streng meiden. Gluten ist für die Lebensmittelindustrie aufgrund seiner vielfältigen technologischen Möglichkeiten interessant und kann durchaus auch in Fertigprodukten auftauchen.

Tab. 1.3 — Nährstoffgehalte ausgewählter Getreide pro 100 g (nach: HESEKER/HESEKER, Die Nährwerttabelle, 2018/19)

Getreideart	kcal	Eiweiß (g)	Fett (g)	KH (g)	Na (mg)	K (mg)	Ca (mg)	Mg (mg)	Fe (mg)	Vit. E (mg)	Vit. B_1 (mg)	Vit. B_2 (mg)
Weizen	297	11	2	60	8	380	35	100	3,2	1,4	0,46	0,09
Roggen	294	9	2	61	4	510	35	90	2,8	1,4	0,37	0,17
Hafer	326	11	7	56	8	355	80	130	5,8	0,8	0,67	0,17
Gerste	315	10	2	64	20	445	40	115	2,8	0,7	0,43	0,18
Mais	324	8	4	64	6	270	10	90	1,5	2,0	0,36	0,20
Hirse	350	11	4	69	3	170	10	125	6,9	0,4	0,43	0,11
Reis	345	8	2	74	10	260	15	110	3,2	0,7	0,40	0,09
Buchweizen	338	10	2	71	2	390	20	140	3,8	0,8	0,24	0,15
Quinoa	334	15	5	58	10	805	80	275	8,0	0,1	0,45	0,05
Amaranth	365	16	9	57	25	485	215	310	9,0	0,1	0,80	0,19

1.3 MEHL UND BROT

1.3.1 Mehl

Mehl ist das feinste Ausmahlprodukt des Korns, der Ausmahlungsgrad lässt sich an der Typenzahl erkennen. Diese gibt an, wie hoch der Ascheanteil pro 100 g Mehl ist. Als Faustregel gilt: je niedriger die Typenzahl, desto niedriger der Ausmahlungsgrad. Die Folge ist ein niedriger Aschegehalt, der wiederum den Gehalt an Mineralstoffen in dem Mehl angibt (in diesem Fall auch ein niedriger Mineralstoffgehalt).

Für **Vollkornmehl**e wird keine Typenbezeichnung vorgenommen, da hier das ganze Korn vermahlen wird. In Schrot sind alle Teile des Korns enthalten; wenn es den Keim noch enthält, darf es sich auch Vollkornschrot nennen.

Mehltypen

Backschrot aus Roggen trägt die Typenbezeichnung 1800, Backschrot aus Weizen die Typenbezeichnung 1700. Vollkornmehle sind besonders reich an Ballaststoffen. Das „übliche" Haushaltsmehl aus Weizen trägt die Typenbezeichnung 405. Daneben gibt es Weizenmehle in den Varianten: 1600, 1050, 812 und 550, Roggenmehle in den Varianten 1740, 1370, 1150, 997 und 815.

Mehl im Haushalt aufbewahren

Mehl lässt sich gut lagern, wenn es nicht zu hoher Luftfeuchtigkeit ausgesetzt wird, dadurch verklebt und verdirbt es. Direkte Sonneneinstrahlung schadet den Vitaminen. In einem Vorratsschrank bzw. in einer gut schließenden Dose ist Mehl gut aufgehoben, da es leicht Fremdgerüche annimmt. Vollkornmehl kann aufgrund seines höheren Fettanteils schneller verderben als ein Mehl mit einer niedrigen Typenzahl.

1.3.2 Brot

Brot ist ein traditionelles Nahrungsmittel, das es in verschiedenen Varianten in fast allen Kulturen der Welt gibt, sei es als Fladen, dünner Teigmantel um Gemüse (z. B. Tempeh) oder kastenartiges Brot, wie es in Mitteleuropa bekannt ist. Brot wird aus einem Teig unter Zuhilfenahme von gemahlenem Getreide (Mehl) und Wasser zubereitet. Ein Backtriebmittel (Hefe, Backpulver oder Sauerteig) wird, je nach Tradition und zu backender Brotsorte, noch hinzugefügt. Gewürze, Kräuter, Öl und Salz runden den Teig ab und sorgen für den typischen Geschmack. Brot und seine vielen Verwandten in aller Welt zählen zu den sehr guten Kohlenhydratlieferanten, Vollkornbrote sind zusätzlich reich an Ballaststoffen.

Brotsorten

Roggenbrote bzw. -mischbrote sind kräftige Brotsorten. Reines Roggenbrot ist eher selten, meist handelt es sich um Mischbrote mit einem Roggenanteil von 50–89 %. Sie werden meist mit Sauerteig oder mit Hefe und Sauerteig hergestellt und bleiben relativ lange frisch.

Weizenbrote sind eher helle Brote, auch wenn sie aus Vollkornmehl hergestellt werden. Sie haben eine sehr lange Tradition und früher galt: Je heller ein Brot, desto „feiner" war es.

Das Schwarzbrot galt lange Zeit als „gesundes Brot", da aufgrund der Farbe automatisch auf ein Vollkornbrot geschlossen wurde. Anders als Vollkornbrot muss Schwarzbrot jedoch nicht mind. 90 % Vollkornmehl aufweisen, bei Vollkornbrötchen kann ein Anteil von 35 % Vollkornmehl schon ausreichen, um sich so nennen zu dürfen. Wer da eine genaue Auskunft haben möchte, muss nachfragen, auf der Verpackung nachlesen oder bei Bäckern kaufen, die ihre Produkte ohne Verwendung fertiger Backmischungen herstellen.

Verbrauchertipps rund ums Brot

Die **Aufbewahrung** von Brot sollte in einem Keramikbehälter erfolgen, der luftdurchlässig und innen nicht glasiert ist, am besten bei Raumtemperatur. Brot im Kühlschrank, in einem Holzgefäß bzw. in Papier eingeschlagen trocknet schneller aus. In einem dicht verschlossenen Plastikgefäß kann das Brot sehr leicht schimmeln. Wichtig ist es, den Brotbehälter einmal pro Woche gut zu reinigen, damit es nicht zu einer Schimmelpilzbildung im Brotkasten kommt.

Der **Schimmelpilz** stellt keine unmittelbare Gefahr dar, aber das vom Pilz gebildete unsichtbare Gift Aflatoxin kann zu schweren Leberschäden führen bzw. krebsförderlich wirken. Grundsätzlich sollte verschimmeltes Brot sofort weggeworfen werden, denn die Schimmelpilze wachsen nicht nur auf der Oberfläche, sondern dringen auch tief in das Innere des Brotes ein, für das menschliche Auge noch nicht sichtbar. Geschnittenes Brot bietet eine deutlich größere Angriffsfläche für Schimmel und kann daher schneller verderben als ein ganzer Brotlaib.

1.4 KUCHEN UND GEBÄCK

Mit Gebäck, Keksen oder Backwaren werden die Speisen auf Mehlbasis bezeichnet, die auf einem Backblech, in einer Form im Ofen oder in flüssigem Fett in einer Pfanne eine ausreichend lange Zeit ausgebacken wurden. Dabei kann salziges von süßem Gebäck unterschieden werden.

Zu den herzhaften und salzigen Gebäcken zählt z. B. eine amerikanische oder englische **Pie**. Dies ist eine Art Kuchen mit einem Teigdeckel, geschlossen oder als Gitter gelegt. In Frankreich heißt diese Art von Gebäck **Quiche** oder Tarte. In der Schweiz werden flache, dünne Blechkuchen als Wähe bezeichnet, sie können süß oder herzhaft belegt werden. Aus Italien kommt die **Pizza**; sie basiert auf einem einfachen Teig (aus Mehl, Wasser, Hefe und Salz), der variantenreich belegt werden kann.

Kuchen, Gebäckteile sowie Plätzchen oder Kekse zählen zu den süßen Backwaren. Kekse werden auf dem Backblech gebacken, vielfach wird der Teig vorher ausgerollt und ausgestochen, von der Rolle geschnitten oder aufs Backblech gespritzt. Für Kuchen werden i. d. R. Formen verwendet. Als „Fettgebackenes" wird Spritzgebäck wie Krapfen oder Berliner Pfannkuchen bezeichnet.

Hefeteige, aber auch Mürbeteige und Blätterteige, werden sowohl in salzigen als auch in süßen Varianten angeboten. Für überwiegend süßes Gebäck werden Teigarten wie Rührteig, Biskuit oder Plunderteig verwendet. Lebkuchenteige weisen eine lange Zubereitungszeit auf und sind aufwendig in der Herstellung.

Wesentliche klassische Bestandteile beim Gebäck sind Mehl, Zucker, Eier und Fett, dazu kommen Zutaten wie Gewürze, Kräuter, verschiedene Aromen, Kakao, Nüsse, Rosinen oder Trockenfrüchte. Vegane Gebäcke verzichten auf tierische Bestandteile und ersetzen diese durch spezielle Produkte (z. B. vegane Margarine, Kokosfett).

1. GETREIDE

2. GEMÜSE

3. HÜLSENFRÜCHTE
4. PILZE
5. KRÄUTER UND GEWÜRZE
6. OBST
7. MILCH UND MILCHPRODUKTE
8. HÜHNEREIER
9. FLEISCH UND FLEISCHPRODUKTE
10. FISCH UND MEERESFÜRCHTE
11. FETTE UND ÖLE
12. GETRÄNKE
13. ALKOHOLISCHE GETRÄNKE
14. ZUCKER UND SÜSSWAREN

2. GEMÜSE

Schon die ältesten Kulturvölker, wie Ägypter, Griechen und Römer, bauten Gemüse an. Dazu gehörten u. a. Bohnen, Kürbisse, Melonen, Zwiebeln, Knoblauch und vermutlich auch verschiedene Kohlarten. Seit dem 5. Jh. n. Chr. sind in Deutschland Lauch, Zwiebel und Knoblauch bekannt. Im frühen Mittelalter wurden Kohl, Wirsing, Mangold und Radieschen aus den romanischen Ländern eingeführt.

Die spanischen Entdecker und Eroberer fanden in der Neuen Welt zahlreiche ihnen bisher unbekannte Gemüsepflanzen und Früchte, die heute ein selbstverständlicher Teil unserer Ernährung sind.

(+)

Das mittelhochdeutsche Wort „Gemüse" bedeutet ursprünglich „Brei" (aus gekochten Nutzpflanzen).

2.1 EINTEILUNG

Mit dem Begriff Gemüse werden rohe oder zubereitete essbare Teile meist ein- oder zweijähriger Pflanzen bezeichnet, die der menschlichen Ernährung dienen; ausgenommen sind Früchte und Samen mehrjähriger Pflanzen.

Unterscheidung Obst und Gemüse

Gemüsepflanzen sind im Unterschied zu Obstpflanzen meist einjährig bzw. nur einmal tragend. Während die Frucht einer Pflanze, die aus der Blüte hervorgeht, als Obst bezeichnet wird, besteht Gemüse aus unterschiedlichen Teilen einer Pflanze, wie z. B. Wurzeln oder Stängeln.

Gemüsearten

Es gibt mehrere Unterscheidungskriterien für Gemüse:

- Wildgemüse und Kulturgemüse
- Grobgemüse und Feingemüse (bezogen auf die Zartheit der Zellwandstruktur)
- Knollen- und Wurzelgemüse, Zwiebel-, Kohl-, Stängel-, Blatt- und Fruchtgemüse (bezogen auf den jeweils verzehrten Pflanzenteil)

Zu **Knollen-** und **Wurzelgemüse** zählen u. a. Meerrettich, Mohrrübe (Karotte), Kartoffel, Radieschen, Rettich, Rote Bete, Schwarzwurzel, Sellerie und Speiserübe. Von dieser Gemüseart werden i. d. R. nur die im Boden wachsenden Speicherorgane (Knollen und Wurzeln) verwendet, nicht die grünen Blattteile. Sellerie kann jedoch auch als ganze Pflanze verzehrt werden. Radieschenblätter können zu Suppe verarbeitet werden ebenso wie die Blätter der Roten Bete.

Zwiebelgemüse umfasst neben Zwiebeln auch Knoblauch, Lauch und Schnittlauch. Bei manchen Arten werden nur die Speicherorgane gegessen (Zwiebeln), bei anderen Arten (Frühlingszwiebeln, Schnittlauch) auch bzw. nur die überirdischen Pflanzenteile.

Zum **Kohlgemüse** gehören u. a. Blumenkohl, Brokkoli, Chinakohl, Kohlrabi, Rosenkohl, Weißkohl, Rotkohl und Wirsing. Vor allem im süddeutschen Sprachraum wird für einige Sorten fast ausschließlich die Bezeichnung Kraut für Kohl benutzt (z. B. Weißkraut).

Stängelgemüse umfasst auch mehrjährige Arten wie Spargel oder Rhabarber.

Zu den **Blattgemüsen** gehören neben den verschiedenen Salatsorten auch Artischocke, Mangold, Petersilie und Spinat.

Fruchtgemüse werden je nach Art roh oder gekocht verzehrt. Dazu gehören Auberginen, Gurken, Kürbisse, Gemüsepaprika, Zucchini, Tomaten und Mais.

2.2 INHALTSSTOFFE

Gemüse ist ein bedeutender Bestandteil für eine ausgewogene, gesundheitsfördernde Ernährung und sollte nicht als Beilage behandelt werden, sondern mengenmäßig den Hauptanteil einer Mahlzeit ausmachen. Die ernährungsphysiologische Bedeutung des Gemüses liegt vor allem in seiner hohen Nährstoffdichte. Gemüse ist wasserreich und liefert wenig Energie. Die Energiedichte (die aufgenommene Energie pro Volumeneinheit, ausgedrückt z. B. in $kcal/cm^3$) dieser Lebensmittel ist überwiegend niedrig. Trotz dieser belegten Vorteile erreichen insbesondere Kinder und Jugendliche in Deutschland die Verzehrempfehlungen von 5 Portionen Obst und Gemüse (200 bis 350 g) am Tag nicht. Ab dem 18. Lebensjahr wird laut der aktuellen Empfehlung der Deutschen Gesellschaft für Ernährung (DGE) nahegelegt, täglich mindestens 400 g Gemüse und 250 g Obst zu konsumieren. Diese Menge wird von weniger als 10 % der Erwachsenen erreicht, wobei Frauen durchschnittlich mehr konsumieren als Männer. Zudem variiert der Konsum nach sozialen Merkmalen, wie z. B. Einkommen, Raucherstatus oder Sport.

Bioverfügbarkeit von Gemüse

Die im Gemüse enthaltenen Nährstoffe können vom menschlichen Körper nicht vollständig ausgenutzt werden. Die Menge, die der Körper aufnimmt, entspricht nicht unbedingt der Menge, die über die Nahrung zugeführt wird. Über das Verhältnis an zugeführter und tatsächlich aufgenommener Menge eines Nährstoffes gibt die Bioverfügbarkeit Auskunft. Normalerweise werden z. B. nur etwa 20–30 % des Eisens resorbiert. Durch Tiefgefrieren werden die Zellstrukturen zerstört und die Bioverfügbarkeit kann sich auf rund 70 % erhöhen.

Nährstoffgehalt von Gemüse

Gemüse, Obst und daraus hergestellte Säfte enthalten viele wertvolle Nährstoffe wie Vitamine, Mineralstoffe, Ballaststoffe und sekundäre Pflanzenstoffe. Einige Gemüsearten haben auch einen hohen Proteingehalt (z. B. Sojabohnen), andere einen hohen Stärkegehalt (z. B. Kartoffeln).

Gemüse stellt neben Obst die wichtigste Vitamin-C-Quelle dar (25 % der Gesamtzufuhr), liefert rund 60 % der insgesamt aufgenommenen Carotinoide, 15 % der Folsäure und 10 % des Kaliums und der Ballaststoffe. Brokkoli, Grünkohl und Gemüsepaprika sind besonders Vitamin-C-haltig, viele Gemüsesorten sind reich an Vitamin K und Mineralstoffen wie Kalium, Phosphor, Magnesium und Eisen.

Der Gesundheitswert von Gemüse und Obst beruht vor allem aber auf den über 10.000 wertvollen sekundären Pflanzenstoffen. Zahlreiche wissenschaftliche Studien haben ergeben, dass Personen mit einem hohen Gemüsekonsum seltener an sog. Zivilisationskrankheiten leiden als jene mit einem geringen Verzehr von Gemüse. Da jedes Gemüse andere sekundäre Pflanzenstoffe enthält, ist es wichtig, regelmäßig eine vielseitige Auswahl zu sich zu nehmen. Die DGE empfiehlt eine tägliche Aufnahme von ca. 400 g bzw. 3 Portionen Gemüse und Salat; eine Portion entspricht dabei einer Handvoll.

Neben diesen erwünschten Inhaltsstoffen enthalten einige Gemüsearten natürliche Schadstoffe, die entweder vom Körper vertragen werden oder durch bestimmte Zubereitungsformen in ihrer Wirkung entkräftet werden können.

In grünen Bohnen findet man das **Phasin (Bohnengift)**, ein enzymhemmendes Protein, das beim Kochen der Bohnen abgebaut wird. Grüne Bohnen sollten also niemals roh verzehrt werden. Einige Kohlarten wie Blumenkohl, Weißkohl, Rotkohl enthalten **Thioglykoside**; diese hemmen die Jodaufnahme und können so zur Kropfbildung beitragen. Auch **Oxalsäure** und ihre Salze zählen zu den natürlichen Schadstoffen. Das wasserlösliche Kaliumoxalat und das wasserunlösliche Calciumoxalat binden das für den Körper wertvolle Calcium. Bei entsprechenden Dispositionen kann dies zur Bildung von Oxalsteinen in den Nieren führen. Pflanzenarten mit einem besonders hohen Oxalsäuregehalt sind z. B. Mangold, Petersilie, Rhabarber, Rote Bete und Spinat.

Als Folge einer übermäßigen Düngung mit **Nitrat** weisen viele Gemüsearten einen erhöhten Nitratgehalt auf. Nitrat wird durch Bakterien in Nitrit umgesetzt, das im menschlichen Magen-Darm-Trakt bei Anwesenheit von Aminen aus der Nahrung kanzerogene Nitrosamine bildet. Zu den Gemüsearten mit erhöhtem Nitratgehalt zählen vor allem Rote Bete, Kopfsalat, Rettich, Grünkohl, Kohlrabi und Spinat. Weiterhin können im Gemüse Umweltgifte, insbesondere Pestizidrückstände und Schwermetalle, enthalten sein.

(+)

Spinat ist ein nitratreiches Gemüse. Wenn zubereiteter Spinat mehrere Stunden oder über Nacht stehen bleibt, können sich Bakterien vermehren und Nitrat zu Nitrit umwandeln. Daher sollte Spinat umgehend verzehrt oder sehr schnell heruntergekühlt und kalt gestellt werden.

Tab. 2.1 — Inhaltsstoffe ausgewählter Gemüsesorten (pro 100 g roher verzehrbarer Anteil) (nach: HESEKER/HESEKER, Die Nährwerttabelle, 2018/19)

Gemüse	kcal	Wasser (g)	Kalium (mg)	Calcium (mg)	Magnesium (mg)	Eisen (mg)	Vitamin C (mg)
Brokkoli	28	88	260	60	20	0,8	95
Chinakohl	13	94	145	40	10	0,6	25
Fenchel	24	86	495	110	50	2,7	95
Gurke	12	97	165	15	8	0,2	8
Karotte	25	88	330	35	15	0,4	7
Kohlrabi	24	92	320	60	45	0,5	65
Paprika (grün)	20	91	175	10	10	0,4	115
Paprika (rot)	37	87	260	10	15	0,6	140
Radieschen	14	94	240	25	10	0,4	30
Rote Bete	41	86	410	15	20	0,9	10
Spargel	18	93	200	25	15	0,7	20
Tomate	17	94	235	10	10	0,5	20
Weißkohl	25	90	270	45	15	0,5	50
Zucchini	18	93	175	25	20	1,0	20
Mais	87	75	280	2	25	0,4	10
Zwiebel	28	91	160	20	10	0,2	7

2.3 ANBAU

Man unterscheidet Freiland- und Treibhausgemüse:

Freilandgemüse, z. B. Bohnen, Erbsen, Spinat, Sellerie, Zwiebeln, Lauch und Kohl, ist zu einem beträchtlichen Teil für die Lebensmittelindustrie bestimmt. Es wird zu Konserven oder Tiefkühlerzeugnissen verarbeitet. Beim Folienanbau werden die Pflanzen im Freiland mit licht- und luftdurchlässigen dünnen Kunststofffolien bedeckt, um sie vor Kälte und anderen Witterungseinflüssen zu schützen. Auf diese Weise kann die Ernte um mehrere Wochen vorgezogen werden.

Treibhausgemüse, wie Tomaten, Gurken, Kopfsalat, Feldsalat, Paprika, Kohlrabi, Radieschen und Rettich, wird in Gewächshäusern angebaut. Diese energieaufwendige Anbauweise ermöglicht die Regulation der Temperatur und der Luftfeuchtigkeit, sodass auch außerhalb der natürlichen Erntezeiten Frischgemüse geerntet werden kann. Hinsichtlich des Aromas und des Gehaltes an bioaktiven Inhaltsstoffen bestehen im Vergleich zum Freilandgemüse deutliche Defizite.

Eine Besonderheit stellt der Anbau alter und zum Teil in Vergessenheit geratener Gemüsesorten dar; dazu gehören etwa das Bamberger Hörnla, eine Kartoffelsorte aus Franken, und der Bremer Scherkohl. Der Verein **Slow Food** hat es sich zur Aufgabe gemacht, mit dem internationalen Projekt „Arche des Geschmacks“ die bäuerliche Kleinproduktion vor der industriellen Vereinheitlichung zu bewahren und das Aussterben verschiedener Nutzpflanzen und Tierrassen zu verhindern. Es werden Verzeichnisse mit bedrohten Arten und handwerklich besonders hergestellten Lebensmitteln angelegt und verbreitet, um das Wissen darüber zu erhalten und dafür zu sorgen, dass sie schlussendlich wieder in den Handel gebracht werden. Die sog. „Passagiere“ der Arche müssen strenge Aufnahmeregeln erfüllen: Das Produkt muss von hervorragender Qualität sein, es muss sich um ein einheimisches Produkt handeln, es muss eine historische und sozioökonomische Verbindung zu einem bestimmten Gebiet geben, die Erzeugnisse dürfen nur von kleinen Betrieben in kleinen Mengen hergestellt werden, und die Produkte müssen vom Aussterben bedroht sein.

2.4 EINKAUF UND VERWENDUNG

Bei falscher Behandlung kann Gemüse sehr viel von seiner ernährungsphysiologischen Qualität verlieren, z. B. durch falsche Lagerung und Zubereitung.

Folgende Qualitätsmerkmale für den Einkauf sollten beachtet werden:

- Blätter und Blüten sind frisch und elastisch, nicht welk oder vergilbt.
- Wurzel- oder Stängelgemüse ist fest und knackig.
- Fruchtgemüse weist einen sortentypischen Glanz auf.
- Schnittflächen an Stängeln oder Strünken sind hell und feucht, nicht verholzt.

Gemüse kann je nach Art innerhalb von 24 Stunden bis zu 50 % seines Vitamingehaltes verlieren. Das heutige Angebot wird ganzjährig durch Gemüseimporte aus Ländern mit einem günstigeren Klima ergänzt. Dieses Gemüse wird allerdings häufig noch unreif geerntet und verliert auf den langen Transportwegen einen Großteil seiner Inhaltsstoffe. Daher, aber auch mit Blick auf eine nachhaltige Ernährungsweise, sollte frisches saisonales Gemüse aus der Region bevorzugt werden. Aktuelle Umfragen belegen den Trend, dass Gemüse aus der Region immer beliebter wird und deutsche Konsumenten zunehmend bereit sind, für lokale Produkte mehr Geld auszugeben.

Gemüse sollte schonend zubereitet werden, da die enthaltenen Vitamine unter Einwirkung von Hitze und Wasser schnell verloren gehen. Das heißt gründlich, aber nicht zu lange waschen und nicht einweichen. Besonders schonende Garmethoden sind z. B. Dämpfen und Dünsten. Gemüse sollte nicht länger als nötig gegart und nach Möglichkeit nicht über längere Zeit warm gehalten werden.

Obst und Gemüse sollten nicht zusammen in einem Fach aufbewahrt werden. Viele Obstarten scheiden Ethylen aus, ein Gas, das den Reifeprozess beschleunigt. Bei gemeinsamer Lagerung beeinträchtigt es die Haltbarkeit von Gemüse.

2.5 SAISONKALENDER

Gemüse	Jan	Feb	März	April	Mai	Juni	Juli	Aug	Sep	Okt	Nov	Dez
Auberginen								●	●			
Bleich-, Staudensellerie							●	●	●	●		
Blumenkohl						●	●	●	●	●		
Busch-, Stangenbohnen						●	●	●	●	●		
Brokkoli, Spargel						●	●	●	●	●		
Champignons	●	●	●	●	●	●	●	●	●	●	●	●
Chicorée	●	●	●							●	●	●
Chinakohl								●	●	●	●	
Dicke Bohnen						●	●	●				
Einlegegurken							●	●	●	●		
Erbsen, grün						●	●	●				
Fenchel									●	●		
Grünkohl	●	●									●	●
Kartoffeln						●	●	●	●	●		
Kohlrabi					●	●	●	●	●	●		
Kürbis									●	●	●	
Mangold						●	●	●	●			

Gemüse	**Jan**	**Feb**	**März**	**April**	**Mai**	**Juni**	**Juli**	**Aug**	**Sep**	**Okt**	**Nov**	**Dez**
Meerrettich									■	■	■	
Möhren						■	■	■	■	■		
Paprika							■	■	■	■		
Pastinaken								■	■	■	■	
Porree/Lauch							■	■	■	■	■	
Postelein							■	■	■			
Radieschen					■	■	■	■	■	■		
Rettich			■	■	■	■	■	■				
Rosenkohl	■									■	■	■
Rote Bete, Rote Rüben									■	■	■	
Rotkohl									■	■	■	
Salatgurken						■	■	■	■			
Schwarzwurzeln	■									■	■	■
Sellerieknollen									■	■	■	
Spargel				■	■	■						
Spinat			■	■	■	■						
Steckrüben	■									■	■	■
Teltower Rübchen					■	■	■	■	■	■	■	
Tomaten							■	■	■	■		
Topinambur									■	■	■	
Weiß-, Spitzkohl					■	■			■	■	■	
Wirsing					■	■			■	■	■	
Zuckermais								■	■	■		
Zucchini						■	■	■	■	■		
Zwiebeln						■	■	■	■	■		
Blattsalate												
Bataviasalat					■	■	■	■	■			
Eichblattsalat					■	■	■	■	■			
Eisbergsalat					■	■	■	■	■	■		
Endiviensalat/Eskariol						■	■	■	■	■		
Feldsalat/Rapunzel	■	■								■	■	■
Kopfsalat					■	■	■	■	■	■		
Lollo rossa, L. blonda					■	■	■	■	■	■		
Löwenzahn					■	■	■	■	■			
Radicchio							■	■	■	■		

Saisonkalender (nach: aid)

2.6 QUALITÄTSNORMEN

EU-Qualitätsvorschriften sollen den internationalen Warenfluss erleichtern. Synonym werden auch die Begriffe Qualitätsnormen bzw. Vermarktungsnormen verwendet.

Für folgende Bereiche werden Anforderungen festgelegt:

- Mindesteigenschaften (z. B. ganz, sauber, frei von Schädlingen, frei von fremdem Geruch und Geschmack, genügend entwickelt und gereift); Produkte mit erheblichen Mängeln werden von Vermarktung und Verzehr ausgeschlossen.
- Klasseneinteilung (Extra, I, II); äußerliche Merkmale wie Größe und makelloses Aussehen sind maßgebend, sie sagen jedoch nichts über den gesundheitlichen Wert aus.
- Aufmachung und Kennzeichnung (u. a. Ursprungsland, ggf. Sorte und Größe).

Qualitätsnormen für Obst und Gemüse gelten für Erzeugnisse, die in frischem Zustand an den Verbraucher abgegeben werden. Ausgenommen von der Anwendung dieser Normen sind Erzeugnisse, die

- direkt ab Hof vom Erzeuger an die Endverbraucher abgegeben werden,
- an einen Sortier- oder Packbetrieb geliefert werden oder
- nachweislich für die industrielle Be- und Verarbeitung bestimmt sind.

Grundlagen für die Qualitätsprüfungen sind EU-Vermarktungsnormen und deren Durchführungsbestimmungen. Zusätzlich gilt in Deutschland die Verordnung über gesetzliche Handelsklassen für Speisekartoffeln.

Die Einstufung nach deutschen Handelsklassen ist fakultativ. Wird jedoch nach Handelsklassen angeboten, muss das Erzeugnis den in den Handelsklassen festgesetzten Anforderungen entsprechen. Die Einstufung kann bei folgenden Gemüsearten vorgenommen werden: dicke Bohnen, Feldsalat, Knollensellerie, Kohlrabi, Kulturchampignons, Meerrettich, Radieschen, Rettich, Rote Bete und Schwarzwurzeln.

2.7 GEMÜSEERZEUGNISSE

Zu den Gemüseerzeugnissen gehören Gemüsekonserven, Sauergemüse, Tiefkühl- und Trockengemüse. In der Regel kommt das geerntete Gemüse direkt vom Feld in die Verarbeitungsbetriebe, wo es maschinell gewaschen, geputzt und zerkleinert wird. Im nächsten Arbeitsgang wird es blanchiert, um Enzyme zu deaktivieren.

Gemüsekonserven sind in Form von Dosen und Gläsern erhältlich. Durch die Sterilisation kommt es zu Vitaminverlusten, die je nach Art 10–50 % betragen können. Besonders betroffen sind Vitamin C und die B-Vitamine.

Sauergemüse kann durch Milchsäuregärung (Gärungsgemüse) oder die Zugabe von Essig (Essiggemüse) hergestellt werden. Insbesondere Gurken, aber auch Paprika, Silberzwiebeln, Sellerie, kleine Maiskolben, Kürbisse, Rote Bete, Champignons, Blumenkohlröschen und Artischockenherzen werden häufig zu Essiggemüse weiterverarbeitet. Die bekanntesten Gärungsgemüse sind das auf der Grundlage von Weißkohl hergestellte Sauerkraut und die sauren Gurken. Auch Rote Bete, Kürbisse, Bohnen, Oliven und Gemüsepaprika werden auf diese Art konserviert. Zum Würzen werden außerdem noch Kochsalz, Zucker und verschiedene Kräuter und Gewürze zugefügt. Bei der Milchsäuregärung werden die Kohlenhydrate des Gemüses in Milchsäure umgewandelt; sie verleiht dem Gemüse seinen typischen Geschmack, konserviert es gleichzeitig und macht es bekömmlicher. Die meisten wichtigen Nährstoffe bleiben bei diesem Vorgang enthalten. Die im Gärungsgemüse enthaltene Milchsäure regt die Verdauung an und verbessert die Darmflora. Unpasteurisiertes Gärungsgemüse enthält außerdem lebende Milchsäurebakterien.

Tiefkühlgemüse wird in der Regel zunächst blanchiert und danach tiefgekühlt.

Um die Verluste an wertgebenden Inhaltsstoffen so gering wie möglich zu halten, muss bis zur Abgabe an die Verbraucher eine durchgängige Kühltemperatur von −18 °C (Kühlkette) eingehalten werden.

1. GETREIDE
2. GEMÜSE

3. HÜLSENFRÜCHTE

4. PILZE
5. KRÄUTER UND GEWÜRZE
6. OBST
7. MILCH UND MILCHPRODUKTE
8. HÜHNEREIER
9. FLEISCH UND FLEISCHPRODUKTE
10. FISCH UND MEERESFÜRCHTE
11. FETTE UND ÖLE
12. GETRÄNKE
13. ALKOHOLISCHE GETRÄNKE
14. ZUCKER UND SÜSSWAREN

3. HÜLSENFRÜCHTE

Die botanische Bezeichnung für Hülsenfrüchte lautet Leguminosae (Schmetterlingsblütler). Die Hülse sieht der Schote ähnlich, ist aber durch das Fehlen einer Scheidewand im Inneren leicht von dieser zu unterscheiden.

3.1 EINTEILUNG

Als Hülsenfrüchte werden die reifen getrockneten Samen von Pflanzen, die Fruchthülsen ausbilden, bezeichnet. Diese den Schoten ähnlichen sog. „Hülsen" sind namensgebend für diese ein- bis mehrjährigen krautigen oder verholzenden Pflanzen.

Aufgrund ihres hohen Proteingehaltes und der großen Erträge auf kleinen Flächen sind Hülsenfrüchte fast weltweit ein wichtiger Bestandteil der menschlichen Ernährung. Zu ihnen gehören Bohnen, Sojabohnen, Erbsen, Kichererbsen und Linsen.

⊕

Hülsenfrüchte gehörten früher zu den Grundnahrungsmitteln. Sie wuchsen fast überall, waren preiswert und machten satt. Zwischenzeitlich waren sie in den industrialisierten Ländern lange Zeit weitgehend vom Speiseplan verdrängt und galten als Arme-Leute-Essen. Die Vollwertkost hat ihre Bedeutung für die menschliche Ernährung wiederentdeckt, sodass sie heute zunehmend häufiger verzehrt werden. Sie sind besonders in der fleischlosen Kost ein wichtiges Nahrungsmittel.

Erbsen werden in getrockneter Form nur als Palerbsen angeboten, obwohl es über 250 Erbsensorten gibt. Für die Kocheigenschaften der Erbsen ist ihr Stärkegehalt entscheidend. Große Erbsen enthalten im Verhältnis zum Schalenanteil mehr Stärke und kochen daher besonders weich. Die Farbe sagt grundsätzlich nichts über die Qualität aus. Geschälte Erbsen sind leichter verdaulich, da die zellulosereiche Schale entfernt ist. Außerdem werden die Erbsen geschliffen und poliert. Das Schälen und Polieren verkürzt die Zubereitungszeit, allerdings ist die Haltbarkeit von Schälerbsen nicht sehr lang.

Kichererbsen stammen ursprünglich aus Vorderasien. Sie sind gelblich bis hellrötlich, etwas größer als herkömmliche Erbsen und besitzen eine kantige, unregelmäßige Form. Sie eignen sich als Beilage, aber auch als Püree, für Suppen, Eintöpfe, Aufläufe und Salate.

Bohnen gibt es in vielen Farbvariationen, wie z. B. weiße Bohnen, rote Kidneybohnen, braune Bohnen oder braun gesprenkelte Bohnen. Sie haben unterschiedliche Kocheigenschaften und eignen sich für verschiedene Zubereitungen (z. B. Salate, Suppen, Beilagen).

Linsen sehen frisch geerntet hellgrün aus. Nach längerer Lagerung verfärben sie sich gelbbraun bis braun. Die Größe der Samen gilt als Qualitätskriterium. Größenunterschiede sind sortenbedingt, verschiedene Güteklassen werden durch maschinelle Siebung gewonnen. Je größer der Samen, desto teurer. Kleine Linsen sind den großen jedoch geschmacklich überlegen. Sie haben einen größeren Schalenanteil, und die Schale liefert den typischen Geschmack. Rote Linsen sind noch kleiner, werden oft geschält angeboten und sind besonders schnell gar.

Sojabohnen ähneln im Aussehen den Buschbohnen. Die Samen sind gelb, grün, braun oder schwarz. Sojabohnen enthalten wesentlich mehr Protein (ca. 34 %) und Fett (18 %) als andere Hülsenfrüchte. Ganze Bohnen haben praktisch keine Marktbedeutung, ihre verschiedenen Produkte allerdings umso mehr.

Keimlinge sind Jungpflanzen, die nach kurzer Quellzeit die Samenschale durchbrochen haben und noch vom Nährgewebe des Samens zehren. Vielfach werden Keimlinge auch als „Sprossen" bezeichnet, was allerdings weder botanisch noch sprachlich korrekt ist. Während des Keimvorgangs finden in der Pflanze Umbauprozesse statt: Die Qualität der Proteine und Fette verbessert sich, und komplexe Kohlenhydrate werden zu einfachen Zuckern abgebaut. Der Gehalt an Vitaminen und Ballaststoffen nimmt zu, ebenso die Mineralstoffverfügbarkeit. Keimlinge enthalten eine beträchtliche Menge an den Vitaminen C, B_1, B_2, B_6, Niacin, Folat und Biotin sowie an den Mineralstoffen Calcium, Phosphor, Magnesium, Zink und Eisen.

Wertmindernde Stoffe, wie z. B. die Phytinsäure, werden zum Teil abgebaut. Der Energiegehalt sinkt, nicht zuletzt durch die hohe Wasseraufnahme der Pflanzen. Die Keimlinge von Hülsenfrüchten, wie z. B. der Mungobohnen (umgangssprachlich häufig als Sojakeimlinge bezeichnet), enthalten gesundheitsschädigende Stoffe, etwa Trypsin-Inhibitoren oder Hämagglutinine. Dadurch sind sie roh nicht verzehrfähig und müssen vor dem Servieren blanchiert werden.

Gemüsekeimlinge sind aufgrund der Infektionen mit dem EHEC-Bakterium (Enterohämorrhagische Escherichia coli) im Frühjahr 2011 vermehrt in den Fokus der Aufmerksamkeit gerückt, denn die benötigte Anzuchttemperatur von 38 °C begünstigt das Wachstum von Bakterien auf den nährstoffhaltigen Keimen. Besonders wichtig ist daher im Handel die Einhaltung der Kühlkette.

Ein zweiter wichtiger Bereich ist mittlerweile das Angebot von **Samen** für die Keimanzucht zu Hause. Neben Getreidekörnern spielen die Samen von Rettich, Radieschen, Zwiebel, Senf, Rucola, Rotkohl, Brokkoli, Gartenkresse oder Sonnenblumen eine Rolle.

⊕

Bereits im 8. Jh. v. Chr. waren Hülsenfrüchte in Europa, im Mittelmeerraum und im Nahen Osten bekannt. Leguminosen sind mit ca. 18.000 Arten die drittgrößte Familie der Blütenpflanzen. Sie gehören zu den ältesten und, mit einer Weltproduktion von etwa 150 Millionen Tonnen, auch zu den wichtigsten Kulturpflanzen. In den Ursprungsländern spielen die Hülsenfrüchte, vor allem Bohnen, eine wichtige Rolle als Grundnahrungsmittel.

3.2 INHALTSSTOFFE

Hülsenfrüchte sind fettarm und liefern große Mengen an Ballaststoffen und Kohlenhydraten. Eine Ausnahme bildet in diesem Fall die Sojabohne. Hülsenfrüchte besitzen den höchsten Proteingehalt aller pflanzlichen Lebensmittel (ca. 20–33 %); allerdings fehlt es ihnen an der essenziellen Aminosäure Methionin. Kombiniert man sie mit Getreide, stellen sie jedoch eine optimale Versorgung des Körpers sicher. Außerdem liefern Hülsenfrüchte wichtige Vitamine und Mineralstoffe, wie z. B. die Vitamine K, C, E, B-Vitamine und die Mineralstoffe Eisen, Kalium, Phosphor, Magnesium und Mangan. Die Keimlinge der Hülsenfrüchte weisen einen noch höheren Nährstoffgehalt auf. Hülsenfrüchte stellen damit – vor allem für Vegetarier – eine nahrhafte Alternative zum Fleischkonsum dar.

Darüber hinaus enthalten Hülsenfrüchte Saponine und Protease-Inhibitoren; diesen bioaktiven Substanzen wird eine krebsvorbeugende Wirkung zugeschrieben. Allerdings können Hülsenfrüchte Blähungen verursachen, die durch die unverdaulichen Oligosaccharide Stachyose und Verbascose hervorgerufen werden. Für diese Stoffe besitzt der menschliche Organismus keine Verdauungsenzyme, und so werden sie im unteren Darmabschnitt von Darmbakterien vergoren. Die dabei entstehenden Gase können zu Blähungen führen. Diese lassen sich dadurch mindern, dass Hülsenfruchtgerichte mit bestimmten Gewürzen, vor allem Fenchel, Anis, Kümmel, Kreuzkümmel und Koriander gewürzt und zusammen mit Getreideprodukten, wie Brot oder Nudeln, gegessen werden.

Hülsenfrüchte enthalten einen hohen Anteil an Purin. Deshalb sollten Gichtkranke diese Lebensmittel nur in geringem Maße verzehren. Lektine gehören zu den natürlichen Inhaltsstoffen von Hülsenfrüchten, die nach ihrer Wirkung auch als Phytohämagglutinine bezeichnet werden. Sie sind Proteine, die z. B. eine Agglutination der roten Blutkörperchen bewirken. Lektine sind beispielsweise enthalten in Sojabohnen, grünen Bohnen (Phasin) und Feuerbohnen. Kochen und Blanchieren inaktiviert die Lektine.

⊕

Wie kommen die Proteine in die Pflanze

Verantwortlich dafür sind die sog. „Knöllchenbakterien" (Rhizobien). Dies sind häufige und verbreitete Bodenbakterien. Ihre Bedeutung liegt in ihrer Fähigkeit, mit Pflanzen aus der Familie der Leguminosen eine Symbiose einzugehen. Rhizobien besitzen die Fähigkeit, molekularen Luftstickstoff zu binden und damit biologisch verfügbar zu machen. Stickstoff ist ein entscheidendes Element zur Synthese von Proteinen. Dies ist jedoch nur in der Symbiose mit Pflanzen möglich.

Tab. 3.1 — Die Nährstoffzusammensetzung verschiedener Hülsenfrüchte; angegeben in % vom essbaren Anteil von 100 g verzehrfähigem Lebensmittel (nach: HESEKER/HESEKER, Die Nährwerttabelle, 2018/19)

Lebensmittel	Proteine	Fett	Kohlenhydrate (verwertbare)	Kohlenhydrate (Ballaststoffe)
Bohnen (weiß), getrocknet	21	2	35	23,0
Erbsen, getrocknet	23	1	41	16,6
Kichererbsen, getrocknet	19	6	44	15,5
Linsen, getrocknet	24	2	41	17,0
Sojabohnen, getrocknet	35	18	6	22,0

3.3 ANBAU

Leguminosen werden weltweit angebaut. Die Deutschen verzehren jährlich ungefähr 1,2 kg pro Kopf. Davon stammen nur etwa 10 % aus deutschem Anbau. Der überwiegende Teil kommt aus Amerika, China, Vorderasien, Spanien und der Türkei. Leguminosen werden auch in der Landwirtschaft verbreitet als Futtermittel für Wiederkäuer und Schweine eingesetzt. Da die meisten von ihnen in ihren Wurzelknöllchen eine Symbiose mit stickstofffixierenden Bakterien eingehen, tragen sie dadurch auch zur Fruchtbarkeit des Bodens bei (Gründüngung) bzw. ermöglichen es den Leguminosen, auch auf stickstoffarmen Böden zu gedeihen.

Von besonderer Bedeutung ist der Anbau von Sojabohnen. Die Welternte 2012 belief sich auf über 253 Millionen Tonnen. Dabei ernteten lediglich zehn Staaten über 97 % der weltweit angebauten Sojabohnen. Seit 1997 bauen auch Landwirte in Süddeutschland den proteinreichen Rohstoff an, hauptsächlich als Biosoja für Lebensmittelverarbeiter; die produzierte Menge entspricht etwa 0,0005 % der Weltproduktion. In der gesamten EU ist die Sojaproduktion aufgrund der klimatischen Bedingungen eher marginal.

3.4 PRODUKTE AUS SOJABOHNEN

Sojaöl ist ein wichtiger Rohstoff zur Margarineerzeugung. Viele Fertigprodukte, wie Mayonnaise, Remoulade, Dressings, Back- und Süßwaren, Feinkostsalate und Fischkonserven, enthalten ebenfalls Sojaöl.

Lecithin fällt bei der Gewinnung des Sojaöles an. Die emulgierende Wirkung von Lecithin wird von der Lebensmittelindustrie zur Herstellung von Mayonnaisen, Teigen und Cremes genutzt.

TVP (textured vegetable protein = strukturiertes pflanzliches Protein; Sojafleisch) aus Sojaschrot: Aus dem Sojaschrot wird das Protein herausgelöst, zu einem fleischähnlichen Produkt geformt und mit Geschmacksstoffen angereichert. Es wird im Wasser eingeweicht und dann weiterverarbeitet.

Sojasauce (Shoyu, Tamari) entsteht durch Fermentation von Sojabohnen, Weizen oder Reis, Salz und Wasser.

Geröstete Sojakerne finden Verwendung in der Süßwarenindustrie und als Knabberartikel.

Tofu (Sojaquark) wird hergestellt, indem die Sojabohnen eingeweicht, gemahlen und aufgekocht werden. Der abgepressten Flüssigkeit, der Sojamilch, werden die Salze Calciumsulfat und Nigari hinzugegeben, wodurch die „Milch“ gerinnt. Die Eiweißmasse trennt sich von der Molke und kann zu Tofu gepresst werden. Tofu ist eher geschmacksarm.

Eine heimische Alternative sind Lupinensamen. Nach dem Auspressen der eingeweichten Samen kann die Lupinenmilch ebenfalls dickgelegt und zu Lupinentofu, -schnitzel oder auch -würstchen verarbeitet werden.

Sojadrink ist eine pflanzliche Alternative zur Milch. Er dient Menschen, die auf Milch verzichten, als Grundlage für weitere Nahrungsmittel. Traditionelle Sojamilch, eine stabile Emulsion aus Öl, Wasser und Proteinen, ist ein flüssiger Extrakt aus ganzen Sojabohnen. Die Flüssigkeit wird durch das Einweichen trockener Sojabohnen hergestellt, die anschließend mit Wasser ausgedrückt werden. In Deutschland darf Sojamilch im Handel nur als Sojadrink verkauft werden. Neben Sojajoghurt und -desserts gibt es auch Sojacreme als Sahneersatz.

Miso ist eine milchsauer vergorene Paste aus Sojabohnen, Kochsalz und Getreiden und dient als Suppengrundlage, aber auch zum Würzen von Saucen und verschiedenen Gerichten.

Weiterhin sind Sojamargarine und Sojamehl im Handel. Darüber hinaus gibt es noch eine Vielzahl von Sojaprodukten wie Mehl, Flocken, Pasten, Sprossen, Würstchen, Brotaufstrich usw.

Gentechnik

Sojaprodukte sind heute in vielen Nahrungsmitteln enthalten, was im Zusammenhang mit der Einführung von gentechnisch veränderten Sojasorten zu einer kontroversen Diskussion über mögliche weitreichende Konsequenzen führte. Heute ist der Einsatz von gentechnisch verändertem Saatgut allgegenwärtig. In den wichtigsten Erzeugerstaaten USA, Brasilien, Argentinien, Bolivien und Paraguay wird Gentechnik im Sojaanbau bereits in großem Maßstab eingesetzt.

3.5 EINKAUF UND VERWENDUNG

Unterteilt werden die Hülsenfrüchte nach ihrer Größe, Gleichmäßigkeit, Form, Farbe und Kochfähigkeit. Beim Einkauf sollte darauf geachtet werden, dass die Körner sauber, glatt und glänzend sind und keine kreisrunden Löcher oder schwarze Stellen aufweisen (Schädlingsbefall!). Die Ware sollte frisch und würzig riechen.

Zubereitung und Lagerung

Hülsenfrüchte enthalten nur sehr wenig Wasser. Dadurch sind sie, sofern sie trocken, dunkel, luftig und gut verpackt gelagert werden, mindestens ein bis zwei Jahre haltbar. Vor dem Kochen werden die meisten Hülsenfrüchte über Nacht eingeweicht, wodurch ein Teil der unverdaulichen Kohlenhydrate abgebaut wird.

Vorsicht bei rohem Verzehr

Rohe Bohnen, Erbsen und Kichererbsen enthalten gesundheitsschädliche Substanzen, die zu Vergiftungserscheinungen führen oder die Aufnahme wichtiger Nährstoffe behindern können. Keimlinge von Soja, Erbsen und Kichererbsen sollten deshalb drei Minuten in kochendem Wasser blanchiert oder zehn Minuten schonend gedünstet werden. Rohe Keimlinge von Mungobohnen, Luzernen und Linsen können unbedenklich gegessen werden. Vom Verzehr von Gartenbohnenkeimlingen ist ganz abzuraten. Einige Hülsenfrüchte können aber auch roh gegessen werden, z. B. Zuckererbsen.

1. GETREIDE
2. GEMÜSE
3. HÜLSENFRÜCHTE

4. PILZE

5. KRÄUTER UND GEWÜRZE
6. OBST
7. MILCH UND MILCHPRODUKTE
8. HÜHNEREIER
9. FLEISCH UND FLEISCHPRODUKTE
10. FISCH UND MEERESFÜRCHTE
11. FETTE UND ÖLE
12. GETRÄNKE
13. ALKOHOLISCHE GETRÄNKE
14. ZUCKER UND SÜSSWAREN

4. PILZE

⊕

Pilze bilden ein eigenes Reich heterotropher Eukaryoten, zwischen Pflanzen und Tieren. Bis heute sind über 100.000 Arten bekannt. Unter den Echten Pilzen, zu denen auch Schimmel- und Hefepilze zählen, gibt es zahlreiche essbare Arten (Speisepilze), aber auch viele ungenießbare und giftige Pilze.

4.1 EINTEILUNG

Die für den Menschen verträglichen Pilze werden als Speisepilze bezeichnet; sie bilden charakteristische Fruchtkörper, die Sporen tragen. Nur dieser Teil wird verzehrt. Der gesamte Pilz besteht jedoch aus dem Vegetationskörper, der sich aus Primärwurzelfäden (Hyphen) zusammensetzt, die wiederum einen Teil des Pilzgeflechts (Myzel) darstellen. Das Myzel breitet sich im Boden großflächig als feines Fadengeflecht aus.

Pilze sind im Lebensmittelladen in der Gemüseabteilung zu finden. Dennoch gehören sie korrekterweise nicht zu dieser Gruppe, da sie kein Chlorophyll besitzen und somit nicht durch Fotosynthese Biomasse produzieren können. Sie sind auf die Zufuhr von Nährstoffen angewiesen, die sie beim Zersetzen pflanzlicher und tierischer Produkte erhalten (heterotrophe Ernährungsweise).

4.2 INHALTSSTOFFE

Speisepilze sind kohlenhydrat- und energiearm und enthalten praktisch kein Fett. Sie liefern jedoch einige wichtige Aminosäuren und Ballaststoffe. Außerdem enthalten frische Speisepilze reichlich Vitamin D, B_2, Niacin, Folsäure, Pantothensäure und Biotin. Sie sind auch reich an Mineralstoffen, wie z. B. Kalium, Eisen, Kupfer und Mangan. Pilze enthalten relativ viel Purin; deshalb sind sie für Gichtkranke nur bedingt zu empfehlen. Die meisten Vitamine werden jedoch bei der Zubereitung durch die Hitze zerstört. Der volle Vitamingehalt kann nur bei Pilzen ausgeschöpft werden, die auch roh genießbar sind (z. B. Champignons). Trotz ihres hohen Wasser- und geringen Fettgehaltes sind Speisepilze relativ schwer verdaulich. Dieser Umstand ist durch das in den äußeren Zellwänden der Fruchtkörper enthaltene Chitin bedingt, ein Polysaccharid, das im menschlichen Verdauungssystem nicht aufgeschlossen werden kann. Insgesamt gesehen, ist der Nährwert der Pilze, verglichen mit anderen Lebensmitteln, nicht besonders hoch. Die Zellwände sind so dick, dass nur ein geringer Teil des Proteins verwertbar ist.

Pilzvergiftungen werden von den giftigen Stoffwechselprodukten der Pilze, den Mykotoxinen, hervorgerufen. Diese werden auch von einigen der mikroskopisch kleinen Schimmelpilze gebildet.

Pilze sind oftmals mit Strahlung belastet. Das Bundesamt für Verbraucherschutz und Lebensmittelsicherheit hat nach dem tragischen Unglück in Japan im März 2011 seine Empfehlungen hinsichtlich der radioaktiven Belastungen veröffentlicht, ebenso das BMELV.

Lebensmittelimporte aus Japan sind für die EU eher unbedeutend, daher besteht in Europa kaum eine Gefahr. Vor Ort in Japan sieht das für die Menschen natürlich anders aus.

Die Folgen der Katastrophe von Tschernobyl (1986) sind bis heute nachweisbar und messbar. Waldpilze stellen hierbei einen „guten" Indikator dar. 2010 kam es im Jahresbericht Tschernobyl 2010 in keiner Probe zu einer Überschreitung des Höchstwertes für die maximale kumulierte Radioaktivität von Cäsium-134 und Cäsium-137.

„In allen Nahrungsmitteln kommen Substanzen mit radioaktiven Elementen vor, die natürlich entstanden sind. Die häufigsten strahlenden Elemente in Nahrungsmitteln sind das radioaktive Kalium-40 (K-40) und die langlebigen radioaktiven Kerne der Elemente Uran, Radium, Blei, Polonium und Thorium. Die Belastung von Lebensmitteln infolge des Reaktorunfalls in Tschernobyl im Jahre 1986 wirkt sich noch regional auf die radioaktive Belastung bestimmter Pilzarten, Wild und Waldbeeren aus" (Bundesamt für Verbraucherschutz und LM-Sicherheit, www.bvl-bund.de).

Warum speichern Pilze Schwermetalle und radioaktive Substanzen?

Ihr stark wasserhaltiger Fruchtkörper benötigt, um die Flüssigkeit in den Zellen zu binden, große Mengen an Kalium. Doch das System, das diesen Mineralstoff transportiert, vermag nicht zwischen Kaliumionen und den gleich geladenen Cäsiumionen zu unterscheiden – beim Pilz genauso wenig wie bei Mensch und Tier. Deshalb wurde das durch das Reaktorunglück freigesetzte Cäsium anstelle von Kalium von den Pilzen aufgenommen.

4.3 AUFBAU DER PILZE

Der Aufbau eines Pilzes wird exemplarisch in Abbildung 4.13 dargestellt. Nur der Fruchtkörper wächst oberirdisch. Die Hyphen, die das Myzel bilden, befinden sich unter der Erde.

Abb. 4.1 — Aufbau eines Blätterpilzes (nach: www.was-wir-essen.de, 2012)

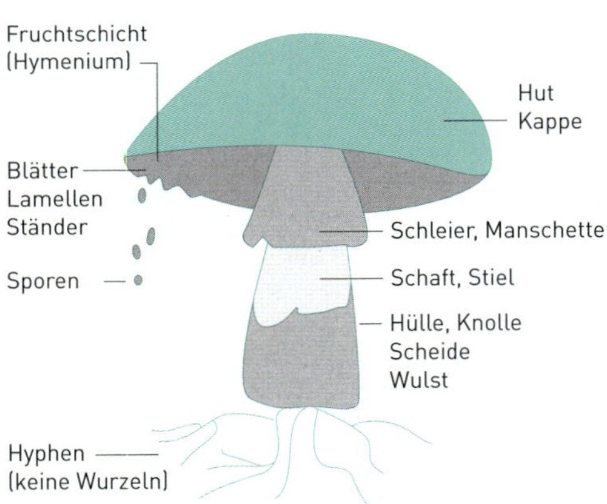

4.4 PILZSORTEN

Die Zahl der essbaren **Wildpilze** ist um ein Vielfaches größer als die Anzahl an Pilzen, die sich kontrolliert und auch wirtschaftlich anbauen lassen (sog. „Kulturpilze"). Das Angebot an Wildpilzen hängt unter anderem von der Temperatur, der Feuchtigkeit des Bodens und der Luft, der Bodenqualität und der Lebensgemeinschaft mit anderen Pflanzen ab. Wildpilze bleiben daher ein schwer kalkulierbares Saisongeschäft. Pfifferlinge, Steinpilze, Trüffeln, aber auch Morcheln, Maronenröhrlinge oder Reizker sind nur einige der klassischen und aromatischen Wildpilze. Die Saison beginnt im April mit Speisemorcheln, Maipilzen und Stockschwämmchen und endet spätestens im November. In der Regel sind junge, kleine Wildpilze schmackhafter als ältere Exemplare.

Speisepilze, wie Champignons, Austernpilze und Shiitake, lassen sich gut anbauen. Shiitake wird am längsten kultiviert, der Champignon mit Abstand am häufigsten. Diese Kulturpilze sind für den Verbraucher ganzjährig verfügbar. Sie werden in Spezialbetrieben angebaut und wachsen unabhängig von Witterungseinflüssen und Jahreszeiten auf einem kontrollierten Substrat. So sind mehrere Ernten pro Jahr möglich. Da sie keinen Umwelteinflüssen ausgesetzt sind, speichern sie weder Schwermetalle noch radioaktive Substanzen. Darüber hinaus werden die Bestände an Wildpilzen geschont.

Generell dürfen Wildpilze – anders als Kulturpilze – nicht roh verzehrt werden. Die in den meisten Wildpilzen vorkommenden Hämolysine können eine Schädigung der roten Blutkörperchen bewirken. Die Hämolysine werden aber durch das Erhitzen zerstört, sodass gegarte Wildpilze genießbar sind.

Pfifferlinge werden nicht gezüchtet, sondern müssen im Wald gesammelt werden. Sie können nur in enger Lebensgemeinschaft (Symbiose) mit bestimmten Pflanzen leben und Fruchtkörper hervorbringen. Noch heute, Jahrzehnte nach der Katastrophe von Tschernobyl, kann es in seltenen Fällen passieren, dass zu stark radioaktiv belastete Pfifferlinge in den Handel kommen. Dabei wird dann meist eine zu hohe

Dosis Cäsium-137 nachgewiesen, das 1986 in großen Mengen in die Umwelt freigesetzt wurde.

Austernpilze sind Primärzersetzer, die auf Laubholz wachsen. Sie bilden ein Myzel, das auf die Zersetzung von Holzstoffen (Lignin) und Cellulose spezialisiert ist, aber auch aus dem Boden Feuchtigkeit und Nährstoffe aufnehmen kann.

Shiitake sind ebenfalls Primärzersetzer, die fast ausschließlich auf und von abgestorbenem Laubholz leben. Auch sie bilden ein Myzel, das ausschließlich auf die Zersetzung von Holzstoffen (Lignin) und Cellulose spezialisiert ist.

Champignons hingegen sind Folgezersetzer, die bevorzugt Substrat besiedeln, das bereits mikrobiologisch, chemisch oder physikalisch aufgeschlossen wurde. Sie gedeihen auf Pferdemistkompost und angerottetem Stroh.

Mu-Err (chinesische Morchel) findet in vielen ostasiatischen Gerichten Verwendung. Er wird bei uns vorwiegend in getrockneter Form in asiatischen Lebensmittelgeschäften angeboten, ist aber ein weltweit an zahlreichen Baumarten wachsender Pilz.

Mykorrhizapilze gedeihen nur in Lebensgemeinschaften mit bestimmten Bäumen, wodurch ihre gezielte Zucht erschwert wird. Dazu gehören beispielsweise Trüffeln, Steinpilze und Maronenröhrlinge.

4.5 EINKAUF UND VERWENDUNG

Ein Großteil der in Deutschland verzehrten Pilze sind Champignons. Das Angebot umfasst Kulturpilze aus spezialisierten Zuchtbetrieben sowie Wildpilze und Mischpilze (Mischungen verschiedener Pilzarten), die unverarbeitet oder als Pilzerzeugnisse im Handel angeboten werden.

Qualitätsmerkmale

Ein wichtiges Qualitätsmerkmal für rohe Pilze ist die Frische. Die Pilze dürfen nicht überreif sein und müssen weitgehend von Erde, Blättern und Nadeln befreit und frei von sichtbarem Schimmel sein. Sie sollten prall und saftig aussehen. Das Fleisch sollte fest und hell sein, nicht weich, fleckig oder ausgetrocknet. Trockene Stielenden hingegen zeigen, dass die Pilze schon längere Zeit lagern. Größere Pilze sind meist aromatischer, da sie reifer sind. Braune Champignons schmecken intensiver als hellbraune oder weiße. Speisepilze für die industrielle Verarbeitung dürfen nur kurz nach der Ernte verwendet werden; sie müssen dafür sauber, geputzt und frei von Schädlingen sein. Pilze verderben recht schnell und sollten daher nur bis zu zwei Tage ohne Plastikverpackung im Gemüsefach des Kühlschranks aufbewahrt werden. Frische Pilze lassen sich gut einfrieren. Getrocknete Pilze haben einen intensiveren Geschmack und müssen vor der Verwendung in Wasser eingeweicht werden.

4.6 PILZERZEUGNISSE

Zu den Pilzerzeugnissen gehören Pilzkonserven, getrocknete und gesalzene Pilze. Außerdem sind tiefgefrorene Pilze, Pilzpulver, Essigpilze, milchsäurevergorene Pilze, Pilzextrakt, Pilzkonzentrat sowie Pilztrockenkonzentrate erhältlich.

Pilzkonserven enthalten Speisepilze in wässrigem Aufguss, die durch Hitzesterilisation haltbar gemacht sind. Verkehrsüblich sind dabei auch Zutaten wie Speisesalz, Zitronensäure, Milchsäure, Ascorbinsäure, Essig (bei Essigpilzen), Zucker, Geschmacksverstärker und Gewürze.

Trockenpilzen wurde ein großer Teil ihrer Feuchtigkeit entzogen. Sie dürfen einen Wassergehalt von maximal 12 % aufweisen. Vor der Verwendung müssen sie in der Regel erst in Wasser quellen.

Gesalzene Pilze werden durch Zusatz von Kochsalz haltbar gemacht. Soll eine Haltbarkeit über mehrere Monate erreicht werden, so beträgt der Kochsalzgehalt im Enderzeugnis zwischen 15–20 %.

(+)

Früher wurde angenommen, dass aufgewärmte Speisepilze giftig seien. Das trifft nicht zu. Reste von Pilzgerichten können durchaus aufgewärmt werden, wenn diese nach der Zubereitung rasch abgekühlt und bei 2–4 °C aufbewahrt worden sind. Beim Wiedererwärmen ist eine Mindesttemperatur von 70 °C zu erreichen.

4.7 SAISONKALENDER FÜR HEIMISCHE PILZE

Tab. 4.1 — Saisonkalender heimischer Pilze (nach: aid)

Pilz	Jan	Feb	März	April	Mai	Juni	Juli	Aug	Sep	Okt	Nov	Dez
Austernpilz (Zucht)	■	■	■	■	■	■	■	■	■	■	■	■
Champignon (Zucht)	■	■	■	■	■	■	■	■	■	■	■	■
Maronenpilz						■	■	■	■	■		
Morchel				■	■	■						
Pfifferling							■	■	■	■	■	
Shiitake (Zucht)	■	■	■	■	■	■	■	■	■	■	■	■
Steinpilz						■	■	■	■	■		
Stockschwämmchen				■	■	■	■	■	■	■	■	■

4.8 ZUBEREITUNG UND LAGERUNG

Das Zubereiten von Speisepilzen ist einfach. Sie brauchen weder gewaschen noch geschält zu werden, denn Zuchtpilze sind in der Regel kaum verschmutzt.

Da sich Zuchtpilze schnell mit Wasser vollsaugen und dadurch ihr Aroma verlieren, ist es am besten, sie nur mit Küchenpapier von möglichen Erd-, Stroh- oder Substratresten zu reinigen und allenfalls ganz kurz unter fließendes Wasser zu halten. Die Pilzstiele können problemlos mitverwertet werden, solange sie nicht zäh und ausgetrocknet sind. Vertrocknete oder stark verschmutzte Enden werden am besten sparsam abgeschnitten. Die Pilzhüte müssen nicht geschält werden.

Zuchtpilze sind sehr vielseitig zu verwenden: Sie können gekocht, geschmort, gegrillt, gedünstet oder roh in Salaten verarbeitet werden. Ebenso können sie getrocknet oder in Essig und Öl eingelegt werden. Pilze verderben leicht aufgrund ihres hohen Wassergehaltes und ihrer zarten Struktur. So sollten frische Pilze luftig, locker und kühl gelagert werden. Frische Pilze halten sich im Kühlschrank höchstens einige Tage. Am besten ist es, frische Pilze gleich nach dem Kauf (oder dem Sammeln) zu verarbeiten oder zu verzehren.

1. GETREIDE
2. GEMÜSE
3. HÜLSENFRÜCHTE
4. PILZE

5. KRÄUTER UND GEWÜRZE

6. OBST
7. MILCH UND MILCHPRODUKTE
8. HÜHNEREIER
9. FLEISCH UND FLEISCHPRODUKTE
10. FISCH UND MEERESFÜRCHTE
11. FETTE UND ÖLE
12. GETRÄNKE
13. ALKOHOLISCHE GETRÄNKE
14. ZUCKER UND SÜSSWAREN

5. KRÄUTER UND GEWÜRZE

Kraut oder Gewürz?

So wie innerhalb des Begriffes der Kräuter fließende Übergänge gelten, verhält es sich auch in der Abgrenzung der Kräuter zu den Gewürzen. Auch Gewürze sind Pflanzenteile, die zur Speisenzubereitung verwendet werden. Anders als bei Kräutern finden sich hier aber auch Teile von Gehölzen (z. B. Zimt als Rinde des Zimtbaumes, Gewürznelken als Knospen des Gewürznelkenbaumes). Hinzu kommt, dass Gewürze oftmals tropischer oder subtropischer Herkunft sind, wogegen die hierzulande verwendeten Kräuter in unserem Klima gedeihen können. Das Kraut (von althochdeutsch krut „nutzbares Gewächs") bedeutet ursprünglich nützliche Pflanze – im Gegensatz zu Unkraut. In der Pharmazie: Herba, unspezifische Teile einer Heilpflanze. Als eine Grundregel kann festgehalten werden, dass getrocknete Pflanzen als Gewürze bezeichnet werden, während sie im frischen Zustand zu den Kräutern gezählt werden.

5.1 KRÄUTER

5.1.1 Einteilung

Der Begriff Kräuter stellt keine botanische Systematik dar, denn Kräuter werden über ihre Nutzung definiert. Je nach Einsatzgebiet wird unterschieden in Heil-, Gewürz- und Küchenkräuter. Überschneidungen sind häufig, denn viele Küchenkräuter haben gleichzeitig eine heilende oder gesundheitsfördernde Wirkung. Die Anwendungsintention entscheidet dann über die Zugehörigkeit zur einen wie zur anderen Gruppe. Die Wirkstoffe sind in Blättern, Blüten, Wurzeln, Zwiebeln, Rinden, im Holz oder in den Samen und Früchten enthalten.

Küchenkräuter werden zum Würzen von Speisen verwendet. Sie werden im Handel sowohl frisch als auch in getrockneter oder tiefgefrorener Form angeboten. Den höchsten Gehalt an wertvollen Inhaltsstoffen liefern sie jedoch, wenn sie direkt nach der Ernte frisch verwendet werden.

Heilkräuter werden nach der Wirkungsweise ihrer Inhaltsstoffe in stark wirksame und weniger stark wirksame Heilkräuter unterschieden. Die wichtigsten Wirkstoffe sind die leicht flüchtigen, aromatischen ätherischen Öle. Heilkräuter finden Anwendung in Form von Tees, Arzneiweinen, Tinkturen und Frischpflanzensäften. Äußerlich wirken können sie als Badezusätze, Öle, Tinkturen, Umschläge, Salben, Inhalationen oder auch als Kräuterkissen.

Kraut ist nicht gleich Kraut. Genau genommen ist ein Kraut eine nicht verholzende Pflanze (z. B. Petersilie, Schnittlauch). Aber schon Beispiele von Halbsträuchern wie Salbei, Rosmarin und Thymian, die an ihrer Basis verholzen und trotzdem zu den Würz- und Heilkräutern zählen, zeigen, wie unscharf der Begriff der Kräuter verwendet wird.

„Kräuter" ist heute ein Sammelbegriff: Er umfasst einjährige (z. B. Dill, Kerbel), zweijährige (z. B. Kümmel, Petersilie) und mehrjährige Pflanzen (z. B. Schnittlauch, Zitronenmelisse), die krautig oder als Halbstrauch wachsen.

5.1.2 Inhaltsstoffe

Die spezifischen Inhaltsstoffe eines jeden Krautes lassen es jeweils individuell wirken. Diese Wirkstoffe der Kräuter können verschiedener Art und Zusammensetzung sein. So finden sich in ihnen besonders häufig ätherische Öle, Alkaloide, Harze, Bitter-, Gerb- und Schleimstoffe, organische Säuren, Mineralstoffe und Vitamine.

Der hohe Gehalt an ätherischen Ölen ist allen als Kräutern verwendeten Pflanzen gemeinsam. Diese Öle verleihen ihnen jeweils den charakteristischen unverwechselbaren Duft. Ätherische Öle sind sehr empfindlich gegenüber Sauerstoff, Wärme und Licht. Deshalb muss die Verarbeitung der Kräuter schonend erfolgen. Küchenkräuter sind energiearm und enthalten zahlreiche Vitamine, Mineralstoffe und sekundäre Pflanzenstoffe. Die meisten Küchenkräuter haben auch milde Heilwirkungen, wie z. B. Appetitanregung und Verdauungsförderung.

In der Aromatherapie werden ätherische Öle zur Beeinflussung von Gesundheit und Wohlbefinden eingesetzt. Ätherische Öle sind in Arzneimitteln und auch in kosmetischen Präparaten enthalten.

Seit 2011 sind Steviolglykoside (E 960) als Lebensmittelzusatzstoffe zugelassen. Dieser Inhaltsstoff entstammt der Pflanze Stevia rebaudiana („Süßkraut" oder auch „Honigkraut"). Steviaprodukte können eine Süßkraft entfalten, die das 30-fache von Rübenzucker erreicht. Dabei liefern sie kaum Energie, sind für Diabetiker geeignet und wirken nicht kariogen. Steviaprodukte könnten zunehmend synthetische Süßstoffe ersetzen. Der Zulassung waren lange Diskussionen um die gesundheitliche Unbedenklichkeit vorausgegangen.

5.1.3 Anbau

Die Heimat vieler heute bei uns verwendeter Kräuter liegt im Mittelmeerraum. Sie benötigen zur vollen Ausbildung ihrer aromatischen Stoffe warmes, gemäßigtes Klima mit heißen Sommern und nicht zu kalten Wintern sowie karge, nährstoffarme Böden. Viele andere Kräuter gedeihen auch in nordeuropäischem Klima gut und brauchen oft nur wenig Pflege. Andere breiten sich auf nährstoffhaltigen Böden rasch aus, wie zum Beispiel die Brennnessel.

Die meisten Küchenkräuter lassen sich ohne großen Aufwand im Garten oder auf der Fensterbank selbst ziehen. In einem Kräutergarten müssen die verschiedenen Ansprüche der Pflanzen so miteinander in Einklang gebracht werden, dass die unterschiedlichen Bedürfnisse befriedigt werden. Es ist besonders auf Sonne oder Schatten, nährstoffreiche oder karge Böden, feuchte oder trockene Standorte und auf den pH-Wert des Bodens zu achten.

Ideal ist eine Anordnung, wie sie in alten Bauern- und Klostergärten zu finden ist. Für kleine Gärten, Balkone und Fensterbänke bietet sich der Anbau in Blumentöpfen an. Der Erntezeitpunkt von Kräutern ist kurz vor der Blütezeit erreicht, denn dann ist der Gehalt an Aromastoffen am höchsten. Jede Art der Konservierung vermindert mehr oder weniger die Würzkraft der Kräuter.

Es ist nicht unbedingt erforderlich, einen eigenen Kräutergarten anzulegen, denn viele Pflanzen und Kräuter können in freier Natur gesammelt werden. Die besten Ernteplätze bieten Wald, Wiese und die Umgebung von sauberen Bächen oder Teichen. Grundsätzlich sollten nur so viele Kräuter mitgenommen werden, wie tatsächlich benötigt werden. Darüber hinaus ist auf Folgendes zu achten: Keine Kräuter sammeln, die nicht genau bekannt sind. Viele Kräuter haben giftige Doppelgänger, z. B. Maiglöckchen und Bärlauch; die Verwechslungsgefahr ist recht groß. Natürlich sollten auch keine Pflanzen gesammelt werden, die unter Naturschutz stehen. Eine Onlinehilfe zur Bestimmung der Kräuter bietet u. a. das Portal www.pflanzenbestimmung.de.

Alte Kräutersorten wie Barbarakraut, Mädesüß oder Pestwurz fanden sich lange Zeit fast ausschließlich in Klostergärten. Sie gewinnen mittlerweile an Interesse und werden vermehrt kultiviert.

Bau einer Kräuterspirale. Das Kräuterbeet wird schneckenförmig zur Mitte hin erhöht angelegt, oben soll nährstoffarmer, trockener Sandboden und unten fruchtbare Muttererde vorherrschen. So können viele Kräuter auf relativ kleinem Raum wachsen. Das Sonnenlicht wird optimal ausgenutzt und unterschiedliche Wuchshöhen, Bodenbedürfnisse und gute und schlechte Nachbarschaften zwischen den Pflanzen können berücksichtigt werden.

5.1.4 Kräuter in der Küche

Nicht jedes Kraut passt zu jedem Gericht. Die meisten Kräuter werden nicht mitgegart, sondern den Speisen erst kurz vor dem Anrichten zugegeben. Durch das Würzen mit Küchenkräutern lässt sich die Kochsalzmenge in den Speisen erheblich reduzieren, was ggf. für Menschen wichtig ist, die auf eine natriumarme Ernährung achten müssen.

Kräuter leben von ihrer Frische. Der Luftsauerstoff führt zur Veränderung der Farbigkeit und zu Vitaminverlusten. Daher empfiehlt es sich, Kräuter so bald wie möglich nach der Ernte oder dem Kauf zu verbrauchen oder zu konservieren. Zur Aufbewahrung können Kräuter eingewickelt in ein feuchtes

Tuch oder in einem Glas Wasser in den Kühlschrank gestellt werden. Um sie längere Zeit zu lagern, empfiehlt sich das Einfrieren, Einlegen oder Trocknen. Die meisten Kräuter können auch problemlos tiefgekühlt werden. In Essig oder Öl eingelegt, sind Kräuter fast unbegrenzt haltbar, wenn sie kühl und dunkel aufbewahrt werden und die Zutaten eine einwandfreie Qualität haben.

Zum Trocknen sollten die Kräuter gleich nach der Ernte zu kleinen Sträußen zusammengebunden und mit dem Stängel nach oben an einem warmen, dunklen, luftigen Ort (21–32 °C) aufgehängt werden. Sobald die Blätter brüchig sind, werden sie von den Stängeln genommen. Die getrockneten Kräuter dann in dunklen, luftdicht schließenden Gefäßen aus getöntem Material aufbewahren. Sie sind nun bis zu 1 ½ Jahren haltbar. Die Kräuter können auch auf einem Backblech bei 30–40 °C gedörrt werden. Die Tür des Backofens muss dazu einen Spaltbreit offen bleiben, damit die Hitze nicht zu groß wird. Die Pflanzen öfters wenden, um ein gleichmäßiges Trocknen zu gewährleisten.

Alle getrockneten Kräuter sollten grün bleiben. Werden sie braun oder grau, ist dies ein Zeichen, dass sie zu lang oder zu heiß getrocknet wurden. Beim Trocknen verlieren Kräuter einen Großteil ihres Aromas; natürlich leiden auch andere Inhaltsstoffe, sodass der frische Verzehr oder das Tieffrieren (wenn möglich) zu bevorzugen ist.

Tab. 5.1 — Saisonkalender heimischer Kräuter (nach: VDK – Verband der Köche)

Kraut	Jan	Feb	März	April	Mai	Juni	Juli	Aug	Sep	Okt	Nov	Dez
Bärlauch			x	x								
Basilikum						x	x	x	x			
Beifuß					x	x						
Bohnenkraut			x	x	x	x	x	x	x	x		
Borretsch					x	x	x	x	x			
Brennnessel			x	x	x							
Dill					x	x	x	x				
Estragon					x	x	x	x	x			
Kerbel					x	x	x	x	x	x		
Koriander						x	x	x	x			
Liebstöckel				x	x	x	x	x	x	x		
Lorbeer							x	x				
Majoran					x	x	x	x	x	x		
Minze				x	x	x	x	x	x	x		
Oregano					x	x	x	x	x	x		
Petersilie	x	x	x	x	x	x	x	x	x	x	x	x
Pimpinelle					x	x	x	x				
Rosmarin						x	x	x	x			
Salbei	x	x	x	x	x	x	x	x	x	x	x	x
Schnittlauch				x	x	x	x	x	x	x		
Thymian				x	x	x	x	x	x	x	x	
Waldmeister						x	x					
Zitronenmelisse						x	x	x	x	x	x	

5.1.5 Kräuterprodukte

Kräutertee: Getrocknete Kräuter, wie z. B. Pfefferminze, Brennnessel und Melisse, ergeben als Teeaufguss wohlschmeckende Getränke. Für den Aufguss werden die Blätter der Kräuter verwendet, da sie sich durch einen hohen Gehalt an ätherischen Ölen auszeichnen.

Milchprodukte mit Kräutern: Kräutermischungen werden in der Lebensmittelherstellung oft eingesetzt, um ein Produkt in verschiedenen Geschmacksvarianten anzubieten.

Kräutersenf, Kräuteressig: Hier kommen entweder Mischungen aus mehreren Kräutern zum Einsatz, oder es wird nur ein einzelnes Kraut zugesetzt (z. B. Estragon zu Senf oder Essig).

Kräutersalz wird von manchen Herstellern mit getrocknetem Gemüse wie Lauch, Möhren und Zwiebeln angereichert.

Alkoholische Getränke mit Kräutern: Bei der Herstellung von Kräuterwein wird Traubenmost oder Wein mit Kräutern aromatisiert. Wermutwein wird seit Ende des 18. Jahrhunderts in Italien, später auch in Deutschland erzeugt. Kräuterliköre werden mit Fruchtsäften und Pflanzenteilen oder natürlichen ätherischen Ölen, zum Beispiel Pfefferminzöl, und Zucker hergestellt. Kräutergeiste wie Melissengeist gehören zu den Spirituosen und enthalten circa 45-50 Vol.-% Alkohol.

5.2 GEWÜRZE

Gewürze waren früher ein exotisches Luxusgut, für das im mittelalterlichen Deutschland horrende Preise bezahlt wurden. Damals galten sie als ein Zeichen für Wohlstand.

5.2.1 Einteilung

(!)

Als Gewürze wurden Speisezutaten meist pflanzlicher Herkunft bezeichnet, die zur Zubereitung von Speisen und Getränken benutzt werden. Es handelt sich in erster Linie um getrocknete Pflanzenteile. Sie werden vorwiegend aufgrund ihres hohen Gehaltes an ätherischen Ölen zur Verbesserung von Geschmack und Aroma eingesetzt. In der Regel werden insbesondere die pikanten Teile von Pflanzen, die in den tropischen Zonen Asiens und auf den indonesischen Molukken (den sog. „Gewürzinseln") heimisch sind, als Gewürze bezeichnet.

Von den Gewürzpflanzen werden Wurzeln (z. B. Ingwer, Gelbwurz), Rinde (z. B. Zimt), Blätter (z. B. Salbei, Basilikum), Blüten oder Blütenteile (z. B. Safran), Früchte (z. B. Chili, Vanille), Beeren (z. B. Pfeffer, Piment), Knospen (z. B. Gewürznelken) und Samen (z. B. Muskatnuss, Anis) verwendet.

(+)

Vielfach werden Gewürze durch Lebensmittelbestrahlung entkeimt. Dieses Verfahren (in Deutschland nicht zugelassen) kann dazu führen, dass die Geschmacksintensität nachlässt.

5.2.2 Inhaltsstoffe

Gewürze haben im Allgemeinen einen geringen Nährwert, allerdings z. T. einen hohen Gehalt an Mineralstoffen, sekundären Pflanzenstoffen und Vitaminen. Letztere sind jedoch nur in frischen Gewürzen enthalten. Gewürze regen den Appetit an und fördern die Sekretion von Verdauungssäften.

Neben dieser verdauungsanregenden Wirkung besitzen viele Gewürze noch weitere gesundheitsfördernde oder sogar heilende Eigenschaften. So wirken sie u. a. durchblutungsfördernd, steigern die Gallensekretion, helfen gegen Übelkeit, wirken antibakteriell, antioxidativ, schmerzlindernd und immunstärkend. Zum Beispiel wird in heißen Klimaten intensiv gewürzt. Der Geschmack spielt dabei vermutlich nur eine untergeordnete Rolle. Intensiv gewürzte Mahlzeiten haben seltener unangenehme Nachwirkungen wie Übelkeit und Durchfall, weil viele Gewürze die Sekretion von Magensalzsäure anregen und dadurch u. a. das mikrobielle Wachstum hemmen.

Gewürze spielten schon früh eine wichtige Rolle in der Medizin und hatten oft magische Bedeutung. Der griechische Arzt Hippokrates führte vor rund 2.400 Jahren in seinen medizinischen Schriften neben anderen Heilmitteln bereits viele Gewürze auf. Auch heute wird wieder zunehmend z. B. auf die antimikrobiellen Eigenschaften zahlreicher Gewürze wie Knoblauch, Zimt, Gewürznelken, Oregano und Salbei hingewiesen.

Manche Gewürze können auch allergische Reaktionen hervorrufen oder in zu hoher Dosierung toxische Wirkungen zeigen (z. B. Muskat). Teilweise können Gewürze auch mit Schwermetallen, Schimmelpilzen und Rückständen von Pestiziden belastet sein. Bei vielen Gewürzen wird die Keimzahl durch Begasung (z. B. mit Ethylenoxid) reduziert.

(+)

Viele ätherische Öle entwickelten sich in der Natur als Toxine oder Abwehrstoffe gegen Tiere; die Blätter der Minze beispielsweise bildeten einen Schutz gegen grasfressende Huftiere, die Rinde des Zimtbaumes diente als Abwehr gegen Insekten, die sich in Rinden bohren.

5.2.3 Gewürzhandel

Wie hoch Gewürze geschätzt wurden und werden, lässt sich daran ablesen, dass bereits 2.000 v. Chr. ein einträglicher Handel mit Zimt und Pfeffer getrieben wurde. Viele Jahrhunderte lang beherrschten arabische Kaufleute die Handelsstraßen nach Indien. Nach der Entdeckung des Seeweges nach Indien wurde die damals von den Römern regierte Stadt Alexandria zum Zentrum des Handels.

Über diesen neuen Handelsweg wurden Gewürze wie Pfeffer, Nelken, Muskat und Zimt eingeführt, die im Europa des Mittelalters und der Frühen Neuzeit einen immensen Wert darstellten, weil sie nicht nur zum Würzen von Speisen, sondern auch als Konservierungsstoffe und Grundlage für Arzneimittel unverzichtbar waren. Weitere Rohstoffe waren Myrrhe und Weihrauch. Die Entdeckung und Erschließung des wirtschaftlich günstigeren Seewegs ließen den Asienhandel auf den alten Überlandrouten wie der Seidenstraße zurückgehen.

Aufgrund der hohen Gewinnerwartungen aus dem Überseehandel gingen seit Anfang des 16. Jahrhunderts weitere europäische Staaten dazu über, Entdeckungsfahrten und Kolonialprojekte zu betreiben oder zu fördern. So wurde die zum Teil gewaltsame Erschließung der Gewürzroute zum Ausgangspunkt für die europäische Expansion und für die Kolonisierung großer Gebiete der Erde, v. a. durch Portugal, Spanien, England, die Niederlande und Frankreich.

Zu der Zeit ließ sich in Deutschland allenfalls Koriander anbauen, vielleicht noch Lorbeer, wie er in manchen Kirchengärten vorkam. Typische deutsche Gewürze waren z. B. Kümmel und Majoran. So ist es kaum verwunderlich, dass Gewürze in Mitteleuropa seit jeher eine wichtige Importware darstellten.

Handel mit Gewürzen heute

Heute sind fast alle Kräuter und Gewürze leicht zu erwerben – nicht nur wegen der Entwicklung in Handel und Schifffahrt, sondern auch, weil viele der einst seltenen orientalischen Gewürze inzwischen auch in anderen Teilen der Welt angebaut werden. Auch tropische Gewürzpflanzen wie Gewürznelkenbaum, Ingwer oder Muskatnussbaum, die ursprünglich nur in wenigen Gebieten, wie etwa auf den Molukken oder in China vorkamen, werden heute weltweit in vielen tropischen Ländern angebaut und sind daher leicht erhältlich.

(+)

Konnten sich früher nur Reiche die ganze Vielfalt der Kräuter und Gewürze leisten, so haben wir heute viele Möglichkeiten, um sämtliche Aromen zu genießen. Dies zeigt sich auch im Gewürzverbrauch: pro Person ca. 200 g jährlich, zusätzlich fast die doppelte Menge durch fertig gewürzte Produkte. Der Pfeffer nimmt mit einem Pro-Kopf-Verbrauch von fast 60 g innerhalb der Gewürze die Spitzenstellung ein.

Es gibt allerdings immer noch einige seltene Gewürze, die nur unter erheblichem Aufwand hergestellt werden können, beispielsweise Safran, das teuerste Gewürz, und Vanille. Zur Herstellung von Safran werden die Narben einer Krokusart aus dem östlichen Mittelmeer von Hand gezupft und dann getrocknet. Vanille stammt von einer Orchidee (Vanilla planifolia), die handbestäubt werden muss und deren Schoten (Vanilleschoten) auf besondere Weise getrocknet werden, bevor die Samen ihr Aroma abgeben.

⊕

Als Seidenstraße wurde das Netz von Karawanenstraßen bezeichnet, dessen Hauptroute das Mittelmeer mit Ostasien verbindet. Die Bezeichnung geht auf den im 19. Jahrhundert lebenden Deutschen Ferdinand von Richthofen zurück. Auf der Seidenstraße wurden nicht nur Waren wie Gewürze, Seide, Glas und Porzellan transportiert, sondern auch Religion und Kultur verbreitet. Die Gewürzroute war der Seeweg von Europa nach Indien und zu den Gewürzinseln Hinterindiens (Molukken, vor allem Ambon, Tidore und Ternate), der im 15. und Anfang des 16. Jahrhunderts von portugiesischen Entdeckern erschlossen wurde.

5.2.4 Einkauf und Lagerung

Ganze Stücke in kleinen Mengen sind fertigem Gewürzpulver vorzuziehen. Die meisten Gewürze entfalten ihr Aroma, die Würzkraft und ihre Heilwirkung nur dann voll, wenn sie erst unmittelbar vor dem Gebrauch gemahlen oder im Mörser zerkleinert werden. Frische Gewürze erkennt man an ihrem intensiven, aromatischen Duft und den kräftigen Farben.

Pulverisierte Gewürze besitzen deutlich weniger gesundheitsfördernde Eigenschaften, besonders, wenn sie längere Zeit aufbewahrt werden. Sie sollten maximal ein Jahr gelagert werden, in angebrochenen Packungen sogar nur sechs Monate. Ganze Gewürze hingegen halten mehrere Jahre lang.

Gewürze müssen licht- und luftgeschützt an einem kühlen, trockenen Platz aufbewahrt werden; keinesfalls über dem Herd, da sie durch Wärme und Feuchtigkeit verderben können. Nach dem Kauf sollten sie aus den Papier- oder Plastikverpackungen herausgenommen und in dunklen, gut verschließbaren Gefäßen gelagert werden. Ganz wichtig ist auch, dass nicht direkt mit dem Gewürzbehälter über dem Kochtopf gewürzt wird, da der Wasserdampf das restliche Gewürz beeinträchtigt. Am besten das Gewürz mit dem Teelöffel portionieren und zum Gericht geben.

5.2.5 Verwendung von Gewürzen

Gemahlene Gewürze sollten erst kurz vor Ende der Garzeit zu den Speisen gegeben werden, da sich sonst die ätherischen Öle durch die Hitze verflüchtigen. Andere Gewürze, die in Flüssigkeit ziehen müssen (z. B. Pfefferkörner, Wacholderbeeren, Thymian), werden gleich zu Beginn des Garvorgangs zugegeben.

5.2.6 Produkte aus Gewürzen

Gewürzextrakte sind Auszüge, die durch Extraktion oder Destillation aus natürlichen Gewürzen hergestellt werden. Sie haben eine intensive Würzwirkung und werden wegen ihrer geringen Keimbelastung häufig in der industriellen Lebensmittelherstellung eingesetzt (z. B. bei der Produktion von Wurst).

Gewürzmischungen bestehen ausschließlich aus Gewürzen. Sie werden nach ihrer Art oder ihrem Verwendungszweck bezeichnet, z. B. Einmachgewürz, Kräuter der Provence, Gulaschgewürz oder Curry.

Gewürzzubereitungen (Gewürzpräparate) enthalten zu mindestens 60 % ein oder mehrere Gewürze. Hinzu kommen andere geschmackgebende oder -beeinflussende Zutaten wie Stärke, Zucker oder Geschmacksverstärker. Sie werden nach ihrer Art oder ihrem Verwendungszweck bezeichnet, z. B. Zwiebel-Pfeffer-Gewürzzubereitung, Brathähnchen-Gewürzzubereitung. Curry-Pulver ist eine Gewürzmischung aus 10–12 Einzelgewürzen, insbesondere Kurkuma und Sorten wie Pfeffer, Paprika, Chili, Ingwer, Koriander, Kardamom, Nelken, Piment.

Erzeugnisse mit Gewürzaromen dürfen ausschließlich Gewürzaromen enthalten; es müssen keine Gewürze mehr vorhanden sein. Beispiele sind Brathähnchen-Gewürzaromazubereitung oder Gewürzaromasalz für Brathähnchen.

Suppengewürz (auch Suppengrün) ist eine Mischung aus getrockneten Würz- und Suppenkräutern und würzendem Gemüse ohne weitere Zutaten.

Gewürzsalze wie Kräuter-, Sellerie- und Knoblauchsalz bestehen aus mehr als 40 % Kochsalz und mindestens 15 % Gewürzen (außer bei Knoblauch).

Senf (Speisesenf, Tafelsenf, Mostrich, Mostert) ist eine verzehrfertige Zubereitung aus gemahlenen, braunen, schwarzen und/oder gelben Senfkörnern mit Wasser, Essig und/oder Genusssäuren, Salz und Gewürzen. Die Verwendung anderer Zutaten wie Kräuter, Meerrettich, Tomaten, Sardellen, Wein, Zuckerarten und Aromen ist üblich. Die Mischung wird mehrfach vermahlen und durchläuft einen Reifungsprozess.

1. GETREIDE
2. GEMÜSE
3. HÜLSENFRÜCHTE
4. PILZE
5. KRÄUTER UND GEWÜRZE

6. OBST

7. MILCH UND MILCHPRODUKTE
8. HÜHNEREIER
9. FLEISCH UND FLEISCHPRODUKTE
10. FISCH UND MEERESFÜRCHTE
11. FETTE UND ÖLE
12. GETRÄNKE
13. ALKOHOLISCHE GETRÄNKE
14. ZUCKER UND SÜSSWAREN

6. OBST

Das althochdeutsche Wort obez bedeutet ursprünglich „Zukost" und bezeichnete alles, was außer Brot und Fleisch verzehrt wurde.

6.1 EINTEILUNG

Obst entwickelt sich aus den befruchteten Blüten mehrjähriger Bäume und Sträucher, es enthält relativ viel Zucker oder Säure und kann zum größten Teil roh verzehrt werden. Zwar gehören auch Paprika, Tomaten, Zucchini, Kürbisse und Gurken zu den Früchten, sie werden aber gemeinhin wegen der fehlenden Süße bzw. Säure nicht als Obst, sondern als Fruchtgemüse bezeichnet. Rhabarber hingegen ist ein Pflanzenstängel, wird aber auch als Obst verwendet. Erzeuger und Handel nehmen für Obst oft die folgende Einteilung vor:

Kernobst umfasst die Obstarten aus der Familie der Rosengewächse (Rosaceae), die ein Kerngehäuse besitzen. Hierzu zählen z. B. Apfel, Birne und Quitte. Die Frucht ist botanisch gesehen eine Sammelbalgfrucht. Durch das Umwachsen der Fruchtblätter (und späteren Früchte) durch den hochwachsenden Blütenboden bildet sich eine sog. „Scheinfrucht". In ihrem Inneren befinden sich die eigentlichen Balgfrüchte (fünf Stück) mit den Samen (Kernen). Die Früchte des Kernobstes gehören zu den beliebtesten Obstsorten.

Steinobst bezeichnet die Pflanzenarten, die durch einen verholzten Kern gekennzeichnet sind. Die Früchte sind als Steinfrüchte ausgebildet. Dabei ist der innere Teil der Fruchtwand verholzt, während sie außen fleischig und meistens saftig sind. Wichtige Steinfrüchte sind Pfirsich, Kirsche, Pflaume, Aprikose, Schlehe und die schwarze Holunderbeere, aber auch Walnuss und Kokosnuss zählen zu den Steinfrüchten.

Beerenobst ist weich und enthält meist viele Samen. Eine Beere ist eine aus einem einzigen Fruchtknoten hervorgegangene Schließfrucht. Ist die Außenschicht hart, spricht man von einer Panzerbeere, wie z. B. Kürbis oder Gurke. Botanisch zu unterscheiden sind zusätzlich Sammelsteinfrüchte, wie z. B. Himbeere und Brombeere, und Sammelnussfrüchte, wie z. B. Erdbeere, Hagebutte, Johannisbeere und Stachelbeere.

Schalenobst ist eine handelsübliche Sammelbezeichnung für essbare Nüsse und Kerne. Als gemeinsames Merkmal besitzen diese Früchte eine Fruchtwand, die nicht verzehrt werden kann. Nur der Kern (Samen) ist essbar. So werden unter dieser Bezeichnung beispielsweise die essbaren Kerne von Cashewnüssen, Erdnüssen, Esskastanien, Pistazien, Haselnüssen oder Mandeln gehandelt. Auch Aprikosenkerne zählen zum Schalenobst.

Südfrüchte bezeichnen essbare exotische Früchte, die nicht in nördlichen Klimazonen gedeihen. Sie werden aus tropischen oder subtropischen Ländern importiert. Zu den bekannteren Südfrüchten zählen beispielsweise Ananas, Avocado, Feige, Granatapfel, Kaki, Litschi, Mango, Papaya und Zitrusfrüchte, aber auch andere Exoten wie Cherimoya, Karambole/Sternfrucht oder Kumquat finden sich zunehmend in den Geschäften. Viele Exoten und Zitrusfrüchte haben sich am Markt fest etabliert. Verbesserte Transportmöglichkeiten, die der Handel heute nutzt, veränderte Reisegewohnheiten, die neue Begehrlichkeiten wecken, und der Einfluss von Migranten sind Gründe dafür.

Fruchtgemüse umfasst verschiedene Gemüsearten, deren Früchte zum Verzehr geeignet sind. Dazu zählen z. B. Bohnen, Erbsen, Gurken, Hülsenfrüchte, Kürbisse, Melonen oder Paprika.

6.2 INHALTSSTOFFE

Obst gilt als wichtige Quelle für die Versorgung des Körpers mit lebensnotwendigen Nährstoffen. Es zeichnet sich – mit Ausnahme von Schalenobst (Nüssen) – durch einen hohen Gehalt an Vitaminen, Mineralstoffen, Ballaststoffen, leicht resorbierbaren Kohlenhydraten und sekundären Pflanzenstoffen aus. Zudem bedingt ein hoher Wassergehalt (80–90 %) einen ausgesprochen niedrigen Energiewert (mit Ausnahme der Avocado).

Nüsse galten aufgrund ihres hohen Fettgehaltes lange Zeit als pure Energielieferanten und wurden daher ernährungsphysiologisch negativ bewertet. In letzter Zeit stellen allerdings immer mehr wissenschaftliche Untersuchungen die positiven Auswirkungen von Nüssen aller Art fest. Ein moderater Verzehr kann zur Verbesserung des Glukosestoffwechsels bei Patienten mit metabolischem Syndrom beitragen und das Risiko für Typ-2-Diabetes senken. Außerdem verringert er das Risiko für Herz-Kreislauf-Erkrankungen, möglicherweise dadurch, dass Nüsse den Risikofaktor Cholesterin im Blut senken können. Dabei spielt vor allem das günstige Fettsäureprofil der Nüsse mit einem relativ hohen Gehalt an einfach ungesättigten Fettsäuren eine wesentliche Rolle. Auch hier wird vermutet, dass die Entstehung einiger Krebsarten durch den Verzehr von Nüssen reduziert werden kann. Allerdings ist eine abschließende Bewertung hierzu aufgrund der Datenlage zurzeit noch nicht möglich.

Lebensnotwendige Nährstoffe in Obst und Gemüse

Obst und Gemüse besitzen die höchste Nährstoffdichte aller Lebensmittelgruppen; sie liefern im Verhältnis zu ihrem Energiegehalt die meisten essenziellen Nährstoffe. So machen Obst und Fruchtsäfte nur rund 5 % der Energiezufuhr der deutschen Bevölkerung aus, liefern aber 50 % des insgesamt aufgenommenen Vitamin C, rund 20 % der Folsäure und 10 % des Kaliums und der Ballaststoffe.

Die wichtigste Bedeutung von Obst

Es sind wesentliche Inhaltsstoffe vorhanden, welche die Funktionen unseres Verdauungsapparates beeinflussen; dies sind vornehmlich organische Säuren, Aromastoffe und Ballaststoffe.

Den Hauptbestandteil der Nährstoffe bilden Kohlenhydrate. Sie setzen sich vor allem aus Fruktose und Glukose sowie aus hochmolekularen Polysacchariden zusammen.

Der Gehalt an Vitaminen und Mineralstoffen ist differenziert zu betrachten und variiert innerhalb der einzelnen Obstsorten, z. B. in Abhängigkeit vom Reifegrad, von der Lagerung der Früchte und von der Intensität der Sonneneinstrahlung. Vor allem Vitamin C ist in größeren Mengen enthalten, daneben β-Carotin (in Früchten mit tiefgelbem bis orangefarbenem Fruchtfleisch), Folsäure und geringe Mengen anderer B-Vitamine (bis auf Vitamin B_{12}). An Mineralstoffen sind Kalium, Calcium, Magnesium, Mangan und Eisen in besonders hohem Maß enthalten, wobei die Aufnahme von Eisen durch das gleichzeitig vorhandene Vitamin C um ein Mehrfaches gesteigert wird.

Sekundäre Pflanzenstoffe haben im Obst vor allem Einfluss auf Farbe und Geschmack, regulieren das Wachstum und üben Schutzfunktionen aus. Diese Gruppe umfasst mehrere tausend Substanzen. Sie kommen im Vergleich zu den primären Pflanzenstoffen (Protein, Fett, Kohlenhydrate) nur in geringen Mengen in den Lebensmitteln vor.

Fruchtsäuren und andere Geschmackskomponenten des Obstes erfrischen und fördern den Appetit. Der Geschmack des Obstes wird überwiegend durch den Gehalt an Fruchtsäuren, Zuckern und fruchttypischen Aromastoffen bestimmt. Kern- und Steinobst enthalten besonders viel Apfelsäure; Beeren und Südfrüchte zeichnen sich vor allem durch ihren Gehalt an Zitronensäure aus.

⊕

Die ersten im europäischen Kulturkreis, wahrscheinlich von den Römern, angebauten Obstarten waren Apfel, Pflaume und Birne, die weltweit seit mehr als 4.000 Jahren in Kultur sind. Auch die in Europa und Westasien heimische Wildform der Süßkirsche ist früh in Kulturen angebaut worden.

Tab. 6.1 — Inhaltsstoffe ausgewählter Obstsorten (nach: HESEKER/HESEKER, Die Nährwerttabelle, 2018/19)

100 g enthalten: (roher, verzehrbarer Anteil)	**kcal**	**Wasser (g)**	**Kalium (mg)**	**Calcium (mg)**	**Magnesium (mg)**	**Vitamin C (mg)**
Ananas	57	85	180	15	15	20
Apfel	58	85	120	5	5	10
Banane	92	73	370	7	30	10
Birne	62	82	115	10	7	10
Erdbeere	35	89	120	20	15	55
Grapefruit	41	89	140	25	10	40
Himbeere	43	84	200	40	30	25
Kirsche, sauer	55	84	115	20	8	10
Kiwi	55	83	320	40	25	45
Mandarine	49	86	150	35	10	30
Mango	60	82	170	10	20	35
Nektarine	60	83	230	10	15	8
Papaya	36	87	190	20	40	80
Pfirsich	45	87	190	6	9	10
Pflaume	51	83	160	20	7	5
Preiselbeere	41	87	80	15	6	10
Weintraube, rot	73	80	200	10	7	4
Weintraube, weiß	70	81	190	20	9	4
Zitrone	43	86	170	10	30	50

(+)

Die Kampagne „5 am Tag" empfiehlt als Beitrag zu einem aktiven Gesundheitsschutz täglich fünf faustgroße Portionen Obst und Gemüse – am besten bunt gemischt aus der roten, gelben und grünen Farbpalette.

6.3 ANBAU

Über Jahrhunderte hinweg sind aus dem ursprünglichen Wildobst durch Zufallsbefruchtungen Sämlinge neuer Obstsorten entstanden, deren Früchte die Eigenschaften der Eltern in unterschiedlicher Ausprägung aufweisen. Aus den so entstandenen Sorten wurden diejenigen ausgewählt, die eine bessere Fruchtqualität und einen größeren Ertrag hervorbrachten. Eine planmäßige Obstzüchtung wird erst seit Anfang des 20. Jahrhunderts betrieben.

Neben der Züchtung einer exzellenten Fruchtqualität stehen für die Obsterzeuger wirtschaftliche Aspekte im Vordergrund. Dazu gehören beispielsweise die Resistenz gegen Pilzbefall, Parasiten und klimatische Stressfaktoren wie Kälte, Hitze und Trockenheit. Die Züchtungsziele variieren mit Blick auf die Verwendung des Obstes: Während bei Tafelobst Merkmale wie das äußere Erscheinungsbild, die Fruchtkonsistenz, der Geschmack sowie Zeit und Dauer der Genussreife entscheidend sind, spielen für die weiterverarbeitende Industrie z. B. eher die Saftigkeit der Früchte, die Saftfarbe, der Zucker- bzw. Stärkegehalt oder die Schüttelbarkeit bei der Ernte eine wichtige Rolle. In der Neuzeit entstanden weltweit größere Obstbaugebiete, in denen Obst für die Versorgung nahe gelegener Städte bzw. für den Export angepflanzt wurde. Das Alte Land nahe Hamburg oder der Bodenseeraum liefern beispielsweise Äpfel, Kirschen und Pflaumen. Die Bundesrepublik Deutschland ist ein Land, in dem –

mit regional bedingten Schwerpunkten – relativ viel Obst angebaut und verzehrt wird.

In den Tropen und Subtropen entstanden riesige Plantagen, auf denen Früchte für den Export angebaut werden. Der Anbau in Monokulturen erfordert den Einsatz von Pestiziden und Düngemitteln, vielfach sind Bewässerungssysteme und Maßnahmen gegen die Bodenerosion erforderlich. Neben den ökologischen Aspekten dieser Art des Anbaus, den damit verbundenen weiten Transportwegen und der entsprechenden Behandlung der Früchte sind ebenso ökonomische und soziale Gesichtspunkte zu berücksichtigen. Heimische Früchte weisen aber nicht generell eine bessere Ökobilanz auf. So benötigt z. B. die Kühlung zur Winterlagerung von Äpfeln eine große Menge an Energie. Neben dem konventionellen Obstbau sind zunehmend Früchte aus ökologischem Obstbau erhältlich. Daneben hält in den letzten Jahren im Obstbau immer mehr der integrierte Pflanzenschutz Einzug. Hier ist nicht die absolute Resistenz bzw. Vernichtung von Parasiten die Zielsetzung, sondern die Reduktion auf ein wirtschaftlich vertretbares Maß. Die Nahrungskette für viele Organismen bleibt erhalten, und der sparsamere Einsatz von Pestiziden verringert die Schadstoffbelastung des Obstes.

Obst und Fairer Handel

Bananen, Ananas, Äpfel und andere Obstsorten können auch aus Fairem Handel bezogen werden. Beispielsweise unterstützt der Verein TransFair Kleinbauern und Arbeiter sowie ihre Familien in Asien, Afrika und Lateinamerika auf ihrem Weg zu einer nachhaltigen Entwicklung, er fördert und verbessert ihre Lebens- und Arbeitsbedingungen. TransFair handelt nicht selbst mit Produkten, sondern kontrolliert die Einhaltung von Kriterien und Standards des Fairen Handels über Kontinente hinweg.

(+)

Pomologie von lat. Poma – Baumfrucht, Obst bzw. Pomona – die Göttin der Gartenfrüchte ist die Lehre von den Arten und Sorten von Obst (Obstbaumkunde) sowie von deren Bestimmung und systematischer Einteilung.

Erste pomologische Schriften wurden im 18. Jahrhundert verfasst. Im 19. Jahrhundert entstanden mit der Zunahme des Interesses an der Züchtung neuer Sorten viele umfangreiche Bücher. Zentren der pomologischen Forschung waren vor allem Deutschland und Frankreich.

Die historischen Pomologen beschrieben die Obstsorten meist nicht nur, sondern züchteten selbst, beschäftigten sich mit der Verbesserung und Auswahl und widmeten einen großen Teil ihrer Zeit der Systematik und Namensgebung.

Die aktuellen Tätigkeitsgebiete für Pomologen haben sich jedoch stark verlagert. Eine der wichtigsten Aufgaben ist die Sammlung und der Erhalt alter, vom Aussterben bedrohter Sorten. Zusätzlich wird nach verschollenen Obstsorten geforscht, die aus der Literatur oder dem Volksmund bekannt sind.

6.4 EINKAUF UND VERWENDUNG

Obst wird je nach den Eigenschaften der Sorte für den Frischverzehr als Tafelobst genutzt oder als Wirtschaftsobst verwendet, das zu zahlreichen Obsterzeugnissen weiterverarbeitet wird, z. B. zu Trockenobst, kandierten Früchten, Obstkonserven, Tiefkühlobst, Konfitüren usw.

Eine weitere Unterscheidungsmöglichkeit ergibt sich aus dem Reifezeitpunkt. Hierbei werden die Früchte wie folgt unterschieden:

- Sommerobst: zum schnellen Verzehr, nicht lange lagerfähig, z. B. Beeren und bis zur Reife am Baum bleibendes Kern- und Steinobst
- Herbstobst: bis Mitte November reifendes Kernobst
- Winterobst: muss zur Entfaltung der vollen Genussreife eingelagert werden

(+)

Mehr als 40.000 verschiedene Obstsorten sind heute bekannt, und es werden ständig mehr. Kaum eine Lebensmittelpalette bietet damit so viel bunte Abwechselung.

Der Obstkonsum in Deutschland stagniert. Der Verbrauch von Frischobst und Zitrusfrüchten befindet sich lt. 13. DGE-Ernährungsbericht gar in einem Abwärtstrend. Selbst durch Ernährungstrends wie vegan oder vegetarisch ist der Verzehr nicht angestiegen. So lag er im Jahr 2013 pro Kopf bei 67,8 kg. Zwar geben 85 % der befragten Frauen und 66 % der befragten Männer an, täglich Obst zu essen, doch wird der empfohlene Wert der Deutschen Gesellschaft für Ernährung von 250 g täglich etwa nur von der Hälfte der Bevölkerung erreicht.

Die Verkaufszahlen zeigen, dass die Frage nach komfortablen, unkomplizierten Verzehrmöglichkeiten die Wahl der Obstarten stark beeinflusst. Äpfel und Bananen sind das mit Abstand am meisten gekaufte Obst in deutschen Haushalten. Orangen liegen auf dem dritten Platz der meistverkauften Früchte, obwohl hier der Aspekt des Komforts keine so große Rolle spielen dürfte.

Zu den Trendfrüchten aus heimischen Regionen zählt heute Beerenobst; unter den exotischen Früchten sind Ananas und Mango äußerst beliebt. Obst wird aktuell vielfach in handlichen „to-go"-Formaten angeboten.

⊕

Der Verzehr von frischem Obst spielt in Deutschland die größte Rolle. Die beliebteste Frucht bleibt der Apfel, gefolgt von Bananen, Apfelsinen, Clementinen, Mandarinen, Tafeltrauben, Pfirsichen, Birnen, Erdbeeren, Zitronen, Kirschen und Pflaumen.

Aufgrund moderner Lagerungstechniken und einer ausgefeilten internationalen Logistik stehen viele Obstarten nahezu ganzjährig zur Verfügung. Dies gilt mittlerweile ebenfalls für Arten, die in unseren Breitengraden grundsätzlich nicht gedeihen. Die Früchte müssen allerdings für ihre weiten Transportwege vorbereitet werden. Um Zitrusfrüchte vor Schimmelbefall zu schützen, wird ihre Oberfläche oftmals mit Überzugsmitteln oder Konservierungsstoffen behandelt. Weiterhin darf die Oberfläche von Zitrusfrüchten, Äpfeln, Birnen und Melonen auch mit einer Wachsschicht überzogen werden, die sie vor dem Austrocknen schützt. Einige dieser Stoffe wirken gesundheitsschädlich, sodass die Schalen dieser behandelten Früchte nicht mitverzehrt werden dürfen. Früchte, die aus weit entfernten Ländern importiert werden, büßen auf dem langen Transportweg einen Teil ihrer wertvollen Inhaltsstoffe ein.

⊕

Als Flugobst werden im Lebensmittelfachhandel die Früchte bezeichnet, die per Flugzeug aus der Anbauregion zum Verbraucher transportiert wurden (vor allem Erdbeeren, Ananas, Bananen). Die Früchte können reif geerntet werden und gelangen schnell in den Handel.

Mit der Ernte sind die Atmungs- und Stoffwechselprozesse des Obstes nicht abgeschlossen. Bei falscher Lagerung oder weiten Transportwegen werden erwünschte Inhaltsstoffe wie Zucker, Säuren, Vitamine, Farb- und Aromastoffe abgebaut. Grundsätzlich gilt, dass jedes Obst seine Saison hat und zu dieser Zeit qualitativ am hochwertigsten und auch am preiswertesten ist. Dieses voll ausgereifte Obst aus der Region, zum Beispiel vom Wochenmarkt oder direkt vom Erzeuger, sollte bevorzugt werden.

Nicht alle Obstsorten sollten unreif gekauft werden. Es gibt nachreifende und nicht nachreifende Früchte und Fruchtgemüse:

1. **Nachreifende Früchte und Fruchtgemüse**
   Äpfel, Aprikosen, Avocados, Bananen, Birnen, Feigen, Guaven, Heidelbeeren, Kiwis, Mangos, Nektarinen, Papayas, Pfirsische, Passionsfrüchte, Pflaumen, Tomaten, Wasser- und Honigmelonen

2. **Nicht nachreifende Früchte und Fruchtgemüse:**
   Auberginen, Brombeeren, Clementinen, Erdbeeren, Gemüsepaprika, Granatäpfel, Grapefruits, Gurken, Himbeeren, Kirschen, Limetten, Litchis, Mandarinen, Orangen, Trauben, Zitronen

6.5 SAISONKALENDER FÜR OBST

Tab. 6.2 — Saisonkalender (nach: www.aid.was-wir-essen.de)

Obst	Jan	Feb	März	April	Mai	Juni	Juli	Aug	Sep	Okt	Nov	Dez
Äpfel								■	■	■	■	
Aprikosen							■	■				
Birnen								■	■	■	■	
Brombeeren							■	■	■			
Erdbeeren					■	■	■					
Heidelbeeren							■	■				
Himbeeren						■	■	■	■			
Holunderbeeren									■	■		
Johannisbeeren						■	■	■				
Kirschen, süß						■	■	■				
Kirschen, sauer							■	■	■			
Mirabellen/Renekloden							■	■				
Pfirsiche/Nektarinen								■	■	■		
Pflaumen/Zwetschgen							■	■	■	■		
Preiselbeeren							■	■	■	■		
Quitten									■	■	■	
Rhabarber				■	■	■						
Stachelbeeren						■	■	■				
Wasser-/Zuckermelonen								■	■			
Weintrauben									■	■		
Haselnüsse									■	■	■	
Esskastanien									■	■		
Importware												
Ananas	■	■	■	■					■	■	■	■
Apfelsinen	■	■	■	■						■	■	■
Avocados	■	■	■	■						■	■	■
Bananen	■	■	■	■	■	■	■	■	■	■	■	■
Clementinen/Satsumas	■	■	■								■	■
Grapefruits	■	■	■	■						■	■	■
Kiwis	■	■	■	■	■	■	■	■	■	■	■	■
Zitronen	■	■	■	■	■	■	■	■	■	■	■	■

6.6 QUALITÄTSNORMEN

Die Klassifizierung nach europäischen Vermarktungsnormen soll das Angebot übersichtlicher gestalten und den Verbraucher vor minderwertiger Ware schützen. Es gibt drei Güteklassen:

1. **Klasse Extra:** Von höchster bzw. hervorragender Qualität, sortentypisch in Form, Entwicklung und Färbung; weist alle die Sorte kennzeichnenden Eigenschaften auf.

2. **Klasse I:** Von guter Qualität, alle sortentypischen Merkmale vorhanden; zulässig sind leichte Fehler hinsichtlich Form, Entwicklung und Farbe, sofern wesentliche Eigenschaften, etwa in Bezug auf die Haltbarkeit, nicht beeinträchtigt sind.

3. **Klasse II:** Von marktfähiger Qualität, nicht in höhere Klassen einstufbar, die Mindesteigenschaften müssen aber gegeben sein. Zulässig sind Fehler hinsichtlich Form, Entwicklung und Farbe, sofern wesentliche Eigenschaften, etwa in Bezug auf die Haltbarkeit, nicht beeinträchtigt sind.

Folgende Obstarten müssen nach europäischen Normen klassifiziert sein: Äpfel, Aprikosen, Avocados, Bananen (grün, unreif), Birnen, Erdbeeren, Haselnüsse und Walnüsse, Kirschen, Kiwis, Melonen, Nektarinen und Pfirsiche, Pflaumen, Tafeltrauben und Zitrusfrüchte (Orangen, Zitronen, kleinfruchtige Zitrusfrüchte).

Die Einstufung nach deutschen Handelsklassen ist fakultativ. Sie kann bei folgenden Obstarten vorgenommen werden: Brombeeren, Heidelbeeren, Himbeeren, Johannisbeeren, Preiselbeeren, Stachelbeeren. Es gibt auch hier die Handelsklassen Extra, I und II.

6.7 LAGERUNG/KONSERVIERUNG

Früchte verlieren mit jedem Lagerungstag Vitamine. Frisches Obst (mit Ausnahme von lagerfähigem Obst) sollte möglichst kurz aufbewahrt werden. Es wird idealerweise in kühlen Kellerräumen bei hoher Luftfeuchtigkeit gelagert. Es sollte nicht direkt neben Kartoffeln oder Gemüse liegen, da diese den Reifeprozess stark beschleunigen und Früchte einen Fremdgeschmack annehmen können. Klein geschnittenes Obst sollte möglichst sofort verzehrt werden, um Vitaminverluste zu vermeiden. Der Vitaminabbau lässt sich verzögern, wenn etwas Zitronensaft über die geschnittenen Früchte geträufelt wird oder das zerkleinerte Obst bis zum Verzehr im Kühlschrank steht. Der Reifungs- und Alterungsprozess von Früchten kann in sog. „CA-Lagern" (Controlled Atmosphere = regulierte Zusammensetzung der Luft) stark verlangsamt werden, sodass z. B. Äpfel noch bis Juli des folgenden Jahres angeboten werden können. Hier herrscht eine ideale Kühltemperatur, und der Gehalt an Sauerstoff wird unter gleichzeitiger Anreicherung mit Kohlenstoffdioxid herabgesetzt.

Soll Obst nicht sofort frisch verzehrt werden, bieten sich verschiedene Konservierungsverfahren an:

Trockenfrüchte: Frisches Obst wird so weit getrocknet, dass es maximal 24 % Wasser enthält. Dadurch ist es für Mikroorganismen wie Bakterien und Schimmelpilze nicht mehr angreifbar. Durch das Trocknen liegen die Inhaltsstoffe in konzentrierter Form vor. Trockenfrüchte dürfen zur Farberhaltung geschwefelt werden. Die jeweils zugelassene Menge schwefliger Säure ist in der Zulassungsverordnung festgelegt und unterliegt der Kennzeichnungspflicht (wenn mehr als 10 mg Schwefeldioxid pro kg enthalten sind).

Konfitüren, Marmeladen, Gelees: Die Rohwaren für Konfitüren, Marmeladen und Gelees sind frische oder tiefgefrorene Früchte, wobei die Verarbeitung von Fruchterzeugnissen (Pulpe, Mark, Saft, wässrige Auszüge) in gefriergetrockneter oder konzentrierter Form zulässig ist. Der Unterschied in der Bezeichnung zwischen Konfitüre und Konfitüre extra bzw. Gelee und Gelee extra liegt in der höheren Mindestmenge der Ausgangsprodukte bei der Klassifizierung „extra". Die Bezeichnung „Marmelade" ist allein reinen Erzeugnissen aus Zitrusfrüchten vorbehalten (allerdings darf eine Konfitüre bzw. Konfitüre extra seit 2004 auch aus Streifen oder geschnittenen Stücken von ganzen Zitrusfrüchten hergestellt werden).

Kandierte Früchte werden in Zucker-Stärke-Lösungen gekocht oder eingelegt. Es gibt sie in Sirup (z. B. Cocktailkirschen), abgetropft und teilgetrocknet

(z. B. Zitronat, Orangeat) oder glasiert, kristallisiert oder gezuckert als Delikatess-Süßwaren.

Tiefgefrierobst: Beim Tiefgefrieren bewahren die Früchte ihr Aroma; Nährstoffe und Vitamine bleiben weitgehend erhalten. Das Obst wird sofort nach der Ernte verarbeitet, verpackt und bei Temperaturen von –30 bis –40 °C schockgefroren. Vom Hersteller bis zum Handel bleibt das Obst permanent tiefgefroren. Im Handel werden vorrangig Erdbeeren, Himbeeren, Heidelbeeren und Sauerkirschen, aber auch Obstmischungen tiefgefroren angeboten. Zucker, Traubenzucker, Stärkesirup oder Zuckerlösung kann zugegeben sein; dies muss jedoch auf der Verpackung gekennzeichnet werden.

Eingekochtes Obst: Frisches, aber nicht überreifes Obst wird roh in Gläser gefüllt und mit einer Zuckerlösung (etwa 40 %) bedeckt. Die Früchte werden ca. 30–45 Minuten lang bei etwa 85 °C pasteurisiert.

Smoothies: Diese schaumigen sog. Ganzfruchtgetränke werden aus Fruchtmark oder Fruchtpüree hergestellt, je nach Rezept auch mit Säften, Milch, Joghurt oder auch Nahrungsmittelergänzungen gemischt. Dabei wird die ganze Frucht mit Ausnahme von Schale und Kernen verarbeitet. Grüne Smoothies bestehen aus pürierten grünen Gemüsen und Kräutern. Als Zutaten sind hier alle Gemüsearten und Kräuter empfehlenswert, die auch sonst roh auf dem Speiseplan stehen. Dennoch ist auch hier ein Fruchtanteil von etwa der Hälfte üblich, um den oft ungewöhlich bitteren Geschmack abzumildern. Aufgrund ihres Geschmacks, ihrer sämigen Konsistenz, ihres Images als Gesundheitsdrink und ihrer unkomplizierten Handhabung erfreuen sie sich großer Beliebtheit. Lebensmittelrechtlich ist die Bezeichnung nicht definiert, aber Früchte, Gemüse und Kräuter, die auf dem Etikett eines Smoothies erscheinen, müssen vorwiegend in diesem Produkt enthalten sind. Zwar können Smoothies dem Körper Vitamine, Ballaststoffe und sekundäre Pflanzenstoffe zuführen, die im Obst enthalten sind, aber die Art der Herstellung und die Zusammensetzung beeinflussen die Inhaltsstoffe entscheidend. Darüber hinaus weisen Smoothies häufig einen hohen Zuckergehalt auf. Sie können aber insbesondere bei den Personen, die zu wenige Früchte verzehren, einen wichtigen Beitrag zur Versorgung mit Obst leisten.

7. MILCH UND MILCHPRODUKTE

7. MILCH UND MILCHPRODUKTE

7.1 MILCH

Milch wird – zumindest in Mitteleuropa – automatisch mit Kuhmilch assoziiert, natürlich kann auch Ziegen-, Schafs-, Büffel- oder Pferdemilch konsumiert werden. Biologisch betrachtet handelt es sich bei Milch um die Nährflüssigkeit weiblicher Säugetiere (produziert in deren Milchdrüsen), die zunächst der Ernährung des eigenen Nachwuchses dient. Chemisch gesehen ist Milch eine Fett-in-Wasser-Emulsion.

7.1.1 Einteilung

Es gibt eine Vielzahl von Milchsorten. Wer ein Glas Milch trinken möchte, meint meistens die sog. „Konsummilch" oder auch „Trinkmilch". Konsummilch ist Kuhmilch, die für den direkten Verzehr durch den Verbraucher bestimmt ist.

Innerhalb der Gruppe **Konsummilch** wird nach dem Fettgehalt und dem Grad der Bearbeitung der Kuhmilch unterschieden. Konsummilch muss mindestens pasteurisiert werden. Sie kann aber auch hocherhitzt, ultrahocherhitzt (H-Milch), länger frisch (ESL-Milch) oder sterilisiert sein.

Rohmilch, Vorzugsmilch und laktosefreie Milch sind weitere Angebotsformen von Milch.

Rohmilch ist die ursprüngliche, unbehandelte Milch, die eine Kuh liefert. Sie darf nur direkt vom Bauernhof verkauft werden. Dabei sind die Vorschriften der Milchverordnung für die Milch-ab-Hof-Abgabe einzuhalten. In dieser Verordnung sind besonders strenge Anforderungen an die Milchqualität festgelegt. Bauernhöfe, die Rohmilch ab Hof verkaufen, müssen ihre Kundschaft darüber informieren, dass die Rohmilch aus gesundheitlichen Gründen abzukochen ist.

Vorzugsmilch ist die einzige Milchsorte, die als unbehandelte Rohmilch in den Handel gelangt. Hierbei gelten besonders strenge Vorschriften für Tiergesundheit, Personal, Hygiene, Stallungen und Milchqualität. Gemeinsam mit der Rohmilch unterscheidet sich die Vorzugsmilch von allen anderen Milchsorten dadurch, dass sie nicht wärmebehandelt ist.

Bei **ESL-Milch** (steht für „Extended Shelf Life", also für eine „längere Haltbarkeit im Regal") handelt es sich um Milch mit einer Haltbarkeit zwischen pasteurisierter Milch und H-Milch. ESL-Milch muss – wie die klassische Vollmilch auch – im Kühlschrank gelagert werden. Gekühlt ist sie ungeöffnet zwischen drei und vier Wochen haltbar, im Vergleich dazu ist Frischmilch maximal 1,5 Wochen haltbar. ESL-Milch wird durch technische Verfahren auf diese Haltbarkeit verlängert. Eine spezielle Methode ist zurzeit noch nicht gesetzlich festgelegt, die Hersteller verwenden zurzeit verschiedene Verfahren. Da es zu Beginn der ESL-Milch-Einführung (ab 2003) teilweise zu „Fehlkäufen" seitens der Verbraucher kam, müssen die Anbieter seit 2009 deutlich auf der Packung auf dieses Verfahren hinweisen.

Laktosefreie Milch stellt eine Alternative für diejenigen Menschen dar, die eine Unverträglichkeit von Milchzucker (Laktoseintoleranz) entwickelt haben, aber trotzdem nicht auf Milch verzichten möchten. Hierbei wird der Milch ein Enzym zugesetzt, das den Milchzucker in seine Bestandteile Glukose und Galaktose aufspaltet, sodass dieser Zucker dann leichter zu verdauen ist. Laktosefreie Milch auf Kuhmilchbasis schmeckt durch den aufgespaltenen Zucker leicht süß. Laktosefreie Milch kann auch auf Basis von Soja-, Hafer- und Reismilch zubereitet werden, interessant auch für vegan lebende Menschen. Mittlerweile gibt es auch ein breites Angebot an laktosefreien Milchfrischprodukten zu kaufen.

7.1.2 Inhaltsstoffe

Je höher der Fettgehalt der Milch, desto höher ist auch der Gehalt an fettlöslichen Vitaminen; deshalb enthält Vollmilch mehr als doppelt so viele Vitamine wie fettarme Milch, während es bei den Mineralstoffen nahezu keine Unterschiede gibt.

Tab. 7.1 — Inhaltsstoffe ausgewählter Milchsorten (nach: HESEKER/HESEKER, Die Nährwerttabelle, 2018/19)

Nährstoffgehalt pro 100 g	Energie		Hauptnährstoffe			Mineralstoffe			Vitamine					
Produkt	kJ	kcal	Fett (g)	Eiweiß (g)	KH (g)	Ca (mg)	Mg (mg)	J (µg)	A (µg)	E (mg)	B_1 (mg)	B_2 (mg)	B_6 (mg)	B_{12} (µg)
Rohmilch (Vorzugsmilch)	280	67	4	3	5	120	10	3	35	0,1	0,04	0,18	0,04	0,4
Kuhmilch, 3,5 % Fett	272	65	4	3	5	120	10	3	30	0,1	0,04	0,18	0,04	0,4
Kuhmilch, 1,5 % Fett	201	48	2	3	5	120	10	3	15	*	0,04	0,18	0,05	0,4
Magermilch, 0,3% Fett	146	35	*	3	5	125	15	3	2	0,0	0,04	0,17	0,05	0,3

* in Spuren vorhanden

7.1.3 Milchbearbeitung

Nach dem Melken wird die rohe Milch zunächst in Behältern auf ca. 8 °C gekühlt, so werden die aktiven Mikroorganismen in der Milch gehemmt. Ein Milchwagen fährt die Milch - nach Überprüfung hinsichtlich der Keimbelastung - zur Meierei. Hier wird die Milch erneut umfassenden Qualitätsprüfungen unterzogen, nicht zuletzt, weil eine Weiterverarbeitung verunreinigter Milch nicht möglich ist.

Nach der ersten groben Reinigung mithilfe von großen Sieben fließt die Milch in Zentrifugen, sog. „Separatoren". Bei bis zu 6.000 Umdrehungen werden Schwebstoffe und Schmutzpartikel herausgeschleudert und entfernt. Dieser Vorgang nennt sich **Zentrifugieren**. Hierbei trennt sich Milch vom Rahm. Die entstehende Magermilch und der Rahm werden in verschiedene Behälter abgeleitet. Das Milchfett wird anschließend wieder benötigt, da es der Milch für die entsprechenden Fettstufen wieder zugefügt werden muss. Der Rahm wird u. a. zu Butter und Sahne verarbeitet.

Standardisieren

Der Fettgehalt der Milch wird in der Molkerei eingestellt, die Milch wird standardisiert, da der natürliche Fettgehalt der Milch zwischen 3,8 und 4,4 % schwankt. Bei der Standardisierung entstehen die folgenden Milchsorten:

- Vollmilch mit natürlichem Fettgehalt von mindestens 3,5 %
- Vollmilch mit 3,5 % Fett
- teilentrahmte bzw. fettarme Milch mit 1,5 bis maximal 1,8 % Fett
- entrahmte Milch bzw. Magermilch mit höchstens 0,5 % Fett.

Wärmebehandlung

Um keine Krankheitserreger in der Milch zu haben, wird sie erhitzt. Dieser Prozess verlängert, in Abhängigkeit von Art und Dauer der Erhitzung, die Haltbarkeit der Milch. Dass Milch erhitzt wird, ist gesetzlich vorgeschrieben.

Bei der **Pasteurisierung** wird zwischen verschiedenen Kurzzeit- und Hocherhitzungsverfahren unterschieden.

(+)

Der französische Wissenschaftler Louis Pasteur entdeckte in der Mitte des 19. Jahrhunderts, dass sich Keime und Mikroorganismen durch Erhitzen abtöten lassen und legte damit die Basis für die Haltbarmachung von Milch. Pasteur entwickelte auch Impfstoffe gegen Milzbrand und Tollwut.

Die **Kurzzeiterhitzung** ist das am häufigsten eingesetzte Verfahren. Die Milch wird dabei für 15–30 Sekunden auf 72–75 °C erhitzt. Die so entstandene Frischmilch ist nun gekühlt ca. acht bis zehn Tage haltbar.

Bei der **ESL-Milch** gibt es unterschiedliche Verfahren: z. B. eine Hocherhitzung, bei der die Rohmilch bis maximal 127 °C für nur zwei Sekunden erhitzt wird, und die Möglichkeit der Mikrofiltration, bei der die Magermilch mit Spezialfiltern zur Bakterienentfernung gereinigt und pasteurisiert wird. Bei letzterem Verfahren wird zumeist nur der Fettanteil hocherhitzt. Die Verwendung von Entkeimungsseperatoren oder das direkte Erhitzen durch Dampfinjektion sind ebenfalls gebräuchliche Verfahren.

Bei der **Hocherhitzung** wird die Milch wenige Sekunden auf mindestens 85–127 °C erhitzt. Mit einem solchen Verfahren wird die ESL-Milch (Extended Shelf Life), auch „länger frische“ Milch, hergestellt. Die so erhitzte Milch hält sich gekühlt rund drei Wochen.

Bei der **Ultrahocherhitzung** entsteht die als „H-Milch“ gekennzeichnete Milch. Die Milch wird ein bis vier Sekunden auf 135–150 °C erhitzt. Sie ist ungeöffnet mindestens sechs Wochen, in der Regel sogar drei bis vier Monate haltbar.

Das **Sterilisieren** von Milch erfolgt bei einer Temperatur von mindestens 110 °C für zehn bis 20 Minuten in einem luftdicht verschlossenen Behälter. Sterilisierte Milch ist ungeöffnet und ungekühlt bis zu einem halben Jahr haltbar.

Abb. 7.1 — Übersicht Trinkmilchaufbereitung

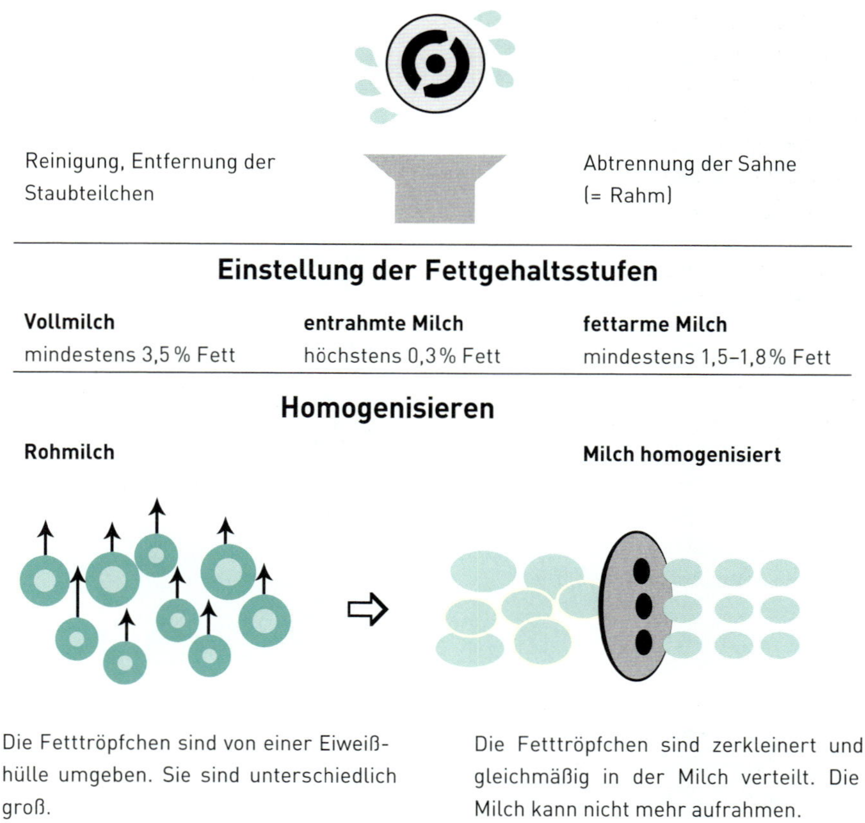

Homogenisieren

Bei frischer Milch bildet sich nach einer gewissen Zeit eine Rahmschicht an der Oberfläche. Da das Fett leichter ist als die übrigen Milchbestandteile, setzt es sich oben ab. Von vielen Verbrauchern ist dieses **„Aufrahmen“** inzwischen nicht mehr erwünscht, daher wird die Milch fast durchgehend mechanisch homogenisiert. Dabei wird sie unter Druck (über 300 bar) bei 50–75 °C durch feine Düsen gepresst. Mit anderen Worten: Die Fetttröpfchen prallen mit einer Geschwindigkeit von über 100 Metern pro Sekunde auf perforierte Wände, zerreißen und lagern sich gleichmäßig wieder zu kleineren Einheiten zusammen. So verteilen sich die Fettkügelchen gleichmäßig in der Flüssigkeit, es findet keine Aufrahmung mehr statt.

7.1.4 Laktoseintoleranz

Zwischen 15 und 20 % der deutschen Bevölkerung leiden laut DGE (2011) an einer Laktoseintoleranz. Die Betroffenen vertragen keinen Milchzucker, der aber natürlicherweise in Milch und Milchprodukten enthalten ist. Der Grund dafür ist das Fehlen (oder nicht ausreichende Vorhandensein) des Enzyms Laktase, das den Milchzucker normalerweise im Darm abbaut. Wahrscheinlich wird dieses bei den Betroffenen nur noch unzureichend oder gar nicht gebildet. Die Folgen des Milchzuckerverzehrs sind daher meist sehr unangenehm, denn der Milchzucker kann nicht ins Blut aufgenommen werden und verbleibt im Darm. Dort bindet er Wasser, und in der Folge wird der Stuhlgang sehr flüssig. Schließlich bauen die Dickdarmbakterien den ungespaltenen Milchzucker ab, wobei Darmgase entstehen, die sich als unangenehme Blähungen bemerkbar machen. Gleichzeitig wird die Darmbewegung verstärkt, und es kommt zu Durchfall. Diese typischen Beschwerden sind häufig auch mit Schmerzen und Krämpfen im Bauchbereich verbunden.

7.2 MILCHERZEUGNISSE

Im Durchschnitt verbrauchte im Jahr 2014 jeder Bundesbürger 57,6 kg Konsummilch, gefolgt von Sauermilch- und Milchmischgetränken (30,0 kg). Hierzu zählen auch Joghurtprodukte, die allein mehr als die Hälfte der Menge innerhalb dieser Gruppe ausmachen (17,0 kg). Daneben konsumierten die Bundesbürger 2014 im Schnitt 6,1 kg Butter, 5,7 kg Sahneerzeugnisse und 24,6 kg Käse. Diese Zahlen veröffentlichte der Milchindustrieverband im April 2015 (http://www.milchwirtschaft.de).

Unterscheidung Standardsorten und Gruppenerzeugnisse:

An die Standardsorten werden besondere Qualitätsanforderungen gestellt. Zu den Standardsorten der gesäuerten Milcherzeugnisse zählen Sauermilch, Joghurt, Kefir und Buttermilch. Die Milch wird zwar vor der Fermentation erhitzt und homogenisiert, aber nach der Säuerung dürfen diese Produkte nicht mehr wärmebehandelt werden. Dadurch entfällt die Verwendung von Stärke, Speisegelatine und bestimmten Zusatzstoffen wie Verdickungsmitteln. Damit diese Erzeugnisse eine stichfeste Konsistenz erhalten, darf bei den gesäuerten Milcherzeugnissen die Milchtrockenmasse erhöht werden. Dies geschieht durch Wasserentzug oder Zugabe von Trockenmilcherzeugnissen. Der Zusatz von Milcheiweißerzeugnissen ist bei den Standardsorten nicht zulässig.

Gruppenerzeugnisse entsprechen nicht den Voraussetzungen der Standardsorten. Sie dürfen zur Verlängerung der Haltbarkeit nach der Fermentation wärmebehandelt werden. Dabei kommt es jedoch zur Trennung flüssiger und fester Milchbestandteile. Um diesen Prozess zu unterbinden, ist z. B. der Zusatz von Stärke, Speisegelatine und bestimmten Verdickungsmitteln zugelassen. Die Erhitzungsart (sterilisiert, homogenisiert, wärmebehandelt) und die Verwendung von Zusatzstoffen müssen entsprechend auf der Verpackung kenntlich gemacht werden. Gekennzeichnet werden diese Produkte durch die Endung „-erzeugnisse“, also z. B. Joghurterzeugnisse, Buttermilcherzeugnisse.

7.2.1 Dauermilcherzeugnisse

Zu den **Trockenmilcherzeugnissen** zählen unterschiedliche Milchpulversorten. Als Ausgangsprodukt kommen sowohl Milch als auch Sahne, Joghurt, Kefir oder Buttermilch infrage. Sie werden oft zur Herstellung von Milchprodukten, wie Käse oder Joghurt, sowie von Süß- und Backwaren verwendet, dienen aber auch als Grundlage für Säuglingsfertignahrung, Instantgetränke oder für die Süßwarenindustrie (z. B. für die Herstellung von Milchschokolade).

Der Wassergehalt reicht von 5 bis 7 %. Die üblichen Handelsformen von Trockenmilch sind Magermilch- und Vollmilchpulver. Instantmilchpulver, zum Weißen von Kaffee wird mithilfe des Emulgators Lecithin hergestellt. Lecithin macht das Milchpulver in Flüssigkeiten leicht löslich, unabhängig von der jeweiligen Temperatur.

Fettgehalt von Dauermilcherzeugnissen

- höchstens 1 % Fett, bei Magermilchkefir- oder Magermilchjoghurt- und Magermilchpulver
- über 1,5 und unter 26 % Fett bei teilentrahmtem Milch-, Joghurt- oder Kefirpulver
- höchstens 15 % Fett bei Buttermilchpulver
- 26 % Fett bei Vollmilch-, Joghurt- und Kefirpulver und
- mind. 42 % Fett bei Sahnepulver, Sahnejoghurt- oder Sahnekefirpulver

Dauermilcherzeugnisse sind durch eine Haltbarkeit von bis zu einem Jahr gekennzeichnet.

Kondensmilch zählt wie Milch-, Molke- und Sahnepulver zu den Dauermilchwaren. Kondensmilch ist eine „konzentrierte Milch", der das Wasser entzogen wurde, mit einem Fettgehalt von 4 bis 10 %. Die Milch wird in Vakuumbehältern erwärmt, bis ein Teil des Wassers verdampft bzw. kondensiert ist. Gleichzeitig wird die Milch bei diesem Verfahren auch sterilisiert. Beim Sterilisieren wird die Milch bis zu 20 Minuten auf Temperaturen zwischen 110 und 120°C erhitzt, wodurch alle Bakterien und Keime zerstört werden. Die Milch wird dadurch zu einer Konserve, die bis zu einem Jahr haltbar ist. Die auf diese Art eingedickte Milch hat einen hohen Anteil an Milchtrockenmasse, das sind die festen Stoffe in der Milch, und demzufolge einen hohen Nähr- bzw. Energiewert. Kondensmilch ist in unterschiedlichen Konzentrationen in den Geschäften erhältlich; daraus ergeben sich die verschiedenen Fettstufen, die auf der Verpackung gekennzeichnet sind. Zu den Fettangaben wird meist der Gehalt an fettfreier Trockenmasse angegeben. Gezuckerte Kondensmilch wird mittels der Zugabe von Saccharose (Haushaltszucker) bzw. Glukose (Traubenzucker) hergestellt. Wird der Milch durch das Kondensieren vollständig das Wasser entzogen, entsteht Milchpulver. Kondensmilch wird im Handel in kleinen Dosen, Tuben und in Tetrapaks angeboten.

Durch die lange Hitzeeinwirkung beim Sterilisieren der Milch verändert sich der Geschmack wesentlich, und es geht ein Teil der Vitamine verloren. Außerdem wird die hohe Wertigkeit der Milcheiweiße, im Vergleich zu frischer Milch, deutlich herabgesetzt.

Kondensmilchsorten

- Kondensmagermilch, enthält höchstens 1 % Fett
- Kondensmilch, teilentrahmt, enthält mind. 1 % und bis zu 7,5 % Fett. Heute sind Sorten mit einem Fettgehalt von 3–4 % üblich.
- Kondensierte Vollmilch enthält mind. 7,5 % Fett, auch hier gibt es neue Angebote, mit einem Fettgehalt von 8 oder 12 % Fett.
- Kondenssahne (Kaffeesahne) wird aus Sahne gewonnen. Sie weist mind. 15 % Fett auf.
- Gezuckerte Kondensmilch wird ebenfalls in verschiedenen Fettstufen hergestellt.

Molke und Molkenerzeugnisse

Süß- bzw. Sauermolke sind Nebenprodukte bei der Lab- bzw. Sauermilchkäserei. In dieser Molke befinden sich sehr wertvolle Eiweißbestandteile sowie die Vitamine und Mineralstoffe der Milch. Die Standarderzeugnisse sind die Süßmolke oder Sauermolke mit einem Fettgehalt von ca. 0,2 % Fett sowie die Molkensahne mit mind. 10 % Fett.

Molkenpulversorten

- Süßmolkenpulver
- Süßmolkenpulver, teilentzuckert
- Sauermolkenpulver
- Sauermolkenpulver, teilentzuckert
- entsalztes Molkenpulver und
- eiweißangereichertes Molkenpulver

Gruppenerzeugnisse sind hierbei z. B. Molkenmischerzeugnisse, die überwiegend aus Molke oder Molkensahne sowie anderen Lebensmitteln wie Früchten bestehen. Sie können mit Milcheiweiß angereichert werden und einen Zusatz von Vitaminen oder Laktase enthalten. Laktase ist das Enzym, das den Milchzucker (Laktose) spaltet. Dadurch wird auch ein Süßungseffekt erzielt, der zur Einsparung von Zucker führen kann.

7.2.2 Milchfrischprodukte

Fermentierte Milcherzeugnisse

Die Milchsäuregärung (Fermentation) zählt zu den ältesten bekannten Konservierungsverfahren. Sie wird durch das Wachstum von Milchsäurebakterien ausgelöst. Die Kulturen wandeln den milcheigenen Zucker zur konservierenden Milchsäure um. Durch die Säure gerinnt das Milcheiweiß, und die Milch wird dickgelegt. Weitere Stoffwechselprodukte der Milchsäurekulturen sind z. B. Aromastoffe, Vitamine (Folsäure) und andere gesundheitsfördernde Stoffe. Bei der Milchsäuregärung entstehen zwei verschiedene Formen der Milchsäure: L(+)-Milchsäure und D(-)-Milchsäure. Die rechtsdrehende L(+)-Form wird vom Körper selbst hergestellt und kann auch schneller abgebaut werden als die linksdrehende D(-)-Form. Für einen erwachsenen Menschen ist die Unterscheidung in links- und rechtsdrehend unerheblich. Der Stoffwechsel von Säuglingen ist hingegen noch nicht vollständig ausgereift. Daher sollte die Nahrung in den ersten Lebensmonaten keine D(-)-Milchsäure enthalten. Ernährungsbedingte Erkrankungen durch D(-)-Milchsäure sind allerdings bisher unbekannt.

Sauermilcherzeugnissse

Sauermilcherzeugnisse waren ursprünglich das Ergebnis der natürlichen Säuerung von Rohmilch. So wurde früher im Haushalt die Milch sich selbst überlassen, und die Mikroorganismen in Luft und Milch sorgten dafür, dass sie bei Zimmertemperatur dick wurde.

Heute werden Sauermilcherzeugnisse aus pasteurisierter Milch durch Zugabe von Milchsäurebakterienkulturen produziert, dabei vergärt der Milchzucker teilweise zu Milchsäure. Die Standardsorten werden als dickgelegte Sauermilch (Dickmilch) und als Sauermilch (Trinksauermilch) angeboten. Die Gruppenerzeugnisse dürfen mit anderen Milchsäurebakterien als Standardsorten hergestellt werden. Außerdem sind Wärmebehandlung, eine Anreicherung mit Milcheiweißerzeugnissen und die Verwendung von bestimmten Zusatzstoffen erlaubt. Milchsäurebakterien beeinflussen die Darmflora günstig und fördern eine geregelte Verdauung. Das Milcheiweiß gerinnt bei der Säuerung und ist dadurch noch bekömmlicher. Der Mineralstoff Calcium wird bei gleichzeitiger Anwesenheit von Milchsäure noch günstiger verwertet.

Joghurterzeugnisse und Fruchtjoghurterzeugnisse

Joghurterzeugnisse sind Sauermilchprodukte, die ursprünglich aus dem osteuropäischen Raum (Bulgarien) stammen. Joghurt wurde dort anfänglich eher aus Schaf- oder Ziegenmilch zubereitet. In Mittel- und Nordeuropa bildet überwiegend Kuhmilch die Grundlage für Joghurt. Die Joghurtbereitung erfolgt heute mit anderen Säuerungskulturen als die Herstellung von Sauermilch. Joghurt reift bei einer Temperatur von ca. 42 °C für etwa zwei Stunden und hat zumeist eine stichfeste Konsistenz; die Milch kann um bis zu 20 % eingedickt werden, damit er diese Konsistenz erhält. Eine Ausnahme bilden Trink- oder Rührjoghurt. Folgende Fettgehaltsstufen der Standardjoghurtsorten werden unterschieden:

- Magermilchjoghurt mit höchstens 0,3 % Fett
- fettarmer Joghurt mit 1,5–1,8 % Fett
- Joghurt mit mindestens 3,5 % Fett
- Sahnejoghurt mit mindestens 10 % Fett

Bei der Bezeichnung „Joghurt mild“ werden Milchsäurebakterienkulturen verwendet, die weniger stark nachsäuern, sodass der Joghurt milder schmeckt. Fruchtjoghurterzeugnisse gehören zu den Milchmischerzeugnissen. In allen genannten Produkten wird vorwiegend Milchsäure gebildet, die für die Ernährung besonders wertvoll ist und als rechtsdrehende L(+)-Milchsäure bezeichnet wird.

Spezielle „probiotisch“ wirksame Milchsäurebakterien, z. B. bestimmte Laktobazillen und Bifidusbakterien, werden heute zusätzlich gezielt bei der Herstellung von Milchprodukten eingesetzt. Sie sind mit den Darmbakterien des Menschen verwandt und können sich teilweise auch im unteren Darmbereich ansiedeln. Bei regelmäßigem Verzehr werden ihnen verschiedene gesundheitsfördernde Eigenschaften zugeschrieben. Hier ist der Stand der Forschung jedoch noch immer indifferent.

Kefirerzeugnisse

Kefir ist ein spritziges, leicht alkohol- und kohlensäurehaltiges Sauermilchprodukt. Als seine Heimat gilt der asiatische Raum, dort insbesondere der Kaukasus.

Die pasteurisierte und homogenisierte Frischmilch wird mithilfe von Kefirknöllchen (einer Symbiose aus Hefen und speziellen Bakterien) zubereitet. Kefir ist in vier Fettgehaltsstufen und unterschiedlichen Geschmacksvarianten erhältlich. Durch die leichte Hefegärung enthält Kefir außer Milchsäure auch ein wenig Kohlensäure und mindestens 0,05 % Alkohol, handelsüblich sind 0,2-0,8 %. Ein Mindestanteil an Alkohol wird bei den milden Kefirsorten nicht verlangt. Der Deckel einer Kefirpackung ist oft ein wenig gewölbt; dies ist hier kein Zeichen von Verderb, sondern die Folge der Gärung bzw. ein Merkmal der Reifung. Kefir „mild" wird mit anderen Kulturen als der ursprüngliche „kräftige" Kefir hergestellt. Kefirerzeugnisse dürfen mit Milcheiweiß angereichert und nach der Fermentation einer Wärmebehandlung unterzogen werden.

Buttermilcherzeugnisse

Buttermilch bleibt bei der Verbutterung von Sahne übrig oder fällt bei der Herstellung von Milchfetterzeugnissen wie Butterreinfett, Butterfett oder Butteröl an. Buttermilcherzeugnisse weisen generell einen hohen Eiweiß- und Mineralstoffgehalt auf, der Fettgehalt darf 1 % nicht übersteigen. Buttermilch darf herstellungsbedingt einen Fremdwassergehalt von bis zu 10 % bzw. einen Magermilchanteil von bis zu 15 % enthalten. Den Buttermilchgruppenerzeugnissen können zur Weiterverarbeitung Milcheiweißerzeugnisse oder Sahne zugefügt werden. Eine Wärmebehandlung ist ebenfalls zulässig. Buttermilch mit Fruchtzusatz gehört zu den fermentierten Milchmischerzeugnissen.

Milchmischerzeugnisse

Milchmischerzeugnisse bestehen zu mindestens 70 % aus Milch oder Milcherzeugnissen und zu höchstens 30 % aus anderen geschmacksgebenden Lebensmitteln wie beispielsweise Früchten, Kakao, Zucker oder Malz. Dazu zählen z. B.:

- Milchmischgetränke wie Kakaotrunk, Erdbeermilch
- Fermentierte Milchmischerzeugnisse wie Fruchtjoghurterzeugnisse
- Buttermilch- oder Kefirerzeugnisse, z. B. mit Fruchtzubereitung
- Sauermilcherzeugnisse, z. B. mit Kräutern

Speiseeis, Cremes, Suppen und Saucen, die ebenfalls mit Milch oder Milcherzeugnissen hergestellt werden, zählen nicht zu den Milchmischerzeugnissen.

Milchmischgetränke sind Getränke, die entweder auf Vollmilch, Magermilch oder entrahmter Milch basieren. Die verwendete Milch wird mit unterschiedlichen Zusätzen, wie Früchten, Zucker, Kakao, Aromen oder Gewürzen, aromatisiert. Der Zuckergehalt beträgt dabei ca. 5 %. Milchmischgetränke können wärmetechnisch behandelt sein und tragen dann die Kennzeichnung „Kakaotrunk pasteurisiert", oder sie wurden zur Haltbarmachung ultrahocherhitzt, so lautet die Aufschrift auf der Verpackung „ultrahocherhitzter Kakaotrunk"; eine weitere Möglichkeit ist die Sterilisation der Milch („sterilisierter Kakaotrunk").

7.2.3 Inhaltsstoffe von Milchprodukten

Tab. 7.2 — Nährwerttabelle für Milchprodukte (nach: HESEKER/HESEKER, Die Nährwerttabelle, 2018/19)

Nährstoffgehalt pro 100 g Milchprodukt	Energie		Hauptnährstoffe			Mineralstoffe		Vitamine				
Produkte	**kJ**	**kcal**	**Fett (g)**	**Eiweiß (g)**	**KH (g)**	**Ca (mg)**	**Mg (mg)**	**A (µg)**	**B_1 (mg)**	**B_2 (mg)**	**B_6 (mg)**	**B_{12} (µg)**
Dickmilch, vollfett	268	64	4	3	4,0	120	10	40	0,04	0,17	0,05	0,5
Dickmilch, teilentrahmt	192	46	2	3	4	120	10	20	0,04	0,17	0,05	0,5
Joghurt, vollfett	288	69	4	4	4	120	10	30	0,04	0,18	0,05	0,4
Fruchtjoghurt, vollfett	439	105	3	4	16	125	10	40	0,02	0,18	0,04	0,4
Joghurt, fettarm	212	50	1,5	3,6	5,6	120	11	13	0,04	0,19	0,04	0,4
Fruchtjoghurt, fettarm	339	80	1,3	3,6	13,5	120	11	10	0,04	0,19	0,04	0,4
Joghurt, Magerstufe	150	36	+	4	5	145	15	1	0,04	0,18	0,05	0,4
Kefir	268	64	4	3	4	120	15	40	0,04	0,17	0,05	0,5
Buttermilch	155	37	1	4	4	110	15	7	0,03	0,16	0,04	0,2
Fruchtbuttermilch	441	106	1	3	21	100	20	6	0,04	0,14	0,09	0,2
Molke, sauer	93	23	+	1	4	100	1	3	0,04	0,14	0,05	0,2
Molke, süß	105	25	+	1	5	70	1	3	0,04	0,15	0,04	0,3

+ in Spuren vorhanden

7.2.4 Sahne und Sahneerzeugnisse

Diese verleihen vielen Speisen einen vollmundigen Geschmack, sind aber teilweise auch recht kalorienreich und sollten daher nicht ständig verwendet werden. Der Fettgehalt, die Konsistenz und der Geschmack des Sahneproduktes entscheiden über eine sinnvolle Verwendung in der Küche, da sich die Sahneprodukte auch im Fettgehalt unterscheiden.

Wenn der Rahm durch Bakterienkulturen mild gesäuert wird, handelt es sich um ein Sauermilchprodukt, andernfalls um ein Süßrahmprodukt.

Zu den Süßrahmerzeugnissen zählen:

- Kaffeesahne (10–15 %)
- Schlagsahne (30 %)
- Schlagsahne extra (36 %)
- Crème double (40–43 %)

Beispiele für Sauerrahmprodukte sind:

- Saure Sahne (10–15 %)
- Crème fraîche (30–40 %)
- Schmand (20–29 %)

Schlagsahne

Für die Herstellung von Schlagsahne eignet sich Sahne mit einem Fettgehalt von mind. 30 %. Diese muss unbedingt gut gekühlt sein. Beim Schlagen der Sahne wird Luft unter die flüssige Sahne gemischt. Es bildet sich im Verlauf des Prozesses ein feines, dreidimensionales Netz, in dem die Luft nun „gefangen" ist. Dadurch wird die Sahne fest und erreicht etwa das Doppelte des ursprünglichen Volumens. Daher sollten zum Schluss auch nicht die Sahnequirle auf den Rand des Sahnetopfes ausgeschlagen werden, da sonst ein Teil der Sahne wieder zusammenfällt.

Achtung: Wird die Sahne zu lange oder zu heftig geschlagen bzw. war sie nicht ausreichend gekühlt, verklumpen die Fettpartikel zu Butter. Zur Rettung des Lebensmittels einfach weiterschlagen und tatsächlich Butter daraus machen.

Die sahnige „Luxusvariante" enthält 36 % Fett und ist einfacher zu schlagen bzw. stabiler in der Konsistenz, allerdings ist sie nicht überall erhältlich; Gleiches gilt für die sog. „Konditorsahne", die mind. 40 % Fett aufweist. Sahne kann auch heißen Speisen zugegeben werden, sie flockt nicht aus.

Crème double & Co.

Crème double, auch „Doppelrahm" oder Double crème genannt, ist eine besonders gehaltvolle, löffelfeste Sahne, die ihren Ursprung in Frankreich hat. Sie weist einen Fettgehalt auf, der zwischen 40 und 55 % liegen kann. Ihr Geschmack ist eher neutral, sodass der Eigengeschmack von Speisen besser erhalten bleibt. Es handelt sich im Prinzip um eine fettreichere Crème-fraîche-Variante, die im Bereich „Süßrahm" angesiedelt ist.

Herzhafter sind die Sauerrahmprodukte Saure Sahne, Schmand und Crème fraîche. Saure Sahne wird auch Sauerrahm genannt und weist einen Fettgehalt von 10 bis 15 % auf. Sie entsteht, indem pasteurisierte Milch mithilfe von Milchsäurebakterien aufgerahmt und gesäuert wird. Sie lässt sich in der kalten Küche besonders gut für Salate verwenden. Der Einsatz in heißen Speisen ist eher riskant, denn durch den niedrigen Fettgehalt ist der Eiweißanteil erhöht und bei zu großer Hitze kann es zu einer Ausflockung kommen. Zum Erhitzen eignet sich daher eher Crème fraîche oder Schmand, beide flocken wegen des höheren Fett- und gleichzeitig niedrigeren Eiweißanteils nicht aus.

Einige der genannten Produkte werden auch mittels Ultrahocherhitzung konserviert und sind so ungekühlt lagerfähig, diese Wärmebehandlung wirkt sich aber auf den Geschmack aus.

7.2.5 Milchspezialitäten aus aller Welt

Laban ist eine mit Bakterien gesäuerte Milch, die auf diese Weise auch haltbar gemacht wird. Laban wird aus Kuh-, Kamel-, Schaf- oder Ziegenmilch hergestellt. Vor allem im Libanon und auf der arabischen Halbinsel wird dieses Getränk mehr als frische Milch geschätzt.

Ayran ist ein türkisches Erfrischungsgetränk auf der Basis von Joghurt. Für die Zubereitung werden säuerlicher (das ist wichtig!) türkischer Joghurt und Wasser im Verhältnis von ca. 2:1 mit ein wenig Salz schaumig gerührt. Ayran kann auch mit Zitronenmelisse, Pfefferminze oder Basilikum aromatisiert werden. Inzwischen ist Ayran auch fertig hergestellt in Supermärkten zu finden.

Lassi nennt sich ein indisches Joghurtgetränk, das ebenfalls auf der Grundlage von Wasser und Milch oder Joghurt hergestellt wird, die Rezepturen sind vielfältig. Süßes Lassi wird mit z. B. Zucker, Safran sowie Fruchtsaft oder pürierten Früchten gewürzt, bekannt ist hier das Mango-Lassi. Herzhaft gewürzt und salzig kommt es als Namkin-Lassi in die Gläser, vornehmlich in den indischen Regionen Punjab und Gujrat.

7.3 KÄSE

Käse ist (sehr allgemein gesprochen) das frische, gereifte, feste oder halbfeste Produkt, das durch die Gerinnung (Dicklegung) von Milch gewonnen wird. Seine Hauptbestandteile sind Casein und Fett.

7.3.1 Einteilung

Käse wird in sehr vielen verschiedenen Varianten angeboten. Dabei unterscheiden sich die für die Produktion verwendeten Rohstoffe (z. B. die Art der Milch oder die Vorbehandlung der Milch), das Aussehen der fertigen Produkte und die angewandten Herstellungsarten. Käse lässt sich zur besseren Übersicht u. a. in folgende Gruppen einteilen, von denen einige ausführlicher dargestellt werden:

- Hartkäse
- Schnittkäse
- Halbfester Schnittkäse
- Weichkäse
- Frischkäse
- Sauermilchkäse
- Pasta Filata
- Schmelzkäse

Zu den Käsestandardsorten gehören in Deutschland: Emmentaler, Gouda, Edamer, Tilsiter, Camembert, Brie, Romadur, Speisequark, Schichtkäse, Harzer Käse. Die Herstellung, Beschaffenheit und Eigenschaften dieser Standardsorten sind in der Käseverordnung genau vorgeschrieben.

Hartkäse gehören in die Gruppe der Labkäse. Als Hartkäse werden die Sorten bezeichnet, deren Trockenmassegehalt bei mindestens 60 % liegt. Während ihrer Reife von mindestens drei Monaten bis zu drei Jahren (sortenabhängig) entwickeln sie ihre typische feste Konsistenz; sie sind sehr gut haltbar und lagerfähig. Hartkäse hat zumeist einen kräftigen Geschmack und ein intensives Aroma. Die meisten Sorten weisen mindestens 45 % Fett i. Tr. (in der Trockenmasse) auf, das entspricht der Vollfettstufe, es gibt jedoch Ausnahmen wie z. B. Parmesan mit lediglich mindestens 32 % Fett i. Tr.

Bei der Hartkäseherstellung wird die mit Lab dickgelegte Käsemasse mit der Käseharfe so lange gebrochen, bis die einzelnen Teile des Bruchs krümelig sind. Durch dieses Verfahren kann mehr Molke abfließen. Danach wird der Bruch erwärmt. Im Anschluss wird die Masse in Formen gefüllt, gepresst, dann in Salzlake getaucht und im Reifekeller eingelagert. Hartkäse wird während des Reifeprozesses mehrmals mit Salz abgerieben. Das Salz hat die Aufgabe, der Oberfläche Feuchtigkeit zu entziehen; so entsteht die Käserinde. Hartkäse, der keine Rinde bekommen soll, wird zum Reifen in eine Folie gelegt. Dieser Käse bekommt nach Abschluss des vorgesehenen Reifeprozesses eine Haut aus Wachs oder Paraffin.

Bekannte Sorten sind: Emmentaler, Allgäuer Emmentaler, Greyerzer, Comté, Jurassic, Sbrinz, Bergkäse, Chester, Parmesan oder Pecorino.

Der Allgäuer Emmentaler beispielsweise stammt aus genau festgelegten Regionen im Allgäu. Nur Käse aus den Landkreisen Lindau, Oberallgäu, Unterallgäu, Ostallgäu, Ravensburg und Bodensee sowie den Städten Kaufbeuren, Kempten und Memmingen darf so genannt werden, dazu muss er aus Rohmilch [nicht pasteurisierter Milch] hergestellt werden. Die großen und gleichmäßig verteilten Löcher und sein nussartiger Geschmack sind sein typisches Markenzeichen. Hinsichtlich des Fettgehalts ist er zumeist in der Vollfettstufe angesiedelt. Die Käselaibe können ein Gewicht zwischen 40 und 130 kg aufweisen.

Die Bezeichnung **Schnittkäse** zielt auf die feste, saftige und geschmeidige Konsistenz der Sorte ab. Die Reifezeit liegt zumeist nur zwischen vier und sechs Wochen, wodurch diese Sorten weicher und leichter zu schneiden sind. Die Geschmacksvielfalt reicht auch hier von mild bis kräftig.

Die wichtigsten Vertreter sind: Edamer, Gouda, aber auch Tilsiter oder Trappistenkäse. Diese Käsesorten sind ideal als Aufschnittkäse, für Häppchen oder Gratins. Der Schnittkäse wird in unterschiedlichen Formen angeboten: Wagenrad, Kugel oder flacher Laib. Seine natürliche Rinde ist nicht selten mit z. B. Paraffin überzogen, damit er nicht austrocknet.

Frischkäse sind Käsesorten, die sich dadurch auszeichnen, dass sie nicht mehr (oder nur wenig) reifen müssen und sofort zum Verzehr zur Verfügung stehen. Sie sind daher nicht lange haltbar und sollten im Kühlschrank aufbewahrt werden. Für die Herstellung von Frischkäse ist weniger Lab erforderlich, ebenso eine niedrigere Gerinnungstemperatur und eine längere Gerinnungszeit. Frischkäse wird gern mit frischen oder getrockneten Kräutern aromatisiert und mit Gewürzen abgeschmeckt. Erhältlich ist er in allen bekannten Fettstufen, sehr häufig wird er als Doppelrahmkäse angeboten.

Quark ist ebenfalls ein Frischkäse, der auch - regional unterschiedlich - Weißkäse oder Topfen genannt wird. Zur Herstellung von Quark wird Milch mithilfe von Milchsäurebakterien oder Lab fermentiert. Die Milch gerinnt, und die festen Bestandteile trennen sich von den flüssigen ab. Die entstehende Molke wird entfernt; traditionell hängt die Masse in einem Sieb, und die Molke fließt ab. Der Käsebruch wird durch feine Siebe passiert und je nach gewünschtem Fettgehalt mit Sahne vermischt. In Deutschland dürfen Quark und Frischkäse nur aus pasteurisierter Milch hergestellt und verkauft werden.

Pasta Filata („Formaggi a pasta filata") bedeutet so viel wie „Käse mit/aus gezogenem Teig". Es handelt sich um ein spezielles Verfahren zur Herstellung von Knetkäse, das ursprünglich aus Italien stammt. Dabei wird der Käsebruch eine Weile in der Molke stehen gelassen. Nachdem er aus der Molke gehoben wird, überbrüht man ihn mit ca. 80 °C heißem Wasser. Anschließend wird die heiße Masse unter Rühren, Kneten und Ziehen zu einem weichen Teig verarbeitet. Der Teig wird durch eine spezielle Behandlung plastisch und formbar und erhält eine besondere, typisch streifig bis faserige oder geschichtete Textur, die sich mit der Reifung wieder verliert; der Teig wird feinkörnig. Der Brühkäse wird meist zu einer Kugel oder einem Zopf geformt und danach zum Abkühlen in ein kaltes Wasserbad und anschließend in Salzlake oder Molke gelegt. Je länger der Käse im Salzbad liegt, desto stärker ist er gesalzen. Er wird frisch verkauft oder durch Trocknung bzw. mittels Räuchern weiterverarbeitet.

Die bekanntesten Vertreter dieser Gruppe sind Mozzarella (mozzare bedeutet ziehen) und Provolone. Allen diesen Sorten ist die typische Struktur des Käseteiges gemein, wobei sie im Weiteren sehr verschieden sein können. Je nach Herstellung und Alter kommen sie frisch oder gereift, weich oder fest und mit unterschiedlich stark ausgeprägtem Aroma und in verschiedenen Formen und Größen auf den Markt.

Schmelzkäse ist ein stärker verarbeitetes Produkt, denn es wird aus verschiedenen Schnitt- und Hartkäsesorten unter Beigabe von Schmelzsalzen hergestellt. Zur Herstellung wird der verwendete Käse zerkleinert und gerieben. Nun wird die Masse mit Schmelzsalzen und Wasser gemischt sowie anschließend erhitzt, damit der Käse flüssig wird. Danach wird die flüssige Käsemasse in Formen gefüllt und gekühlt, bis sie wieder fest ist. Bei Schmelzkäse erfolgt keine Reifung, er ist sofort nach der Herstellung verzehrsfertig. Schmelzkäse hat eine geschlossene, glatte Oberfläche. Die Teigbeschaffenheit ist homogen, je nach Sorte streichfähig bis schnittfest. Häufig werden noch Gewürze, Kräuter oder andere Zutaten wie Pilz- oder Schinkenstückchen beigemischt. Durch die intensive Wärmebehandlung und die Zugabe von Schmelzsalzen ist es möglich, einen stabilen, lange haltbaren Käse herzustellen.

7.3.2 Fettgehalt

Der absolute Fettanteil in einem Käse beträgt im Allgemeinen in etwa die Hälfte des Fettgehaltes in der Trockenmasse (Fett i. Tr.).

Zur Berechnung des absoluten Fettgehaltes verwendet man folgende Formeln:

- Frischkäse: Fett i. Tr. multipliziert mit 0,3
- Weichkäse: Fett i. Tr. multipliziert mit 0,5
- Schnittkäse: Fett i. Tr. multipliziert mit 0,6
- Hartkäse: Fett i. Tr. multipliziert mit 0,7

Beispiel:
Ein Camembert mit 60 % Fett i. Tr. enthält 60 × 0,5 = 30 g Fett absolut in 100 g Käse. Ein Hartkäse mit 45 % Fett i. Tr. enthält 45 × 0,7 = 32 g Fett absolut in 100 g.

7.3.3 Käse kaufen und lagern

Die Verpackungen oder auch die Schilder an der Käsetheke müssen Angaben zum Namen des Käses sowie zur Käsegruppe machen, also z. B. Hart- oder Weichkäse. Auch der Fettgehalt in der Trockenmasse muss als „Fett i. Tr." angegeben werden, entweder mit der Prozentangabe, als Fettgehaltsstufe (z. B. „Rahmstufe") oder als absolute Angabe (meist in g/100 g). Auch der Preis und das Datum zur Mindesthaltbarkeit dürfen auf der Verpackung nicht fehlen. An der Käsetheke müssen diese Angaben jedoch nur bei Frischkäse gemacht werden. Wenn außer Milch, Milchprodukten, Salz und Käsebakterien noch andere Zutaten im Käse enthalten sind, sind diese ebenfalls anzugeben. Gleiches gilt für die Milchart, falls es sich nicht um Kuhmilch handelt. Bei Käserinden, die mit Kunststoff überzogen sind, steht außerdem der Hinweis „Nicht zum Verzehr geeignet" dabei. Bei verpacktem Käse kommen das Nettogewicht sowie Name und Anschrift des Herstellers hinzu. Käse am Stück zu kaufen, ist deutlich sinnvoller, da er länger frisch bleibt als einzelne Scheiben.

7.3.4 Listerien in Rohmilcvhkäse

Listerien sind Bakterien, die praktisch überall zu finden sind. Auch Lebensmittel können Listerien enthalten. Sie benötigen kaum Nährstoffe und können sich sogar noch bei Kühlschranktemperaturen vermehren. Allerdings sind sie empfindlich gegen Hitze. Deswegen sind alle unmittelbar vor dem Verzehr erhitzten Lebensmittel, also z. B. frisch gekochte Speisen, frisch geöffnete pasteurisierte Milch, Sauermilchprodukte aus pasteurisierter Milch und unter Erhitzung hergestellte Fleischwaren frei von Listerien. Auch lange gereifte Käsesorten (Hartkäse) enthalten in der Regel keine Listerien, selbst wenn sie aus Rohmilch hergestellt wurden.

Besonders häufig sind Listerien in Rohfleischprodukten (frischem Mett, Tatar, Hackfleisch, Carpaccio, Roh- und Mettwürsten) und in Rohmilchprodukten, wie z. B. Rohmilchkäse, zu finden.

Menschen infizieren sich in der Regel über den Verzehr von kontaminierten Lebensmitteln. Da Listerien nicht zum Verderb der Lebensmittel führen, ist das Lebensmittel weder in Geruch oder Geschmack verändert und es gibt augenscheinlich keinen Hinweis auf einen Befall.

Für Menschen mit einem guten Immunsystem sind die Bakterien in der Regel harmlos. Nur selten kommt es zu einer Infektion mit unspezifischen Symptomen, wie z. B. Magen-Darm-Erkrankungen.

Problematisch ist eine Infektion mit Listerien dagegen für ältere Menschen und Personen mit verminderter Immunabwehr (z. B. bei Tumorerkrankungen, Transplantationen oder HIV-Infektionen), da sie zu Hirnhautentzündungen, Blutvergiftung, Entzündungen des Gehirns, der Herzklappen oder der Gelenke führen kann.

Schwangere sollten auf den Genuss von Rohmilchprodukten, wie z. B. Rohmilchkäse (Camenbert, Brie u. a.) generell verzichten. Die Bakterien können von der Schwangeren auf das ungeborene Kind übergehen und schlimmstenfalls zu Frühgeburt, schweren körperlichen Schäden des Ungeborenen und sogar bis zu dessen Tod führen.

Infizierte Neugeborene sterben häufig bereits kurz nach der Geburt oder tragen schwerwiegende Schäden davon.

7.3.5 „Analogkäse"

Der Begriff „Analogkäse" ist ein Kunstwort, es handelt sich dabei um eine Art Imitat. Die Bezeichnung „Käse" ist reserviert für die oben beschriebenen. Käsesorten, hergestellt aus Milch. „Analogkäse" ist ein industriell hergestelltes Ersatzprodukt für Käse, das überwiegend nicht aus Milch hergestellt wird. Die Inhaltsstoffe sind Wasser, Pflanzenfett, Milcheiweiß, Stärke, Aromen und teilweise auch Farbstoffe. Die neue EU-Kennzeichnungsverordnung EU-VO Nr. 1169/2011 regelt u. a. auch die verständliche Kennzeichnung von solchen Lebensmittelimitaten.

„Analogkäse“ wird vielfach in Fertigprodukten eingesetzt (z. B. auf Pizzen, Brötchen und Croissants). Die Gründe hierfür sind der geringere Preis im Vergleich zum echten Käse und die bessere Verarbeitungsmöglichkeit (er kann deutlich höher erhitzt werden). Problematisch ist, dass die notwendige Kennzeichnung nicht immer so exakt ausfällt, wie sich das die Verbraucher(-schützer) wünschen.

1. GETREIDE
2. GEMÜSE
3. HÜLSENFRÜCHTE
4. PILZE
5. KRÄUTER UND GEWÜRZE
6. OBST
7. MILCH UND MILCHPRODUKTE

8. HÜHNEREIER

9. FLEISCH UND FLEISCHPRODUKTE
10. FISCH UND MEERESFÜRCHTE
11. FETTE UND ÖLE
12. GETRÄNKE
13. ALKOHOLISCHE GETRÄNKE
14. ZUCKER UND SÜSSWAREN

8. HÜHNEREIER

8.1 AUFBAU EINES EIS

Im Zentrum des Hühnereis liegt der Dotter, der tatsächlich nur aus einer einzigen Zelle besteht und damit die größte bekannte biologische Zelle ist. Vier unterschiedlich feste Schichten Eiklar umhüllen den Dotter und übernehmen eine Art Schutzfunktion durch ihre u. a. bakterienhemmende Wirkung. Eiklar sollte besser nicht als Eiweiß bezeichnet werden, denn es besteht zu großen Teilen aus Wasser; der Eiweißanteil beträgt nur 10 %. Die Hagelschnüre im Ei dienen dem Dotter als Verankerung und halten ihn in der Mitte. Wird das Ei älter, lässt die Elastizität der Schnüre nach, und der Eidotter senkt sich allmählich.

Die Eierschale ist porös, ca. 10.000 Poren weist die dünne Schale eines durchschnittlichen Hühnereis auf. Die Schale besteht zu 90 % aus Kalk und kann bis zu 0,4 mm dick sein.

Abb. 8.1 — Aufbau des Eis

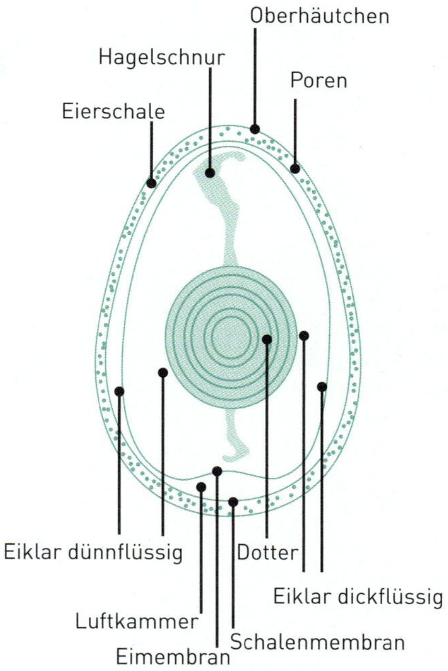

8.2 INHALTSSTOFFE

Tab. 8.1 — Inhaltsstoffe des Hühnereis (HESEKER/HESEKER, Die Nährwerttabelle, 2018/19)

	kcal	kJ	Fett (g)	Eiweiß (g)	KH (g)	Ca (mg)	Mg (mg)	A (µg)	B_1 (µg)	B_2 (µg)	B_6 (µg)	B_{12} (µg)
Hühnerei, gesamt	155	648	11	13	1	55	10	270	100	310	80	2
Hühnereigelb	353	1476	32	16	+	140	15	880	290	400	300	2
Hühnereiklar	49	205	+	11	1	10	10	0	20	320	10	0,1

+ in Spuren enthalten

8.3 DIE FARBE DES HÜHNEREIS

Die Farbe der Eierschale ist genetisch bedingt, zumindest bei sog. reinrassigen Hühnern. Dort entscheidet die Farbe der Ohrscheiben über die spätere Schalenfarbe: Weiße Ohrscheiben bedeuten zumeist weiße Eier, und die roten Ohrlappen lassen auf braunschalige Eier schließen. Ungültig wird diese Gesetzmäßigkeit bei nicht reinrassigen Hühnern. Hier haben auch die Ohrscheiben keinen Einfluss auf die Farbe des Eis, die Farbe der Eierschale ist dann von Huhn zu Huhn verschieden und folgt dem Prinzip der Zufälligkeit.

Eine Besonderheit weisen die Araukaner-Hühner (eine südamerikanische Hühnerrasse) auf, die verschiedenfarbige Ohrlappen haben, aber stets grünbläulich-türkisfarbene Eier legen. Braune Eier weisen gegenüber weißen Eiern sehr viel häufiger Gerinnsel wie Blut- oder Fleischflecken auf.

Die Farbe des Dotters wird durch die Art des Futters bestimmt. Mais und Grünfutter führen eher zu einem hellgelben Eidotter, das Füttern von Krustentieren und Paprika ergibt einen rötlichen Dotter.

8.4 EIERKENNZEICHNUNG

Einige wichtige Informationen rund um das Hühnerei finden sich seit 2004 direkt auf der Schale, dabei handelt es sich um eine europaweit einheitliche Regelung. Der Erzeugercode gibt Auskunft über das Herkunftsland und die Haltungsform. Sogar der spezielle Betrieb, in dem das Ei erzeugt wurde, lässt sich mittels dieser Kennzeichnung herausfinden.

Zur Kennzeichnung des Haltungssystems werden folgende Ziffern verwendet:

1. Aufzucht
   - Ziffer 0 für ökologische Erzeugung
   - Ziffer 1 für Freilandhaltung
   - Ziffer 2 für Bodenhaltung
   - Ziffer 3 für Käfighaltung
2. Länderkennzeichnung (Herkunftsland)
   - DE: Eier aus Deutschland
   - NL: Eier aus den Niederlanden
   - FR: Eier aus Frankreich

Die nach dem Länderkennzeichen folgenden Nummern dienen der Identifizierung des Betriebes und somit der Rückverfolgbarkeit der Eier bis in den konkreten Legehennenstall. Eier werden in verschiedenen Größen bzw. unterschiedlichem Gewicht angeboten.

Folgende Gewichtsklassen sind möglich:

- Gewichtsklasse S: klein, unter 53 g
- Gewichtsklasse M: mittel, 53 g bis unter 63 g
- Gewichtsklasse L: groß, 63 g bis unter 73 g
- Gewichtsklasse XL: sehr groß, 73 g und darüber

Die beiden Größen M und L sind die gängigen Größen. Eier in den Größen S und XL sind eher seltener zu finden. Die weitere Kennzeichnung erfolgt auf der Verpackung.

8.5 SALMONELLEN IN EIERN

Salmonellen gehören zu den Bakterien aus der Familie der Enterobacteriaceae. Sie sind eng verwandt mit der Gattung Escherichia und kommen weltweit vor. Salmonellosen gehören zu den sog. „Zoonosen", d. h., diese Infektionen sind von Tier zu Mensch und Mensch zu Tier übertragbar.

Schutz vor Salmonellose ist auch beim Verzehr von weichen Frühstückseiern möglich. Eigelb gerinnt bei Temperaturen zwischen 62 und 65 °C. Salmonellen überleben bei 59 °C nur wenige Minuten. Werden die Eier für mindestens sechs Minuten zwischen 59 und 61 °C erwärmt, sind sie garantiert salmonellenfrei. Praktisch funktioniert das so: Das Ei wird zunächst für 3,5 Minuten in kochendes Wasser gelegt. In dieser Zeit gerinnt das Eiklar, der Dotter erwärmt sich aber nur auf ungefähr 30 °C. Anschließend kommt das Ei in 60 °C heißes Wasser. Innerhalb von 7,5 Minuten steigt die Temperatur des Eigelbs auf 59 °C. Nach weiteren sieben Minuten ist das Frühstücksei weich und trotzdem salmonellenfrei.

8.6 BELASTUNG DURCH PCB UND DIOXIN

Anfang 2011 wurden Belastungen durch Umweltgifte wie Dioxin (polychlorierte Dibenzo-p-dioxine und Dibenzofurane) und PCB (polychlorierte Diphenyle) auch in Hühnereiern bekannt. Beide Stoffgruppen enthalten Chlorverbindungen und können das Immun- und Nervensystem sowie den Hormonhaushalt beeinträchtigen. Außerdem stehen sie in dem starken Verdacht, Krebs zu fördern. Während das Dioxin durch hochgradig belastetes Futtermittel aus der Massenproduktion in den Handel und damit auch in Eier (konventionelle Produktion) geraten war, fand man das PCB zunächst insbesondere in Eiern aus biologischer Produktion. Der Grund: Diese Tiere werden artgerecht gehalten und leben meist draußen – dort, wo sich das Umweltgift vorzugsweise verbreitet. Es besteht keine akute Gesundheitsgefahr, dennoch sammeln sich die Gifte im Körper an. Neben Eiern gelten auch andere tierische Produkte, wie Fleisch, Fisch und Milchprodukte, als Transporteure. Es gibt gesetzlich festgeschriebene Höchstwerte für die einzelnen Produkte, wobei sich die unterschiedlichen Angaben an der jeweils „unvermeidbaren Belastung" orientieren.

1. GETREIDE
2. GEMÜSE
3. HÜLSENFRÜCHTE
4. PILZE
5. KRÄUTER UND GEWÜRZE
6. OBST
7. MILCH UND MILCHPRODUKTE
8. HÜHNEREIER

9. FLEISCH UND FLEISCHPRODUKTE

10. FISCH UND MEERESFÜRCHTE
11. FETTE UND ÖLE
12. GETRÄNKE
13. ALKOHOLISCHE GETRÄNKE
14. ZUCKER UND SÜSSWAREN

9. FLEISCH UND FLEISCHPRODUKTE

Fleisch stellt eine wichtige Nährstoffquelle für Menschen dar, die es verzehren. Es enthält Proteine, Fett sowie verschiedene Mineralstoffe und Vitamine.

(!)

Unter dem Begriff Fleisch werden alle genießbaren Teile, inklusive Innereien und Blut, von geschlachteten oder erlegten warmblütigen Tieren zusammengefasst.

Vor mehr als 8.000 Jahren begann die Haltung von Rindern als Nutztiere (Domestizierung) an unterschiedlichen Orten in Kleinasien und Indien. Von dort aus verbreitete sie sich nach Afrika und Europa. In Mitteleuropa war die Entwicklung der Rinderhaltung eng mit Fortschritten im Ackerbau verknüpft, da die Bauern den Tieren über das ganze Jahr große Futtermengen zur Verfügung stellen mussten.

9.1 EINTEILUNG

Zu Fleisch gehören nach der Definition in den Leitsätzen für Fleisch und Fleischerzeugnisse alle Teile von geschlachteten oder erlegten warmblütigen Tieren (Säugetiere und Vögel), die zum Genuss für Menschen bestimmt oder geeignet sind. Nach dieser Definition fallen z. B. auch Knochen, Innereien und Blut unter den Begriff Fleisch.

Im allgemeinen Sprachgebrauch versteht man unter Fleisch:

- Muskelfleisch (mit oder ohne Knochen, Fett- und Bindegewebe), Innereien, Schlund, Magen, Dünn- und Dickdarm, vom Schwein die ganze Haut (Schwarte), ferner Knochen und daran anhaftende Weichteile
- Fett (unverarbeitet oder zubereitet)
- Würste und ähnliche Mischungen aus zerkleinertem Fleisch

Für die menschliche Ernährung kommt in erster Linie Muskelfleisch mit eventuell anhaftendem Fett- und Bindegewebe infrage. Es besteht meist aus Muskelfasern, die von stützendem Bindegewebe umhüllt sind. Je nach Tierart und Fütterung ist zwischen den Faserbündeln mehr oder weniger Fett abgelagert. Die Fasern des Fleisches (Fleischfasern) können längs, quer oder gekreuzt verlaufen, wobei der gekreuzte Verlauf aufgrund der geringen Faserabstände das Fleisch am zartesten macht. Längsfasern machen das Fleisch eher zäh.

Bei der gewerbsmäßigen Herstellung von Fleischerzeugnissen wird unter Fleisch nur die Skelettmuskulatur mit dem anhaftenden oder eingelagerten Fett- und Bindegewebe sowie eingelagerten Lymphknoten, Nerven oder Gefäßen verstanden. Bei einigen Fleischerzeugnissen ist auch ein gewisser Anteil an eingewachsenen Knochen und Knorpeln mit eingeschlossen, bei Schweinefleisch gilt das auch für die Schwarte.

Zudem erfolgt eine Unterscheidung zwischen rotem und weißem Fleisch: Allerdings gibt es hier keine verbindliche Einteilung. Der Farbunterschied ergibt sich vorwiegend aus einem unterschiedlichen Gehalt an Myoglobin, einem Derivat des Hämoglobins. Dies ist für den Sauerstofftransport innerhalb des Muskels zuständig, vor allem zu den Muskelzellen (Sarkomeren).

Im europäischen Kulturraum werden bevorzugt folgende Fleischsorten verwendet:

- Rotes Fleisch: Rind- und Kalbfleisch, Schweinefleisch, Schaf- und Lammfleisch, Pferdefleisch, Wildbret (Hirsch-, Reh-, Wildschwein-, Hasenfleisch)
- Weißes Fleisch: Geflügel (Truthahn-, Gänse-, Enten-, Taubenfleisch), Wildgeflügel (Straußen-, Fasanen-, Rebhuhn-, Perlhuhn-, Wachtelfleisch)
- Sonstige Fleischsorten (wobei diese nicht warmblütig und damit laut Definition, ebenso wenig wie Fische und Meeresfrüchte, „Fleisch" sind): Frösche, Schnecken

In anderen Kulturkreisen wird z. B. auch das Fleisch von Elch bzw. Rentier, Antilope (z. B. Springbock), Känguru, Affe, Hund, Katze, Meerschweinchen, Robbe, Wal, Alligator, Schildkröte und Schlange verzehrt; auch Heuschrecken, Insekten oder Spinnen werden gegessen.

9.1.1 Rotes Fleisch

Rindfleisch

Rindfleisch, das Fleisch vom Hausrind, gehört neben Schweinefleisch zu den beliebtesten Fleischsorten der deutschen Küche. Die verschiedenen Muskelpartien des Rinds kommen oft als Ganzes (z. B. Rinderbraten), in Scheiben (z. B. als Steak) oder fein zerschnitten, z. B. im Gulasch, auf den Tisch.

Kalbfleisch gilt als zart und fein im Geschmack. Es sollte schonend gegart werden, damit das fettarme Fleisch nicht austrocknet. Kälber werden im Alter von ca. 22 Wochen geschlachtet, sie haben ein Schlachtgewicht von ca. 150 kg. Kalbfleisch ist ein wichtiger Bestandteil der deutschen, französischen und schweizerischen Küche. Typische Kalbfleischgerichte sind: Döner, Züricher Geschnetzeltes, gefüllte Kalbsbrust, Kalbshaxe, Saltimbocca oder Wiener Schnitzel.

BSE-Tests sind Pflicht: Jedes in Deutschland geschlachtete Rind, das älter als 30 Monate ist, wird auf Prione untersucht. Nur das Fleisch von negativ auf BSE getesteten Rindern gelangt in den Handel.

Teile des Rindes

Je nach Zerlegung lassen sich verschiedene Fleischarten unterscheiden (die Bezeichnungen variieren entsprechend der Schnittführung).

Abb. 9.1 — Schematische Darstellung der Teile vom Rind

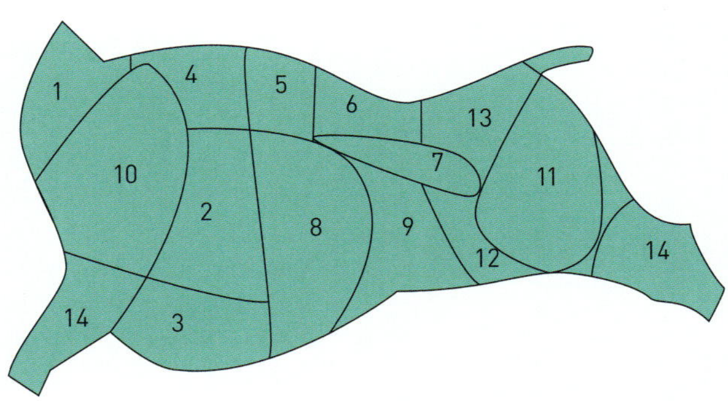

1. Kamm
2. Spannrippe
3. Brust
4. Fehlrippe
8. Hochrippe
6. Roastbeef
7. Filet
8. Dünnung
9. Schulter, Bug oder Schaufel
10. Oberschale, Unterschale und Nuss
11. Keule
12. Flanke
13. Hüfte mit Hüftsteak und Schwanzstück oder Tafelspitz
14. Hesse oder Wade

Schweinefleisch

Schweinefleisch ist ein Sammelbegriff für alle zum Verzehr geeigneten Teile des Hausschweins. In Europa und Ostasien ist Schweinefleisch die am häufigsten verzehrte Fleischsorte. Der Fleischverzehr in Deutschland lag 2015 bei rund 59,2 kg, an der Spitze steht dabei Schweinefleisch mit 38,1 kg, gefolgt von Geflügelfleisch mit 11,6 kg, sowie Rind- und Kalbfleisch mit 8,6 kg (Zahlen der Deutschen Fleischwarenindustrie, Geschäftsbericht 2013/2014).

Hausschweine gehören zu den am längsten domestizierten Tieren in der menschlichen Zivilisationsgeschichte und wurden ausschließlich zur Fleischerzeugung gehalten. Als Allesfresser dienen sie häufig auch zur Verwertung von Küchenabfällen. Heutzutage stammt der Großteil des Schweinefleisches aus der Massentierhaltung mit all ihren problematischen Begleiterscheinungen.

Teile des Schweins

Je nach Zerlegung lassen sich verschiedene Fleischarten unterscheiden (die Bezeichnungen variieren je nach Schnittführung).

Abb. 9.2 — Schematische Darstellung der Teile vom Schwein

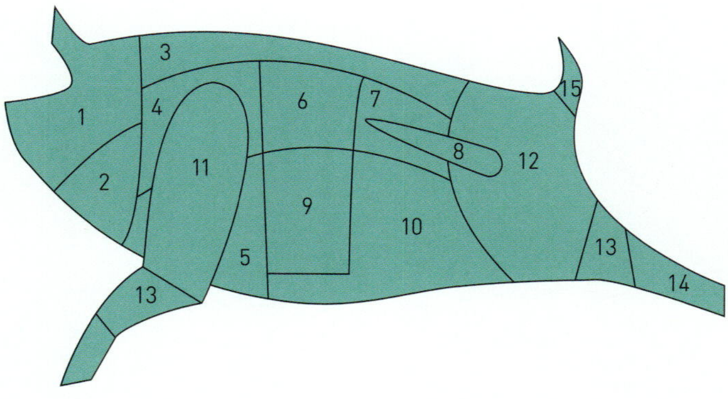

1. Schweinskopf
2. Backe
3. Rückenspeck
4. Schweinenacken
8. Brust oder Dicke Rippe
6. Stielkotelett
7. Lendenkotelett
8. Filet
9. Schweinebauch
10. Bauchlappen
11. Schweineschulter oder Vorderschinken
12. Schinken (unterteilt in Oberschale, Unterschale, Hüfte und Nuss)
13. Eisbein
14. Schweinsfuß
15. Schweineschwanz

Lamm, Hammel, Schaf

Lammfleisch, Hammelfleisch und Schaffleisch bezeichnen jeweils das Fleisch von Schafen. In Deutschland wird traditionell nur wenig Lammfleisch gegessen. Die Verbrauchszahlen der ZENTRAG (Zentralgenossenschaft des Deutschen Fleischergewerbes) von 2014 geben ca. 0,8 kg Schaf- und Ziegenfleisch pro Kopf und Jahr an (der Fleischverzehr liegt in Deutschland insgesamt bei mehr als 60 kg/Person/Jahr).

Sehr viel beliebter sind diese Fleischsorten in den Küchen des Mittelmeerraums, besonders in denen des Nahen Ostens und Nordafrikas. In diesen seit Langem waldarmen und trockenen Gegenden lassen sich Schweine und Rinder im Vergleich zu Schafen und Ziegen nur schwer halten.

Die unterschiedlichen Bezeichnungen des Fleisches werden gekennzeichnet durch das Alter: Lammfleisch stammt von Tieren, die jünger sind als ein Jahr (hier wird weiter zwischen Milchlämmern und Mastlämmern unterschieden), Hammelfleisch von solchen, die jünger sind als zwei Jahre. Es kann sich um kastrierte männliche oder weibliche Tiere ohne Nachwuchs handeln. Hammelfleisch ist kräftig im Geschmack, dunkelrot, fest und deutlich marmoriert. Schaffleisch kommt von über zwei Jahre alten männlichen oder weiblichen kastrierten Tieren. Ihr Fleisch ist dunkelrot, stark durchwachsen und grobfasrig.

In Deutschland wird heute nur noch zwischen Lammfleisch (jünger als ein Jahr) und Schaffleisch (älter als ein Jahr) unterschieden. In den Lebensmittelhandel kommt fast ausschließlich Lammfleisch, meist von Milchlämmern.

Teile des Schafes

Je nach Zerlegung lassen sich verschiedene Fleischarten unterscheiden (die Bezeichnungen variieren je nach Schnittführung).

Abb. 9.3 — Schematische Darstellung der Teile vom Schaf

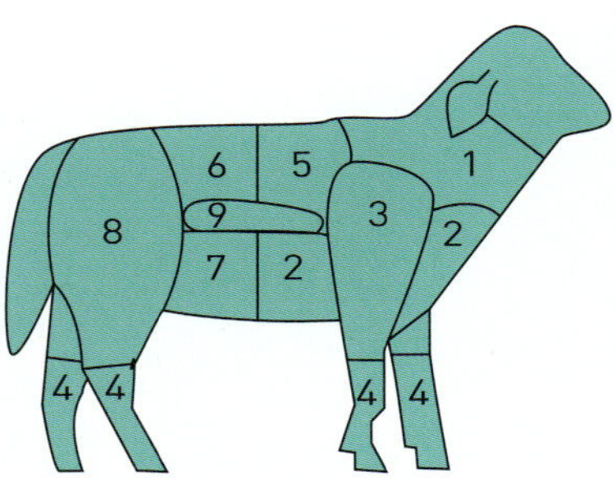

1. Nacken, Hals oder Kamm
2. Brust
3. Schulter oder Bug
4. Haxen
5. Koteletts
6. Rücken
7. Dünnung
8. Keule
9. Filet

Pferdefleisch

Pferdefleisch wird in Deutschland eher selten verwendet. Lag es früher unter dem päpstlichen Bann und war als „Arme-Leute-Essen" bekannt, sind es heute vor allem emotionale Vorbehalte, die viele Menschen dem Pferdefleisch ablehnend gegenüberstehen lassen. Allerdings gehört es zu den ältesten Nahrungsmitteln der Menschheit. Knochenfunde weisen darauf hin, dass das Pferd auch ein beliebtes Beutetier der eiszeitlichen Jäger war. Doch nach seiner Domestizierung und Verwendung als Reit-, Zug- und Lasttier verlor das Pferd seine Bedeutung als Fleischlieferant in einigen Teilen Europas. Viele bekannte Reitervölker wie die Hunnen, Mongolen und Indianer aßen jedoch weiterhin Pferdefleisch.

Es kann davon ausgegangen werden, dass die gekreuzten Pferdeköpfe an vielen Giebeln der Bauernhäuser Niedersachsens auf den Brauch zurückgehen, die Köpfe geopferter Pferde an den Häusern anzubringen. So gibt es auch in Deutschland Gerichte, die traditionell mit Pferdefleisch zubereitet werden, wie der Rheinische Sauerbraten. Pferdefleisch ist rot bis dunkelrot gefärbt und von eher weicher Konsistenz. Es ist reich an Eisen und eher kalorienarm. Pferdefleisch hat auch besonders in der BSE-Krise viele neue Interessierte gefunden.

Wild

Wild ist nicht gleich Wild, es wird zwischen frei lebenden Tieren und dem sog. „Gatterwild" unterschieden. Gatterwild ist meist Dam-, Rot- oder Schwarzwild, das zwar in naturnaher Umgebung gehalten wird, aber eingezäunt lebt. Aus Mangel an natürlicher Nahrung wird häufig mit künstlichen Ergänzungsstoffen zugefüttert.

Wild in freier Natur hingegen ernährt sich ausschließlich von tierischen und pflanzlichen Stoffen, die es in seinem Biotop findet. Der Erwerb von Wild aus Gatterhaltung oder aus freier Wildbahn beinhaltet neben dem sensorischen und ernährungsphysiologischen Aspekt auch ökologische Gesichtspunkte, die zu bedenken sind. Wild aus freier Wildbahn bewegt sich von Geburt an in seinem natürlichen Lebensraum und unterliegt in der Regel geringerem Schlachtstress als Tiere aus landwirtschaftlicher Produktion. Das Fleisch von wilden Tieren ist arm an Fett und reich an Proteinen, Mineralstoffen und Vitaminen, mager und leicht verdaulich.

Die Nachfrage nach Reh- und Wildschweinbraten kann größtenteils aus deutscher Erzeugung gedeckt werden. Anders sieht es bei Hirsch- und Hasenfleisch aus. Neben den traditionellen Exportländern für Wild in Osteuropa, wie Polen, Ungarn und der Tschechischen Republik, beliefern auch Spanien und Großbritannien den deutschen Markt. Weiterhin gelangen insbesondere aus Neuseeland Hirschfleisch und aus Argentinien Wildhasen und Hasenteile auf den deutschen Markt.

Wildbret (Fleisch vom Wild) ist das Fleisch von freilebenden Tieren, die dem Jagdrecht unterliegen. Weniger als ein Prozent des gesamten Fleischverbrauchs entfällt in Deutschland auf die verschiedenen Wildarten. Schätzungsweise 60 % des hier nachgefragten Wildes kommen aus heimischen Wäldern – entweder als Wildbret aus der Jagd oder aus der landwirtschaftlichen Gatterhaltung von Wildtieren.

Hirsch und **Reh**: Unverändert hoch ist die Zahl der erlegten Tiere beim Rehwild, das zahlenmäßig die bedeutendste jagdbare Wildart in Deutschland ist. Ca. eine Million Tiere werden jährlich erlegt, das entspricht ungefähr 9.500 Tonnen Wildbret.

Das **Wildschwein** ist der hauptsächliche Lieferant von Wildbret in Deutschland. Seit Mitte der 1980er-Jahre ist die Zahl der erlegten Wildschweine deutlich gestiegen. Es sind jährlich ungefähr 500.000 erlegte Tiere, jedoch mit steigender Tendenz. Die Stücke vom Wildschwein müssen vor dem Essen immer ganz durchgebraten werden, um eventuelle Keime zu zerstören. Wildschweine können Trichinenträger sein, deshalb unterliegt ihr Fleisch der Trichinenschau, die in jedem Fall durch einen Veterinär vorgenommen werden muss, bevor das Fleisch zum Verzehr oder in den Handel gelangt.

Hase: Zumeist werden über 500.000 Hasen in Deutschland pro Jahr erlegt, wobei der Bestand an Feldhasen seit Jahren immer weiter zurückgeht.

9.1.2 Weißes Fleisch

Geflügel

Rund 20 % des in der EU verzehrten Fleisches sind Geflügelfleisch. In Deutschland wurden 2013 pro Kopf ca. 11,6 kg Geflügel verzehrt.

Als Geflügel werden (in der Küchensprache) alle Vogelarten bezeichnet, die für den menschlichen Verzehr geeignet sind. Zu den heute als genießbar geltenden Geflügelarten gehören die fasanenartigen Hühnervögel oder Gänsevögel. Das Fleisch dieser Tiere (mit Ausnahme der Gans) hat zumeist einen niedrigen Fettgehalt und enthält Proteine, Vitamine und Mineralstoffe.

Folgende Handelsklassen von Geflügel und Geflügelteilen werden unterschieden:

- Klasse A: Beste Qualität, das Geflügel ist einwandfrei gerupft und ohne Verletzungen oder Verfärbungen.
- Klasse B: Das Geflügel hat kleine Mängel wie Haarrisse oder ungleichmäßigen Fettansatz.
- Klasse C: Wird nicht in den Handel gebracht und nur industriell verarbeitet.
- Klasse Extra: Es gelten die Bestimmungen von Klasse A, aber die Tiere haben höhere Verkaufsgewichte und einen höheren Anteil an wertvollem Brust- und Schenkelfleisch.

Als **Hausgeflügel** werden Haushuhn, Truthahn, Ente, Gans und Taube gezüchtet. Seit vielen Jahren werden auch Strauße auf großen Farmen gehalten und geschlachtet. Enten und Fasane werden sowohl gezüchtet als auch gejagt im Handel angeboten. Als **Wildgeflügel** oder **Federwild** gelten Fasan, Rebhuhn, Perlhuhn und Wachtel.

Auerhahn, Birkhuhn und Wacholderdrossel sind gefährdet und dürfen daher nicht mehr gejagt werden. Bis in die Renaissance hinein wurden auch Schwäne und Pfaue zu festlichen Mahlzeiten des Adels und der Geistlichkeit verzehrt; diese finden sich heute ebenfalls nicht mehr auf den Speisekarten.

Perlhuhn und Wachtel werden gezüchtet, aber aufgrund ihres Geschmacks zum Wildgeflügel gezählt.

Haushuhn

Stubenküken sind Hühner mit einem Gewicht von 200 bis 600 g. Sie sind nicht älter als einen Monat. Das Fleisch ist sehr zart und leicht gelblich gefärbt. Es ist eine ursprünglich norddeutsche Spezialität. Der Name kommt von der früheren Haltungsform im Wohnbereich zum Schutz der Küken vor Kälte. Durch wenig Bewegung und viel Futter wurden sie innerhalb kürzester Zeit schlachtreif.

Hähnchen oder Broiler sind – anders als der Name nahelegt – Hühner beiderlei Geschlechts mit einem Gewicht von 800 bis 1.200 g. Sie sind fünf bis sieben Wochen alt.

Poularden sind junge Masthühner, die mit sieben bis zwölf Wochen, also noch vor ihrer Geschlechtsreife, geschlachtet werden. Sie wiegen von 1.200 bis zu 2.500 g und mehr. Legehennen sind Hühner aus Hybridrassen, die speziell auf das Legen von Eiern gezüchtet wurden.

Suppenhühner sind keine Masthühner, sie stammen aus einem Legebetrieb und werden nach ihrer Legeperiode, in der Regel im Alter von zwölf bis 15 Monaten geschlachtet. Das Schlachtgewicht liegt zwischen 1.000 und 2.000 g. Suppenhühner sind besonders aromatisch, sie besitzen ein hartes, festes und leicht gelbliches Fleisch. Allerdings müssen sie länger gekocht werden; gebraten ist ihr Fleisch zäh.

Truthahn

Baby-Puten werden Jungtiere von 2 bis 3 kg genannt.

Junge Puten sind etwa acht Wochen alt und haben ein Gewicht von 3 bis 4 kg.

Puten bzw. Truthähne sind neun Wochen bis fünf Monate alt. Die Weibchen wiegen bis zu 12 kg, die Männchen bis zu 20 kg. Sie werden vorwiegend zerlegt oder weiterverarbeitet verkauft.

Ente

Hausenten können verschiedenen Rassen angehören. Die am meisten verbreitete Rasse ist die Pekingente. Junge Enten werden nach zwei bis drei Monaten geschlachtet.

Flugenten sind magerer und muskulöser als Hausenten. Sie werden im Alter von etwa vier Monaten geschlachtet. Barbarie-Enten sind eine häufig angebotene Flugentenart.

Gans

Frühmastgänse sind etwa zehn bis zwölf Wochen alt und wiegen 2 bis 3,5 kg.

Junge Gänse sind etwa neun Monate alt und wiegen 4 bis 6 kg.

Hafermastgänse können mehr als ein Jahr alt sein, werden aber selten angeboten. Sie wiegen oft über 6 kg.

Weidegänse werden im Freien gehalten, wo sie sich von Gras ernähren, ergänzt durch Getreide. Dabei wird auf Maisfütterung verzichtet, um eine Fettleber zu vermeiden.

Taube

Alle heute angebotenen Tauben sind Zuchtformen der Felsentaube. Sie werden nach etwa vier Wochen geschlachtet, ihr Gewicht liegt zwischen 250 und 400 g. Ihr Fleisch ist rötlich und aromatisch, der Geschmack erinnert leicht an Wild.

Strauß

Schlachtreife Strauße wiegen 75 bis 100 kg mit einem Fleischanteil von knapp 50 %. Oberkeule und Brust werden als Steak angeboten, die Unterkeule als Schmorbraten, alle Teile auch als Gulasch. Das dunkle Fleisch erinnert in Aussehen und Geschmack an Rindfleisch; es ist sehr fettarm und hat einen nussigen Geschmack.

Fasan

Junge Fasane wiegen zwischen 700 und 1.300 g. Die Weibchen sind etwas leichter und haben zarteres Fleisch. Der Fasan sollte vor der Zubereitung drei Tage mit Federn abhängen, um den typischen Geschmack zu bekommen. Das Fleisch ist hell und von zartem Wildgeschmack.

Rebhuhn

Rebhühner sind Wildgeflügel aus der Familie der Fasane. Sie sind nicht größer als Tauben, haben aber mehr Fleisch an den Schenkeln als diese. Junge Tiere lassen sich an den zitronengelben Läufen und dem dunklen Schnabel erkennen. Das Fleisch ist dunkel und von kräftigem Wildgeschmack.

(+)

Aus gesundheitlichen Gründen sollte Wildfleisch niemals roh oder rosa gebraten verzehrt werden; mögliche Krankheitserreger werden bei dieser Zubereitung nicht abgetötet.

Perlhuhn

Die aus Afrika stammenden Perlhühner erinnern im Geschmack an Fasane und können ebenso verwendet werden. Obwohl sie gezüchtet sind, gelten sie als Wildgeflügel. Junge Perlhühner werden im Alter von sechs Wochen mit etwa 600 g geschlachtet.

Wachtel

Wachteln gehören zu den Feldhühnern. Seit Anfang des 20. Jahrhunderts werden sie gezüchtet. Sechs Wochen alte Wachteln wiegen etwa 100 bis 150 g, 40 % davon machen die Brustmuskeln aus.

Innereien

Innereien sind der Sammelbegriff für die essbaren inneren Organe von Schlachttieren, Wild und Geflügel. Zu den Innereien zählen Herz, Leber, Niere, Zunge, Magen, Bries, Kutteln, Hirn und Lunge. In Bayern und Österreich wird auch das Zwerchfell als sog. „Kronfleisch“ angeboten. Innereien enthalten Proteine, Vitamine, Mineralstoffe und Spurenelemente und unterscheiden sich in den Hauptnährstoffen nur wenig von magerem Fleisch. Sie sind Bestandteil vieler klassischer Gerichte.

Heute finden Innereien in Deutschland nur noch selten Verwendung in der Küche. In den USA werden Innereien besonders stark gemieden und stellen fast ein Nahrungstabu dar. Der Großteil der Innereien wird heute in der Lebensmittelindustrie, vor allem bei der Wurstherstellung, verarbeitet.

Problematik bei Geflügelleber

- Vitamin-A-Gehalt der Leber
  Der hohe Vitamin-A-Gehalt der Leber kann problematisch sein. Dieses fettlösliche Vitamin ist wichtig für das Wachstum und die Entwicklung verschiedener Zellen und Gewebe, vor allem für die Entwicklung der Lunge und ihrer Funktionen.

  Allerdings kann eine zu hohe Vitamin-A-Zufuhr das ungeborene Kind schädigen. Aus Sicherheitsgründen sollten Frauen mit Kinderwunsch und solche im ersten Drittel der Schwangerschaft auf den Verzehr von Leber verzichten. Dennoch sind andere Vitamin-A-haltige tierische Lebensmittel wie Milch, Milchprodukte, Käse und Fleisch als Ausgleich besonders wichtig.

- Rohverzehr
  Leber sollte wegen einer möglichen Keimbelastung nicht roh verzehrt werden und daher nur selten auf dem Speiseplan stehen. Zudem weist sie mitunter hohe Schadstoffbelastungen auf.

9.2 INHALTSSTOFFE

Fleisch gilt vielen Menschen als fett- und somit als energiereiches Nahrungsmittel. Dieses trifft beim heutigen Marktangebot nur noch für wenige Teilstücke zu. Fett tritt als Marmorierung, als Depotfett zwischen den Muskelsträngen und als Speckschicht unter der Haut auf. Es ist ein wichtiger Geschmacksträger und macht das Fleisch saftig. Der Fettanteil ist je nach Fleischsorte sehr unterschiedlich. Rindfleisch ist generell etwas fettärmer als Schweinefleisch.

Tierisches Fett wird für die Ernährung vielfach schlechter bewertet als pflanzliches Fett. Das liegt am höheren Anteil an gesättigten Fettsäuren und am Gehalt an unerwünschten Fettbegleitstoffen, wie dem Cholesterol.

Kohlenhydrate sind im Fleisch nur in Spuren, Ballaststoffe überhaupt nicht enthalten. In Bezug auf Proteine als auch auf verschiedene Mineralstoffe und Vitamine weist Muskelfleisch eine hohe Nährstoffdichte auf.

Fleisch ist aber auch kein lebensnotwendiges Lebensmittel. Unser Wohlstand hat dazu geführt, dass deutlich mehr Fleisch gegessen wird, als ernährungsphysiologisch notwendig ist. Die Deutsche Gesellschaft für Ernährung empfiehlt, nicht öfter als zwei- bis dreimal pro Woche Fleisch zu verzehren, wobei dann eher mageres Fleisch bevorzugt werden sollte. Ein übermäßiger Fleischverzehr gilt als wesentlicher Risikofaktor für ernährungsbedingte Zivilisationskrankheiten. Obwohl die fleischliefernden Tiere ziemlich am Ende der Nahrungskette stehen, ist Muskelfleisch grundsätzlich schadstoffärmer als pflanzliche Erzeugnisse, da zahlreiche Schadstoffe selektiv in Nieren und Leber ausgefiltert werden. Dies gilt für Schwermetalle, wie z. B. Blei, Kadmium und Quecksilber, und für organische Rückstände (z. B. aus Pestiziden oder Tierarzneimitteln). Wildfleisch ist reich an Vitaminen der B-Gruppe. Die Nährstoffdichte für diese Vitamine ist besonders günstig (das heißt, das Fleisch ist energiearm und gleichzeitig reich an B-Vitaminen). Weiterhin enthält es nennenswerte Mengen verschiedener Mineralstoffe, besonders die Spurenelemente Eisen, Zink und Selen.

Tierische Proteine haben allgemein eine höhere **biologische Wertigkeit (BW)** als pflanzliche. Die biologische Wertigkeit gibt an, wie viel Gramm Protein unser Körper aus dem Protein eines Lebensmittels aufbauen kann. Rindfleisch hat zum Beispiel eine BW von 92. Das heißt, aus 100 g Rindfleischeiweiß können 92 g Körpereiweiß gebildet werden. Die Mischung verschiedener Proteine (pflanzlicher und tierischer oder auch verschiedener pflanzlicher) steigert in vielen Fällen die BW im Vergleich zum Einzelprodukt.

Tab. 9.1 — Ausgewählte Inhaltsstoffe von Rindfleisch (nach: HESEKER/HESEKER, Die Nährwerttabelle, 2018/19)

Vitamine/ Mineralstoffe/ Spurenelemente	**100 g Rindfleisch enthalten**	**100 g Rinderleber enthalten**	**Tagesbedarf eines Erwachsenen**
Vitamin A	0,02 mg	180 mg	0,8–1,1 mg
Vitamin B_1	0,23 mg	0,27 mg	1,0–1,4 mg
Vitamin B_2	0,26 mg	3,1 mg	1,0–1,6 mg
Vitamin B_6	0,19 mg	0,96 mg	1,2–1,6 mg
Vitamin B_{12}	0,005 mg	0,065 mg	0,003 mg
Eisen	2,1 mg	7,0 mg	10-15 mg
Kalium	355 mg	290 mg	2000 mg
Phosphor	195 mg	360 mg	700 mg

Tab. 9.2 — Nähr- und Energiewerte der wichtigsten Wild- und Geflügelarten (nach: HESEKER/HESEKER, Die Nährwerttabelle, 2018/19)

100 g verzehrbarer Anteil	**Wasser (g)**	**Protein (g)**	**Fett (g)**	**Kohlenhydrate (g)**	**kJ**	**kcal**
Rehrücken	72	22	4	*	510	122
Rehkeule	75	21	1	0,6	405	97
Hirsch	74	21	3	*	468	112
Wildschwein	70	20	9	*	677	162
Hase	73	22	3	*	472	113
Kaninchen	69	21	8	*	635	152

* gar nicht oder nur in Spuren vorhanden

9.3 TIERHALTUNG

9.3.1 Die größten Fleischproduzenten

Das bedeutendste Erzeugerland für Fleisch ist die Volksrepublik China, gefolgt von den USA und Brasilien. In Europa sind die drei wichtigsten Produzenten Deutschland, Frankreich und Spanien.

Tab. 9.3 — Die größten Fleischproduzenten weltweit (nach: www.wikimeat.at)

Rang	Land	Produktion (in Tsd. t, 2009)
1	China	78.172
2	USA	41.643
3	Brasilien	22.827
4	Deutschland	7.838
5	Russische Föderation	6.570
6	Mexiko	5.721
7	Frankreich	5.475
8	Argentinien	5.316
9	Spanien	5.313
10	Kanada	4.449
11	Indien	4.409
12	Italien	4.130
13	Australien	4.070
14	Vietnam	3.906
15	Großbritannien	3.533

9.3.2 Massentierhaltung

Die Produktion von großen Fleischmengen ist nicht ohne eine technisierte Form der Nutztierzucht und Viehhaltung möglich. Bei der Massentierhaltung oder Intensivhaltung werden viele Tiere derselben Art auf einem sehr begrenzten Raum gehalten, was mit einer artgerechten Tierhaltung nicht vereinbar ist.

Nach den (Fleisch-)Mangeljahren der Weltkriege wurde nach Wegen gesucht, diesen gefühlten Mangel zu beheben. Durch die Massentierhaltung wurde die Produktivität gesteigert, die hohen Produktionsmengen und die Vorteile großer Betriebe bei den Produktionskosten führten zu sinkenden Kosten und sinkenden Preisen für den Verbraucher. Weiten Bevölkerungsschichten in Deutschland und in anderen Ländern wurde somit ein täglicher Fleischkonsum ermöglicht. Daneben wurde auch die Produktion von Milch und Hühnereiern gesteigert, sodass diese Produkte ebenfalls zur alltäglichen Nahrung geworden sind.

In der Massentierhaltung werden nur sehr wenige Zuchtrassen einer Tierart verwendet, dadurch leidet die genetische Vielfalt. Die Zusammensetzung der Tiernahrung ist z. B. auf das schnelle Wachstum der Tiere ausgelegt. Je schneller das erforderliche Mastendgewicht erreicht wird, desto ökonomischer ist die Produktion für den Erzeuger. Aus diesem Grund werden in der intensiven Haltung energiereiche Futtermittel wie Maissilage, Getreide und Sojaextraktionsschrot verfüttert. Hinzu kommen in vielen Fällen (teilweise auch zugelassene) wachstumsfördernde Futtermittelzusatzstoffe.

Die Massentierhaltung, insbesondere die Käfighaltung, ist ethisch umstritten, da die Tiere nicht artgerecht gehalten werden. Dies führt zu Stressverhalten und Verhaltensstörungen, z. B. beißen sich Schweine gegenseitig in Ohren oder Schwanz oder Hühner verletzen sich durch gegenseitiges Anpicken. Rindern werden u. a. aus diesem Grund die Hörner entfernt oder sogar weggezüchtet. Durch die Haltung vieler Tiere auf engem Raum ist auch die Gefahr erhöht, dass sich Krankheiten stärker verbreiten. Insbesondere in der Schweinehaltung werden deshalb vermehrt Antibiotika eingesetzt, oftmals sogar vorbeugend.

Eine qualifizierte Tierhaltung ist unabdingbar. Die sorgfältige Auswahl des Futters, tiergerechte Stallungen und gute hygienische Bedingungen, besonders konsequentes Reinigen und Desinfizieren der Stallungen, Bekämpfung schädlicher Nagetiere, Vorsicht beim Einkauf fremder Tiere usw. sorgen für ein Umfeld, in dem Krankheiten erst gar nicht entstehen.

Viehtransporte in der Massentierhaltung sind ein weiteres umstrittenes Feld. Die Tiere werden auf engstem Raum transportiert und müssen, bedingt durch die vielfach lange Transportdauer, oft Tage so ausharren. In der EU sind mittlerweile bei solchen Transporten Ruhezeiten vorgeschrieben, die zum Tränken der Tiere genutzt werden müssen.

Etwa ein Drittel der Ackerflächen in Deutschland wird für den Futteranbau verwendet. Daraus resultieren auch diverse Umweltprobleme wie z. B. großflächige Monokulturen und der Verlust vieler Biotope. Die industrialisierte Landwirtschaft gilt in Deutschland als größter Verursacher für den Rückgang und das Aussterben von Pflanzen- und Tierarten.

Wird Gülle im Übermaß auf die Felder ausgebracht, können Stickstoff-, Nitrat- und Phosphatverbindungen in Grund- und Oberflächengewässer und Methan in die Atmosphäre gelangen. So wird z. B. in Gebieten mit intensiver Viehhaltung der deutsche Grenzwert für Nitratbelastung im Grundwasser (50 mg/l) teilweise überschritten (der Grenzwert der Weltgesundheitsorganisation liegt sogar bei 20 mg/l). Bei Überdüngung und/oder oberflächlichem Abfluss können aber auch die Bodenfauna geschädigt und erhebliche Kosten bei der Aufbereitung von Trinkwasser verursacht werden. In Oberflächengewässern verstärkt die Eutrophierung (Überlastung mit anorganischen Nährstoffen) das Wachstum von u. a. Grünalgen und Cyanobakterien.

Ein hoher Fleischkonsum leistet einen nicht zu vernachlässigenden Beitrag zum CO_2-Anstieg in der Atmosphäre, vor allem auch durch den Ausstoß von Methan (CO_2-Äquivalente). Die Umweltbelastung durch die Aufzucht von Rindern, Schweinen usw. ist erheblich: Wirtschaftlich ist die Ernährung mit Fleisch durch erhebliche Veredelungsverluste von importierten Futtermitteln und Getreide belastet. Um ein tierisches Lebensmittel zu erzeugen, muss ein Vielfaches an pflanzlichen Lebensmitteln eingesetzt werden, z. B. erfordert die Produktion von 100 g Schweinefleisch die dreifache Menge an Weizen, Rindfleisch die zehnfache Menge. Ökologische Folgen der Tiermast sind u. a. eine erhöhte Nitratbelastung des Grundwassers und der intensive Futtermittelanbau.

Förderprogramme der EU führten zu enormen Produktionszuwächsen, die schließlich die Butter- und Rindfleischberge innerhalb der EU anwachsen ließen. Auch mehrten sich die negativen Folgen einer deutlich intensiven Tierhaltung für die Umwelt (Gülleüberschüsse, Nitrat im Grundwasser, Schadgase, vor allem Ammoniak, Methan und Lachgas). In die Kritik geriet auch der zunehmende Einsatz von Leistungsförderern und Antibiotika in der Tiermast.

9.4 FLEISCHVERARBEITUNG

Schlachtfrisches Rindfleisch ist durch Kochen, Braten oder andere Garmethoden nicht weich zu bekommen; es bleibt zäh. Erst wenn das Fleisch gereift ist, d. h. acht bis 14 Tage im Kühlhaus gehangen hat, ist es genießbar. Das im Muskel in geringer Menge enthaltene Glykogen ist in dieser Zeit enzymatisch zu Milchsäure abgebaut worden. Die Milchsäure aktiviert nun ihrerseits eiweißspaltende Enzyme, die bevorzugt das Bindegewebe im Muskel angreifen. Dadurch wird das Fleisch mürbe.

Gereiftes Fleisch bleibt bei Zimmertemperatur nur sehr begrenzt genießbar; deshalb ist eine lückenlose Kühlkette bei der Verarbeitung erforderlich, um einen bakteriellen Verderb zu vermeiden. Eine Haltbarkeit von mehreren Wochen bis Monaten bei Zimmertemperatur können jedoch Konservierungsmethoden wie Räuchern, Pökeln, Einkochen oder Fermentieren (Salami) oder eine Kombination dieser Methoden erzielen.

Kalträuchern erfolgt heutzutage meistens durch den Metzger. Dem Fleisch, Schinken, Speck oder auch der Mettwurst wird durch Abreiben mit Salz und der Trocknung im Rauch Wasser entzogen, wodurch sie haltbar werden. In einer Räucherkate dauert dieser Prozess durchaus ein halbes Jahr, heute verkürzen Räucherschränke diesen Vorgang.

Pökeln wird der Prozess des Einlegens in eine Salzlake genannt, heute erfolgt diese Zubereitung üblicherweise beim Metzger (z. B. Kasseler, Eisbein oder auch Zunge werden gepökelt).

Einkochen, Einmachen oder Einwecken ist eine physikalische Methode, Lebensmittel durch Erhitzen und Luftabschluss zu konservieren.

Fermentation bezeichnet die Umsetzung von biologischen Materialien mithilfe von Bakterien-, Pilz- oder Zellkulturen oder aber durch Zusatz von Enzymen (Fermenten). Salami (Rohwurst, ursprünglich aus Esel- und Maultierfleisch) wird z. B. durch spezielle Mikroorganismen fermentiert und meist luftgetrocknet.

Hackfleisch (Gehacktes, Gewiegtes, Mett) ist stark zerkleinertes Fleisch, das nur aus frischem Fleisch von Rindern, Schweinen, Schafen und Ziegen hergestellt werden darf. Teile, die erfahrungsgemäß mit Mikroorganismen belastet sind (z. B. Bauchfleisch, Knochenputz) sowie Geflügel- und Wildfleisch dürfen nicht zu Hackfleisch verarbeitet werden.

Hackfleisch und anderes zerkleinertes rohes Fleisch verderben sehr leicht. Schon bei der Herstellung und ebenso beim Kühlen, Lagern und Verkauf müssen strenge Auflagen erfüllt werden. Die Auflagen sind in den Hygienebestimmungen der Hackfleischverordnung geregelt und gelten auch für Erzeugnisse aus zerkleinertem Fleisch, soweit sie sich ganz oder teilweise in rohem Zustand befinden. Dazu gehören zubereitetes und tiefgekühltes Hackfleisch, Schabefleisch/Tatar (besteht ausschließlich aus sehnen- und fettgewebsarmem Rindfleisch) oder sonstige Produkte (geschnetzeltes Fleisch, Fleischklöße, Frikadellen, Fleischfüllungen, Bratwürste, Rohwurst- und Brühwursthalbfabrikate, Fleischbräte, zerkleinerte Innereien wie Leberhack und Erzeugnisse, die unter Verwendung von zerkleinerten Innereien hergestellt sind, Schaschlik und ähnliche Erzeugnisse aus gestückeltem Fleisch oder Innereien auf Spießen oder mechanisch gemürbte Fleischstücke wie durch den Steaker gelassene Schnitzel oder Filets, geklopfte Steaks und ähnliche Fleischzuschnitte, die mit Mürbeschneidern behandelt worden sind).

Weitere Produkte aus zerkleinertem Fleisch, die sich ganz oder teilweise in rohem Zustand befinden, können – im Gegensatz zu Hackfleisch – auch aus Geflügel- oder Wildfleisch bestehen. Sie müssen allerdings unmittelbar nach ihrer Herstellung auf mindestens -18 °C tiefgefroren und in diesem Zustand in Verkehr gebracht werden. Für die Herstellung und den Verkauf tiefgefrorener Hackfleischerzeugnisse gelten besondere Bestimmungen.

Listerien sind Bakterien, die praktisch überall zu finden sind und bei alten und abwehrgeschwächten Menschen die Erkrankung Listeriose auslösen können. Auch Schwangere sind gefährdet, denn diese Bakterien sind in der Lage, die Plazentaschranke zu überwinden; im Extremfall können sie zu einer Fehlgeburt oder zu Infekten verschiedener Organe des ungeborenen Kindes führen. Eine Kontamination von Lebensmitteln mit Listerien kann auf verschiedenen Stufen der Gewinnung und Verarbeitung erfolgen. Insbesondere Lebensmittel tierischer Herkunft wie rohes Fleisch können beim Schlachten kontaminiert werden. Die Erreger vermehren sich sogar noch bei Kühlschranktemperatur, sind aber empfindlich gegen Hitze. Deswegen sind alle unmittelbar vor dem Verzehr erhitzten und durchgegarten Lebensmittel frei von Listerien. Eine nachträgliche Kontamination tierischer, aber auch pflanzlicher Lebensmittel kann noch durch mangelnde (Personal-) Hygiene im Umgang mit Lebensmitteln bei der Produktion oder der Zubereitung erfolgen.

Reste von Fleisch werden u. a. für die Herstellung von Wurstwaren verwendet (Resteverarbeitung):

So wird z. B. bereits beim Schlachten das Blut aufgefangen und mit Speck zu Blutwurst (in Norddeutschland Schwarzsauer) weiterverarbeitet. Köpfe, Pfoten, Schwanz, Ohren und Knochenfleischreste werden zusammen gekocht und als Wellfleisch verzehrt. Weiteres Fleisch und Fett wird zu den verschiedenen Wurstsorten verarbeitet.

9.5 QUALITÄTSSICHERUNG

Nach deutschem Lebensmittelrecht darf Fleisch nur dann in den Verkehr gebracht werden, wenn die Schlachttiere vor und nach dem Schlachten von einem Veterinär untersucht worden sind. Endgültig für den Handel zugelassen ist Fleisch dann, wenn es mit dem runden Stempel in blauer Farbe gekennzeichnet worden ist.

Folgende Qualitätskriterien werden für die Beurteilung herangezogen:

- Farbe: abhängig von Fleischart und Alter des Tieres
- Struktur: abhängig von Alter und Geschlecht des Tieres
- Marmorierung: Das Fleisch ist von feinen Fettadern durchzogen. Gut marmoriertes Fleisch ist zarter und saftiger als mageres.
- Safthaltevermögen: ist am trockenen Anschnitt zu erkennen. Fleisch, das im eigenen Saft liegt, hat keine gute Qualität.

- Zartheit: wird vor allem von der Abhängdauer bestimmt. Mit fortschreitender Reifedauer entwickelt sich auch das Fleischaroma.

9.5.1 QS – Qualität und Sicherheit

Mithilfe von europaweit einheitlichen Kategorien und EG-Handelsklassen kann die Qualität von Fleisch definiert werden. Dies ermöglicht den Erzeugern, dem Handel und den Verbrauchern eine hohe Produkttransparenz. In durchgängigen Prozesskontrollen, beginnend mit der Geburt des Tieres bis hin zur Ladentheke, werden heute alle Prozesse dokumentiert.

Seit Oktober 2001 gibt es das QS-Prüfzeichen (**Q**ualität und **S**icherheit). Neben der Einhaltung der gesetzlichen Vorschriften bestehen die zusätzlichen Qualitätsanforderungen bei der Fleischerzeugung unter anderem in einem Verbot antibiotischer Leistungsförderer und der Verpflichtung eines Vertragstierarztes. Am QS-System können sich Landwirte, Handel sowie Schlacht-, Futtermittel- und Verarbeitungsunternehmen beteiligen.

Das QS-Siegel wird sich weiterhin in der Praxis etablieren, denn viele Verbraucherinnen und Verbraucher achten inzwischen bei ihren Kaufentscheidungen auf solche Merkmale. Das Siegel kann auch von ausländischen Anbietern verwendet werden (siehe: www.q-s.de).

Herkunftszeichen sagen nichts über die Qualität des Produktes aus, sie garantieren lediglich die Herkunft aus einer bestimmten Region.

Verschiedene am Markt befindliche **Gütezeichen** geben Qualitätsstandards vor, die je nach verwendetem Zeichen sehr variieren können. Manchmal beschränken sich die Standards lediglich darauf, dass am Schlachtband das Fleisch mit Qualitätsabweichungen aussortiert wird. Oft müssen aber Landwirte und die Fleischwarenindustrie bestimmte Produktionsbedingungen erfüllen (z. B. besondere Haltungsformen bzw. Futtermittel oder es wird auf Leistungsförderer verzichtet). Detailliertere Hinweise lassen sich jeweils zu den Gütezeichen recherchieren, allgemeingültige Aussagen hingegen lassen sich nicht treffen.

9.5.2 PSE-Fleisch

Es handelt sich bei der Bezeichnung PSE-Fleisch um Schweinefleisch, das aus gesundheitlicher Sicht uneingeschränkt verzehrsfähig ist, jedoch einen bestimmten Makel aufweist: Es ist blass (pale), weich (soft) und wässrig (exudative). PSE-Fleisch kommt vorwiegend bei Schweinerassen vor, die durch übertriebene Zuchtmaßnahmen viel Muskelgewebe, wenig Unterhautfett und zwei weitere Rippenpaare entwickeln. Diese Tiere sind oftmals sehr stressanfällig. Vor der Schlachtung kommt es häufig zu einer Aktivierung des Stoffwechsels, verbunden mit einer erhöhten Produktion an Milchsäure. Nach der Schlachtung kann diese Milchsäure nicht mehr über die Blutbahn aus den Muskeln abtransportiert werden und säuert das dortige Gewebe auf einen pH-Wert unter 5,8. Die Muskelproteine werden teilweise denaturiert, das Wasserbindevermögen des Fleisches wird verringert, es kommt zur Wasserabgabe beim Erhitzen. Die blasse Farbe wird ebenfalls durch die Denaturierung von Proteinen verursacht (die Lichtbrechung verändert sich).

9.5.3 DFD-Fleisch

Damit wird ein „leimiges“ Schweinefleisch bezeichnet, das zu dunkel (**d**ark), zu fest (**f**irm) und zu trocken (**d**ry) und zudem nicht ausreichend gereift ist. Derartiges Fleisch kann als mangelbehaftet eingestuft werden und ist – wenn überhaupt – nur noch zur Weiterverarbeitung geeignet. Hochwertiges Schweinefleisch ist an seiner hellroten bis roten Farbe und am trockenen Anschnitt zu erkennen.

Weist Rindfleisch derartige Veränderungen auf, so wird es als „dark cutting beef“ (DCB) bezeichnet. Es ist davon auszugehen, dass sowohl genetische Faktoren als auch Stress des Tieres vor der Schlachtung für diese Qualitätsbeeinträchtigung verantwortlich sind.

9.5.4 Salmonellen

Wegen der möglichen Verunreinigung durch Salmonellen sollte Geflügelfleisch stets durchgegart werden. Einmal aufgetautes Tiefkühlgeflügel darf nicht wieder eingefroren werden.

Salmonellen gehören zu den Bakterien und kommen weltweit vor. Sie verursachen beim Menschen meist spontan ausheilende Durchfallerkrankungen, die in der Regel nicht antibiotisch behandelt werden müssen. Allerdings können bei Risikogruppen, wie Säuglingen, Kleinkindern, alten Menschen, HIV-Patienten und immungeschwächten Patienten, schwere Erkrankungen (Allgemeininfektionen) hervorgerufen werden. In Deutschland gehören Salmonellosen (Erkrankungen durch Salmonellen) zu den meldepflichtigen Erkrankungen (§ 6 bzw. § 7 des Infektionsschutzgesetzes). Salmonellen sind außerhalb des menschlichen bzw. tierischen Körpers wochenlang lebensfähig. Sonnenlicht (UV-Strahlung) beschleunigt das Absterben des Erregers. In getrocknetem Kot sind sie über 2,5 Jahre lang nachweisbar. Durch Hitzeeinwirkung sterben Salmonellen bei 55 °C nach einer Stunde, bei 60 °C nach einer halben Stunde ab. Um sich vor einer Salmonelleninfektion zu schützen, wird das Erhitzen des Lebensmittels auf 75 °C im Kern für mindestens zehn Minuten empfohlen. Durch Einfrieren werden die Bakterien nicht abgetötet. In sauren Medien sterben sie dagegen rasch ab.

9.5.5 BSE

Die **B**ovine **S**pongiforme **E**nzephalopathie, die schwammartige Gehirnerkrankung des Rindes, hat ihren Namen aufgrund der völlig durchlöcherten Hirnmasse der erkrankten Rinder. Das Gehirn ähnelt hierbei vom Aussehen her einem Schwamm. Da die Erkrankung an BSE auf Prionen zurückgeführt wird, konzentriert sich die Suche nach möglichen Ansteckungsrisiken auf diese Proteinstrukturen. Gehirn, Augen, Mandeln, Rückenmark und Darm eines Rinds gehören somit zu den Risikomaterialien, die nicht mehr zum menschlichen Verzehr freigegeben werden. Sie werden nach dem Schlachten unmittelbar entfernt und verbrannt. In Innereien und Knochen sind geringe Mengen von Prionen gefunden worden. Bei diesen geringen Konzentrationen wird jedoch (nach dem heutigen Stand der Wissenschaft) nicht von einer Ansteckungsgefahr ausgegangen, sodass diese Rinderteile zum Verzehr freigegeben sind. In reinem Muskelfleisch und in der Milch konnten bisher keine Prionen nachgewiesen werden.

Die Gefahr, sich mit BSE anzustecken, ist inzwischen eher als gering einzustufen. Wer besonders vorsichtig sein möchte, kann jedoch solche Rinderprodukte bewusst meiden, die mit einem höheren Risiko behaftet sind. Kochen, Braten und andere Zubereitungsmöglichkeiten des Fleisches reichen - soweit bisher bekannt ist - nicht aus, um Prionen zu inaktivieren. Auch das vorherige Einfrieren bietet keinen sicheren Schutz. Der Kauf von Öko-Rindfleisch garantiert dagegen eher eine gewisse Sicherheit vor BSE, denn in Öko-Betrieben dürfen nur geringe Mengen Futtermittel zugekauft werden, Tiermehl wird nie verfüttert. Dennoch sind in einigen EU-Ländern auch Rinder aus ökologischen Betrieben an BSE erkrankt. Als Reaktion hierauf haben die deutschen Verbände des Ökolandbaus Bioland, Demeter und Naturland ihre Richtlinien noch deutlicher verschärft (www.bfr.bund.de/de/gesundheitliche_ bewertung_von_bse-675.html).

9.5.6 Fleischerzeugnisse

Fleischerzeugnisse sind bearbeitete, verarbeitete und gewürzte Erzeugnisse, die ausschließlich oder überwiegend aus Fleisch bestehen.

Dazu gehören z. B. die sog. „Stückwaren“ wie Schinken und Rohpökelware, Würste wie Rohwürste, Kochwürste und Brühwürste sowie Gemenge (damit wird gestückeltes bzw. gewolftes Fleisch bezeichnet, z. B. Gulasch, Geschnetzeltes, Hackfleisch).

In Deutschland hergestellte Wurst besteht aus Fleisch, Speck, Innereien, Salz und Gewürzen. Ausnahmen von dieser Regel gelten z. B. für regionale Spezialitäten, wie z. B. den Pfälzer Saumagen, dem u. a. Kartoffeln zugegeben werden, oder die Bremische bzw. Niedersächsische Grützwurst (Pinkel), der Hafergrütze beigemischt wird.

Allgemein wird für die Wurstherstellung das jeweilige Fleisch entbeint und von Sehnen befreit. Anschließend wird das so bearbeitete Fleisch zerkleinert und mit den anderen für die gewünschte Wurstsorte erforderlichen Zutaten vermischt.

Das so gewonnene Brät wird nun abgeschmeckt und in die entsprechenden Hüllen gefüllt. Die genauen Mengen und detaillierten Gewürzzusammenstellungen gelten als „Betriebsgeheimnis" und können nur geschätzt werden. Als **Brät** wird fein gehacktes oder fein gemahlenes Fleisch bezeichnet, das anschließend zur Wurstherstellung weiterverwendet wird. Neben Salz und Gewürzen wird häufig auch Wasser genau dosiert zugefügt, um eine geeignete Konsistenz zu erzielen. Hergestellt wird es i. d. R. industriell mit dem Kutter. Dem Brät wird das Wasser hierbei in Form von Eis zugegeben, damit bei den entstehenden Temperaturen die Masse kühl bleibt und das enthaltene Protein nicht gerinnt.

Als Wursthüllen dienen üblicherweise Naturdärme, aber auch Kunsthüllen. Wurst kann aber auch in Gläser oder Konservendosen abgefüllt werden.

Je nach Herstellungsverfahren werden die unterschiedlichen Wurstsorten in drei Gruppen unterteilt: Roh-, Brüh- und Kochwurst.

Rohwurst lässt sich in zwei Gruppen unterteilen: Schnittfeste Rohwürste wie Salami, Schinkenplockwurst, Cervelatwurst oder Mettwurst. Sie sind am Stück ungekühlt mehrere Monate lagerfähig. Dagegen sind streichfähige Rohwürste wie Teewurst, Mettwurst oder Schmierwurst nur gering abgetrocknet und eignen sich daher nicht zur längeren Lagerung.

Brühwurst wird bei der Herstellung durch Brühen oder Backen erhitzt. Typische Beispiele sind dabei Wiener und Frankfurter Würstchen sowie alle Arten von Fleischwurst mit oder ohne Einlage, wie z. B. Mortadella, Lyoner oder Leberkäse. Brühwürste enthalten im Durchschnitt ca. 50 % Fleisch, 25 % Fett und 25 % Wasser. Für die Herstellung von Brühwürsten werden mageres Fleisch und Speck mit dem Fleischwolf zerkleinert und anschließend mit dem Kutter bearbeitet. Dabei muss das Brät stets gut gekühlt werden. Nach der Zerkleinerung erfolgt das Abfüllen der Masse in Därme und das Brühen. Das Fleisch hat dabei eine Kerntemperatur von ca. 68 °C, sodass die Proteine gerinnen. Durch diesen Prozess verfestigt sich die Wurstmasse, und es entsteht die typische knackige Textur, die auch beim Wiedererwärmen erhalten bleibt. Aufgrund dieser Verarbeitung sind Brühwürste nur begrenzt haltbar und müssen deshalb gut gekühlt aufbewahrt und möglichst frisch verzehrt werden.

(+)

Ein Kutter ist eine in der Lebensmittelindustrie verwendete Maschine zum Zerkleinern und Vermischen von Lebensmitteln, die besonders für Fleisch verwendet wird. Der Kutter zerkleinert feiner als der Fleischwolf, dabei entsteht eine sehr feine und gleichmäßige Masse, die beispielsweise zur Herstellung von Wurst oder Farcen verwendet wird.

Unter die Bezeichnung **Kochwürste** fallen hitzebehandelte Wurstwaren. Die Rohstoffe für die Wurst werden zuerst vorgegart und anschließend zerkleinert, in Hüllen abgefüllt und danach ein zweites Mal erhitzt. Einige Sorten werden zusätzlich geräuchert, was den Geschmack verändert und die Haltbarkeit verlängert. Kochwürste enthalten überwiegend Schweinefleisch sowie Fettgewebe, Blut und Innereien. Sie sind im Gegensatz zu den Brühwürsten nur im erkalteten Zustand schnittfähig. Zu den Kochwürsten zählen Leberwürste, Blutwürste und Sülzwürste. Kochwürste sind nicht sehr lange haltbar, sie sollten kühl gelagert und bald verzehrt werden. Bei der Leberwurst beträgt der Leberanteil in der Regel zwischen 10 und 30 %. Kalbsleberwurst muss keine Kalbsleber enthalten; sie besteht aus einer Brätmasse aus Kalbfleisch, Schweinefleisch, Schweineleber sowie bestimmten Gewürzen und wird geräuchert.

Schinken wird generell aus der Keule des Schweins hergestellt, entweder aus der ganzen Keule inklusive Knochen und Schwarte oder aus Teilen der Keule (Oberschale, Unterschale, Nuss oder Schinkenspeck). Dabei wird der Schinken anschließend roh oder gekocht hergestellt. Das Pökeln ist bei allen Pökelfleischerzeugnissen der erste Produktionsschritt, daher stammt die typische Rotfärbung des Fleisches. Dieses Verfahren ist zudem für die Konservierung unerlässlich. Dabei wird dem Fleisch einerseits Wasser entzogen, andererseits sollen Salz und Gewürze in das Produkt eindringen. Grundsätzlich lassen sich folgende Pökelmethoden unterscheiden: Trockenpökelung, Nasspökelung, Trocken-Nass-Pökelung und Impfpökelung. Nach dem Pökeln wird der Rohschinken entweder geräuchert oder luftgetrocknet.

In den südlichen Ländern Europas sind (aufgrund des warmen Klimas) luftgetrocknete Produkte stark verbreitet (z. B. Parmaschinken aus Italien und Serranoschinken aus Spanien).

Kochschinken oder auch Kasseler wird gepökelt und anschließend gegart. Gekochter Schinken ist immer gekochter Hinterschinken. Mit Kasseler Rippenspeer werden mild gepökelte und eventuell geräucherte Kotelettstränge (Schweinerücken) bezeichnet.

„**Formschinken**" ist lediglich zu größeren Einheiten zusammengefügte Stückware. Dessen Herstellung ist nur möglich, wenn die Struktur der einzelnen Fleischstücke durch mechanische Vorbehandlung aufgelockert wird. Durch eine Hitzebehandlung erhalten die Fleischstücke ihre neue Form, und der Gewebeverband der verwendeten Fleischstücke bleibt im Wesentlichen erhalten. Gewolftes, gekuttertes oder in ähnlicher Weise zerkleinertes Fleisch darf zur Formschinkenherstellung nicht verwendet werden. Formschinken hat die gleiche Zusammensetzung wie gewachsenes Fleisch, muss jedoch entsprechend gekennzeichnet sein.

1. GETREIDE
2. GEMÜSE
3. HÜLSENFRÜCHTE
4. PILZE
5. KRÄUTER UND GEWÜRZE
6. OBST
7. MILCH UND MILCHPRODUKTE
8. HÜHNEREIER
9. FLEISCH UND FLEISCHPRODUKTE

10. FISCHE UND MEERESFRÜCHTE

11. FETTE UND ÖLE
12. GETRÄNKE
13. ALKOHOLISCHE GETRÄNKE
14. ZUCKER UND SÜSSWAREN

10. FISCHE UND MEERESFRÜCHTE

10.1 FISCHE

10.1.1 Einteilung

Fische sind im Wasser lebende, durch Kiemen atmende Wirbeltiere, die Flossen oder Flossensäume besitzen. Es gibt verschiedene Kriterien zur Einteilung dieser großen Gruppe. Je nach Lebensraum lassen sich Fische in Salz- und Süßwasserfische einteilen. Zu beiden Gruppen gehören sowohl Raubfische als auch Friedfische. Nach ihrem Fettgehalt werden sie in Fettfische, mittelfette und fettarme Fische oder nach ihrer Körperform in Rund- und Plattfische unterteilt. Im Handel wird gelegentlich noch zwischen den weit verbreiteten Konsumfischen und teureren Arten, den Feinfischen, differenziert, obwohl einige einst häufige und preiswerte Arten infolge von Überfischung mittlerweile selten und teuer sind.

Zu den Seefischen kommt eine Vielzahl importierter Arten aus aller Welt hinzu. Als Süßwasserfische gelten auch solche Fische, die sich nicht nur im Süßwasser, sondern auch zeitweilig im Meer aufhalten, wie Lachs (Salm), Forelle, Aal, Stint und Stör.

Tab. 10.1 — Einteilung in Süß- und Salzwasserfische

Seefisch (Salzwasserfisch)	
Flunder	Schellfisch
Hering	Scholle
Kabeljau (Dorsch)	Seehecht
Katfisch (Steinbeißer)	Seelachs (Köhler)
Leng (Lengfisch)	Sprotte
Makrele	Thunfisch
Rotbarsch (Goldbarsch)	Wittling (Merlan)
Süßwasserfisch	
Aal	Forelle
Flussbarsch	Hecht
Karpfen	Saibling
Lachs (Salm)	Zander

Zunehmend werden Fische aufgrund der gefährdeten Bestände vieler Arten nicht mehr in offenen Gewässern gefangen, sondern in Aquakulturen herangezogen. Dies gilt vor allem für Teichfische, aber auch für Seefische wie z. B. den Lachs.

10.1.2 Inhaltsstoffe

(+)

Bei einigen Erkrankungen sollte Fisch nur in Maßen verzehrt werden. Bei einer entsprechenden Disposition können z. B. durch die hohen Purin- und Harnsäuregehalte von Fischen Gichtanfälle und Harnsteinbildungen begünstigt werden.

Oft werden die „wertvollen" Proteine von Fisch herausgestellt. Dabei geht es aber nicht um die Qualität der Proteine, sondern um den hohen Proteinanteil im Lebensmittel Fisch. Doch in Mitteleuropa besteht kein Mangel an Proteinquellen. Selbst Vegetarier finden in Milchprodukten, Getreide, Kartoffeln oder Hülsenfrüchten ein völlig ausreichendes Angebot. Fisch enthält nennenswerte Mengen an Vitamin A, B_2, B_6, B_{12}, D und darüber hinaus die physiologisch wirksamen Mineralstoffe bzw. Spurenelemente Eisen, Magnesium, Kalium, Phosphor, Jod und Selen. Für Bevölkerungsgruppen, wie z. B. Inuit, Samen, Isländer, die zumindest in der Vergangenheit kaum Zugang zu alternativen Vitamin- und Mineralstoffquellen hatten, ist Fisch eines der bedeutsamsten Nahrungsmittel. In Mitteleuropa steht dagegen mit frischem Gemüse, Obst, Getreide, Hülsenfrüchten und Nüssen eine Fülle von Alternativen zur Verfügung. Wer überdies jodiertes Speisesalz verwendet und Milchprodukte und Fleisch zu sich nimmt, muss sich keinerlei Gedanken über eine mangelnde Zufuhr von Vitaminen und Mineralstoffen machen.

Der Verzehr von Fisch spielt bei der Versorgung mit Ω-3-Fettsäuren (Omega-3-Fettsäuren) eine wichtige Rolle:

Eine Vielzahl klinischer Studien beschreibt positive Wirkungen der fünffach ungesättigten Ω-3-Fettsäure Eicosapentaensäure (EPA) und der sechsfach ungesättigten Ω-3-Fettsäure Docosahexaensäure (DHA), vor allem auf das Herz-Kreislauf-System. Beide Fettsäuren haben als Bestandteile von Zellmembranen Einfluss auf deren Funktionen. Metaanalysen betonen jedoch, dass bisher noch kein einheitliches Bild über den Nutzen von EPA und DHA besteht. Der Glaube an das „Wundermittel Omega-3" ist inzwischen erschüttert. Ω-3-Fettsäuren sind für den menschlichen Organismus essenziell. In nennenswerten Mengen sind EPA und DHA in fettreichen Fischen aus kalten Gewässern enthalten. In grünem Salat, Gemüse, Walnüssen, Pilzen, Sprossen, Raps-, Lein- und Walnussöl steckt die dreifach ungesättigte Ω-3-Fettsäure α-Linolensäure (ALA), die zu einem gewissen Prozentsatz in EPA und DHA umgewandelt werden kann. Die beteiligten Enzyme werden auch für einen konkurrierenden Prozess, nämlich für die Verstoffwechselung von Ω-6-Fettsäuren, benötigt. Daraus ergibt sich die Empfehlung, bei der Ernährung auf ein Plus an Ω-3-Fettsäuren zu achten. Da ALA in allen photosynthetisch aktiven Geweben vorkommt, empfiehlt es sich, möglichst oft Gemüse und Salat zu essen.

Die einzelnen Fischarten unterscheiden sich deutlich in ihrem Nährstoffgehalt. Der Fettgehalt schwankt darüber hinaus in Abhängigkeit von den Jahreszeiten; während der Laichzeit ist er am geringsten. Magerfische haben einen Fettgehalt unter 1 %, mittelfette Fische enthalten 1–10 % Fett, bei einem Fettanteil von über 10 % handelt es sich um Fettfische.

Tab. 10.2 — Einteilung der Fische nach Fettgehalt

Fettfische	mittelfette Fische	fettarme Fische
Aal	Dornhai/Seeaal	Dorsch/Kabeljau
Hering	Forelle	Flunder
Lachs	Karpfen	Hecht
Makrele	Katfisch/Steinbeißer	Leng
Schwarzer Heilbutt	Krebstiere	Seelachs/Köhler
Sprotte	Rotbarsch	Schellfisch
Wels/Waller	Sardelle	Scholle
	Sardine	Wittling/Merlan
	Seehecht	Zander
	Seezunge	
	Thunfisch	
	Zuchtlachs	

Schadstoffbelastung

Insbesondere Raubfische, als letzte Glieder einer Nahrungskette im Meer oder im Süßwasser, reichern Umweltschadstoffe an. Nachgewiesen wurden u. a. die Schwermetalle Cadmium, Arsen, Blei, Quecksilber, chlorierte Kohlenwasserstoffe, Dioxine, Furane und das hormonähnliche Bisphenol A. Die Schadstoffbelastung steigt bei fettreichen Fischen mit dem Alter an und ist bei Fischen, die küstennah am Meeresgrund oder im Mündungsbereich von Flüssen leben, erhöht. Weniger mit Schadstoffen belastet sind dagegen pflanzenfressende Fische, Magerfische, Jungtiere und Teichfische. Fische aus Aquakulturen sind in den meisten Fällen mit Tierarzneimitteln belastet. Auch wenn es bisher noch keine ernsthafte Bedrohung durch den Konsum von Meerestieren gibt, so stimmt es doch nachdenklich, dass Schwangere vorsichtshalber Lachs aus der Ostsee meiden sollen, Finnland und Schweden Heringe aus der Ostsee wegen zu hoher Schadstoffkonzentrationen nicht exportieren dürfen und den Inuit in Ostgrönland geraten wird, ihre traditionelle Fischernährung umzustellen.

Fische sind Zwischenwirte für Nematoden (parasitisch lebende Fadenwürmer) und Fischbandwürmer. Diese Wurmlarven werden aber durch Tiefkühlen und die üblichen Zubereitungsverfahren abgetötet.

Zu einem immer größer werdenden Problem entwickelt sich der Plastikmüll in den Weltmeeren. Mikropartikel, kleiner als ein Millimeter, und Plastikgiftstoffe, wie z. B. Weichmacher und Flammschutzmittel, gelangen über die Nahrungskette auch zum Menschen. Meerestiere verwechseln diese kleinen Partikel mit Plankton und selbst das Plankton reichert feinste Plastikteilchen in sich an. Die Schadstoffe sind fettlöslich und schwer abbaubar. Welche Auswirkungen damit verbunden sind, ist noch nicht hinreichend erforscht.

10.1.3 Fischfang

Regelmäßig handeln die einzelnen Länder im EU-Fischereirat Gesamtfangmengen und jährliche Fangquoten für die EU-Fischerei im Nordostatlantik, im Schwarzen Meer sowie in anderen internationalen Gewässern aus. Diese Quoten stellen Kompromisslösungen dar. Sie variieren von Art zu Art und berücksichtigen wesentliche Anliegen der jeweiligen Landesfischfangindustrie, aber auch wissenschaftliche Empfehlungen in Richtung einer nachhaltigen Fischerei. Es sollen also nicht mehr Fische gefangen werden, als natürlicherweise wieder nachwachsen. Generell beschreibt das Konzept der Nachhaltigkeit die Nutzung eines regenerierbaren Systems derart, dass dieses System in seinen wesentlichen Eigenschaften langfristig erhalten bleibt und sein Bestand auf natürliche Weise regeneriert werden kann. Im Rahmen von Fischereiabkommen zahlt die Europäische Union Geld an die Länder, vor deren Küsten europäische Fabrikschiffe auf Fischfang gehen.

Die Hochseekutter und Trawler sind zum Fischfang mitunter mehrere Wochen auf hoher See unterwegs, wobei das Fanggebiet von den westbritischen Gewässern bis zur Barentsee reicht. Wichtige Fanggebiete sind die Nordsee, der Nordostatlantik und die Ostsee. Auch die Gewässer rund um Norwegen, Spitzbergen und Grönland sind ertragreiche Ziele. Mehr als die Hälfte aller Fänge wird aufgrund der zum Teil weit entfernten Fanggründe im Ausland gelöscht.

Wichtige Fangplätze für die deutsche Hochseefischerei liegen auf dem küstennahen Schelf des Nordatlantiks oder dessen Nebenmeeren in Tiefen bis 700 m. Da hier äußerst günstige Lebensbedingungen zu finden sind, herrscht noch ein großer Fischreichtum.

Mit kleinen Kuttern wird im Küstenbereich gefischt. Zu den wichtigsten Fischarten, die in deutschen Häfen angelandet werden, zählen Hering und Kabeljau. An dritter Stelle liegen Muscheln, Garnelen und Krebse. Aber sowohl Inlands- als auch Auslandsfänge gehen bereits seit Jahren zurück, was zweifelsohne eine Folge der schrumpfenden Fischbestände der Meere ist. Immer wichtiger für eine nachhaltige Fischerei wird eine verlässliche und langfristig angelegte Fischereiforschung, wie sie in Deutschland z. B. von der Bundesforschungsanstalt für Fischerei betrieben wird.

Die industriell betriebene Fischerei führt zur Bedrohung des Bestandes für viele Fischarten. Zwar durften die deutschen Fischer 2016 vier Fischarten in der Nordsee stärker befischen als zuvor (Schellfisch, Scholle, Hering und Kabeljau), dennoch muss mit den Fangquoten permanent ein Kompromiss zwischen den wissenschaftlich fundierten ökologischen Maßnahmen und den wirtschaftlichen Ansprüchen ausgehandelt werden. Die Fischerei ist nach Expertenmeinung an eine Grenze gelangt, die nicht mehr überschritten werden kann. Die Mehrheit der Fischbestände ist nach Angaben der FAO (Food and Agriculture Organization) wenig bis voll genutzt, etwa 25 % der Bestände sind kritisch zu sehen. Viele Arten in diesem Sektor sind überfischt, d. h., es wird mehr gefischt als nachwächst. Einige Arten sind fast erschöpft (eine ökonomische Fischerei ist nicht mehr möglich), und ein kleiner Teil erholt sich durch Schonzeit, Fischereibeschränkung bzw. -verbot.

Die deutsche Binnenfischerei erfolgt in kleinerem Maßstab: Das Gesamtaufkommen einschließlich

Angelfischerei sowie Binnenaquakultur wurde in Deutschland im Jahr 2014 auf etwa 50.000 t geschätzt.

In der Aquakultur bleibt die Regenbogenforelle mit knapp 10.000 t Speisefischen die ertragsstärkste Art, gefolgt von Karpfen mit etwa 5.300 t Speisefischen. Auch Saiblinge haben hier an Bedeutung gewonnen. In Seen und Flüssen dominiert das Angeln in der Freizeit. Der deutsche Markt für Süßwasserfische wird von Importen bestimmt.

In der langen Geschichte der Fischerei sind viele Fangtechniken und -methoden entwickelt worden, die sich grob nach der Gewässerart und der Gewässertiefe gliedern lassen. Unterschieden werden z. B. Schleppnetz- und Treibnetz- oder Licht- und Elektrofischerei. Von den Kuttern oder Trawlern, den Fischerbooten oder Fangschiffen werden Netze durch das Wasser oder am Meeresgrund entlang gezogen. Die in den Netzen gefangenen Fische werden an Bord des Schiffes gebracht, wo sie in große Auffangwannen kommen. Häufig werden sie gleich weiterverarbeitet, z. B. zu Frostware.

Besonders bei der Treibnetzfischerei werden viele nicht als verkaufsfähig geltende, nicht benötigte Tiere mitgefangen und getötet. Dieser sog. **Beifang** wird meist wieder über Bord geworfen oder zu Fischmehl verarbeitet. Innerhalb der EU gibt es durch die gemeinsame Fischereipolitik Vorschriften über die Maschengröße der Fischnetze, die den Jungfischen ein Entkommen ermöglichen soll. Das Loten nach Fischen hat negative Auswirkungen auf Wale und Delfine, die sich per Echolokation orientieren.

Nahezu alle Hersteller von Thunfischprodukten haben ihre Dosenware mit dem Etikett „Delfinfreundlich gefangen“ oder ähnlichen Etikettierungen wie „Keine Treibnetze - Kontrollierter Fischfang“ versehen. Dies sind keine rechtlich geschützten Aussagen.

Zwar ist in den USA mit Einführung solcher Kennzeichnungen die Tötung von Delfinen beim Thunfischfang in einigen Meeresgebieten zurückgegangen - eine Garantie für „Delfinfreundlich“ gefangenen Thunfisch gibt aber keines dieser Etiketten. Auch unzählige andere Meerestiere werden dabei ungewollt als sog. „Beifang“ getötet. Betroffen sind viele Hochseefische, darunter viele Haiarten, Mantarochen und hochgradig gefährdete Meeresschildkröten.

Marine Stewardship Council (MSC) ist ein Produktkennzeichen, das Verbrauchern ermöglichen soll, Fisch aus nachhaltiger Fischerei zu kaufen. Von Tierschützern wird häufig kritisiert, dass die Fische beim Fang mit dem Netz qualvoll ersticken; daran ändert allerdings auch das MSC-Siegel nichts, da dieser Punkt bei der Vergabe nicht berücksichtigt wird. Eine weitere hilfreiche Einrichtung ist die Naturlandzertifizierung. Neben ökologischen Kriterien werden hier auch Sozialstandards und Richtlinien für die Verarbeitung einbezogen.

Die mit Abstand größte Fischfangnation (gemessen am Ertrag) ist China, gefolgt von Peru, Indien und Japan. In Europa weisen Norwegen, Dänemark und Spanien die höchsten Fangmengen auf.

10.1.4 Aquakultur

Die ersten industriellen Aquakulturen entstanden Mitte der 1970er-Jahre vor der norwegischen Küste. Dort wurden Lachse unter kontrollierten Bedingungen bis zur Schlachtreife herangezogen. Heute werden in Aquakulturen neben Lachs vor allem Karpfen, Forelle, Tilapia, Pangasius, Garnelen, Krebse und Austern gezüchtet.

2013 wurden über 70 Mio. Tonnen in Aquakultur erzeugt. China gehört vor Indien und Indonesien zu den führenden Aquakulturnationen der Welt. Manchmal werden dazu ganze Meeresbuchten abgetrennt, z. B. zur Aufzucht von Garnelen und Muscheln, oder es werden riesige Netzgehege ins Wasser versenkt. Allerdings ziehen derartige konventionelle Aquakulturen auch erhebliche ökologische Probleme nach sich: Exkremente sowie Rückstände von Medikamenten gelangen hierbei in die Umwelt, und als Futter dient meist „Wildfisch“, der dann in den natürlichen Nahrungsnetzen fehlt. Auch die Zuchttiere werden meist den Meeren entnommen. So kurbelte die boomende Thunfischzucht den Fang junger Thunfische an: Inzwischen werde, so Greenpeace, die legale Fangquote um 60 % überschritten. Sinnvoller wäre es daher, die

Wildbestände wieder aufzubauen und künftig nachhaltig zu befischen.

Ökologisch vertretbar sind nur Aquakulturen, in denen ausschließlich Fischabfälle verfüttert oder Fischarten großgezogen werden, die mit vegetarischer Kost gefüttert werden. Vor diesem Hintergrund initiierte der WWF die Entwicklung eines neuen Qualitätssiegels für umweltgerechtere Aquakulturen, das Aquaculture Stewardship Council (ASC). Eine unabhängige Organisation verantwortet und überprüft die Standards. Zurzeit sind auf dem Markt Tilapia, Pangasius, Lachs, Garnelen, Forellen und Muscheln mit dem ASC-Siegel erhältlich.

Je nach Fischzahl, Art der Fütterung und Technikeinsatz werden extensive und intensive Haltungssysteme unterschieden. Die Übergänge sind fließend.

Die extensivste Form ist die Haltung in Naturteichen mit natürlicher Futterbasis, das heißt ohne oder nur mit geringer Zufütterung. Bei diesem System ist auch der Einsatz von Technik am geringsten. Im Verhältnis zum Fischertrag werden eine große Fläche und eine große Menge Wasser benötigt. Ein Beispiel für diese extensive Haltungsform ist die Karpfenteichwirtschaft, bei der auch Schleie, Hecht und Zander als Nebenfische gehalten werden können.

Kennzeichen der intensiven Systeme sind eine relativ größere Besatzdichte mit Fischen, die Zufütterung und der Einsatz von Technik. Mithilfe dieser Technik werden Zu- und Abflüsse reguliert, wird das Wasser mit Sauerstoff angereichert, geklärt und wiederaufbereitet sowie die Temperatur gesteuert. Verfüttert wird energiereiches, pelletiertes Mischfutter.

Zur Gesunderhaltung der Fische sind unbedingt eine optimale Wasserqualität und Hygiene sowie die richtige Temperatur erforderlich. Die wechselwarmen Kiemenatmer sind in viel stärkerer Weise von ihrer Umgebung abhängig als Lungenatmer. Wasser enthält naturgemäß eine Vielzahl von Organismen, darunter auch krankmachende Keime und Bakterien.

In Deutschland wird die Aquakultur von der traditionellen Teichwirtschaft dominiert. Hierbei handelt es sich in der Regel um künstlich angelegte Teiche, Wasserbecken oder Rinnen, die von natürlichen Wasserquellen gespeist werden. Forellen werden normalerweise in sog. „Durchlaufanlagen“ gehalten, bei denen ständig frisches Wasser zufließt und gebrauchtes abgeleitet wird. Das wertvolle Nass wird nur einmal genutzt, was den hohen Wasserverbrauch dieser Systeme im Vergleich mit Kreislaufanlagen erklärt.

Lachs, Wolfsbarsch und Goldbrasse (Dorade) werden in schwimmenden Netzgehegen gezüchtet. Diese werden in Küstennähe im Meer verankert und ständig von frischem Meerwasser durchströmt. In den Netzen ist keine Nachzucht möglich. Die Jungfische stammen daher überwiegend aus spezialisierten Zuchtbetrieben.

10.1.5 Einkauf und Verwendung

Fisch ist weltweit ein begehrtes Nahrungsmittel. Der jährliche Pro-Kopf-Verbrauch lag in Deutschland 2015 bei ca. 14 kg, wobei über 85 % der Rohware und der Erzeugnisse importiert werden, hauptsächlich aus Ländern wie Polen, China, Dänemark oder den Niederlanden. So sind Flughäfen wie Frankfurt/Main heutzutage wichtiger für den Import von Fisch als Häfen am Meer, wo der Fisch traditionell angelandet und gehandelt wurde.

Am häufigsten konsumiert wird der Alaska-Seelachs – Grundlage vieler Tiefkühlerzeugnisse – vor Lachs und Hering. Danach folgen Thunfisch und Forelle.

Das Produktspektrum hat sich in den vergangenen Jahren stark geändert: Wurde in den 1950er- und 1960er-Jahren noch viel Frischfisch gekauft, zubereitet und verzehrt, ist dieses Segment heute stark geschrumpft – auch, weil das Wissen um die Zubereitung von Fisch häufig verloren gegangen ist und Convenience-Erzeugnisse vorgezogen werden. Die Salzfischerzeugnisse sind ebenfalls stark rückläufig.

Damit Fische und Meeresfrüchte auch in Zukunft zu den erneuerbaren Ressourcen gehören, sollten Konsumenten zukunftsorientiert einkaufen. Einfache Faustregeln, wie beispielsweise „Regionale und saisonale Ware wählen!“, greifen beim Kauf von Fisch und anderen Meeresfrüchten nicht. Stattdessen gilt es zu bedenken: Wird diese Fischart nachhaltig befischt (umwelt- und sozialverträglich)? Stammt die Ware aus einer ökologisch vertretbaren Aquakultur? Ist eine hohe Schadbelastung zu befürchten? Viele Kunden achten inzwischen auf Label und Einkaufsführer, die auf eine nachhaltige Fischereiwirtschaft hinweisen. Zum einen gibt es Fischarten wie Karpfen und Forellen aus deutschen Gewässern, die nahezu bedenkenlos gegessen werden können. Meeresfische sollten das MSC-Label tragen, das allerdings nach Ansicht von Umweltschutzorganisationen zu großzügig vergeben wird. Hilfreich sind Einkaufsratgeber (z. B. „Fische & Meeresfrüchte" vom WWF oder der Fischratgeber von Greenpeace).

Frischfisch kommt als ganzer Fisch, zerteilt oder als Filet in den Handel. Tiefkühlfisch wird oft noch auf dem Meer gereinigt, ausgenommen, filetiert und gefrostet. Ein erheblicher Anteil des Fangs wird zu Fischerzeugnissen verarbeitet oder zu Fischmehl zermahlen, das dann wiederum als Tierfutter dient.

10.1.6 Qualitätskennzeichen

Frische Seefische und Süßwasserfische, Krebs- und Weichtiere werden nicht zu jeder Jahreszeit gehandelt. Somit sollten die Angebotszeit und die Frische der Ware beachtet werden. Ein frischer Fisch hat blanke Augen, hellrote Kiemen, fest anliegende, glänzende Schuppen und elastisches Fleisch. Verfärbungen und Schleim deuten auf eine dichte Besiedlung mit Bakterien hin. Der Fisch sollte ununterbrochen in Eis gekühlt und rasch weiterverarbeitet worden sein.

Fische verderben sehr schnell. Der hohe Wassergehalt, das lockere Gewebe sowie die natürliche Besiedlung mit kälteliebenden Bakterien begünstigen ihren schnellen Verderb.

Über die Fischarten, die aus den traditionellen Fischereigebieten des Nordatlantiks stammen, ist ein umfangreiches, detailliertes, über Jahrzehnte gewachsenes Wissen vorhanden. Es gibt aber keine oder nur minimale Daten über Fische, die aus warmen und tropischen Gewässern direkt nach Europa importiert werden. Der importierte Fisch wird an der Außengrenze der EU durch Tierärzte auf Temperatur, Sauberkeit, hygienische Bedingungen und Anzeichen von Verderb kontrolliert; es erfolgt aber keine regelmäßige vollständige Untersuchung auf spezielle sicherheitsrelevante Aspekte (z. B. Gehalt an erwünschten und unerwünschten Bestandteilen). Zwar sind hier noch wichtige Kriterien zu erarbeiten, aber Beanstandungen bilden die Ausnahme.

10.1.7 Fischerzeugnisse

Fischerzeugnisse sind Lebensmittel aus Fischen oder Fischteilen sowie Krebs- und Weichtieren, die durch Trocknen, Salzen (Anchosen), Marinieren, Räuchern, Braten oder Kochen zubereitet oder haltbar gemacht worden sind. Nach der Haltbarmachung werden pasteurisierte Fischerzeugnisse, Fischdauerkonserven und tiefgefrorene Fischerzeugnisse unterschieden.

Salzfischerzeugnisse: Das Salzen bewirkt eine begrenzte Konservierung und Reifung des Fisches durch eiweißabbauende Enzyme. Salzfischerzeugnisse werden in verschiedenen Aufgüssen, insbesondere in Öl, in den Verkehr gebracht. Zu den bekannten Produkten gehören mildgesalzener, gereifter Matjeshering, hartgesalzene Fische (Fetthering, Vollhering, Sardellen, Seelachs usw.), Herings- oder Sardellenfilets in Öl oder Aufguss, Lachsscheiben oder -schnitzel in Öl, Fisch- und Krebstierpasten wie Sardellenpaste oder Lachspaste, Seelachs/Lachsersatz, Kaviar (gesalzener Rogen verschiedener Störarten) und Deutscher Kaviar aus gefärbtem Rogen verschiedener Fischarten (diese müssen gekennzeichnet werden). Fisch- und Krebstierpasten, Lachsersatz und Fischrogen dürfen gefärbt werden.

Anchosen haben ihren Namen von der spanischen Bezeichnung für Sardellen (Anchovis). Sie werden aus Sprotten, Sardinen und Heringen hergestellt. Dazu reifen sie in einer Mischung aus Salz, Zucker und Gewürzen. Sie werden mit Aufgüssen, Cremes oder Öl zu verschiedenen pikanten oder süßsauren Produkten verarbeitet. Durch die Reifung (Eiweißabbau) und die Gewürze erhält der Fisch eine besonders zarte Textur und ein würziges Aroma. Bekannte Anchosen sind Anchovis (Kräutersprotten), Appetitsild, Kräuterheringe und Gewürzheringe, Gabelbissen, Kräuterbissen, Kräuterhappen, Matjesfilets und Heringsfilets nach Matjesart. Anchosen sind nur begrenzt haltbar und müssen bei 2–8 °C gelagert werden.

Marinaden enthalten Fische oder Fischteile, die mithilfe von Essig, Genusssäuren und Salz ohne Wärmeeinwirkung gegart sind. Sie sind in saure, süßsaure und gewürzte Aufgüsse, Saucen, Cremes, Mayonnaisen oder Öl eingelegt. Pflanzliche Beigaben (z. B. Gurken, Zwiebeln) können verwendet werden. Die bekanntesten Heringsmarinaden sind Bismarckheringe, Rollmops, Gabelrollmops, eingelegte oder marinierte Heringe. Marinaden und andere Fischhalbkonserven sind nur begrenzt haltbar und müssen bei 2–8 °C gelagert werden.

Tiefgefrorene Fischerzeugnisse sind Fische, Fischteile oder Fischportionen, die auf verschiedene Arten zubereitet sind, z. B.:

- in Backteig
- paniert, als Fischstäbchen oder Fischtafeln
- als Fischtafeln mit unterschiedlichen Auflagen
- als Fischfrikadellen, Fischburger, Klopse, Fischbuletten
- als Fischgerichte mit wesentlichen Beigaben anderer Lebensmittel wie Saucen, Gewürzen, Gemüse
- geräucherte, gesalzene, marinierte, gebratene oder gekochte Fischerzeugnisse, die zusätzlich tiefgefroren sind

Räucherfische werden aus frischen oder tiefgefrorenen Fischen oder Fischteilen durch Behandlung mit frisch entwickeltem Rauch hergestellt. Vor dem Räuchern erfolgt eine Salzung. Es werden Heißräucherung (über 60 °C) und Kalträucherung (unter 30 °C) unterschieden. Typische heißgeräucherte Fischerzeugnisse sind Bückling, Makrelen, Räucheraal, Seeaal (Rückenstücke des Dornhais), Schillerlocken (Bauchseiten des Dornhais), Sprotten, Rotbarsch- und Heilbuttstücke. Typische kaltgeräucherte Fischerzeugnisse sind Räucherlachs, Lachshering, Lachsmakrele und Räucherlachsforelle. Konservierungsstoffe sind bei Räucherfischen nicht zulässig, die Verwendung bestimmter Farbstoffe ist möglich.

(+)

Fische zu räuchern, ist eine der ältesten Methoden, Lebensmittel haltbar zu machen. Es gibt Belege aus der Antike, dass Fische zuerst gesalzen, dann getrocknet und schließlich geräuchert wurden. Unter den Fischen, die zum Trocknen aufgehängt wurden, soll ein rauchiges Feuer gelegt worden sein, um Insekten zu vertreiben. Auf diese Weise wurde vermutlich der leckere Geschmack des Räucherfisches entdeckt.

Bratfischwaren sind Fischerzeugnisse, die mit oder ohne Panierung durch Braten, Backen, Rösten oder Grillen gegart sind. Sie werden (mit oder ohne pflanzliche Beigaben) in Essigaufguss, Saucen oder Öl eingelegt, auch unter Verwendung zugelassener Konservierungsstoffe. Die bekanntesten Bratfischwaren sind Brathering, Bratheringsfilets aus Heringsfilets, Bratheringshappen oder Bratrollmops. Bratfischwaren sind nur begrenzt haltbar und müssen bei 2–8 °C gelagert werden.

Kochfischwaren sind gekochte oder gedämpfte Fische oder Fischteile. Sie werden in Aspik (Gelee) eingelegt (z. B. Heringe oder Seeaal in Gelee), aber auch in Aufgüssen oder Tunken angeboten. Auch Krebs- und Weichtiere werden gekocht in Verkehr gebracht. Krabben müssen sofort nach dem Fang abgekocht werden.

Pasteurisierte Fischerzeugnisse wurden (mit Ausnahme der Räucherfische) durch Erhitzen unter 100 °C in verschlossenen Behältnissen haltbar gemacht. Vor dem Erhitzen werden sie mit Säuren oder Salz zubereitet. Sie sind ohne besondere Kühlung mindestens sechs Monate haltbar. Als Halbkonserven gibt es Marinaden wie Bismarckheringe, Rollmöpse, Brat- und Kochfischwaren wie Hering in Gelee, Salzfischerzeugnisse wie Seelachs in Öl und Anchosen.

Fischdauerkonserven sind Fischwaren in Öl, Saucen oder Aufgüssen, die durch Erhitzen über 100 °C (Sterilisieren) mindestens ein Jahr ohne Kühlung gelagert werden können. Konservierungsstoffe dürfen nicht enthalten sein. Als Fischdauerkonserven werden insbesondere hergestellt: Heringe, Sardinen, Sprotten, Makrelen oder Thunfisch in eigenem Saft, in Aufguss, Saucen oder Öl, Fischpasten, Fischpasteten, Fischklöße und Fischsalate.

Erzeugnisse aus Surimi: Zunächst werden aus zerkleinertem Fischmuskelfleisch (meist Alaska Pollock) die Eiweißbestandteile herausgewaschen. Es entsteht eine Fischpaste, die unter Zusatz von Gefrierstabilisatoren in Blöcken tiefgefroren wird. Dieses Zwischenprodukt heißt Surimi. Dem aufgetauten Surimi werden Bindemittel wie Stärke, Eiklar und Sojaprodukte,

Zucker, Würzmittel und Geschmacksverstärker sowie andere Zutaten und Zusatzstoffe zugemischt. Nach einer thermischen Verfestigung des Surimi-Breis erzeugen spezielle Maschinen muskelfaserähnliche Strukturen oder anderweitig geformte Produkte.

Imitate: Auch Produkte wie Hummerscheren, Langustenschwänze, Krebsbeinfleisch oder Crevetten lassen sich mithilfe von Surimi imitieren. Um Verwechslungen auszuschließen, muss die Kennzeichnung zum Beispiel lauten: „Surimi, Krebsfleischimitat aus Fischmuskeleiweiß geformt".

10.2 MEERESFRÜCHTE

(!)

Meeresfrüchte ist der Sammelbegriff für alle essbaren Meerestiere, die keine Wirbeltiere sind (wie Fische oder Säugetiere). Meeresfrüchte können sowohl Fang- als auch Zuchtprodukte sein.

10.2.1 Einteilung

Krebstiere (Krustentiere) sind wirbellose Tiere mit einem Außenskelett, die überwiegend im Meer, manchmal aber auch in Süßgewässern (wie der Flusskrebs) leben. Zu den genießbaren und bekanntesten gehören langschwänzige Krebse (Hummer, Languste, Kaisergranat oder Scampi und Garnele) und kurzschwänzige Krebse (Taschenkrebs).

Garnelen: Zu den Krebstieren gehören auch Nordseegarnelen (Nordseekrabben, Granat), Geißelgarnelen (Riesengarnele, Prawn oder irreführend auch Scampi) und Tiefseegarnelen (Tiefseekrabben, Nordmeergarnele, Riesengarnele) aus dem Atlantik und Indopazifik. Die Nordseegarnele wird fälschlicherweise unter der Bezeichnung „Krabbe" verkauft, denn die echten Krabben gehören zu einer anderen Gruppe der Krebstiere. Tiefseegarnelen sind größer, etwa 5–15 cm lang; ihr rosa-braun gefärbter Körper ist gebogen, und sie haben lange Antennen. Nach dem Fang werden Tiefseegarnelen abgekocht und meist tiefgefroren. Kleine Garnelen kommen mit der Bezeichnung „Shrimps", große als „Prawns" in den Handel. Geißelgarnelen werden bis zu 20 cm lang und stammen unter anderem aus Aquakulturen tropischer und subtropischer Länder. Sie sind gefrostet, roh und gekocht im Angebot.

Kaisergranat (Scampo, Tiefseekrebs, Langustine) wird etwa 20 cm groß und ist ein kleiner Verwandter des Hummers. Meist gelangen nur die Schwanzteile mit dem irreführenden Namen „Langustenschwänze" in den Handel. Sie sind gekocht oder in gefrosteten Fertigpackungen erhältlich. Hauptsaison ist im Frühling und Sommer.

Hummer kommt heute in Europa nur noch selten vor und wird überwiegend aus Nordamerika, gezüchtet in Aquakulturen, importiert. Die Tiere wiegen dann 0,5–1,5 kg.

Langusten haben keine Scheren, sondern zwei sehr lange Fühler (Antennen) und wiegen etwa 1 kg. Sie kommen nur selten lebend oder im Ganzen auf den Markt. Häufig wird nur der essbare Schwanz verkauft, entweder roh oder gekocht, meist aber eingefroren.

Weich- und Schalentiere: In diese Gruppe gehören wirbellose Tiere mit weichem Körper, der häufig von harten Schalen umschlossen ist. Sie gliedern sich in die drei Hauptgruppen: Muscheln, Schnecken und Tintenfische.

Muscheln (Schalentiere) kommen in allen Gewässern vor. Sie haben eine Schale aus zwei Klappen, die durch ein Band miteinander verbunden sind. Muscheln sind überwiegend sesshaft, das heißt, sie bleiben an einem Ort. Sie graben sich in Sand ein oder heften sich an Steine und Felsen. Muscheln, z. B. Austern, Mies-, Herz-, Venus- und Jakobsmuscheln, ernähren sich hauptsächlich von Plankton und Algen. Ihr Geschmack wird stark vom umgebenden Wasser und von ihrer Nahrung beeinflusst. Einige Arten von im Meer lebenden **Schnecken** werden vor allem an der französischen Atlantikküste, am Mittelmeer und in Ostasien als Meeresfrüchte gesammelt. Dazu gehören z. B. die französischen „bigorneaux" (der Begriff umfasst verschiedene Arten von Strandschnecken). Wellhornschnecken sind vom nördlichen Eismeer bis zur tropischen Äquatorzone verbreitet. Sie werden hauptsächlich lebend auf Fischmärkten angeboten und sind vor allem in England, Italien und Frankreich beliebt. In Deutschland erhält man diese Arten nur sehr selten. Zu den Spezialitäten der ostasiatischen Küche zählen die Seeohren, die in Europa nur als Konserven angeboten werden. Im gesamten karibischen Raum und in den USA sind die großen, „conch" genannten Meeresschnecken beliebt.

Tintenfische, auch Kopffüßer genannt, stammen aus dem Mittelmeer und dem Nordatlantik. Kalmare besitzen zehn Fangarme. Sie haben beträchtliche wirtschaftliche Bedeutung, da sie gerne als Tintenfischringe gebraten oder frittiert werden. Der Oktopus ist ein achtarmiger Krake, der in wärmeren Gewässern lebt.

Algen sind in Salz- und Süßwasser wachsende, z. T. frei schwimmende Pflanzen. Es gibt ca. 29.000 Algenarten, von denen manche (vor allem Meeresalgen) zum Verzehr geeignet sind. Vor allem die japanische Küche bereitet sie vielfältig zu. Meeresalgen (Meeresgemüse) aus Japan sind in Deutschland meist nur getrocknet erhältlich. Algen sind reich an Proteinen (sie enthalten alle essenziellen Aminosäuren), Jod, Calcium, Vitamin C und Eisen.

In der europäischen Küche spielen Algen bis heute noch eine untergeordnete Rolle, sie sind aber für die Lebensmittelindustrie als Rohstoff für Lebensmittelzusätze wie Agar, Alginat und Carrageen von großer Bedeutung.

10.2.2 Inhaltsstoffe

Die Gruppe der Krebs-, Weich- und Schalentiere ähnelt ernährungsphysiologisch den Fischen. Der Eiweißgehalt ist hoch, der Fett- und Kohlenhydratanteil hingegen gering. Meeresfrüchte sind energiearm. Mineralstoffe sind reichlich vorhanden, vor allem Austern und Muscheln zeichnen sich durch einen hohen Gehalt an Jod und Selen aus.

(+)

Dürfen bzw. sollten Muscheln nur in den Monaten mit „R" verzehrt werden?

Für diese altbekannte Regel ist Saxitoxin, ein Stoffwechselprodukt bestimmter Algen (Dinoflagellaten) verantwortlich, das die Muscheln mit ihrer Nahrung aufnehmen. Vor allem bei warmer Witterung (eben in den Monaten ohne „R"), wenn sich das Plankton stark vermehrt, kann sich Saxitoxin in den Muscheln anreichern und nach ihrem Genuss Vergiftungen hervorrufen. Vor allem in stark verschmutzten Meeresregionen nehmen die Muscheln vermehrt Giftstoffe auf, die durch die sog. „Algenblüte" einzelner Algenarten entstehen. Die giftigen Substanzen reichern sich im Fleisch der Tiere an. Heute werden jedoch viele Fanggebiete Europas überwacht, auch die Aufzuchtgebiete an den Küsten werden über ein Frühwarnsystem kontrolliert. Bevor die Muscheln verkauft werden, lagern sie meist einige Wochen in Frischwasserbecken, wodurch die Gefahr einer Kontamination mit Giftstoffen minimiert werden soll. Erst nach einer Unbedenklichkeitskontrolle werden die Muscheln für den Verzehr freigegeben.

Schwermetalle

Muscheln und andere Meerestiere stehen häufig am Ende der Nahrungskette; sie filtern Schadstoffe aus dem Meerwasser und reichern Schwermetalle aus kleineren Lebewesen an, die ihnen als Nahrung dienen. Abhängig von der Tierart und vom Verschmutzungsgrad des Gewässers werden Blei, Cadmium und Quecksilber in unterschiedlicher Menge im Organismus gespeichert. Besonders Muscheln sind durch ihre Ernährungsform für die Anreicherung von Schadstoffen prädestiniert. Sie filtern das umgebende Wasser, um diesem die Nährstoffe und den Sauerstoff zu entnehmen. Pro Stunde filtert z. B. eine Miesmuschel etwa 2–3 l Seewasser. Miesmuscheln werden daher auch als die „Klärwerke des Wattenmeeres" bezeichnet.

Zusatzstoffe

Krebstiere (frisch, gekocht, gefroren oder tiefgefroren), Tintenfische und Kraken dürfen geringe Mengen Schwefeldioxid enthalten. Vorgekochte Krebstiere können mit Farbstoffen behandelt werden, Garnelen auch mit Konservierungsstoffen.

10.2.3 Shrimpszucht

Shrimps werden zunehmend in Aquakulturen an tropischen Küsten gezüchtet. Bevorzugt an Flussmündungen werden großflächig Becken für die intensive Garnelenzucht ausgebaggert. Die Mischung von Salz- und Süßwasser schafft ideale Lebensbedingungen für die Garnelen. Durch hohe Besatzdichten von bis zu 600.000 Tieren pro Hektar Fläche und die Zufütterung von eiweißreichem Fischmehl werden höchste Erträge erzielt. Diese Massentierhaltung auf engstem Raum ist sehr störanfällig und ökologisch, ökonomisch, sozial und gesundheitlich äußerst bedenklich. Dem Ausbruch von Krankheiten wird durch massiven Einsatz von Antibiotika und Pestiziden sowie durch eine regelmäßige Chlorung des Wassers vorgebeugt. Die Shrimpsindustrie verursacht weitreichende Schäden an der Umwelt. Die offensichtlichste Auswirkung ist die großflächige Zerstörung der Mangrovenwälder. Darüber hinaus sind Garnelen schlechte Futterverwerter. Für die Produktion von 1 kg Shrimps werden 2–3 kg Fischmehl verfüttert. Etwa ein Drittel davon verdirbt, bevor es gefressen wird, und zwingt so zu einem ständigen Wasseraustausch. Die Abwässer aus den Becken führen häufig zur Versalzung der umliegenden Böden und zur Überdüngung der Küstengewässer. Der enorme Bedarf an Süßwasser hat häufig eine Absenkung des Grundwasserspiegels in der Region zur Folge.

Die Massentierhaltung verursacht weitere Probleme, die auch die Konsumenten betreffen. Die industrielle Produktion von Garnelen erfordert den Einsatz von Pestiziden und Antibiotika, da die unter Dauerstress stehenden Tiere sehr anfällig für Parasiten und Krankheitserreger sind. So wurde beispielsweise das Antibiotikum Chloramphenicol zur Vorbeugung gegen Bakterienerkrankungen eingesetzt, ein Mittel, das in der EU aufgrund seiner erbgutverändernden Wirkungen für die Verwendung in der Tierproduktion verboten ist. Gelangen Antibiotika durch einen unkontrollierten Einsatz vermehrt in die Umwelt, gelingt es den Erregern, Resistenzen gegen das Medikament zu entwickeln. Langfristig verlieren die Antibiotika so ihre Wirkung, was die Bekämpfung von Krankheitserregern betrifft. Die Zuchtgarnelen werden fast ausschließlich nach Japan, USA und Europa exportiert, wo die Nachfrage ständig steigt.

Soziale und ökologische Folgen der Shrimpszucht

Einst von der FAO (Food and Agriculture Organisation) als Lösung des Eiweißproblems in den Ländern des Südens gepriesen, entstanden im Laufe der 1980er-Jahre in Mittel- und Südamerika, Südostasien und später auch in Indien Tausende von Shrimpsfarmen. Aber statt die Ernährungssituation in diesen Ländern zu verbessern, ist die Zucht von Garnelen zu einem Riesengeschäft für eine Minderheit geworden. Die Bevölkerung in den Entwicklungsländern dagegen leidet unter den ökologischen und sozialen Folgen dieser Produktionsweise. Der Verlust der Mangrovenwälder ist folgenreich für die Küstenfischerei, da der Fischnachwuchs aus den Mangroven ausbleibt. Der Anbau von Reis, dem Hauptnahrungsmittel in Asien, wird durch die Versalzung der Böden vielerorts stark beeinträchtigt. Die großflächige Verbauung der Küstenregionen verwehrt den Menschen häufig den Zugang zu ihren ehemaligen Fischgründen. Wertvolle landwirtschaftliche Flächen gehen durch die Produktionsanlagen verloren. Nach Aufgabe der Farmen sind die Böden meist so verschmutzt, dass eine Regeneration kaum mehr möglich ist.

Die **ökologische Aquakultur** bezeichnet die kontrollierte Nachzucht und Aufzucht von Fischen und anderen Wassertieren in Farmen unter ökologischen Aspekten. Einen besonders hohen Stellenwert nimmt die ökologische Aquakultur seit Mitte der 1990er-Jahre in der Shrimpsproduktion ein. Um u. a. auch die Mangrovenwälder zu schützen, gibt es z. B. in Ecuador Pilotprojekte des Anbauverbandes Naturland in Zusammenarbeit mit der Deutschen Gesellschaft für technische Zusammenarbeit (GTZ) zur ökologischen Shrimpsproduktion. Es wurden Richtlinien für ein Biolabel entwickelt, und die Meeresdelikatessen sind mittlerweile tiefgefroren auch in deutschen Bioläden erhältlich.

Richtlinien der ökologischen Produktion:

- Wenige Tiere in den Zuchtbecken
- Medikamente sind grundsätzlich verboten.
- Futter nur aus heimischer Produktion, die Tiere ernähren sich zum großen Teil von den Algen in den Teichen.
- Shrimpslarven nur aus Öko-Zuchtbetrieben; Wildfänge von Larven aus dem Meer sind verboten.
- Umwelt- und Sozialauflagen. Für Biobetriebe gilt: Sie müssen der Bevölkerung freien Zugang zur Küste gewähren, die Abwässer aus den Zuchtbecken klären und zerstörte Mangrovenwälder wieder aufforsten.
- Kontrolle: Das Interesse vor allem von kleineren Aquafarmern am Biolabel wird immer größer. Aquafarmen aus Peru, Java und Vietnam bieten mittlerweile auch ökologisch zertifizierte Shrimps an.

Shrimps aus dem offenen Meer sind keine gute Alternative zu den Biofarmprodukten, denn inzwischen sind die freilebenden Garnelenbestände in den Ozeanen überfischt und in den Netzen bleiben viele junge Fische als Beifang hängen.

10.2.4 Einkauf und Lagerung

Frische ist bei allen Meeresfrüchten oberstes Gebot. Sie verderben leicht, da sie viel Eiweiß und Wasser enthalten. Daher sollten sie nach dem Kauf möglichst schnell zubereitet und verzehrt werden.

Nur lebende Muscheln sind frisch. Ihre Schalen sind entweder geschlossen oder sie schließen sich bei leichtem Anklopfen. Bei abgestorbenen Muscheln klaffen die Schalen auseinander. Außerdem riechen frische Muscheln nach Seewasser und keinesfalls fischig. Frische oder gegarte Muscheln lassen sich ein bis zwei Tage im Kühlschrank aufbewahren, doch am besten sollten sie sofort verzehrt werden. Beim Kochen öffnen sich dann die Schalen.

Frische Garnelen müssen im Kühlschrank aufbewahrt werden und sollten rasch - spätestens nach zwei Tagen - verbraucht werden. Garnelen lassen sich auch gut einfrieren und sind so bis zu einem Monat haltbar. Verdorbene Garnelen haben weiches, leicht grünliches Fleisch und riechen ähnlich wie Salmiak. Es kann beim Verzehr zu lebensgefährlichen Vergiftungen kommen. Die rote Farbe wird meist erst beim Garen sichtbar, da durch Hitze der rote Farbstoff freigesetzt wird.

10.2.5 Erzeugnisse aus Krebs- und Weichtieren

Muscheln, Schnecken und Tintenfische werden tiefgefroren, zum Teil auch in ihren Schneckenhäusern bzw. Schalen angeboten. Darüber hinaus gibt es gekochte oder pasteurisierte Erzeugnisse von Weichtieren sowie Dauerkonserven. Vor dem Konservieren werden Muscheln und Schnecken teilweise geräuchert.

Zunehmend kommen Muschelerzeugnisse tiefgekühlt in den Handel, vielfach schon küchenfertig in Keramik-, Kunststoff- oder Metallfolienformen. Tintenfische werden tiefgekühlt angeboten, in Form von Ringen paniert und vorgebacken.

Zu den beliebtesten Erzeugnisse aus Krebs- und Weichtieren zählen:

- Gekochte Erzeugnisse wie Garnelen in Aufgüssen, Saucen, Öl oder Gelee
- Pasteurisierte Erzeugnisse wie Garnelen oder Krebsschwänze, die durch Erhitzen unter 100 °C in verschlossenen Packungen längerfristig ohne Kühlung haltbar sind
- Tiefgefrorene Erzeugnisse mit oder ohne Panzer
- Krebsbutter oder Krebssuppenpaste
- Krebsdauerkonserven wie Crabmeat (Krebsfleisch) mit oder ohne Aufgüsse, Saucen oder Cremes

1. GETREIDE
2. GEMÜSE
3. HÜLSENFRÜCHTE
4. PILZE
5. KRÄUTER UND GEWÜRZE
6. OBST
7. MILCH UND MILCHPRODUKTE
8. HÜHNEREIER
9. FLEISCH UND FLEISCHPRODUKTE
10. FISCHE UND MEERESFRÜCHTE

11. FETTE UND ÖLE

12. GETRÄNKE
13. ALKOHOLISCHE GETRÄNKE
14. ZUCKER UND SÜSSWAREN

11. FETTE UND ÖLE

11.1 EINTEILUNG

Fette und Öle sind Naturstoffverbindungen, deren molekularer Strukturbestandteil Fettsäuren und Glycerin sind. Speisefette und Öle werden nach ihrer Konsistenz in feste und flüssige und nach ihrer Herkunft in tierische und pflanzliche Fette und Öle unterschieden.

⊕

Ob ein Fett flüssig oder fest ist, hängt von der Art der Fettsäuren ab. Je mehr gesättigte Fettsäuren das Fett enthält, desto härter ist es (Rindertalg oder Kokosfett). Je mehr ungesättigte Fettsäuren es enthält, desto weicher und flüssiger ist es (Sojaöl oder Olivenöl).

Pflanzenöle und -fette werden durch Extraktion oder das Auspressen von Saaten und Früchten verschiedener Pflanzen gewonnen; diese sind bei Zimmertemperatur flüssig. Um sie streichfähig zu machen, müssen die meisten dieser Öle einer Fetthärtung unterzogen werden. Palm- oder Kokosfette sind bereits fest.

Gemische von verschiedenen Ölen werden als Speiseöl, Pflanzenöl, Tafelöl, Salatöl oder Frittieröl gehandelt. Bei den preisgünstigeren Sorten dominieren Raps- und Sojaöl als Rohstoffe, bei den teureren Produkten überwiegt Sonnenblumenöl. Trägt das Öl den Namen einer Ölpflanze (z. B. Sonnenblumenöl), dann besteht es mindestens zu 97 % aus der entsprechenden Rohware. Wird es mit dem Zusatz „rein“ oder „sortenrein“ versehen, so besteht es zu 100 % aus der genannten Ölpflanze.

Streichfette (Butter, Margarine) sind Fette, die bei Zimmertemperatur fest, aber gleichzeitig auch streichfähig sind. Das älteste und bekannteste Streichfett ist Butter. Ein Pendant dazu bildet die Margarine, ein Streichfett aus überwiegend pflanzlichen Stoffen.

Butter wird ausschließlich aus der Milch von Kühen und daraus gewonnener Sahne (Rahm) oder Molkensahne (-rahm) hergestellt. Nach europaweit geltenden einheitlichen Normen gehört Butter zu einer der vier Kategorien von Milchfetten: Butter, Dreiviertelfettbutter, Halbfettbutter, Milchstreichfett „X %“ (X steht für den konkreten Fettgehalt des Produktes). Landbutter ist die Verkehrsbezeichnung für Butter, die im Erzeugerbetrieb hergestellt wurde. Von Butter abgeleitete Produkte sind Butterschmalz (Butterreinfett) und fraktioniertes Butterfett. Beide Erzeugnisse werden allerdings nicht den Milchfetten zugeordnet, sondern unterliegen – ebenso wie Butterfett (Butteröl) – der Milcherzeugnisverordnung.

Margarine wurde nach dem griechischen Wort „margon“ (Perle) benannt. Der heute verwendete Rohstoff für Margarine ist hauptsächlich pflanzlichen Ursprungs, wie z. B. Baumwollsaatöl, Erdnussöl, Rapsöl, Maiskeimöl, Sojabohnenöl, Sonnenblumenkernöl.

Zu den **Seetierölen** gehören unter anderem Fischkörperöl und Fischleberöl (Lebertran). Dieses wird beispielsweise für medizinische Zwecke eingesetzt, mindere Qualitäten werden auch für die Tierernährung verwandt. Fischkörperöl fällt gewöhnlich bei der Herstellung von Fischmehl an. Als raffiniertes Öl wird es gelegentlich für Fischkonserven verwendet. Durch Härtung entstehen Speisefette, die sich u. a. zur Margarineherstellung eignen. In Deutschland haben Fischöle weniger bei der Nahrungserzeugung als im therapeutischen Bereich eine Bedeutung. Fischöle enthalten hohe Anteile an ungesättigten Fettsäuren (70 bis 85 %). Im Einzelfall weisen sie hohe Anteile an Ω-3-Fettsäuren auf (15 bis 40 %), denen positive Wirkungen bei Herz-Kreislauf-Erkrankungen zugeschrieben werden.

Tierische Fette (Schlachttierfette oder Schlachtfette) werden nach ihrer Konsistenz in die weicheren Schmalze und die festeren Talge eingeteilt. Die Bezeichnung richtet sich nach der Tier- bzw. Geflügelart (z. B. Schweineschmalz, Rindertalg). Die Gewinnung von Schlachtfetten erfolgt durch Ausschmelzen des Fettes aus ausgesuchten Fettgeweben.

11.2 PFLANZENÖLE

Die Pflanzenwelt ist reich an fetthaltigen Früchten, Saaten oder Keimen. Die Nachfrage für die entsprechenden Produkte steigt. Pflanzenöle werden durch Auspressen oder Extraktion von Pflanzen bzw. ihren Samen gewonnen.

Baumwollsaatöl ist ein dickflüssiges, fettes Pflanzenöl, das durch Pressen oder Extrahieren mit Schwefelkohlenstoff aus Baumwollsamen gewonnen wird. Die Ausbeute beträgt 15 bis 30 %. Nach der Raffination und der Bleichung mit Kalilauge ist das Öl hellgelb, schmeckt nussartig und riecht schwach erdig. Es wird in großen Mengen als Nebenprodukt der Baumwollproduktion hergestellt und erscheint als Zutat in Nahrungsergänzungsmitteln, Kosmetika und in der Medizin. Auch zur Herstellung von Margarine kann es verwendet werden.

Distelöl (Safloröl) ist ein pflanzliches Speiseöl, das aus den Samen der Färberdistel (Carthamus tinctorius) gewonnen wird. Es ist besonders reich an zweifach ungesättigten Fettsäuren, vor allem an Linolsäure. Sein nussiger Geschmack ähnelt dem des Sonnenblumenöls. Das Erhitzen von Distelöl ist problematisch, da es einen niedrigen Rauchpunkt hat und die ungesättigten Fettsäuren unter Hitzeeinwirkung schnell zerstört werden.

Erdnussöl (aus der Frucht der Erdnusspflanze) enthält - wie viele andere pflanzliche Öle auch - große Anteile an ungesättigten (essenziellen) Fettsäuren und Vitamin E. Es ist dabei hoch erhitzbar (Rauchpunkt 230 °C). Kalt gepresstes Erdnussöl ist erkennbar am nussigen, milden Geschmack und Geruch sowie an der leicht gelben Färbung. Raffiniertes Öl ist eher geruchsneutral und farblos-transparent. Es wird nicht so schnell ranzig wie andere Fette. In der asiatischen Küche wird es häufig zum Braten im Wok verwendet. Da Erdnussöl kaum Begleitstoffe enthält, eignet es sich sehr gut für die Margarineherstellung; außerdem ist es ein ideales Frittierfett.

Hanföl ist eines der wertvollsten Speiseöle. Es wird aus den Samen des Speisehanfs gepresst. Hanfsamen enthalten - anders als das Harz der Pflanze - keine nennenswerten Mengen an THC (Tetrahydrocannabinol, gehört zu den Cannabinoiden und ist der Hauptwirkstoff von Cannabis) und haben daher auch keine Rauschwirkung; Gleiches gilt dementsprechend für das daraus produzierte Öl. Der Geschmack reicht von nussig bis kräuterartig, die Farbe schwankt zwischen grün und braun. Die Zusammensetzung von Hanföl ist ideal für die menschliche Ernährung, da es alle für den Menschen essenziellen Fettsäuren enthält. Hanföl kann wie normales Speiseöl verwendet werden, so zum Würzen von Speisen und für Salate. Es sollte jedoch nicht zum Braten benutzt werden, da die Fettsäuren bei Temperaturen oberhalb von ca. 165 °C zerfallen.

Kokosöl (aus dem Samenfleisch der Kokosnuss, der Baumfrucht der Kokospalme) wird auch als Kokosfett oder Kokosbutter bezeichnet. Frisches Kokosöl riecht und schmeckt angenehm - es wird aber an der Luft schnell ranzig. Das überwiegend gesättigte Kokosöl ist reich an Capryl-, Laurin- und Myristinsäuren. Es wird für die Margarine- und Süßwarenherstellung sowie als Milchproduktsubstitut in der Lebensmittelindustrie verwendet und eignet sich hervorragend zum Kochen, Braten und Backen.

Leinöl ist ein Pflanzenöl, das aus Leinsamen, den reifen Samen des Flachs, gewonnen wird. Als Rohleinöl (rohes Leinöl) wird Leinöl bezeichnet, dem keine anderen Öle oder sonstigen Stoffe zugesetzt sind. Kalt gepresstes Leinöl enthält mehr als 90 % ungesättigte Fettsäuren. Leinöl kann ähnlich wie Kürbiskernöl sowohl in einem Extraktionsverfahren als auch durch ein schonendes Kaltpressverfahren gewonnen werden.

Marillenkernöl (bzw. Aprikosenkernöl) ist ein aus Aprikosenkernen, also der inneren Mandel des Steins, gewonnenes Pflanzenöl. Der Ölanteil des Aprikosenkerns liegt bei ca. 35 % seines Eigengewichts. Aprikosenkernöl ist reich an essenziellen Fettsäuren sowie an Vitamin E. Aprikosenkernöl wird kalt gepresst. Aufgrund des hohen Anteils ungesättigter Fettsäuren ist es für die Ernährung ein sehr wertvolles Öl. Da es aber - ebenfalls aufgrund seiner ungesättigten Fettsäuren - schnell ranzig wird, kommen nur kleine Mengen des mild-fruchtigen Öls auf den Markt. Der Großteil der Produktion wird nach der Kaltpressung raffiniert. Dadurch geht das charakteristische Aroma zu großen Teilen verloren, während die

Lagerfähigkeit zunimmt. Raffiniertes Aprikosenkernöl wird überwiegend in der Kosmetikindustrie zur Herstellung pflegender Salben, Cremes und Shampoos verwendet.

Olivenöl wird aus dem Fruchtfleisch bzw. bei geringeren Qualitätsstufen aus dem Kern von Oliven gewonnen. Die Farbtöne eines Olivenöls können von Hellgrün bis Goldgelb variieren. Im ungefilterten Zustand kann es auch trüb sein. Die Färbung wird durch die in den Oliven enthaltenen Substanzen bestimmt. Bei grünem Olivenöl herrscht Chlorophyll vor, bei goldgelbem Carotin.

Kalt gepresstes Olivenöl ist anders als die meisten anderen Pflanzenöle, die durch Raffinierung hergestellt werden, ein reines Naturprodukt. Seine Fettsäurezusammensetzung gilt als hochwertig, wird aber von Rapsöl und Sonnenblumenöl mitunter noch übertroffen. Es setzt sich aus 77 % einfach ungesättigten, 9 % mehrfach ungesättigten und 14 % gesättigten Fettsäuren zusammen.

Olivenöl gilt als ein wesentliches Element der Mittelmeerküche, wo es viele Speisen verfeinert. Durch seinen hohen Rauchpunkt (natives Olivenöl 190 °C, raffiniertes Olivenöl 220 °C) ist es gut zum Braten und Frittieren geeignet. Für Olivenöl existieren auch Güteklassen:

Die Bezeichnungen „Vierge Extra" (französisch), „Extra Vergine" (italienisch), „Virgen Extra" (spanisch) entsprechen dem deutschen „Nativen Olivenöl Extra" bzw. der Güteklasse 1.

Natives Olivenöl („Huile d'olive vierge", „Olio vergine di oliva" und „Aceite de olive virgen") entspricht der Güteklasse 2.

Rapsöl (auch Rüböl) ist ein pflanzliches Öl und wird aus den Samen bestimmter Rapssorten gewonnen. Die Samen dieser Zuchtpflanzen zeichnen sich durch einen im Vergleich zur Wildpflanze sehr niedrigen Gehalt an Erucasäure (0,5-1,5 %) und Bitterstoffen (Glucosinolate) aus. Hierdurch wurde das Rapsöl für Mensch und Tier überhaupt erst genießbar. In Deutschland wird fast ausschließlich Winterraps für die Speiseölerzeugung angebaut. Der Ölgehalt des Rapssamens ist mit über 40 % im Vergleich zu anderen Ölsamen sehr hoch. Das Rapsöl zeichnet sich durch einen hohen Anteil an einfach ungesättigten Fettsäuren aus, insbesondere der Ölsäure. Nach der Gewinnung aus den zerkleinerten Samen wird das Öl meistens raffiniert. Raffiniertes Öl verstärkt den Eigengeschmack der Speisen und hat im Gegensatz zum naturbelassenen Öl einen höheren Rauchpunkt (etwa 130-200 °C). Rapsöl wird heute vor allem zur Herstellung von Speisefetten (Margarine) und in unveränderter Form als Speiseöl genutzt.

Rapskernöl: Im Unterschied zur herkömmlichen Gewinnung von Rapsöl werden vor der Pressung die schwarzen Schalen der Rapssaat entfernt und ausschließlich die gelben Kerne verarbeitet. Das Schälen verhindert, dass Bitteraromen aus der Schale der Saat in das Öl gelangen.

Sojaöl wird aus den Samen der Sojapflanze gewonnen. Ihr Hauptnährwert liegt im hohen Gehalt an Eiweiß (etwa 39 %) und an Öl (etwa 17 %), wobei letzterer eher ungewöhnlich für Bohnen ist. Bei einem Großteil der Weltproduktion wird zuerst das Öl extrahiert; die Restmasse (Sojaextraktionsschrot oder Sojakuchen) wird als Futtermittel genutzt, findet aber auch als Fleischersatz oder als Milchersatz in Form von Sojamilch in der vegetarischen Küche Verwendung. Sojaöl kommt als Speiseöl in den Handel und ist wichtiger Rohstoff für die Margarineherstellung und die Produktion von Speiseölgemischen.

Sonnenblumenöl ist ein aus den Samen der Sonnenblume gewonnenes Pflanzenöl, das reich an ungesättigten Fettsäuren ist. Es ist eine klare, helle, goldgelbe Flüssigkeit mit einem milden Geschmack. Besonders wertvoll für die Ernährung ist es, wenn es kalt gepresst hergestellt wird. Bei dieser schonenden Methode darf das Öl nicht über 30 °C erhitzt werden, wodurch viele Vitamine und Fettsäuren in ihrer bioaktiven Form erhalten bleiben und direkt vom menschlichen Organismus verwendet werden können. Sonnenblumenöl kommt in Salaten und ungekochten Gerichten, Dressings und Saucen oder beim schonenden Dünsten von Gemüse zum Einsatz. Raffiniertes Sonnenblumenöl lässt sich auch zum Braten und Frittieren verwenden, denn sein Rauchpunkt liegt bei 210-225 °C.

Traubenkernöl wird aus den Kernen der Weintrauben gewonnen. Es kann wie jedes pflanzliche Öl heiß gepresst (oder chemisch extrahiert) oder kalt gepresst werden. Unabhängig von der Herstellungsart ist Traubenkernöl hoch erhitzbar (Rauchpunkt über 190 °C) und kann daher auch zum Braten verwendet werden. Es hat einen hohen Anteil an ungesättigten Fettsäuren.

⊕

Pflanzen produzieren Fett für ihre Keimlinge. Diese nutzen das Fett als Nahrungsvorrat, bis sie sich über die Wurzeln selber Nährstoffe aus dem Boden ziehen können. Die Pflanzen stellen zunächst durch die Fotosynthese aus Kohlenstoffdioxid und Wasser Kohlenhydrate her, aus denen dann in einem biochemischen Prozess Fettsäuren gebildet und mit Glycerin zu einem Fettmolekül verbunden werden.

Tab. 11.1 — Welches Fett für welchen Zweck? (nach: Deutsche Gesellschaft für Fettwissenschaft e.V. und www.dgfett.de/material/welches_fett.pdf)

Speiseölsorte	**Kalte Küche**	**Braten**	**Dünsten**	**Frittieren**
Rapsöl, raffiniert	+++	+++	+++	++
Rapsöl, nativ	+++	+	+	+
Olivenöl, nativ	+++	+	+	+
Sonnenblumenöl, raffiniert	+++	++	++	++
Erdnussöl	+	+++	+++	+++
Distelöl	+++	–	+	–

+++ = sehr gut geeignet, ++ = gut geeignet, + = bedingt geeignet, – = nicht geeignet

11.3 MARGARINE

Margarine und Mischfette gehören wie Butter zu den Streichfetten. Margarine besteht vorwiegend aus pflanzlichen Ölen und Fetten sowie aus Trinkwasser. Diese Grundbestandteile werden unter Verwendung von Emulgatoren vermischt. Eine Färbung und Vitaminierung ist üblich. Zutaten wie Stärkesirup, Speisesalz, Aromastoffe, Gelatine, Zitronensäure und andere Genusssäuren (wie Milchsäure), Milcheiweiß, Milchzucker sowie der Konservierungsstoff Sorbinsäure sind zulässig, aber keinesfalls immer erforderlich. Genaue Angaben auf der Packung sind gesetzlich vorgeschrieben. Der Energiegehalt der Margarine ist genauso hoch wie der von Butter.

In Frankreich herrschten im Jahre 1869 Hunger und Krieg, als die Regierung unter Napoleon III. einen Preis aussetzte. Zum Problem geworden war die Versorgung der Bevölkerung mit Nahrung. Landflucht und beginnende Industrialisierung ließen landwirtschaftliche Produkte teuer und knapp werden. Auch der Preis für Butter war enorm gestiegen. Der Wettbewerb sollte nun Möglichkeiten zu einem preiswerten und weniger verderblichen Butterersatz ebnen.

Der Chemiker Hippolyte Mège-Mouriés mischte Oleomargarin (ein Bestandteil von Rindertalg) mit Milch und erhielt eine Emulsion, die sich unter Kühlung verfestigte und die er Margarine nannte.

Die Margarine hatte es zunächst sehr schwer, sich gegen die „gute Butter" durchzusetzen, obwohl sich ihre Qualität mehr und mehr verbesserte. Um sie bereits auf den ersten Blick von Butter unterscheiden zu können, wurde in Deutschland 1897 das erste Margarinegesetz erlassen. Nur unter Beachtung zahlreicher Auflagen durfte Margarine von da an in den Verkehr gebracht werden.

Herstellung von Margarine

Nach der europäischen Gesetzgebung (Verordnung [EG] Nr. 2991/94 des Rates vom 5. Dezember 1994 mit Normen für Streichfette) ist Margarine ein „aus pflanzlichen und/oder tierischen Fetten gewonnenes Erzeugnis mit einem Fettgehalt von mindestens 80 % und weniger als 90 %". Die Art und Zusammensetzung der Rohstoffe (Öle und Fette) ist nicht festgelegt, in der Regel sind jedoch 90 % der Fette pflanzlicher Herkunft (beispielsweise Erdnuss-, Palm-, Rüb-, Soja- oder Weizenkeimöl). Tierische Fette (Rindertalg oder Fischöle) finden nur noch wenig Anwendung, meist bei minderwertiger Margarine. Die Wasserbindung und Härtung erfolgt über Emulgatoren bzw. den Einsatz von Verdickungsmitteln, wie z. B. Gelatine, Pektin, Alginate und Milcheiweiß. Bei konventionellen Margarinen erfolgt die Härtung vor allem durch chemische Umesterung unter Temperaturen von bis zu 200 °C, wodurch viele gesättigte Fettsäuren entstehen und Vitamine zerstört werden. Diese Bestandteile werden später meist wieder zugesetzt. Biomargarinen werden dagegen nicht künstlich gehärtet, die Streichfähigkeit wird auf rein physikalischem Wege durch einen Kälteprozess oder unter Beimischung fester Fette (wie Palmfett) erzeugt.

Margarinesorten

Diätmargarinen enthalten mindestens 50 % mehrfach ungesättigte Fettsäuren im Gesamtfett. Entsprechend dürfen Angaben wie „besonders reich an mehrfach ungesättigten Fettsäuren" gemacht werden.

Halbfettmargarinen haben nur einen Fettgehalt von 39-41 %; davon dürfen höchstens 3 % Milchfett sein. Anstelle der Bezeichnung „Halbfettmargarine" können auch die Begriffe „Minarine", „Halvarine", „fettarm", „light", „leicht" verwendet werden: Halbfettmargarinen sind kalorienärmer als andere Margarinen. Bedingt durch den hohen Wassergehalt sind sie nur als Brotaufstrich, nicht jedoch zum Braten geeignet, da das Wasser beim Erhitzen aus der Pfanne spritzt. Das Backen mit Halbfettmargarinen ist möglich, insbesondere die Herstellung von feuchten Teigen.

Dreiviertelfettmargarine besteht aus pflanzlichen oder tierischen Rohstoffen und höchstens 3 % Milchfett im Fettanteil. Sie hat einen Fettgehalt von 60-62 %. Die Bezeichnung „Fettreduzierte Margarine" ist ebenfalls zulässig. Alternativ kann der Hinweis „Fettreduziert" als Ergänzung der Verkehrsbezeichnung „Dreiviertelfettmargarine" angeführt werden.

Streichfett „X %" wird ein Erzeugnis genannt, wenn der Fettgehalt unter oder zwischen den jeweiligen Werten für Margarine, Dreiviertelfett- und Halbfettmargarine liegt. X steht für den konkreten Fettgehalt des Produktes.

(!)

Durch den Zusatz von Emulgatoren lassen sich Fett und Wasser in feinsten Tröpfchen miteinander verbinden. Emulgatoren wirken als Vermittler zwischen der Fett- und der Wasserphase. Die entstandene Mischung wird Emulsion genannt.

Das **Lecithin** (ein Fettbegleitstoff) hat fettliebende (lipophile) und wasserliebende (hydrophile) Molekülanteile. Dadurch wirkt es als Emulgator.

Fett-in-Wasser-Emulsionen enthalten wenig Fett in einer Wasserphase verteilt, z. B. Milch. Wasser-in-Fett-Emulsionen entstehen, wenn wenig Wasser in einer Fettphase verteilt ist, z. B. Butter.

Folgende **Fettkategorien** für Streichfette werden unterschieden (nach europaweit geltenden einheitlichen Normen):

- Fette mit höchstens 3 % Milchfett im Fettgehalt: Margarine, Dreiviertelfettmargarine, Halbfettmargarine, Streichfett („X %" Fett)
- Mischfette mit 10–80 % Milchfett am Gesamtfett. Sie kommen damit z. T. der Butter sehr nahe. Auf dem deutschen Markt spielen sie bisher eine untergeordnete Rolle.

Der Begriff „pflanzlich" kann bei Margarineerzeugnissen und Streichfetten zusammen mit der Verkehrsbezeichnung verwendet werden, wenn das Erzeugnis zu mindestens 98 % Fett pflanzlicher Herkunft enthält.

Wird die Margarine mit dem Namen einer Ölpflanze bezeichnet (z. B. Sojamargarine, Sonnenblumenmargarine), dann stammt der Fettanteil deutscher Produkte in der Regel zu mindestens 98 % aus dem Öl der genannten Pflanzenart, Abweichungen sind kenntlich zu machen.

Margarineschmalz (Schmelzmargarine) ist ein Fett mit ähnlichen Verwendungseigenschaften wie Butterschmalz. Es wird im Allgemeinen zum Kochen, Braten und Backen verwendet. Es enthält mindestens 99 % Fett pflanzlicher oder tierischer Herkunft. Es ist praktisch wasserfrei und bildet auch keine Emulsion. Der Milchfettanteil im Gesamtfett darf höchstens 3 % betragen.

Nährwertbezogene Angaben, wie z. B. Diätmargarine, Halbfettmargarine oder Dreiviertelfettmargarine, unterliegen gesonderten Vorschriften.

11.4 BUTTER UND ANDERE TIERISCHE FETTE

Butter ist ein aus Milch hergestelltes Speisefett. Sie wird als Streichfett, aber auch zum Braten, Kochen und Backen verwendet.

Butter enthält etwa 83 % Milchfett, 15 % Wasser, je 0,7 % Protein und Laktose sowie geringe Mengen Kochsalz.

Durch die Erfindung der Milchzentrifuge wurde ein rationeller Herstellungsprozess möglich. Die Milch wird durch das Zentrifugieren in Rahm (Sahne) und Magermilch getrennt. Der Fettgehalt des Rahms kann unterschiedlich eingestellt werden, beträgt jedoch mind. 30 %. Um schädigende Mikroorganismen abzutöten und Enzyme zu inaktivieren, wird der Rahm auf 95-110 °C erhitzt. Je nach erwünschter Buttersorte wird der Rahm im Folgenden unterschiedlich behandelt. Beim Verbuttern wird der reife Rahm mechanisch bearbeitet, bis sich die Fettkügelchen zu einer kompakten und formbaren Masse (Wasser-in-Fett-Emulsion) vereinigen, von der sich die Hauptmenge der wässrigen Phase, die Buttermilch, abtrennen lässt.

Für 1 kg Butter werden etwa 20 l Milch benötigt. Die fertige Butter wird zu Größen von 125, 250 oder 500 g Gewicht ausgeformt und in Pergamentpapier, kaschierte Aluminiumfolie oder Kunststofffolie verpackt. Sie kann bei Temperaturen unter 0 °C monatelang gelagert werden.

Butter wird nach festgelegten Qualitätsnormen bewertet und dazu hinsichtlich folgender Merkmale untersucht: Geruch, Geschmack, Textur, Aussehen (Reinheit, Farbe, Schimmer), pH-Wert, Streichfähigkeit und Wasserverteilung. Jedes Kriterium wird mit bis zu fünf Punkten bewertet. Aus der dabei erreichten Punktzahl ergibt sich die Zuordnung zur jeweiligen Handelsklasse.

Folgende Buttersorten werden unterschieden:

- **Süßrahmbutter:** Der Rahm wird einer Temperaturbehandlung unterzogen. Süßrahmbutter schmeckt sehr mild und flockt beim Erhitzen nicht aus, wodurch sie besonders gut für die Zubereitung von Saucen geeignet ist.
- **Sauerrahmbutter:** Dem Rahm wird ein sog. „Säurewecker" zugesetzt, d. h. eine Mischkultur von Milchsäurebakterien und Aromabildnern. Damit lässt man den Rahm bis zu 24 Stunden bei 18 °C reifen. So tritt eine Säuerung ein und es bilden sich die charakteristischen Aromastoffe.
- **Mildgesäuerte Butter:** Der Süßrahmbutter werden konzentrierte Milchsäurebakterienkulturen oder Milchsäure zugesetzt und durch Kneten verteilt.

Butter wird unter folgenden Handelsklassen verkauft (Handelsklasseneinteilung nach Punkten)

- Deutsche Markenbutter → mindestens je 4 Punkte
- Deutsche Molkereibutter → mindestens je 3 Punkte
- Butter → mindestens je 2 Punkte

Butter mit einer Bewertung von unter zwei Punkten kommt nicht in den Handel, sondern wird zu Butterschmalz verarbeitet.

Was auf der Butterverpackung stehen muss

- Handelsklasse
- Gütezeichen
- Gewicht
- Name der Marke
- Buttersorte
- Mindesthaltbarkeitsdatum

Butterschmalz besteht allein aus dem Fett der Butter. Es ist länger haltbar und wird vorwiegend zum Backen, Braten und Kochen verwendet. Hergestellt wird es durch das Schmelzen von Butter und Abtrennen der sich am Boden des Schmelzgefäßes abscheidenden Wasserschicht. Butterschmalz spritzt und verbrennt nicht beim Erhitzen. Hier kann auch die Bezeichnung **geklärte Butter** verwendet werden, die in der indischen Küche unter dem Namen Ghee Verwendung findet.

Daneben gibt es noch die sog. **Milchstreichfette**. Es sind Gemische aus Wasser, Butterfett, Milcheiweiß, Kochsalz und Gelatine; häufig sind Emulgatoren (z. B. Lecithin), Konservierungsstoffe (z. B. Sorbinsäure, Vitamine (A und D) und Farbstoffe (z. B. β-Carotin) enthalten.

11.5 INHALTSSTOFFE VON FETTEN UND ÖLEN

Der Energiegehalt von Fetten ist mehr als doppelt so hoch wie der von Kohlenhydraten oder Proteinen. Für menschliche und tierische Organismen ist dies die einzige Möglichkeit, Energie in größeren Mengen zu speichern, aber auch Pflanzen kennen diese Variante der Vorratshaltung.

Fett ist ein wichtiger Träger von Aroma- und Geschmacksstoffen und ist notwendig für Resorption der fettlöslichen Vitamine A, D, E und K. Essenzielle Fettsäuren werden in unterschiedlichen Mengen geliefert.

In tierischen Fetten ist Cholesterol ein häufiger Fettbegleitstoff. In pflanzlichen Ölen und Fetten ist Cholesterol, wenn überhaupt, nur in Spuren vorhanden.

Butter hat einen hohen Anteil an Fett, das sich zum größten Teil aus kurzkettigen gesättigten Fettsäuren zusammensetzt. Diese Fettsäuren können rasch vom Körper resorbiert werden. Darüber hinaus ist Butter reich an Cholesterol (ca. 280 mg pro 100 g Butter). Butter liefert reichlich Energie, ca. 750 kcal pro 100 g, und enthält größere Mengen der fettlöslichen Vitamine A und E. Außer dem Farbstoff β-Carotin sind keine Lebensmittelzusatzstoffe erlaubt.

Tab. 11.2 — Inhaltsstoffe ausgewählter Fette und Öle (nach: HESEKER/HESEKER, Die Nährwerttabelle, 2018/19)

100 g enthalten	kcal	kJ	Fett (g)	Cholesterol (mg)	β-Carotin (µg)	Vitamin A (µg)	Vitamin E (mg)
Butter	752	3143	83	220	380	590	2,0
Rindertalg	878	3670	97	90	220	220	1,3
Schweineschmalz	900	3762	100	85	*	*	1,6
Olivenöl	900	3762	100	0	220	120	11,9
Distelöl	900	3762	100	0	0	0	44,5
Rapsöl	900	3762	100	2	3.300	0	18,9
Erdnussöl	900	3762	100	1	0	0	8,9
Margarine	722	3018	80	7	650	500	16,0

* in Spuren

Tab. 11.3 — Gesättigte und ungesättigte Fettsäuren ausgewählter Fette und Öle (nach: Deutsche Gesellschaft für Fettwissenschaft, www.dgfett.de)

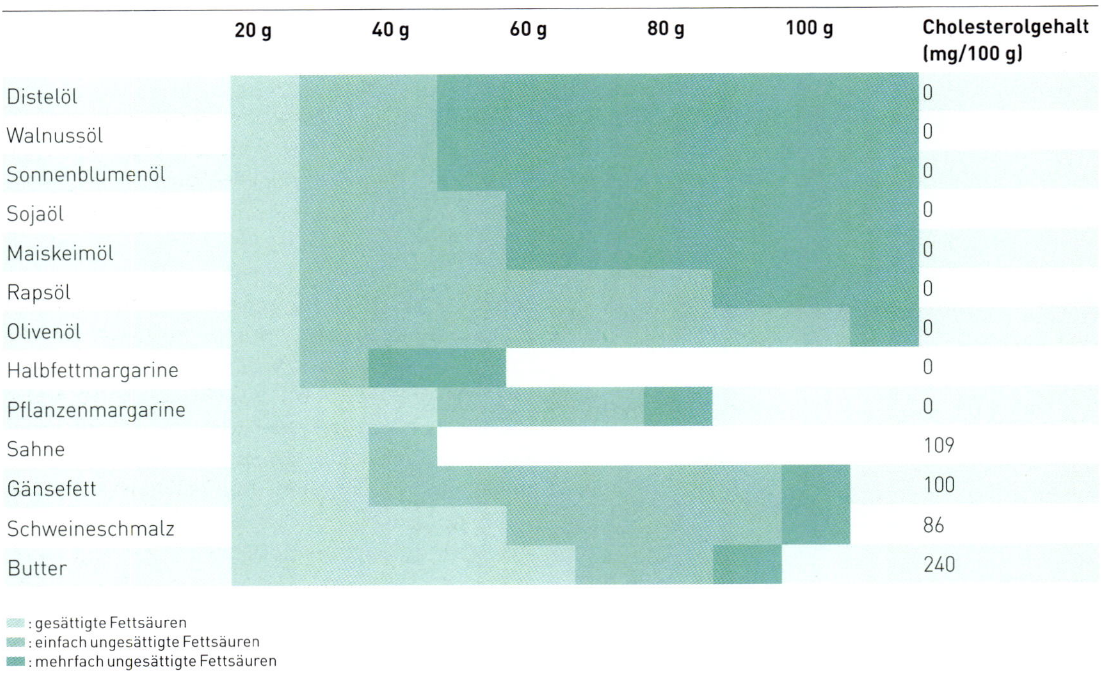

11.6 VERFAHREN ZUR FETT- UND ÖLGEWINNUNG

In einer **Ölmühle** wird aus Pflanzenteilen wie Rapssamen, Leinsamen, Palmfrüchten, Sonnenblumenkernen, Oliven, Sojabohnen, Färberdistelsamen, Walnüssen, Haselnüssen oder Kürbiskernen Pflanzenöl gewonnen. Im **Pressverfahren** werden die Pflanzenteile zuerst mit einem Mahlwerk im sog. „Kollergang" zu einem Brei zermahlen. Danach wird der Brei unter Umständen erwärmt, in ein Tuch geschlagen und ausgepresst. Dieser Vorgang kann wiederholt werden.

Native Speisefette und -öle werden aus nicht vorgewärmter Rohware durch Pressen ohne Wärmezufuhr oder durch andere schonende mechanische Verfahren gewonnen. Sie können danach gewaschen, filtriert oder zentrifugiert werden, weitere Verfahren sind nicht zulässig.

Bei **kalt gepressten Ölen** werden die Rohstoffe mit besonderer Sorgfalt ausgewählt, und das Öl wird durch Pressen ohne Wärmezufuhr unter möglichst schonenden Bedingungen gewonnen.

(+)

Native und nicht raffinierte Öle weisen im Gegensatz zu geruchsneutralen raffinierten Speiseölen ein besonderes, arteigenes Aroma und einen deutlichen, artspezifischen Saat- oder Fruchtgeschmack auf. Sie zeigen zudem meist eine intensivere Färbung.

Nicht raffinierte Speisefette und -öle werden durch Ausschmelzen oder schonende mechanische Verfahren wie Pressen und Zentrifugieren gewonnen. Sie dürfen im Gegensatz zu nativen Ölen auch mit Wasserdampf behandelt und getrocknet werden. Nicht zulässig sind Verfahrensschritte der Raffination wie Entsäuern, Bleichen und Desodorieren.

Gewinnung von Ölen im Überblick

1. Ölfrüchte und Ölsaaten werden gereinigt und zerkleinert. Dabei werden die Zellwände der Pflanzen zerstört, und das Öl tritt aus.

2. Der entstandene Brei wird erwärmt, wodurch das enthaltene Öl dünnflüssiger wird und leichter zu gewinnen ist.

3. In sog. „Schneckenpressen" wird das Öl ausgepresst. Die Schneckenpresse verengt sich zum Ende hin immer mehr, sodass sich der Druck auf die Pflanzenteile zunehmend verstärkt. Nach dem Durchlaufen der Presse ist ein Großteil des enthaltenen Öls ausgepresst.

4. Um das restliche Öl auch noch zu gewinnen, werden bei Ölen, die einem Extraktionsverfahren unterzogen werden, die Rückstände mit einer fettlöslichen Flüssigkeit, meistens Kohlenwasserstoff, behandelt. Das Lösemittel wird durch Verdampfen (Destillation) wieder vom Öl getrennt und kann erneut verwendet werden.

5. Das so gewonnene Rohöl kann nun noch Gewebeteilchen, Schleim- und Farbstoffe enthalten. Um es genussfähig zu machen, wird die Raffination angewendet, ein Reinigungsprozess, der in mehreren Stufen abläuft.

Extraktionsverfahren führen zu höheren Ausbeuten als die Ölgewinnung durch Pressung. Bei der Extraktion werden die Öle aus den aufbereiteten Ölsaaten mit Lösungsmittel (z. B. Hexan) herausgelöst. Das Gemisch aus Lösungsmittel und Öl durchläuft anschließend eine mehrstufige Verdampferanlage, bis das Lösungsmittel vollständig entwichen ist. Bei der **Raffination** werden unerwünschte Bestandteile, aber auch Aromen und andere Fettbegleitstoffe aus dem Öl entfernt. So wird die Haltbarkeit verlängert. Bei der Raffination werden außerdem reine Öle und Fette für die Weiterverarbeitung gewonnen, z. B. die Fetthärtung.

11.7 TRANS-FETTSÄUREN

Die Ernährungsgesellschaften Deutschlands, Österreichs und der Schweiz (D-A-CH) empfehlen, dass ein möglichst geringer Gehalt an trans-Fettsäuren in den Speisen enthalten sein sollte. Der Konsum kann negative Auswirkungen auf das Herz-Kreislauf-System haben. In Österreich wurde eine trans-Fettsäuren-Verordnung erlassen, die eine Obergrenze für den Gehalt festlegt. Darin folgt man dem Beispiel Dänemarks. Epidemiologische Hinweise auf einen möglichen Zusammenhang zwischen trans-Fettsäure-Aufnahme und Krebs, Typ-2-Diabetes oder Allergien sind wenig überzeugend bzw. widersprüchlich. Auch für alle anderen Erkrankungen bzw. negativen Auswirkungen ist die Datenlage sehr lückenhaft und teilweise nur spekulativ.

(+)

Die trans-Fettsäuren sind ungesättigte Fettsäuren, die vor allem beim chemischen Prozess der Fetthärtung und durch das starke Erhitzen und Braten von Ölen entstehen. Sie gelten für die Gesundheit als bedenklich, da sie ähnlich wie gesättigte Fettsäuren den Blutspiegel des LDL-Cholesterols ansteigen lassen, den des HDL-Cholesterols aber senken. In der Regel werden mit der Nahrung allerdings nur geringe Mengen aufgenommen.

Die wesentlichen Schritte der Raffination im Überblick:

- Entschleimung: Entfernung von Schleimstoffen und Phosphatiden durch Heißwasser, Dampf oder verdünnte Säuren
- Entsäuerung: Abtrennung freier Fettsäuren durch Natronlauge oder Destillation
- Bleichung: Bindung von unerwünschten Farbstoffen und Resten von Verunreinigungen an Bleicherden
- Dämpfung bzw. Desodorierung: Beseitigung von Geruchs- und Geschmacksstoffen sowie flüchtigen Komponenten durch Wasserdampfdestillation

Durch **Fetthärtung** werden die physikalischen und ernährungsphysiologischen Eigenschaften der Fette verändert. Beispielsweise lassen sich aus flüssigen Ölen streichfähige Fette herstellen. Härtung verbessert auch die Haltbarkeit eines Fettes. Bei der Fetthärtung wird Wasserstoff an mehrfach ungesättigte Fettsäuren angelagert (Hydrierung). So entstehen aus oxidationsempfindlichen, mehrfach ungesättigten Fettsäureketten stabilere, gesättigte oder teilweise gesättigte Fettsäuren, aber auch sog. trans-Fettsäuren.

Gehärtete Speisefette finden in vielen Bereichen der Lebensmittelverarbeitung Verwendung: in der Margarineherstellung, als Koch-, Brat-, Back- und Siedefette, bei Süßwaren und Knabberartikeln und bei der Herstellung von Zusatzstoffen wie Emulgatoren.

Winterisierung: Einige Öle, besonders Baumwollsaat- und Sonnenblumenöle, werden bei niedrigen Temperaturen trüb. Das ist in gesundheitlicher Hinsicht völlig unbedenklich. Um aber die Trübung zu vermeiden, werden diese Öle auf 5–10 °C abgekühlt und die festen, auskristallisierten Bestandteile abgetrennt. Das Speiseöl bleibt nach dieser Behandlung auch bei Kühlschranktemperatur längere Zeit klar. Es ist kältebeständig.

Bei der **Umesterung** werden die Fettsäuren innerhalb eines Fettes umgelagert, die Fettsäuren selbst jedoch nicht verändert. Diese Umlagerung beeinflusst die Festigkeit bzw. das Schmelzverhalten der Fette. Auf diese Art umgeesterte Fette finden weitgehend in den gleichen Bereichen Anwendung wie gehärtete Fette. Darüber hinaus dient dieses Verfahren zur Erzeugung diätetischer Fette (MCT-Fette).

Fraktionierung ist ein Verfahren, bei dem das Fett in feste, höher schmelzende Anteile (Stearine) und flüssige, niedriger schmelzende Anteile (Oleine) aufgetrennt wird. Dies kann physikalisch durch Erhitzen und langsames Abkühlen oder durch Verwendung von Lösungs- oder Netzmitteln erfolgen. Fraktionierte Speisefette finden in der Süßwarenindustrie, zur Herstellung von Kakaobutteraustauschfetten, zur Margarineherstellung und als Backfette Verwendung. Die flüssigen Anteile sind Bestandteil von Speiseölen und Frittierfetten.

11.8 FETTVERDERB

Fette können sich selbst bei sachgemäßer Lagerung und Behandlung zersetzen. Die sich dabei bildenden Produkte (Buttersäure) sind oftmals von äußerst unangenehmem Geschmack und Geruch. Auch geringste Konzentrationen können ein Fett für den Genuss völlig untauglich machen - es ist ranzig geworden. Fettverderb kann durch hydrolytische Spaltung und Oxidation erfolgen.

Hydrolytische Spaltung:

Das Fettmolekül wird durch Enzyme oder Mikroorganismen in seine Bausteine (Glycerin und drei Fettsäuren) aufgespalten. Bei Butter werden dann z. B. kurz- bis mittelkettige Fettsäuren freigesetzt, die einen intensiven, unangenehmen Geruch verursachen.

Oxidation:

Sauerstoffmoleküle lagern sich, z. T. auch übertragen durch Enzyme, an ungesättigte Fettsäuren an. Bei dieser Form des Verderbs können giftige Zersetzungsprodukte wie z. B. Peroxide oder Aldehyde entstehen. Durch den Zusatz von Antioxidanzien (z. B. Vitamin A und C) kann diese Form des Verderbs verzögert werden.

1. GETREIDE
2. GEMÜSE
3. HÜLSENFRÜCHTE
4. PILZE
5. KRÄUTER UND GEWÜRZE
6. OBST
7. MILCH UND MILCHPRODUKTE
8. HÜHNEREIER
9. FLEISCH UND FLEISCHPRODUKTE
10. FISCHE UND MEERESFRÜCHTE
11. FETTE UND ÖLE

12. GETRÄNKE

13. ALKOHOLISCHE GETRÄNKE
14. ZUCKER UND SÜSSWAREN

12. GETRÄNKE

12.1 WASSER

Wasser ist das wichtigste Transport- und Lösungsmittel für den menschlichen Organismus. Es löst z. B. Proteine, Vitamine, Mineralstoffe und Spurenelemente und transportiert diese Nährstoffe. Der Mensch besteht zu etwa 60 % aus Wasser. Wer mehr als vier bis fünf Tage ohne Flüssigkeit auskommen muss, kann kaum überleben. In einem 75 Jahre dauernden Leben nimmt der Mensch zwischen 65.000 und 70.000 Liter Wasser zu sich. Die erforderliche Flüssigkeitszufuhr beträgt ca. zwei bis 2,5 Liter Wasser täglich.

Trinkwasser ist für Menschen das Lebensmittel überhaupt und kann praktisch durch nichts ersetzt werden. Es muss daher täglich in ausreichender Menge und angemessener Qualität zur Verfügung stehen. In § 1 der Trinkwasserverordnung heißt es: „Zweck der Verordnung ist es, die menschliche Gesundheit vor den nachteiligen Einflüssen, die sich aus der Verunreinigung von Wasser ergeben, das für den menschlichen Gebrauch bestimmt ist, durch Gewährleistung seiner Genusstauglichkeit und Reinheit [...] zu schützen."

(+)

70 % der Erde sind mit Wasser bedeckt. Allerdings sind 97 % davon Salzwasser und nur 3 % (trinkbares) Süßwasser.

12.1.1 Einteilung

Natürliches **Mineralwasser** muss direkt am Quellort in die für den Endverbraucher bestimmten Flaschen abgefüllt werden. Anders als Tafelwasser darf es nicht in Containern transportiert oder über Thekenzapfgeräte vertrieben werden. Zudem muss es aus unterirdischen Quellen stammen; die Wasservorkommen müssen vor Verunreinigungen geschützt und frei von Schadstoffen sein. Nur Kohlensäure darf zugesetzt werden. Eine amtliche Genehmigung ist unerlässlich.

Tafelwasser besteht hauptsächlich aus Trinkwasser, dem Mineralwässer ohne kohlensaure Salze (z. B. von Natrium, Magnesium oder Calcium) zugesetzt wurden. Natürlich müssen auch hier die Grenzwerte der Trinkwasserverordnung eingehalten werden. Abgefüllt werden darf das Tafelwasser auch außerhalb des Quellortes. Sog. „Sodawasser" ist ein Tafelwasser mit mindestens 570 mg Natriumhydrogencarbonat pro Liter sowie Kohlenstoffdioxid.

Heilwasser wird direkt am Quellort abgefüllt und hat einen natürlichen Gehalt an Mineralstoffen und Spurenelementen. Außerdem besitzt es verschiedene Eigenschaften, Krankheiten zu lindern, zu heilen oder zu verhüten. Es zählt deshalb auch nicht zu den Lebensmitteln, sondern gilt als Arzneimittel. Meist dominiert in einem Heilwasser ein bestimmter Mineralstoff mit spezifischer Heilwirkung. Da es sich um mild wirkende Naturheilmittel handelt, sind fast alle Heilwässer auch für den längeren Gebrauch geeignet und bedürfen nicht grundsätzlich einer Verschreibung durch den Arzt. Als Trinkwasser sollte man sie aber nicht unbedingt im Dauergebrauch haben.

(+)

Die therapeutischen Eigenschaften der Heilwässer müssen wissenschaftlich nachgewiesen werden. Die Zulassung unterliegt dem Bundesinstitut für Arzneimittel und Medizinprodukte in Berlin.

12.1.2 Inhaltsstoffe

Wasser enthält zwar keine klassischen Nährstoffe, kann aber ernährungsphysiologisch erwünschte Stoffe aufweisen, z. B. Fluor. In unterschiedlichen Mengen enthalten (abhängig vom Wohnort bzw. der Entnahmestelle für das Trinkwasser) sind die Mineralstoffe Kalium, Calcium, Magnesium und Natrium. Auch unerwünschte Bestandteile, zu denen Nitrat und Sulfat gehören, können im Wasser enthalten sein.

12.1.3 Zufuhr

Ein gesunder Erwachsener verliert in 24 Stunden ca. 2,5 Liter Flüssigkeit. Bei besonderen körperlichen Anstrengungen und Belastungen wie Erkrankungen, die mit Flüssigkeitsverlust einhergehen (z. B. Durchfallerkrankungen oder Fieber), bei Hitze oder ausgiebiger sportlicher Aktivität steigt der Flüssigkeitsbedarf an, und drei bis fünf Liter Wasser können dann täglich notwendig werden.

Der tägliche Flüssigkeitsbedarf ist zudem abhängig von Alter, Geschlecht, Körpergewicht und dem umgebenden Klima.

Kinder zwischen vier und zehn Jahren sollten ca. einen Liter pro Tag trinken. Mit steigendem Alter muss auch die Flüssigkeitsaufnahme zunehmen. Bei sportlicher Betätigung gilt auch für Kinder ein erhöhter Bedarf.

(+)

Ein Sechstel der Weltbevölkerung hat keinen Zugang zu sauberem Wasser. In Kenia z. B. sind nur etwa 70 % der städtischen und ca. 50 % der ländlichen Bevölkerung mit sauberem Trinkwasser versorgt. Während in Afrika pro Person durchschnittlich 47 Liter Wasser pro Tag verbraucht werden, beansprucht ein Nordamerikaner täglich etwa 578 Liter.

12.2 ERFRISCHUNGSGETRÄNKE

Erfrischungsgetränke werden u. a. unter Verwendung von Kohlensäure, Vitaminen und Mineralstoffen, verschiedenen Zuckerarten und Aromen hergestellt. Sie sind überwiegend alkoholfrei, dürfen aromatisiert und gezuckert sein, werden auf Wasserbasis hergestellt und können auch Koffein (Colagetränke) oder Süßstoffe (Lightgetränke) enthalten.

Zu den Erfrischungsgetränken zählen Fruchtsaftgetränke, Fruchtschorlen, Limonaden und Brausen. Eine gesetzliche Regelung zu Sportlergetränken und isotonischen Getränken existiert zurzeit nicht, rechtlich werden sie häufig den diätetischen oder im weiteren Sinn den funktionellen Lebensmitteln zugeordnet.

Fruchtsaftgetränke werden aus Fruchtsaft, Fruchtsaftkonzentrat, Fruchtmark, Fruchtmarkkonzentrat oder Mischungen daraus hergestellt. Diese werden jeweils haltbar gemacht. Hinzugegeben werden Trinkwasser, natürliches Mineralwasser, Quell- und/oder Tafelwasser. Eine Begrenzung des Zuckeranteils gibt es nicht. In der Regel liegt er unter 100 g/l. Kalorienarme Fruchtsaftgetränke dürfen Süßstoffe enthalten.

Limonaden werden unter Verwendung von Aromaextrakten bzw. natürlichen Aromastoffen sowie zumeist Zitronensäure hergestellt. Dazu kommen noch Trinkwasser, natürliches Mineralwasser, Quell- und/oder Tafelwasser. Sie weisen einen Zuckergehalt von mind. 7 % auf, eine Begrenzung nach oben gibt es nicht. Bei brennwertverminderten Limonaden wird der Zucker ganz oder teilweise durch Süßstoffe ersetzt. Limonaden können außerdem folgende Zutaten enthalten: Fruchtsaft, Fruchtsaftkonzentrat, Fruchtmark, Fruchtmarkkonzentrat, auch Zuckerkulör für Colagetränke, Koffein und Chinin, β-Carotin, Riboflavin oder färbende Zusatzstoffe. Koffeinhaltige Erfrischungsgetränke enthalten üblicherweise zwischen 65 mg und max. 250 g Koffein/l, chininhaltige Erfrischungsgetränke höchstens 85 mg Chinin/l.

Brausen sind ebenfalls kohlensäurehaltige Erfrischungsgetränke, die sich von den Fruchtsaftgetränken, Fruchtschorlen und Limonaden dadurch unterscheiden, dass sie auch naturidentische und/oder künstliche Aromastoffe und/oder Farbstoffe enthalten können. Die Verkehrsbezeichnung ist „Brause“, die durch Angaben wie „mit (Waldmeister-)Geschmack“ oder „mit (Waldmeister-)Aroma“ ergänzt wird.

(+)

Brausepulver besteht aus Natron ($NaHCO_3$), Wein- oder Zitronensäure sowie Zucker und den gewünschten Aromen. Je nach Anbieter kann es auch Lebensmittelfarbe und weitere Zusätze enthalten.

12.3 SÄFTE UND NEKTARE

Fruchtsäfte bestehen zu 100 % aus dem Saft von Kern-, Beeren- und Steinobst bzw. aus dem Saft von Wildfrüchten, Trauben oder Südfrüchten.

Zur Herstellung werden reife, gesunde und frische (eventuell auch kältebehandelte) Früchte verwendet. Fruchtsäfte können auch aus Fruchtsaftkonzentrat mittels Zugabe der ursprünglichen Wassermenge hergestellt werden. Der Saft aus einem Konzentrat (dieses Verfahren ist hinsichtlich des günstigeren Transportes und der Lagerung erlaubt) muss dem Direktsaft in Bezug auf Geruch, Geschmack und Zusammensetzung entsprechen. Pasteurisierung oder Entkeimungsfiltration sorgen bei der Saftherstellung für die gewünschte Haltbarkeit. Pasteurisierung ist die Kurzzeiterhitzung auf ca. 80 °C, um die Haltbarkeit zu verbessern.

⊕

Pro-Kopf-Konsum 2014 in Litern (nach: Verband der deutschen Fruchtsaft-Industrie e.V. (VdF), Bonn, 2014)

Apfelsaft	7,9 l
Orangensaft	7,8 l
Multivitaminsaft	3,7 l
Traubensaft	1,5 l
Ananassaft	0,5 l

Um einen Mangel an fruchteigenem Zucker in den Früchten auszugleichen, dürfen dem Saft bis zu 15 g der gebräuchlichen Zuckerarten je Liter zugesetzt werden, z. B. in Form von Flüssigzucker, Haushalts-, Trauben-, Fruchtzucker, Glukosesirup, Invertflüssigzucker usw. Dieser Zuckerzusatz muss allerdings im Zutatenverzeichnis angegeben werden. Zur Erzielung eines süßen Geschmacks dürfen bei sauren Säften von Zitronen, Limetten, Bergamotten sowie Johannisbeeren bis zu 200 g Zucker je Liter, bei anderen Fruchtsäften (außer Apfelsaft) bis zu 100 g pro Liter zugesetzt werden. Bei Apfelsaft ist eine Zuckerung nicht zulässig. Die Zuckerung ist in Verbindung mit der Verkehrsbezeichnung kenntlich zu machen. Direktsaft ist Fruchtsaft, den man nach der Pressung unverändert und unmittelbar abfüllt, ohne ihn vorher zu konzentrieren.

⊕

Fruchtsäfte oder Fruchtsaftkonzentrate, die zur Abgabe an den Verbraucher bestimmt sind, dürfen keine Konservierungsstoffe enthalten.

Fruchtnektare werden wie Fruchtsäfte hergestellt. Sie bestehen aus Fruchtanteilen (z. B. Fruchtsaft, Fruchtmark, konzentriertem Fruchtsaft, konzentriertem Fruchtmark) sowie Wasser zum Verdünnen und maximal 20 % Zucker. Der Zuckerzusatz kann bei bestimmten Früchten mit einem hohen natürlichen Zuckergehalt auch entfallen (z. B. bei Äpfeln, Birnen, Aprikosen). Der Mindestfruchtgehalt liegt bei Fruchtnektar aus Fruchtsorten, deren Saft sich zum unmittelbaren Genuss nicht eignet, zwischen 25 und 50 %. Fruchtnektar aus Früchten, deren Saft unmittelbar trinkbar ist (z. B. Äpfel, Birnen, Orangen, Pfirsiche und Ananas) weist einen Mindestfruchtgehalt von 45–50 % Saft oder Fruchtmark auf.

⊕

Saure Obstsorten sind z. B. Johannisbeeren, Aprikosen, Kirschen, Zitronen, Quitten oder Mango.

Gemüsesaft ist ein unverdünntes flüssiges Erzeugnis aus Gemüse. Er ist entweder unvergoren oder milchsauer fermentiert und zum unmittelbaren Verzehr bestimmt. Das Haltbarmachen erfolgt ausschließlich durch physikalische Verfahren wie Wärmebehandlung oder Filtration. Ausgangsstoffe sind: Gemüse, Gemüsemark, konzentrierter Gemüsesaft bzw. konzentriertes Gemüsemark.

Gemüsenektar (Gemüsetrunk) hingegen ist ein verdünntes Getränk, das ebenfalls zum unmittelbaren Verzehr bestimmt ist. Der Anteil an Gemüsesaft bzw. Gemüsemark beträgt mindestens 40 %, bei Rhabarber mindestens 25 %. Gemüsenektar besteht hauptsächlich aus Gemüseanteilen und Wasser. Die Haltbarmachung erfolgt wie beim Gemüsesaft ausschließlich über physikalische Verfahren.

Weitere Zutaten im Gemüsenektar müssen selbstverständlich deklariert werden. Diese können sein: Speisesalz, jodiertes Speisesalz, Meersalz, Essig, Gewürze, Kräuter und deren natürliche Aromen, Früchte und Fruchterzeugnisse und deren natürliche Aromen, Zuckerarten, Fruchtzucker, Honig, Genusssäuren, Geschmacksverstärker. Die verwendeten Zutaten stehen im Zutatenverzeichnis.

12.4 ENERGYDRINKS

Energydrinks sind Getränke, die neben Wasser, Zucker und Kohlensäure anregende Stoffe wie Koffein oder Taurin, aber auch Farbstoffe und Aromastoffe (künstlich, naturidentisch oder natürlich) sowie Vitamine und Mineralstoffe enthalten. Besonders hervorgehoben wird hier aber die „belebende Wirkung“ des Getränkes, das eher bei jungen Konsumenten beliebt ist, die Kaffee nicht selten als zu bitter empfinden. Der Koffeingehalt liegt zumeist deutlich unter 100 mg Koffein pro Dose (250 ml) Energydrink, Kaffee weist dagegen pro Tasse (150 ml) einen durchschnittlichen Koffeingehalt von knapp 100 mg auf und ist damit „koffeinhaltiger“ und deutlich energieärmer, wenn er nicht zu stark gezuckert konsumiert wird.

Im Mai 2012 hat der Bundesrat den von der Bundesregierung vorgelegten Regelungen für Energydrinks und andere koffeinhaltige Erfrischungsgetränke zugestimmt. Die Zweite Verordnung zur Änderung der Fruchtsaftverordnung und anderer lebensmittelrechtlicher Vorschriften enthält nunmehr verbindliche Höchstmengen für Energydrinks.

Demnach gelten folgende Höchstgrenzen:

- Koffein 320 mg/l
- Taurin 4.000 mg/l
- Inosit 200 mg/l
- Glucuronolacton 2.400 mg/l

Die Kennzeichnungspflicht gilt nun auch für „lose“ abgegebene koffeinhaltige Erfrischungsgetränke. Darunter sind Getränke zu verstehen, die beispielsweise in Gaststätten oder Diskotheken im Glas an Gäste abgegeben werden. Die Angabe kann zum Beispiel in der Getränkekarte oder mit einem Aushang erfolgen.

12.5 KAFFEE

Kaffee - das schwarze Gold? Kaffee ist nach Erdöl der weltweit wichtigste Exportrohstoff. Für einen Großteil der 25 Mio. Kaffeebauern ist er jedoch ein äußerst arbeitsintensives Produkt, das sehr viel Aufmerksamkeit erfordert - auf der anderen Seite aber nur sehr wenig Gewinne einbringt.

Für viele Länder des Südens ist die Kaffeeproduktion ein wichtiger Wirtschaftszweig. Die meisten Bauernfamilien, die von der Kaffeeproduktion leben, sind in Entwicklungsländern zu Hause, z. B. in Brasilien, Vietnam, Kolumbien, Indonesien oder Mexiko - den größten Kaffee-Export-Ländern.

⊕

Weltweit liegt die Zahl der Kaffeevarianten sicherlich bei 200 bis 300, dazu zählen auch wahrhaft teure Sorten, die mit bis zu 300 €/kg gehandelt werden.

12.5.1 Kaffeesorten

Die Kaffeepflanze **Coffea arabica** stammt ursprünglich aus Äthiopien. Systematisch wird die Sorte wahrscheinlich seit dem 15. Jahrhundert in Terrassengärten im Südjemen angebaut. Diese Sorte macht ca. 60 % der weltweiten Produktion aus. Kultiviert wird die Sorte heute fast überall in den Tropen und Subtropen. Neben Brasilien sind Kolumbien, Guatemala, Mexiko und die übrigen Staaten Zentralamerikas die Hauptlieferanten für **Arabica-Kaffee**.

Der Geschmack dieser Sorte ist fein, vielschichtig und sehr nuancenreich mit einer deutlich wahrnehmbaren Fruchtsäure, die z. B. bei der Espresso-Zubereitung gelegentlich als zu intensiv bewertet wird. Eine Mischung mit der Sorte Robusta sorgt hier für einen guten Ausgleich.

Der **Robusta-Kaffee** (Coffea canephora) stammt ebenfalls aus Afrika. Er wächst bei höheren Temperaturen als der Arabica-Kaffee und ist widerstandsfähiger. Die Früchte reifen zudem schneller. So sind die Robusta-Pflanzen bei den Erzeugern sehr beliebt. Da die Verbraucher jedoch Arabica-Kaffee vorziehen, liegt der Robusta-Marktanteil nur bei 40 %. In der Regel enthält Robusta doppelt so viel Koffein wie Arabica. Er ist erdig und holzig im Geschmack und gibt dem Kaffee in Blends (Mischungen) Fülle. Weniger Kaffeeöle verbessern die Stabilität der Crema, des dichten Schaums, die sich bei der richtigen Zubereitung auf dem Espresso bildet.

12.5.2 Inhaltsstoffe

Die Kaffeebohne enthält 10–13 % Wasser, etwa 30 % Kohlenhydrate (die beim Röstprozess um- und abgebaut werden), 10 % Eiweiß (es wird im Röstprozess nahezu vollständig abgebaut), 80 verschiedene Säuren (insg. 4–12 %), Vitamine (z. B. aus der Gruppe der B-Vitamine) und 3–5 % Mineralstoffe, Chlorogensäure, verschiedene (geschmacksgebende) Öle sowie Koffein.

⊕

Coffea arabica enthält: 0,9–1,4 % Koffein; 6,5 % Chlorogensäure und 16 % Öle.
Coffea robusta enthält :1,8–4,0 % Koffein; 10 % Chlorogensäure und 10 % Öle.

12.5.3 Kaffeeröstung

Die genaue Kenntnis der richtigen Kaffeeröstung ist das wirkliche Geheimnis in der Kaffeeherstellung. Durch die Röstung erhält der Kaffee seinen besonderen Geschmack und seine typische Farbe. Außerdem verlieren die Kaffeebohnen bei der Röstung Wasser, und die meisten Gerbstoffe (Tannine) in den Bohnen werden abgebaut. Bei der Röstung der Kaffeebohnen treten die darin vorhandenen ätherischen Öle zutage und bilden die gewünschten aromatischen Verbindungen, die als **Kaffeeöl** bezeichnet werden. Das Kaffeeöl besteht aus bis zu eintausend verschiedenen Substanzen und bildet den charakteristischen vollen Geschmack des Kaffees.

12.5.4 Kaffeezubereitungen und Kaffeespezialitäten

Einen „Bohnenkaffee" von Hand zuzubereiten, war bis vor ca. 50 Jahren üblich, elektrische Kaffeemaschinen setzten sich erst ab den 1970er-Jahren langsam durch. Filterkaffee kann sowohl von Hand als auch mithilfe einer elektrischen Kaffeemaschine zubereitet werden. Pro 500 ml Wasser werden dazu vier bis fünf Messlöffel Kaffeepulver in den Filter gegeben und schwallartig mit 90–95 °C heißem Wasser übergossen. Die meisten Kaffeeöle bleiben im Filter hängen, und so kommt der eigentliche Charakter des Kaffees bei der Filtermethode nicht richtig zur Geltung.

Die **Pressstempelkanne** (auch als Cafétière oder French Press bezeichnet) wird mit vier bis fünf Teelöffeln Kaffee pro 500 ml befüllt und dann mit heißem, aber nicht kochendem Wasser übergossen. Nach vier bis fünf Minuten wird das Sieb heruntergedrückt, und der Kaffeesatz bleibt unten in der Kanne, abgetrennt vom Kaffee. Der Kaffee sollte für dieses Verfahren gröber gemahlen sein, sonst ist es nahezu unmöglich, ihn herunterzudrücken.

Für einen **Espresso** wird das heiße Wasser bzw. der Wasserdampf unter hohem Druck (9-15 bar) durch den sehr fein gemahlenen Kaffee gepresst; dabei bildet sich ein Schaum aus Kaffeeölen, die sog. „Crema".

Für **Türkischen Kaffee** oder **Mokka** werden pro Person ein Teelöffel fein gemahlener Kaffee, ein Teelöffel Zucker und eine Mokkatasse voll Wasser in einen Topf oder in die extra dafür vorgesehene konisch zulaufende Kanne (Cezve, Ibrik oder Briki genannt) gegeben und aufgekocht. Der fertige Kaffee bekommt anschließend eine kurze Zeit der Ruhe, damit sich das Kaffeepulver unten in der Tasse absetzen kann.

Café au lait besteht aus gleichen Teilen Filterkaffee und heißer Milch. Er wird in einer Schale serviert.

Für den **Capuccino** wird Espresso mit Milch und Milchschaum aufgegossen.

Latte macchiato ist ein Getränk aus je einer Schicht heißer Milch, Espresso und Milchschaum.

Sehr beliebt ist **Caffè latte**; er basiert auf einem kräftigen Espresso, der wiederum mit einer großen Portion heißer Milch mit wenig Milchschaum verlängert wird. Angeboten wird er z. B. in einer extragroßen Milchkaffeetasse.

Kaffee ist heute nicht mehr nur ein Getränk, das im Sitzen und zu einem Stück Kuchen genossen wird; vielmehr hat sich der **„coffee to go"** eingebürgert. Kaum ein Bäcker oder ein Café, die diesen Service nicht anbieten. In den Becher kommen alle erwähnten Kaffeespezialitäten. Wer es mag, süßt zusätzlich mit einem speziellen Kaffeesirup; hier gibt es verschiedene Aromen, von Karamell über Haselnuss bis zu Vanille. Vielfach wird Kaffee heute auf Wunsch auch mit laktosefreier Milch oder Sojamilch zubereitet.

Kaffee wurde in den vergangenen Jahren zu einem Alltagsgetränk, für dessen Zubereitung und Darreichung mitunter auch ein hoher Aufwand betrieben wird. Milchschaumbereiter, Kaffeekapselmaschinen oder Kaffeepadmaschinen, verschiedene Kaffeesorten aus unterschiedlichen Anbaugebieten, ökologisch und fair angebauter Kaffee, Kaffeesirup, Kaffeegläser oder extralange Kaffeelöffel haben in etlichen gut sortierten Küchen inzwischen ihren festen Platz.

12.6 TEE

(!)

Tee ist ein Aufguss aus getrockneten und/oder fermentierten Blättern, Knospen und Trieben des Teestrauchs. Eigentlich dürfen nur Aufgüsse aus den Blättern des Teestrauchs als Tee bezeichnet werden. Zubereitungen aus anderen Blättern oder Früchten werden Infusion genannt.

Oxidation (früher unter dem Begriff Fermentation bekannt) ist die Verbindung des Sauerstoffs der Luft mit den Zellsäften im Teeblatt. Dieser Prozess bewirkt eine gewünschte geschmackliche Veränderung des Tees.

12.6.1 Teesorten

Grundsätzlich werden je nach Grad der Fermentation drei Teesorten unterschieden:

Um **Schwarztee** herzustellen, werden die Teeblätter nach der Ernte fermentiert und anschließend bei 85 °C in einem Heißlufttrockner ca. 20 Minuten behandelt. Der Tee verliert seine Feuchtigkeit bis auf eine Restfeuchte von ca. 6 % und erhält damit seine bekannte dunkle Farbe. Der Fermentationsprozess wird hier nicht gestoppt, die Teeblätter werden vollständig fermentiert. Darjeeling- und Assamtee stammen aus Anbaugebieten in Indien, Ceylontee kommt aus Sri Lanka.

Für **Oolong-Tee** wird der Tee nur teilweise fermentiert (der Fermentationsprozess liegt zwischen dem von grünem und schwarzem Tee).

Grüner Tee wird nach dem Pflücken nicht fermentiert, sondern lediglich kurz erhitzt und dann getrocknet.

(+)

Der besondere weiße Tee aus China ist eigentlich ein Grüntee. Nur jüngste Blättchen des Teestrauchs bzw. die noch mit silbrig-weißem Flaum bedeckten Knospen werden dafür gepflückt, leicht fermentiert, kurz erhitzt und luftgetrocknet. Für 1 kg Tee müssen bis zu 30.000 Knospen geerntet werden.

Aromatisierte Tees: Damit sind in erster Linie aromatisierte Schwarz- oder Grüntees gemeint. Einer der bekanntesten ist der „Earl-Grey-Tee", der ursprünglich nur aus chinesischen Teesorten und dem Öl der Bergamotte gemischt wurde. Dieses Öl verleiht dem Tee einen leicht zitrusartigen Geschmack.

Kräuter- und Früchtetees: Den verschiedenen Kräutern werden unterschiedliche Heilwirkungen zugesprochen, z. B. wird Fenchel bei Blähungen und Krämpfen gegeben. Salbei wird u. a. bei Zahnfleischentzündungen empfohlen, da er entzündungshemmend wirkt.

Früchtetees: Sie sind im Sommer ein ideales Getränk, weil sie kalorienarm sind. Diese Tees sind nicht mit den fertig gemischten „Eistees" zu verwechseln, die in vielen Supermärkten erhältlich sind. Diese weisen zumeist einen zu hohen Zucker- und Säuregehalt (Vitamin C) auf, eine Mischung, die in dieser Kombination besonders zahnschädlich wirken kann.

Kräuter und Früchte für Tees können sein:

- Pfefferminz, Salbei, Kamille, Fenchel, Anis und Kümmel
- Malve, Hagebutte, Apfel-, Zitronen- und Apfelsinenstückchen

Rotbuschtee (auch als Rooibos oder Redbush bezeichnet): Die Blättchen des in Südafrika gedeihenden Rotbuschs werden für die Teegewinnung zerkleinert, fermentiert und in der Sonne getrocknet. Der Aufguss ist koffeinfrei und schmeckt leicht süßlich bis fruchtig. Dem Tee werden viele physiologisch günstige Eigenschaften nachgesagt, die sich jedoch in wissenschaftlichen Studien noch nicht nachweisen ließen. Umfangreiche Untersuchungen existieren bisher nur zum antioxidativen Potenzial des Rotbuschtees. Diese Effekte werden zum Teil aber auch mit grünem Tee und seinem fermentierten Produkt, dem schwarzen Tee, erzielt.

Ostfriesentee: So darf sich nur der Tee nennen, der in Ostfriesland gemischt wird, andernfalls muss er „ostfriesische Mischung" heißen. Dabei handelt es sich um – je nach Anbieter variierende – Mischungen von bis zu zehn verschiedenen Schwarztees. Es werden Mischungen von herzhaft bis kräftig angeboten, welche kennzeichnend sind für Ostfriesentee. Die traditionelle ostfriesische Teezeremonie ist streng geregelt: So ist zuerst der Kluntje (ein großes Stück Kandiszucker) in die Tasse zu legen, darauf wird dann der Tee gegossen (der Kandis knackt), und die Sahne folgt zum Schluss. Sie wird vorsichtig mit einem Sahnelöffel hineingehoben, sodass kleine „Wölkchen" aufsteigen.

12.6.2 Inhaltsstoffe

Im Tee finden sich verschiedene Inhaltsstoffe, deren genaue Menge von vielen Faktoren abhängig ist, wie der Sorte, dem Fermentationsgrad oder der Herkunft des Tees. Tee kann u. a. Alkaloide (z. B. Adenin und Theophyllin) und Koffein (früher als Teein bezeichnet) enthalten. Polyphenole (Flavonoide) sowie Mineralstoffe und Spurenelemente (z. B. Kalium, Calcium, Magnesium, Eisen und Fluor) sind ebenso im Tee zu finden wie Teegerbstoffe und ätherische Öle.

12.7 KAKAO, TRINKSCHOKOLADE

Der wissenschaftliche Name des Kakaos lautet Theobroma cacao. Der schwedische Botaniker Carl von Linné gab ihm diese Bezeichnung in Anlehnung an die ursprüngliche Verwendung des Getränks als Gottesopfer bei den Azteken. Theobroma ist griechisch und leitet sich von „theo" (Gott) und „broma" (Speise) ab.

Zur Zubereitung wird Kakaopulver meist mit Milch, aber auch mit Wasser (jeweils warm oder kalt) verrührt. Eine zusätzliche Süßung kann je nach Wahl des Kakaos erfolgen. Möglich ist es auch, Tafelschokolade in heißer Milch zu lösen.

Kakao (auch als Kakaopulver bezeichnet) ist schwach entölt. Er enthält noch mind. 20 % Kakaobutter und max. 9 % Wasser. Er zeichnet sich durch eine dunkle Farbe und einen kräftigen Geschmack aus.

Fettarmer Kakao ist mit dem Hinweis „mager" oder „stark entölt" versehen; er enthält mind. 8 %, aber weniger als 20 % Kakaobutter. Er zeichnet sich durch einen etwas herberen Geschmack aus und eignet sich besonders zur Zubereitung von Süßspeisen oder Backwaren.

Kakaohaltige Getränkepulver haben den größten Marktanteil bei den Kakaopulvern. Sie sind durch ein spezielles Herstellungsverfahren leicht auch in kalter Milch löslich. In der Regel enthalten sie einen hohen Zuckeranteil, der oft bei 50–80 % liegt, und einen geringen Kakaoanteil von unter 25 %. Sie gehören damit zu den Zuckerwaren. Bei der Herstellung ist die Verwendung von Zuckeralkoholen wie Sorbit oder Isomalt zulässig.

Carob ist das zuerst geröstete und anschließend fein vermahlene Fruchtmark der Johannisbrotbaumschoten. Das braune Carobpulver wird als Alternative zu Kakao eingesetzt, schmeckt aber deutlich anders als Kakao. Es enthält keine anregenden Stoffe wie Theobromin und auch weniger Fett.

12.7.1 Inhaltsstoffe des Kakaos

Im Kakao finden sich verschiedene Inhaltsstoffe. Den höchsten Anteil hat die fetthaltige Kakaobutter, Eiweiß ist ebenso vertreten wie verschiedene Kohlenhydrate. Gerbstoffe (wie Tannin) sowie geschmacks- und farbgebende Stoffe tragen zu einer breiten Vielfalt bei. Die genaue Zusammensetzung und Menge der Inhaltsstoffe variiert und ist auch sortenbedingt.

Kaffee, Tee und Kakao sind inzwischen als Bio- und als Fairtrade-Produkt zu erhalten. Mittlerweile bieten auch konventionelle Supermärkte verschiedene Sorten an. Sogar Produkte, die einem sozialverträglichen und fairen Anbau entstammen bzw. die zusätzlich im Bioanbau produziert wurden, können aufmerksame Kunden bekommen. Der Preis liegt hier etwas höher als bei konventionellen Produkten.

1. GETREIDE
2. GEMÜSE
3. HÜLSENFRÜCHTE
4. PILZE
5. KRÄUTER UND GEWÜRZE
6. OBST
7. MILCH UND MILCHPRODUKTE
8. HÜHNEREIER
9. FLEISCH UND FLEISCHPRODUKTE
10. FISCHE UND MEERESFRÜCHTE
11. FETTE UND ÖLE
12. GETRÄNKE

13. ALKOHOLISCHE GETRÄNKE

14. ZUCKER UND SÜSSWAREN

13. ALKOHOLISCHE GETRÄNKE

Alkoholische Getränke enthalten Ethanol. Ethanol (umgangssprachlich als Alkohol bezeichnet) gehört der Stoffklasse der Alkohole an und ist zum menschlichen Verzehr in Maßen geeignet. Bei der alkoholischen Gärung werden Zucker durch Hefen anaerob zu Ethanol und Kohlenstoffdioxid vergoren.

Zucker, die vergoren werden können:

- Monosaccharide: Glukose, Fruktose, Mannose, in geringem Umfang auch Galaktose
- Disaccharide: Saccharose, Maltose, in geringem Umfang auch Raffinose

13.1 WEIN

(!)

Wein ist ein alkoholisches Getränk, das aus dem vergorenen Saft von Weintrauben hergestellt wird.

Der Weinanbau begann wahrscheinlich schon vor vielen tausend Jahren im Gebiet Mesopotamiens, im Kaukasus und in Persien. Mutmaßlich im 1. Jahrtausend v. Chr. gelangte der Wein über die Handelswege der Phönizier in den westlichen Mittelmeerraum. Die Römer übernahmen den Weinbau, intensivierten diese Kunst und trugen sie weiter nach Norden. Vom Bodensee aus erfolgte die Verbreitung dann über ganz Deutschland. Allerdings bedarf es bestimmter klimatischer Voraussetzungen, damit der Weinanbau gelingt. Alle Rebsorten benötigen genau die für sie richtige Mischung zwischen Regen und Sonnenschein, um zu gedeihen. Je nach den klimatischen Bedingungen im Sommer variieren die Qualität und der Geschmack der im Herbst geernteten Trauben. Die durchschnittliche Sonnenscheindauer pro Jahr beträgt in Deutschland ca. 1.300 Stunden, deutlich geringer als die Sonnenstunden der Mittelmeerweine.

13.1.1 Weinbereitung

Die Ernte der Trauben (die Traubenlese) erfolgt unter Berücksichtigung ihres Reife- und Gesundheitszustandes. Je nach Erntezeitpunkt und Selektionsmaßnahmen können Vorlese, Hauptlese, Spätlese, Auslese, Beerenauslese, Trockenbeerenauslese und Eisweinlese unterschieden werden. Das anschließende Keltern der Trauben dient der Herstellung eines gärfähigen Mostes. Der Most wird durch die eigene Hefeflora oder zugesetzte Zuchthefen vergoren. Bei einfachen bis mittleren Qualitäten ist die Gärung innerhalb von acht bis zehn Tagen beendet, hochwertigere Moste mit hoher Zuckerkonzentration benötigen einige Wochen oder Monate.

13.1.2 Kellerbehandlung (Weinausbau)

Darunter werden die Ausformung der natürlichen Qualität und des Weincharakters sowie Klärungs- und Stabilisierungsmaßnahmen verstanden. Der Ausbau vollzieht sich durch mehrmonatige Reifung im Fass.

Kellertechnische Maßnahmen zum Weinausbau (nach: www.was-wir-essen.de):

- Die Schwefelung als Schutz vor Oxidation und Mikroorganismen und zur Bindung von geschmacklich unerwünschten Nebenprodukten
- Die Schönung durch Zusatz von z. T. absorbierenden Weinbehandlungsstoffen zur Entfernung von Trübstoffen
- Der Zusatz von Süßreserve (unvergorenem Traubenmost). Prädikatsweine dürfen nicht gesüßt werden.

13.2 BIER

(!)

Bier ist ein alkohol- und kohlensäurehaltiges Getränk. Die Herstellung erfolgt mittels der Grundzutaten Malz (gemälztem Getreide), Hopfen und Wasser. Hefe wird für den Gärungsprozess dazugegeben.

Der Ursprung des Bierbrauens wird ebenfalls in Mesopotamien vermutet; das Bier kam später nach Europa, wo es die Griechen und Römer tranken. Da hier aber auch die Trauben für den bevorzugten Wein wuchsen, galt das Bier eher als Trank für die „Barbaren". Allerdings steckt im lateinischen Namen des Bieres (Cervesia) auch der Begriff: „Ceres“, der Name der Göttin des Ackerbaus. Weiter kultiviert wurde die Bierherstellung später vor allem von den Mönchen in ihren Klöstern. Viele Biersorten weisen noch heute im Namen oder auf dem Etikett auf diesen Ursprung hin, insbesondere in Süddeutschland.

13.2.1 Die Bierherstellung

Sie verläuft im Wesentlichen in drei Schritten: Der Mälzungsvorgang umfasst das Weichen, Keimen und Darren des Kornes. Während des fünf bis neuntägigen Keimungsprozesses beginnt bereits der Abbau von Stärke, Eiweiß und Fetten im Korn. Durch das Darren entstehen die malztypischen Aromastoffe und, je nach Erhitzungsdauer, helles oder dunkles Malz.

Zur Gewinnung der Würze wird geschrotetes Malz mit Wasser gemischt (gemaischt). Es erfolgt ein vollständiger Stärkeabbau, die Malzinhaltsstoffe (z. B. Maltose, Dextrine, Aminosäuren) lösen sich im Wasser. Diese Flüssigkeit (Würze) wird anschließend von den festen Bestandteilen (Treber) getrennt, mit Hopfen angesetzt und auf die gewünschte Konzentration eingekocht (Stammwürze).

Je nach Biertyp (obergärig/untergärig) schließt sich nach Zugabe der notwendigen Bierhefe eine mehrtägige Gärung an. Das Jungbier wird je nach Biersorte noch drei bis zwölf Wochen gelagert. Die gebildete Kohlensäure wird im Bier gebunden, und es erfolgt die geschmackliche Ausreifung des Bieres. Das Bier wird dann nach einer Ruhephase gefiltert - vorausgesetzt, es wird ein kristallklares Endprodukt gewünscht - und abgefüllt.

13.2.2 Biertypen und -sorten

Zu den bekanntesten in Deutschland verkauften Biersorten zählen neben Pils und Export auch die Sorten Kölsch, Märzen, Alt und Weizen. Hinzu kommen Diät- und Leichtbiere, aber auch alkoholfreie Sorten und vermehrt Biergemische (Radler, Alster, mit Zitrusfruchtgeschmack etc.). Nach der Art der eingesetzten Hefe werden die Biertypen in untergärig und obergärig unterschieden.

Untergärige Biertypen werden durch die Gärung mit sog. „Unterhefen“ gewonnen, wobei die verwendete Hefe im Gärprozess absinkt. Dazu gehören Dortmunder, Münchner und Pilsener Biere. Nach dem deutschen Reinheitsgebot darf untergäriges Bier nur aus Gerstenmalz, Hopfen, Hefe und Wasser hergestellt werden.

Obergärige Biertypen werden durch sog. „Oberhefen“ schnell gegoren, die Hefe steigt hierbei an die Oberfläche. Für dieses Bier ist neben den eigentlichen Inhaltsstoffen auch der Zusatz von anderen Malzarten und Zucker erlaubt. Zu den obergärigen Sorten zählen u. a. Berliner Weiße, Kölsch, Düsseldorfer Alt und die Weizenbiere.

Seit Jahren wird das Bier- und Bierspezialitätenangebot breiter. Alkoholfreie Biere haben längst ihren Platz in den Regalen der Getränkemärkte gefunden, ebenso die Mischgetränke mit Bier, die sich überwiegend an junge Konsumierende wenden - aber eben doch alkoholhaltig sind. Hier werden Biere mit Limonaden oder Fruchtzusätzen gemischt. Das ist ein Trend, der sich durchgesetzt hat; das am Markt befindliche Angebot wächst stetig, und der Marktanteil liegt hier mittlerweile bei über 5 %.

13.2.3 Biergattungen

Das deutsche Biergesetz unterscheidet zwischen vier verschiedenen Biergattungen, die im Stammwürzegehalt variieren:

- Bier mit niedrigem Stammwürzegehalt (bis 7 % Stammwürze)
- Schankbier (Stammwürze mindestens 7 bis unter 11 %)
- Vollbier (Stammwürze mindestens 11 bis unter 16 %)
- Starkbier (Stammwürze mindestens 16 %)

13.3 SPIRITUOSEN

Spirituosen (lateinisch „Spiritus“, der Geist) werden umgangssprachlich auch als Schnaps bezeichnet. Das sind alkoholische Flüssigkeiten, die zum menschlichen Verzehr bestimmt sind und einen Mindestalkoholgehalt von 15 Vol.-% aufweisen (Ausnahme ist hier der Eierlikör, der lediglich mit einem Alkoholgehalt von mind. 14 Vol.-% angeboten werden darf). Die Gewinnung der Spirituosen erfolgt durch das Brennen (Destillation) von natürlichen, vergorenen pflanzlichen Produkten, wie z. B. Kartoffeln oder Getreidesorten.

Alcopop

Hinter dem Namen Alcopop verbergen sich hochprozentige alkoholische Getränke, die mithilfe von Limonade und/oder Fruchtsäften gesüßt werden. Dieser „süße Geschmack" macht Alcopops besonders bei Jugendlichen beliebt. Der „fruchtige Geschmack" und die Süße verdecken die alkoholische, oft typisch bittere Note. Viele Jugendliche trinken zu schnell zu große Mengen, quasi als Durstlöscher. Die Zusammensetzung der Drinks in Form von „süß plus alkoholisch" ist nicht nur sehr kalorienreich, die gleichzeitige Anwesenheit von Kohlensäure in den fertigen Alcopops beschleunigt auch die Alkoholaufnahme in den Körper, da sie die Durchblutung der Magenschleimhaut fördert. Jugendliche kommen durch diese Getränke zu oft und zu früh intensiv mit Alkohol in Kontakt und schaden damit ihrer Gesundheit.

Tab. 13.1 — Spirituosen, ihre Grundstoffe und ihr Mindestalkoholgehalt (HESEKER/HESEKER, Die Nährwerttabelle, 2018/19)

Grundstoffe/Herstellung	Produkt	Mindestalkoholgehalt (in Vol.-%)
Brand aus Zuckerrohr	Rum	43,5
Brand aus Getreide	Whisk(e)y, Korn	35,2 25,6
Brand aus Wein	Weinbrand/Cognac	33,0
Brand aus Traubentrester	Grappa	32,0
Brand aus Obst (frischen Früchten)	Obstbrand/-geist	36,0
Andere Spirituosen und Liköre	Eierlikör Gin/destillierter Gin Kräuter-/Bitterlikör Wodka	46,0 32,0 25,6 32,0

1. GETREIDE
2. GEMÜSE
3. HÜLSENFRÜCHTE
4. PILZE
5. KRÄUTER UND GEWÜRZE
6. OBST
7. MILCH UND MILCHPRODUKTE
8. HÜHNEREIER
9. FLEISCH UND FLEISCHPRODUKTE
10. FISCHE UND MEERESFRÜCHTE
11. FETTE UND ÖLE
12. GETRÄNKE
13. ALKOHOLISCHE GETRÄNKE

14. ZUCKER UND SÜSSWAREN

14. ZUCKER UND SÜSSWAREN

Zucker ist ein Kohlenhydrat, das von allen grünen Pflanzen gebildet wird. In ihren Blättern nutzen sie die Energie des Sonnenlichts für den Vorgang der Fotosynthese. Dabei bauen die Pflanzen aus Wasser und Kohlenstoffdioxid Glukose auf und setzen so die Sonnenenergie in Zucker um, bei diesem Vorgang entsteht auch Sauerstoff.

14.1 ZUCKER

⊕

Bis ins 12. Jahrhundert war die wichtigste Pflanze zur Zuckergewinnung das Zuckerrohr. Lange Zeit war der Zucker ein sehr teures Luxusgut. Mit dem großflächigen Anbau auf den Sklavenplantagen Mittel- und Südamerikas seit dem 16. Jahrhundert konnte Zucker in größeren Mengen nach Europa geliefert werden. Vor allem die rigorose Ausbeutung der Sklaven brachte den Europäern den Vorteil eines günstigeren Zuckerpreises. Auch nachdem der Berliner Chemiker Andreas Sigismund Marggraf im Jahr 1747 entdeckt hatte, dass die heimische Runkelrübe Zucker enthält, dauerte es noch einige Jahrzehnte, bis die Zuckerrübe gewaltige Veränderungen auf dem Zuckermarkt auslösen konnte. Zucker wurde im 19. Jahrhundert billig und die Ernährungsgewohnheiten der Europäer veränderten sich: Süßes konnte mehr und mehr von allen Bevölkerungsschichten gegessen werden.

Raffinade ist ein Haushaltszucker von hoher Reinheit und Qualität, wird aus sehr reinen Zuckerlösungen gewonnen und in verschiedenen Formen und unterschiedlichen Körnungen angeboten.

Weißzucker ist eine eher einfache Zuckersorte für den täglichen Verbrauch, sie weist einen höheren Aschegehalt als Raffinade auf und ist nicht rein weiß.

Würfelzucker wird aus angefeuchteter Raffinade hergestellt und anschließend in die entsprechende Form gepresst und getrocknet.

Puderzucker ist eine staubfein gemahlene Raffinade. **Hagelzucker** ist dagegen grobkörnig und aus vielen kleinen Zuckerkristallen zusammengesetzt.

Der **Zuckerhut** wird für die Feuerzangenbowle verwendet. Es handelt sich dabei um eine kegelförmig gepresste Raffinade.

Rohrzucker ist ein Haushaltszucker, der aus Zuckerrohr hergestellt wird. Fälschlicher Weise wird er oft als „brauner Zucker" bezeichnet.

Brauner Zucker ist auch unter dem Namen Kandisfarin bekannt; es handelt sich um einen feinkörnigen Spezialzucker aus Zuckerrüben, der aus braunem Kandissirup gewonnen wird. Seine Karamell- und Bräunungsstoffe verstärken das Aroma einer Speise. Er verbessert auch die Bräunung und Porung und wird deshalb gern zum Backen verwendet. **Brauner Würfelzucker** wird aus Kandisfarin hergestellt; er hat ein leichtes Karamellaroma.

⊕

Ernährungsphysiologisch ist die Unterscheidung beim Zucker zwischen „weiß" und „braun" nahezu unbedeutend.

14.2 SÜSSWAREN

14.2.1 Bonbons

⊕

Bonbons werden durch das Einkochen von Zucker mit aromatisierenden Zutaten hergestellt.

Die Herstellung von Bonbons war ehemals schwere Handarbeit, denn der harte, sich abkühlende Bonbonbruch hatte Ecken und Kanten; nicht zuletzt war er zu Beginn der Verarbeitung sehr heiß, und es bedurfte eines hohen Kraftaufwands, um die Masse zu ziehen und zu kneten. Erst der zunehmende Einsatz von entsprechenden Maschinen in den Bonbonfabriken machte aus den handgefertigten und daher teuren Einzelstücken die runden, wohlgeformten Bonbons, wie sie heute überall preiswert zu kaufen sind.

Bis in die Mitte des 20. Jahrhundert hinein wurden die in Fabriken hergestellten Bonbons einzeln und aus großen Gläsern in kleinen Kaufmannsläden verkauft. Dort mussten sie luftdicht verschlossen gelagert werden (damit sie nicht feucht wurden und infolgedessen aneinander kleben blieben). Nur ganz besondere, aufwendig hergestellte und daher teure Bonbons waren einzeln in Papier eingewickelt. Mit dem Aufkommen von automatischen Wickelmaschinen in den Fabriken wurde es zunehmend möglich, alle Bonbons einzeln zu verpacken. Jetzt konnten die Bonbons auch offen präsentiert werden, die Gefahr des „Verlaufens“ und „Verklebens“ durch die Feuchtigkeit der Luft war nun gebannt. Hat ein Bonbon einen Stiel zum Festhalten, wird es zu einem Lutscher.

Bonbons gibt es in vielen Formen, Farben und Geschmacksrichtungen. Das Angebot reicht vom klassischen Anishustenbonbon und Pfefferminzbonbon über diverse Frucht- und Sahnebonbons bis hin zu gefüllten und zuckerfreien Bonbons. Zunehmend etablieren sich kleine Manufakturen, die Bonbons wieder in Handarbeit herstellen. **Hartbonbons** sind von fester Konsistenz, mit einem glasartigen Gefüge und einem Wassergehalt von bis zu 3 %. Sie werden eher gelutscht. **Weichbonbons** oder **Kaubonbons** (sog. „Toffees“) sind eher zäh und weisen eine kaugummiartige Konsistenz auf. Ihr Wassergehalt kann bis zu 8 % betragen. Diese Bonbons werden gekaut, sie lösen sich - anders als das Kaugummi - dabei auf.

(+)

Die Zuckerbäckerei war ehemals eine hohe Kunst. Die Zuckerbäcker waren unter den Küchenangestellten an den fürstlichen Höfen die am besten bezahlten und stellten die teuersten und aufwendigsten Speisen her. Der Florentinerin Maria de Medici war ihr Zuckerbäcker so wichtig, dass sie ihn mitnahm, als sie im Jahr 1600 König Heinrich IV. von Frankreich heiratete. Ihn kennt eigentlich jedes Kind, denn sein Name ist in den sog. „Pastillen“ verewigt: Jean Pastilla, ein florentinischer Konditor, erdachte sich die speziellen Lutschbonbons. Damals würzte er sie mit so ungewöhnlichen Aromen wie Heliotrop, Engelwurz oder Veilchen. Zunehmend leisteten sich dann im 18. und 19. Jahrhundert auch begüterte bürgerliche Kreise Süßigkeiten. Zu den höfischen Zuckerbäckern gesellten sich jetzt die Konditoren, die auf handwerkliche Art hergestellte Zuckerwaren in ihren Läden und Cafés anboten.

14.2.2 Kandierte Früchte

Kandierte Früchte sind auch unter der Bezeichnung Kanditen oder Dickzuckerfrüchte erhältlich. Eine Frucht zu kandieren, heißt, das in ihr enthaltene Wasser und die enthaltene Säure durch Zucker zu ersetzen. Dafür sind Zeit, Geduld und handwerkliches Geschick nötig, damit die Früchte während dieses Vorgangs nicht verderben.

Das Kandieren beruht auf dem chemischen Vorgang der Osmose, bei dem die Zuckerlösung in die Frucht eintritt. Die Rohstoffe für kandierte Fruchtschalen (Citronat und Orangeat) stammen von Orangen und Zitronen. Große Mengen kandierter Früchte kommen aus Sizilien und Kalabrien. Ein Teil der Früchte wird aus Zedraten hergestellt, auch Zitronatzitronen oder Cedrolimonen genannt. Diese spezielle Zitronenart hat kaum Fruchtfleisch und wird beim Kandieren vollständig zu Sukkade verarbeitet. Sie stammt ursprünglich aus Südostasien, ist aber heute im Mittelmeerraum fest etabliert. Die Früchte werden gesäubert, geschält, entstielt, entkernt, danach in Stücke geschnitten und blanchiert. Der Zucker darf beim Kandiervorgang nicht auskristallisieren. Die Zitronatzitronen werden dafür in Hälften oder in Würfeln kandiert angeboten. Die entstandenen Fruchtstücke sind relativ hart. Neben Zitrusfrüchten eignen sich auch Ananas, Ingwer, Quitten, Birnen, Pflaumen oder Pfirsiche zur Kandierung.

Ingwer wird in Asien schon seit vielen Tausend Jahren angebaut. Da die Rhizome unempfindlich und problemlos zu transportieren sind, war Ingwer wahrscheinlich eines der ersten nach Europa importierten Gewürze. Im Mittelalter führte die Angst vor Seuchen dazu, dass Speisen sehr stark gewürzt wurden, wozu sich Ingwer bestens eignet. Die Spanier brachten die Ingwerpflanze in ihre Kolonie auf Jamaika, wo sie sehr gut gedieh. Im 17. Jh. war zunächst die beste Zeit des Ingwers in Europa vorüber; er galt nicht mehr als fein, was sich heute jedoch wieder geändert hat. Viele Menschen kochen gerne mit Ingwer, und auch Ingwertee ist wieder groß in Mode. In Großbritannien und USA haben sich Ingwergeschmacksrichtungen wie in Ginger Ale, Ingwerkekse und Ingwerbier stets großer Beliebtheit erfreut.

Ingwer (Zingiber officinale) gehört zur Familie der Ingwergewächse und ist der verzweigte Wurzelstock der bis zu einem Meter hohen Pflanze, die heute praktisch nicht mehr wild wächst. Ihre Blüten erinnern an eine Irispflanze. Die ausgegrabenen Knollen werden für die Weiterverarbeitung gereinigt und zum Trocknen in die Sonne gelegt, wobei sie mehr als die Hälfte ihres ursprünglichen Gewichts verlieren. Der Geschmack des Ingwers variiert zwischen zitronig-mild über scharf bis hin zu sehr scharf. Kandierter Ingwer wird mittels eines Zuckersirups glasiert oder in Zucker gewälzt. Das faserige Rhizom wird durch das Einlegen in die Zuckerlösung weich und süß. Kandierter Ingwer ist als appetitanregende Nascherei beliebt. Allerdings verliert Ingwer bei dieser Behandlung einen Teil seiner medizinisch wirksamen Inhaltsstoffe.

14.2.3 Lakritze

„Das braune Gold der Götter" wurde die **Süßholzwurzel** im alten Ägypten genannt, wo sie als wertvolle Arzneipflanze genutzt wurde. Botanisch gehört Süßholz (Glycyrrhiza glabra) zur Familie der Hülsenfrüchte und Unterfamilie der Schmetterlingsblütler. Die Süßholzpflanze ist eine bis zu 2 m hohe Staude. Aus der Wurzel wurde der schwarze Saft gewonnen, der als Urstoff aller heute bekannten Lakritzsorten gilt. Lakritze, oder auch volkstümlich Bärendreck genannt, wird in Europa seit dem Mittelalter zur Behandlung von Entzündungen der Atemwege verwendet. In Deutschland erwähnt Conrad von Meganberg im 14. Jahrhundert den Lakritzsaft erstmals.

Die schwarze Naturlakritze ist zuckerfrei, hart und sehr herb im Geschmack. Sie lindert Husten und Heiserkeit und wirkt ausgleichend auf einen nervösen Magen. Als Süßigkeit wird Lakritze seit Mitte des 19. Jahrhunderts angeboten.

In Europa finden sich regional unterschiedliche Lakritzsorten und -spezialitäten. In Skandinavien herrschen die deftig salzigen Sorten vor, während in Deutschland eher der milde Geschmack bevorzugt wird. In Italien bildet Süßholz zusammen mit Anis und Sternanis die Ausgangsbasis für die Herstellung von Sambuca, einem klaren Likör.

14.2.4 Schokolade

Der wichtigste Rohstoff für die Schokoladenherstellung ist die Kakaobohne, der Samen des Kakaobaums, dessen botanischer Name Theobroma cacao lautet. Theobroma ist der Gattungsname verschiedener immergrüner Büsche und kleiner Bäume. Zur Kakaogewinnung muss der Rohkakao zunächst erschlossen werden. Er durchläuft dabei verschiedene Arbeitsschritte, an deren Ende er gemahlen wird. Die flüssige Kakaomasse kann dann zu Schokolade, Kakaopulver oder Kakaobutter weiterverarbeitet werden. Um Schokolade herzustellen, wird die Kakaomasse mit Milch, Zucker, zusätzlicher Kakaobutter oder Sahne vermischt. Die genaue Rezeptur ist natürlich immer ein Betriebsgeheimnis, aber manches lässt sich vermuten. So variiert beispielsweise die Zuckermenge in Abhängigkeit vom Endprodukt, das entstehen soll. Einer Zartbitterschokolade wird weniger Zucker zugegeben als einer Vollmilchschokolade. Für die spätere Schokoladenherstellung muss eine knetfähige Masse entstehen, die anschließend zwischen mehreren Stahlwalzen hauchdünn ausgewalzt wird. Schließlich kommt die Masse in ein Rührsystem, die Conchen (von französisch „conche": Muschel). Dort wird die Masse – wenn es sich um eine Schokolade von hoher Qualität handelt – mehrere Tage gedreht, gewendet, gelüftet und temperiert, damit das Fett und die Aromastoffe sich gleichmäßig verteilen können. Danach ist die Schokoladenmasse glatt, gießfähig und kann endgültig zu einer Tafel Schokolade weiterverarbeitet und verpackt werden.

14.2.5 Marzipan

Die Ursprungsregion des Marzipans ist mit großer Sicherheit der Orient, wo diese schmackhafte „Mandel-Zucker-Mischung" die Festtafeln der Reichen und Berühmten schmückte. Wahrscheinlich waren es Kreuzritter, die das Marzipan über Spanien, Italien und Portugal nach Europa brachten. Interessanterweise galt es noch bis vor 300 Jahren als Heilmittel und wurde in Apotheken hergestellt und verkauft. Die hohen Preise für Marzipan erklären sich aus der reichlichen Verwendung von Zucker für die Marzipanherstellung. Zucker war bis ins 12. Jahrhundert hinein ein teures Luxusgut, und das galt auch für alle aus ihm hergestellten Produkte. Erst später wurde Zucker in größerem

Stil industriell aus der heimischen Zuckerrübe gewonnen. Jetzt waren die Hersteller von Süßwaren jeder Art nicht mehr auf das teure Zuckerrohr aus Übersee angewiesen, und auch Marzipan wurde zu dieser Zeit erschwinglich(er). Heute sind vor allem Marzipansorten bekannt, die typischerweise im Ostseeraum hergestellt werden, wie das Lübecker und das Königsberger Marzipan. In fränkischen Städten wie z. B. Nürnberg wurde Marzipan bis ins 18. Jahrhundert hinein in Modeln aus Holz oder Ton gebacken, um bestimmte Formen und Figuren zu erhalten. Häufig waren es biblische Motive, aber auch Wappen und Figuren. Königsberger Marzipan ist keine Herkunfts-, sondern eine Gattungsbezeichnung; es wird zumeist aus Edelmarzipan hergestellt und weist nach dem Abflämmen der Oberfläche seinen charakteristischen gelblichbräunlichen Farbton auf. In Spanien ist z. B. das Marzipan aus Toledo eine geschützte Herkunftsbezeichnung, die sich ausschließlich auf Sorten aus der Provinz Toledo bezieht. In Italien ist die Marzipanherstellung typisch für die Regionen Apulien und Sizilien.

Bei der „geschützten Ursprungsbezeichnung" (g. U.) sind die Voraussetzungen im Vergleich zur geografischen Angabe (g. g. A.) deutlich verschärft, denn für eine Eintragung in dieser Kategorie muss das Produkt (und seine Ausgangsstoffe) in der genannten Region erzeugt, verarbeitet und hergestellt werden. Das ist mit den Mandeln als Ausgangsstoff nicht möglich. Daher sind nicht viele Produkte für das Siegel „g. U." geeignet, weil oft nicht alle Rohstoffe in einer Region produziert werden können.

Marzipanrohmasse besteht aus Zucker, gemahlenen Mandeln und eventuell einer geringen Menge Rosenwasser. Je nach Rezept kommen noch weitere Zutaten hinzu, die jedoch von den Herstellern streng geheim gehalten werden. Qualitativ hochwertige Rohmasse besteht aus zwei Drittel gemahlenen und gewalzten süßen Mandeln und nur einem Drittel Zucker. Die Qualität hängt – wie immer bei der Lebensmittelherstellung – von der Güte der verwendeten Ausgangsstoffe ab. Besonders eine gute und gleichbleibend hohe Qualität der Mandeln ist wichtig. Ein weiteres wesentliches Merkmal ist der Anteil an verwendeten Bittermandeln. Diese sind unbehandelt für den menschlichen Verzehr nicht geeignet, da sie geringe Mengen von Blausäure enthalten. Durch spezielle Behandlungsverfahren wird jedoch den Mandeln die Blausäure entzogen, und sie eignen sich dann zur Verarbeitung. Die Herstellung von Marzipan aus der Rohmasse erfolgt durch das Verkneten mit einer entsprechenden Menge Puderzucker, im Verhältnis von maximal 1:1 (Qualitätsstufe 50/50).

Aus Kostengründen wird heute zur Weiterverarbeitung oder in preiswerten Produkten vielfach nicht mehr Marzipan, sondern Persipan verwendet. Persipan ist Marzipan sehr ähnlich, allerdings werden statt Mandeln Aprikosenkerne für seine Herstellung verwendet. Für einige Pralinensorten wird nicht Marzipan aus Mandeln, sondern das grüne Marzipan aus Pistazien verwendet, das beispielsweise in der Mozartkugel zu finden ist.

(+)

Lübecker Marzipan ist ebenfalls eine geschützte geografische Angabe (g. g. A.), das bedeutet eine von der EU geschützte geografische Herkunftsbezeichnung, in diesem Fall für Marzipan aus der norddeutschen Stadt Lübeck.

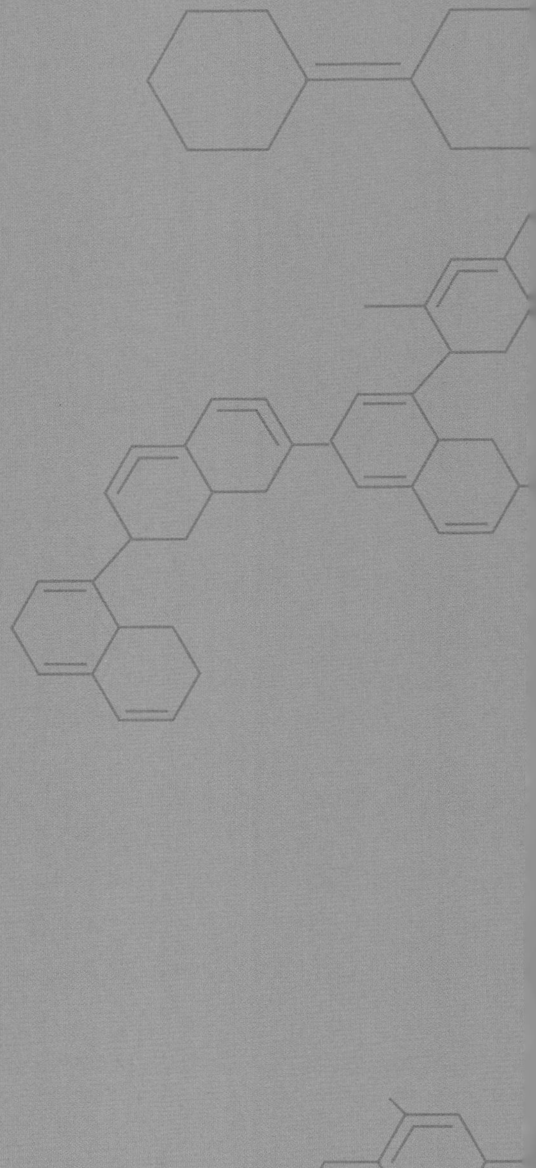

ERNÄHRUNG IN DER DISKUSSION

Alternative Ernährungsformen,
Trends und Entwicklungen,
Epigenetik

1. ERNÄHRUNGSSTILE IN DEUTSCHLAND

2. ALTERNATIVE ERNÄHRUNGSFORMEN
3. TRENDS UND ENTWICKLUNGEN
4. EPIGENETIK UND ERNÄHRUNG
5. ZUKUNFTSFÄHIGE ERNÄHRUNGSSTILE

1. ERNÄHRUNGSSTILE IN DEUTSCHLAND

Ernährungsgewohnheiten unterliegen einem steten Wandel. Sie werden in regelmäßigen Abständen erhoben und ermöglichen Aussagen über aktuelle und relevante Ernährungstrends.

Die Situation heute ist durch eine steigende Nachfrage nach Snacks und Fastfood gekennzeichnet, und für das schnelle Kochen zu Hause spielen vorverarbeitete Produkte eine immer größere Rolle. Dazu kommt ein hoher Verbrauch an tierischen Lebensmitteln wie Fleisch und Eier. Die Konsumenten stehen einem stetig wachsenden Warenangebot gegenüber und jedes Produkt ist zu jeder Zeit, auch außerhalb der Saison, verfügbar. Gleichzeitig wächst bei vielen Menschen das Interesse an einer gesundheitsorientierten Ernährungsweise. Dennoch nimmt insgesamt gesehen die Zahl der Übergewichtigen und hier insbesondere der übergewichtigen Kinder zu. Eine nicht unerhebliche Zahl der Deutschen verzichtet aufgrund von Unverträglichkeiten auf Produkte, die Laktose, Fruktose oder Gluten enthalten, oder greift zu sogenannten Lightprodukten.

Weiterhin gewinnt das Thema Ernährung allgemein an gesellschaftlicher und umweltbezogener Relevanz. Von der Produktion der Rohstoffe über die Verarbeitung bis hin zum Verzehr steigt die Bedeutung sozial und ökologisch verantwortlicher Entscheidungen. Damit verbunden ist in einigen Bevölkerungsgruppen auch die Bereitschaft, mehr Geld als bisher für Lebensmittel auszugeben. Hingegen ist die Wertschätzung für Lebensmittel insbesondere bei Kindern und Jugendlichen unterdurchschnittlich ausgeprägt.

Um der Pluralität der Ernährungsstile gerecht zu werden, wurde im Rahmen des Forschungsvorhabens „Ernährungswende" (BMBF, 2002–2005) eine Typologie von sieben Ernährungsstilen, vom „Desinteressierten Fastfooder" bis zum „Ernährungsbewussten Anspruchsvollen" entwickelt.

Abb. 1.1 — Ernährungsstile in Deutschland – eine Typologie

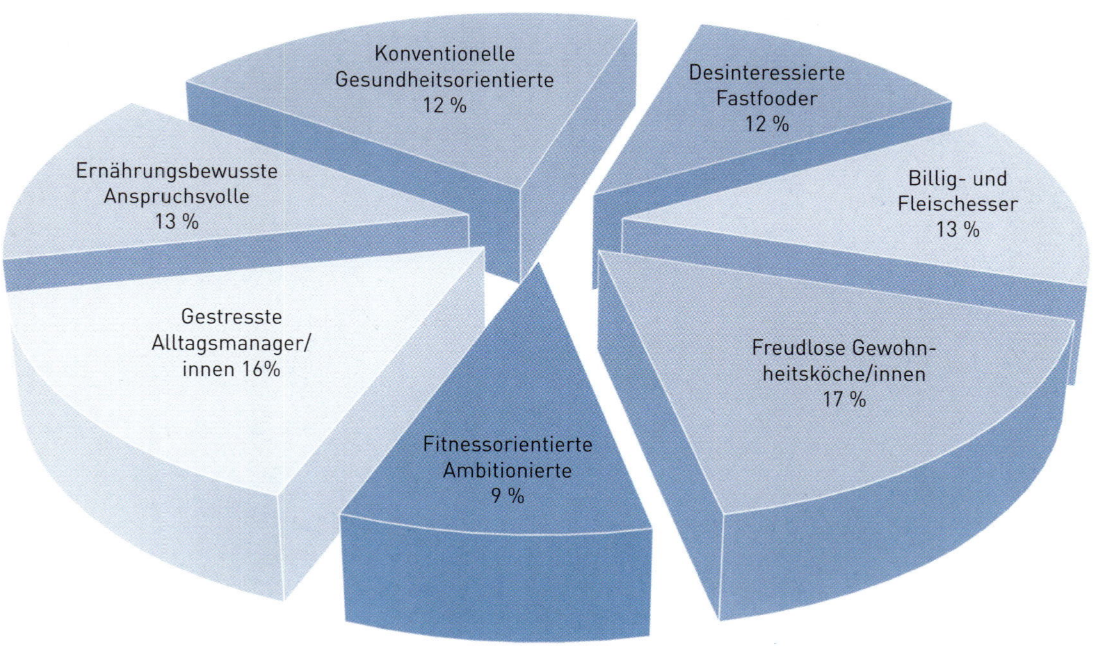

Quelle: HAYN, D./STIEß, I., Ernährungsstile im Alltag. Ergebnisse einer repräsentativen Studie, Diskussionspapier Nr. 5

Die Mehrheit der charakterisierten Ernährungsstile kann einer bestimmten Lebens- bzw. Familienphase zugeordnet werden. Dabei sind in den meisten Phasen mehrere Ernährungsstile zu finden. Ernährungsstile können sich im Laufe eines Lebens verändern: In der aktiven Lebensphase mit kleinen und größeren Kindern finden sich z. B. die Typen „Ernährungsbewusste Anspruchsvolle", „Fitnessorientierte Ambitionierte", „Gestresste Alltagsmanger/innen" und die „Billig- und Fleischesser".

Abb. 1.2 — Verortung der Ernährungsstile in einem Lebensphasenmodell

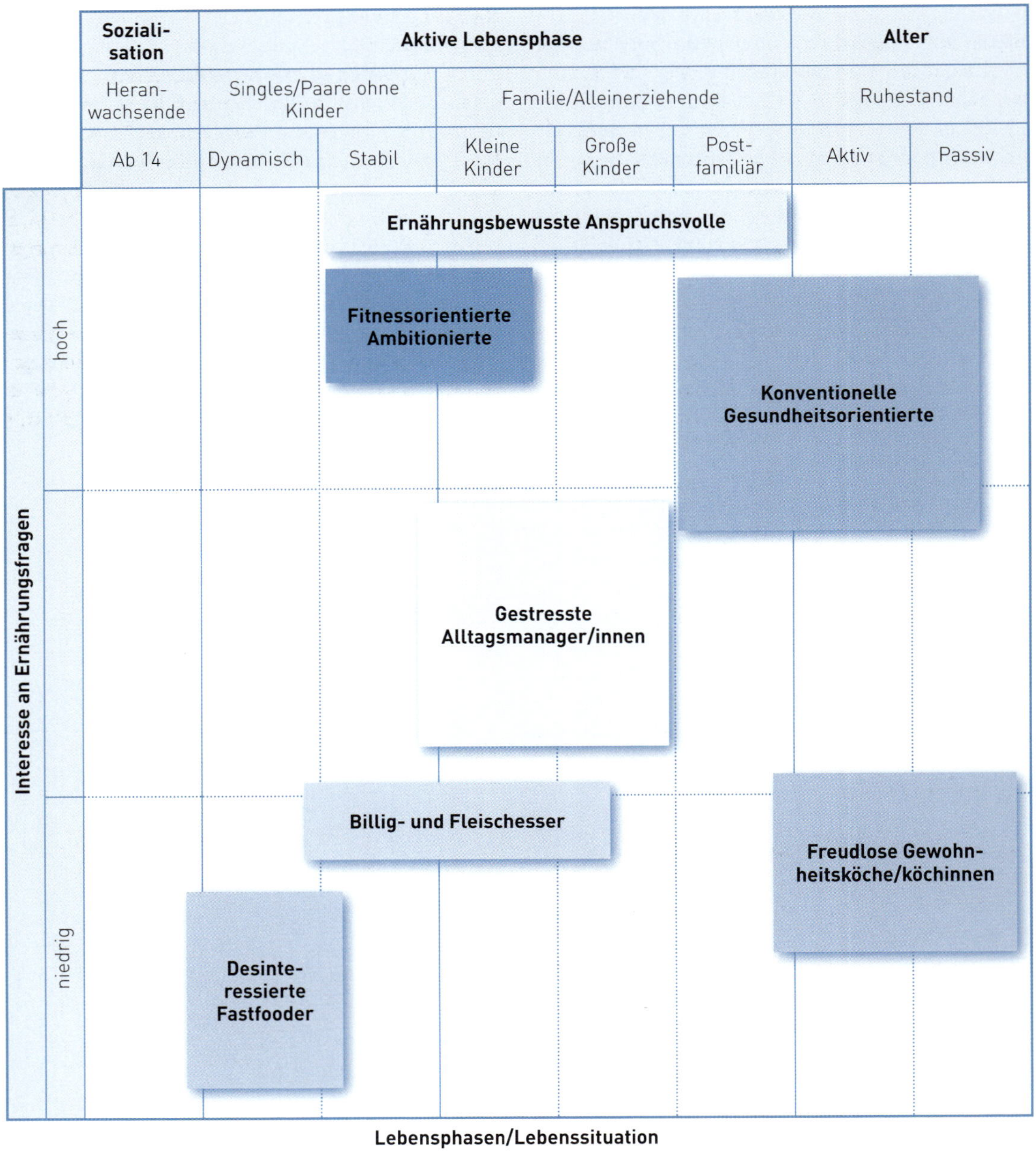

Quelle: http://www.isoe.de/fileadmin/redaktion/Downloads/Konsum/ernaehrungswende-dp5-2005.pdf

Kurze Charakteristik der Ernährungsstile

Desinteressierte Fastfooder: Ausgeprägtes Desinteresse an Ernährungs- und Gesundheitsfragen, keine festen Essensrhythmen, geringes Interesse am Kochen, häufiges Essen außer Haus. Dieser Ernährungsstil ist vor allem bei jüngeren Singles und Paaren verbreitet; Männer sind überdurchschnittlich vertreten.

Billig- und Fleischesser: Ernährung muss in erster Linie preiswert und einfach (Convenience-Produkte) sein, Gesundheit spielt eine untergeordnete Rolle. Keine starren Routinen, wenig gemeinsame Mahlzeiten. Fleisch gilt als ideales Nahrungsmittel, da es einfach und zugleich vielseitig zubereitet werden kann. Dieser Ernährungsstil findet sich vorwiegend bei Singles, Paaren und Familien der jungen und mittleren Altersgruppe.

Freudlose Gewohnheitsköche/innen: Gering ausgeprägtes Ernährungsbewusstsein, fest verankerte Ernährungsgewohnheiten, die Orientierung und Struktur bieten. Essen als Pflichterfüllung, ist kaum mit Freude und Genuss verbunden. Dieser Ernährungsstil ist vor allem bei Alleinlebenden und Paaren im Ruhestand verbreitet.

Fitnessorientierte Ambitionierte: Hochwertige und disziplinierte Ernährung (hochwertige und gesundheitsfördernde Produkte wie Biolebensmittel, aber auch Functional Food), um damit die Leistungsfähigkeit und Fitness zu erhöhen. Dieser Ernährungsstil findet sich überwiegend bei Paaren und Haushalten in der Familienphase, häufig bei Freiberufler/innen und Selbstständigen. In vielen Haushalten sind beide Partner berufstätig.

Gestresste Alltagsmanager/innen: Ausgeprägtes Interesse an Ernährungsfragen (insbesondere in Bezug auf ihre Kinder). Doppelbelastung durch Beruf und Familie und mangelnde Unterstützung durch andere Haushaltsmitglieder erschweren die Umsetzung dieses Anspruchs, Einkauf und Kochen werden somit zur lästigen Pflicht. Dieser Ernährungsstil ist vor allem bei Frauen in der Familienphase vertreten.

Ernährungsbewusste Anspruchsvolle: Ausgeprägtes Ernährungsbewusstsein, große Sensibilität für die ganzheitliche Bedeutung von Ernährung im Zusammenhang mit Gesundheit. Qualität, Frische, Regionalität und Naturbelassenheit der Lebensmittel. Bevorzugung von Biolebensmitteln, Ablehnung synthetischer Zusatzstoffe. Dieser Ernährungsstil ist an keine bestimmte Lebensphase und an kein bestimmtes Alter gebunden.

Konventionelle Gesundheitsorientierte: Schätzen gutes Essen und sind sehr interessiert an Ernährung, Bevorzugung regionaler und saisonaler Produkte. Der Wunsch nach Genussfreude gerät jedoch in Konflikt mit der Bewältigung der teilweise vorhandenen Gewichts- und Gesundheitsprobleme. Vor allem in Haushalten der Nachfamilienphase ist dieser Ernährungsstil verbreitet.

Die differenzierte Betrachtungsweise der in Deutschland vorherrschenden Ernährungsstile verweist auf aktuelle Trends, von denen einige in den folgenden Kapiteln ebenso vertieft werden wie weitere relevante Gesichtspunkte im Kontext dieser Befunde.

1. ERNÄHRUNGSSTILE IN DEUTSCHLAND

2. ALTERNATIVE ERNÄHRUNGSFORMEN

3. TRENDS UND ENTWICKLUNGEN
4. EPIGENETIK UND ERNÄHRUNG
5. ZUKUNFTSFÄHIGE ERNÄHRUNGSSTILE

2. ALTERNATIVE ERNÄHRUNGSFORMEN

„Alternativ" heißt „andersartig, außerhalb des Konventionellen". Eine Alternative zu haben, bedeutet, zwischen zwei oder mehreren Möglichkeiten wählen zu können. Alternative Ernährungsformen basieren zudem auf bestimmten Wertvorstellungen, d. h. die Ernährungsweise wird zum Ausdrucksmittel der individuellen geistigen Haltung und Einstellung zum Leben. Kostformen, die nur kurzfristig, etwa zur Gewichtsabnahme, durchgeführt werden (z. B. Atkins-Diät, Schroth-Kur), zählen nicht zu alternativen Ernährungsformen.

Schätzungsweise sieben Mio. Menschen in Deutschland ernähren sich alternativ, die meisten dieser Gruppe zählen zu den Vegetariern. Ca. vier Mio. Menschen in Deutschland praktizieren eine Vollwerternährung, drei Mio. sind Anhänger der Hay'schen Trennkost und nur 1 % der Deutschen ernähren sich dazu vegan. Die Zahlen dazu in der Literatur sind allerdings widersprüchlich.

Vegetarische Ernährungsformen

Vegetarische Ernährungsformen entstanden – abgesehen von den antiken Vorläufern – im Zuge der Reformbewegung in Europa und den USA vor etwa 150 Jahren. Vor diesem Hintergrund entstand auch in Deutschland eine vegetarische Bewegung, die sich als Gegengewicht zur technisch-industriellen Entwicklung und der damit verbundenen Entfremdung von der Natur verstand; 1867 wurde der erste vegetarische Verein gegründet.

2.1 KENNZEICHEN ALTERNATIVER ERNÄHRUNGSFORMEN

Alternative Ernährungsformen sind häufig, in unterschiedlicher Ausprägung, **vegetarisch** (abgeleitet vom lat. Wort vegetare = wachsen, leben) orientiert. Vegetarier verzichten auf den Verzehr von Fleisch und Fisch, häufig auch auf andere von Tieren produzierte Nahrungsmittel wie Eier, Milch oder Honig.

Vielfach werden alternative Ernährungsformen wegen einer vermeintlichen Gesundheitswirkung angepriesen, ohne dass diese Heilversprechen konkret und nachprüfbar zu belegen sind.

Bei den meisten alternativen Ernährungsformen werden eine übermäßige Verarbeitung sowie der Einsatz von Zusatzstoffen (z. B. Konservierungsstoffe) bei der Bearbeitung von Lebensmitteln abgelehnt; regional erzeugte Produkte aus ökologischem Landbau werden bevorzugt. Eine extreme Ernährungsform ist die **Rohkosternährung**. Dazu bemerkt Semler (2008): „Die langfristigen Auswirkungen einer abwechslungsreichen, energetisch ausreichenden Rohkosternährung mit vielfältiger Nahrungsmittelauswahl (inkl. Getreide, Milch, Milchprodukte) und nicht zu hohem Obstanteil sind nicht erforscht." Eine weitere Gemeinsamkeit zeigt sich in der ganzheitlichen Orientierung, d. h. neben den gesundheitlichen Aspekten werden auch Aspekte wie Bewusstseinsentwicklung, Erhaltung der Umwelt oder soziale Gerechtigkeit berücksichtigt. Vielfach spielen neben den gesundheitlichen auch ethisch-religiöse Motive eine Rolle, z. B. die Ablehnung des Tötens von Tieren. Bei einigen alternativen Kostformen spielen immer noch inzwischen überholte bzw. widerlegte Begründungen eine Rolle, so etwa die These der Trennkost, Protein und Kohlenhydrate müssten getrennt verzehrt werden, weil sie nicht parallel verdaut werden könnten (Hay'sche Trennkost, Fit for Life). Auch der angeblich ungünstige Einfluss säurebildender Lebensmittel (insbesondere tierischer Lebensmittel) auf den Säure-Basen-Haushalt wird als Argument für eine basenreiche, pflanzenbetonte Kost (Waerland, Hay'sche Trennkost, Fit for Life) – trotz fehlender Belege für die Richtigkeit dieser Aussage – angeführt.

Die DGE stellt in diesem Zusammenhang fest: „Um die Jahrhundertwende (Anm. d. Hrsg.: um 1900) wurden die Krankheitssymptome von Patienten, die sich vorwiegend von niedrig ausgemahlenen Getreideprodukten und Zucker und einer geringen Zufuhr von Obst und Gemüse ernährten, einer Übersäuerung des Körpers zugeschrieben. Aus heutiger Sicht waren diese Patienten an den Folgen eines Mangels an Vitaminen und Spurenelementen erkrankt. Viele Ärzte der Naturheilkunde arbeiten auch heute noch mit der Säure-Basen-Lenkung und fordern eine Entsäuerung des Körpers. Sie sehen in einer Übersäuerung des Körpers eine mögliche Ursache der zahlreichen Zivilisationserkrankungen. Der hohe Stellenwert des Säure-Basen-Haushalts in verschiedenen alternativen Ernährungsformen ist wissenschaftlich nicht begründet" (DGE-info 11/1998). Unstrittig ist, dass pflanzliche Lebensmittel alkalisierend wirken. Auch die Aufnahme von einem Liter Orangensaft führte unter standardisierten Bedingungen zu einem deutlichen Anstieg des Harn-pH-Werts. Ebenfalls alkalisierend wirken hydrogencarbonatreiche Mineralwässer, dagegen zählen proteinreiche Lebensmittel tierischer Herkunft sowie verschiedene sulfatreiche Mineralwässer und phosphathaltige Getränke, wie z. B. Cola, zu den säuernden Lebensmitteln. Bei einem Vergleich verschiedener Kostformen (übliche Mischkost, ausgewogene Mischkost, ovo-lakto-vegetabile Kost) wurde der höchste pH-Wert bei der ovo-lakto-vegetabilen Kost erreicht. Siener (2011, S. 567) zieht folgendes Fazit: „Eine abwechslungsreiche Ernährung mit moderater Proteinaufnahme senkt die renale Säurelast und erhöht die Pufferkapazität des Organismus. Durch den ausreichenden Verzehr von Obst, Gemüse und Salat wird eine adäquate Alkalizufuhr gewährleistet." Fasten und Trennkost werden wegen zahlreicher negativer Begleiterscheinungen definitiv abgelehnt.

Einige alternative Ernährungsformen sollen der Gesunderhaltung von Körper und Geist dienen. Sie basieren auf philosophischen Begründungen (z. B. Ayurveda, Makrobiotik, Traditionelle Chinesische Medizin, aber auch die Anthroposophische Ernährung nach R. Steiner), die sich einer wissenschaftlichen Beurteilung entziehen.

Viele alternative Ernährungsformen sind nicht explizit auf bestimmte Altersgruppen und deren spezielle Bedürfnisse sowie auf Personen mit einem besonderen Nährstoffbedarf (z. B. Säuglinge, Kinder, Schwangere, Stillende, alte Menschen, chronisch Kranke, Sportler) ausgerichtet.

Einige alternative Ernährungsformen basieren auf Behauptungen und Begründungen, die wissenschaftlich überholt bzw. widerlegt sind (z. B. Trennkostprinzip, Säureüberschuss als Krankheitsursache, Fit for Life, u. a.) und bei strenger langfristiger Befolgung zu gesundheitlichen Schäden führen können (z. B. Rohmilch- bzw. Frischkornmilchempfehlung für Säuglinge bei Bruker, Schnitzer und Steiner).

Tab. 2.1 — Formen des Vegetarismus bzw. der vegetarischen Orientierung (nach LEITZMANN/HAHN, 1999, S. 15; DGE-info 10/2013, S. 147)

Ernährungsform	Das wird gegessen:	Das wird gemieden:
Vegetarier	Überwiegend pflanzliche Lebensmittel wie Getreide, Gemüse, Obst, Hülsenfrüchte, Nüsse und Samen	Alle Lebensmittel, die von toten Tieren stammen, wie Fleisch, Fisch (einschl. anderer aquatischer Tiere) sowie alle daraus gewonnenen Produkte
Ovo-Lacto-Vegetarier	Pflanzliche Lebensmittel, zusätzlich Milch, Milchprodukte und Eier	Alle Lebensmittel, die von toten Tieren stammen, wie Fleisch, Fisch (einschl. anderer aquatischer Tiere) sowie alle daraus gewonnenen Produkte
Lacto-Vegetarier	Pflanzliche Lebensmittel, zusätzlich Milch und Milchprodukte	Alle Lebensmittel, die von toten Tieren stammen, wie Fleisch, Fisch (einschl. anderer aquatischer Tiere) sowie alle daraus gewonnenen Produkte
Ovo-Vegetarier	Pflanzliche Lebensmittel, zusätzlich Eier	Alle Lebensmittel, die von toten Tieren stammen, wie Fleisch, Fisch (einschl. anderer aquatischer Tiere) sowie alle daraus gewonnenen Produkte
Pesco-Vegetarier/ Pescetarier	Pflanzliche Lebensmittel, zusätzlich Fisch und Meeresfrüchte	Fleisch sowie alle daraus gewonnen Produkte
Semi-Vegetarier	Pflanzliche Lebensmittel, zusätzlich Fisch und Geflügelfleisch	Rotes Fleisch
Pudding-Vegetarier	Alles außer Fleisch, häufig wenig Vollkornprodukte und Gemüse, dafür Süßigkeiten und Fertigprodukte	Alle Lebensmittel, die von toten Tieren stammen, wie Fleisch, Fisch (einschl. anderer aquatischer Tiere) sowie alle daraus gewonnenen Produkte
Veganer	Pflanzliche Lebensmittel wie Getreide, Gemüse, Obst, Hülsenfrüchte, Nüsse und Samen	Alle tierischen Produkte, auch Honig und Gebrauchsgegenstände aus Tierkörperteilen (z. B. Wolle, Fell, Leder)
Frutarier/ Fructarier/ Fruganer	nur Pflanzen, die bei ihrer Ernte nicht „sterben" müssen, radikale Vertreter essen nur Obst, das auf natürliche Weise vom Baum gefallen ist	Alles andere (z. B. auch Gemüse, das geerntet werden muss wie Möhren oder Lauch)
Rohköstler	100 % reine Kost, diese kann vegan, vegetarisch oder omnivor sein, entscheidend ist, dass die Nahrung nicht hitzebehandelt wird	Hitzebehandelte Nahrung
Flexitarier	Im Prinzip alles, Orientierung an vegetarischer Ernährung, Fleisch wird ab und zu, aber nicht regelmäßig verzehrt; Qualität der Nahrung spielt eine wichtige Rolle	Fleisch, das nicht artgerechter Herkunft ist

2.2 ERNÄHRUNGSPHYSIOLOGISCHE ASPEKTE VEGETARISCHER ERNÄHRUNG

Während bei veganer Ernährung sowie Rohkosternährung mit erheblichen Defiziten im Hinblick auf die Zufuhr einiger wichtiger Nährstoffe zu rechnen ist, sind gemäßigte Varianten vegetarischer Ernährungsformen (ovo-lakto-vegetabile Ernährung, lakto-vegetabile Ernährung, Vollwerternährung) bei geeigneter Nahrungsauswahl durchaus empfehlenswert, was durch viele Studien gut belegt ist.

Langzeitstudien ergaben, dass die Risikofaktoren für chronische ernährungsassoziierte Erkrankungen bei Vegetariern deutlich geringer sind. Sie haben im Allgemeinen physiologische **Blutfettwerte**, was nur teilweise auf die veränderte Fettaufnahme zurückgeführt werden kann. Die hohe **Ballaststoffaufnahme** und die vermehrte körperliche Aktivität tragen stark dazu bei. Zudem leiden sie seltener an **Bluthochdruck** und sind seltener übergewichtig. Dabei ist zusätzlich zu berücksichtigen, dass Vegetarier häufig einen insgesamt gesünderen Lebensstil aufweisen (geringe Anzahl an Rauchern, nur wenig oder kein Alkoholkonsum, mehr Bewegung). Daher verwundert es nicht, dass sie auch seltener als die Durchschnittsbevölkerung an Diabetes Typ 2, Herz-Kreislauf-Erkrankungen und bestimmten Krebsarten erkranken. Für das geringere Karzinomrisiko ist nicht das Meiden von Nahrungsmitteln tierischen Ursprungs, sondern die erhöhte Aufnahme pflanzlicher Lebensmittel verantwortlich.

Zudem verfügen Vegetarier meist über ein hohes Bildungsniveau und setzen sich bewusster mit Fragen einer gesundheitsfördernden Ernährung auseinander. Die Aufnahme überwiegend pflanzlichen Proteins führt nicht zu Mangelerscheinungen. Bei der (ovo-) lakto-vegetabilen Ernährung ist auch der Calciumbedarf - in erster Linie durch Milch- und Milchprodukte - gedeckt. Bei der Eisenversorgung von vegetarisch lebenden Menschen zeigt sich ein diffuses Bild. Einige pflanzliche Lebensmittel enthalten zwar relativ viel **Eisen** (z. B. Vollgetreide, Blattgemüse), jedoch ist die Bioverfügbarkeit gering. Zwar ist die Aufnahme von Vitamin C bei Vegetariern deutlich höher, was sich günstig auf die Eisenresorption auswirkt, allerdings gibt es auch hemmende Einflüsse, z. B. durch Gerbstoffe in Tee und Kaffee oder durch Phytinsäure oder Ballaststoffe in Vollkornprodukten.

Während Leitzmann/Keller/Hahn (1999) feststellen, dass biochemische oder klinische Anzeichen eines Eisenmangels bei Vegetarierinnen nicht häufiger zu finden sind als im Bevölkerungsdurchschnitt, führen Bitsch et al. (1994) aus, dass aufgrund des Verzichts auf die besten Eisenlieferanten Fleisch und Fleischerzeugnisse auch Engpässe in der Eisenversorgung möglich seien. Im Allgemeinen sind die Eisenreserven bei Vegetarierinnen geringer, was in Zeiten erhöhten Bedarfs, z. B. in der Schwangerschaft, berücksichtigt werden muss.

Auch Leitzmann und Hahn (1996) räumen ein, dass sich die Eisenwerte von Vegetariern meist in der unteren Hälfte des Normbereichs befinden. Sie weisen aber auch darauf hin, dass dies bezüglich des Auftretens von Infektionskrankheiten eher günstig sei. Außerdem sollen die derzeit als normal geltenden Eisenwerte wegen des Radikalcharakters des freien Eisens zur Entstehung von Arteriosklerose beitragen.

Kritisch kann die Versorgung mit **Vitamin B_{12}** (Cobalamin) sein, da es nur in tierischen Lebensmitteln vorkommt. Jedoch wird in der Regel über Milch und Milchprodukte genügend Cobalamin aufgenommen. So decken beispielsweise 250 ml Milch, 150 g Sauermilchprodukte oder 40 g Käse den täglichen Bedarf an Cobalamin.

Problematisch ist die Jod- und Vitamin-D-Versorgung bei Vegetariern ebenso wie bei Mischköstlern. Durch einen fehlenden Seefischverzehr fehlt eine wichtige Quelle für **Jod**, **Vitamin D** und darüber hinaus auch für **Ω-3-Fettsäuren**. Die Jodversorgung kann über jodiertes Speisesalz erfolgen, Vitamin D wird bei genügendem Aufenthalt im Freien ausreichend per Eigensynthese gebildet und Ω-3-Fettsäuren können z. B. über pflanzliche Öle, wie Raps- und Sojaöl, zugeführt werden.

Positiv zu bewerten ist die bei Vegetariern erhöhte Zufuhr von bioaktiven Substanzen, zu denen die Ballaststoffe, die Substanzen in milchsauer vergorenen Lebensmitteln und **sekundäre Pflanzenstoffe** gezählt werden. Die geringere Anfälligkeit von Vegetariern für Krebserkrankungen ist nicht nur auf eine geringere Fettaufnahme, sondern vermutlich auch auf eine vermehrte Zufuhr antioxidativ wirksamer Substanzen wie den sekundären Pflanzenstoffen zurückzuführen. „Da zahlreiche sekundäre Pflanzenstoffe hitzelabil sind, gelangen sie vor allem bei der Aufnahme von rohem Obst und Gemüse unverändert in den Gastrointestinaltrakt. Die Empfehlung vieler alternativer Ernährungsformen, einen erheblichen Anteil der Nahrung in Form von Rohkost aufzunehmen, gewinnt daher auch in Bezug auf sekundäre Pflanzenstoffe an Bedeutung“ (Leitzmann/Keller/Hahn, 1999).

Besondere Aufmerksamkeit gilt Kindern und Jugendlichen, die sich vegetarisch ernähren. Versorgungsdefizite bei Eisen, Zink, Vitamin B_{12} und Vitamin D verlangen nach einer besonders sorgfältigen Nahrungsauswahl.

Zink ist trotz reichen Vorkommens in pflanzlichen Lebensmitteln (Gemüse, Getreide, Nüsse, Soja) bei Klein- und Vorschulkindern (1–5 Jahre) ein kritischer Nährstoff, da die Bioverfügbarkeit von Zink wie bei Eisen gering ist.

Kritisch ist möglicherweise auch die Eisenversorgung bei Säuglingen im zweiten Lebenshalbjahr sowie bei weiblichen Jugendlichen (11–18 Jahre) aufgrund des schnellen Wachstums, der Zunahme des Blutvolumens sowie der Eisenverluste durch die Menstruation. Eine Supplementation bei nachgewiesenem Eisenmangel sollte daher überlegt werden.

2.3 VEGANE ERNÄHRUNG

Veganer verzichten bewusst auf alle tierischen Lebensmittel wie Fleisch, Milch, Eier, Fisch und Honig. Schätzungsweise 0,1–1 % der Bevölkerung befolgt diese Ernährungsweise in Deutschland. Nach Schwink (EU 6/2014, S. 24) gibt es in Deutschland zwischen 80.000 und 800.000 Veganer. Kerschke-Risch zufolge (EU 62 (2015), M330) könnte deren Anteil jetzt sogar etwa 1,2 Mio. betragen. Genauere Daten liegen derzeit nicht vor.

Als Gründe für eine vegane Ernährung werden angeführt, dass man aus ethischen Gründen (keine Tötung von Tieren), wegen der Umweltbelastung durch Massentierhaltung und mit Rücksicht auf den Hunger in der Welt diese Ernährung für die einzig richtige halte. Zudem wird darauf verwiesen, dass vegane Ernährung gesünder sei, da die sog. Zivilisationserkrankungen (Diabetes, Bluthochdruck, Herz-Kreislauf-Erkrankungen usw.) bei dieser Art der Ernährung kaum aufträten.

Kritiker weisen darauf hin, dass der Bedarf an **Vitamin B_{12}** nur über tierische Lebensmittel zu decken sei, problematisch könne die Eisen- und Jodversorgung sein. Vor allem bei Säuglingen und Kleinkindern sowie bei Schwangeren und Stillenden könnten diesbezüglich Versorgungsengpässe auftreten. So weist Kersting (EU 58, 12/2011, S. 680) vom Forschungsinstitut für Kinderernährung (FKE) darauf hin, dass es nicht möglich sei, Kinder vegan und zugleich gesund zu ernähren. „Nach wie vor ist das Beste für Kinder eine optimierte Mischkost, mit einem mäßigen Anteil an Fleisch. Eine vegetarische Ernährung ist möglich, aber nicht optimal. Eine vegane Ernährung von Kindern geht nicht: je jünger, desto riskanter“. Wachstumsverzögerungen aufgrund unzureichender Proteinqualität bei veganer Ernährung seien möglich. Für eine gute Proteinqualität müssen bei veganer Lebensweise Lebensmittel konsequent miteinander kombiniert werden, beispielsweise Hülsenfrüchte und Getreide.

Darüber hinaus sei die Jodversorgung und die alimentäre Zufuhr von Vitamin D nicht gesichert. Letztlich ist mindestens die Versorgung mit Vitamin B_{12} nur über Supplemente zu gewährleisten.

In einer Replik auf die von Kersting vorgebrachten Argumente stellen Keller und Leitzmann (EU 59 (2012), S. 632 f) fest, dass in der Tat Veganer bezüglich der Vitamin-B_{12}-Zufuhr auf Supplemente angewiesen seien. Auch stellten Veganer bezüglich der Jodversorgung eine Risikogruppe dar. Was die Proteinqualität anbelangt, so ließen sich beispielsweise „Spaghetti bolognese, ein beliebtes Kindergericht, durch Verwendung von Sojagranulat oder Linsen statt Hackfleisch auf einfache Art vegan zubereiten und kombinierten so die Proteine aus Getreide und Hülsenfrüchten.“ Als Fazit stellen die Autoren fest: „Unter Berücksichtigung einer Nahrungsergänzung mit Vitamin B_{12} und Vitamin D (in der sonnenarmen Jahreszeit) kann eine normale und gesunde Entwicklung von vegan ernährten Kindern sichergestellt werden“. Ob Kinder dies allerdings auch geschmacklich tolerieren, bleibt ungeklärt.

Die Deutsche Gesellschaft für Ernährung (DGE) listet in einem mehrseitigen Papier „Vegane Ernährung: Nährstoffversorgung und Gesundheitsrisiken im Säuglings- und Kindesalter“ (www.dge.de/wissenschaft, 14.3.2016) anhand verschiedener zitierter Studien diverse Mängel einer veganen Ernährung auf:

- Es kann bei Verzicht auf tierische Lebensmittel zu einer Unterversorgung mit Energie, Protein, Eisen, Calcium, Jod, Zink und den Vitaminen B_2, B_{12} und D kommen.
- Die Zufuhr langkettiger Ω-3-Fettsäuren ist gering.
- Ernähren sich Stillende ausschließlich vegan, so besteht das Risiko neurologischer Störungen und Entwicklungsverzögerungen beim Kind.
- Kleinkinder und Kinder sollten nicht vegan ernährt werden.

Im Positionspapier der DGE „Vegane Ernährung“ (Richter et al., 2016, S. M223) wird darüber hinaus auch das Spurenelement Selen als potenziell kritischer Nährstoff gesehen.

Unabhängig davon weist eine vegane Ernährung – zumindest im Erwachsenenalter – einige Vorteile auf. Sie ist ballaststoffreich und enthält große Mengen an Antioxidantien. Sie vermeidet weitgehend die Zufuhr größerer Mengen an gesättigten Fettsäuren und enthält deutlich mehr Ω-3-Fettsäuren als bei üblicher Ernährung – Faktoren, die gesundheitlich günstig sind, da sie Adipositas, Herz-Kreislauf-Erkrankungen und Diabetes vorbeugen. Die Zufuhr von Eisen, Zink und Calcium kann bei gut geplanter Nahrungsauswahl sichergestellt werden, obwohl die Bioverfügbarkeit bei pflanzlich basierter Kost deutlich geringer ist.

Weigt (2007) stellt die Bewertung einer veganen Ernährung durch den UGB wie folgt dar: „Eine vegane Ernährung ist für Erwachsene und vor allem für Kinder und Jugendliche nur bei sorgfältiger Nahrungszusammenstellung geeignet. Kritische Nährstoffe sind Vitamin B_{12}, B_2, Vitamin D, Calcium, Eisen, Zink und Jod. Zumindest für Vitamin B_{12} sind eine Supplementierung und regelmäßige Kontrollen der Blutwerte nötig. Zivilisationskrankheiten treten bei Veganern deutlich seltener auf."

Ernährungsempfehlungen bei veganer Kost

- Abwechslungsreicher Speiseplan unter Verwendung von Gemüse und Obst, Nüssen und Ölsamen, Vollkorngetreide, Hülsenfrüchten und Proteinprodukten
- Gemüse: Mindestens 3 Portionen/Tag; für die Calciumversorgung häufiger dunkelgrünes Gemüse wählen
- Obst: Mindestens 2 Portionen/Tag
- Nüsse und Ölsamen: 1-2 Portionen/Tag (Nüsse liefern allgemein viele Vitamine und Mineralstoffe, Mandeln und Sesam bspw. sind reich an Calcium)
- Hülsenfrüchte: Mindestens 2 Mahlzeiten pro Woche
- Proteinprodukte/Fleischalternativen: Täglich eine Portion Sojaprodukte, Seitanprodukte und/oder Pseudogetreide verwenden
- Getränke: Verwendung von calciumreichem Mineralwasser (>150 mg Ca/L) oder mit Calcium angereicherte Säfte
- Öle und Fette: V. a. Öle mit mehr Ω-3- (z. B. Rapsöl) und weniger Ω-6-Fettsäuren (z. B. Sonnenblumenöl) wählen
- Regelmäßiger Verzehr von mit Vitamin B_{12} angereicherten Lebensmitteln oder ggf. Vitamin-B_{12}-Präparate verwenden (z. B. über spezielle Vitamin-B_{12}-Zahnpasta)
- Ausschließlich Jodsalz zum Würzen benutzen. Gelegentlich (z. B. alle 2 Wochen) Meeresalgen mit mittlerem Jodgehalt (Nori) in den Speiseplan einbauen
- Mindestens 15 Minuten/Tag mit unbedeckten Körperstellen ins Freie für die Vitamin-D-Eigensynthese. In den Wintermonaten/bei wenig Bewegung im Freien ist die regelmäßige Supplementierung mit Vitamin-D-Präparaten anzuraten.
- Jährliche Kontrolle der Blutwerte auf kritische Parameter

(Quelle: SCHWINK, A.: Vegane Ernährung, Teil 2: Diskutierte Nährstoffe und gesundheitliche Vorteile. In: Beilage zur Ernährungs-Umschau 7/2014, S. 30)

Dennoch muss festgestellt werden, dass ein Ernährungsregime, das nicht ohne Supplemente auskommt, nicht den Ansprüchen an eine vollwertige, bedarfsgerechte und den biologischen Gegebenheiten entsprechende Ernährung genügt. Der Mensch ist von Natur aus kein reiner Pflanzenesser (Herbivore), sondern ein Allesesser (Omnivore). Daher kann eine vegane Ernährungsweise nicht uneingeschränkt empfohlen werden, vor allem nicht für Kleinkinder, Schwangere und Stillende. Ein Autorenteam (Koletzko, B. et al., in: Ernährung im Fokus 12 (2012), S. 332) stellt in diesem Zusammenhang ausdrücklich fest: „Mit einer rein pflanzlichen (veganen) Ernährung ist eine ausreichende Nährstoffversorgung in der Schwangerschaft auch bei sorgfältiger Lebensmittelauswahl nicht möglich. Eine vegane Ernährung birgt ernsthafte gesundheitliche Risiken – insbesondere für die Entwicklung des kindlichen Nervensystems." „Untersuchungsergebnisse zeigen, dass Säuglinge von sich vegan ernährenden Müttern nicht ausreichend mit Vitamin B_{12} und Jod versorgt waren und es zu neurologischen Störungen sowie Anämie und Struma kam" (Richter et al. 2016, S. M223-224).

Fazit: Wenn eine Ernährungsweise, die nicht ohne Supplemente und evtl. industriell vorgefertigte Produkte (vegane Fertig-und Ersatzprodukte), d. h. stark verarbeitete Produkte, auskommt, so kann diese Art der Ernährung, sofern sie dauerhaft erfolgt, nicht empfohlen werden.

2.4 DAS ERNÄHRUNGSKONZEPT „LOW CARB“

Die Bezeichnung „Low Carb“ bedeutet Kohlenhydratminimierung bzw. -reduzierung (von engl. carb = Abkürzung für carbohydrates = Kohlenhydrate). Es gibt verschiedene Ernährungskonzepte, bei denen der Anteil der Kohlenhydrate in der täglichen Ernährung gesenkt wird. Anlass für eine Low-Carb-Ernährung ist zumeist der Wunsch abzunehmen. Insofern gehört diese Ernährung auch zu den Reduktionsdiäten. Vielfach möchten die Verfechter auch eine Ernährungsform mit günstiger Gesundheitswirkung realisieren.

Die Ernährungsregeln verschiedener Low-Carb-Vertreter sind unterschiedlich, sie weichen teilweise erheblich voneinander ab. Es gibt Abstufungen von kohlenhydratfrei bis kohlenhydratarm. Die radikalste Form einer fett- und eiweißreichen Diät stammt aus den siebziger Jahren von dem Kardiologen Dr. Robert Atkins. Er propagierte in einem Vier-Stufen-Konzept zunächst das völlige Weglassen von Kohlenhydraten, sodann eine stetig steigende Menge von Kohlenhydraten pro Tag. In der letzten Phase soll der Patient wissen, „wie viele und welche Kohlenhydrate Ihr Stoffwechsel verträgt. Sie sind fortwährend in der Lage, Ihre Lieblingsgerichte häufig zu essen, ohne dabei zuzunehmen“. Atkins empfiehlt, vor allem in der ersten Phase auf Nahrungsergänzungsmittel und Abführmittel zurückzugreifen, um den Mangel an Vitaminen, Mineralien und Ballaststoffen auszugleichen. Zumindest dies deutet auf eine ungesunde Ernährungsweise hin. Außerdem lässt die Akzeptanz aufgrund der einseitigen Lebensmittelauswahl mit der Zeit nach und auch Heißhunger auf Kohlenhydrate kann entstehen.

Nachdem für eine Reduktionsdiät jahrelang empfohlen wurde, vor allem auf das Fett zu achten und die Menge der täglichen Zufuhr einzuschränken, kommt seit einiger Zeit aus Amerika der Trend zu kohlenhydratarmen („low carb“) Diäten, weil die bisherigen Maßnahmen versagt hätten und die Amerikaner im Durchschnitt trotz der Reduzierung des Fettkonsums immer dicker geworden seien. Nur durch das Weglassen von Kohlenhydraten könnten die Fettpolster abgebaut werden.

Scheuplein (www.stern.de/gesundheit/low-carb-die-diaeten-luege, 4.4.16) schreibt dazu: „In den USA grassiert eine regelrechte Low-Carb-Hysterie, Millionen von Amerikanern schwören auf eine reduzierte Kohlenhydratzufuhr. Auch die US-Nahrungsindustrie ist längst auf den Zug aufgesprungen und füllt die Supermarktregale mit Produkten mit stark reduzierten Kohlenhydraten, wie sie es früher genauso mit fettarmen "Light“- oder fettfreien „No-fat“-Nahrungsmitteln tat. Fast-Food-Ketten werben mit kohlenhydratarmen Angeboten wie dem Big Mäc ohne Brötchen.“

2.4.1 Wirkungsweise

Was bewirkt eine drastische Reduzierung der Kohlenhydrataufnahme? Richtig ist, dass Kohlenhydrate nicht zu den essenziellen Nährstoffen zählen, d. h. der Organismus kann auch ohne die orale Aufnahme von Kohlenhydraten diese selbst produzieren. Aus den sogenannten glukoplastischen Aminosäuren kann der Körper selbst Glukose (= Traubenzucker) herstellen. Allerdings braucht er dazu etwa die doppelte Menge an Protein, die u. a. der Muskulatur entnommen wird. Es gibt aber noch einen anderen Stoffwechselweg, der über den Abbau von Fett führt. Bei einem Mangel an Kohlenhydraten (etwa 120-150 g Glukose braucht unser Gehirn täglich) kann der Körper Fett zu Ketonkörpern umwandeln, die anstelle von Glukose als Energielieferanten dienen.

Der Körper greift - vorausgesetzt, es ist genügend Glukose vorhanden - zur Deckung des Energiebedarfs (Gehirn, Zentralnervensystem, körperliche Arbeit) zuerst hierauf zurück. Auch die Vorräte an Glykogen (eine Speicherform der Glukose) in Leber und Muskulatur werden herangezogen. Jedoch sind diese Vorräte relativ gering (ca. 400 g). Erst danach wird der Fettabbau forciert. Zuständig für die Regulation des Blutglukosespiegels ist das Hormon Insulin. Werden genügend Kohlenhydrate nachgeliefert, stoppt Insulin den Abbau von Fettreserven.

Bei einem Mangel an Kohlenhydraten in der Nahrung sinkt der Insulinspiegel. Das wiederum hat zur Folge, dass nunmehr das Reservefett zur Energiegewinnung herangezogen wird. Hierauf beruht das Erfolgskonzept von Low-Carb-Diäten. Probanden, die sich kohlenhydratarm ernährten, nahmen in Vergleichsstudien besser ab als diejenigen, die Fett sparten. Eine Erklärung dafür könnte sein, dass eine Low-Carb-Ernährung wegen der großen Eiweißmenge in der Nahrung besser sättigt. „Eine andere Erklärung lautet: Bei

Low Carb geht es hauptsächlich darum, alles Süße und Mehlige zu meiden – und das ist viel einfacher als bei Lowfat, bei dem die Diätwilligen schnell auf versteckte Fette hereinfallen" (Fux, www.netdoktor.de/magazin/die-kohlenhydrat-sparer, 29.3.16).

2.4.2 Ernährungsplan

Bei einem Low-Carb-Ernährungsplan sind erlaubt:

- Gemüse, Salat, Eier, Geflügel, Fisch, Meeresfrüchte, Fleisch sowie Wasser und Kräutertees, Nüsse, Soja- und Milchprodukte. Auf gesunde Fette sollte geachtet werden: Olivenöl, Nüsse, Samen, fetter Fisch wie Lachs, Thunfisch, Heilbutt und Makrele.

Zu meiden sind:

- Stärkehaltige Gemüsesorten wie Kartoffeln, Mais, Kochbananen, Erbsen, Bohnen, Pastinaken, Obst mit einem hohen Fruktosegehalt (Bananen, Birnen, Trauben, Datteln, Feigen) sowie Nudeln, Brot, Brötchen, Kuchen, Muffins und Süßigkeiten wie Traubenzucker, Schokolade, Honig und zuckerhaltige Getränke.

Der Ernährungsplan kann durchaus abwechslungsreich sein. Man sollte drei Mahlzeiten/Tag zu sich nehmen und auf Zwischenmahlzeiten möglichst verzichten. Der Anteil an Kohlenhydraten beim Abendessen sollte auf jeden Fall unter 20 g liegen.

2.4.3 Beurteilung

Den verschiedenen Low-Carb-Diäten ist gemeinsam, dass die Ernährung kohlenhydratarm (ca. 60 g bis max. 100 g), aber eiweiß- und zumeist auch fettreich ist. Viele Diätpläne schreiben vor, weniger als 15 % der täglichen Kalorienmenge aus Kohlenhydraten zu sich zu nehmen, dafür aber mehr als 30 % aus Proteinen. Die Diäten führen zu einer relativ schnellen Gewichtsreduktion. Eiweiß- und fetthaltige Lebensmittel sättigen sehr gut, was ein nicht unwichtiger Aspekt ist. „Langfristig hat diese Ernährungsform aber die Folge, die andere Diäten auch haben: man nimmt wieder zu. Für die dauerhafte Gewichtsabnahme ist diese Art der Ernährung schon unter dem Gesichtspunkt des Gewichthaltens nicht geeignet" (www.die-abnehmschule.de/diaeten/low-carb-diaet.html, 4.4.16).

Welche möglichen negativen Folgen einer Ernährung mit geringem Kohlenhydratanteil werden diskutiert? Zunächst einmal wird kurzfristig über Begleiterscheinungen wie Mundgeruch (als Folge der Ketonkörperbildung) berichtet, gelegentlich treten auch Müdigkeit, Übelkeit und Kopfschmerzen auf, die jedoch nur kurzfristig vorhanden sind. Bedeutsamer sind andere mögliche Risiken, die in der Fachwelt diskutiert werden: Durch den hohen Eiweißanteil bei einer Low-Carb-Ernährung kann es zu einer erhöhten Belastung und evtl. sogar zu einer Überlastung der Nieren kommen, die zu Schädigungen führen können. Der hohe Eiweißanteil kann zu einer Erhöhung des Harnsäurespiegels führen und damit Gichtanfälle fördern.

Gravierender sind Hinweise auf ein steigendes Risiko für Herz-Kreislauf-Erkrankungen wie Herzinfarkt und Schlaganfall als Folge erhöhter Cholesterinwerte, je eiweißreicher und kohlenhydratärmer die Kost ist. Bei striktem Kohlenhydratverzicht steigt die Konzentration von **Homocystein** im Blut, eine Substanz, die das Risiko für Herz-Kreislauf-Erkrankungen erhöht. Möglicherweise werden auch zu wenige Ballaststoffe aufgenommen mit der Gefahr von Verstopfung. Gleichwohl heißt es in einem Lehrbuch noch im Jahre 2004: „Die immer wieder aufgestellte Behauptung, kohlenhydratarme Ernährung hätte negative gesundheitliche Folgen, wurde nie bewiesen" (Kasper, 2004, S. 524). Inzwischen mehren sich jedoch die Anzeichen dafür, dass Low Carb als Dauerernährung eher ungünstig zu beurteilen ist. Ein weiterer wichtiger Aspekt ist folgender: „Die Produktion von eiweiß- und fetthaltigen Nahrungsmitteln verbraucht mehr Ressourcen als die Produktion kohlenhydratreicher Nahrungsmittel, ist also schlicht teurer. Eine kohlenhydratarme Ernährung ist also nur den Bewohnern der reichen Länder möglich. Es handelt sich um eine „Luxusernährungsform" (www.die-abnehmschule.de/diaeten/low-carb-diaet.html, 4.4.16).

Hauner (2005, A 750 ff) weist darauf hin, dass man zwar einen guten initialen Gewichtsverlust mit kohlenhydratarmen Diäten erreichen könne, da die Lebensmittelauswahl stark eingeengt sei, gebe es keine Vorteile gegenüber den konventionellen fettreduzierten Diäten. Und weiter: „Wunderdiäten gibt es nicht, es bleibt nur der steinige Weg über eine Lebensstiländerung mit knapper, aber ausgewogener Ernährung und regelmäßiger körperlicher Bewegung. Für die Sicherung des Langzeiterfolgs gibt es bisher aber keine Alternative zur fett- und kalorienbegrenzten Ernährung."

1. ERNÄHRUNGSSTILE IN DEUTSCHLAND
2. ALTERNATIVE ERNÄHRUNGSFORMEN

3. TRENDS UND ENTWICKLUNGEN

4. EPIGENETIK UND ERNÄHRUNG
5. ZUKUNFTSFÄHIGE ERNÄHRUNGSSTILE

3. TRENDS UND ENTWICKLUNGEN

3.1 ZUSATZSTOFFE

1974 wurde in Deutschland erstmals das „Lebensmittel- und Bedarfsgegenständegesetz" (LMBG) eingeführt und in diesem Zusammenhang der Begriff „Zusatzstoff" überhaupt erst definiert.

ⓘ
Zusatzstoffe

zu Lebensmitteln bzw. Rohstoffen sollen der Verbesserung der Haltbarkeit, der Konsistenz, des Geschmacks und des Aussehens sowie der Verbesserung des ernährungsphysiologischen Wertes dienen oder werden als technische Hilfsstoffe zugesetzt.

Ohne Zusatzstoffe wäre unser Lebensmittelangebot zweifellos weniger vielseitig und unter hygienischen Aspekten weniger unbedenklich.

Grundsätzlich gilt, dass Zusatzstoffe weder notwendig noch vermeidbar sind. Dieser Widerspruch ist so zu verstehen, dass viele Zusatzstoffe ohnehin als natürliche Inhalts-, Vorrats-, Schutz- oder Lockstoffe in Lebensmitteln enthalten sind. Ohne Zusatzstoffe sind großindustriell hergestellte Lebensmittel kaum produzierbar, denn ohne gezielt zugesetzte Stoffe könnten beispielsweise weder Süßigkeiten noch Margarine, Wurst, Käse oder Wein hergestellt werden. Wer vollständig auf Zusatzstoffe verzichten möchte, muss mehr Zeit für die Zubereitung verwenden und hat eine geringere Nahrungsmittelauswahl. Die Menge der aufgenommenen Zusatzstoffe hängt weitgehend von der Ernährungs- und Lebensweise ab.

Tägliche Aufnahme von Zusatzstoffen

- Eigene Zubereitung aus landwirtschaftl. Rohstoffen < 5 g
- Mitverwendung von vorgefertigtem Brot, Wurst, Käse, Süßwaren 5–10 g
- Vorwiegender Verzehr von Fertiggerichten ca. 20 g
- Betont kalorienreduzierte, zahnschonende oder Lightlebensmittel > 50 g

Quelle: KUHNERT, 2004

Zusatzstoffe werden mit E-Nummern versehen. „E" stand zunächst für Europa bzw. EU, heute steht es für „edible" (essbar). Sie sind ein internationaler Code dafür, dass der verwendete Zusatzstoff die vorgeschriebenen Tests durchlaufen hat und amtlich zugelassen wurde. Die **E-Nummern** sind Zahlen zwischen 100 und 1.520 (z. B. Farbstoffe E 100 – E 180, Konservierungsstoffe E 200 – E 290, Süßungsmittel E 420, E 421, E 950 – E 967 usw.), sie gelten in allen EU-Ländern einheitlich und kennzeichnen einen Zusatzstoff eindeutig über alle Sprachgrenzen hinweg. Das Zusatzstoffregime beruht auf dem Prinzip „Verwendungsverbot mit Erlaubnisvorbehalt". Das bedeutet: Zusatzstoffe dürfen nur verwendet werden, wenn diese ausdrücklich durch Rechtsverordnungen zugelassen wurden. Etwa 300 Zusatzstoffe sind derzeit zugelassen.

In der **Zutatenliste** werden die Stoffe aufgezählt, die einem Lebensmittel zu dessen Herstellung zugegeben wurden. Sie führt die Zutaten in absteigender Reihenfolge ihrer Zugabemenge auf. In der Europäischen Union muss sie auf jeder Verpackung eines Lebensmittels aufgedruckt sein.

Stark verarbeitete Lebensmittel enthalten eine Reihe von Zusatzstoffen. Im Durchschnitt sind 20% der Zutaten Zusatzstoffe, vor allem Aromastoffe, Geschmacksverstärker, Säuerungsmittel und modifizierte Stärke. Die Produktunterschiede sind jedoch auch hier groß. Während tiefgekühltes Gemüse oder Fischfilets in der Regel keine Zusatzstoffe benötigen, sind z. B. Instantfertiggerichte (Pulver, Granulat oder getrocknete Zutaten, die nur noch mit einer kalten oder warmen Flüssigkeit angerührt werden müssen) ohne Zusatzstoffe gar nicht herstellbar. Manche Zusatzstoffe können den Lebensmitteln den Anschein einer höheren Qualität verleihen. Farbstoffe vermitteln beispielsweise beim Fruchtjoghurt den Eindruck eines höheren Fruchtgehaltes, oder Aromen und Geschmacksverstärker bewirken einen intensiveren, aber auch standardisierten Geschmack. Die häufige Verwendung von verarbeiteten Produkten kann dadurch bei Kindern langfristig Auswirkungen auf die Geschmackspräferenzen und die Akzeptanz von Lebensmitteln haben.

Alle verwendeten Zusatzstoffe müssen in der Zutatenliste aufgeführt werden. Dazu dienen zwei unterschiedliche Bezeichnungen: Zum einen gibt der sog. **„Klassenname"** den Anwendungszweck der Stoffe an, beispielsweise ob es sich um ein Süßungs- oder Verdickungsmittel handelt. Zum anderen wird der Stoff mit seinem chemischen Namen oder einer E-Nummer kenntlich gemacht. Für unverpackte Ware gibt es verschiedene Möglichkeiten der Kennzeichnung, z. B. durch ein extra aufgestelltes Schild, ein allgemein zugängliches Buch oder durch einen Aushang. Allergene sind eindeutig zu kennzeichnen, die Zusatzstoffe hingegen müssen nur eingeschränkt, allerdings mit genau festgelegten Formulierungen, angegeben werden. In Restaurants und in Imbissen findet man die Angaben in Fußnoten auf der Speisekarte; Gemeinschaftsverpfleger, wie z. B. Mensen oder Kantinen, können mit einem Aushang auf die Zusatzstoffe aufmerksam machen.

Zu den Zusatzstoffen zählen Konservierungs- und Antioxidationsmittel, Farbstoffe, Emulgatoren, Süßstoffe sowie Geschmacksverstärker. Sie sollen u. a. die Produkte stabilisieren und ihre Haltbarkeit, Farbe und ihren Geschmack verbessern.

Durch eine EU-weite Prüfung gehören die Zusatzstoffe zu den am besten geprüften Inhaltsstoffen von Lebensmitteln. U. a. wird überprüft, in welchen Mengen diese Stoffe unbedenklich verzehrt werden können. Aus Sicherheitsgründen wird der ermittelte Wert noch einmal durch 100 geteilt. Das Ergebnis ist der ADI-Wert (acceptable daily intake).

ⓘ

ADI-Wert (acceptable daily intake)

Er gibt die sichere Tagesdosis an, die maximal konsumiert werden sollte. Wird diese Menge nicht überschritten, sollen auch bei lebenslanger Einnahme keine gesundheitlichen Folgen drohen.

Bekannte Nahrungsmittelallergene sind u. a. glutenhaltige Getreide, Krebstiere, Milch und Laktose sowie zahlreiche Schalenfrüchte. Für die 14 wichtigsten Allergene besteht eine EU-weite Verpflichtung zur Kennzeichnung, vor allem auch für Zutaten, die diese Stoffe enthalten.

Überempfindlichkeitsreaktionen, verursacht durch Zusatzstoffe in Lebensmitteln, sind selten; so sind etwa 0,01–0,2 % der Bevölkerung von allergieähnlichen Reaktionen, wie z. B. Nesselsucht, Asthma, tränenden Augen, betroffen. Diese Wirkungen gehören in der Regel nicht zu den echten Allergien, da das Immunsystem nicht an der Reaktion beteiligt ist. Da aber die Symptome ähnlich sind, werden sie Pseudoallergien genannt. Den Betroffenen hilft in der Regel ein Blick auf die Zutatenliste, um den Verzehr problematischer Zusatzstoffe zu vermeiden. Auch die Zusatzstoffe, die über zusammengesetzte Zutaten in die fertige Speise gelangen und mehr als 2 % eines Lebensmittels ausmachen, müssen seit 2005 genannt werden.

Zusatzstoffe, die unerwünschte Reaktionen auslösen können

- Azofarbstoffe: E 102 (Tartrazin), E 110 (Gelborange), E 122 (Azorubin), E 123 (Amaranth), E 124 (Cochenillerot), E 129 (Allurarot), E 151 (Brillantschwarz BN)
- Konservierungsstoffe: E 210–212 (Benzoesäure und ihre Salze), E 220–228 (Schwefeldioxid und Sulfite)
- Antioxidationsmittel: E 310–312 (Gallate), E 320 (BHA), E 321 (BHT)

Um die verschiedenen Zusatzstoffe in der Europäischen Union zu ordnen, wurden die E-Nummern eingeführt, die in allen Ländern der Europäischen Union gelten. Mit ihrer Hilfe ist es möglich, die verwendeten Zusatzstoffe sprachunabhängig zu identifizieren. Stoffe erhalten eine E-Nummer, sobald die interessierten Firmen bei der Europäischen Behörde für Lebensmittelsicherheit (EFSA) um eine Zulassung anfragen und dabei wissenschaftliche Dokumente vorlegen, die die Unbedenklichkeit bestätigen.

Seit 2009 ist eine europaweite Gesetzgebung für die Verwendung von Lebensmitteln in Kraft, die für alle verpackten Lebensmittel gilt. Bisher war die Lebensmittelkennzeichnung freiwillig und uneinheitlich geregelt. Nun sind die Bestimmungen vereinfacht und wurden auf einen aktuellen Stand der Wissenschaft gebracht. Zudem können Lebensmittel auf dem europäischen Markt leichter angeboten werden. Es müssen Angaben über Zucker-, Fett-, Salz- und Energiegehalt enthalten sein. Produkte, die durch Nanotechnologie bearbeitet wurden, müssen ebenso entsprechend gekennzeichnet werden wie auch die Verwendung von

Ersatzstoffen (z. B. Analogkäse oder Gelschinken). Alle Angaben beziehen sich nun auf 100 g oder 100 ml und sind damit vergleichbar. Allergene Bestandteile, die auch bisher schon bei den Inhaltsstoffen aufgeführt wurden, sind mit Fettbuchstaben hervorgehoben. Neu ist auch, dass Bilder nicht länger „lügen" dürfen. Ein Joghurt, der mit einem Bild von Erdbeeren wirbt, muss diese auch enthalten. Alle Informationen beziehen sich auf den täglichen Durchschnittsbedarf einer 40-jährigen Frau, deren Energiebedarf bei ca. 2.000 Kilokalorien liegt. Verboten sind Zusatzstoffe in unverarbeiteten Erzeugnissen und Süß- und Farbstoffe in Lebensmitteln für Babys und Kleinkinder.

Tab. 3.1 — Funktionsklassen der Zusatzstoffe

Zusatzstoff	Funktion
Antioxidationsmittel	Reaktionen mit Sauerstoff und dadurch entstehende Qualitätsverluste werden verhindert
Backtriebmittel	Lockern Teige und vergrößern ihr Volumen
Emulgatorenen	Verbinden eigentlich nicht miteinander verbindbare Flüssigkeiten (wie Wasser und Öl)
Farbstoffe	Färben Lebensmittel, v. a. Einsatz zum Erhalt der natürlichen Färbung von Lebensmitteln
Festigungsmittel	Erhalten natürliche Strukturen
Feuchthaltemittel	Verhindern Austrocknung oder fördern Lösungsverhalten eines Pulvers in wässrigem Medium
Füllstoffe	Geben Volumen ohne Energie
Geliermittel	Sorgen für festere Konsistenz durch Gelbildung
Geschmacksverstärker	Verstärken noch vorhandenen Eigengeschmack von Lebensmitteln
Komplexbildner	Metallionen (die Verderb fördern) werden abgefangen und gebunden
Konservierungsmittel	Verhindern den mikrobiellen Verderb
Mehlbehandlungsmittel	Verbessern das Knetverhalten von Teigen
Modifizierte Stärke	Stabilisieren gegen Hitze und Kälte, verbesserte Quellfähigkeit
Packgase	Verdrängen Sauerstoff für eine keimfreie Atmosphäre
Säuerungsmittel	Geben Geschmack und Haltbarkeit
Säureregulatoren	Halten das Säureniveau und unterstützen so eine saure Konservierung
Schaummittel	Unterstützen die Schaumbildung und -stabilisierung
Schaumverhüter	Verhindern oder verringern die Schaumbildung
Schmelzsalze	Ermöglichen das Verbinden der Bestandteile von Schmelzkäse
Stabilisatoren	Erhalten Farbe, Zusammensetzung und Struktur
Süßungsmittel	Süßen ohne Zucker
Trägerstoffe	Bringen Zusatzstoffe in Lebensmittel ein
Treibgas	Zerstäuben von Produkten (z. B. Sahne aus der Dose)
Trennmittel	Verhindern Klumpen und Verkleben
Überzugsmittel	Halten Feuchtigkeit und Aroma im Lebensmittel
Verdickungsmittel	Sorgen für festere Konsistenz durch Verdickung

Parallel zur Neuzulassung werden die mehr als 300 in der EU bereits zugelassenen Lebensmittelzusatzstoffe nach und nach erneut überprüft. Erste Konsequenzen sind das Verbot des Farbstoffes E 128 oder auch der vorsorgliche Aufdruck „kann Aktivität und Aufmerksamkeit bei Kindern beeinträchtigen" beim Zusatz der Farbstoffe E 102 (Tartrazin) oder E 104 (Chinolingelb), die v. a. in Erfrischungsgetränken oder Süßigkeiten Verwendung finden.

3.1.1 Farbstoffe

Das Auge isst mit, so heißt es sprichwörtlich. Farbstoffe machen Vanillepudding gelb, Götterspeise grün und Bonbons rot. Durch Farbstoffe werden verarbeitete Lebensmittel optisch ansprechender und wirken appetitlich; der durch Kochen oder andere Behandlungen verloren gegangene Farbton soll wiederhergestellt werden. Dazu werden natürliche, naturidentische und künstliche Farbstoffe verwendet. **Natürliche Farbstoffe** werden aus Pflanzen, wie z. B. Tomaten, Spinat und Paprika extrahiert. Bereits seit Jahrhunderten werden sie zum Färben von Lebensmitteln verwendet. **Naturidentische Farbstoffe** werden im Labor den Farbstoffen aus der Natur „nachgebaut". Da sie hitze- und lichtempfindlich sind, finden sie nur eine begrenzte Anwendung.

Die sog. „Azo- und Nichtazofarbstoffe" sind **künstliche Farbstoffe**. Sie werden aus Erdöl und Erdgas gewonnen. Sie sind hitze- und lichtunempfindlich, meist säurestabil und viel preisgünstiger als natürliche bzw. naturidentische Farbstoffe.

⊕
Chlorophyll

Einer der ältesten färbenden Nahrungsbestandteile ist das Chlorophyll (E 140), das selbst in großen Mengen ohne Nebenwirkungen aufgenommen werden kann. Die Farbstoffgruppe der Carotinoide (Carotin: E 160), als Vorläufer des Zellschutzvitamins A, soll sogar positiv auf den Stoffwechsel wirken.

Einigen Lebensmittelgruppen dürfen nur bestimmte Farbstoffe zugesetzt werden. Butter erhält zum Beispiel durch Carotin eine schöne gelbe Farbe, Kartoffeln dürfen nur mit Kurkumin gefärbt sein. Manche Farbstoffe sind zum Schutz des Verbrauchers vor Täuschung verboten. Zum Beispiel würde Zuckerkulör einen Vollkornanteil im Brot vortäuschen. Auch Honig darf nicht nachgedunkelt werden.

Produktgruppen, deren Färbung erlaubt ist

- Künstliche Heiß- und Kaltgetränke, Brausen
- Brennwertverminderte Konfitüren, Konfitüren und Erdbeer-, Himbeer- und Kirschkonserven
- Kandierte Früchte und Fruchtteile, Cocktailkirschen und kandierte Gemüse
- Überzüge von Süßwaren und Dekorationen
- Feine Backwaren und Snacks
- Verschiedene Spirituosen, Aperitifweine und Obstweine
- Margarine, Halbfettbutter, Butter
- Einzelne Käsesorten und bestimmte Wurstspezialitäten
- Seelachs, Lachsersatz, Surimi, Fischrogen, Räucherfisch
- Saucen, Würzmittel, Senf

Auf dem Etikett von verpackten Lebensmitteln müssen Farbstoffe angegeben werden. Sie sind mit dem Klassennamen aufzuführen, gefolgt von der chemischen Bezeichnung oder ihrer E-Nummer.

Solange Lebensmitteln Farbstoffe zugesetzt werden, wird auch über ihre gesundheitliche Wirkung diskutiert. Insbesondere den Azofarbstoffen werden schädigende Eigenschaften nachgesagt. Bei sensiblen Personen sind pseudoallergische Reaktionen sowie Hautausschläge oder Asthma beobachtet worden. Zusätzlich stehen diese Farbstoffe in Verdacht, bei Kindern zu Hyperaktivität und Aufmerksamkeitsstörungen zu führen. Die Europäische Union hat für Farbstoffe in Lebensmitteln Höchstmengenbeschränkungen festgelegt. Einige Nicht-EU-Länder haben Azofarbstoffe sogar ganz verboten (z. B. die USA). Im Gegensatz zu den künstlichen Farbstoffen gelten natürliche und naturidentische Farbstoffe als nahezu unbedenklich und sind in der Regel ohne Höchstmengenbeschränkung zugelassen.

3.1.2 Aromastoffe (Aromen)

Chemisch betrachtet sind Aromastoffe flüchtige chemische Verbindungen, die meist nur in winzigen Mengen vorkommen und dennoch einem Lebensmittel seinen unverwechselbaren Charakter verleihen. Würden in bestimmten Industrieprodukten Aroma- und Geschmacksstoffe fehlen, würden wir das Essen als fade empfinden. In der Natur sind bis heute etwa 5.000 Aromastoffe identifiziert worden. Viele Lebensmittel enthalten von Natur aus mehrere 100 verschiedener aromatischer Substanzen. In Kaffee sind es zum Beispiel rund 700. Dass vielen verarbeiteten Lebensmitteln isolierte Aromastoffe zugesetzt werden, kann verschiedene Gründe haben:

Gründe für den Zusatz von Aromastoffen

- Bei der Lebensmittelverarbeitung verloren gegangene Aromen können so ersetzt werden.
- Verschiedene Geschmacksrichtungen sind möglich, vor allem bei Fertigprodukten, Knabberartikeln, Zuckerwaren, Speiseeis und Limonaden.
- Diätetische Lebensmittel wie kalorienreduzierte Produkte sollen genauso gut schmecken wie ihre „normalen" Pendants.
- Das Produkt soll unabhängig von der Charge immer die gleiche Qualität und den gleichen Geschmack aufweisen.

In der Regel werden Aromen in Lebensmitteln im Verhältnis 1:1.000 dosiert. Bei vielen Fertigprodukten ist - bedingt durch die Art der Produktion - ihr Einsatz oft nicht zu vermeiden, weil mit den Zutaten allein das gewünschte Geschmackserlebnis nicht erzielt werden kann. Zum Beispiel Fruchtjoghurt: So aromatisch frische Erdbeeren auch schmecken - selbst ein Anteil von 15 % im Joghurt schmeckt nicht besonders intensiv, weil durch Pasteurisieren und Lagern der Geschmack leidet. Hier werden dann natürliche Aromastoffe eingesetzt. Bei anderen Produkten ersetzen mittlerweile die Aromen die Zutat komplett.

Werden Aromen verwendet, so müssen diese im Zutatenverzeichnis vermerkt werden. In der EU sind seit 1996 (Verordnung Nr. 2232/96) Regeln über die Verwendung von Aromastoffen festgelegt. Außerdem wurde ein Verfahren zur Bewertung und Zulassung von Aromastoffen und Einführung einer EU-Positivliste eingeführt. Diese Liste legt seit 2012 europaweit einheitlich fest, welche Aromastoffe Lebensmitteln zugesetzt werden dürfen.

Aromastoffe bestehen aus einer Vielzahl von Substanzen. Es ist also nicht einfach herauszufinden, ob und auf welchen Aromastoff jemand allergisch reagiert. Die meisten Aromaverbindungen sind zu klein, um eine allergische Reaktion auszulösen. Von den klassischen Allergien abzugrenzen sind sog. „Nahrungsmittelunverträglichkeiten". Sie können auch von kleinen Molekülen ausgelöst werden. Die Symptome treten aber erst auf, wenn der unverträgliche Stoff in einer bestimmten, individuell unterschiedlichen Menge gegessen wurde. Da Aromastoffe in sehr niedriger Konzentration verwendet werden, ist auch in diesem Fall das Risiko gering, dass die Menge erreicht wird, die Unverträglichkeiten auslöst. Im Fall einer echten Aromastoffallergie hilft es eigentlich nur, Lebensmittel mit der Angabe „Aroma" konsequent zu meiden oder beim Hersteller nachzufragen. Da Aromen schon in kleinen Mengen sehr wirksam sind, werden sie meist nicht pur verarbeitet, sondern an geschmacksneutrale Trägerstoffe wie beispielsweise Milchzucker oder auch Alkohol gebunden. Auch diese Trägerstoffe müssen auf dem Etikett gekennzeichnet werden.

Diskussionen gibt es immer wieder um den Lebensmittelzusatzstoff mit der E-Nummer E 621, dem **Mononatriumglutamat** (MNG), auch bezeichnet als Natriumglutamat oder kurz Glutamat. Es handelt sich dabei um ein Salz der Glutaminsäure, einer der häufigsten natürlich vorkommenden nicht essenziellen Aminosäuren. Ebenfalls zugelassen sind Monokaliumglutamat (E 622), Calciumdiglutamat (E 623), Monoammoniumglutamat (E 624) und Magnesiumdiglutamat (E 625). Glutamat ist ein natürlicher Bestandteil vieler proteinhaltiger Lebensmittel und entsteht auch im menschlichen Stoffwechsel. Deswegen gilt es als unbedenklich. Bei normaler Mischkost liegt die tägliche Glutamataufnahme zwischen 8 und 12 g. Es wird im Proteinstoffwechsel vollständig verwertet. Während die in Proteinen gebundene Glutaminsäure keinen Einfluss auf das Geschmacksempfinden hat, wirkt freies Glutamat als Geschmacksverstärker.

Es sorgt für einen ausgeglichenen und abgerundeten Gesamteindruck anderer Geschmacksrichtungen und vermischt diese miteinander (Umamigeschmack). Glutamat wird u. a. in Würzen, Suppen und Saucen, Fertiggerichten, Fleischprodukten, Gemüseerzeugnissen und Knabberartikeln eingesetzt. Eine Höchstmenge (ADI-Wert) ist nicht vorgeschrieben. Es darf jedoch nur so viel eingesetzt werden, wie für die gewünschte Wirkung unbedingt notwendig ist, aber die gesundheitlichen Wirkungen werden immer wieder diskutiert. Glutaminsäure und Glutamate wurden in der Vergangenheit mit der Entstehung des sog. „China-Restaurant-Syndroms“ in Verbindung gebracht. Die Betroffenen klagen über Kopf- und Gliederschmerzen, Taubheit im Nacken sowie Übelkeit nach dem Verzehr von Speisen, die Glutamate als Zusatzstoffe enthalten. Diese These konnte so nicht bestätigt werden. Die Symptome sind möglich, wenn in sehr kurzer Zeit mehr als 10 g Glutamat aufgenommen werden – eine Menge, die durch den Verzehr von Lebensmitteln praktisch nicht zu erreichen ist. Daher werden andere Ursachen für diese körperlichen Symptome vermutet.

Die EU hält die Anwendung von Mononatriumglutamat (MNG) als Lebensmittelzusatzstoff für sicher, ebenso das Deutsche Bundesinstitut für Risikobewertung und die Deutsche Gesellschaft für Ernährung. MNG wird seit mehr als 100 Jahren zum Würzen von Lebensmitteln verwendet. Während dieses Zeitraums wurden umfangreiche Studien durchgeführt, um die Eigenschaften und die Sicherheit von MNG auszuleuchten.

Glutamat ist auch ein wesentlicher Bestandteil von Hefeextrakt. Hier entsteht es durch den Abbau von Proteinen durch Proteasen (Autolyse).

Hefeextrakt besitzt als Aroma keine E-Nummer und gilt nach dem Gesetz nicht als Geschmacksverstärker, obgleich es Salze der Glutaminsäure enthält, die chemisch identisch mit dem Lebensmittelzusatzstoff Mononatriumglutamat sind.

Glutaminsäure als Ausgangsprodukt kann auf synthetischem Wege gewonnen werden, aber auch mithilfe von Mikroorganismen, wobei der Einsatz gentechnisch veränderter Organismen möglich ist.

3.1.3 Konservierungsstoffe

(+)

Die Haltbarmachung

von Lebensmittel mittels Salz (Pökeln), Rauch (Räuchern) oder einfacher Trocknung ist der Menschheit seit Langem bekannt. Der Beginn der modernen Hitzekonservierung wird zumeist mit den Arbeiten des Franzosen François Nicolas Appert verbunden, der 1809 technisch ausgereifte Methoden der Konservierung vorstellte. Doch die theoretische Lösung war von vielen technischen Problemen begleitet, insbesondere das Verlöten der Konservendosen und die Dauer der Hitzeeinwirkung auf unterschiedliche Lebensmittel bereiteten lange Zeit Schwierigkeiten.

Konservierungsstoffe bzw. -mittel sind wichtig für die Erhaltung und Frische von Nahrungsmitteln. Dies geschieht z. B. durch eine Veränderung des pH-Wertes oder das Binden von Wasser. Gefährliche Krankheiten wie Botulismus und Listeriose werden seit jeher mit Konservierungsstoffen verhindert. Durch schnellere Transportwege und verbesserte Verpackungs- und Verarbeitungsmethoden ist der Einsatz von Konservierungsstoffen zurückgegangen.

(!)

Konservierungsstoffe

sind chemische Zusatzstoffe, die Lebensmittel vor dem Verderben schützen. Sie verhindern oder verlangsamen den mikrobiologischen Verderb durch Bakterien, Hefen und Schimmelpilze in und auf Lebensmitteln.

Alle Konservierungsstoffe für Lebensmittel (Ausnahme Milch- und Essigsäure) unterliegen der Zulassung (Zusatzstoff-Zulassungsverordnung) und müssen mit der Gattungsbezeichnung, dem Namen und der E-Nummer deklariert werden. Die traditionellen Konservierungsmittel Salz, Zucker und Essig gehören nicht zu den Zusatzstoffen. In der Zutatenliste werden sie deshalb auch nicht hinter dem Klassennamen Konservierungsstoffe aufgeführt, sondern erscheinen als eigenständige Zutaten.

Zugelassene Konservierungsstoffe sind: Sorbinsäure, Benzoesäure, PHB-Ester, Ameisensäure, Diphenyl, Orthophenylphenol und Thiabendazol. Nicht zulassungsbedürftig, aber auch konservierend wirken Kohlenstoffdioxid, Essigsäure, Milchsäure und große Mengen von Zucker, Alkohol und Kochsalz.

Die meisten Konservierungsstoffe dürfen nur für bestimmte Lebensmittel und in bestimmter Dosierung verwendet werden; so findet sich z. B. Sorbinsäure (wirksam gegen Schimmelpilze) in geschnittenem Brot, Käse und Obst oder Benzoesäure (wirksam gegen Pilze und Bakterien) in sauren Lebensmitteln und auch in bestimmten Limonadengrundstoffen.

Zukünftig sollen nach dem Willen der EU-Kommission auch Folien und andere Verpackungen die Haltbarkeit von Lebensmitteln verlängern. Zu den sog. „intelligenten oder auch aktiven Verpackungsformen" zählen zum Beispiel Frischhaltefolien, die die Lebensmittel in einer Atmosphäre mit hohem CO_2-Gehalt einschließen. Damit kann die Konzentration bestimmter Keime über die gesamte Haltbarkeitsdauer niedrig gehalten werden. Beim Einsatz hoher Sauerstoffkonzentrationen geht es dagegen darum, dass Fleisch von außen lange rosig-frisch aussieht und so den Eindruck von Frische vermittelt.

Der Einsatz solcher „Schutzatmosphäre"-Packungen ist umstritten. Zurzeit sind noch alle Materialien verboten, die chemische Reaktionen auslösen oder Aroma- und Konservierungsstoffe an den Inhalt abgeben. Nach Ansicht der Kommission werden mit der geplanten Verordnung die Rechtsvorschriften den technologischen Entwicklungen moderner Verpackungen angepasst. Aktive Materialien sollen demnächst in einer neuen gesetzlichen Vorschrift übersichtlicher geregelt und ihr Einsatz erleichtert werden.

Im März 2012 veröffentlichte die Behörde ihr erstes wissenschaftliches Gutachten zur Sicherheitsbewertung eines aktiven Stoffs, der bei der Lebensmittelverpackung zum Einsatz kommt.

Konservierungsstoffe mit kritischer Wirkung

- Benzoesäure und ähnliche Verbindungen (E 210 – 219): Künstlich hergestellte Konservierungsstoffe, die besonders von Allergikern und Asthmatikern zu meiden sind. Vorkommen in Fischerzeugnissen, Saucen, gesäuertem Gemüse.
- Schwefeldioxid und Sulfitverbindungen (E 220 – 228): Künstlich hergestellte Konservierungsstoffe, die für Kopfschmerzen, Migräne, Übelkeit und Asthmaanfälle verantwortlich gemacht werden. Sie beeinflussen den Vitamin-B-Gehalt von Nahrungsmitteln ungünstig. Vorkommen in Trockenfrüchten, Obstkonserven, Kartoffelerzeugnissen, Wein.
- Natamycin (E 235): Künstlich hergestellter Konservierungsstoff mit antibiotischer Wirkung, Arzneimittel der Tier- und Humanmedizin. Verwendung zur Oberflächenbehandlung von Käse und Wurst.
- Natriumnitrit (E 250): Künstlich hergestelltes Konservierungs- und Umrötungsmittel, erhöht die Haltbarkeit von Wurst und erhält die frische rote Farbe. Vorsicht bei Allergien, Asthma und Migräne (Natriumnitrit bildet unter bestimmten Umständen gesundheitsgefährdende Nitrosamine). Vorkommen in Wurstwaren.
- Kalium- bzw. Natriumnitrat (E 251 – E 252): Künstlich hergestellte Konservierungs- und Umrötungsmittel, Vorsicht bei Asthma, Allergie und Migräne. Vorkommen in Wurstwaren.

Einige Konservierungsstoffe können, wie andere Zusatzstoffe auch, gesundheitlich unerwünschte Nebenwirkungen haben, z. B. Allergien bzw. Pseudoallergien auslösen (siehe oben). Bei der Verwendung von schwefliger Säure als Konservierungsstoff, z. B. für Trockenfrüchte, getrocknete Kartoffelprodukte und Wein, können Kopfschmerzen und Übelkeit auftreten. Werden Zitrusfrüchte mit dem Konservierungsstoff Biphenyl behandelt, dürfen die Schalen nicht verzehrt werden. Auch das Pökeln von Fleisch mit Nitrit- und Nitratsalzen kann gesundheitliche Probleme nach sich ziehen.

3.2 NAHRUNGSERGÄNZUNGSMITTEL

3.2.1 Begriffserklärung

In Deutschland gilt seit Mai 2004 die Nahrungsergänzungsmittelverordnung. Sie schreibt eine Kennzeichnung vor, aus der u. a. die Art der Nährstoffe und der empfohlene Tagesverzehr hervorgehen müssen (www.bll.de).

(!)

Nahrungsergänzungsmittel (NEM)

sind „Lebensmittel, die dazu bestimmt sind, die allgemeine Ernährung zu ergänzen" (www.bll.de). In erster Linie handelt es sich dabei um Vitamin- und Mineralstoffpräparate. Obwohl sie in Form von Tabletten, Pulver oder Dragees angeboten werden, sind sie nicht Arznei- sondern Lebensmittel. Sie müssen sicher sein und dürfen keine Nebenwirkungen haben. Sie dürfen nicht dazu bestimmt sein, Krankheiten zu heilen oder zu verhüten.

Anders als Arzneimittel, die ein Zulassungsverfahren durchlaufen, unterliegen NEM nur einer Registrierungspflicht beim Bundesamt für Verbraucherschutz und Lebensmittelsicherheit (BVL). Es gelten die rechtlichen Bestimmungen: Verordnung über Nahrungsergänzungsmittel (NemV), Lebensmittel-, Bedarfsgegenstände- und Futtermittelbuch (LBFG) und die Novel Food Verordnung. Werbeaussagen werden über die „Health Claims-VO" von 2006 geregelt. Gesundheits- bzw. krankheitsbezogene Aussagen sind nicht zulässig. Die Werbeaussage „Vitamin B_6 trägt zu einer normalen Funktion des Immunsystems bei" ist allerdings zulässig. Der Hersteller muss zudem die pro Tag empfohlenen Portionen angeben. Es müssen sowohl sämtliche im Produkt enthaltenen Nährstoffe aufgeführt als auch ein Bezug zum jeweiligen Referenzwert für Erwachsene angegeben werden.

2013/14 gaben Verbraucher rd. 1 Mrd. Euro für NEM aus. Laut Ernährungsbericht 2012 nimmt etwa ein Viertel der Erwachsenen Nahrungsergänzungsmittel zu sich. Dominierende Warengruppen sind Mineralstoffe – hier vor allem Magnesium – und Vitamine, vor allem Vitamin C: Etwa 13 % der Deutschen nehmen Vitamin C regelmäßig zur Nahrungsergänzung ein.

Den größten Absatz finden NEM im Lebensmitteleinzelhandel (43 %) und in Drogeriemärkten (29 %). Neuerdings werden Pflanzenextrakte verstärkt als Bestandteile von NEM eingesetzt, deren Nutzen zweifelhaft ist. Obwohl Nahrungsergänzungsmittel in den meisten Fällen für Gesunde überflüssig sind, ist die Nachfrage, insbesondere nach Vitaminpräparaten, ungebrochen.

Seit Juli 2005 gibt es von der Europäischen Behörde für Lebensmittelsicherheit (EFSA) für 16 Vitamine und Mineralstoffe europaweit geltende Obergrenzen (Tolerable Upper Intake Level = UL).

(!)

Tolerable Upper Intake Level (UL)

Der UL bezeichnet die sicheren Obergrenzen für die lebenslange tägliche Aufnahme von Vitaminen und Mineralstoffen aus allen verfügbaren Quellen wie herkömmlichen Lebensmitteln, angereicherten Produkten und Nahrungsergänzungsmitteln.

Keinen Grenzwert benötigen nach Auffassung der EFSA die Vitamine Thiamin (Vitamin B_1), Riboflavin (Vitamin B_2) und Biotin, weil hier auch bei hoher Zufuhr keine schädlichen Wirkungen beobachtet wurden. Für β-Carotin, Vitamin C und Eisen gibt es aufgrund der unzureichenden Datenlage noch keine abschließende Bewertung. Damit sind aber weiterhin keine einheitlichen UL für die Anreicherung von Lebensmitteln in Sicht.

3.2.2 Pro und Contra

Neben Vitaminen und Mineralstoffen können Nahrungsergänzungsmittel weitere Substanzen enthalten, u. a. Ω-3-Fettsäuren, Carnitin, Gelatine, sekundäre Pflanzenstoffe, Gelee Royale oder Kieselerde. Die Wirkung vieler Präparate ist noch nicht einmal hinreichend belegt. Problematisch ist zudem die Anreicherung von ACE-Getränken mit β-Carotin und z. T. auch mit dem Spurenelement Selen. Hohe Zufuhrmengen sind bei Rauchern gesundheitlich bedenklich. Daher empfahl das Bundesinstitut für Risikobewertung (BfR, früher: BgVV) bereits 2001, auf die Anreicherung von Lebensmitteln mit β-Carotin zu verzichten. Dennoch sind weiterhin insbesondere in ACE-Getränken sehr hohe Konzentrationen an β-Carotin nachzuweisen. Verschiedene Studien bezweifeln den Wert solcher Getränke, zumal viele Säfte von Natur aus gleich hohe oder höhere Gehalte an Antioxidantien aufweisen, z. B. Johannisbeernektar oder roter Traubensaft.

Gelatine ist zur Nahrungsergänzung absolut überflüssig. Die Zufuhr von Gelatine oder Gelatinehydrolysaten hat keinen besonderen ernährungsphysiologischen Nutzen, auch nicht für Knorpel und Gelenke.

Rotweintabletten, Artischockendragees, Apfelessigkapseln, Fruchtfasertabletten und ähnliche Produkte sollen die Folgen eines zu geringen Verzehrs von Obst und Gemüse auffangen. Die ernährungsphysiologische Qualität von NEM auf der Grundlage von Gemüse- und Obstextrakten ist allerdings wenig erforscht (dge special 2/2002).

Auch der Markt für Sport- und Energydrinks boomt. Solche Produkte enthalten oft neben Koffein auch Taurin, Glucuronlacton und Inosit. Alle drei Stoffe kann der Körper in ausreichender Menge selbst synthetisieren. Der Koffeingehalt ist sogar oftmals zu hoch.

Die freie Verkäuflichkeit der NEM gilt als kritisch, da die Mehrheit der Verbraucher keine ausreichenden Kenntnisse über eine bedarfsgerechte Zufuhr von Vitaminen und Mineralstoffen als Ergänzung zur täglichen Nahrung hat.

In bestimmten Ausnahmesituationen kann es sinnvoll sein, auf NEM zurückzugreifen, z. B. bei Nährstoffdefiziten infolge von Diäten, bei Hochbetagten, bei Osteoporose, in Schwangerschaft und Stillzeit, bei Extremsportlern. In jedem Falle sollte dann aber vor der Einnahme eine fachliche Beratung in Anspruch genommen werden. Vorsicht ist vor allem bei fettlöslichen Vitaminen und Spurenelementen (z. B. Eisen, Selen) geboten.

Allgemein anerkannt ist der Nutzen einer Nährstoffanreicherung zur Beseitigung oder Verhinderung eines nachgewiesenen Mangels bzw. einer Unterversorgung. Neben dem Nutzen von NEM gibt es aber auch Gefahren, die beispielhaft in der folgenden Tabelle zusammengestellt sind.

Obwohl der gesundheitliche Nutzen der Einnahme von Nahrungsergänzungsmitteln umstritten ist, nahmen zwischen 5 % und 62 % (im Zeitraum 2001–2013) der Bevölkerung in ausgewählten Ländern Europas Supplemente zu sich. Am häufigsten konsumiert wurden Multivitamin- und Mineralstoffpräparate sowie Ω-3-Fettsäuren; unter den Vitaminen war Vitamin D das am häufigsten eingenommene Präparat. Die Einnahme von Supplementen ist in Europa zwar steigend, aber immer noch niedriger als in den USA. Es gilt in jedem Fall zu bedenken, dass es weder wünschenswert noch möglich ist, das gesamte Spektrum gesundheitsfördernder Substanzen in Lebensmitteln durch Nahrungsergänzungsmittel zu kompensieren.

Tab. 3.2 — Mögliche Gefahren der Nährstoffanreicherung jenseits der Empfehlungen (nach: GROSSKLAUS, 2002)

Nährstoff	**Gefahr**	**D-A-CH Referenzwerte**	**Tolerable Upper Intake Level**
Jod (µg/Tag)	Jodinduzierte Hyperthyreose	200	1.000
Folsäure (µg FÄ/Tag)	Kaschierung eines Vitamin-B_{12}- Mangels	400	1.000
Vitamin C (mg/Tag)	Störung der Nierenfunktion	100	2.000
Vitamin E (mg/Tag)	Hämorrhagische Blutungen	15	1.000
β-Carotin (mg/Tag)	Erhöhung der Krebsrate bei Rauchern	2–4	Nicht festgelegt
Selen (µg/Tag)	Selenosis	30–70	400

3.3 FUNKTIONELLE LEBENSMITTEL

3.3.1 Begriffserklärung

Wellness, Gesundheit und Wohlbefinden sind die Schlagworte eines Trends, der sich parallel zum Aufkommen von funktionellen Lebensmitteln, auch „Functional Food" genannt, entwickelt hat. Funktionelle Lebensmittel sind keine Nährstoffkonzentrate wie die NEM, sondern gelangen in den typischen Nahrungsmittelformen in den Handel. Als weitere Synonyme für werden auch Begriffe wie „Designer-Lebensmittel" oder „Nutraceuticals" verwendet.

(!)

Funktionelle Lebensmittel (Functional Food)

Unter diesem Begriff werden Lebensmittel zusammengefasst, die nicht mehr nur der reinen Nahrungsaufnahme dienen, sondern zudem einen gesundheitlichen Zusatznutzen vermitteln sollen.

Meist liegt dieser Zusatznutzen in der Förderung der Leistungsfähigkeit, der Unterstützung der Verdauung und der Beeinflussung der Psyche. Der Begriff Funktionelle Lebensmittel ist in Deutschland rechtlich nicht definiert. Folgende Definition ist vorgeschlagen: „Ein Nahrungsmittel kann dann als funktionell angesehen werden, wenn zufriedenstellend gezeigt werden konnte, dass es, über seinen Nährwert hinaus, eine oder mehrere Körperfunktionen positiv beeinflusst und zwar in einer Weise, die für das Wohlergehen oder die Reduktion eines Krankheitsrisikos relevant ist" (Brian, 2000, S. 15).

In Anbetracht dieser Definition stellt sich durchaus die Frage, ob nicht auch konventionelle Lebensmittel im klassischen Sinne funktionelle Lebensmittel sind, z. B. der Apfel (enthält Vitamin C, Phenole und Flavonoide), Spinat und andere grüne Gemüsesorten (enthalten die Carotinoide Lutein und/oder Zeaxanthin), Tomate (enthält den roten Farbstoff Lycopin, ein Carotinoid, das Prostatakrebs vorbeugt) etc.

Die Erkenntnis, dass Lycopin aus erhitzten Tomaten besonders wirksam ist, hat in den USA bereits zu einer entsprechenden Werbekampagne geführt. Die Firma Heinz bildet eine Ketchup-Flasche ab, mit dem Zusatz: „Amerikas beliebteste Lycopin-Quelle".

Funktionelle Lebensmittel können in Deutschland sowohl als Lebensmittel des allgemeinen Verzehrs, wie z. B. probiotischer Joghurt, als auch als diätetisches Lebensmittel, wie z. B. die mit Pflanzensterinen angereicherte Margarine, auf den Markt kommen. Die Auslobung (Werbung) funktioneller Lebensmittel ist für Lebensmittel des allgemeinen Verzehrs im LMBG sowie in den Verordnungen über die Lebensmittelkennzeichnung bzw. Nährwertkennzeichnung geregelt. Für diätetische Lebensmittel gilt die Diätverordnung.

In Japan sind funktionelle Lebensmittel bereits seit Langem bekannt. Dort heißen sie „Food for specified health use" (Nahrung für einen speziellen Gesundheitsnutzen). Nach japanischem Recht muss ein solches Produkt vor seiner Zulassung einige Voraussetzungen erfüllen: Die Inhaltsstoffe sollen natürlichen Ursprungs sein und die Wertigkeit des Lebensmittels nicht senken. Zudem muss es die Ernährung und Gesundheit verbessern und darf weder Kapsel noch Pille sein.

In den USA werden funktionelle Lebensmittel definiert als Lebensmittel, „bei denen die Konzentration von einem oder mehreren Inhaltsstoffen modifiziert ist, um ihren Beitrag zu einer gesunden Kost zu verbessern" (Brian, 2000).

Der Verarbeitungsgrad der Lebensmittel spielt bei der Einordnung zu den funktionellen Lebensmitteln keine Rolle. Obwohl ihnen gemäß Werbeaussagen eine gesundheitsfördernde Rolle zugeschrieben wird, sind sie – wie auch die NEM – keine Arzneimittel. Damit ist Functional Food von einer aufwendigen Überprüfung und Zulassung, wie sie bei Medikamenten nach dem Arzneimittelgesetz vorgeschrieben ist, befreit.

Für funktionelle Lebensmittel durfte bisher nicht mit gesundheitsbezogenen Aussagen geworben werden. Daher wurden inzwischen nach US- Vorbild sog. „health claims" eingeführt. Sie beschreiben den wissenschaftlich belegten Zusammenhang zwischen funktionellen Komponenten eines Lebensmittels und einer Erkrankung. Seit dem 1. Juli 2007 gelten EU-weit neue gesetzliche Vorgaben. Die sog. „Health Claims-Verordnung" regelt die Kennzeichnung und die Werbung für

Lebensmittel hinsichtlich der nährwert- und gesundheitsbezogenen Angaben.

Seit Dezember 2016 ist die Nährwertkennzeichnung nach den Vorschriften der Lebensmittelinformationsverordnung verpflichtend. Es müssen der Energiewert sowie der Gehalt an Protein, Kohlenhydraten, Zucker, Fett, gesättigten Fettsäuren, Kochsalz und Ballaststoffen deklariert werden.

Wirkstoffe und Inhaltsstoffe in Functional Food

- Ω-3-Fettsäuren
- Konjugierte Linolsäuren (CLA)
- Sekundäre Pflanzenstoffe (Polyphenole, Pflanzensterole usw.)
- Oligosaccharide
- Ballaststoffe (Pektine, Guar u. a.)
- Vitamine (A, C, E)
- Mineralstoffe (Calcium, Jod, Eisen usw.)
- Proteine, Aminosäuren, Peptide
- Probiotische Milchsäurebakterien

(Quelle: www.apo-baer.de, 2007)

Die größte wirtschaftliche Bedeutung haben derzeit die sog. „Prä- und Probiotika" sowie die „Synbiotika", eine Kombination aus beiden. Probiotische Joghurts waren in Deutschland die Wegbereiter für Lebensmittel mit sog. „Gesundheitseffekten". Die ersten Produkte gelangten 1996 in den Handel. Später folgten Präbiotika sowie mit antioxidativen Vitaminen angereicherte Erfrischungsgetränke, u. a. sog. **„ACE-Säfte"**. Im Jahr 1998 folgten **Ω-3-Brot** und **Ω-3-Eier**. Ein weiterer Schritt war die Zulassung einer mit Pflanzensterolen angereicherten Margarine im Jahre 2000 oder mit Calcium angereicherte Fruchtsäfte.

(!)

Probiotika

(neue Bezeichnung: Lebensmittel mit speziellen Bakterienkulturen) sind Lebensmittel mit speziellen lebenden Mikroorganismen, die in ausreichender Menge in aktiver Form über Milchprodukte und andere Lebensmittel (Joghurt, Butter, Käse, Quark, Back- und Süßwaren, Eiscreme, Müsli, Wurstwaren) bis in den Darm gelangen.

Von den rd. 400 verschiedenen Mikroorganismen können nur einige positive Wirkungen im Darm entfalten. Günstig sind Bakterienstämme, die nicht pathogen sind, keine toxischen Substanzen freisetzen und Stoffwechselprozesse im Darm positiv beeinflussen (z. B. Enzymaktivitäten, pH-Wert). Hierfür kommen in erster Linie Milchsäurebakterien, wie z. B. Lactobacillus casei, Lactobacillus acidophilus und Bifidobacterium bifidum in Betracht, die auch Bestandteil der gesunden Darmflora sind. Eine genügende Menge von Keimen muss die Passage durch Magen und Dünndarm überstehen, um in den Dickdarm, ihren Wirkungsort, gelangen zu können. Etwa 100–1.000 Mio. Keime müssen pro Tag aufgenommen werden, um die Darmflora günstig zu beeinflussen. Die Bakterien können sich nur für wenige Tage bis Wochen im Darm ansiedeln. Daher ist es wichtig, regelmäßig probiotische Lebensmittel zu verzehren. Da die probiotischen Bakterien empfindlich gegenüber Kälte und Hitze reagieren, sollte die Kühlkette der im Kühlschrank aufzubewahrenden Produkte nicht lange unterbrochen werden.

Wissenschaftlich konnte bisher nur ein Teil der von der Werbung versprochenen Wirkungen bestätigt werden. **Probiotika** sind in der Lage, die Aktivität einiger krebspromovierender (krebsfördernder) Enzyme im Dickdarm zu reduzieren; daraus kann allerdings noch nicht mit Sicherheit geschlossen werden, dass sie auch zur Prävention des Dickdarmkrebses beitragen. Aber auch weitere gesundheitsfördernde Effekte werden diskutiert. Zu den Erkrankungen, bei denen Probiotika wirksam sind, zählen der infektiöse Durchfall bei Kindern, Colitis ulcerosa und das Reizdarmsyndrom. Laktobazillen und Bifidobakterien bewirken, dass aus Kohlenhydraten die Endprodukte Milch- und Essigsäure hergestellt werden; dadurch wird der pH-Wert gesenkt, was wiederum die Vermehrung der proteolytischen Bakterien hemmt. Bifidusbakterien bilden ähnlich wie Laktobazillen antibiotikaähnliche Hemmstoffe gegen pathogene Erreger wie z. B. Salmonellen und Listerien.

(!)

Präbiotika (Prebiotika)

sind unverdauliche Nahrungsstoffe mit positiven Auswirkungen auf die Gesundheit. Die Wirkungsweise besteht darin, dass sie gezielt das Wachstum bzw. die

Stoffwechselaktivität bestimmter Darmbakterien, wie der Probiotika, anregen.

Präbiotische Stoffe unterstützen z. B. die Vermehrung der Bifidusbakterien; sie dienen also als „Bakterienfutter." Dadurch wird die Ausbreitung der unerwünschten, möglicherweise krank machenden Bakterien unterdrückt. Allerdings gibt es keine Untersuchungen, die positive Auswirkungen einer langfristigen Einnahme von Präbiotika nachweisen. Da die Hersteller die ausgelobte präbiotische Wirkung nicht ausreichend belegen konnten, wurden Werbesprüche wie „zum Erhalt der Darmflora" oder „verbessert die Verdauungsfunktion" verboten. Wird ein Lebensmittel beworben mit „mit Inulin" oder „mit Oligofruktose", muss der Ballaststoffgehalt angegeben werden (mindestens 3 g BS/100 g). Mit Recht weist die Verbraucherzentrale darauf hin, dass Präbiotika nicht erforderlich sind, da eine ausgewogene Ernährung mit vielen pflanzlichen Lebensmitteln genügend Ballaststoffe liefert.

Von Präbiotika zu erfüllende Bedingungen

- Sie dürfen nicht von den menschlichen Verdauungsenzymen im oberen Verdauungstrakt, also Magen und Dünndarm, abgebaut werden.
- Sie werden bevorzugt von erwünschten Darmbakterien fermentiert.
- Die Dickdarmflora verschiebt sich zugunsten erwünschter Bakterien.
- Sie induzieren im Darm oder systemisch gesundheitlich vorteilhafte Effekte für den Menschen.

Präbiotika, die diese Anforderungen erfüllen, sind in erster Linie **Oligofruktose** (entsteht durch partielle Hydrolyse aus Inulin) und Inulin, die zu den löslichen Ballaststoffen zählen. Die erwünschten Milchsäure- und Bifidusbakterien können in der Darmflora durch Inulin und Oligofruktose gezielt vermehrt werden, diese haben dann einen „Wettbewerbsvorteil" gegenüber möglichen Krankheitserregern. Hohe Gehalte findet man in Topinambur und in Chicorée, aber auch in geringeren Konzentrationen in Knoblauch, Zwiebel und Spargel. Im Gegensatz zu Inulin und Oligofruktose dienen andere lösliche Ballaststoffe, die ebenfalls unverdaut in den Darm gelangen, auch anderen Mikroorganismen als Nahrung.

Präbiotika begünstigen das Wachstum der Bifidusflora, haben also eine bifinogene Wirkung, was zu einer Senkung der Serumcholesterol- und Triglyceridkonzentration beitragen kann. Möglich ist auch ein antikanzerogener Effekt. Allerdings ist zu berücksichtigen, dass dem Körper täglich nur eine begrenzte Menge an Oligosacchariden zugeführt werden kann, ohne dass es zu Verdauungsproblemen kommt. Wer

Tab. 3.3 — Gesicherte und mögliche Effekte von Pro- und Präbiotika (nach: DE VRESE, 2001)

Gesicherte Effekte	Mögliche Effekte
Geringere Häufigkeit und Dauer verschiedener Durchfallerkrankungen	Förderung und Erhalt einer optimalen Darmflora
Senkung der Konzentration gesundheitsschädlicher und krebsfördernder Stoffe im Dickdarm	Normalisierung der Darmtätigkeit bei Verstopfung, Schutz/Therapie bei urogenitalen Infekten
Beeinflussung des Immunsystems	Verhinderung von Krebs
Förderung der Laktoseverdauung	Stärkung des Immunsystems
	Verhinderung von Infektionskrankheiten
	Reduktion von Allergien und Autoimmunkrankheiten
	Senkung der Cholesterolkonzentration
	Beeinflussung des Fettstoffwechsels
	Steigerung der Mineralstoffresorption
	Osteoporosevorbeugung

sich hauptsächlich von Produkten ernährt, die mit Inulin hergestellt wurden, muss mit Durchfällen rechnen. Eine Aufnahme von 10–20 g Oligofruktose oder Inulin gilt als unproblematisch, es kann jedoch auch bei diesen Mengen gelegentlich zu Blähungen und Durchfällen kommen.

Die Lebensmittelindustrie versucht, verstärkt Produkte auf den Markt zu bringen, die sowohl Pro- als auch Präbiotika sind und deren Vorzüge vereinen sollen, die sog. „**Synbiotika**". Nach Angaben von Biesalski (2015) wird das Marktpotenzial für funktionelle Lebensmittel in Deutschland derzeit auf 6–12 Mrd. Euro geschätzt.

3.3.2 Pro und Contra

Wellness und Gesundheit sind ein Zukunftsmarkt. Entsprechend groß ist das Interesse der Lebensmittelindustrie, sich den Markt immer stärker zu erschließen. Oft bleiben die Unternehmen den Beweis schuldig, dass die angebotenen Produkte wertvoller sind als herkömmliche Lebensmittel.

Viele der von der Werbung herausgestellten vermeintlich positiven Wirkungen sind (noch) nicht oder nicht hinreichend wissenschaftlich belegt. „Functional Food ist grundsätzlich keine Garantie für eine bedarfsgerechte und ausgewogene Ernährung. Ernährungsfehler lassen sich auch durch den Verzehr von funktionellen Lebensmitteln nicht beseitigen." (DGE-aktuell 9/2002). Die inzwischen etablierte „Health Claims-Verordnung" (s. o.) könnte eine wichtige Entscheidungshilfe sein.

Obwohl einige günstige Wirkungen von funktionellen Lebensmitteln nachgewiesen werden konnten, ist noch unklar, welche Mengen der verschiedenen Substanzen erforderlich oder sinnvoll sind, um überhaupt eine positive Wirkung zu erzielen. Viele Vitamine und Mineralien benötigt der Organismus nur in geringen Mengen. Durch unkontrollierte Zusätze in verschiedenen Lebensmitteln ist es daher kaum möglich, eine Überversorgung mit gewissen Nährstoffen zu verhindern. Vitamin A, β-Carotin und Eisen können, in zu großen Mengen verzehrt, auf Dauer durchaus negative Effekte erzielen.

Über günstige Wirkungen von Präbiotika als Zusatz zur Säuglingsnahrung wird mehrfach berichtet. Ein Zusatz von Oligofruktose plus Galactooligosaccharide zu herkömmlicher Säuglingsnahrung in Mengen von 0,4–1 g/100 ml führte in einer Beobachtungsstudie nach drei- bis zwölfwöchiger Fütterung an früh- oder normalgeborene Säuglinge zu einem deutlichen Anstieg der Bifidobakterien in der Stuhlflora von 20 % (bei Säuglingen, die mit herkömmlicher Babynahrung gefüttert wurden) auf 60 %. Gestillte Babys haben jedoch immer noch einen höheren Bifidobakterienanteil, nämlich ca. 80 % (EB 2004).

Probiotika müssen regelmäßig über die Nahrung zugeführt werden, damit sie überhaupt wirksam sein können. Jedes Probiotikum hat zudem eine spezifische Wirkung. „Bei einem Markenprodukt wurde beispielsweise nur gezeigt, dass es gegen Verstopfung helfen kann. Alles andere wurde nicht geprüft. Ob dieser Joghurt auch die Abwehrkräfte beeinflusst, ist deshalb fraglich" (Donner, 2007).

Trotz dieser Einschränkungen gilt eine Reihe positiver Gesundheitseffekte für bestimmte Pro- und Präbiotika als gesichert, insbesondere eine Verringerung der Konzentration krebsfördernder Enzyme und anderer unerwünschter Produkte des Stoffwechsels der Darmflora. Positive Einflüsse auf den Lipidstoffwechsel und die Steigerung der Calciumabsorption sind für Präbiotika nachgewiesen worden, bei Probiotika sind diese Effekte dagegen noch unklar bis zweifelhaft.

Offen bleibt die Frage, wie sich ein Dauerverzehr von Functional Food auf den Körper auswirkt, weswegen Langzeitstudien unverzichtbar sind. Nach wie vor gilt, dass eine ausgewogene Ernährung der Schlüssel zum körperlichen und seelischen Wohlbefinden ist. Für Functional Food ist die wissenschaftliche Absicherung der Wirkung, und zwar sowohl für die „Wirksubstanz" als auch für das Anwendungsprodukt, von besonderer Bedeutung. Mögliche Gefahren bestehen in einer Überdosierung, in Imbalances und Antagonismen der Wirkstoffe (Ungleichgewicht und gegensätzliche Wirkungen) sowie der Verführung zu einseitiger Ernährung.

Zur Bedeutung von DHA-Eiern oder Ω-3-Brot (Anreicherung dieser Lebensmittel mit Ω-3-Fettsäuren) im

Hinblick auf die Gesundheit von Herz und Kreislauf wird durch das Ergebnis einer Studie, die im Auftrag der EU erstellt wurde, verdeutlicht: „Nahrung, die mit den Ω-3-Fettsäuren EPA und/oder DHA angereichert ist, kann bezüglich der Senkung des Risikos einer Herz-Kreislauf-Erkrankung nicht als funktionell angesehen werden." Sie ist also wirkungslos (Brian, 2000).

Eine „mediterrane Diät" mit reichlich Raps- und Olivenöl erwies sich als die günstigere Kost hinsichtlich der Überlebenschancen von Herzinfarktpatienten. Nahrung ist demnach also als Gesamtheit ihrer Bestandteile zu sehen und nicht primär als Ansammlung von guten oder schlechten Substanzen. Functional Food kann die Ernährung möglicherweise ergänzen, zumindest bei gefährdeten Bevölkerungsgruppen, allerdings ist der Nutzen einzelner Produkte noch nicht hinreichend erforscht.

Abb. 3.1 — Wechselwirkungen zwischen zugeführten Bakterien, der Darmflora und der Körperabwehr (nach: Ernährungsbericht, 2004)

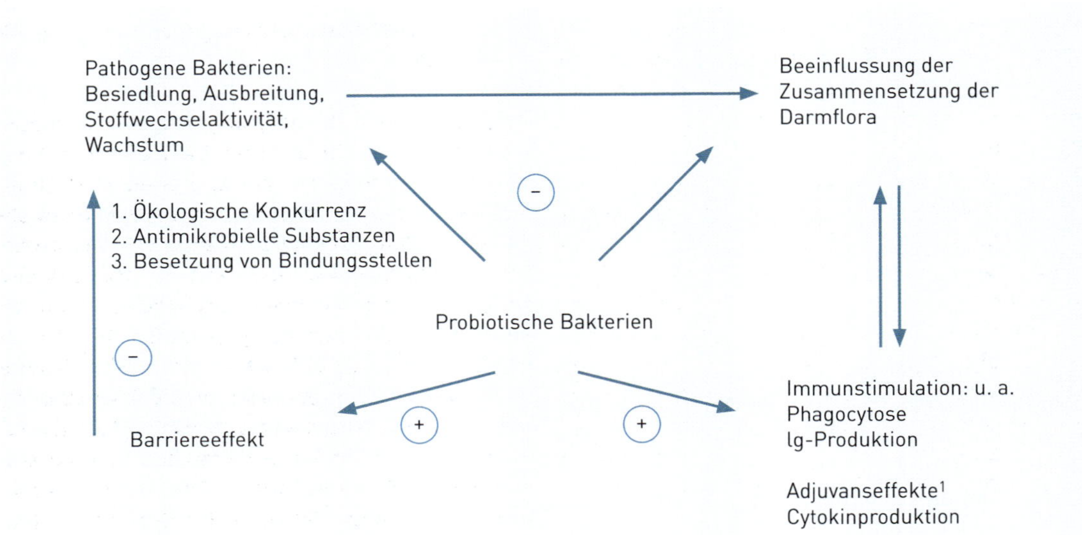

1 Adjuvanseffekt: Verstärkung einer Impfwirkung, u. a. durch verabreichte Bakterien

3.4 CONVENIENCE FOOD

Convenience ist die englische Bezeichnung für Bequemlichkeit, Annehmlichkeit, und so wird auch Convenience Food stets mit diesen Begriffen in Verbindung gebracht.

(!)
Convenience-Produkte

sind Lebensmittel, die bereits bestimmte Be- und Verarbeitungsstufen durchlaufen haben. Dabei entstehen entweder Fertiggerichte oder fertige Teilgerichte, die sich schnell und einfach zubereiten lassen.

Convenience-Produkte müssen oft lediglich erwärmt (regeneriert) werden und sind dann verzehrfertig. Hinter dem Begriff Convenience Food verbirgt sich eine Vielfalt an sehr unterschiedlichen Lebensmitteln. Ihnen allen ist jedoch gemeinsam, dass mindestens ein Schritt in der Vor- oder Zubereitung nicht im Haushalt erledigt wird, sondern von der Lebensmittelindustrie übernommen wurde. Convenience-Produkte werden in fast jedem Haushalt verwendet und können z. B. eine komplette Hauptmahlzeit, aber auch eine Zwischenmahlzeit, Zutat oder Komponente eines Gerichts darstellen.

Unterscheidung der Convenience-Produkte nach dem Verarbeitungsgrad:

- Fertigprodukte müssen lediglich regeneriert werden und können ohne weitere Behandlung sofort verzehrt werden, z. B. Eintopfgerichte, Pizza, Nudelgerichte.
- Teilfertige Produkte sind vom Hersteller mit zunehmendem Verarbeitungsgrad küchenfertig, garfertig oder zubereitungsfertig verarbeitete Produkte, z. B. unzubereitetes Tiefkühlgemüse, Tütensuppen oder Fertigmüsli.

Heute ist das Warenangebot der Convenience-Abteilung kaum noch zu überschauen. Oft wird vom Verbraucher gar nicht wahrgenommen, dass es sich um ein Produkt dieser Art handelt. Die vorgefertigten oder fertigen frischen Lebensmittel im Kühlregal werden auch „Chill-Food" oder „Cook-&-Chill-Food" genannt. **Chill-Food-Lebensmittel** sind für den Verzehr weitgehend vorbereitet, aber noch roh, wie z. B. geputzter und geschnittener Salat in Tüten mit passendem Dressing (Freshcut-Salate) oder frisches Obst und Gemüse, bereits mundgerecht geschnitten. Bei **Cook-&-Chill-Food-Lebensmitteln** hingegen sind einige der Zutaten schon gegart. Dazu gehören u. a. Hamburger, Ragouts, Hähnchenteile oder Nudel- und Reisgerichte. Nur wenige Handgriffe sind nötig, um das Essen zuzubereiten. Eine Erwärmung von drei bis acht Minuten im Topf oder Backofen reicht aus, und schon kann das Essen auf den Tisch.

⊕

Convenience Food

Convenience Food ist keine Erfindung der heutigen Zeit. Vor über 100 Jahren gab es bereits das erste Convenience-Produkt, die „Erbswurst". Um seine Heere zu verköstigen, die 1870 nach Frankreich ziehen, setzt das preußische Militär erstmalig die Erbswurst ein. Der Inhalt dieser „Wurst" bestand aus einem Gemisch von Erbsenmehl, Speck, Gewürzen und Salz, das mit einer Wurstspritze in Papierhülsen gefüllt wurde. Entwickelt wurde die Erbswurst schon 1867 vom Konservenfabrikanten Grüneberg aus Berlin.

3.4.1 Bio-Convenience-Lebensmittel

Einen großen Sektor stellen heute die verarbeiteten **Bio-Convenience-Lebensmittel** dar. Sie sind mittlerweile aus dem Sortiment von Naturkostläden und Biosupermärkten, aber auch aus konventionellen Geschäften, z. T. unter einer eigenen Handelsmarke der jeweiligen Kette, nicht mehr wegzudenken. Das Angebot reicht von Trockenwaren und Konserven (Tütensuppen, Kartoffelpüree, Dosensuppen, Instantgerichte) über Kühlwaren (gefüllte Nudeln) bis zu Tiefkühlwaren (Pizza, Nudel-Gemüse-Gerichte, Fleischgerichte, Kartoffelprodukte). Bio-Convenience-Lebensmittel sind hochpreisiger als ihre konventionellen Pendants.

Entspricht diese Entwicklung dem ökologischen Gedanken, wo doch der Grundsatz gilt: Je natürlicher und unbehandelter ein Lebensmittel ist, desto wertvoller ist es (Orientierung an der Vollwerternährung)? Zur Erklärung muss der Blick auf die Ausweitung des Biolandbaus und neue Verbraucherkreise gerichtet werden. Zu einem wesentlichen Sektor ist die Außer-Haus-Verpflegung geworden, bei der im konventionellen Bereich schon sehr stark mit Convenience-Produkten gearbeitet wurde. Aber auch die wachsende Beliebtheit in den Privathaushalten führte hier zu einem stärkeren Bioangebot. Viele Kunden wünschen sich vorverarbeitete Lebensmittel in Bioqualität. Allerdings gibt es für Bio-Convenience-Produkte Grenzen. In den Staaten der EU gelten für die Verarbeitung die EU-Rechtsvorschriften für den ökologischen Landbau. Es ist klar definiert, welche Zutaten und Zusatzstoffe verwendet werden dürfen. So finden z. B. Lebensmittelzusatzstoffe und Verarbeitungshilfsstoffe nur Verwendung, wenn das Lebensmittel sonst nicht hergestellt oder haltbar gemacht werden kann. Für die Verarbeitung von Ökoprodukten ist etwa nur ein Zehntel der allgemein zulässigen Zusatzstoffe erlaubt. Einschränkungen bei den Verarbeitungsverfahren gibt es keine. Die Verwendung von gentechnisch veränderten Zutaten sowie die Bestrahlung von Lebensmitteln sind verboten. Die Produkte müssen zu mindestens 95 % aus Zutaten aus dem Biolandbau bestehen.

Deutsche Bioanbauverbände haben ebenfalls Richtlinien zur Verarbeitung von Produkten erstellt, die enger als die EU-Richtlinien gefasst sind. Sie schreiben z. B. vor, dass Zutaten nichtlandwirtschaftlichen Ursprungs (Aromen, Enzyme, Zusatzstoffe), aber auch Verarbeitungsverfahren nicht allgemein zugelassen werden, sondern immer nur bezogen auf eine konkrete Produktgruppe oder auf ein bestimmtes Produkt.

3.4.2 Beurteilung

Die Frage, ob Convenience-Produkte gesundheitszuträglich sind oder nicht, kann nicht pauschal beantwortet werden. Die Gruppe der Convenience-Produkte ist so enorm vielfältig und leistet so unterschiedliche Beiträge zur Ernährung, dass man sich mit ihnen sowohl ausgewogen und vollwertig als auch gesundheitsabträglich ernähren kann. Die ernährungsphysiologische Qualität des einzelnen Produkts hängt von den Rohstoffen sowie von der Art und dem Ausmaß der Verarbeitung ab. Wichtige Parameter bei der Beurteilung eines Fertiggerichts sind der Fettanteil und die Energiedichte, da diese als wesentliche Faktoren bei der Entstehung von Übergewicht gelten. Bis auf Suppen und Eintöpfe weisen Fertigmahlzeiten, insbesondere Pizzen und Baguettes, hier sehr hohe Werte auf. Mahlzeitenkomponenten wie z. B. Saucen, Fleisch, Gemüse und Fisch zeigen eine ähnliche Tendenz. Gesüßte Convenience-Produkte wie Desserts, Backwaren, Frühstückscerealien und Müslimischungen können teilweise über 40 % Zucker enthalten. Viele Fertiggerichte wie Suppen, Saucen, Dosengemüse und Kartoffelprodukte sind sehr salzreich.

Bei der Verarbeitung können Nährstoffe, vor allem Vitamine, Mineralstoffe und sekundäre Pflanzenstoffe, verloren gehen. Die Art der Haltbarmachung ist dabei ein wesentlicher Faktor. Tiefkühlprodukte schneiden im Vergleich zu frischer Ware in Bezug auf den Vitamingehalt oft sogar besser ab, wenn letztere schon längere Transport- und Lagerzeiten hinter sich haben. Bei Konserven und Trockenprodukten ist dagegen vor allem bei Vitamin C und Folsäure mit deutlichen Verlusten zu rechnen. Allgemein gilt: Je länger ein Convenience-Produkt ungekühlt haltbar ist, desto geringer ist sein ernährungsphysiologischer Wert.

Kriterien zur Einschätzung von Convenience-Produkten

- Stehen Salz oder Zucker deutlich am Anfang der Zutatenliste? Das bedeutet, dass das Produkt relativ hohe Anteile davon aufweist und wenig Eigengeschmack hat.
- Tiefgekühlte Lebensmittel wie Kräuter, Obst und Gemüse, die noch selbst zubereitet werden müssen, enthalten im Allgemeinen mehr Vitamine als die entsprechenden Dosenprodukte.
- Energieangaben und Fettanteil auf den Verpackungen der Fertiggerichte prüfen. Für eine vollwertige Hauptmahlzeit reicht die Aufnahme von 600–800 kcal. Darüber hinaus ist es ungünstig, wenn Fett mehr als 40 % an der Gesamtenergiemenge ausmacht.
- Welche Anteile vom ursprünglichen Lebensmittel sind noch im Fertiggericht enthalten? Die Zutatenliste muss in einigen Fällen prozentual darüber Auskunft geben (z. B. Fisch in Fischstäbchen).
- Tiefgekühltes Essen aus dem Supermarktregal wie z. B. Salat und Dressing oder frisches, mundgerecht zerkleinertes Obst und Gemüse ist besser als gar nichts Frisches oder als sterilisiertes Essen aus Tüte und Dose. Aber wichtig sind der Frischezustand, unbeschädigte Verpackungen und Kühlung. Das Lebensmittel sollte möglichst schnell verzehrt werden, denn je länger die Aufbewahrung, desto größer ist der Qualitäts- und Nährstoffverlust.
- Kann das Convenience-Produkt zu Hause mit frischen Zugaben im Gesundheitswert gesteigert werden?
- Gibt es die Möglichkeit, z. B. bei Tiefkühlprodukten einfache Komponenten zu wählen (z. B. reines Gemüse) anstatt der Fertigmenüs oder generell frische unverarbeitete Zutaten mitzunehmen? Oft macht das höchstens nur ein paar Minuten mehr Arbeit. Selbst zubereiteter frischer Kost sollte generell Vorzug gegeben werden und Convenience-Food lediglich als Ergänzung in die Ernährung eingeplant werden.

Zusammenfassung

1. Zusatzstoffe (gekennzeichnet durch „E-Nummern“) sind amtlich zugelassen und gesundheitlich unbedenklich.

2. Nahrungsergänzungsmittel (NEM) sind bei einer ausgewogenen Ernährung nicht erforderlich; lediglich in Ausnahmesituationen können sie – bei fachlicher Beratung – eingesetzt werden.

3. Funktionelle Lebensmittel („Functional Food") sollen einen gesundheitlichen Zusatznutzen liefern. Zahlreiche günstige Effekte sind gesichert, viele jedoch (noch) nicht hinreichend.

4. Als wichtige Orientierungshilfe für den Verbraucher ist die seit 01.07.2007 geltende sog. „Health Claims-Verordnung" anzusehen, die festlegt, unter welchen Bedingungen nährwert- und gesundheitsbezogene Werbung für Lebensmittel erlaubt ist.

3.5 SUPERFOOD

Wer nach diesem Schlagwort im Internet, auf Büchertischen oder in Zeitschriften sucht, wird mit vielfältigen Hinweisen, Informationen und Aussagen überhäuft. Dabei den Überblick zu behalten und die Werbeaussagen von den seriösen Informationen zu trennen, ist nicht einfach. Viel hilft viel: Gilt das auch für Superfood? Sind einige teure Superfood-Produkte gleichzeitig auch „gesunde" Hilfen oder Hilfsmittel für ein langes Leben und gegen diverse Zivilisationserkrankungen? Es geht bei Superfood nicht um den isolierten Verzehr eines einzelnen Nährstoffes, wie etwa bei den Nahrungsergänzungsmitteln, sondern um die Wirkung im Kontext eines natürlichen Lebensmittels. Wichtig ist, dass jedes Lebensmittel, jede Speise oder aber auch ein Superfood in allererster Linie gut schmecken sollte; wer ein Produkt gegen seinen Geschmack und infolgedessen auch nur widerwillig verzehrt, wird daran langfristig keine Freude haben und davon Abstand nehmen, unabhängig davon, wie hoch der versprochene Gesundheitswert sein mag.

Belastbare und repräsentative medizinische Studien, die die Wirkung dieser Aussagen unterstreichen oder belegen, sind in vielen Fällen (noch) nicht vorhanden. Es muss also als mindestens schwierig bewertet werden, wenn im Zusammenhang mit Superfood präventive Wirkungen oder gar Heilungsversprechen für schwerwiegende Erkrankungen gemacht werden. Erkrankungen wie Alzheimer, Herz-Kreislauf-Erkrankungen oder verschiedene Krebserkrankungen können nach heutigem Kenntnisstand durch den (ausschließlichen) Einsatz von Lebensmitteln weder verhindert noch geheilt werden.

Welche Lebensmittel werden als Superfood bezeichnet? Die Auswahl ist breit gefächert und es gibt keine feste oder definierte Zahl, vielmehr eine bunte Mischung von altbekannten Lebensmitteln und für uns (in Mitteleuropa) eher unbekannten oder neuen Lebensmitteln. Dazu zählen u. a.:

- Grüner Tee
- Rote Bete, Rosenkohl, Grünkohl, Brokkoli
- Chiasamen, Hanfsamen, Leinsamen, Sonnenblumenkerne
- Moringa, Spirulina und Chlorella (Algenarten)
- Blaubeeren, Gojibeeren, Acaibeeren, Aroniabeeren, Sauerkirschen, Cranberries, Avocado, Granatapfel

Superfoods sind in jedem Fall keine „Nothelfer", um kurzfristig verschiedene Ernährungsprobleme zu lösen. Sie wirken nicht isoliert, sondern sind vielmehr eingebettet in eine insgesamt ausgewogene Ernährung, die Spaß macht und dabei auf eine passende Auswahl von regionalem Obst und Gemüse der Saison achtet und zudem „exotische" Produkte stets mit Bedacht in den Speiseplan einbaut. Superfoods sollten so eingekauft werden, dass bereits bei der Auswahl darauf geachtet wird, dass diese möglichst biologisch angebaut und fair gehandelt werden. Der Verbraucher sollte sich gerade bei Superfoods die Frage stellen, wie sinnvoll es ist, ein Produkt zu kaufen, welches über viele Tausend Kilometer transportiert werden muss, um vorgeblich „Gutes" zu tun.

(!)

Superfood

werden im Allgemeinen so definiert (es gibt keine fachliche oder rechtlich verbindliche Definition), dass diese von einem Nährstoff bzw. bestimmten Nährstoffen eine sehr große Menge enthalten (auch die Höhe der Menge bleibt offen) und damit deutlich mehr als andere Nahrungsmittel. Einigen Produkten wird z. B. durch den hohen Anteil an sekundären Pflanzenstoffen eine antioxidative und entzündungshemmende Wirkung nachgesagt.

3.6 SCHULVERPFLEGUNG

Deutschland hat keine nennenswerte Tradition im Bereich Ganztagsschule bzw. Verpflegung von Schülerinnen und Schülern mit Mittagessen. Schulkioske oder Cafeterien waren an einigen Schulen vertreten, ob als Schülerfirma oder als Elternprojekt. Eine (warme) Mittagessensversorgung war bis in die 2000er Jahre eine Ausnahme in der bundesdeutschen Schullandschaft, nicht zuletzt bedingt durch die hohen Kosten für den Bau einer Mensa mit Küche, dazu kommt u. a. die Einhaltung von Hygienerichtlinien und die Bezahlung von geschultem Personal. Zu diesem Zeitpunkt aber begann parallel – ausgelöst durch die Ergebnisse der sog. PISA-Studie(n) – der verstärkte Ausbau der Ganztagsschulen in Deutschland. Nun musste bundesweit auch die schulische Verpflegung von Kindern und Jugendlichen in das Blickfeld genommen werden. Ernährungswissenschaftlich fundierte Informationen und Hinweise für eine gelungene Umsetzung der Mittagsverpflegung zu geben, war nötig und sinnvoll. So wurde 2007 der „DGE-Qualitätsstandard für die Schulverpflegung" (DGE-Qualitätsstandard) erstmals von der Deutschen Gesellschaft für Ernährung e. V. (DGE) im Auftrag des Bundesministeriums für Ernährung, Landwirtschaft und Verbraucherschutz in Abstimmung mit den Bundesländern erarbeitet und veröffentlicht. Wichtig zu wissen ist, dass der DGE-Qualitätsstandard bisher keine rechtlich verbindlichen Richtlinien aufstellt, vielmehr soll mit ihm eine Art Orientierungsrahmen vorgegeben werden.

Parallel dazu wurden in den einzelnen Bundesländern die sog. „Vernetzungsstellen Schulverpflegung" installiert, die dezentral und vor Ort den Schulen behilflich waren, die mit der Neueinführung eine Warmverpflegung einrichten wollten. Beratungen zu den baulichen Maßnahmen, den Hygieneanforderungen oder Informationen zu den verschiedenen Verpflegungsarten/-möglichkeiten, gaben für viele Schulen wichtige Entscheidungshinweise.

Der DGE-Qualitätsstandard richtete sich – damals wie heute – an alle Akteure der Schulverpflegung, vom Caterer, über die Schulleitung, das Lehrerkollegium, bis hin zu den Eltern und den Schülerinnen und Schülern, die schließlich diejenigen sind, die das Essen verzehren. Die Interessenslagen sind hierbei vielfältig und mitunter schwer zu verknüpfen: Die Schulen wünschen sich in erster Linie einen reibungslosen Ablauf, der alle zufriedenstellt; die Eltern legen Wert auf „gesundes Essen" für ihre Kinder – die wiederum mögen nicht jedes angebotene Essen und verweigern mitunter auch die Teilnahme am Mittagstisch, wenn die gebotene Auswahl ihren Geschmack nicht trifft. Ein großer Diskussionspunkt ist oft der Preis: Caterer wollen Profit machen, Eltern (nicht selten) nicht zu viel bezahlen. Mittagessen an Schulen bringt viel Diskussionsstoff in den Alltag der Schulen, hinzu kommen Punkte wie: Einrichtung des Speisesaals, das Angebot für Kinder mit Allergien, vegetarisches oder veganes Essensangebot, Fragen der Bezahlung (mit Geld, Chip usw.), Angebote für Kinder muslimischen Glaubens, gibt es eine Verpflichtung zur Essensteilnahme, gibt es feste Essenszeiten für bestimmte Klassenzüge, Fragen der Aufsicht usw.

Der Informationsschwerpunkt liegt lt. DGE auf den „Angaben zu einer gesundheitsfördernden Lebensmittelauswahl, zur Speisenplanung und Speisenherstellung sowie zur Nährstoffzufuhr durch die Mittagsverpflegung." Das Thema der Gestaltung der Ernährung steht also im Vordergrund. Daneben werden Tipps zur Getränkeauswahl gegeben, sowie Hinweise und Empfehlungen dazu, wie eine Zwischenmahlzeit oder ein Mittagessen zusammengestellt sein sollte.

Zu der Häufigkeit bestimmter Angebote gibt es in dem DGE-Qualitätsstandard für die Schulverpflegung ebenfalls Aussagen:

- Süße Hauptspeisen werden 1-2-mal pro Monat angeboten.
- Bei einem Angebot von Schweinefleisch wird eine Alternative gereicht.
- Die Lebensmittelgruppe Getreide und Kartoffeln sollte überwiegend mit Naturreis, Vollkornprodukten und frischen Kartoffeln aufwarten.
- Bei der Obst-, Gemüse- und Salatauswahl ist es anzustreben, dass die Produkte jahreszeitlich gemäß ausgewählt werden (saisonale Produkte).
- Darüber hinaus ist es wünschenswert, dass viele Produkte aus der Region stammen (regionale Produkte).

Zubereitungshinweise und Ideen rund um den guten Geschmack sind ebenfalls in der Broschüre nachzulesen. Die schulischen und räumlichen Gegebenheiten vor Ort werden ebenso thematisiert, wie z. B. die pädagogischen Aspekte einer gemeinsamen Mittagsmahlzeit oder das Thema Hygiene. Es sollen möglichst alle Beteiligten an der Schulverpflegung mit ihren Anforderungen, Wünschen und Bedürfnissen berücksichtigt werden. Dies ist ein Aspekt, der sich in der Praxis auch stets zeigt. Denn wenn das Angebot nicht abgerufen wird, hilft weder der Hinweis auf einen günstigen Preis, eine attraktive Darreichung oder auf ein gesundes Essen.

So spielen eben auch noch andere Aspekte bei der täglichen Verpflegung von Schülern eine wichtige Rolle, z. B. das Angebot als Buffet; das Vorhandensein von Nudeln plus Sauce, für diejenigen, die an einem Tag partout nichts für ihren Geschmack finden; das tägliche Angebot eines vegetarischen Essens; die Berücksichtigung kultureller und religiöser Aspekte bei der Speisenzubereitung, soweit das möglich ist. Die Wünsche der Schüler sollten regelmäßig abgefragt und nach Möglichkeit in den Speiseplan integriert werden. Als Fazit lässt sich feststellen, dass es diese Angebote für Eltern nicht zum „Nulltarif" gibt.

3.7 ESSEN UND RELIGION (RELIGIÖSE SPEISEGEBOTE)

Im Jahr 2014 gehörten lt. Statistik ca. 59,4 % der Bevölkerung in Deutschland einer christlichen Kirche an. 29,9 % der Menschen waren Mitglied der Katholischen Kirche und 28,9 % waren evangelische Kirchenmitglieder, 34 % der Bevölkerung bezeichneten sich hingegen als konfessionslos. Die größte Gruppe unter den nicht christlichen religiösen Menschen stellen in Deutschland muslimische Menschen mit etwas über 5,0 % der Bevölkerung. Etwa 100.000 Menschen gehören einer jüdischen Gemeinde an und ca. 90.000 Personen sind jüdischen Glaubens ohne eine Gemeindezugehörigkeit.

Beim Thema Religionszugehörigkeit ist zu bemerken, dass die Mitgliedschaft in einer Religionsgemeinschaft für den einzelnen Menschen eine unterschiedliche Bedeutung haben kann. Die Zugehörigkeit kann absolut lebensbestimmend sein, einen wichtigen Platz einnehmen, „nebenherlaufen" oder keine Bedeutung haben. So gibt es auch formale Mitglieder einer Religionsgemeinschaft, die an keinen Gott oder an keine spirituelle Kraft glauben.

Abb. 3.2 — Bevölkerungsanteile nach Religionszugehörigkeit Deutschland 2015

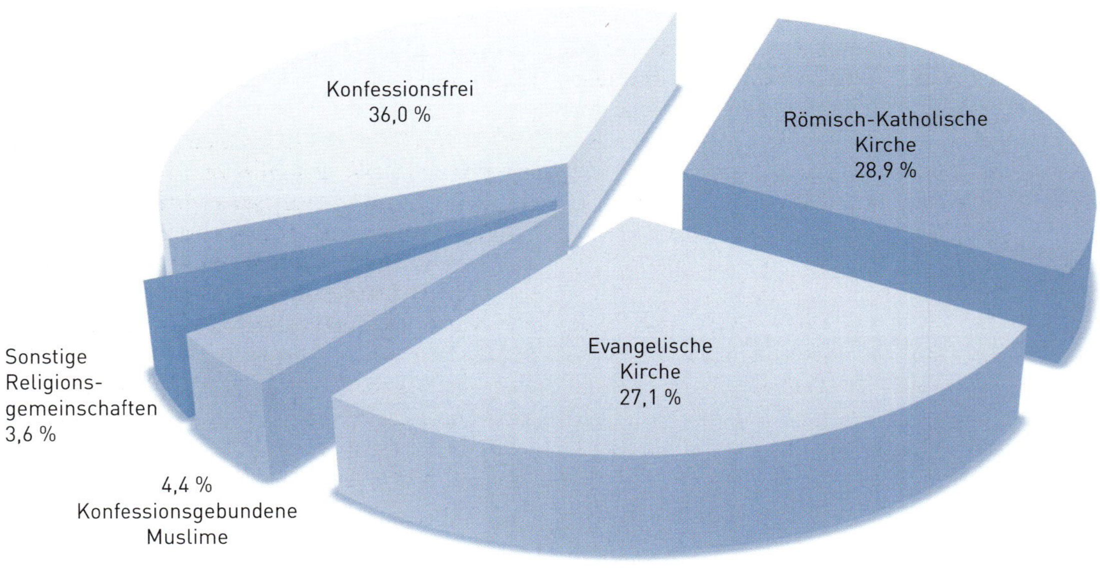

Quelle: https://fowi.de/meldung/religionszugehoeringkeiten-deutschland-2015

Religiöse Speisegebote und -verbote, sowie z. B. das Fasten haben auch im **Christentum** über Jahrhunderte hinweg eine große Rolle gespielt. Heutzutage spielt das Fasten jedoch bei vielen Menschen im Alltag kaum noch eine Rolle. So gilt traditionell der Freitag (der Sterbetag Jesu war ein Freitag, nämlich der Karfreitag) als Fastentag, an dem kein Fleisch gegessen werden darf, wohl aber Fisch. In den Kantinen und Mensen ist das auch noch fest verankert.

Die Karwoche und das Osterfest als Feier der Auferstehung Jesu sind das wichtigste christliche Fest; auch wenn Weihnachten in der Praxis deutlich stärker gefeiert wird. Gefastet wird u. a. von Aschermittwoch bis Ostern, das bedeutet, dass nur eine sättigende Mahlzeit pro Tag verzehrt wird und dass zu den anderen Mahlzeiten nur ein kleiner Imbiss angeboten werden sollte. Eine moderne Form des Fastens ist das Angebot der beiden christlichen Kirchen: „40 Tage ohne" (kath.) bzw. „7 Wochen ohne" (evang.), dabei verzichten die Teilnehmenden auch auf Computernutzung, TV, Süßigkeiten oder das Auto. Die Fastenwochen vor Ostern können zum Anlass genommen werden, den Alltag zu durchbrechen und das Leben zu überdenken, so bewerben die christlichen Kirchen ihre Aktionen. Vom Fasten ausgenommen sind die Sonntage, weil an ihnen die Auferstehung Christi gefeiert wird.

Der **Islam** besteht aus fünf Hauptpflichten bzw. „Säulen". Diese sind das islamische Glaubensbekenntnis, das Pflichtgebet, die Armengabe, das Fasten im Ramadan und die Pilgerfahrt nach Mekka. Leitend sind bei den Speisegeboten im Islam zudem die beiden Vorschriften des Alkohol- und Schweinefleischverbotes. Für erlaubte und zulässige Lebensmittel wird das Wort „Halal" (auf Türkisch helal) verwendet, unzulässige Lebensmittel werden als „Haram" bezeichnet. Das Opferfest und das Zuckerfest zum Fastenbrechen am Ende des Ramadans sind die wichtigsten islamischen Feiertage. Gefastet wird im Ramadan von Beginn der Morgendämmerung – wenn man einen „weißen von einem schwarzen Faden unterscheiden" kann (Sure 2, Vers 187) – bis zum vollendeten Sonnenuntergang; es wird nichts gegessen, nichts getrunken, nicht geraucht. Der islamische Kalender verschiebt sich jedes Jahr im Vergleich zum gregorianischen Kalender um elf Tage „nach vorne", so kann sowohl im europäischen Winter, als auch im Sommer gefastet werden – im Sommer sind die Tage allerdings sehr lang.

Im **Judentum** gibt es die jüdischen Speisegesetze (Kaschrut) – als ein bekanntes Prinzip gilt die Trennung von milchigen und fleischigen Speisen („Du sollst ein Zicklein nicht in der Milch seiner Mutter kochen", Buch Deuteronomium 14, 21b). So müssen Milchspeisen und Fleisch strikt voneinander getrennt zubereitet und verzehrt werden, damit sie als koscher bezeichnet werden können. Das ist aber nur ein Teilaspekt der Speisegesetze, diese sind deutlich umfangreicher, so umfasst orthodoxes jüdisches Leben deutlich mehr Vorschriften als hier beschrieben werden können – liberale jüdische Gläubige pflegen mit einigen Vorschriften einen anderen Umgang als orthodox lebende Menschen. Natürlich gibt es auch im Judentum Gedenk- und Feiertage, z. B. Jom Kippur, der „Tag der Versöhnung", Pessach (zum Gedenken der Befreiung der Israeliten aus der Versklavung in Ägypten) und Chanukkah (zum Gedenken an die Neueinweihung des Tempels in Jerusalem).

Der **Hinduismus** gilt als die älteste praktizierte Religion. Seine Traditionen haben sich über Jahrtausende entwickelt und wurden durch viele andere Religionen und Kulturen beeinflusst. Der Hinduismus schreibt Tieren eine Seele zu und gebietet folglich einen respektvollen Umgang mit allen Lebewesen. Die Kuh aber ist die heiligste Tiergottheit; in ihr sind alle Götter vereint. Es ist bis heute für fast alle Hindus undenkbar, Rindfleisch zu essen, und in Indien ist, bis auf zwei Bundesstaaten, das Töten einer Kuh verboten. Fleisch, Fisch, Ei, Alkohol und Tabak gelten als unrein. Asketen, Mönche und Klöster leben weitgehend von Spenden der Gläubigen. Jeden Monat gibt es im Hinduismus mehrere Feste. In Indien ist das Fest Diwali („Lichterfest") Ende Oktober/Anfang November am wichtigsten.

Jeder Mensch kann sich durch das Aussprechen der sogenannten Zufluchtsformel zum **Buddhismus** bekennen. Es gibt praktisch keine religiös begründeten Speisegesetze, obwohl nach Ansicht vieler Buddhisten eine vegetarische Ernährung besser zur Lehre passt. Das Tötungsverbot („Ahimsa") gebietet, keine Lebewesen zu töten, die Folge ist, dass ein Fleischverzehr oft, aber nicht immer, abgelehnt wird. Auch Alkohol wird zumeist abgelehnt, Mönche und Nonnen dürfen keinen Alkohol trinken. Am Feiertag „Vesakh", am ersten Vollmondtag im Mai, feiern die Buddhisten die Geburt, die Erleuchtung und das Erlöschen Buddhas.

4. EPIGENETIK UND ERNÄHRUNG

4. EPIGENETIK UND ERNÄHRUNG

Lange Zeit ist davon ausgegangen worden, dass die Eigenschaften eines Organismus durch das bei der Geburt vererbte Genmaterial unveränderbar bestimmt werden. Mittlerweile wird aber immer deutlicher, dass der genetische Code nur die Grundausstattung darstellt. Ausschlaggebend sind äußere Faktoren, die regulieren, wann und in welchem Ausmaß welche Gene ein- und ausgeschaltet werden. Mit diesen Fragen befasst sich das Forschungsgebiet der **Epigenetik**. Sie umschreibt Mechanismen und Konsequenzen vererbbarer Modifikationen, die nicht auf Veränderungen der DNA-Sequenz beruhen.

⊕

Japanisches Paradox

In Japan lässt sich ein Phänomen beobachten, das unter der Bezeichnung „Japanisches Paradox" bekannt wurde: Dort erkranken, trotz des hektischen Lebens in einer hochindustrialisierten Gesellschaft, weniger Menschen an Krebs als in vergleichbaren Ländern. Ist das Trinken von grünem Tee eine Ursache dafür? Haben die unfermentierten Teeblätter einen Einfluss auf die Regulation der Gene? Und, gibt es in unserer westlichen Ernährungskultur entsprechende Nahrungsmittel, die ebenfalls vor Krebs oder anderen Erkrankungen schützen?

4.1 DIE HUNGERWINTERSTUDIE UND DAS AGOUTI-EXPERIMENT

Ein Einfluss unserer Nahrung auf das Genom wird bereits seit Längerem untersucht. Eine der ersten Forscherinnen auf diesem Gebiet ist die niederländische Ärztin Tessa Roseboom. Sie entdeckte in den Archiven der Universitätsklinik Amsterdam Geburtsberichte aus der Zeit der Hungersnot im Jahr 1944. In den Niederlanden wurde alles genau dokumentiert: Geburten und Sterbefälle, das Gewicht der Neugeborenen und spätere Krankheiten. Das macht es den Forschern heute leichter, die Geschehnisse zurückzuverfolgen. Roseboom spürte die Mütter und Kinder von damals auf, führte Interviews über die Ernährungslage und die heutige gesundheitliche Situation der Kinder, und sie verglich die Ergebnisse mit Geburtsdaten aus besseren Ernährungszeiten. Frauen, die 1944 schwanger waren, brachten untergewichtige Kinder zur Welt. Dieses Phänomen ist auch aus anderen Krisengebieten bekannt. Überraschend ist: Die Folgen sind bis heute zu spüren. Die Kinder leiden doppelt so oft an Herz-Kreislauf-Erkrankungen, häufiger an Brustkrebs und Übergewicht als ihre Altersgenossen, die nach dem „Hungerwinter" geboren wurden. Das erstaunlichste Ergebnis jedoch: Die Frauen, die damals mit geringem Geburtsgewicht zur Welt kamen, brachten später selbst besonders kleine Kinder zur Welt – obwohl es natürlich längst wieder genug zu essen gab. Und auch diese Kinder, also die Enkel der Kriegsgeneration, leiden noch unter einem höheren Krankheitsrisiko. Wie kann das sein? Wie ist die Information über die Lebensbedingungen der Großeltern zu den Enkeln gelangt? Offensichtlich wurde in den ausgemergelten Babykörpern die Information gespeichert, wie mit der Nahrung umzugehen ist – und zwar für den ganzen Rest des Lebens. Fest steht, dass der Buchstabencode der DNA nicht durch die Hungersnot verändert wurde, aber sogenannte Methylgruppen, die sich an die DNA heften und so einzelne Gene an- oder ausschalten können, sind durch äußere Faktoren, wie z. B. Nahrungsmangel, beeinflussbar.

Die Zusammenhänge zwischen Ernährung und Epigenetik werden heute verstärkt erforscht. Weitere Kenntnisse lieferte beispielsweise das sogenannte kontrollierte Experiment am Modell der Agouti-Maus. Das Agouti-Gen determiniert mehrere Merkmale, so z. B. die gelbe Fellfarbe, eine Neigung zu Adipositas und Anfälligkeit für Tumoren. Waterland und Jirtle (2003) konnten zeigen, dass sich der Einfluss dieses Gens durch die Ernährung der Mutter beeinflussen lässt. Diese erhielten vor und während der Schwangerschaft Nahrungsergänzungsmittel wie Folsäure, Vitamin B_{12}, Cholinchlorid oder Betanin, die dem Organismus Methylgruppen liefern. Als Ergebnis wurden mehr Nachkommen mit dunkler Fellfarbe und besserem Gesundheitszustand geboren. Durch die Ernährung der Mutter wurde die Ablesbarkeit der Gene des Nachwuchses verändert. Diese Anpassungen wirken sich bis in den Gesundheitsstatus der erwachsenen Mäuse aus.

4.2 EPIGENETISCHE MECHANISMEN IN DER ZELLE

Durch epigenetische Mechanismen gelingt es dem Zellkern unter dem Einfluss äußerer Faktoren zu regulieren, wann und in welchem Ausmaß welche Gene ein- und ausgeschaltet werden.

Generell sind drei Arten der epigenetischen Regulation zu unterscheiden, die aber oft miteinander gekoppelt sind:

- DNA-Methylierung,
- Modifikation von Histonen, die als Nukleosomen die DNA verpacken,
- kleine regulatorische RNAs, die im Genom codiert sind und durch RNA-Polymerasen vermehrt werden können.

Epigenetische Regulatoren beeinflussen unter anderem, wie eng verpackt und damit zugänglich einzelne Genombereiche vorliegen. Geregelt wird der Zugriff zunächst durch das Anheften oder Ablösen von Molekülen, wobei die im Gen enthaltenen Informationen stets unverändert bleiben. Methylgruppen binden zum Beispiel an bestimmte Stellen des DNA-Moleküls. Diese Kompaktierung erschwert den Zugang für Transkriptionsfaktoren und legt so Gene in diesen Bereichen still. Acetylgruppen docken dagegen an Ausleger der Histonproteine an und steigern die Aktivität der Gene, indem sie die Verpackungsdichte senken und die Genexpression durch Transkription und Translation ermöglichen.

4.3 EINFLUSS DER NAHRUNG AUF GENEXPRESSION UND -REGULATION

In den Blickpunkt der Forschung rücken die sekundären Pflanzenstoffe. Es konnte z. B. in Labor- und Tierexperimenten nachgewiesen werden, dass Inhaltsstoffe aus grünem Tee zahlreiche Stoffwechselwege in Tumorzellen so beeinflussen, dass ihr Wachstum vermindert wird. Allerdings sind die Ergebnisse entsprechender epidemiologischer Studien nicht eindeutig (vgl. Hübner, 2012). Der Stoff Epigallocatechin-3-Gallat (EGCG), der sich beim Aufbrühen der nicht oxidierten Teeblätter (grüner Tee) herauslöst, wirkt über verschiedene Mechanismen antitumoral. EGCG wirkt epigenetisch und löst Methylgruppen von Cytosinbasen der DNA (vgl. Hübner, 2012). So werden Gene reaktiviert, die den Bauplan für Stoffe liefern, die das Wachstum von Tumorzellen einschränken. Gerade bei älteren Menschen sind diese Gene oft methyliert und deswegen inaktiv. Die schützende Wirkung kann sich nicht entfalten. Dieser Mechanismus ist aber auch für noch junge Menschen von Bedeutung, denn, einmal programmiert, können diese Zellen epigenetische Strukturen an ihre Tochterzellen weitergeben und diese Information an die nächste Generation vererben.

Die Blätter der Teepflanze bestehen zu ca. 30 % aus **Catechinen**, ein Drittel davon ist EGCG. Beim Aufbrühen der grünen, also nicht oxidierten Teeblätter, wird EGCG aus den Zellen herausgelöst. Bei der Herstellung grünen Tees durchlaufen die Teeblätter nicht die traditionellen fünf Herstellungsstufen (Welken, Rollen, Aussieben, Oxidation, Trocknung), sondern die Blätter werden nach der Ernte gewelkt und dann getrocknet. Die Lagerung bei hoher Luftfeuchtigkeit, um die Oxidation zu befördern, entfällt. Im schwarzen Tee ist der Anteil an Catechinen deutlich geringer, da aufgrund der Oxidation die Catechine zu Theaflavinen reagieren. Man findet Catechine darüber hinaus in vielen anderen Teesorten, darunter Weißtee und Oolong. Catechine kommen auch in Gemüse und sehr vielen Obstsorten wie Äpfeln, Aprikosen, Birnen, Brombeeren, Erdbeeren, Himbeeren, schwarzen Johannisbeeren, Pfirsichen, Pflaumen, Quitten, Sauerkirschen, Stachelbeeren, Süßkirschen und Weintrauben vor.

Catechine gehören in die Substanzklasse der Flavonoide und spielen eine wichtige Rolle im Stoffwechsel vieler Pflanzen. Sie bilden Bausteine für natürliche Gerbstoffe und wirken dadurch u. a. geschmacksgebend, so auch im Tee oder im Kakao. Sie gelten allgemein als Radikalfänger von reaktivem Sauerstoff und Stickstoffverbindungen, die für oxidative Schäden an der DNA verantwortlich sein können. Catechine aus der Teepflanze (insbesondere das EGCG) haben bereits vor mehr als einem Jahrzehnt das Forschungsinteresse geweckt, denn neben seiner antioxidativen Wirkung zeigte EGCG entsprechende Wirkungen in Zellmodellen zum Tumorwachstum, sodass eine mögliche Anwendung in der Krebsbehandlung intensiv untersucht wird. Die positive Wirkung darf aber nicht verallgemeinert werden. Es gibt auch Hinweise, dass

EGCG unter bestimmten Voraussetzungen eine Chemotherapie behindern kann. Solange die Effekte des grünen Tees nicht besser verstanden sind, sollte von einer Selbstmedikation mit Grüntee-Extrakten (z. B. Polyphenon E) abgeraten werden.

Grüner Tee wird in Deutschland nicht so häufig konsumiert – vor allem nicht von Jugendlichen. 2012 wurden hier insgesamt ca. 19.000 Tonnen Tee aufgegossen; davon etwa 77 % schwarzer Tee und 23 % grüner Tee. Zu beachten ist aber, dass auch in unserer Ernährungskultur viele Nahrungsmittel sekundäre Pflanzenstoffe liefern, die epigenetischen Einfluss haben können. Diese sehr unterschiedlichen Substanzen sind in Obst, Gemüse, Kartoffeln, Hülsenfrüchten, Nüssen, Vollkornprodukten und fermentierten Lebensmitteln, wie z. B. Sauerkraut, enthalten.

Ihren Namen tragen die **sekundären Pflanzenstoffe** aufgrund ihrer Bildung im sogenannten Sekundärstoffwechsel der Pflanze. Zu ihnen gehören z. B. die Flavonoide, Phenolsäuren, Carotinoide, Phytoöstrogene, Sulfide oder Saponine. Sie dienen den Pflanzen als Abwehrstoffe gegen Fressfeinde oder Mikroben und wirken als Wachstumsregulatoren; wir profitieren von der Farbe, dem Aroma und dem Geschmack. Entscheidender ist aber ihr positiver Einfluss auf eine Vielzahl von Stoffwechselprozessen. Sie entfalten entzündungshemmende und antibakterielle Wirkungen und möglicherweise schützen sie vor verschiedenen Tumorarten. Sekundäre Pflanzenstoffe zählen bisher für den Menschen nicht zu den essenziellen Nährstoffen und Empfehlungen für die Zufuhr können anhand der bisherigen Datenlage nicht gegeben werden. Es gibt Hinweise, dass für ihre Wirkung die Aufnahme von verschiedenen Pflanzenstoffen im Verbund eines Lebensmittels notwendig ist.

Die **Bioverfügbarkeit**, d. h. die Menge des Stoffes, die der Körper tatsächlich aus der Nahrung absorbiert, ist von zahlreichen Faktoren abhängig, so z. B. von der Lagerung und Verarbeitung von Obst und Gemüse. Wir nehmen durch eine gemischte Kost jeden Tag schätzungsweise 1,5 g sekundäre Pflanzenstoffe auf, Vegetarier oftmals deutlich mehr. Dennoch, die bisherigen Erkenntnisse rechtfertigen keinen kausalen Zusammenhang zwischen der Aufnahme sekundärer Pflanzenstoffe und dem Risiko einer Krebserkrankung. Die Auswertung einer groß angelegten Ernährungsstudie (EPIC – European Prospective Investigation into Cancer and Nutrition) zeigte nur eine marginale protektive Wirkung. Die bisher angenommene Erwartung, der Verzehr von fünf Portionen Obst und Gemüsen pro Tag könne das Krebsrisiko signifikant senken, wurde durch die Studie nicht verifiziert. Einige sekundäre Pflanzeninhaltsstoffe sind für den Menschen zudem giftig. Zu diesen natürlich vorkommenden Giftstoffen gehören auch Nikotin und Atropin, das Gift der Tollkirsche.

Abb. 4.1 — Zur epigenetischen Wirkung von Epigallocatechin-3-Gallat (EGCG)

Histone als Verpackungsmaterial. Wir befinden uns in einer Zelle im Zellkern. Dort befinden sich die Chromosomen. Der Stoff, aus dem die Chromosomen bestehen, wird als Chromatin bezeichnet. Chromatin besteht aus einem Komplex aus Proteinen und DNA. Ungefähr die Hälfte der Proteine sind die sogenannten Histone. Sie sind u. a. für die Verpackung der DNA im Zellkern von großer Bedeutung.

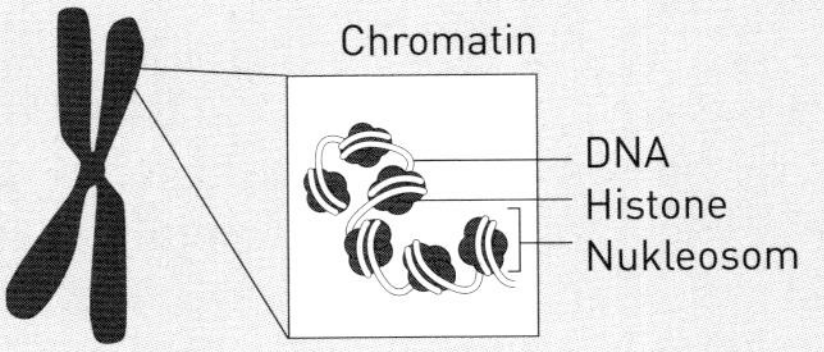

Verpackte DNA: Die DNA ist wie bei einer Spule um die Histone gewickelt. Diese DNA-Histon-Komplexe sind dann perlschnurartig aneinandergereiht.

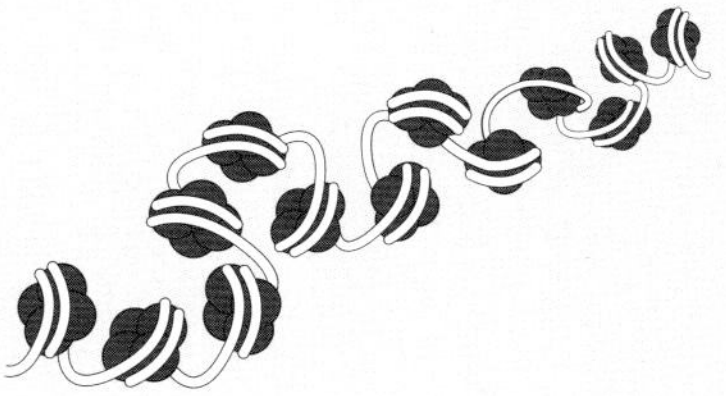

Bindungen verändern die DNA: Kleine Teile von Molekülen (sogenannte Methylgruppen) können an bestimmte Stellen der DNA binden. Dieser Prozess wird auch als DNA-Methylierung bezeichnet. Besonders bei älteren Menschen sind die Gene oft methyliert.

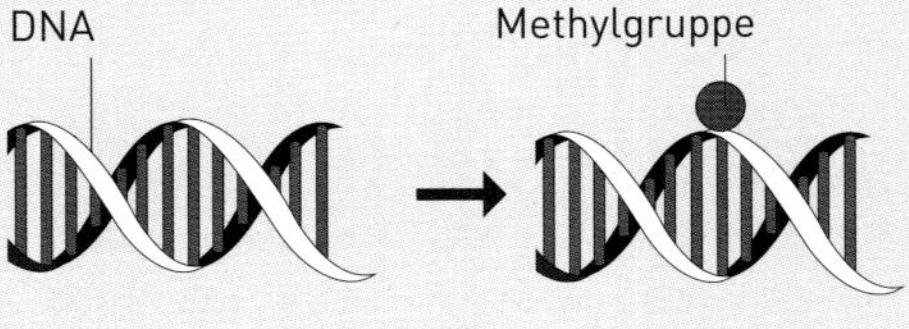

Engere Verpackung verhindert die Funktion der Gene: Als Folge der Methylierung heften sich viele Proteine an die DNA und verändern an dieser Stelle das Chromatin. Dadurch ist das Chromatin dicht verpackt. Durch die enge Packungsdichte ist das Chromatin genetisch inaktiv, d. h. die Gene in diesen Bereichen können ihre Funktion nicht ausüben (z. B. keinen Bauplan für Stoffe liefern, die das Wachstum von Krebszellen einschränken).

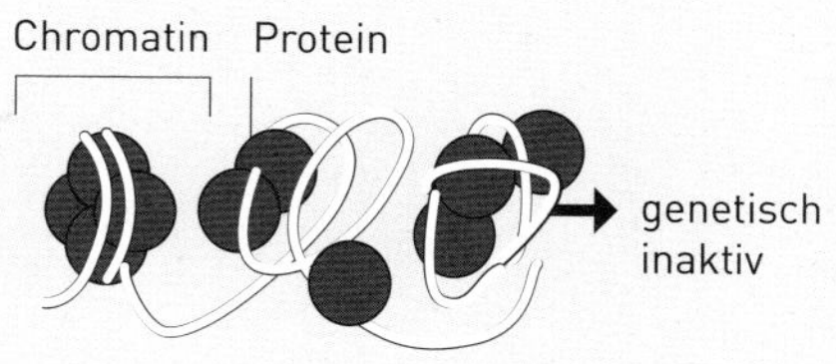

EGCG macht Methylierung rückgängig: EGCG ist in der Lage, die Methylgruppen, die sich im methylierten Zustand an der DNA befinden, zu lösen.

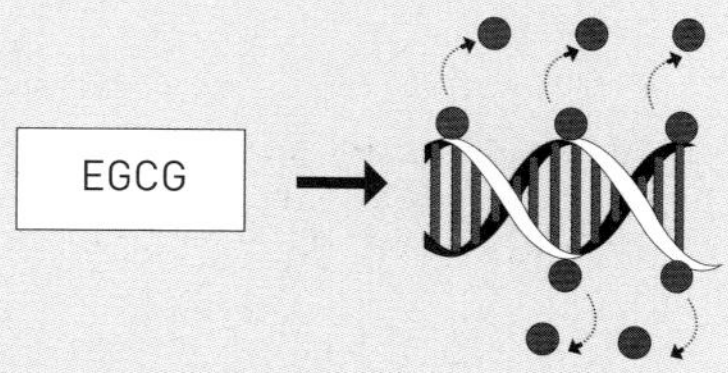

Lockere Verpackung ermöglicht die Funktion der Gene: Als Folge dieser Demethylierung lösen sich auch die angehefteten Proteine und das Chromatin wird weniger stark verdichtet, sondern hat eine lockere Form. Die lockere Form erleichtert das „Ablesen" der Gene in diesen Bereichen. Die Gene sind also genetisch aktiv und können ihre Funktion ausüben.

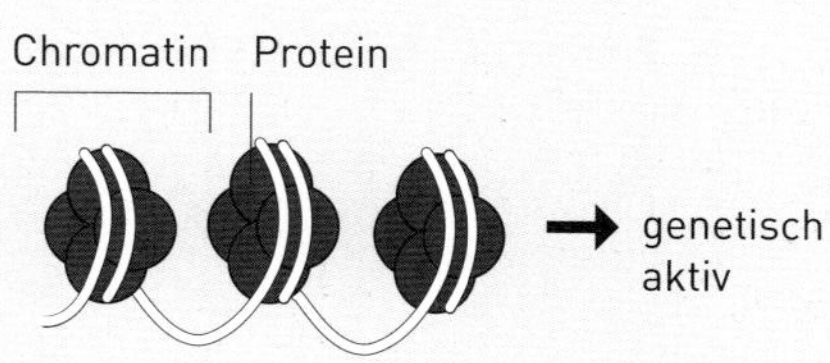

Quelle: nach Fehnker, U. (2014): It`s Green Tea-Time! In: Unterricht Biologie, H. 400 (38. Jg.), 2014, S. 22

1. ERNÄHRUNGSSTILE IN DEUTSCHLAND
2. ALTERNATIVE ERNÄHRUNGSFORMEN
3. TRENDS UND ENTWICKLUNGEN
4. EPIGENETIK UND ERNÄHRUNG

5. ZUKUNFTSFÄHIGE ERNÄHRUNGSSTILE

5. ZUKUNFTSFÄHIGE ERNÄHRUNGSSTILE

Im Kontext der „nachhaltigen Entwicklung“ gewinnt ein zukunftsfähiger Ernährungsstil zunehmend an Bedeutung. Mit unserer Ernährungsweise beeinflussen wir nicht nur unsere Gesundheit, sondern lösen auch - bewusst oder unbewusst - ökologische, ökonomische und gesellschaftliche Wirkungen aus. Die Art und Menge der von uns verzehrten Lebensmittel hat einen erheblichen Einfluss, und zwar auf uns selbst, regional und global. Folgen sind z. B. ein hoher Energieaufwand für Produktion, Be- und Verarbeitung von Lebensmitteln, für Verpackung, Transport und Lagerung und damit verbundene CO_2-Emissionen. Weitere Folgen sind globale soziale Ungerechtigkeiten durch unfaire Handelsbeziehungen, ökologische Beeinträchtigungen oder auch eine sinkende Lebensmittelqualität.

Zum Leitbild der nachhaltigen Entwicklung gehört unverzichtbar die gleichberechtigte und integrierte Berücksichtigung ökologischer, ökonomischer und sozialer Aspekte. Das erklärte Ziel ist, Chancengleichheit für alle gegenwärtig auf der Erde lebenden Menschen und für zukünftige Generationen zu schaffen und zu sichern. Im Ernährungsbereich müssen auch gesundheitliche Aspekte einbezogen werden, denn eine Ernährungsweise kann nur dann zukunftsfähig sein, wenn sie den Menschen einen hohen Grad an Gesundheit und Lebensqualität ermöglicht.

5.1 PROBLEMBEREICHE HEUTIGER ERNÄHRUNGSWEISEN

5.1.1 Emissionen klimarelevanter Gase

Die Folgen des Klimawandels werden immer deutlicher spürbar und die Aussichten für Menschen und die Umwelt sind gravierend. Das klimapolitische Ziel sieht heute eine Begrenzung der globalen Erwärmung auf 2 °C über dem vorindustriellen Wert vor. Damit kann eine nicht mehr kontrollierbare gefährliche Störung des Klimasystems durch den Menschen gerade noch vermieden werden. Auch unsere täglichen Ernährungsgewohnheiten haben Einfluss auf das Klima und die entsprechenden Potenziale für den Klimaschutz sind nicht zu unterschätzen. Was wir essen, hat Wirkungen auf den Energieverbrauch und damit auch auf den Ausstoß klimarelevanter Gase. Der Energiebedarf im Ernährungsbereich lässt sich ganz unterschiedlichen Segmenten zuordnen, so z. B. der Erzeugung tierischer und pflanzlicher Produkte, Handel und Transport oder der Verarbeitung von Lebensmitteln. Laut einer Studie der Welternährungsorganisation FAO 2006 (Food and Agriculture Organization of the United Nations) stammen 18 % der weltweiten anthropogenen Emissionen von Treibhausgasen aus der Viehzucht. Dies sind mehr, als z. B. der gesamte Transportsektor beisteuert. Andere Studien gehen von einem noch höheren Anteil aus. In Deutschland verursacht die Ernährung etwa 16–20 % der Treibhausgasemissionen.

Die Treibhausgasquellen sind vielfältig. Neben der Änderung der Landnutzung (Roden vormaliger Wälder für Viehhaltung und intensiver Futtermittelanbau) ist die wichtigste Quelle von Treibhausgasen wohl die Haltung von Wiederkäuern wie Rindern, Schafen und Ziegen. Bei deren Verdauung fallen große Mengen Methan (CH_4) an und gelangen durch das verdauungsbegleitende Rülpsen in die Atmosphäre. Ein Rind stößt auf diese Weise täglich 200–300 Liter Methangas aus. Methan kann aufgrund seiner Molekülstruktur deutlich mehr Strahlungsenergie absorbieren als Kohlenstoffdioxid (CO_2) und trägt somit um ein Vielfaches zum Treibhauseffekt bei.

Etwa ein Drittel der weltweiten Getreideernte wird an Nutztiere verfüttert. Die Futtermittel werden bei der Umwandlung in tierische Produkte nicht effektiv genutzt, es gibt **„Veredelungsverluste“**, wodurch 65 bis 90 % der Futterenergie verloren gehen. So müssen etwa 16 g Pflanzenprotein aufgewendet werden, um nur 1 g Tierprotein zu produzieren. Aber auch die Haltung von Nutztieren kostet viel Energie, z. B. für den Anbau der Futterpflanzen und damit für die Herstellung mineralischer Stickstoffdünger, für die Herstellung und den Betrieb landwirtschaftlicher Maschinen oder für Bau, Beleuchtung und Heizung der Ställe. Neben Kohlenstoffdioxid entwickeln sich bei der Produktion tierischer Lebensmittel auch weitere Treibhausgase: Methan und Lachgas entstehen auch bei der Lagerung von Stallmist und Gülle.

CO_2-Äquivalent (CO_2e)

Um die Wirkung verschiedener Treibhausgase miteinander zu vergleichen, wurde die Einheit „CO_2-Äquivalent" (CO_2e) für „equivalent") eingeführt: Die klimaschädigende Wirkung von CO_2 wurde als „1" definiert, alle anderen Treibhausgase werden nun mit der Wirkung von CO_2 verglichen. 1 kg Methan trägt 21-Mal so viel zum Treibhauseffekt bei als 1 kg CO_2 und hat damit ein Treibhausgaspotenzial von 21 CO_2e.

Die Verarbeitung in der Lebensmittelindustrie macht nur einen geringen Anteil am Treibhauseffekt aus. Der Handel ist bedeutsamer und fällt vor allem durch Transporte, Lagerung und Verpackung ins Gewicht. Für die Verbraucher ist es nicht einfach nachzuvollziehen, woher die Waren kommen. Sie können beim Kauf eines Produktes nicht erkennen, wie viele Transportkilometer bis zur Ladentheke zurückgelegt wurden.

Ein Transport mit dem LKW bedeutet deutlich mehr Treibhausgase als ein Transport mit der Bahn. Flugzeuge setzen sehr viel CO_2 in großer Höhe frei, wo Treibhausgase eine erhöhte klimaschädigende Wirkung haben. Auch wenn ein Produkt mit allen seinen Komponenten in einem Land gefertigt wurde, ist es möglich, dass insgesamt mehrere Tausend Kilometer für den Transport entstanden sind.

Sehr viele heimische Obst- und Gemüsesorten kann man im Supermarkt das ganze Jahr über kaufen. Möglich wird dies durch eine energieintensive CA-Lagerung (CA = controlled atmosphere). Sie erfolgt unter kontrollierten Bedingungen bei niedrigen Temperaturen zwischen -1 und +4 °C, hoher Luftfeuchtigkeit, niedriger Sauerstoffkonzentration und erhöhtem Kohlenstoffdioxid- und Stickstoffgehalt.

Rund ein Drittel der Treibhausgasemissionen machen Aktivitäten rund um das Essen, wie z. B. Heizen, Kühlen, Spülen und Einkaufsfahrten mit dem Auto aus. Verschiedene Ernährungs- und Verbrauchsgewohnheiten wirken sich somit sehr unterschiedlich auf das Klima aus, abhängig davon, welche Lebensmittel eingekauft und verzehrt werden, wie diese zum Verbraucher gelangen und welche Zubereitungsformen im Haushalt genutzt werden. Genauso ausschlaggebend ist es, ob Mahlzeiten zu Hause oder außer-Haus verzehrt werden.

Tab. 5.1 — Herkunft und CO_2-Äquivalente von Treibhausgasen

Treibhausgas	Herkunft	CO_2e
Kohlenstoffdioxid (CO_2)	Verbrennung von Kohle, Gas, Erdöl, Holz; Abholzung von Wäldern	1
Methan (CH_4)	Viehzucht, Nassreisanbau, Deponien	21
Lachgas (N_2O)	Stickstoffdüngung, Deponien	310

Quelle: OELGEKLAUS, H./HÖSSLE, C. (2011): Veggiday: ein fleischfreier Tag für den Klimaschutz?! In: Unterricht Biologie, H. 370 (35. Jg.), S. 10

Abb. 5.1 — Globale Emissionen verschiedener Landschaftszweige (in Prozent)

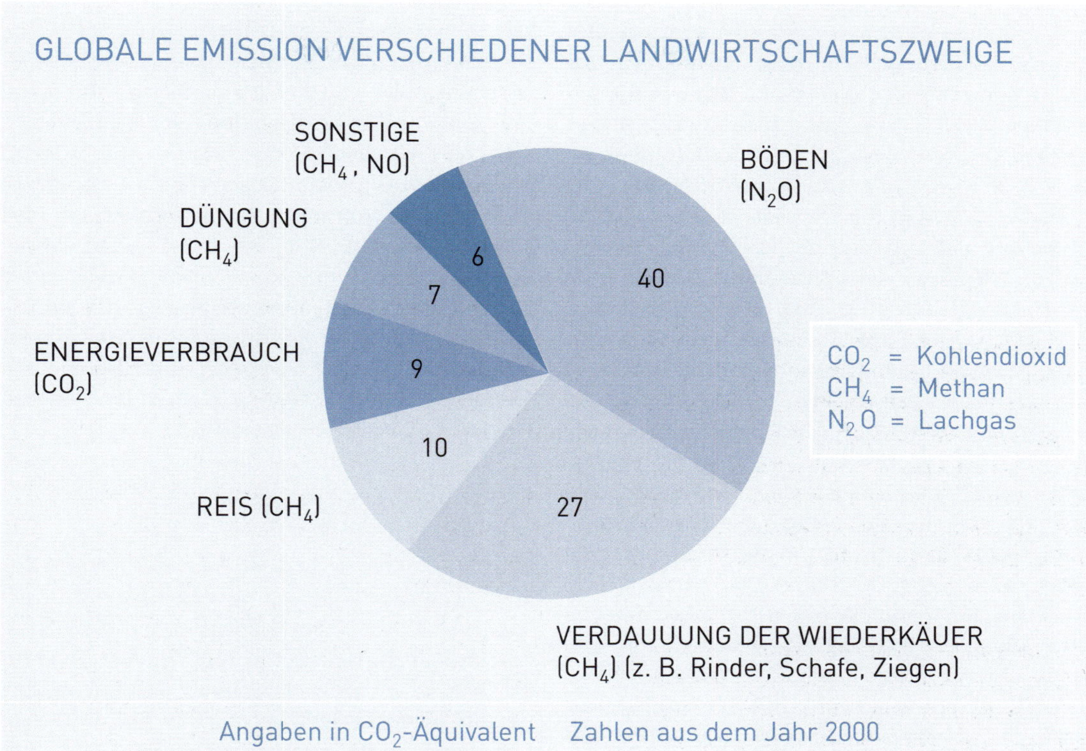

Quelle : nach http://www.tagesschau.de/multimedia/bilder/klima168_v-grossfrei16x9.jpg

5.1.2 Anbau von Futtermitteln

In Deutschland werden pro Jahr ca. 68 Mio. Tonnen Futtermittel verfüttert, von denen etwa 9 Mio. Tonnen importiert werden. Nahezu die Hälfte dieser Futtermittelimporte kommt aus Ländern wie Brasilien, Thailand, China, Afrika oder Indien. Futtermittel werden mit einer Vielzahl von Zusatzstoffen versetzt (z. B. Vitamine, Mineralstoffe, Aromen, Geschmacksverstärker und andere Wirkstoffe). Es verwundert kaum, dass die Ursache vieler Lebensmittelskandale oft in den Futtermitteln liegt. Riskante Herstellungsprozesse oder unsichere Beschaffungsquellen führten wiederholt zu einer Kontamination von Futtermitteln, so z. B. mit dioxinhaltigem Kaolin-Ton, mit PCB belasteten pflanzlichen Ölen oder BSE-Erregern im Tiermehl.

Futtermittel müssen so preisgünstig wie möglich zur Verfügung stehen, denn sie sind einer der wichtigsten Kostenfaktoren in der Intensivtierhaltung von Schweinen, Rindern, Milchkühen, Legehennen, Masthähnchen oder Puten. Sie tragen zur höheren Rentabilität der Intensivtierhaltung in Deutschland und damit auch zu einem erhöhten Fleischverzehr bei. Weltweit wird mehr als ein Drittel der Getreideernte zur Produktion von Fleisch eingesetzt, in Deutschland ist es mehr als die Hälfte. Aus energetischer Sicht ist die Umwandlung von pflanzlicher Energie in tierische Energie höchst ineffektiv (ca. 7 kcal aus Futtermitteln werden benötigt um 1 kcal in Form von tierischen Lebensmitteln zu erzeugen). In den Erzeugerländern stellt der Anbau von Exportprodukten (Mais, Soja, Tapioka für Futtermittel oder auch Kaffee, Kakao, Südfrüchte, Baumwolle oder Blumen auf qualitativ hochwertigen Böden) eine erhebliche Flächenkonkurrenz für den Anbau heimischer Nahrungspflanzen für die eigene Versorgung dar. Exportanbau wird zusätzlich häufig mit Subventionen, Kreditanreizen oder der Bereitstellung von Saatgut und Dünger unterstützt. Neue Bodenflächen werden durch die Rodung von Wäldern urbar gemacht. Etwa 80 % aller gentechnisch veränderten Pflanzensorten gelangen in Futtermittel, allen voran Soja und Mais. Seit 2004 gelten europaweit einheitliche Kennzeichnungsvorschriften für gentechnisch veränderte Organismen (GVO), auch bei Futtermitteln. Aber tierische Lebensmittel, die mit GVO-haltigen Produkten erzeugt wurden, müssen nach wie vor nicht gekennzeichnet werden.

Die Lebensmittelwirtschaft hat größtes Interesse an möglichst niedrigen Einkaufspreisen für die Rohstoffe Fleisch, Milch und Eier. Die niedrigen Futterpreise sind aber Ursache gravierender gesundheitlicher Risiken für die Verbraucher und ökologischer Schäden in den Erzeugerländern. Legaler Eintrag von Giften, unzureichende Kontrollen, Urwaldzerstörung in den Sojaanbaugebieten, Emission von Treibhausgasen durch den Einsatz von Mineraldünger oder auch die hohen Transportkosten werden in Kauf genommen. Würden diese Kosten in die Futterpreise eingerechnet, wären ökologisch verträglicher produzierte und weniger risikoreiche Futtermittel gegenüber der Massenware weitaus wettbewerbsfähiger.

5.1.3 Virtuelles Wasser

Wasser ist unser wichtigstes Lebensmittel. Von den etwa 1,4 Mrd. km³ Wasser, die sich auf der Erde befinden, sind 35 Mio. km³ Süßwasser. Davon sind nur etwa 213.000 km³ relativ leicht für den Menschen zugänglich. Ca. 70 % des Süßwassers weltweit werden für die Landwirtschaft benötigt. In den trockenen Gebieten Asiens und Afrikas beansprucht sie mitunter bis zu 90 % des Frischwassers, in Europa ca. 35 %. Die UNESCO prognostiziert ein dramatisches Schwinden der Wasserverfügbarkeit bis 2025 und darüber hinaus. Ursachen für den steigenden Wassergebrauch sind die steigende Weltbevölkerung, gleichzeitig aber auch eine Verdoppelung des durchschnittlichen Wassergebrauchs pro Kopf, das globale ökonomische Wachstum sowie auch die Verbreitung gebrauchsintensiver Lebensstile in sogenannten Drittländern. Die steigende Entnahme aus Süßwasservorkommen geht zwangsläufig mit einer steigenden Einleitung von Abwässern einher.

Man geht mittlerweile von 4.000 l Wassergebrauch pro Person und Tag aus. Diese Wassermenge ist erforderlich, um alle die vielfältigen Waren zu produzieren, die wir täglich brauchen. Für dieses Wasser, das gleichsam in den Produkten „versteckt" ist, wurde von Tony Allan der Begriff virtuelles Wasser geprägt.

Virtuelles Wasser

Das virtuelle Wasser bezeichnet die Wassermenge, die nach einer umfassenden Bilanz als tatsächlich gebrauchte Menge pro Produkt anfällt (z. B. fällt bei der Erzeugung von Rindfleisch nicht nur Trinkwasser für die Tiere an, sondern auch für die Bewässerung von Futterpflanzen).

Seit einigen Jahren wird der „Wasserfußabdruck" der Staaten weltweit systematisch untersucht. Demnach gehört Deutschland zu den Hauptimporteuren von virtuellem Wasser.

Problematisch dabei ist, dass längst nicht alle Güter, die in einem Land konsumiert werden, dort produziert worden sind. Das heißt, der hohe Gebrauch an Wasser für die Produktion erfolgt oft in anderen Ländern. Zudem ist die Wassergebrauchsbilanz von Region zu Region unterschiedlich; in regenreichen Regionen ist der Bedarf für das gleiche Produkt geringer als in Trockengebieten. So ist die Verwendung von Wasser für Teepflanzen im regenreichen Assam anders zu bewerten, als der Wassereinsatz für Tomaten im trockenen Südspanien. 13 Liter Wasser für eine 70-Gramm-Tomate sind viel in einer Region, die sich wegen übermäßigen Wassergebrauchs und regionaler Klimaveränderungen in eine Wüste zu verwandeln droht. Die globale Suche nach dem billigsten Produktionsstandort hat erheblich dazu beigetragen, dass Kriterien wie die ökologische oder soziale Verträglichkeit in den Hintergrund rücken.

Für die Bewässerung landwirtschaftlicher Flächen wird an verschiedenen Stellen des Wasserkreislaufes Wasser entnommen, so z. B. aus natürlich vorkommenden Oberflächengewässern wie Flüssen, Seen, Teichen, angelegten Wasserspeichern oder auch aus dem Grundwasser (Brunnen) und aus fossilen Wasservorräten. Ganze Flüsse werden umgeleitet oder gigantische Staudammprojekte geplant. Intensive und großflächige Eingriffe können zu erheblichen ökologischen Folgeerscheinungen führen, wie z. B. einem Absinken des Grundwasserspiegels, einer Versalzung oder Auslaugung des Bodens – mit gravierenden Folgen für die in den Regionen lebenden Menschen. Schätzungsweise mehr als ⅓ der weltweit landwirtschaftlich nutzbaren Fläche ist von einer Versteppung bedroht, und über 1 Mrd. Menschen von deren Folgen. Die Untersuchungen zum virtuellen Wasser sollen auf der einen Seite auf einen zukünftig sparsameren Umgang mit Wasser hinweisen. Es soll aber auch transparent gemacht werden, dass eine wasserintensive und exportorientierte Agrarnutzung in Trockenregionen der Erde aus ökologischer Sicht unsinnig und aus wirtschaftlicher Sicht unrentabel ist. Solche Überlegungen finden erst allmählich Eingang in das öffentliche Bewusstsein. Eine nachhaltige Bewässerungswirtschaft und der sparsame Wassereinsatz durch effiziente Bewässerungsmethoden sind dringend notwendig. Am einfachsten wäre es jedoch, die Anbauprodukte an die Bodenverhältnisse anzupassen.

5.2 GRUNDSÄTZE EINER ZUKUNFTSFÄHIGEN ERNÄHRUNG

Von Koerber und Kretschmer formulieren die folgenden Grundsätze für einen Ernährungsstil, der einer ökologischen, ökonomischen, sozialen und gesundheitsbezogenen Verantwortung gerecht zu werden versucht:

Grundsätze für einen zukunftsfähigen Ernährungsstil

- Bevorzugung pflanzlicher Lebensmittel (überwiegend lakto-vegetabile Ernährung)
- Ökologisch erzeugte Lebensmittel
- Regionale und saisonale Erzeugnisse
- Bevorzugung gering verarbeiteter Lebensmittel
- Umweltverträglich verpackte Produkte
- Sozialverträgliche und fair gehandelte Lebensmittel
- Genuss beim Essen, Zubereiten schmackhafter und bekömmlicher Speisen

(Quelle: von KOERBER/KRETSCHMER: Zukunftsfähige Ernährung, 2000)

5.2.1 Bevorzugung pflanzlicher Lebensmittel (überwiegend lakto-vegetabile Ernährung)

Das größte Potenzial auf dem Weg zur Realisierung einer zukunftsfähigen Ernährung liegt in einer Verminderung des Fleischkonsums. Die Bevorzugung pflanzlicher Lebensmittel zeigt nicht nur positive individuelle gesundheitsbezogene Auswirkungen (vermehrte Aufnahme komplexer Kohlenhydrate und wertgebender Inhaltsstoffe, deutlich verringerter Fettverzehr), sondern kann zu einer erheblichen Reduktion der Emission globaler Treibhausgase führen.

Verantwortlich für die hohen Treibhausgasemissionen sind die Veredelungsverluste, die energieaufwendige Intensivproduktion (Einsatz von Pestiziden und Mineraldüngern) und der Transport der Futterpflanzen. Neben Kohlenstoffdioxid entwickeln sich bei der Produktion tierischer Lebensmittel weitere Treibhausgase.

Der Futteranbau zerstört Anbauflächen für die Lebensmittelproduktion für heimische Märkte und Lebensräume. Eine überwiegend lakto-vegetabile Ernährungsweise trägt somit u. a. zu einer gerechteren Verteilung der weltweiten Nahrungsressourcen bei.

(+)

Veggiedag – Veggieday

Eine Verminderung des Fleischkonsums beabsichtigten auch Vertreter der belgischen Stadt Gent, die 2009 einen wöchentlichen „Veggiedag" („Gemüsetag") in allen öffentlichen Kantinen und Schulmensen einführten. Jeden Donnerstag wird dort mindestens ein vegetarisches Hauptgericht angeboten. Personelle und finanzielle Unterstützung kommt von der Stadtverwaltung. Es beteiligen sich zusätzlich etwa 100 Restaurants freiwillig. Ein fleischfreier Tag pro Woche scheint zwar zunächst nicht viel zu sein, aber die Zahlen sprechen für sich: Essen alle 240.000 Bürgerinnen und Bürger von Gent einmal in der Woche, d. h. 52 Tage im Jahr, vegetarisch, so ersparen sie der Atmosphäre die CO_2e-Emission von 18.000 Autos pro Jahr. Zusätzlich wird das Bewusstsein dafür gefördert, dass jeder Mensch einen kleinen Beitrag zur Vermeidung von Treibhausgasemissionen und zum Klimaschutz leisten kann. Inzwischen hat dieses Beispiel viele Nachahmer gefunden.

5.2.2 Ökologisch erzeugte Lebensmittel

Ob ein Lebensmittel „Bio“ oder „Öko“ im Namen trägt, ist im Prinzip egal. Beide Bezeichnungen sind gleichwertig und weisen auf eine Gemeinsamkeit hin: Erzeugung und Verarbeitung sind nach den Richtlinien des ökologischen Landbaus erfolgt. Produkte, die mit folgenden Begriffen gekennzeichnet sind, sind eindeutig Bioprodukte: „biologisch“ oder „ökologisch“, „kontrolliert biologisch bzw. ökologisch“, „biologischer bzw. ökologischer Landbau“. Die Bezeichnungen „Bio“ und „Öko“ sind gesetzlich geschützte Begriffe.

Der **ökologische Landbau** in Deutschland hat seinen Ursprung im Jahr 1924, als der Philosoph, Pädagoge und Naturwissenschaftler Rudolf Steiner, der Begründer der Anthroposophie, die biologisch-dynamische Wirtschaftsweise ins Leben rief. Ökologischer bzw. biologischer Pflanzenbau benötigt im Vergleich zum konventionellen Pflanzenbau aufgrund des Prinzips der Kreislaufwirtschaft deutlich weniger Energie, womit dann auch deutlich weniger Treibhausgase freigesetzt werden. Ein Hauptgrund ist der Verzicht auf mineralische Stickstoffdünger, die unter hohem Energieaufwand hergestellt werden. Darüber hinaus wird die Umwelt auch in anderen Bereichen weniger belastet (keine Pestizid- und Nitrateinträge in Böden, Oberflächen- und Grundwasser). Die so erzeugten Nahrungsmittel enthalten weniger Rückstände, zumal auch auf Tierarzneimittel und Futterzusatzstoffe verzichtet wird.

Ökologischer Landbau und die zugehörigen Produktions- und Verarbeitungszweige sind arbeitsintensiver als der konventionelle Landbau, wodurch zunehmend mehr Arbeitsmöglichkeiten geschaffen werden.

(!)

Biolebensmittel

Als Biolebensmittel werden Lebensmittel aus dem ökologischen kontrollierten Landbau (im Gegensatz zum konventionellen Landbau) bezeichnet. Die Produkte werden ohne Einsatz konventioneller Pestizide oder Kunstdünger angebaut. Das Fleisch stammt von Tieren aus artgerechter Haltung, die nicht mit Antibiotika und Wachstumshormonen behandelt wurden.

In der Produktion von Biolebensmittel ist der bewusste Einsatz gentechnischer Veränderungen verboten. Dennoch werden geringfügige Beimischungen gentechnisch veränderter Organismen (GVO) toleriert. Der Schwellenwert liegt für Bio- und konventionelle Produkte einheitlich bei 0,9 %. GVO-Anteile unterhalb dieses Schwellenwerts sind auch bei Bioprodukten von der Kennzeichnungspflicht befreit – allerdings nur dann, wenn der betreffende Hersteller nachweisen kann, dass es sich dabei um zufällige GVO-Einträge handelt. Der ökologische Landbau steht für eine umwelt- und sozialverträgliche Wirtschaftsweise im Einklang mit der Natur.

Der Prozess des Anbaus und der Herstellung bestimmt im Wesentlichen die Qualität dieser Lebensmittel. Ein bedeutendes Qualitätsmerkmal ist durch den ökologischen Wert (saisongerechtes Produkt, umweltschonende und sozialverträgliche Erzeugung, Lagerung, Transport und Vermarktung) charakterisiert. Der Verarbeitung von Lebensmitteln wird im ökologischen Landbau eine besondere Bedeutung beigemessen. Der natürliche Charakter und der Wert eines Lebensmittels sollen so weit wie möglich erhalten bleiben. Dieser Anspruch schließt bestimmte Verarbeitungsverfahren, wie z. B. die Bestrahlung von Lebensmitteln, von vornherein aus. Die zulässigen Zusatz- und Hilfsstoffe sind in der Europäischen Öko-Verordnung (EG-Öko-VO) geregelt.

Es gibt in Deutschland eine Reihe von ökologischen Anbauverbänden, die einen höheren Qualitätsstandard garantieren, als es die EG-Öko-VO vorschreibt.

(+)

Europäische Öko-Verordnung (EG-Öko-VO)

Die aktualisierte EG-Öko-Basisverordnung von 2014 definiert, wie landwirtschaftliche Erzeugnisse und Lebensmittel, die als Ökoprodukte deklariert sind, hergestellt und gekennzeichnet werden müssen. Um konventionelle von ökologisch hergestellten Lebensmitteln zu unterscheiden, führte Deutschland 2001 das staatlich kontrollierte Bio-Siegel ein, mit dem nur nach der EG-Öko-Verordnung hergestellte Produkte gekennzeichnet werden dürfen. Seit 2010 gibt es ein neu eingeführtes europäisches Label für Bioprodukte.

Oberstes Prinzip im ökologischen Landbau ist ein möglichst geschlossener natürlicher Betriebskreislauf. Dies wird in der Landwirtschaft dann erreicht, wenn Pflanzenbau und Tierhaltung miteinander kombiniert sind. Dabei richtet sich die Anzahl der auf einem Biohof gehaltenen Nutztiere immer nach der Größe der bewirtschafteten Fläche. Ein Teil der angebauten Pflanzen dient als Tierfutter, die Ausscheidungen der Tiere wiederum werden als Dünger auf die Felder ausgebracht. Kompostierte Ernteabfälle werden zur Bodenverbesserung genutzt. Diese Verfahren sind viel aufwendiger als die der konventionellen Landwirtschaft - einer der Gründe für den höheren Preis von Biolebensmitteln.

Es gibt natürlich auch reine Garten- und Ackerbaubetriebe, die die Vorgaben einer ökologischen Kreislaufwirtschaft ebenso gut erfüllen.

Pflanzenzucht im ökologischen Landbau

Im ökologischen Landbau wird auf mineralische Stickstoffdünger verzichtet, der Boden wird mit organischen Düngemitteln (Mist, Kompost) gedüngt. Die organischen Bestandteile enthalten viele Millionen Insekten, Würmer, Bakterien und Pilze, die die Nährstoffe im Boden umbauen. Dieser Umwandlungsprozess macht den Boden locker, und die Wurzeln der Pflanzen können sich leichter ausbreiten. Das ist die Voraussetzung, damit die Nährstoffe von den Pflanzen aufgenommen werden können. Zur Erhaltung der Bodenfruchtbarkeit sind im Ökolandbau folgende Methoden üblich:

Fruchtfolge: Verschiedene Nutzpflanzenarten werden auf einer landwirtschaftlichen Fläche im Ablauf von Vegetationsperioden und Jahren wechselnd angebaut. Der Anbau unterschiedlicher Pflanzen führt zu einem differenzierten Auf- und Abbau der im Boden enthaltenen Nähr- und Mineralstoffe, wodurch diese dem Boden langfristig erhalten bleiben. Eine sinnvoll gestaltete Fruchtfolge vermindert darüber hinaus den Befall der Kulturen durch Wildkräuter, Pflanzenkrankheiten und einige tierische Schädlinge.

Humuswirtschaft erhält die Bodengesundheit durch Lockerung des Bodens und Gründüngung. Mit Gründüngung bezeichnet man das Einarbeiten von grünen Pflanzen oder angewelktem Pflanzenmaterial (Ernterückstände, Stroh) in den Boden. Meist werden die Pflanzen sogar extra für diesen Zweck ausgesät, beispielsweise im Zwischenfruchtbau. Gründüngung unterstützt die Bildung von Humus und wirkt Bodenerosion und Auswaschen von Pflanzennährstoffen entgegen. Nutzt man Hülsenfrüchte wie Erbsen, Ackerbohnen oder Lupinen als Zwischenfruchtpflanzen, wird der Boden zudem mit Stickstoff angereichert.

Stärkung der pflanzeneigenen Abwehrkräfte: Das Grundprinzip ist die Vorbeugung gegen Krankheiten. Dabei hilft das Wissen über günstige Pflanzennachbarschaften, richtige Saatzeitpunkte, Standort- und Sortenwahl. Die Pflanzen sollen möglichst kräftig und widerstandsfähig sein, damit sie sich selbst gegen Krankheiten oder Schädlinge wehren können. Vorbeugend greift der Ökolandwirt auf wenig krankheitsanfällige Sorten zurück, die nicht einseitig auf Höchsterträge gezüchtet wurden.

Regulierung von Wildpflanzen: Da der Einsatz von Herbiziden im ökologischen Landbau nicht zugelassen ist, tragen eine ausgewogene Fruchtfolge, aber auch Maßnahmen wie das Hacken, Striegeln, Bürsten, Abflammen oder das Bedecken des Bodens z. B. mit Stroh zur Regulierung der Wildpflanzen bei.

Regulierung von Parasiten: Auch die vielen Insekten und anderen Tiere außerhalb des Bodens werden hier aktiv miteinbezogen. So gibt es viele Nützlinge, für die der Biobauer einen Lebensraum erhält. Ackerrandstreifen, ein tolerierbarer Bewuchs mit Wildkräutern etwa im Getreide, Heckenanlagen mit Nistplätzen für Vögel und vieles mehr sorgen für Artenvielfalt und die Erhaltung eines biologischen Gleichgewichts. Damit werden zudem wesentliche Beiträge zur Förderung der Biodiversität geleistet. Wenn diese vorbeugenden Maßnahmen in Ausnahmefällen einmal nicht greifen, so können im ökologischen Landbau bestimmte, weitgehend natürliche Mittel eingesetzt werden wie z. B. Schwefel gegen Pilze. Die Belastung der Umwelt mit diesen zugelassenen Mitteln ist im Vergleich zu den herkömmlichen Pflanzenschutzmitteln sehr gering.

Verzicht auf Gentechnik

Im Gegensatz zur herkömmlichen Züchtung, bei der alle Eigenschaften der Elternteile kombiniert werden, wird mit der Gentechnik eine Auswahl der Eigenschaften übertragen. Dementsprechend ist „gentechnisch verändert" ein Organismus, dessen genetisches Material in einer Weise verändert worden ist, wie sie unter natürlichen Bedingungen nicht vorkommt. Befürworter der sog. „grünen Gentechnik" (Agrargentechnik) versprechen sich einen geringeren Einsatz von Pestiziden, höhere Ernteerträge sowie eine verbesserte Qualität der Produkte. Kritiker nennen dagegen gesundheitliche Gefahren wie die Auslösung allergischer Erkrankungen, die langfristige gesundheitliche Unverträglichkeit oder eine Übertragung von Antibiotikaresistenzen auf Krankheitskeime. Zudem befürchten sie ökologische Risiken, etwa wenn gentechnisch veränderte Pflanzen bei einer Auskreuzung Wildpflanzen verdrängen.

(!)

Gentechnik

umfasst alle Methoden, mit deren Hilfe Erbinformationen im Labor neu kombiniert und auf einen anderen Organismus, auch über Artgrenzen hinweg, isoliert übertragen werden können.

Ökologischer Landbau und Gentechnik basieren auf gegensätzlichen Prinzipien, die nicht miteinander vereinbar sind. Beim Einsatz gentechnischer Verfahren wird von einer isolierten Betrachtung, Erforschung, Übertragung und Veränderung spezieller Funktionen ausgegangen, um neue, „verbesserte" Produkte in Form von Lebewesen zu konstruieren. Gegenstand der Betrachtung im ökologischen Landbau ist das lebendige System im Ganzen, die Wechselbeziehungen der Organismen untereinander und mit der unbelebten Umwelt. Daher hat sich der ökologische Landbau deutlich gegen die Nutzung der Gentechnik ausgesprochen. Nicht nur die Richtlinien der ökologischen Anbauverbände, sondern auch die EG-Öko-Verordnung verbieten strikt deren Einsatz. In allen Betriebszweigen der ökologischen Landwirtschaft sind daher genmanipulierte Tiere und Pflanzen verboten. Ebenso wenig dürfen Lebensmittel mit gentechnischen Verfahren hergestellt oder mit solchen Rohstoffen verarbeitet werden.

(+)

Biolandbau und genetisch veränderte Organismen (nach: EG-ÖKO-BASIS-VO, 2007)

Genetisch veränderte Organismen (GVO) und Erzeugnisse, die aus oder durch GVO erzeugt wurden, sind mit dem ökologischen/biologischen Produktionskonzept und der Auffassung der Verbraucher von ökologischen/biologischen Erzeugnissen unvereinbar. Sie dürfen daher nicht im ökologischen/biologischen Landbau oder bei der Verarbeitung von ökologischen/biologischen Erzeugnissen verwendet werden.

Was können Landwirte, Verarbeiter und Händler tun, um Verunreinigungen von Ökolebensmitteln mit Gentechnik zu vermeiden? Erzeugnisse der sog. „transgenen Pflanzen" werden heute weltweit gehandelt. Zusätzlich werden zahlreiche Produkte gentechnisch veränderter Mikroorganismen wie Enzyme und Vitamine eingesetzt.

(!)

Transgene Organismen

Transgene Organismen sind Lebewesen, die in ihrem Genom zusätzliche Gene aus anderen Arten enthalten.

Solche Lebewesen werden mit gentechnischen Methoden hergestellt. Diese Art der genetischen Modifikation ist von traditionellen Züchtungsmethoden zu unterscheiden, bei denen immer nur auf bestehendem Erbgut und dessen nutzbringender, willkürlicher Selektion von zufällig auftretenden Mutationen aufgebaut wurde. Transgene Mikroorganismen werden weltweit in großen Mengen zur Herstellung verschiedener Substanzen verwendet, von Antibiotika über Insulin oder Vitaminen (z. B. Riboflavin) bis zur Zitronensäure.

Eintrittspfade gentechnisch veränderter Organismen in das System Ökolandbau

- Verunreinigung von Saatgut durch Pollendrift oder Vermischung

- Unkontrollierte Verbreitung von GVO durch Pollen, Pflanzenteile oder Samen
- Rückstände in ausgetauschten Maschinen (Ernte, Saat)
- Zugelassene konventionelle Hilfsstoffe
- Zugelassene konventionelle Futtermittel
- Zugelassene GVO-Arzneimittel
- Vermischung oder Kontamination in Sammelstellen
- Vermischung oder Kontamination während des Transports
- Vermischung oder Kontamination in Verladestellen
- Vermischung oder Kontamination während der Verarbeitung
- Konventionelle Zutaten, Zusatzstoffe und Verarbeitungshilfsstoffe

Aufgrund der weltweiten Warenströme wird es immer schwieriger, Bioprodukte vor unerwünschten Verunreinigungen mit gentechnisch veränderten Organismen (GVO) zu schützen. Die Nachbarn der Gentechnik verwendenden Landwirte sind häufig in Sorge, wie sie sicherstellen können, dass keine gentechnisch veränderten Organismen in den Erzeugungs- und Verarbeitungsprozess ihrer Produkte gelangen. Biobauern befürchten, dass sie ihre Produkte nicht mehr als „ökologisch produziert" verkaufen können, sobald diese mit gentechnisch veränderten Organismen verunreinigt sind. Schutz sollen EU-Regelungen und das deutsche Gentechnikgesetz bieten, das im Februar 2005 in Kraft trat. In ihm sind die rechtlichen Belange der „Koexistenz", des Nebeneinanders von Landbewirtschaftung mit und ohne Gentechnik beschrieben.

Die wesentlichen Elemente des Gentechnikgesetzes sind:

- **Haftung:** Landwirte, die Gentechnik anwenden, müssen „gesamtschuldnerisch" für GVO-Verunreinigungen auf benachbarten gentechnikfreien Feldern haften. Dies gilt auch dann, wenn sie die Regeln der „guten fachlichen Praxis" eingehalten haben.
- **Standortregister:** Die öffentlich zugängliche Internetseite enthält grundstücksgenaue Angaben der Flächen mit GVO-Anbau. Alle Flächen mit GVO-Anbau müssen drei Monate vor Aussaat angemeldet werden (vgl. www. standortregister.de/).
- **Produktinformationspflicht:** GVO-Saatgutverkäufer sind verpflichtet, in einem „Beipackzettel" die Anforderungen an die „gute fachliche Praxis" zu beschreiben, um Schäden in Nachbarfeldern zu verhindern. Bei fehlerhaften Produktinformationen machen sie sich haftbar.
- **Schutz ökologisch sensibler Gebiete:** Naturschutzbehörden können direkt eingreifen, um den Schutz ökologisch sensibler Gebiete vor GVO-Verunreinigung zu gewährleisten.
- **Verbraucher- und Naturschutzbehörden** haben Mitspracherechte beim Inverkehrbringen und Freisetzen von gentechnisch veränderten Organismen. Bei einem Dissens zwischen den beteiligten Behörden kann das Bundesverbraucherschutzministerium durch Anweisung Klarheit schaffen.

Das seit 2010 geltende europaweit einheitliche Bio-Siegel lässt erstmals auch Spuren gentechnisch veränderter Organismen in Biolebensmitteln ausdrücklich zu. Mit den neuen EU-Vorschriften wird eine Verunreinigung, etwa durch Pollenflug von Genfeldern, bis zu einer Höhe von 0,9 % toleriert, ohne dass dies auf der Verpackung gekennzeichnet werden müsste und damit für die Verbraucher erkennbar ist.

Tierzucht im ökologischen Landbau

Im ökologischen Landbau hat die artgerechte Tierhaltung, die den natürlichen Bedürfnissen der Tiere entspricht, oberste Priorität. Der Biolandwirt kümmert sich im besonderen Maße um das Wohlergehen von Tieren und Umwelt. Pro Spezies darf nur eine genau definierte Anzahl von Tieren auf dem Hof gehalten werden. Letztlich hängt dies von der Größe des Betriebes ab. Zu viele Tiere je Flächeneinheit würden dazu führen, dass mehr organische Ausscheidungen ausgebracht werden, als ohne negative Umweltauswirkungen vom Boden verarbeitet werden können. Die Anzahl der Tiere und die Fläche müssen also miteinander harmonieren. Außerdem müssen die Tiere, mit wenigen Ausnahmen, aus ökologischen Betrieben stammen.

Wohlergehen der Tiere: Zu den natürlichen Bedürfnissen von Herdentieren gehören z. B. soziale Kontakte zu Artgenossen. Rinder, Schweine und Schafe ruhen lieber auf eingestreuten Liegeflächen als auf Spaltenboden. Auslauf, frische Luft, Tageslicht und sauberes Wasser tragen ebenfalls zum Wohlbefinden aller Nutztiere bei. Rinder grasen gerne auf saftigen

Weiden, Schweine wühlen gerne, und Hühner genießen das Sandbaden. Diese Bedürfnisse werden so weit wie möglich in der ökologischen Tierhaltung beachtet, um ein Höchstmaß an Wohlbefinden zu garantieren. Alle Säugetiere müssen Zugang zu Weide- oder Auslaufflächen haben, kein Tier darf im Stall angebunden werden.

Futtermittel vom eigenen Betrieb: Eine ausgewogene Fütterung mit vollwertigen Futtermitteln hält die Tiere gesund. Im Biobetrieb erzeugt der Bauer die meisten Futtermittel selber: Er weiß genau, was er seinen Tieren zu fressen gibt. Kauft er Futter von anderen Betrieben, müssen diese auch ökologisch wirtschaften. Ganz wenige Futtermittel dürfen unter bestimmten Umständen aus konventionellen Quellen zugekauft werden. Wie viel und was er zukaufen darf, ist streng geregelt und wird überwacht. Mais, Soja oder andere Futtermittel, die gentechnisch verändert sein könnten, oder Tiermehl, dürfen nicht auf Ökobetrieben verfüttert werden.

Gesundheit der Tiere: Der Einsatz von Wachstums- und Leistungsförderern ist in der ökologischen Tierhaltung untersagt. Ein Haltungssystem, in dem sich die Tiere wohlfühlen und gesundes Futter erhalten, bietet gute Voraussetzungen, dass sie gesund bleiben. Darüber hinaus fördert der Ökolandwirt auch die Tiergesundheit, indem er möglichst robuste Rassen hält und auf die Ausschöpfung der genetischen Leistungsfähigkeit der Tiere verzichtet. Werden Tiere krank, muss der Tierarzt entscheiden, was zu tun ist. Im Notfall kann durchaus ein Antibiotikum verordnet werden; Antibiotika werden aber auf einem Biobetrieb niemals prophylaktisch eingesetzt. Wenn es möglich ist, wird pflanzlichen und homöopathischen Arzneimitteln der Vorzug gegeben.

Die Anforderungen an den Pflanzenanbau, die Tierhaltung oder die Verarbeitung variieren, je nachdem, nach welchen Vorschriften der Biolandbau praktiziert wird. Die Standards der ökologischen Anbauverbände wie z. B. Demeter, Bioland oder Naturland fallen in der Regel strenger aus.

Herstellung und Verarbeitung von Bioprodukten

Auf den ersten Blick scheinen Bioprodukte in Deutschland allgegenwärtig zu sein: Neben den Anbauverbänden betreiben Supermärkte und Discounter ihre eigenen Produktlinien. Tatsächlich aber stammen nicht einmal 4 % aller verkauften Lebensmittel aus ökologischem Anbau. Trotzdem kann das heimische Angebot die Nachfrage nicht erfüllen; ein Grund hierfür mag die noch unzureichende öffentliche Förderung der Biolandwirte sein. So stammt rund die Hälfte der biologisch erzeugten Produkte aus dem Ausland. Regionalität aber spielt nach aktuellen Umfragen für die Hälfte der Verbraucher beim Einkaufen eine entscheidende Rolle. Damit wird der Wunsch verbunden, durch kurze Transportwege einen Beitrag zur Reduzierung von CO_2-Emissionen zu leisten. Allerdings ist „regional" kein geschützter Begriff, und „regional" bedeutet nicht automatisch klimafreundlicher. Hier sind viele Faktoren sehr differenziert zu betrachten, wie z. B. die Lagerung, die Art des Transportes, die Fütterung, die Verarbeitung. Von entscheidendem Einfluss ist darüber hinaus auch das Verhalten des Verbrauchers (was wird gegessen, wie wird eingekauft, energieeffiziente Zubereitung).

Möglichst naturbelassen sollen Biolebensmittel sein, so schreibt es die EG-Öko-Verordnung vor. Deshalb regelt sie neben der Erzeugung auch die Verarbeitung der Biorohstoffe zu Lebensmitteln. Verarbeitete Biolebensmittel müssen mit Rohstoffen aus ökologischem Anbau hergestellt werden. Ist ein Lebensmittel mit „Bio" oder „Öko" gekennzeichnet, müssen mindestens 95 % der landwirtschaftlichen Zutaten aus ökologischem Anbau stammen. Die restlichen 5 % dürfen nur Zutaten sein, die in ökologischer Qualität nicht verfügbar sind. Wasser, Salz, Hefe und Zusatzstoffe zählen nicht zu den landwirtschaftlichen Zutaten und werden in dieser Rechnung nicht berücksichtigt.

Alle verarbeitenden Betriebe werden – wie Biobauern auch – jährlich von Kontrolleuren einer Kontrollstelle inspiziert. Sie überprüfen die Rezepturen und die Menge an eingekauften Rohstoffen und fertigen Produkten. Da viele Verarbeiter sowohl konventionelle als auch ökologische Lebensmittel produzieren, müssen sie die Produktion räumlich oder zeitlich trennen, damit es zu keiner Vermischung kommt.

Gentechnik und Bestrahlung sind mit den Prinzipien des Ökolandbaus nicht vereinbar. Die EG-Öko-Verordnung verbietet den direkten Einsatz von gentechnisch veränderten Pflanzen und die Verwendung von Produkten aus solchen Pflanzen. Auch gentechnisch veränderte Zusatzstoffe wie Käselab, Hefen, Enzyme oder natürliche Aromen dürfen nicht für die Herstellung von Bioprodukten verwendet werden. Solche Verfahren sind jedoch inzwischen weit verbreitet und machen die Beschaffung von gentechnikfreien Zusatzstoffen besonders schwierig. Durch radioaktive Bestrahlung werden Krankheitserreger und andere Mikroorganismen abgetötet. Diese weit verbreitete Technik, z. B. um die Haltbarkeit von Gewürzen und Kräutern zu verlängern, ist für Biolebensmittel verboten.

Zusatzstoffe: Von den derzeit rund 400 zugelassenen Zusatzstoffen dürfen die Hersteller von Biolebensmitteln nur etwa ein Zehntel einsetzen. Das erfordert große Sorgfalt in der Rezepturentwicklung und macht die Verarbeitung aufwendiger. Einzeln in einer Positivliste aufgeführt sind pflanzliche Verdickungsmittel, Backtriebmittel oder Emulgatoren, ohne die sich bestimmte Produkte oft nicht herstellen lassen. Verboten sind sämtliche Süßstoffe und Stabilisatoren sowie synthetische Farbstoffe, Konservierungsmittel und Geschmacksverstärker. Die Anreicherung von Lebensmitteln mit Vitaminen und Mineralstoffen ist für Biolebensmittel nur dort zulässig, wo sie gesetzlich gefordert wird, z. B. muss Babybrei mit Vitamin B_1 angereichert werden.

Verarbeitungsvorschriften bestimmter Anbauverbände regeln die Verarbeitungsschritte im ökologischen Landbau oftmals strenger als die EG-Öko-Verordnung. Demeter, Bioland oder Naturland z. B. haben ihre eigenen Verarbeitungsrichtlinien. Sie verbieten bestimmte Verarbeitungsschritte, bei denen ein Lebensmittel besonders stark verändert wird.

Verbotene Verarbeitungsschritte bestimmter Anbauverbände:

- das Härten, also das chemische Umbauen, von pflanzlichen Ölen
- das Ultrahocherhitzen von Milch
- der Einsatz von Saftkonzentraten

Die Liste der zulässigen Zusatzstoffe ist weitaus kürzer als die der EG-Öko-Verordnung und für jede Produktgruppe einzeln geregelt. Enzyme als Hilfsstoffe sind nur für wenige Arbeitsschritte erlaubt, etwa beim Pressen bestimmter Obstsäfte. Natürliche Aromen dürfen seit 2003 nur noch in Form reiner ätherischer Öle oder als Extrakte der jeweiligen Pflanze eingesetzt werden.

(!)

Bio-Convenience-Produkte

Das Sortiment an Bioprodukten umfasst mittlerweile auch sog. „Convenience-Produkte" – also Lebensmittel, die ohne aufwendige Zubereitung schnell auf den Tisch gebracht werden können. Allen Produkten gemein ist die kontrollierte ökologische Herkunft und Verarbeitung.

Für Convenience-Produkte in Bioqualität dürfen die Hersteller nur Rohstoffe und Zutaten verwenden, die gemäß den Richtlinien der EG-Öko-Verordnung erzeugt wurden. Auch für die Entwicklung der Rezepturen sind diese Vorgaben verpflichtend. Das bedeutet beispielsweise, dass nur eine begrenzte Anzahl an Zusatz- und Hilfsstoffen für die Herstellung und Verarbeitung von Biolebensmitteln erlaubt ist – selbstverständlich nur solche natürlichen Ursprungs, wie Rauch, Getreidestärke oder natürliche Aromastoffe.

Lebensmittelqualität im ökologischen Landbau

Die Qualität eines Lebensmittels im ökologischen Landbau wird im Wesentlichen durch den Prozess des Anbaus und der Herstellung bestimmt. Bedeutende Qualitätsmerkmale sind der Gesundheitswert und der ökologische Wert.

Der Gesundheitswert beurteilt:

- wertgebende Inhaltsstoffe (Gehalt essenzieller bzw. gesundheitsfördernder Nähr- und Inhaltsstoffe sowie Nährstoffdichte, Energiegehalt und Energiedichte u. a.)
- u. a. Reife, Frische, Sättigungswirkung, Verträglichkeit
- wertmindernde Inhaltsstoffe (natürlich vorkommende unerwünschte Inhaltsstoffe, Fremd- bzw. Schadstoffe, wie z. B. Rückstände von Pflanzenschutzmitteln, Schwermetallen, Nitrat, Verunreinigungen, Zusatzstoffe u. a.)

Der **ökologische Wert** sagt etwas über die Umweltverträglichkeit eines Lebensmittels aus. Wie ein Lebensmittel erzeugt und verarbeitet wird, wirkt sich unmittelbar auf unsere Umwelt aus, also auf Boden, Wasser und Luft.

Beim umweltgerechten Einkauf spielen deshalb folgende Fragen eine Rolle:

- Wird das Lebensmittel umweltschonend erzeugt?
- Wird das Lebensmittel über weite Entfernungen transportiert?
- Ist das Lebensmittel aufwendig und unter hohem Energieeinsatz verarbeitet?
- Muss es gekühlt werden, bis es zum Verbraucher kommt?
- Wird das Lebensmittel aufwendig verpackt?

Von besonderer aktueller Bedeutung ist die Frage nach der **Klimarelevanz** der Produktion von Lebensmitteln. Durch den Verzicht auf synthetische Mineraldünger und Pestizide, eine flächengebundene Tierhaltung und die Verwendung hofeigenen Futters und möglichst überschaubare regionale Herstellungs- und Vermarktungskonzepte verursacht der Biolandbau im Vergleich zum konventionellen Landbau deutlich weniger CO_2-Emissionen. Dafür ist allerdings der Flächenverbrauch größer, und Ressourcen werden weniger effizient genutzt.

Qualitätsnormen, wie z. B. Handels- und Güteklassen berücksichtigen Kriterien zu Größe und Form, sagen aber nichts über Inhaltsstoffe, Geschmack, den Gesundheitswert oder den ökologischen Wert des Lebensmittels aus.

Der **Genusswert** umfasst alle Eigenschaften wie z. B. Geschmack, Geruch, Aussehen (Farbe, Form), Konsistenz. Lebensmittel aus biologischem Anbau unterscheiden sich in ihrer **Schadstoffbelastung** teilweise von konventionellen Produkten. Sie enthalten keine Pestizidrückstände, kaum Rückstände von Tierarzneimitteln, und auch der Nitratgehalt ist bei organisch gedüngtem Gemüse geringer. Schadstoffen aus der Luft und dem Wasser sind Produkte aus biologischem Landbau naturgemäß ebenso ausgesetzt wie konventionell erzeugte Lebensmittel.

Kennzeichnung

Das **Bio-Siegel** dürfen Erzeuger, Verarbeiter und Handel auf die Etiketten ihrer Bioprodukte drucken, wenn das jeweilige Produkt die Anforderungen der EG-Öko-Verordnung erfüllt. Das Zeichen soll vor allem den Kunden in solchen Einkaufsstätten die Orientierung erleichtern, in denen sowohl konventionelle als auch Bioprodukte angeboten werden. Verbindlich sind die Angabe der Ökokontrollstelle bzw. der Kontrollbehörde und/oder deren Nummer. Das Bio-Siegel stellt ein effektives Marketinginstrument dar. Es genießt einen hohen Bekanntheitsgrad und Vertrauensvorsprung und ruft positive Assoziationen hervor.

Das neue **EU-Bio-Logo** hat die Europäische Kommission 2010 für vorverpackte Produkte aus dem ökologischen Landbau vorgelegt. Es wird für europäische Erzeugnisse verwendet, die den Anforderungen der EG-Öko-Verordnung entsprechen. Auf jedem verpackten Bio-Produkt aus Ländern der EU müssen, wie auch für das Bio-Siegel, der Name und/oder die Nummer der Kontrollbehörde oder der Ökokontrollstelle sichtbar sein. Der Verbraucher findet diesen Hinweis meist in unmittelbarer Nähe zur Zutatenliste. Der Hinweis auf den Namen bzw. die Nummer der Kontrollbehörde oder -stelle und (bei verarbeiteten Lebensmitteln) ein Anteil von mindestens 95 % an Biorohstoffen gelten als gesetzliche Mindeststandards zur Erfüllung der EG-Öko-Verordnung. Das EU-Bio-Logo ändert nichts an der Nutzung des deutschen Bio-Siegels. Das Bio-Siegel kann weiterhin unverändert, auch zusammen mit dem EU-Bio-Logo verwendet werden.

Warenzeichen der Verbände

Auf Bioprodukten können außerdem die Warenzeichen der Ökoanbauverbände aufgedruckt sein. Bis auf „Ecoland" existierten die Verbände des ökologischen Landbaus in Deutschland schon vor der Einführung der EG-Öko-Verordnung. Viele Biobauern und verarbeiter sind einem dieser Verbände angeschlossen. Dadurch verpflichten sie sich zur Einhaltung ihrer Verbandsrichtlinien, die in einigen Punkten über den EU-Standard hinausgehen.

Deutsche Anbauverbände

- Biokreis
- Bioland
- Biopark
- Ecoland
- Ecovin (Bundesverband Ökol. Weinbau)

Handelsmarken

Viele große Handelsketten haben in den letzten Jahren eigene Biomarken gegründet, deren Produkte nur dort angeboten werden und das eigene Sortiment ergänzen. Einprägsame Logos und eine einheitliche Aufmachung der Verpackungen erleichtern dem Verbraucher die Auswahl im Supermarkt.

Auch für Bioprodukte aus dem Reformhaus gibt es ein einheitliches Logo, das „Bioblatt." Zwar ist mittlerweile auf vielen Produkten das offizielle Bio-Siegel abgebildet, doch das „Bioblatt" dient weiterhin als wichtiges Erkennungszeichen für Bioprodukte, die ausschließlich im Reformhaus angeboten werden.

Kontrollen

Jeder, der Bioprodukte erzeugt oder verarbeitet, muss in seinem Betrieb Kontrollen durchführen lassen. Zusätzliche Sicherheit für den Verbraucher bieten unangekündigte Stichprobenkontrollen. Die Kontrollen sind auf die jeweilige Betriebsart und Produktgruppe abgestimmt.

Kontrollen beim Erzeuger: Die Kontrollen in erzeugenden Betrieben wie auf Biobauernhöfen, in Biogärtnereien und bei Biowinzern erstrecken sich je nach Betriebsart vom Einkauf über den Anbau bis hin zur Tierhaltung und Fütterung. Die Kontrolleure prüfen und protokollieren, ob z. B. in dem Betrieb tatsächlich keine unzulässigen Mineraldünger und Pflanzenschutzmittel eingesetzt wurden. Selbst die Lagerung solcher Mittel ist auf einem Biohof verboten. Im Verdachtsfall werden Rückstandsproben im Boden und an den erzeugten Produkten genommen.

Auch die Haltungsbedingungen für die Tiere werden überprüft: Die Tiere müssen nachweislich genügend Auslauf auf der Weide oder im Stall haben. Käfighaltung ist im ökologischen Landbau nicht zugelassen. Die Verfütterung künstlicher Wachstumsförderer an die Tiere ist ebenso untersagt wie die vorbeugende Gabe von Medikamenten.

Kontrollen beim Verarbeiter: Auch Bäckereien, Metzgereien u. a. müssen sich regelmäßigen Kontrollen und unangekündigten Überprüfungen unterziehen. Bei allen verarbeiteten Biolebensmitteln werden sowohl die Rohstoffe (z. B. Getreide und Gewürze) als auch die Rezepturen und der Herstellungsprozess auf ihre Bioqualität hin überprüft. Speziell ausgebildete Kontrolleure inspizieren u. a. die Verarbeitungsräume und die Lagereinrichtungen, den Verkaufsraum sowie die betriebliche Dokumentation und die Kennzeichnung an den Produkten. Damit soll gesichert werden, dass z. B. jedes als „Bio" deklarierte Stück Rinderfilet wirklich von einem ökologisch gehaltenen Tier stammt.

Warenstrombilanz: Zum Abschluss einer jeden Kontrolle wird eine Warenstrombilanz berechnet, bei der die Zukaufs- und Verkaufsmengen verglichen werden. So lässt sich genau nachvollziehen, dass auch nicht mehr Waren mit der Kennzeichnung „Bio" verkauft werden, als zuvor an Biorohstoffen eingekauft wurden.

Lesart der Kontrollstellennummer

DE-0XX-Öko-Kontrollstelle

- DE = Länderkürzel (DE = Deutschland; weitere Länderkürzel für EU-Mitgliedsstaaten, z. B. NL für Niederlande)
- 0XX = Nummern- oder Buchstabenkombination (deutsche Kontrollstellen verwenden Ziffern, z. B. 001; in anderen EU-Ländern sind auch Buchstaben üblich, z. B. AIB für eine italienische Kontrollstelle)

Preisbildung

„Bio" hat seinen Preis. In diesem Zusammenhang muss darauf hingewiesen werden, dass preisgünstigere Lebensmittel häufig zu Ungunsten ihres Gesundheits- und ihres ökologischen Wertes hergestellt werden. Dass Verbraucher für ökologisch hergestellte Lebensmittel teilweise mehr als das Doppelte als für herkömmliche Produkte zahlen müssen, hat mehrere Gründe:

Arbeitsintensive Landwirtschaft: Die Erträge im Ökolandbau sind durch den Verzicht auf Pestizide und mineralische Düngemittel geringer. Die Ernte eines Biobauern fällt bei gleicher Anbaufläche je nach Kultur um bis zu 50 % geringer aus. Die Berücksichtigung von Fruchtfolgen führt beispielsweise dazu, dass nicht immer alle Anbauflächen für den Anbau von Marktfrüchten zur Verfügung stehen. Zudem ist der Ökolandbau trotz des Einsatzes moderner Maschinen sehr viel arbeitsintensiver. Die Tierhaltung nach ökologischen Gesichtspunkten konzentriert sich auf die Erzeugung von Lebensmitteln hoher Qualität und nicht auf die Maximierung der Leistung. Die Tiere werden artgerecht gehalten und mit Futter aus ökologischer Erzeugung bedarfsgerecht ernährt. Sie bekommen Futter in der Art und Menge, wie es dem jeweiligen Entwicklungsstadium des Tieres entspricht. Dadurch verlängern sich die Mastzeiten, und die Biobauern erzeugen – bezogen auf die Fläche – weniger Fleisch, Milch oder Eier als ihre konventionell arbeitenden Kollegen.

Sorgfältige Verarbeitung und Kontrollen: Vorgaben zu erlaubten Verarbeitungsmethoden und das Verbot vieler Zusatz- und Hilfsstoffe machen die Entwicklung besonderer Rezepturen und den Einsatz hochwertiger Zutaten notwendig. Anstelle von Farbstoffen oder künstlichen Aromen sind z. B. natürliche Zutaten aus biologischer Erzeugung einzusetzen. Dies macht die Produkte verständlicherweise teurer.

Kontrollen kosten Geld: Damit auch immer „Bio" drin ist, wo „Bio" draufsteht, werden die Erzeugung und Verarbeitung von Biolebensmitteln lückenlos von staatlich anerkannten Kontrollstellen überprüft. Außerdem entstehen Kosten bei der Trennung von konventionellen Produkten im Transport, in der Verarbeitung oder Lagerung, um eine Vermischung auszuschließen.

Vermarktung

In den 1970er-Jahren entstanden in Berlin, Hamburg und Münster die ersten „Naturkostläden". Ende der 1970er-Jahre gab es bundesweit rund 100 dieser Läden. Die Verbreitung der Naturkost nimmt seit Mitte der 1980er-Jahre kontinuierlich zu. Zu dieser Zeit gab es rund 2.000 Produzenten von Biolebensmitteln allein in Deutschland.

Der Markt für Bioprodukte in den Industrieländern wächst stetig. Bioprodukte sind inzwischen zu einem wichtigen Faktor für den Lebensmittelmarkt geworden. Häufig genannte Gründe für den Kauf von Biolebensmitteln sind die artgerechte Tierhaltung, die regionale Herkunft, die Vermeidung von Schadstoffen, die Verwendung weniger Zusatzstoffe und der Umweltschutz.

Dennoch machten Bioprodukte im Jahr 2014 lediglich 4,4 % des gesamten Lebensmittelumsatzes in Deutschland aus. Bei Fleisch ist der Bioanteil noch geringer. Biolebensmittel werden vor allem von Teilen der Mittelschicht gekauft (vgl. Bund Ökologische Lebensmittelwirtschaft, 2014).

Gründe für eine wachsende Marktakzeptanz von Bioprodukten:

- das wachsende Umwelt- und Gesundheitsbewusstsein der Verbraucher
- die Einführung von gesetzlichen Regelungen für die Erzeugung, die Vermarktung und den Import von Bioprodukten
- die zunehmende Verfügbarkeit von qualitativ hochwertigen Bioprodukten
- das zunehmende Engagement von Supermärkten im Verkauf von Lebensmitteln aus ökologischem Landbau

Eine wichtige Vermarktungsform der Bioprodukte war und ist die Direktvermarktung. Der direkte Kontakt fördert das Vertrauen und das Verständnis der Kunden für landwirtschaftliche Produktionsabläufe. Zu den bedeutendsten Vertriebsformen gehören der Verkauf im Hofladen und auf dem Wochenmarkt sowie der Hauslieferservice. Grundsätzlich wird von der überwiegenden Anzahl der Verbraucher aber auch das Angebot von Bioerzeugnissen im Sortiment eines Supermarkts begrüßt. Einige Handelskonzerne haben diese Chance ergriffen und in ihr Angebot Produkte aus ökologischem Anbau aufgenommen. Bei einzelnen Produkten erreichen deren Biolinien bereits 20 % des Gesamtsortiments. Um die Nachfrage in Deutschland decken zu können, werden zurzeit viele Lebensmittel importiert. Die Erzeugung nach den strengen gesetzlichen Richtlinien des ökologischen Landbaus lässt sich kurzfristig nicht beliebig ausdehnen – die Umstellung eines konventionellen Betriebs auf eine ökologische Bewirtschaftung nimmt drei Jahre in Anspruch. Zudem ist eine Umstellung mit großen finanziellen Risiken verbunden. Da der jetzige Biotrend vor drei Jahren noch nicht in dieser Form abzusehen war, entschieden sich damals nicht wenige Landwirte gegen eine Umstellung ihres Betriebs. Die ökologisch bewirtschafteten Flächen nahmen somit nicht in gleichem Maße zu, wie die Nachfrage nach Bioprodukten. Dieser Nachfrageboom wurde zudem durch den Einstieg der Discounter in die Biovermarktung, von der Sortimentsverbreiterung im Lebensmitteleinzelhandel und vom anhaltenden Gründungsboom der Biosupermärkte unterstützt.

5.2.3 Regionale und saisonale Erzeugnisse

Regionale Lebensmittel benötigen geringe Transportwege und sparen damit Energie und klimarelevante Treibhausgase. Deutschlandweite Transporte von Lebensmitteln sind unnötig, denn vieles wird auch in der Nähe produziert. Auch die „Saison" aus fernen Ländern durch Flugtransporte, vor allem für frisches Obst und Gemüse, zu uns zu holen, erfordert energieaufwändige und klimabelastende Transporte. Diese belasten das Klima etwa 80-mal mehr als Schiffstransporte und bis zu 300-mal mehr als Erzeugnisse aus der Region.

Erzeugnisse aus der Region können vor der Ernte ausreifen; sie sind dadurch schmackhafter und enthalten mehr essenzielle Inhaltsstoffe. Auch im Winter stehen in Deutschland winterfestes Gemüse wie Feldsalat und Grünkohl bzw. lagerfähiges Gemüse und Obst wie Sellerie, Möhren, verschiedene Kohlsorten, Äpfel und Birnen zur Verfügung.

Regionale Kooperationen zwischen Erzeugern, Händlern und Verbrauchern sichern die Existenzen kleiner Betriebe und ermöglichen alternative Vermarktungsformen. Freilandanbau von Gemüse und Obst zu den jeweiligen Saisonzeiten ist energiesparend. Zudem enthalten Freilanderzeugnisse im Durchschnitt weniger Rückstände z. B. an Nitrat und Pestiziden. Die Produktion im beheizten Treibhaus während der kalten Jahreszeit hingegen verbraucht bis zu 60-mal mehr Energie als der Anbau im Freiland. Zudem kommen häufig regional spezifische Verarbeitungsverfahren und Rezepturen, wie z. B. bei Käse- oder Fleischspezialitäten zum Einsatz. Regionale Lebensmittel können zur Landschaftspflege beitragen, da sie häufig die extensive Weidehaltung von Rindern oder die Pflege von Streuobstwiesen bedingen.

Allerdings ist der Begriff „regionales Lebensmittel" nur schwer zu definieren. Auch ähnliche Bezeichnungen wie „Heimat" oder „Nähe" werden für die Kennzeichnung und Werbung mit eigenen Siegeln herangezogen, ohne dass ein konkretes geografisches Gebiet ausgewiesen wird. Inzwischen herrscht auf dem Markt eine unüberschaubare Vielfalt regionaler Werbebegriffe und Zeichen, die Regionalität suggerieren, aber keine oder nur eine unklare regionale Herkunft ausweisen. Das Markengesetz erlaubt es, Herkunftsangaben als eigenständige Marke registrieren und schützen zu lassen. Für die regionale Herkunft der Rohstoffe bzw. Zutaten oder die Verarbeitung sind dagegen keine Regelungen vorgeschrieben.

Eine Initiative für mehr Transparenz stellt das sogenannte „Regionalfenster" dar, das seit 2014 bundesweit eingeführt ist. Diese Kennzeichnung gibt an, wie viel Prozent aller Zutaten aus der Region kommen. Der Ort der Verarbeitung muss ebenfalls genannt werden.

5.2.4 Bevorzugung gering verarbeiteter Lebensmittel, reichlich Frischkost

Nahrungsqualität, die gesundheitsfördernden Ansprüchen genügen soll, muss frisch, von natürlicher Komplexität und vielfältig sein. In frischem Zustand weisen Lebensmittel den höchsten Gehalt an essenziellen Inhaltsstoffen auf. Lagerung, Konservierung und Verarbeitung senken nicht nur den Gehalt an essenziellen Stoffen, sondern auch das Verhältnis zueinander. Je mehr ein Lebensmittel von seiner natürlichen Komplexität und seiner Frische verloren hat, desto eher enthält es Lebensmittelzusatzstoffe (z. B. Farb- und Konservierungsstoffe, Emulgatoren oder Aromen), um die natürlichen verloren gegangenen Eigenschaften zu kompensieren. Diese technologischen Hilfsstoffe täuschen darüber hinaus unsere sensorischen Empfindungen. Der Verzicht auf intensive Verarbeitungsformen schont zudem den Verbrauch an Primärenergie und reduziert die Schadstoffemissionen.

Ein Ernährungskonzept für eine gesundheitsverträgliche, umwelt- und sozialverträgliche Versorgung mit Lebensmitteln stellt u. a. die „Vollwerternährung" nach von Körber, Männle und Leitzmann dar. Als ein Kriterium zur Beurteilung von Lebensmitteln wird hier der Verarbeitungsgrad herangezogen: Als besonders empfehlenswert werden demnach alle unveränderten naturbelassenen Lebensmittel eingestuft.

5.2.5 Wertschätzung von Lebensmitteln

Werden Lebensmittel aus Ländern des Südens importiert, so sollte auf Produkte aus „fairem Handel" zurückgegriffen werden. Der faire Handel (Fair Trade) leistet einen Beitrag zur Verbesserung der Lebenssituation der Menschen in den Erzeugerländern. Den Produzenten wird für ihre Produkte, unabhängig vom Weltmarktpreis, ein festgelegter Mindestpreis sowie Prämien für Gemeinschaftsprojekte wie z. B. Bildungs- und Sozialprogramme, Maßnahmen zur Frauenförderung oder umwelt- und sozialverträgliche Arbeitsbedingungen gezahlt. Damit wird ein höheres und verlässlicheres Einkommen als im herkömmlichen Handel gewährleistet. Die Kleinbauern entscheiden selbstständig und demokratisch darüber, welche Projekte sie mit der Prämie realisieren. Langfristige und direkte Handelsbeziehungen sind zum Aufbau von Partnerschaften wichtig. So können die Genossenschaften Anzahlungen oder Kredite erhalten. In der Produktion müssen international vorgeschriebene Umwelt- und Sozialstandards eingehalten werden, um mit dem Fair-Trade-Siegel ausgezeichnet zu werden. Ausbeuterische Kinder- und Zwangsarbeit sind verboten. Bis heute sind rund 1,4 Millionen Menschen in Lateinamerika, Afrika und Asien in das Fair-Trade-System eingebunden. Auch die Umstellung auf biologische Landwirtschaft wird stark gefördert.

Aber auch für die Erzeuger, Verarbeiter und Händler in Deutschland und Europa geht es um angemessene Lebensmittelpreise, um deren Existenzen zu sichern. Im internationalen Vergleich sind die Lebensmittelpreise in Deutschland niedrig, aber auch höher als vor wenigen Jahren. Die Preisbildung unterliegt bei vielen Produkten dem marktwirtschaftlichen Geschehen mit globalen Handelseinflüssen. Eine bundesweite Aktion im Auftrag des Bundesministeriums für Ernährung und Landwirtschaft macht seit 2014 auf den sorglosen und unverantwortlichen Umgang mit Lebensmitteln aufmerksam und setzt sich dafür ein, die hohe Rate an weggeworfenen Lebensmitteln zu vermindern. Nach einer Studie der Universität Stuttgart entsorgt jeder von uns pro Jahr durchschnittlich 82 kg Lebensmittel – das ist jedes achte Lebensmittel, das wir einkaufen. Vorrangig betroffen sind Gemüse und Obst, Back- und Teigwaren, Speisereste, Milchprodukte, Getränke, Fleisch und Fisch und Sonstiges, wie z. B. Süßigkeiten. In fast allen Fällen sind diese Lebensmittel nicht verdorben, sondern sie erscheinen nicht mehr gut (genug) und nicht mehr appetitlich (genug).

Ein weiteres Problem ist das aufgedruckte Mindesthaltbarkeitsdatum. Diese Angabe ist kein Wegwerfdatum, sondern eine Empfehlung des Herstellers, das Produkt in dieser Frist aufzubrauchen, um so die spezifischen Eigenschaften zu garantieren. Das Mindesthaltbarkeitsdatum gilt für ungeöffnete und geeignet gelagerte Produkte. So appelliert man inzwischen an den Verbraucher dafür, sich bei einem überschrittenen Mindesthaltbarkeitsdatum auf die eigene sensorische Wahrnehmung zu verlassen, vorsichtig zu probieren und dann erst über eine eventuelle Entsorgung zu entscheiden. Anders verhält es sich beim Verbrauchsdatum, mit dem besonders leicht verderbliche tierische Produkte gekennzeichnet sind. Ist dieses z. B. bei Hackfleisch oder Geflügel überschritten, muss das Lebensmittel entsorgt werden.

Tipps gegen das Wegwerfen

- Bewusster einkaufen und einen Einkaufszettel verwenden; nicht bei jedem Sonderangebot zugreifen.
- Die Lebensmittel richtig lagern und die Vorräte regelmäßig kontrollieren.
- Kleinere Mengen einkaufen, die auch wirklich verbraucht werden.
- Der eigenen sensorischen Prüfung vertrauen, wenn das Mindesthaltbarkeitsdatum abgelaufen ist. Wenn das Produkt noch gut aussieht, gut riecht und gut schmeckt, ist es meistens auch noch gut.
- Nur so viel kochen, wie tatsächlich gebraucht wird. Bleibt dennoch etwas übrig, kann es später aufgewärmt, eingefroren oder kreativ wiederverwendet werden.

Quelle: www.zugutfürdietonne.de

Auch bei den alltäglichen Aktivitäten rund um die Ernährung gibt es Entwicklungsmöglichkeiten in Richtung eines zukunftsfähigen Ernährungsstils. Dazu gehören z. B. energieeffiziente Küchengeräte, umweltverträgliche Verpackungen oder der Einkauf von Lebensmittel bei heimischen Erzeugern. Bisher nutzen nur wenige Menschen und Institutionen Handlungsalternativen für ihre Ernährung. Eine Auseinandersetzung mit den Zusammenhängen kann hingegen zu völlig neuen und unerwarteten Ideen und Vorgehensweisen führen und zukunftsweisende Impulse geben. Eine Weiterentwicklung des eigenen Ernährungsstils kann Schritt für Schritt und ohne großen Aufwand erfolgen.

Die Herausgeberinnen der Studie „Ernährungswende“ sehen Ansatzpunkte und Handlungsempfehlungen in ganz unterschiedlichen „Settings“, so z. B. auch in der Schule (als Thema im Unterricht und in der Schulverpflegung). Wichtig ist: Die Verantwortlichkeiten für einen veränderten Ernährungsstil werden geteilt und der Politik, den Unternehmen und der Gesellschaft allgemein zugeschrieben.

LITERATURVERZEICHNIS

Allgemeine Informationen

Bundesministerium für Ernährung und Landwirtschaft (Hrsg.): Ernährungsreport 2016 (www.bmel.de)

Bundesministerium für Ernährung, Landwirtschaft und Verbraucherschutz (Hrsg.) (2008): Nationale Verzehrstudie II (www.was-esse-ich.de)

Bundesverband der Verbraucherzentralen und Verbraucherverbände - Verbraucherzentrale Bundesverband e.V., www.lebensmittelklarheit.de

Deutsche Gesellschaft für Ernährung e.V. (DGE), Ernährungsberichte, (www.dge.de/wissenschaft/ernaehrungsberichte)

European Food Safety Authority, www.efsa.europa.eu

Foodwatch, www.foodwatch.de

Institut für sozialökologische Forschung (www.isoe.de)

Projekt Ernährungswende (www.ernaehrungswende.de)

www.BZfE.de (ehemals: AID)

Lehrbücher, Übersichtswerke zur Ernährungslehre

BELITZ, H.-D./GROSCH, W.: Lehrbuch der Lebensmittelchemie, Heidelberg: Springer 1985

BIESALSKI, H. K. ET AL. (Hrsg.): Ernährungsmedizin, Stuttgart/New York: Thieme 1995

BIESALSKI, H. K. ET AL. (Hrsg.): Vitamine, Stuttgart/New York: Thieme 1997

BIESALSKI, H. K./GRIMM, P./NOWITZKI-GRIMM, S: Taschenatlas der Ernährung, Stuttgart-New York: Thieme 2015

CREMER, H.-D. ET AL. (Hrsg.): Ernährungslehre und Diätetik. Ein Handbuch in 4 Bänden, Stuttgart/New York: Thieme 1972–1988

DEUTSCHE GESELLSCHAFT FÜR ERNÄHRUNG E.V., Österreichische Gesellschaft für Ernährung, Schweizerische Gesellschaft für Ernährung (Hrsg.): D-A-CH-Referenzwerte für die Nährstoffzufuhr, 2. Auflage, 3. Aktualisierte Ausgabe, 2017; 2. Auflage, 2. Aktualisierte Ausgabe, 2016; 2. Auflage, 1. Ausgabe, 2015; Neustadt/Weinstraße: Neuer Umschau Buchverlag 2015, 2016, 2017

ELMADFA, I.: Ernährungslehre, Stuttgart: Ulmer 2004

ELMADFA, I./LEITZMANN, C.: Ernährung des Menschen, Stuttgart: Ulmer 2015

ERBERSDOBLER, H. (Hrsg.): Adipositas, Stuttgart: Wiss. Verlagsgesellschaft 2005

ERBERSDOBLER, H. (Hrsg.): Gentechnik und Ernährung, Stuttgart: Wiss. Verlagsgesellschaft 1995

ERBERSDOBLER, H./MÜLLER, M. (Hrsg.): Prävention ernährungsabhängiger Erkrankungen. Was ist gesichert? Stuttgart: Wiss. Verlagsgesellschaft 1996

ERBERSDOBLER, H./WOLFRAM, G. (Hrsg.): Echte und vermeintliche Risiken der Ernährung, Stuttgart: Wiss. Verlagsgesellschaft 1993

FRÖLEKE, H./GÜNSTER, K.-H.: Alters- und leistungsabhängige Ernährung – Soll und Ist, Baltmannsweiler: Schneider 1995

DE GROOT, H. ET AL.: Ernährungswissenschaft. Ernährungslehre, Haan-Gruiten: Verlag für Europa-Lehrmittel 2001

HAHN, A./STRÖHLE, A./WOLTERS, M.: Ernährung. Physiologische Grundlagen, Prävention, Therapie, Stuttgart: Wiss. Verlagsgesellschaft 2016

HUTH, K./MUSKAT, E./WINZEN, A.: Ernährung, Diätetik und Lebensmittelrecht, Heidelberg/Wiesbaden: UTB 1989

KARLSON, P.: Kurzes Lehrbuch der Biochemie, Stuttgart: Thieme 1977

KASPER, H.: Ernährungsmedizin und Diätetik, München: Urban & Fischer 2004

KRAUT, H./KOFRÁNYI, E.: Der Nahrungsbedarf des Menschen. 1. Band: Stoffwechsel, Ernährung und Nahrungsbedarf, Energiebedarf, Proteinbedarf, Darmstadt: Steinkopff 1981

LÜCK, E.: Chemische Lebensmittelkonservierung, Berlin/Heidelberg/New York: Springer 1977

MÜLLER, G./WEBER, H.: Mikrobiologie der Lebensmittel-Grundlagen, Hamburg: Behr's 1996

PUDEL, V./WESTENHÖFER, J.: Ernährungspsychologie. Eine Einführung, Göttingen/ Toronto/Zürich: Hogrefe 1991

SCHEK, A.: Ernährungslehre kompakt, Frankfurt/Main: Umschau 2002

SCHLETT, S.: Die 100 wichtigsten Lebensmittel, Stuttgart: Holland & Josenhans 2006

SKOBRANEK, H.: Blickpunkt Ernährung. Bedingungen und Grundlagen einer zeitgemäßen Ernährung, München: Lexika-Verlag 1985

TERNES, W.: Naturwissenschaftliche Grundlagen der Lebensmittelzubereitung, Hamburg: Behr`s Verlag 1990
VOLLMER, G./FRANZ, M.: Chemische Produkte im Alltag, München: dtv 1985
WIRTHS, W.: Ernährungssituation 1. Entwicklung und Datenanalyse, dargestellt insbesondere am Beispiel der Bundesrepublik Deutschland, Paderborn: Schöningh 1978
WIRTHS, W.: Ernährungssituation 2. Datenanalyse zur Versorgung der Erdbevölkerung, Paderborn: Schöningh 1978
WOLFRAM, G./ANDERS, H.-J. (Hrsg.): Ernährung und Gesundheit, Stuttgart: Wiss. Verlagsgesellschaft 1988

Ernährungsberichte

AEBI, H. ET AL. (Hrsg.): Zweiter Schweizerischer Ernährungsbericht, Bern 1984
BUNDESAMT FÜR GESUNDHEIT (Hrsg.): Schweizerischer Ernährungsbericht, Bern 1991, 1998
DEUTSCHE GESELLSCHAFT FÜR ERNÄHRUNG E. V. (Hrsg.): Ernährungsbericht 1969 (1.) bis 2016 (13.), Bonn
EICHHOLZER, M. ET AL. (Hrsg.): Fünfter Schweizerischer Ernährungsbericht, Bern 2005
ELMADFA, I. ET AL. (Hrsg.): Österreichischer Ernährungsbericht 2008 (3.), Wien 2011
INSTITUT FÜR ERNÄHRUNGSWISSENSCHAFTEN DER UNIVERSITÄT WIEN (Hrsg.): Österreichischer Ernährungsbericht 1998 (1.) und 2003 (2.)

Nährwerttabellen

FRÖLEKE, H.: Kleine Nährwerttabelle der Deutschen Gesellschaft für Ernährung e. V (DGE)., Neustadt/Weinstraße: Neuer Umschau Buchverlag 2005
HESEKER, B./HESEKER, H.: Nährstoffe in Lebensmitteln. Die große Energie- und Nährwerttabelle, Frankfurt/Main: Umschau-Zeitschriftenverlag 2007
HESEKER, B./HESEKER, H.: Die Nährwerttabelle, 5. Auflage, Neustadt/Weinstraße: Neuer Umschau Buchverlag 2017
SOUCI, S./FACHMANN, W./KRAUT, H.: Die Zusammensetzung der Lebensmittel. Nährwerttabellen, Stuttgart: MedPharm Scientific Pub. 2000 - 2016

Ernährungsgeschichte

ANDRE, J.: Essen und Trinken im alten Rom, Stuttgart: Reclam 1998
BAHNSEN, U.: Grollen im Darm, in: Die Zeit Nr. 10 vom 01.03.2007, S. 39
BAHNSEN, U.: Schwarzer Kontinent Europa, in: Die Zeit Nr. 18 vom 20.04.2007, S. 41
BAHNSEN, U.: Der Treck nach Westen, in: Die Zeit Nr. 30 vom 20.07.2006, S. 25
BERGIER, J.-F.: Die Geschichte vom Salz, Frankfurt/New York: Campus 1989
BITSCH, I. ET AL. (Hrsg.): Essen und Trinken in Mittelalter und Neuzeit, Wiesbaden: VMA-Verlag 1997
BÜHLER, M./LEHNER, M.: 5.000 Jahre Tee, Aarau/Stuttgart: AT-Verlag 1984
DALBY, A.: Essen und Trinken im alten Griechenland, Stuttgart: Reclam 1998
GLATZEL, H.: Verhaltensphysiologie der Ernährung. Beschaffung – Brauchtum – Hunger – Appetit, München/Berlin/Wien: Urban & Schwarzenberg 1973
GRAUER, A./SCHLOTTKE, P. F.: Muß der Speck weg? Der Kampf ums Idealgewicht im Wandel der Schönheitsideale, München: dtv 1987
HAHN, A./STRÖHLE, A.: Evolutionäre Ernährungswissenschaft und ‚steinzeitliche' Ernährungsempfehlungen – Stein der alimentären Weisheit oder Stein des Anstoßes? in: Ernährungs-Umschau 53 (2006), 2 Teile, S. 10 - 16 und S. 52 -58
HARRIS, M.: Wohlgeschmack und Widerwillen. Die Rätsel der Nahrungstabus, Stuttgart: Klett-Cotta 1990

HENRY, A. G.: Die Evolution menschlicher Ernährungsweisen, in: Ernährungs-Umschau 63 (2016), S. 130 - 138

HIBST, P.: Tafelfreuden im Mittelalter, Essen: Thales-Verlag 1991

HOBHOUSE, H.: Fünf Pflanzen verändern die Welt, München: dtv 1996

HOLENSTEIN, A.-M./POWER, J.: Hunger. Welternährung zwischen Hoffnung und Skandal, Frankfurt/Main: Fischer 1976

KIPLE, K.: Was wir von der Steinzeit lernen können, in: Geo-Wissen 28 (2001), S. 64 - 69

KURLANSKY, M.: Salz. Der Stoff, der die Welt veränderte, München: Claassen 2002

LECHLER, T.: Die Ernährung als Einflussfaktor auf die Evolution des Menschen, Diss. Universität Hannover 2001

MELLINGER, N.: Fleisch. Ursprung und Wandel einer Lust, Frankfurt/New York: Campus 2000

MINTZ, S. W.: Die süße Macht. Kulturgeschichte des Zuckers, Frankfurt/New York: Campus 1987

N.N.: Wir sind Allesfresser, in: www.3sat.de/Tipps/domizil/87632/index.html

N.N.: Stärkenahrung im Wandel der Zeiten in Europa (Jungsteinzeit bis 1500), in: www.ikzm-d.de

VON PACZENSKY, G./DÜNNEBIER, A.: Kulturgeschichte des Essens und Trinkens, München: Goldmann 1997

PALLACH, U.-C. (Hrsg.): Hunger. Quellen zu einem Alltagsproblem in Europa und der Dritten Welt 17. bis 20. Jahrhundert, München: dtv-Dokumente 1986

REICHHOLF, J. H.: Das Rätsel der Menschwerdung, Stuttgart: DVA 1990

SAALFELD, D.: Nahrungsverbrauch und Agrarproduktion im Wandel vom Mittelalter zur Neuzeit, in: AID-Verbraucherdienst 34 (1989), S. 76 - 85

SCHULZ, U. (Hrsg.): Speisen, Schlemmen, Fasten. Eine Kulturgeschichte des Essens, Frankfurt/Leipzig: Insel 1993

STRÖHLE, A./HAHN, A.: Ernährung wie in der Steinzeit? Einsichten und Missverständnisse, in: Ernährung im Fokus 11 (2011), S. 450 - 456

STÜLB, M./ADAM, Y.: Von kaltem Spinat und heißen Datteln, in: Ernährungs-Umschau 52 (2005), S. 322 - 329

TANNAHILL, R.: Kulturgeschichte des Essens, München: dtv 1979

VANDEREYCKEN, W. ET AL.: Hungerkünstler, Fastenwunder, Magersucht. Eine Kulturgeschichte der Essstörungen, München: dtv 1992

WAGNER, C.: Alles was Gott erlaubt hat. Essen und Trinken im Alten und Neuen Testament, Wien: Brandstätter 1994

WAGNER, C.: Fast schon Food. Die Geschichte des schnellen Essens, Frankfurt/New York: Campus 1995

Ernährungsmitbedingte Erkrankungen

AID (Hrsg.): Lebensmittelallergien, Heft 1415, Bonn 2000

AID (Hrsg.): Herzgesund leben – cholesterinbewusst essen, Heft 1301, Bonn 2006

BÄR, C.: Lebensmittelallergie – neue Technologie verspricht Hilfe, in: Ernährungs-Umschau 53 (2006), S. 366 ff.

BARTL, R.: Stellenwert von Nahrungsfaktoren in der Prävention und Therapie von Osteoporose, in: Ernährungs-Umschau 58 (2011), S. 134 - 140

BECKER, K.: Diätetische Behandlung bei hereditären Enzymdefekten, die bereits im Kindesalter zu wesentlichen Symptomen führen, in: Aktuelle Ernährungsmedizin 2 (1979), S. 5 - 8

BERGMANN, K.-C.: Allergien, Hamburg 1992

BINDER, C.: Ernährungsdiagnostik und -therapie bei Lebensmittelunverträglichkeiten im Überblick, in: Ernährungs-Umschau 52 (2005), S. 411 - 413

BODE, C./BODE, J. C.: Ernährungs- und Gesundheitsstörungen durch Alkoholmissbrauch, in: BIESALSKI, H.K. ET AL. (Hrsg.): Ernährungsmedizin, Stuttgart/New York: Thieme 1995, S. 378 - 395

BOEING, H.: Macht Fett wirklich fett? Was ist aus Sicht der Epidemiologie gesichert? in: Ernährungs-Umschau 52 (2005), S. 4 - 8

BÖHLES, H.: Angeborene Stoffwechselerkrankungen, in: BIESALSKI, H. K. ET AL. (Hrsg.): Ernährungsmedizin, Stuttgart/New York: Thieme 1995, S. 261 - 269

BOWKER, J. H.: Diabetes mellitus in der Geschichte der Menschheit und neuere wissenschaftliche Erkenntnisse, in: Orthopädie-Technik 8 (2004), S. 646 - 635

BUNDESÄRZTEKAMMER ET AL. (Hrsg.): Nationale Versorgungsleitlinie (NVL): „Therapie des Typ-2-Diabetes“, Kurzfassung, 1. Aufl., Version 4 (2013 und Nov. 2014)

BUNDESMINISTERIUM FÜR BILDUNG UND FORSCHUNG (Hrsg.): Herz in Gefahr, Bonn/Berlin 2004

BURKITT, D.: Gesund leben mit Ballaststoffen, Stuttgart: Hippokrates 1982

CONSTIEN, A./REESE, I.: Lebensmittelallergien. Grundlagen, Diagnose, Therapie, in: Ernährungs-Umschau 54 (2007), S. 146 - 153

CUNTZ, U./HILLERT, A.: Essstörungen. Ursachen, Symptome, Therapien, München: C.H. Beck 1998

DEUTSCHE ADIPOSITAS-GESELLSCHAFT (Hrsg.): Evidenzbasierte Leitlinie Prävention und Therapie der Adipositas, München 2006

DEUTSCHE ADIPOSITASGESELLSCHAFT (Hrsg.): Interdisziplinäre Leitlinien der Qualität zur „Prävention und Therapie der Adipositas“, Version 2.0 (April 2014)

DEUTSCHE DIABETES-UNION (Hrsg.): Deutscher Gesundheitsbericht Diabetes 2007, Mainz: Kirchheim & Co. 2007

DEUTSCHE GESELLSCHAFT FÜR ERNÄHRUNG E. V. (Hrsg.): Evidenzbasierte Leitlinie: Fettkonsum und Prävention ernährungsmitbedingter Krankheiten, Bonn 2006

DEUTSCHE GESELLSCHAFT FÜR ERNÄHRUNG E. V.: Tumorentstehung hemmende und fördernde Ernährungsfaktoren, in: Ernährungsbericht 2004, S. 235 - 286.

DEUTSCHE GESELLSCHAFT FÜR ERNÄHRUNG E. V.: Wenn das Brot zur Gefahr wird. Essen und Trinken bei Zöliakie, in: DGE-aktuell 7 (2006)

DEUTSCHE GESELLSCHAFT ZUR BEKÄMPFUNG VON FETTSTOFFWECHSEL-STÖRUNGEN UND DEREN FOLGEN (LIPID-LIGA) E. V.: Diagnostik und Therapie von Fettstoffwechselstörungen in der ärztlichen Praxis; www.lipid-liga.de

DIEHL, J.: Übergewicht in Deutschland: Food-Werbung als Sündenbock? in: Ernährung im Fokus 7 (2007), S. 34 - 39

DINTER, J. ET AL.: Fettzufuhr und Prävention ausgewählter ernährungsmitbedingter Krankheiten. In: Ernährungs-Umschau 63 (2016), S. 104 - 109

EBOCK, A.: Zöliakie – Grundlagen, Diagnostik, Ernährungstherapie, in: Ernährungs- Umschau 58 (2011), S. 202 - 210

EHLERS, I.: Lebensmittelunverträglichkeiten bei atopischer Dermatitis, in: Ernährungslehre und -praxis, Beilage zur Ernährungs-Umschau (2001), B41 - B44

EICHHOLZER, M. ET AL.: Ernährung und Krebs, in: BUNDESAMT FÜR GESUNDHEIT (Hrsg.): Fünfter Schweizerischer Ernährungsbericht, Bern 2005, S. 513 - 531

ERBERSDOBLER, H./HESEKER, H./WOLFRAM, G. (Hrsg.): Adipositas – Eine Herausforderung fürs Leben? Stuttgart: Wiss. Verlagsgesellschaft 2005

ERBERSDOBLER, H.: Welche Rolle spielen Ernährungsfaktoren in der Krebsprävention? In: Ernährungs-Umschau 55 (2008), S. 606 - 613

ERBERSDOBLER, H. (Hrsg.): Adipositas, Stuttgart: Wiss. Verlagsgesellschaft 2005

ERBERSDOBLER, H./MÜLLER, M. (Hrsg.): Prävention ernährungsabhängiger Erkrankungen. Was ist gesichert? Stuttgart: Wiss. Verlagsgesellschaft 1996

FEUERLEIN, W.: Alkoholismus. Warnsignale, Vorbeugung, Therapie, München: C.H. Beck 1996

GÄRTNER, R.: Jodstoffwechsel und Einflüsse auf Erkrankungen der Schilddrüse, in: Ernährungs-Umschau 62 (2015), M694–M702

GOLDAPP, C./MANN. R.: Zur Datenlage von Übergewicht und Adipositas bei Kindern und Jugendlichen, in: Prävention 27, 2004, H. 1

GRÖBNER, W.: Hyperurikämie und Gicht, in: BIESALSKI, H. K. ET AL. (Hrsg.): Ernährungsmedizin, Stuttgart/New York: Thieme 1995, S. 360 - 366

GRÜNEWALD-FUNK, D.: Moleküle regulieren das Gewicht, in: DGE-info 2/2002 (www.dge.de)

HAHN, S.: Das Metabolische Syndrom, in: Ernährungs-Umschau 56 (2009), S. 230 - 238

HAIMANN, C.: Die Diabetes-Behandlung der Zukunft, in: Spektrum Wissenschaft – Dossier Moderne Medizin 3 (2003), S. 21 - 26

HANSEN, H. P.: Falsche Ernährung oder „falsche“ Gene?, in: Ernährungs-Umschau 54 (2007), S. 195 - 198

HAUNER, H.: Dysfunktionen des Energiestoffwechsels, in: BIESALSKI, H. K. ET AL. (Hrsg.): Ernährungsmedizin, Stuttgart/New York: Thieme 1995, S. 187 - 199

HAUNER, H.: Das Fett muss weg – Ambulante Programme zur Gewichtsreduktion, in: Ernährungs-Umschau 58 (2011), S. 202 - 210

HAUNER, H.: Das Metabolische Syndrom – Eine Herausforderung für die Ernährungsmedizin, in: Ernährungs-Umschau 56 (2009), S. 216 - 221

HAUNER, H.: Kohlenhydratmoderate Ernährung für Menschen mit Diabetes?, in: Ernährungs-Umschau 55 (2008), S. 230 - 233

HEINEMANN, P.: Hatschi, in: Welt am Sonntag Nr. 16 vom 22. April 2007, S. 74 ff.

HESEKER, H.: Antioxidative Vitamine und Katarakte im Alter, in: Zeitschrift Ernährungswissenschaft 34 (1995), S. 167 - 176

HOFMANN, I.: Diabetes mellitus Typ 2 – Risikofaktoren und Prävention, in: Ernährung im Fokus 8 (2008), S. 240 - 247

HOFFMANN, L.: Zöliakie, in: Ernährung im Fokus 6 (2006), S. 158 - 163

HOFFMANN, L.: Gicht und Hyperurikämie. In: Ernährung im Fokus 12 (2012), S. 218 - 221

HOFMANN, L.: Lebensmittelallergien, in: Ernährung im Fokus 9 (2009), S. 472 - 475

HUTH, K.: Ernährung und Diätetik, Heidelberg: UTB 1979

HÜBNER, J.: Komplementäre Onkologie: Supportive Maßnahmen und evidenzbasierte Empfehlungen. Stuttgart: Schattauer 2012

HUTTEGGER, I.: Nahrungsmittelallergien – Symptome und Diagnostik im Kindesalter, in: Aktuelle Ernährungsmedizin 26 (2001), S. 70 - 74

INFORMATIONSDIENST DES DEUTSCHEN DIABETES-ZENTRUMS DÜSSELDORF: www.diabetes-deutschland.de

JÄGER, L.: Allergien. Ursachen, Therapien, Vorbeugung, München: C.H. Beck 2000

KESSNER, L.: Adipositas aus gesamtmedizinischer Sicht, in: Ernährungs-Umschau 42 (2005), S. 509 - 511

KLAUS, S./MEYERHOF, W.: Hunger entsteht im Gehirn. 2 Teile, in: Ernährung im Fokus 1 (2001), S. 142 - 147 und S. 176 - 180

KLINGST, M.: Warum bin ich so fett?, in: DIE ZEIT Nr.16 vom 12.4.2012, S. 31ff.

KOCH, S.: Zucker in der Ernährung bei Diabetes mellitus, in: Ernährungs-Umschau 58 (2011), S. 628f f.

KÖRNER, U.: Glutensensitivität, in: Ernährungs-Umschau 60 (9/2013), M519 – M523

KROKE, A. /GÜNTHER, L. B.: Mangel im Überfluss, Ernährungsepidemiologische Daten zu Übergewicht und Nährstoffmangel, in: Ernährungs-Umschau 53 (2006), S. 480 - 485

KROMEYER-HAUSSCHILD, K./WABITSCH, M.: Aktuelle Sicht der Prävalenz und Epidemiologie von Übergewicht und Adipositas bei Kindern und Jugendlichen in Deutschland, Arbeitsgemeinschaft Adipositas im Kindes- und Jugendalter (AFA) der Deutschen Gesellschaft für Kinderheilkunde und Jugendmedizin (DGKJ) (Das Dokument wird regelmäßig überarbeitet und aktualisiert: www.leitlinien.de)

KÜBLER, W.: Kongenitale Stoffwechselerkrankungen, in: Aktuelle Ernährungsmedizin 1 (1978), S. 27 – 30

KÜPPER, C.: Abnehmen ohne Hunger und Verzicht?, in: Ernährung im Fokus 11 (2011), S. 276 - 282

KÜPPER, C.: Durchblick im Diäten-Dschungel, in: Ernährung im Fokus 10 (2010), S. 350 - 352

KURATORIUM KNOCHENGESUNDHEIT E. V. (Hrsg.): Osteoporose, in: www.osteoporose.org/kk/osteoporose_fakten.htm (25.02.2007)

LABORÄRZTLICHE ARBEITSGEMEINSCHAFT für Diagnostik und Rationalisierung (LADR): Themenheft „Fettstoffwechsel und Arteriosklerose“

LÄMMEL, S.: Ernährungstherapie bei Lebensmittelallergien, in: Ernährung im Fokus 9 (2009), S. 476 - 481

LAUSCH, E.: Diabetes. Die Krankheit, mit der Millionen leben, Frankfurt/Main: Fischer-TB 1975

LANGHANS, W.: Hunger und Sättigung., in: Ernährungs-Umschau 57 (2010), S. 550 - 558

LEITZMANN, C.: Wie können wir das Risiko senken, an Krebs zu erkranken?, in: Ernährungs-Umschau 58 (2011), S. 373 - 375

LEITZMANN, C.: Ernährung, körperliche Aktivität und Krebsprävention. Eine globale Perspektive., in: Ernährung im Fokus 8 (2008), S. 234 - 239

LEITZMANN, C. ET AL.: Ernährung in Prävention und Therapie, Stuttgart: Hippokrates 2003

LIBBY, P.: Arteriosklerose als Entzündung, in: Spektrum Wissenschaft – Dossier Moderne Medizin (2) 2003, S. 11 - 19

LIPID-LIGA: Empfehlungen zur Diagnostik und Therapie von Fettstoffwechselstörungen in der ärztlichen Praxis (Stand: September 2011), www.lipid-liga.de/2015.., 23.6.16

MANN, W. A.: Osteoporose - die zu spät erkannte Gefahr?, in: Ernährungs-Umschau 53 (2006), S. 447 f f.

MERTZ, D. P.: Gicht, Stuttgart: Thieme 1971

METTERNICH, K.: Essen und Trinken bei Hyperurikämie und Gicht. In: Ernährungs-Umschau, Beilage Nr. 4/2014, S. 13

NIEDERSÄCHSISCHES LANDESAMT für Verbraucherschutz und Lebensmittelsicherheit (LAVES): Allergenkennzeichnung aktuell. www.laves.niedersachsen.de

N.N.: Alkoholkonsum und Krebsrisiko, in: DGE-info 1/2012, S. 5

N.N.: Ernährungstherapie bei Laktoseintoleranz, in: DGE-info 3/2011, S. 38 - 40

N.N.: Ernährung bei Gicht, in: DGE-info 9/2009, S. 135 - 138

N.N.: Ernährungstherapie bei Lebensmittelunverträglichkeiten (LMU), in: DGE-info 5/2007, S. 12 - 19

N.N.: Evidenzbasierte Leitlinie Adipositas, in: DGE-info 4/2006, S. 55 - 57

N.N.: Gesund essen, gesund bleiben, in: www.krebsgesellschaft.de

N.N.: Osteoporose, in: DGE-info 10/2006, S. 151f f.

N.N.: Rheumatische Erkrankungen, in: DGE-info 7/2001, S. 98f f.

N.N.: Selbstdiagnose „Lebensmittelallergie" häufig ohne medizinischen Befund, in: DGE-special 3/2004 v. 14.12.2004

N.N.: Viszerale Adipositas, in: DGE-info 03/2007, S. 34 - 36

N.N.: Vollwertige Ernährung kann das Krebsrisiko senken, in: DGE-aktuell 05/2005

N.N.: Zahlen statt Mythen, in: Die Zeit Nr. 40 vom 28.09.2006, S. 45

N.N.: Zöliakie/Einheimische Sprue, in: DGE-info 05/2007, S. 73 - 76

N.N.: Speisesalz-, fett- und zuckerreiche Ernährung kostet jährlich über 16 Milliarden Euro, in: DGE-info 3/2016, S. 37 - 39

N.N.: www.diabetes-deutschland.de/archiv/4911.htm;

N.N.: www.diabetes-mellitus.net

N.N.: www.dzd.ev.de/diabetes-die-krankheit/zahlen

N.N.: ERNÄHRUNG BEI HYPER URIKÄMIE UND GICHT: www.vis-bayern.de/ernaehrung/ fachinformationen

N.N.: PHENYLKETONURIE (PKU): www.de/krankheiten/erbkrankheiten/ phenylketonurie.html (29.11.2002)

N.N.: FASTEN - Gesund oder nicht? In: www.nutriinfo.de

N.N.: GICHT: www.ernaehrung.de/tipps/gicht/gicht10.php (01.03.2007)

N.N.: LAKTOSEINTOLERANZ: www.ernaehrung.de/tipps/laktoseintoleranz/lakto10.php (01.03.2007)

N.N.: OSTEOPOROSE: www.ernaehrung.de/tipps/osteoporose/osteo10.php (01.03.2007), in: DGE-info 10/2006 (www.dge.de, 3.1.2007)

N.N.: www.ernaehrung.de/tipps/zoeliakie/zoli12.php (01.03.2007)

N.N.: (Zöliakie) www.klinik.uni-mainz.de (2007)

N.N.: ADIPOSITAS: www.ernaehrung.de/tipps/adipositas/adip12.php (18.02.2007)

OTTENS, S./ARENS-AZEVêDO, U./HOLLE, M.: Allergenkennzeichnung in der Gemeinschaftsverpflegung und Gastronomie, in: Beilage zur Ernährungs-Umschau Nr.11, Nov. 2014, S. 45 - 50

PASCHKE, A.: Lebensmittelallergien, in: Ernährungs-Umschau 57 (2010), S. 36–41

PREUSSE, H./GLASER, G.: Diätetisch bedingte Mehrkosten der Ernährung bei Zöliakie, in: Ernährungs-Umschau 56 (2009), S. 554 - 559

PUDEL, V./WESTENHÖFER, J.: Ernährungspsychologie, Göttingen: Hogrefe 1991

RÄKEL, S.: Ernährung älterer Kinder bei Phenylketonurie, in: Ernährungslehre und-praxis. Beilage zur Ernährungs-Umschau 5 (1981), B 25–28 und B 34–35

RECHKEMMER, G.: Krebs - auch ein Ernährungsproblem, in: Spektrum der Wissenschaft - Dossier Medizin 4/2004, S. 14 - 19

REESE, I.: Allergie-Prävention, in: Ernährungs-Umschau 52 (2005), S. 416

RINGE, J. D.: Osteoporose-Dialog. 100 Fragen - 100 Antworten, Stuttgart/New York: Thieme 2000

RINGE, J. D.: Skelettsystem, in: BIESALSKI, H. K. ET AL. (Hrsg.), Ernährungsmedizin, Stuttgart/New York: Thieme 1995, S. 423 - 430

RITZKA, M.: Rotes Fleisch verursacht Darmkrebs - oder doch nicht? In: Ernährung im Focus 15 (2015), S. 214ff.

RUBACHER, D./BRAUN-FAHRLÄNDER, C.: Nahrungsfaktoren in der Prävention von Allergien, in: BUNDESAMT FÜR GESUNDHEIT (Hrsg.): Fünfter Schweizerischer Ernährungsbericht, Bern 2005, S. 647 - 660

RUST, P./EKMEKCIOGLU, V: Reduzierung der Kochsalzaufnahme in Europa. Bevölkerungsbezogene Maßnahmen zur Prävention von Hypertonie und Herz-Kreislauf-Erkrankungen, in: Ernährungs-Umschau 62 (2015), M336-M346

SACHSE, G.: Diabetes. Ursachen und Therapien, München: C.H. Beck 1998

SCHAUB, J.: Diätetische Behandlung von angeborenen Stoffwechselkrankheiten, in: Aktuelle Ernährungsmedizin 2 (1979), S. 122 - 124

SCHEK, A.: Anorexie, Bulimie und Adipositas, in: Ernährungslehre und -praxis, Beilage zur Ernährungs-Umschau, Nr. 3/2001, S. 9 - 12

SCHERBAUM, W. A./LÖBNIG, B. M.: Erfahrungen aus der Diabetes-Therapie, in: Ernährungs-Umschau 57 (2010), S. 190 - 195

SCHMID, A.: Einfluss von Nitrat und Nitrit aus Fleischerzeugnissen auf die Gesundheit des Menschen, in: Ernährungs-Umschau 53 (2006), S. 490 - 495

SCHMITT, B. ET AL.: Wirkstoffe funktioneller Lebensmittel in der Prävention der Arteriosklerose, Teil 2: Ω-3-Fettsäuren – Versorgungssituation und Zufuhrempfehlung, in: Ernährungs-Umschau 49 (2002), S. 223 - 226

SIENER, R.: Einfluss der Ernährung auf den Säure-Basen-Haushalt, in: Ernährungs-Umschau 53 (2006), S. 168 - 173

SIENER, R.: Säure-Basen-Haushalt und Ernährung, in: Ernährungs-Umschau 58 (2011), S. 562 - 568

SMOLLICH, M.: Omega-3-Fettsäuren und Hirnfunktion in Ernährungs-Umschau 62 (10/2015), S. 170 - 177

SCHRÖDER, S./KROMEYER-HAUSCHILD, K.: Bedeutung der Eltern-Kind-Beziehung bei adipösen Kindern und Jugendlichen, in: Ernährungs-Umschau 54 (2007), S. 64 - 69

SIEFER, W./KUBITSCHEK, J.: Knochenschwund-Gen, in: Focus 5 (1994), S. 104

SINGER, P.: Was sind und wie wirken Omega-3-Fettsäuren?, Frankfurt/Main: Umschau-Zeitschriftenverlag 2000

SPANN, W.: Diät bei Hyperurikämie und Gicht – neue Ergebnisse, in: Aktuelle Ernährungsmedizin 14 (1989), S. 90 - 98

STANGL, G.: Zur Wirkung des Nahrungsfettes auf das Krebsgeschehen, in: Ernährungs-Umschau 46 (1999), S. 4 - 9

STÄHELIN, H. B.: Ernährung und Krebs, in: BIESALSKI, H. K. ET AL. (Hrsg.): Ernährungsmedizin, Stuttgart/New York: Thieme 1995, S. 367 - 377

STÄHELIN, H. B.: Tumorerkrankungen, in: MÜLLER, M.J./ERBERSDOBLER, H. F. (Hrsg.): Prävention ernährungsabhängiger Erkrankungen, Stuttgart: Wiss. Verlagsgesellschaft 1996, S. 79 - 86

STEINMÜLLER, R.: Lebensmittelallergene im Porträt. 4 Teile, in: Beilage zur Ernährungs-Umschau, 10/2015, 12/2015, 3/2016, 6/2016, S. 39 - 42; S. 47-52; S. 9 - 12; S. 21 - 24

STOLLA, A.: Wie entsteht ein Diätplan für ein Kind mit Phenylketonurie?, in: Aktuelle Ernährungsmedizin 5 (1979), S. 227 - 229

STRÖHLE, A./RENNER, T.: Ernährung und Säure-Basen-Haushalt. Physiologie und Prävention in: Ernährung im Fokus 14 (2014), S. 314 - 324

STRÖHLE, A., WOLTERS, M., HAHN, A.: Rotes Fleisch – vom gehaltvollen Nährstofflieferanten zum kanzerogenen Agens?, in: Ernährung im Focus 15 (2015), S. 214ff.

STRÖHLE, A.: Fettzufuhr und Prävention ausgewählter ernährungsmitbedingter Krankheiten, in: Ernährung im Fokus 15 (2015), S. 142 - 145

STROHM, D. ET AL.: Speisesalzzufuhr in Deutschland, gesundheitliche Folgen und resultierende Handlungsempfehlung. Wiss. Stellungnahme der DGE, in: Ernährungs-Umschau 63 (2016), S. 62 - 70

STRUBE, H.: Aktiv gegen Osteoporose – praktische Aspekte der Ernährung, in: Ernährungs-Umschau 53 (2006), S. 448

STULNIG, T.: Mehrfach ungesättigte Fettsäuren in der Prävention von Herz- und Gefäßerkrankungen in: Ernährungs-Umschau 62 (10/2015), M 596–M 599

TASCHAN, H.: Glutenhaltige Lebensmittel und die neue Allergenkennzeichnung, in: Ernährung im Fokus 6 (2006), S. 164 - 170

THIEL, C.: Nahrungsmittelallergie und -intoleranz, in: Aktuelle Ernährungsmedizin 17 (1992), S. 150 - 152

TOELLER, M. ET AL.: Evidenzbasierte Ernährungsempfehlungen zur Behandlung und Prävention des Diabetes mellitus, in: Diabetes und Stoffwechsel 14 (2005), S. 75 - 94

TOELLER, M./GRIES, F. A.: Diabetes mellitus, in: BIESALSKI, H. K. ET AL. (Hrsg.): Ernährungsmedizin, Stuttgart/New York: Thieme 1995, S. 303 - 316

TOMBEK, A.: Adipositastherapie – gibt es den Schlüssel zum Erfolg? in: Ernährungs-Umschau 54 (2007), S. 200 - 205

TOMBEK, A.: Update Süßstoffe – Neues über Nutzen und Risiken, in: Ernährungs- Umschau 57 (2010), S. 196

UNTERLUGGAUER, M.: Aminosäure auf Abwegen, in: UGB-Forum 2 (2000), S. 75 - 77

VAN TEEFFELEN-HEITHOFF, A.: Diätbehandlung bei Phenylketonurie (PKU), in: Aktuelle Ernährungsmedizin 24 (1999), S. 123 - 128

VERBAND FÜR ERNÄHRUNG UND DIÄTETIK E. V.: Diätetische Therapie der Fettstoffwechselstörungen, in: www.vfed./therapie.php (08.03.2007)

WÄCHTERSHÄUSER, A./STEIN, J.: Ernährung bei Störungen des Lipidstoffwechsels. Teil 1: Entstehung und Einfluss nutritiver Faktoren. Teil 2: Ernährungstherapie, in: Ernährungs-Umschau 51 (2004), S. 95 - 101 und S. 144 - 148

WAHRBURG, U.: Prävention der koronaren Herzkrankheit, in: Ernährungs-Umschau 41 (1994), S. 44 - 49

WAHRBURG, U./ASSMANN, G.: Cholesterin. Wozu wir es brauchen und wann es krankmacht, München: C.H. Beck 1999

WAHRBURG, U./ASSMANN, G.: Fettstoffwechselstörungen, Herz und Kreislauf, in: BIESALSKI, H. K. ET AL. (Hrsg.): Ernährungsmedizin, Stuttgart/New York: Thieme 1995, S. 270 - 302

WATZL, B./LEITZMANN, C.: Bioaktive Substanzen in Lebensmitteln, Stuttgart: Hippokrates 1995

WEISS, C.: Nitrat, Nitrit, Nitrosamine, in: Ernährungs-Umschau 55 (2008), S. 304 - 307

WEISS, C.: Nitrat, Nitrit, Nitrosamine, Teil I: Nitrat und Nitrit, in: Ernährungs-Umschau 55 (2008), S. 236 - 240

WILLET, W.C.: Fruits, Vegetables, and Cancer Prevention: Turmoil in the Produce Section. Journal of the National Cancer Institute 2010; 102: 510-511

WINDLER, E.: Ernährung in der Prävention arteriosklerotischer Herz-Kreislauf-Erkrankungen, in: Ernährungs-Umschau 47 (2000), S. 21–25

WIRTH, A.: Ursachen der Adipositas, in: www.ifap.de/bda-manuale/adipositas/ur-sachen/index.html (14.02.2007)

WIRTH, A.: Ursachen von Übergewicht und Adipositas, in: www.ugb.de (14.02.2007)

WOLFRAM, G.: Diät bei Hyperurikämie und Gicht, in: Aktuelle Ernährungsmedizin 1 (1978), S. 11 - 13

WOLFRAM, G.: Was sind und wie wirken Ω-3-Fettsäuren?, in: Ernährungs-Umschau 44 (1997), Sonderheft, S. 36 - 45

WÜTHRICH, B.: Nahrungsmittelallergien, in: Ernährungs-Umschau 39 (1992) Sonderheft, S. 50 - 57

WÜTHRICH, B.: Nahrungsmittelallergien und -intoleranzen, in: BUNDESAMT FÜR GESUNDHEIT (Hrsg.): Fünfter Schweizerischer Ernährungsbericht, Bern 2005, S. 623 - 646

ZIEGLER, R.: Osteoporose, in: ERBERSDOBLER, H./WOLFRAM, G. (Hrsg.): Echte und vermeintliche Risiken der Ernährung, Stuttgart: Wiss. Verlagsgesellschaft 1993, S. 97 - 103

ZYRIAX, B.-C./WINDLER, E.: Fettstoffwechselstörungen und Prävention der koronaren Herzkrankheit, in: Ernährungs-Umschau 57 (2010), S. 656 - 666

Ernährung einzelner Alters- und Berufsgruppen und von Sportlern

ARENS-AZEVEDO, U.: „Is(s)t im Alter alles anders? “, Abstract des Vortrages auf der DGE-Fortbildung am 14.06.2005 in Hannover

AID (Hrsg.): Empfehlungen für die Ernährung von Säuglingen, Bonn 2006

AID (Hrsg.): Ernährung in Schwangerschaft und Stillzeit. Empfehlungen des Forschungsinstituts für Kinderernährung Dortmund, Bonn 1994

AID (Hrsg.): Optimix-Empfehlungen für die Ernährung von Kindern und Jugendlichen, Bonn 2005

AID (Hrsg.): Rundum fit mit Sport und Ernährung, Bonn 2005

ALEXY, U./CLAUSEN, K./KERSTING, M.: Die Ernährung gesunder Kinder und Jugendlicher nach dem Konzept der Optimierten Mischkost, in: Ernährungs-Umschau 55 (2008), S. 168 - 177

ASSMANN-Stiftung für Prävention: Ernährung und Blutdruck. (www.assmann-stiftung.de/ernaehrung/ernaehrung-blutdruck/..,22.3.16)

BARON, D. K.: Optimale Ernährung des Sportlers, Stuttgart/Leipzig: Hirzel 1999

BAUM, K.: Ernährung und sportliche Leistungsfähigkeit: Möglichkeiten und Einflussfaktoren am Beispiel von Ausdauer- und Kampfsportarten, in: Ernährung im Fokus 2 (2002), S. 87 - 91

BAUMANN, A., HAGENLOCHNER, Y., LORENTZ, A.: Ernährung und Immunologie, in: Ernährungs-Umschau 60 (12/2013), M706 - M716

BECKER, ST. ET AL.: Verwendung von Nährstoffsupplementen vor und während der Schwangerschaft, in: Ernährungs-Umschau 58 (2011), S. 36 - 41

BERG, A.: Ernährungsempfehlungen für Sporttreibende, in: Ernährungs-Umschau 55 (2008), S. 662 - 669

BRÖNSTRUP, A.: Auswirkungen eines moderaten Alkoholkonsums in der Schwangerschaft, Teil 2: Kindliche Entwicklung, in: Ernährungs-Umschau 56 (2009), S. 86 - 91

BRÖNSTRUP, A. ET AL.: Auswirkungen eines moderaten Alkoholkonsums in der Schwangerschaft, in: Ernährungs-Umschau 56 (2009), S. 10 - 15

VON CAMPENHAUSEN, J.: Gefahr auf Samtpfoten, in: Die Zeit Nr. 46 vom 08.11.1996, S. 35

CHAHDA, C.: Kinderernährung in Deutschland. Empfehlungen und Realität, in: Ernährungs-Umschau 46 (1999), Sonderheft, S. 32–40

CHAHDA, C. ET AL.: Neues vom Lebensmittelmarkt – eine Übersicht über das derzeitige Angebot von „Kinderlebensmitteln", in: Ernährungs-Umschau 44 (1997), Sonderheft, S. 108 - 114

CREMER, H.-D.: Frühkindliche Ernährung und geistige Entwicklung, in: CREMER, H.-D. (Hrsg.): Nahrung und Ernährung. [Handbuch der Landwirtschaft und Ernährung in Entwicklungsländern, Bd. 2], Stuttgart 1983, S. 283 - 293

DAGNELIE, P. C.: Makrobiotische Kinderernährung, in: Ernährungs-Umschau 37 (1990), S. 194 - 201

DEBINET: Bluthochdruck-Ernährungstherapie, www.ernaehrung.de/tipps/hypertonie/blut12.php#-Tipps, 22.3.16

DEUTSCHE GESELLSCHAFT FÜR ERNÄHRUNG E. V. (Hrsg.): Ernährungsprävention während der Schwangerschaft, in: DGE-info 11/1997, S. 164 - 166

DEUTSCHE GESELLSCHAFT FÜR ERNÄHRUNG E. V. (Hrsg.): Von Anfang an. Informationen und Tipps zur Säuglings- und Kleinkinderernährung, Frankfurt/Main 1994

DEUTSCHE GESELLSCHAFT FÜR ERNÄHRUNG E. V. (Hrsg.): Fruchtsaftschorle ist ein ideales Sportlergetränk, in: DGE-aktuell 9/2000 vom 05.04.2000

DEUTSCHE GESELLSCHAFT FÜR ERNÄHRUNG E. V.: Proteine in der Ernährung von Breitensportlern. Kohlenhydrate in der Ernährung von Breitensportlern, in: Ernährungs-Umschau 44 (1997), S. 378f f.

DEUTSCHE GESELLSCHAFT FÜR ERNÄHRUNG E. V. (Hrsg.): Stellungnahme des DGE-Arbeitskreises „Sport und Ernährung": Carnitin in der Sporternährung, in: DGE- info 6/2000, S. 87f f.

DEUTSCHE GESELLSCHAFT FÜR ERNÄHRUNG E. V. (Hrsg.): 50plus, 70plus – na und? Länger jung und fit durch Ernährung, in: DGE-aktuell 18/2006

DEUTSCHE GESELLSCHAFT FÜR ERNÄHRUNG E.V.: Vegane Ernährung: Nährstoffversorgung und Gesundheitsrisiken im Säuglings- und Kindesalter; www.dge.de/wissenschaft

DICKAU, K.: Ernährungsberatung im Leistungssport, in: Ernährungs-Umschau 59 (2012), S. 30 - 33

DIETZ, A.: Bluthochdruck senken mit der richtigen Ernährung (www.vis.bayern.de/ernaehrung/ernaehrung/..., 14.3.16)

DROESE, W./STOLLEY, H.: Ernährungsphysiologische und immunologische Merkmale der Muttermilch, in: Prävention 1 (1980), S. 3 - 5

DÜREN, M./KERSTING, M.: Das Angebot an Kinderlebensmitteln in Deutschland, in: Ernährungs-Umschau 50 (2003), S. 16 - 21

EISINGER, M./LEITZMANN, C.: Ernährung und Sport – eine Übersicht, in: Deutsche Zeitschrift für Sportmedizin 43 (1992), Sonderheft, S. 472 - 493

ENGEL, M.: Essen im Alter. Zu wenig? Zu viel? Das Falsche? Dossier zu Seniorenernährung in Deutschland, Berlin: Verbraucherzentrale Bundesverband e. V. 2004

ERBERSDOBLER, H.: Fast Food in der Ernährung von Kindern und Jugendlichen, in: Ernährungs-Umschau 38 (1991), S. 347 - 350

FREITAG-ZIEGLER, G.: Sportliche Aktivität und Ernährung, in: Ernährung im Fokus 15(2015), S.206 - 209

FRÖLEKE, H./GÜNSTER. K.-H.: Alters- und leistungsabhängige Ernährung – Soll und Ist, Baltmannsweiler: Schneider 1995

HAMM, M.: Ernährung des (Hoch-)Leistungssportlers in der Trainings- und Wettkampfphase, in: Aktuelle Ernährungsmedizin 16 (1991), S. 73 - 77

HAMM, M./HAMM, C.: Fitness-Ernährung für Herz und Kreislauf, Reinbek bei Hamburg: Rowohlt 1990

HAMM, M./KÖNIG, D.: Ernährungsempfehlungen im Leistungssport, in: Ernährungs-Umschau 59 (2012), S. 22 - 29

HAMM, M./WEBER, M.: Sporternährung praxisnah, Weil der Stadt: Hädecke 1988

HARTMANN, S.: Elektrolyt- und Flüssigkeitsbedarf des Sportlers – Möglichkeiten der Substitution, in: Aktuelle Ernährungsmedizin 15 (1991), S. 84 - 88

HEINS, U./KOEBNICK, C./LEITZMANN, C.: Ernährung in der Schwangerschaft. Teil I: Überblick, in: Ernährung/Nutrition 23 (1999), S. 246 - 250

HESEKER, H.: Über den Sinn und Unsinn von Sportgetränken, in: Ernährungs-Umschau 60 (2013), M 40-M43

HILBIG, A.: Ernährung in der Schwangerschaft und Stillzeit. In: Ernährungs-Umschau 60(2013), M466-M474

HOFMANN, L.: Phenylketonurie. In: Ernährung im Fokus 13(2013), S.246 - 249

HÜTER, K. A.: Physiologie und Pathologie der Ernährung in der Gynäkologie und Geburtshilfe, in: HOLTMEIER, H. J. (Hrsg.): Ernährungslehre und Diätetik, Bd. II, Teil 2, Stuttgart: Thieme 1972, S. 168 – 244

KERSTING, M.: Die Lebensmittelgesetzgebung der EG und die Kinderernährung in Deutschland, 2 Teile, in: Ernährungs-Umschau 47 (2000), S. 382 - 386 u. S. 437 - 441

KERSTING, M. ET AL.: Optimierte Mischkost als Präventionsernährung für Kinder und Jugendliche, Teil 2: Nährstoffzufuhr, in: Ernährungs-Umschau 40 (1993), S. 204 - 209

KERSTING, M. ET AL.: Ernährung, Stoffwechsel, Wachstum und Entwicklung von Säuglingen, Kindern und Jugendlichen – die DONALD-Studie, in: Verbraucherdienst 43 (1998), S. 609 - 614

KERSTING, M./CHAHDA, C./SCHÖCH, G.: Alternative Säuglingsernährung im Vergleich (2 Teile), in: Ernährungs-Umschau 35 (1988), S. 203 - 211 und S. 239 - 244

KINDERMANN, W./ KEUL, J.: Körperliche Leistungsfähigkeit und Ernährung, in: CREMER, H.-D. (Hrsg.): Handbuch Ernährungslehre und Diätetik, Bd. I, Teil 2. Stuttgart: Thieme 1980, S. 509 - 534

KOLETZKO, B. ET AL.: Ernährung in der Schwangerschaft, in: Ernährung im Fokus 12 (2012), S. 327 - 335

MEYER, U.: Phenylketonurie-eine Lebensaufgabe, in: Ernährung im Fokus 13 (2013), S.250 - 253

KÖNIG, D./BERG. A.: Kreatin – harmloses Lebensmittel oder Dopingsubstanz mit Nebenwirkungen? In: Ernährungs-Umschau 47 (2000), S. 235 - 237

KÖNIG, D./DEIBERT, P./BERG, A.: Kohlenhydrate als Energieträger im Sport und ihr Einfluss auf die Leistungsfähigkeit, in: KOLETZKO, B. (Hrsg.): Kohlenhydrate in der Ernährung – Freund oder Feind?, in: Akt. Ernährungsmedizin Bd. 31, Suppl. 1, Stuttgart/New York: Thieme 2006, S. 89 - 95

KONOPKA, P.: Sport, Ernährung und Leistung, Osthofen: Wander 1984

KÜBLER, W.: Ernährung in der Schwangerschaft und Stillzeit, in: AID-Verbraucherdienst 27 (1981) Sonderdruck

KÜPPER, C.: Braucht der sportlich Aktive eine spezielle Ernährung? In: Verbraucherdienst 45 (2000), S. 459 - 462

KÜPPER, C.: Ernährung älterer Menschen, Frankfurt/Main: Umschau Zeitschriftenverlag 2003

KÜPPER, C.: Ernährung älterer Menschen, in: Ernährungs-Umschau 55 (2008), S. 548 - 556

KÜPPER; C.: Sportlich ran ans Fett, in: Ernährung im Fokus 12 (2012), S.434 - 443

LEITZMANN, C.: Sport und Ernährung – neue Diätetik? In: SCHULKE, H. J./FIETZE, U./MAHLTIG, G./SCHARF, G. (Hrsg.): Gesundheit in Bewegung, Aachen: Meyer & Meyer 1992, S. 87 - 92

DE MARES, H.: Sportphysiologie, Köln: Sport und Buch Strauß 2002

MEYER, U.: Phenylketonurie – eine Lebensaufgabe, in: Ernährung im Fokus 13 (2013), S. 250 - 253

MÜLLER, M. J.: Adipositas, in: BERTELSMANN-STIFTUNG (Hrsg.): Aspekte der Ernährung im Kindes- und Jugendalter, Gütersloh 2000, S. 16 - 21

NAHRUNGSERGÄNZUNGSMITTEL im Leistungssport, in: DGE-info 11/2014, S. 171ff.

NEUE S3-Leitlinie zu Adipositas, dge-info 2014, S. 114 - 117

NEUMANN, G.: Kreatin: Ein natürlicher Leistungsförderer im Fleisch, in: Informationsdienst Fleisch aus Deutschland, 9/1999, S. 2 - 8

NIEDERHOFF, H.: Ernährung im Kindesalter: Physiologische Aspekte aus der Sicht des Pädiaters, in: Aktuelle Ernährungsmedizin 15 (1990), S. 126 – 129

N.N.: Sportler brauchen keine spezielle Nahrung, in: Ernährungs-Umschau 47 (2000), S. 26ff.
N.N.: Richtiges Trinken im Wettkampf, in: DGE-info 5 (2006), S. 73 - 75
N.N.: Update Säuglingsernährung, in DGE-info 5 (2011), S. 71 - 74
N.N.: Vegane Ernährung: Nährstoffversorgung und Gesundheitsrisiken im Säuglings- und Kleinkindalter, in: DGE-info 4/2011, S. 48 – 53
N.N.: Kinderernährung: Vegan und gesund geht nicht (Interview mit M. Kersting), in: Ernährungs-Umschau 58 (2011), S. 608ff.
N.N.: Vegane Ernährung: Nährstoffversorgung und Gesundheitsrisiken im Säuglings- und Kindesalter, dge-info 2011, S. 48 - 53
NÖCKER, J.: Die Ernährung des Sportlers, Schorndorf: Hofmann-Verlag 1974
NÖCKER, J.: Physiologie der Leibesübungen, Stuttgart: Enke 1980
PLATEN, P.: Trinkempfehlungen für Freizeit- und Leistungssportler, in: BUNDESVERBAND DER DEUTSCHEN ERFRISCHUNGSGETRÄNKEINDUSTRIE (Hrsg.): Spektrum Trinken, 2/2000, S. 1 - 4
PRINZINGER, R.: Das Geheimnis des Alterns, Frankfurt/New York: Campus 1996
PRZYREMBEL, H.: Nationale Stillkommission Deutschlands: Stillen und Rauchen, in: Aktuelle Ernährungsmedizin 26 (2001), S. 113f f.
QUAAS, L.: Bedeutung des Fleisches für die Ernährung der Schwangeren und Stillenden, in: KLUTHE, R./KASPER, H. (Hrsg.): Fleisch in der Ernährung, Supplement zu Aktuelle Ernährungsmedizin, Stuttgart/New York: Thieme 1994, S. 78 - 82
QUAAS, L.: Ernährung in der Schwangerschaft und Stillzeit, in: BIESALSKI, H. K. ET AL. (Hrsg.): Ernährungsmedizin, Stuttgart/New York: Thieme 1995, S. 168 - 173
RAITHEL, J.: Fast-Food-Konsum im Jugendalter, in: Ernährungs-Umschau 49 (2002), S. 344 - 348
REINKEN, L.: Ernährung in Schwangerschaft und Stillzeit, in: Informationsdienst Fleisch aus Deutschland 12/2001, S. 12 - 16
RÖMER, G.: Bluthochdruck. (www.medizin.de/ratgeber/bluthochdruck-hypertonie.html, 22.3.16)
RÖSCH, R.: Ernährung in der Schwangerschaft, in: Ernährung im Fokus 11 (2011), S. 157 - 159
ROHDE, C. ET AL.: Vereinfachung der Diät bei Patienten mit Phenylketonurie (PKU): Freier Verzehr von Obst und Gemüse in: Ernährungs-Umschau 61 (2014), M650-M652
ROHDE, C.: Update Phenylketonurie, in: Ernährungs-Umschau, Beilage 4/2016, S. 13 - 16
RUST, P./EKMEKCIOGLU, C.: Reduzierung der Kochsalzaufnahme in Europa. Bevölkerungsbezogene Maßnahmen zur Prävention von Hypertonie und Herz-Kreislauf-Erkrankungen, in: Ernährungs-Umschau 62 (2015), M336-M346
SCHEK, A.: Einsatz von Kreatin im Sport, in: Ernährungs-Umschau 45 (1998), S. 246 - 248
SCHEK, A.: Ernährungsbezogene Leistungsförderer versus leistungsbezogene Ernährung. Teil 1: Nährstoffsubstitution und ergogene Nahrungs-/Genussmittel. Teil 2: Diät-Maßnahmen und Ernährungsempfehlungen, in: Ernährungs-Umschau 42 (1995), S. 243 - 249 und S. . 274 - 278
SCHEK, A.: Kohlenhydrate in der Ernährung des Ausdauersportlers, in: Ernährungs- Umschau 44 (1997), S. 439
SCHEK, A.: Nahrungsergänzungen für Kraftsportler unter der Lupe, in: Ernährung im Fokus 1 (2001), S. 306 - 309
SCHEK, A.: Die Ernährung des Sportlers, in: Ernährungs-Umschau 55 (2008), S. 362 - 370
SCHEK, A.: Ernährung des Leistungssportlers in Training und Wettkampf, in: Ernährungs-Umschau 61(2014), M370-M378
SCHEK, A.: Nahrungsergänzungsmittel im Sport, in: Ernährung im Fokus 15(2015), S.195 - 201
SCHREIER, K.: Ernährung und geistige Entwicklung, in: Medizin und Ernährung 9 (1968); S. 241 - 246
STEINHARDT, M.: Altern. Seine Ursachen und seine Biologie, Stuttgart: Hirzel 1990
STÖTTER, M./MAYRHOFER, H.: Vegane Ernährung: Neurologische Symptomatik, schwere Entwicklungs- und Gedeihstörungen bei Säuglingen und Kleinkindern durch Vitamin B12-Mangel, in: Aktuelle Ernährungsmedizin 21 (1996), S. 4 - 7
STROHM, D. ET AL.: Speisesalzzufuhr in Deutschland, gesundheitliche Folgen und resultierende Handlungsempfehlung. Wiss. Stellungnahme der DGE. In: Ernährungs-Umschau 63 (2016), M146-M154

THOMSON, A. M./HYTTEN, F. E.: Ernährung und Schwangerschaft, in: CREMER, H.-D./HÖTZEL, D./ KÜHNAU, J. (Hrsg.): Handbuch Ernährungslehre und Diätetik, Bd. I, Teil 2, Stuttgart: Thieme 1980, S. 549 - 561

VOLKERT, D.: Mangelernährung im Alter, in: Ernährung im Fokus 11 (2011), S. 98 - 102

VOLKERT, D. ET AL.: Die Rolle der Ernährung bei der Entstehung von Sarkopenie und Frailty, in: Ernährungs-Umschau 58 (2011), S. 486 - 493

WACHTEL, U.: Ernährung von gesunden Säuglingen und Kleinkindern, Stuttgart/ New York: Thieme 1990

WAGNER, M.: Beeinflußt die Ernährung die geistige Entwicklung von Kindern? in: Ernährungs-Umschau 21 (1974), S. 226, S. 258, S. 293

WEBER, H.: Die Ernährung des gesunden Säuglings, in: KÜHN, A./ZÖLLNER, N. (Hrsg.): Handbuch Ernährungslehre und Diätetik, Bd. II, Teil 1, Stuttgart: Thieme 1978, S. 312 - 343

WEBER, S.: Gestationsdiabetes, in: Ernährungs-Umschau 54 (2007), S. 128 - 133

WEMMER, U.: Phenylketonurie (PKU). Hrsg. vom Kindernetzwerk e.V., 2012 (www.netzwerk-apd.de).

WIRTHS, W./FOCKS, P./WAHRBURG, U.: Energieaufnahme und Energieumsatz von Leistungssportlern, in: Deutsche Zeitschrift für Sportmedizin 37 (1986), S. 172 - 180

WIRTHS, W./FOCKS, P./WAHRBURG, U.: Proteinaufnahme von Leistungssportlern, in: Aktuelle Ernährungsmedizin 12 (1987), S. 51 - 55

WOLLENBERG, C.: Blutdruck Normalwerte. www.blutdruckdaten.de/ lexikon/blutdruck-normalwerte.html,22.3.16

ZEMPLENI, S. ET AL.: Optimierte Mischkost als Präventionsernährung für Kinder und Jugendliche, Teil 3: Speisepläne, in: Beilage zur Ernährungs-Umschau 40 (1993), B17–B19

Einzelne Inhaltsstoffe, Nährstoffe

1 — Vitamine

BIESALSKI, H. K.: Das aktuelle Interview: Vitamin A und Schwangerschaft, in: Ernährungslehre und -praxis (Beilage zur Ernährungs-Umschau), 2 (1996), B5–B7

BIESALSKI, H. K.: Vitamine, Stuttgart: Trias 1996

BIESALSKI, H. K.: Vitamine. Bausteine des Lebens, München: C.H. Beck 1997

BIHL, P.: Wie wichtig ist das Vitamin D in der Nahrung?, in: Ernährungs-Umschau 33 (1986), S. 306 - 308

BITSCH, R.: Vitamin-B2-Versorgung für Risikogruppen: Die Bedeutung von Fleisch im Rahmen der Ernährung, in: Informationsdienst Fleisch aus Deutschland 9/2000, S. 1 - 8

BRIGELIUS-FLOHE, R.: Wie viel Vitamin E ist gesund?, in: Ernährungs-Umschau 55 (2008), S. 296 f.

BUNDESINSTITUT FÜR RISIKOBEWERTUNG (BfR): Vitamine und Mineralstoffe sind lebensnotwendig, aber auf die Dosis kommt es an! Pressemitteilung 01/2013 vom 14.1.2013

DEUTSCHE GESELLSCHAFT FÜR ERNÄHRUNG E. V.: Vitaminversorgung in Deutschland, in: DGE-info 5/2003, S. 68 - 72

DEUTSCHE GESELLSCHAFT FÜR ERNÄHRUNG E. V. (Hrsg.): Vitamin D und Prävention ausgewählter chronischer Krankheiten (Stellungnahme), Bonn 2011

DER SPIEGEL: Die Vitamin-Lüge, Nr. 3 (2012), S. 71 - 79

ELMADFA, I.: Vitamin E (Tocopherole), in: AID-Verbraucherdienst 30 (1985) S. 147 - 154

GASSMANN, B.: Niacin, in: Ernährungs-Umschau 44 (1997), S. 384 - 387

GASSMANN, B.: Vitamin A, in: Ernährungs-Umschau 45 (1998), S. 445 - 449

GASSMANN, B.: Vitamin B1, in: Ernährungs-Umschau 44 (1997), S. 230 - 233

GASSMANN, B.: Vitamin B2, in: Ernährungs-Umschau 44 (1997), S. 302 - 306

GASSMANN, B.: Vitamin C, in: Ernährungs-Umschau 45 (1998), S. 294 - 297

GASSMANN, B.: Vitamin D, in: Ernährungs-Umschau 45 (1998), S. 137 - 140

GASSMANN, B.: Vitamin E, in: Ernährungs-Umschau 44 (1997), S. 63 - 66

GASSMANN, B. ET AL.: Vitamin-E-Stoffwechsel und -Bedarf, in: Ernährungs-Umschau 42 (1995), S. 80 - 87

HAMM, M./LOEWENTHAL, L.: Vitamine und Mineralstoffe, München: Humboldt-TB 1995

HESEKER, H.: Folsäure, in: Ernährungs-Umschau 43 (1996), S. 222 - 224

HESEKER, H.: Vitamin B6, in: Ernährungs-Umschau 44 (1997), S. 150 - 152

HESEKER, H.: Vitamin B12, in: Ernährungs-Umschau 43 (1996), S. 379 - 381

HESEKER, H./STAHL, A./STROHM, D.: Vitamin D, in: Ernährungs-Umschau 59 (2012), S. 232 - 239

HESEKER, H., STAHL-PEHE, A.: Ballaststoffe (Nahrungsfasern), in: Ernährungs-Umschau 61 (2014), M550-M555

HESEKER, H., STAHL-PEHE, A.: Kalzium, in: Ernährungs-Umschau 61 (2014), M212-M217

HESEKER, H., STAHL-PEHE, A.: Kalium, in: Ernährungs-Umschau 61 (2014), M660-M665

HOFFMANN-LA ROCHE AG (HG.): Vitamin-Compendium, Basel 1980

HÖHNE, E.: Vitamine, München: Otto Hoffmanns Verlag 1985

HÖTZEL, D.: Editorial über Thiamin, in: Aktuelle Ernährungsmedizin 13 (1988), S. 37 - 42

KRAWINKEL, M. ET AL.: Strategien zur Verbesserung der Folatversorgung, in Deutschland – Nutzen und Risiken (Positionspapier der DGE), 2 Teile, in: Ernährungs-Umschau 53 (2006), S. 424 - 429 und S. 468 - 479

KÜPPER, C.: Folsäure und Schwangerschaft, in: Ernährungs-Umschau 50 (2003), S. 72 ff.

LUX, R./WALTER, U.: Präventionsstrategien durch Anreicherung von Lebensmitteln mit Jod, Fluorid und Folsäure: eine Chronologie, in: Ernährungs-Umschau 52 (2005), S. 444 - 447

MAIER, J.: Im Vitamin-D-Dilemma, in: DIE ZEIT Nr. 50 (8.12.2011), S. 46

MAY, C.A.: Jod im menschlichen Körper, in: Ernährungs-Umschau 58 (2011), S. 663 - 667

METZ, G.: Nutzen und Perspektiven in Prophylaxe und Prävention, Vitamin E, Beta- Carotin, Vitamin C, Frankfurt/Main [ca. 1995]

N.N.: Folat und Folsäure, in: DGE-info 12/2006, S. 185

N.N.: Gibt es einen Zusammenhang zwischen der Vitamin-K-Zufuhr und der Knochendichte?, in: DGE-info 4/2003, S. 53f f.

N.N.: Grundlagen Update: Ascorbinsäure (Vitamin C), in: Ernährung im Fokus 3 (2003), S. 56 - 59

N.N.: Grundlagen Update: Folsäure, in: Ernährung im Fokus 2 (2002), S. 164 - 167

N.N.: Grundlagen Update: Niacin, in: Ernährung im Fokus 2 (2002), S. 42 - 45

N.N.: Grundlagen Update: Pyridoxin, in: Ernährung im Fokus 2 (2002), S. 99 - 102

N.N.: Grundlagen Update: Riboflavin, in: Ernährung im Fokus 1 (2001), S. 325 - 328

N.N.: Grundlagen Update: Thiamin, in: Ernährung im Fokus 1 (2001), S. 267 - 270

N.N.: Grundlagen Update: Vitamin A, in: Ernährung im Fokus 1 (2001), S. 46 - 49

N.N.: Grundlagen Update: Vitamin D, in: Ernährung im Fokus 1 (2001), S. 103 - 106

N.N.: Grundlagen Update: Vitamin E, in: Ernährung im Fokus 1 (2001), S. 160 - 163

N.N.: Grundlagen Update: Vitamin K, in: Ernährung im Fokus 1 (2001), S. 215 - 218

N.N.: Viel Wirbel um Vitamin K, in: Ernährungs-Umschau 40 (1993), S. 132 ff.

N.N.: Gibt es einen Zusammenhang zwischen der Vitamin-K-Zufuhr und der Knochendichte?, in: DGE-info 4/2003, S. 53 - 54

PFEIFFER, C./DIEHL. J. F./SCHWACK, W.: Nahrungsfolate – Eine aktuelle Übersicht, in: Zeitschrift für Ernährungswissenschaft 33 (1994), S. 85 - 119

PIETRZIK, K./BRACHMANN, S.: Folat-Äquivalente – neue Definitionen sorgen für Verwirrung, in: Ernährungs-Umschau 48 (2000), S. 113

RÜCKERT, U.: Vitamine und Mineralstoffe, Genf: Ariston 1985

SCHAUBER, J.: Warum Vitamin D bei Schuppenflechte hilft, in: www.uni-muenchen.de

SCHEK, A.: Vitamin D – ein unterschätzter Mikronährstoff, in: Ernährung im Fokus 16 (2016), S. 36 - 39

SCHULZE-LOHMANN, P.: Ballaststoffe, in: Ernährungs-Umschau 59 (2012), S. 408 - 417

STAHL, A./HESEKER, H.: Vitamin K, in: Ernährungs-Umschau 58 (2011), S. 144 – 150

STAHL, A./HESEKER, H.: Vitamin C, in: Ernährungs-Umschau 57 (2010), S. 134 – 140

STAHL, A./HESEKER, H.: Vitamin A, in: Ernährungs-Umschau 57 (2010), S. 481 – 489

STAHL, A./HESEKER, H.: Vitamin E, in: Ernährungs-Umschau 57 (2010), S. 608 – 615

STAHL, A./HESEKER, H.: Biotin, in: Ernährungs-Umschau 56 (2009), S. 288 – 293

STAHL, A./HESEKER, H.: Vitamin B2 (Riboflavin), in Ernährungs-Umschau 55 (2008), S. 618 – 623

STAHL, A./HESEKER, H.: Vitamin B6, in: Ernährungs-Umschau 55 (2008), S. 102 - 107

STAHL, A./HESEKER, H.: Niacin, in: Ernährungs-Umschau 55 (2008), S. 744 - 749

STAHL-PEHE, A./HESEKER, H.: Chlorid, in: Ernährung-Umschau 61 (2014), M318–M321

STRÖHLE, A.: Vitamin D im Blickfeld der Prävention, in: Ernährung im Fokus 11 (2011), S. 242 - 251

STRÖHLE, A.; HAHN, A., WOLTERS, M.: Ballaststoffe in Prävention und Therapie des Diabetes mellitus Typ 2, in: Ernährung im Focus 15 (2015), S. 338 - 345

WESTPHAL, A./BÖHM, V.: Carotinoide, in: Ernährungs-Umschau 62 (2015), M652-M663

WILKES, A. ET AL.: Spielt Vitamin D eine Rolle bei der Prävention von Diabetes Typ 1?, in: Ernährungs-Umschau 56 (2009), S. 338 - 345

2 — Mineralstoffe

AHRND, S.: Bioverfügbarkeit von Calcium: Aus welchen Lebensmitteln kann man Calcium am besten aufnehmen?, in: Hauswirtschaftliche Bildung (1996), S. 143 - 148

ARBEITSKREIS JODMANGEL e.V.: Jodversorgung aktuell, Herbst-Ausgabe 2015

BERTLING, L.: Oxalsäure, in: AID-Verbraucherdienst 32 (1987), S. 17 ff.

GASSMANN, B.: Calcium, in: Ernährungs-Umschau 43 (1996), S. 300 - 302

GRIMM, M./JAHREIS, G.: Phosphor in der heutigen Ernährung, in: Ernährungs-Umschau 47 (2000), S. 141 - 145

HESEKER, H./STAHL-PEHE, A.: Kalium, in: Ernährungs-Umschau 61 (2014), M660-M665

HESEKER, H./STAHL-PEHE, A.: Kalzium, in: Ernährungs-Umschau 61 (2014), M212-M217

HESEKER, H.: Magnesium, in: Ernährungs-Umschau 45 (1998), S. 374 - 376

HESEKER, H./STAHL, A.: Magnesium, in: Ernährungs-Umschau 58 (2011), S. 176 - 181

MAY, C.A.: Jod im menschlichen Körper, in: Ernährungs-Umschau 58(2011), S.663 - 667

N.N.: Ernährungstherapie von Kindern mit hyperkinetischem Syndrom, in: DGE-info 5/1999, S. 68f f.

N.N.: Grundlagen Update: Calcium, in: Ernährung im Fokus 3 (2003), S. 313 - 317 N.N.: Phytinsäure, in: DGE-info 8/2000, S. 115

SCHUMANN, L./MARTIN, H.-H./KELLER, M.: Calcium, Milch und Knochengesundheit, in: Ernährung im Fokus 14 (2014), S. 326 - 333

STAHL, A./HESEKER, H.: Phosphor, in: Ernährungs-Umschau 58 (2011), S. 498 - 503

STAHL-PEHE, A./HESEKER, H.: Chlorid, in: Ernährungs-Umschau 61 (2014), M318-M321

VORMANN, J.: Magnesium – Ein bedeutender Mineralstoff für Prävention und Therapie, in: Ernährungs-Umschau 55 (2008), S. 726 - 731

WEBER, C.: Calcium und Magnesium – eng verwandt und doch verschieden, in: www.ptaheute.de

3 — Spurenelemente

ARBEITSKREIS JODMANGEL (Hrsg.): Jodmangel und Schilddrüse. 25 Fragen und Antworten, Groß-Gerau 2006

ARBEITSKREIS JODMANGEL UND AID (Hrsg.): Jod. Kleine Mengen – große Wirkungen, Bonn 1997

BASTIGKEIT, M.: Eisensubstitution – auf die Verbindung kommt es an, in: www.journalmed.de

BIESALSKI, H. K.: Aktueller Stand der wissenschaftlichen Erkenntnisse beim Spurenelement Selen, in: Informationsdienst Fleisch aus Deutschland 5 (1997), S. 5 - 10

BIESALSKI, H. K. ET AL.: Kenntnisstand Selen – Ergebnisse des Hohenheimer Konsensusmeetings, in: Aktuelle Ernährungsmedizin 22 (1997), S. 224 - 231

BITSCH, R.: Eisenbedarf und vegetarische Ernährung, in: Ernährungs-Umschau 43 (1996), S. 214 - 217

BRIGELIUS-FLOHE, R.: Selen. Warum es für Mensch und Tier essentiell ist, in: Informationsdienst Fleisch aus Deutschland (5) 2002, S. 8 - 18

CLAUSEN, A./CLAUSEN, V./KLEIN, K.: Problemnährstoff Jod – Der Zwang zum Handeln. Bad Heilbrunner e-learning, in:

FORTH, W.: Eisenverfügbarkeit und Eisenmangel, in: WOLFRAM, G./KIRCHGESSNER, M. (Hrsg.): Spurenelemente und Ernährung, Stuttgart: Wiss. Verlagsgesellschaft 1990, S. 67 - 74

GÄRTNER, R.: Gibt es Risiken der Jodmangelprophylaxe?, in: Ernährungs-Umschau 47 (2000), S. 86 - 91

GÄRTNER, R.: Jodstoffwechsel und Einflüsse auf Erkrankungen der Schilddrüse, in: Ernährungs-Umschau 62 (2015), M694-M702

GASSMANN, B.: Selen, in: Ernährungs-Umschau 43 (1996), S. 464 - 467

GÜNSTER, K.-H./FRÖLEKE, H.: Die physiologisch-toxikologische Bedeutung des Selens, in: Ernährungs-Umschau 33 (1986), S. 116 - 120
HESEKER, H.: Eisen, in: Ernährungs-Umschau 44 (1997), S. 455 - 458
HESEKER, H.: Jod, in: Ernährungs-Umschau 46 (1999), S. 55 - 59
HESEKER, H.: Kupfer, in: Ernährungs-Umschau 45 (1998), S. 215 - 217
HESEKER, H.: Nickel, in: Ernährungs-Umschau 47 (2000), S. 483 - 484
HESEKER, H.: Zink, in: Ernährungs-Umschau 45 (1998), S. 61 - 65
HESEKER, H./STAHL, A.: Fluorid, in: Ernährungs-Umschau 58 (2011), S. 632 - 636
HOFFMANN, U.: Jodprophylaxe in Deutschland, in: Ernährung im Fokus 5 (2005), S. 20
HORSTER, F. A.: Selen – wichtig auch für die Schilddrüse, in: Informationsdienst Fleisch aus Deutschland (1995), S. 2 - 8
KÜPPER, C.: Jodmangel im Jahr 2000, in: Ernährung im Fokus 1 (2001), S. 17f f.
KÜPPER, C.: Jodversorgung in Deutschland – aktuelle Situation, in: Ernährungs- Umschau 46 (1999), S. 151 - 154
LEITZMANN, C./HAHN, A.: Stellungnahme zum Beitrag von R. Bitsch, in: Ernährungs-Umschau 43 (1996), S. 361/Entgegnung von R. Bitsch, S. 362
MAY, C.-A.: Jod im menschlichen Körper, in: Ernährungs-Umschau 58 (2011), S. 663 - 667
MAYER, I. M.: Selen und seine Bedeutung für die menschliche Ernährung, in: Verbraucherdienst 43 (1998), S. 632 - 636
N.N.: Eisenzufuhr bei Vegetariern, in: DGE-info 11/1995, S. 35
N.N.: Grundlagen Update: Chrom, in: Ernährung im Fokus 5 (2005), H. 4
N.N.: Grundlagen Update: Eisen, in: Ernährung im Fokus 4 (2004), S. 110 - 114
N.N.: Grundlagen Update: Fluorid, in: Ernährung im Fokus 4 (2004), S. 233 - 235
N.N.: Grundlagen Update: Jod, in: Ernährung im Fokus 4 (2004), S. 176 - 179
N.N.: Grundlagen Update: Kupfer, in: Ernährung im Fokus 5 (2005), S. 64 - 67
N.N.: Grundlagen Update: Mangan, in: Ernährung im Fokus 5 (2005), S. 124 - 126
N.N.: Grundlagen Update: Selen, in: Ernährung im Fokus 4 (2004), S. 354 - 358
N.N.: Grundlagen Update: Zink, in: Ernährung im Fokus 4 (2004), S. 292 - 295
N.N: Jod und Ernährung, in: www.jodmangel.de/artikel2.htm (13.01.2003)
N.N.: Optimale Jodversorgung, in: DGE-info 5/1998, S. 67 ff.
N.N.: Verschleppter Kampf, in: Der Spiegel 25/1996, S. 176 fff.
SCHRAITLE, R./SIEBERT, G.: Neubewertung der Fluoridzufuhr mit der Nahrung, in: Ernährungs-Umschau 33 (1986), S. 153 - 155
SCHUCHARDT, J. P./HAHN, A.: Die Bedeutung von Eisen, Zink und Selen in der Ernährung des Menschen, in: Ernährungs-Umschau 57 (2010), S. 538 - 549
SCHÜMANN, K.: Aktuelles Interview: Macht zu viel Eisen krank?, in: Ernährungslehre und Praxis, Beilage zur Ernährungs-Umschau 5 (2003), B 17–B20
SCHÜMANN, K.: Eisen in der Nahrung, in: Ernährungs-Umschau 48 (2001), S. 199 ff.
STAHL, A./ HESEKER, H.: Kupfer. In: Ernährungs-Umschau 59 (2012), S. 48 - 53
WEWERKA, D.: Ernährung bei Eisenmangel, in: Ernährung/Nutrition 22 (1998), S. 164 - 165
WOLFRAM, G./KIRCHGESSNER, M. (Hrsg.): Spurenelemente und Ernährung, Stuttgart: Wiss. Verlagsgesellschaft 1990

4 — Proteine

DREPPER, K./ELMADFA, I.: Aminosäuren und Proteine. Ermittlung der Proteinwertigkeit, in: CREMER, H.-D. ET AL. (Hrsg.): Handbuch Ernährungslehre und Diätetik, Bd. I/Teil 2, Stuttgart/New York: Thieme 1980, S. 330 - 340
GASSMANN, B.: Aminosäuren und Proteine. Teil 1: Aminosäuren. Teil 2: Proteine, in: Ernährungs-Umschau 53 (2006), S. 137 - 141 und S. 176 - 181
GASSMANN, B.: Proteine und Aminosäuren, in: Ernährungs-Umschau 47 (2000), S. 154 - 157
JEKAT, F.: Nahrungseiweiß, in: AID-Verbraucherdienst 29 (1984), S. 179 - 184
KOFRÁNYI, E.: Die Berechnung der biologischen Wertigkeit aus der Bausteinanalyse, in: Wissenschaftliche Veröffentlichungen der DGE, Bd. 2. Darmstadt 1959, S. 53 - 67
KOFRÁNYI, E.: Physiologie des Eiweißhaushaltes, in: Forschung 71, Frankfurt/Hamburg: Fischer-TB 1970, S. 41 - 55

KOFRÁNYI, E./JEKAT, F.: Zur Bestimmung der biologischen Wertigkeit von Nahrungsproteinen, XIV, in: Zeitschrift für Physiologische Chemie 350 (1969), S. 1405 - 1409

KOFRÁNYI, E.: Die wünschenswerte Höhe der Eiweißzufuhr, in: Beilage zur Ernährungs-Umschau 7 (1976)

MENDEN, E.: Ergänzungswertigkeit von Proteinen als Basis für eine minimale Eiweißzufuhr, in: Aktuelle Ernährungsmedizin 9 (1984), S. 94 - 97

N.N.: Grundlagen Update: Proteine, in: Verbraucherdienst 45 (2000), S. 620 - 622

SIEKMANN-STEFFENS, C.: Vergleich von Proteinbewertungsmethoden in ernährungsphysiologischem Aspekt, Dissertation Universität Bonn, 1974

WENGER, R./BRANDSTETTER, B. M. (HG.): Eiweiß in Nahrung und Ernährung des Menschen, Stuttgart: Wiss. Verlagsgesellschaft 1989

5 — Fette

BÄHR, M./JAHREIS, G./KUHN, K.: Trans-Fettsäuren in Lebensmitteln auf dem deutschen Markt und in Humangeweben, in: Ernährungs-Umschau 58 (2011), S. 478 - 485

BRÜCKNER, J.: Trans-Fettsäuren: Gesundheitliche Aspekte des Verzehrs, in: Ernährungs-Umschau 42 (1995), S. 122 - 126

CECH, U./FRENZEL, M.: Chemie und Stoffwechsel der Lipide, in: www.covitech.de/ medical/BCScript/ k04.htm (02.12.2002)

DEUTSCHE GESELLSCHAFT FÜR ERNÄHRUNG E.V.: Muster eines Beratungsstandards: Fettstoffwechselstörungen, in: www.dge.de/Pages/navigation/ fach_infos/be-fetts.htm (Stand: 11/2000)

DEUTSCHE GESELLSCHAFT FÜR ERNÄHRNG: DGE-Positionspapier: Richtwerte für die Energiezufuhr aus Kohlenhydraten und Fett: Bonn, Januar 2011

DEUTSCHE GESELLSCHAFT FÜR ERNÄHRUNG (DGE): Ausgewählte Fragen und Antworten zur 2. Version der DGE-Leitlinie „Fettzufuhr und Prävention ausgewählter ernährungsmitbedingter Krankheiten“: Bonn, Januar 2015, S. 1 - 5

GASSMANN, B.: Lipide, in: Ernährungs-Umschau 53 (2006), S. 272 - 278

GASSMANN, B.: Nahrungsfette und -fettsäuren, in: Ernährungs-Umschau 43 (1996), S. 148 - 150

JAHREIS, G./BACHMANN, K.: Speisefette im Vergleich: Zur physiologischen Wirkung enthaltener Fettsäuren, in: Ernährungs-Umschau 45 (1998), S. 192 - 197

LINSEISEN, J.: Beteiligung von Cholesterinoxidationsprodukten an der Arteriosklerose-Entstehung, in: DGE-info 5/1999, S. 67 ff.

MATZKIES, F.: Essentielle Fettsäuren, in: Fortschritte der Medizin 98 (1980), S. 940 - 944

MATTHÄUS, B.: Native, kaltgepresste oder raffinierte Speiseöle – ein Vergleich, in: Ernährung im Fokus 5 (2005), S. 319 - 322

N.N.: Aktuelles Interview: Linolsäure – essentiell oder ein Risikofaktor in der Ernährung?, in: Ernährungslehre und -praxis (Beilage zur Ernährungs-Umschau) 10 (1998), B37–B40

N.N.: Aktuelles Interview: Trans-Fettsäuren, in: Ernährungslehre und -praxis (Beilage zur Ernährungs-Umschau), H. 9 (1995), B33–B35

N.N.: Das passende Fett zum Braten und Frittieren, in: DGE-info 1/2003, S. 3f f.

N.N.: Grundlagen Update: Fette, in: Verbraucherdienst 45 (2000), S. 554 - 557

N.N.: Raffiniert sind die meisten, in: Test 11 (1987), S. 51 - 56

N.N.: Trans-Fettsäuren, in: DGE-info 2/2007, S. 24 - 25

N.N.: www.cholesterin.de

PTOK, S./HESEKER, H.: Trans-Fettsäuren, in: Ernährungs-Umschau 57 (2010), S. 472 - 480

SELLMAYER, A. ET AL.: n-3-Fettsäuren in der Prävention kardiovaskulärer Erkrankungen, in: Ernährungs-Umschau 43 (1996), S. 122 - 127

SINGER, P.: Zur Essentialität von Omega-3-Fettsäuren, in: Aktuelle Ernährungsmedizin 14 (1989), S. 293 - 303

SMOLLICH; M.: Omega-3-Fettsäuren und Hirnfunktion, in: Ernährungs-Umschau 62(2015), S.170 - 177

STRÖHLE, A.: Fettzufuhr und Prävention ausgewählter ernährungsmitbedingter Krankheiten, in: Ernährung im Fokus 15 (2015), S. 142 - 145

STRÖHLE, A.: Der Tanz ums (un)gesättigte Fett, in: Ernährung im Fokus 14(2014), S. 352 - 353

STULNIG, TH.: Mehrfach ungesättigte Fettsäuren in der Prävention von Herz- und Gefäßkrankheiten, in: Ernährungs-Umschau 62 (2015), M596-M599

UNION DEUTSCHE LEBENSMITTELWERKE (HG.): Nahrungsfette in der Küche. Ratgeber für die Praxis, Hamburg 1983

WOLFRAM, G.: Fette, in: Ernährungs-Umschau 22 (1975), S. 355 - 358
WOLFRAM, G.: n-3-Fettsäuren sind präventiv wirksam!, in: Ernährungs-Umschau 53 (2006), S. 174f f.
WOLFRAM, G.: Was sind und wie wirken Ω-3-Fettsäuren?, in: Ernährungs-Umschau 44 (1997), Sonderheft, S. 36 - 41

6 — Kohlenhydrate, Süßstoffe

BÄSSLER, K. H.: Die physiologische Rolle von Laktat im Licht neuerer Erkenntnisse, in: Ernährungs-Umschau 35 (1988), S. 71 - 74
CLAUSEN, A./KLEIN, K.: Der süße Geschmack: Nahrungs- oder Genussmittel?, in: Hauswirtschaftliche Bildung 68 (1991), S. 177 - 182
DGE-Positionspapier: Richtwerte für die Energiezufuhr aus Kohlenhydraten und Fett, Januar 2011
FICKLER, G./LEITZMANN, C.: Laktose-Intoleranz und ihre Bedeutung für Entwicklungsländer, in: Ernährungs-Umschau 27 (1980), S. 394 - 398
GASTEIGER, J. ET AL.: Kohlenhydrate, in: www.chemie.fu-berlin.de/medi/gk/4/fructose. html (27.09.2006)
HAUNER, H.: Zusammenfassung der Ergebnisse der „DGE-Leitlinie zur Kohlenhydratzufuhr", S.158 - 161
HENSCHEL, H.: Zucker & Konsorten, München: Humboldt-TB 1995
HESEKER, H.: Glücklicher mit Glyx-Diät? Zur Diskussion um den glykämischen Index, in: Haushalt & Bildung 82 (2005), S. 19 - 24
HOFMANN, L.: Bedeutung von Kohlenhydraten für Ernährung und Gesundheit, in: Ernährung im Fokus 15(2015), S. 320 - 325
KOLETZKO, B. (Hrsg.): Kohlenhydrate in der Ernährung - Freund oder Feind?, in: Aktuelle Ernährungsmedizin 31 (2006), Suppl. 1, S. 1 - 110
N.N.: Geschichte des Zuckers, in: www.suedzucker.de/produkt/ geschichte/index.shtml (27.09.2006)
N.N.: Süßstoffe in der Ernährung, in: DGE-info 4/2007, S. 55 - 58
N.N: Bewertung von Süßstoffen und Zuckeraustauschstoffen, in: DGE-info 9/2014, S.133ff.
N.N.: (Zucker allgemein) www.zuckerwirtschaft.de
STROHM, D.: Glykämischer Index und glykämische Last - ein für die Ernährungspraxis des Gesunden relevantes Konzept? Wissenschaftliche Stellungnahme der DGE, in: Ernährungs-Umschau 60 (2013), M26-M38
SÜSSSTOFF-VERBAND E. V. (Hrsg.): Nutzen und Grenzen von Süßstoffen, in: Sonderbeilage für die Ernährungs-Umschau 48 (2001)

7 — Alkohol

BITSCH, R.: Trinken, Getränke, Trunkenheit, in: BITSCH, I. ET AL. (Hrsg.): Essen und Trinken in Mittelalter und Neuzeit, Wiesbaden: VMA-Verlag 1997, S. 207 - 216
BODE, C./BODE, J. C.: Ernährungs- und Gesundheitsstörungen durch Alkoholmissbrauch, in: BIESALSKI, H. K. ET AL. (Hrsg.): Ernährungsmedizin, Stuttgart: Thieme 1995, S. 378 - 395
BUNDESMINISTERIUM FÜR GESUNDHEIT (Hrsg.): Alkoholkonsum und Krankheiten. Schriftenreihe des Bundesministeriums für Gesundheit, Bd. 134, Baden-Baden 2000
BURGER, M. ET AL.: Alkohol. Tolerierbare obere Zufuhrmengen, Konsumzahlen und Risikocharakterisierung, in: Ernährung im Fokus 8 (2002) S. 204 - 207
FEUERLEIN, W.: Alkoholismus, München: C.H. Beck 1996
KLATSKY, A. L.: Alkohol fürs Herz, in: Spektrum der Wissenschaft 4 (2004) S. 76 - 82
N.N.: Alcopops - reichlich Alkohol und Kalorien in prickelnder Aufmachung, in: DGE-info 4/2004
N.N.: Alkoholkonsum, in: DGE-info 5/2009, S. 75
N.N.: Alkoholkonsum und Krebsrisiko, in: DGE-info 1/2012, S. 5
TESCHKE, R.: Die Alkoholkrankheit, in: WOLFRAM, G./SCHLIERT, G. (Hrsg.): Ernährung und Gesundheit, Stuttgart: Wiss. Verlagsgesellschaft 1988, S. 113 - 122
TEYSSEN, S./SINGER, M. V.: Alkohol. Das unterschätzte Gift, in: Spektrum der Wissenschaft 4 (2004), S. 66 - 75
VALLEE, B. L.: Kleine Kulturgeschichte des Alkohols, in: Spektrum der Wissenschaft 4 (2004), S. 54 - 59
WEISS, C.: Alkohol, in: Ernährungs-Umschau 54 (2007), S. 90 - 93

8 — Wasser

ADAM, O.: Auswirkungen des Kaffeetrinkens auf die Flüssigkeitsbilanz, in: Ernährungs-Umschau 52 (2005), S. 14 - 17
FRICKE, G.: Mineralwasser, in: Ernährungs-Umschau 58 (2011), S. 80 - 82

HESEKER, H.: Untersuchungen zur ernährungsphysiologischen Bedeutung von Trinkwasser in Deutschland, in: www.forum-trinkwasser.de/ studien/Studie1/ Studie1_Inhalt. (25.09.2006)

KÖHNKE, K.: Der Wasserhaushalt und die ernährungsphysiologische Bedeutung von Wasser und Getränken, in: Ernährungs-Umschau 58 (2011), S. 88 - 95

N.N.: Ist Kaffee ein „Flüssigkeitsräuber"?, in: DGE-aktuell 01/2005 (www.dge.de)

N.N.: Die ernährungsphysiologische Bedeutung von Wasser, in: DGE-info 5/2010, S. 72 - 75

N.N.: Wie gut ist unser Wasser?, in: DGE-aktuell 03/2002 (www.dge.de)

STAHL, A./HESEKER, H.: Wasser, in: Ernährungs-Umschau 53 (2006), S. 353 - 357

9 — Ballaststoffe

Ballaststoffe: www.gmf-info.de/ballaststoffe.pdf (22.4.16)

BECKER, H. G.: Ballaststoffe: Chemische Zusammensetzung, gesundheitliche Bedeutung, Verzehr, in: AID-Verbraucherdienst 33 (1988), S. 231 - 238

BIESALSKI, H. K.: Ballaststoffe, Frankfurt/Main: Forum Ernährungsmedizin 1998 BOEING, H. ET AL.: Müssen die Ernährungsempfehlungen für die Ballaststoffaufnahme geändert werden?, in: Aktuelle Ernährungsmedizin 26 (2001), S. 107 - 111

BURKITT, D.: Gesund leben mit Ballaststoffen, Stuttgart: Hippokrates 1982

FLACHOWSKY, G. ET AL.: Was sind und was bewirken Ballaststoffe? 2 Teile, in: Ernährungs-Umschau 41 (1994), S. 415 - 419 und S. 449 - 453

FRÖLEKE, H.: Ballaststoffe – kein unnützer Ballast, in: Beiträge zur Arbeits- und Konsumforschung, H. 3, Bremen 1986

HESEKER, H./STAHL-PEHE, A.: Ballaststoffe (Nahrungsfasern), in: Ernährungs-Umschau 61 (2014), M550-M555

KASPER, H.: Ballaststoffe – Spekulationen und Tatsachen, in: Akuelle Ernährungsmedizin 10 (1985), S. 88 - 91

LÜDER, W.: Lösliche Ballaststoffe und ihre Bedeutung für die Ernährung, in: Ernährungs-Umschau 42 (1995), S. 175 - 178

N.N.: www.gmf-info.de/ballaststoffe.pdf

SCHULZE-LOHMANN, P.: Ballaststoffe, in: Ernährungs-Umschau 59(2012) S. 408 - 417

STRÖHLE, A./HAHN, A./WOLTERS, M: Ballaststoffe in Prävention und Therapie des Diabetes mellitus Typ 2, in: Ernährung im Fokus 15(2015), S. 338 - 345

THOMAS, B./RIENERMANN, U.: Die Rohfaseraufnahme in den letzten 100 Jahren, in: Ernährungs-Umschau 23 (1976), S. 301 - 303

WISKER, E.: Resistente Stärke – Ein Ballaststoff kommt in Mode, in: UGB-Forum 2 (2001), S. 75 - 77

WISKER, E./FELDHEIM, W.: Ballaststoffe in der Ernährung, in: AID-Heft 3085, Bonn 1993

10 — Sekundäre Pflanzenstoffe

AID (Hrsg.): Gemüse und Obst für eine gesunde Ernährung – Sekundäre Pflanzenstoffe als Wirkstoffe, Bonn 1998

BUNDESÄRZTEKAMMER (Hrsg.) (2010): Obst und Gemüse schützen (kaum) vor Krebs. Deutsches Ärzteblatt, 07.04.2010. Verfügbar unter: http:// www.aerzteblatt.de/nachrichten/40745/Obst-und-Gemuese-schuetzen-(kaum)-vor-Krebs

DE SPIRT, S./STAHL, A./HEINRICH, U.: Beeinflussung von Hauteigenschaften durch Nährstoffe, in: Ernährung im Fokus 11 (2011), S. 252 - 256

DEUTSCHE GESELLSCHAFT FÜR ERNÄHRUNG E. V. (Hrsg.): Ernährungsberichte 1996, S. 217 - 232, und 2004, S. 325 - 346 und 2008, S. 335 ff.

DEUTSCHE GESELLSCHAFT FÜR ERNÄHRUNG E.V. (DGE) (2014): Sekundäre Pflanzenstoffe und ihre Wirkung auf die Gesundheit, 19.02.2010. Verfügbar unter: https://www.dge.de/wissenschaft/weitere-publikationen/fachinformationen/sekundaere-pflanzenstoffe-und-ihre-wirkung/

DEUTSCHE GESELLSCHAFT FÜR ERNÄHRUNG E.V. (Hrsg.): Sekundäre Pflanzenstoffe und ihre Wirkung auf die Gesundheit, in: DGE-info 1/2010 (13.2.2012)

FEHNKER, U., Schwanewedel, J.: It's Green Tea-Time!, in: Unterricht Biologie, H. 400 (38. Jg.), 2014, S. 18 - 21

N.N.: Beratungspraxis: Sekundäre Pflanzenstoffe, in: DGE-info 08/2006 (www.dge.de)

N.N.: Sekundäre Pflanzenstoffe: Ein Überblick, in: Ernährung im Fokus 5 (2005), S. 307 - 311

WATZL, B.: Sekundäre Pflanzenstoffe – Viel hilft viel?, in: Ernährungs-Umschau 55 (2008), S. 486 - 487

Oxidativer Stress und Antioxidanzien

AID (Hrsg.): Gemüse und Obst für eine gesunde Ernährung. Sekundäre Pflanzenstoffe als Wirkstoffe, in: AID-Special 3475 (1998) (jetzt: www.BZfE.de)

BIRRINGER, M./RISTOW, M.: Effektivität und Risiken der Supplementierung mit Antioxidanzien, in: Ernährungs-Umschau 59 (2012), S. 10 - 14

EICHHOLZER, M./STÄHELIN, H. B.: Antioxidative Vitamine und Krebs - eine Übersicht, in: Aktuelle Ernährungsmedizin 19 (1994), S. 2 - 11

KINDT, M.: Freie Radikale und einsame Elektronen, in: www.inform24.de/radikale.html (21.03.2007)

LECHLER, T.: Reaktive Sauerstofformen und -verbindungen, in: Ernährungs-Umschau 43 (1996), S. 423 - 426

LUZ, S.: Freie Radikale und Antioxidanzien, in: www.thieme.de/viamedici/medizin/ wissenschaft/radikale.html (21.03.2007)

METZ, G.: Vitamin E, Beta-Carotin, Vitamin C, Frankfurt/Main: Arbeitskreis Ernährung- und Vitamin-Information (o. J.)

NICOLE, M.: Freie Radikale und Antioxidanzien, in: http://gin.uibk.ac.at/thema/ sportundernaehrung/radikale2.html (21.03.2007)

N.N.: Freie Radikale und Oxidativer Stress, in: www.praxisbenner.de/Freie_Radikale-und_Oxidativer_Stress.html (21.03.2007)

RIMBECK, W.: Antioxidanzien, in: www.grenzenlos.net/archiv_new/arc_ges_anti-oxidantien.html (22.03.2007)

SCHMEISSER, S./RISTOW, M./BIRRINGER, M.: Aktuelle Neubewertungen der Rolle reaktiver Sauerstoffspezies (ROS), in: Ernährungs-Umschau 60(9/2013), S. 162 - 167

STAHL, W.: Der Organismus benötigt eine oxidative Grundbelastung, in: Ernährungs-Umschau 60(9/2013), M516-M518

STAHL, W.: Oxidativer Stress - Antioxidanzien aus Lebensmitteln, in: Ernährungs- Umschau 58 (2011), S. 536 - 541

Energie

BÄSSLER, K. H.: Stoffwechsel und Ernährung als Basis des Lebens. 2. Teil: Der Energiestoffwechsel allgemein, in: Beilage zur Ernährungs-Umschau 3 (1990), B 9–B11

BIELIG, H. J./OPITZ, J.: Umstellung der Energieeinheiten - ein Jahr danach - Kalorien werden durch Joule ersetzt, in: Aktuelle Ernährungsmedizin 4 (1979), S. 141 - 143

DEUTSCHE GESELLSCHAFT FÜR ERNÄHRUNG E.V.: Richtwerte für die Energiezufuhr aus Kohlenhydraten und Fett, in: Ernährungs-Umschau 58 (2011), S. 152 - 154

DEUTSCHE GESELLSCHAFT FÜR ERNÄHRUNG E.V.: Richtwerte für die Energiezufuhr, D-A-CH-Referenzwerte, 2. Auflage, 1. Ausgabe: Bonn 2015

DIEBSCHLAG, W.: Ermittlung der Arbeitsschwere im Haushalt mit der Meßmethode der indirekten Kalorimetrie, in: Hauswirtschaft und Wissenschaft 32 (1984), S. 150 - 154

DITZ, C./SCHELL, P.: Empfehlungen für die Energie- und Nährstoffzufuhr bei Aufenthalten in anderen Klimazonen, in: Ernährungs-Umschau 44 (1997), S. 282 - 286

SCHLICH, E.: Von Kalorien zu Joule, von PS zu Watt, in: Ernährung im Fokus 10 (2010), S. 437

WIRTHS, W.: Energiebedarf, in: Ernährungs-Umschau 22 (1975), S. 259 - 264

WIRTHS, W.: Energieumsatz bei muskulärer Arbeit, in: Aktuelle Ernährungsmedizin 2 (1977), S. 46 - 50

Vollwertige Ernährung, Alternative Ernährungsformen, Low Carb Ernährung, Vegane Ernährung, Sonstiges

ACUFF, S.: Das makrobiotische Gesundheitsbuch, München: Goldmann 1998

AID (Hrsg.): Alternative Wege bewusster Ernährung, Bonn 2000 (jetzt: www.BZfE.de)

ATKINS-Diätplan (www.atkins-diaetplan.de/atkins_phasen, 5.4.16)

AYURVEDA: Welche Ernährungs-Empfehlungen gibt diese alte indische Lehre? in: www.nutriinfo.de/artikeldetails_druckversion.php?aid=292 (05.02.2007)

BALLWIESER, D.: Diäten: Low-Carb erhöht Risiko für Herz-Kreislauf-Krankheiten (www.spiegel.de/gesundheit/ernaehrung/diaeten-low-carb, 4.4.16)

BECKER, U.: in: VON KOERBER, K./MÄNNLE, T./LEITZMANN, C.: Vollwert-Ernährung, Stuttgart: Haug 2006

BITSCH, R. ET AL.: Alternative Diäten – Wunderdiäten?, in: Aktuelle Ernährungsmedizin 19 (1994), S. 195 - 211

BRUKER, M. O.: Unsere Nahrung – unser Schicksal, Lahnstein: emu-Verlag 1990

DEUTSCHE GESELLSCHAFT FÜR ERNÄHRUNG E.V. (DGE): Vegane Ernährung: Nährstoffversorgung und Gesundheitsrisiken im Säuglings- und Kindesalter (www.dge.de/wissenschaft, 14.3.2016)

DEUTSCHE GESELLSCHAFT FÜR ERNÄHRUNG E.V. (DGE): Vollwertig essen & trinken nach den 10 Regeln der DGE, Bonn 2017

DIAMOND, H./DIAMOND, M.: Fit fürs Leben – Fit for Life. Teil 1 und 2, München: Goldmann-TB, 1991/1992

DIE ABNEHMSCHULE (www.die-abnehmschule.de/low-carb-diaet, 4.4.16)

DIE ENTSCHEIDUNG FÜR LOW CARB: Low Carb – Vorteile und Nachteile (www.diaet.org/die-entscheidung-fuer-low-carb-vorteile-und-nachteile, 31.3.16)

ELMADFA, I./SCHWALBE, A.: Außenseiterdiäten und ihre Risiken, in: ERBERSDOBLER, H./WOLFRAM, G. (Hrsg.): Echte und vermeintliche Risiken der Ernährung, Stuttgart: Wiss. Verlagsgesellschaft 1993, S. 55 - 62

FUX, C.: Die Kohlenhydrat-Sparer (www.netdoktor.de/magazin/die-kohlenhydrat-sparer, 4.4.16)

HAUNER; H.: Risiken kohlenhydratarmer Diäten, in: Deutsches Ärzteblatt 2005; 102: A750-751 (Heft 11)

HEINTZE, T.: Original Haysche Trennkost, Heidelberg: Haug 1996

HEINTZE, T.: Trennkost – Trendkost?, in: Ernährungs-Umschau 46 (1999), Sonderheft, S. 117 - 122

HEMLEBEN, J.: Rudolf Steiner, Reinbek bei Hamburg: Rowohlt 1969

KASPER, H.: Ernährungsmedizin und Diätetik. Stuttgart: Verlag Urban & Fischer, 2004, S. 524

KELLER, M.: Vegane und vegetarische Ernährung - Chancen und Risiken, Teil 2: Präventives und therapeutisches Potenzial, in: Ernährung und Medizin 2015; 30(3), S. 120 - 125

KERSCHKE-RISCH, P.: Vegane Ernährung: Motive, Einstieg und Dauer, in: Ernährungs-Umschau 62 (2015), M330-M335

KINDT, M.: Die Waerland-Kost, in: www.inform24.de/waerland.html (06.02.2007) KNORR-ANDERS, E.: Vitale Kraft und wenig Freude. Rohkostkur mit Are Waerland, in: Die Zeit Nr. 8 vom 16. Februar 1979

VON KOERBER, K./MÄNNLE, T./LEITZMANN, C.: Vollwert-Ernährung, Stuttgart: Haug 2006

VON KOERBER, K. ET AL.: Vollwerternährung. Konzeption einer zeitgemäßen und nachhaltigen Ernährung, Stuttgart: Haug 2006

KOLETZKO, B. ET AL.: Ernährung in der Schwangerschaft. In: Ernährung im Fokus 12 (2012), S. 327 - 335

KOLLATH, W.: Die Ordnung unserer Nahrung, Heidelberg: Haug 2005

KÜPPER, C.: Trennkost, in: Ernährung im Fokus 11 (2011), S. 79 - 85

KUSHI, M.: Makrobiotik, Bern/München/Wien: Scherz 1988

LEITZMANN, C. ET AL.: Alternative Ernährungsformen, Stuttgart: Hippokrates 1999

LEITZMANN, C.; KELLER, M.: Letter to the editor (Zum Interview mit M. Kersting), in: Ernährungs-Umschau 59 (2012), S. 632ff.

LEITZMANN, C./ HOFFMANN, I.: Inwieweit entsprechen alternative Kostformen den präventiven Erfordernissen?, in: MÜLLER, M.J./ERBERSDOBLER. H. (Hrsg.): Prävention ernährungsabhängiger Erkrankungen, Stuttgart: Wiss. Verlagsgesellschaft 1996, S. 121 - 128

LEITZMANN, C./HAHN, A.: Vegetarische Ernährung, Stuttgart: Ulmer 1996

MELLINGER, N.: Fleisch. Ursprung und Wandel einer Lust, Frankfurt/New York: Campus 2000

N.N.: Low Carb Diäten (www.gesundheit.de/ernaehrung/diaeten/low-carb-diaet/low-carb-schlank-werden-durch-weniger-kohlenhydrate, 29.3.16)

N.N.: LOW CARB ERNÄHRUNGSPLAN (www.lowcarb-ernaehrung.info/low-carb-ernaehrungsplan, 31.3.16)

N.N.: Die Dreidimensionale Lebensmittelpyramide, in: DGE-special vom 21.03.2005

N.N.: KOHLENHYDRATARME DIÄT: (www:flexikon.doccheck.com/de/Kohlenhydratarme_Diät, 4.4.16)

N.N.: Kohlenhydrate und Low-Carb-Diäten – Risiken und Chancen (www.kohlenhydrat.org/kohlenhydrate/low-carb, 4.4.16)

N.N.: Kinderernährung: Vegan und gesund geht nicht. (Interview mit M. Kersting) In: Ernährungs-Umschau 58 (2011), S. 680ff.

OBERRITTER, H.: Fit for Life: Eine Anleitung zur lebenslangen Fehlernährung, in: Ernährungs-Umschau 38 (1991), S. 496 - 498

RADEMACHER, C.: Die Dreidimensionale Lebensmittelpyramide, in: Haushalt & Bildung 82 (2005), S. 3 - 10

RICHTER, M. ET AL.: Vegane Ernährung. Position der deutschen Gesellschaft für Ernährung e.V. (DGE), in: Ernährungs-Umschau 63 (2016), S. 92 - 102 (M220-M230)

SCHATZ, H.: Adipositas-Leitlinie 2014: Gesamtkalorienzahl der Reduktionskost entscheidend, nicht deren Zusammensetzung (www.blog.endokrinologie.net/adipositas-leitlinie-2014-1301/, 29.3.16)

SCHEUPLEIN, I., Isabelle: Die Diäten-Lüge (www.stern.de/gesundheit/low-carb-diaeten-luege-3540996, 4.4.16)

SCHIELE, K.: Traditionelle Chinesische Ernährung. 2 Teile, in: Ernährungs-Umschau 54 (2007), S. 4 – 7 und 60 – 63

SCHNITZER, J. G. ET AL.: Intensivkost/Schnitzer-Normalkost, St. Georgen: Schnitzer 1988

SCHWINK, A.: Vegane Ernährung, 2 Teile, in: Beilage zur Ernährungs-Umschau, 6 u. 7/2014, S. 23 - 26 und S. 27 - 30

SIENER, R.: Einfluss der Ernährung auf den Säure-Basen-Haushalt, in: Ernährungs-Umschau 53 (2006), S. 168 - 173

SIENER, R.: Säure-Basen-Haushalt und Ernährung, in: Ernährungs-Umschau 58 (2011), S. 562 - 568

STRUBE, H.: Außenseiterdiäten, in: BIESALSKI, K. H. ET AL (HRSG.): Ernährungsmedizin, Stuttgart/New York: Thieme 1995, S. 483 - 493

UHLMANN; B.: Low-Carb-Programme – Atkins-, Logi-, Glyx- und South-Beach-Diät. (www.sueddeutsche.de/gesundheit/diaeten-check-low-carb-programme, 4.4.16)

WAERLAND, A.: Das Waerlandsystem in einer Nuß-Schale, Bern: Humata o. J.

WAERLAND, A.: Übersäuerung als Grundursache der Krankheiten, Bern: Humata o. J.

WAHRBURG, U.: Alternative Kostformen und Diäten, in: MATISSEK, R. (Hrsg.): Moderne Ernährung. [Wissenschaftlicher Pressedienst des Lebensmittelchemisches Instituts der Dt. Süßwarenindustrie] 3 (2004), S. 8–12

WEIGT, St.: Vegane Ernährung. Geht's auch rein pflanzlich?, in: UGB-Forum Spezial 2007, online-Version, S. 9 - 11

Zusatzstoffe, NEM, Functional Food, Schadstoffe

AID (Hrsg.): Die Zutatenliste. Kleines Lexikon der Zusatzstoffe, Bonn 2005 (jetzt: www.BZfE.de)

AID (Hrsg.): In Lebensmitteln unerwünscht. Rückstände – Verunreinigungen – Schadstoffe, Bonn 2005 (jetzt: www.BZfE.de)

AID (Hrsg.): Nahrungsergänzungsmittel – Nutzen oder Risiko, Bonn 2005 (jetzt: www.BZfE.de)

AID (Hrsg.): Vom Acker bis zum Teller: Lebensmittelsicherheit geht alle an, Bonn 2003 (jetzt: www.BZfE.de)

BAUER, S. u.a.: Essen in Europa. Kulturelle „Rückstände“ in Nahrung und Körper, Bielefeld: Transcript 2010

BIESALSKI, H. K.: Gesünder leben mit Functional Food?, in: Spektrum der Wissenschaft 4 (2004) S. 30 - 34

BONAPARTE, C./KNEIFEL, W.: Neue Trends bei gesundheitlich relevanten Lebensmitteln: Präbiotica und Symbiotica, in: Ernährung/Nutrition 23 (1999), S. 152 - 158

BRIAN, M.: Essen auf Rezept. Wie Functional Food unsere Ernährung verändert, Stuttgart/Leipzig: Hirzel 2000

BUND FÜR LEBENSMITTELRECHT UND LEBENSMITTELKUNDE (Hrsg.): Zusatzstoffe in Lebensmitteln, Bonn 2000

BUNDESINSTITUT FÜR RISIKOBEWERTUNG (BfR): Gesundheitliche Bewertung funktioneller Lebensmittel: www.bfr.bund.de

DE VRESE, M./ SCHREZENMEIER, J.: Probiotika, in: Praxisbuch Functional Food, Hamburg: Behr's 2001

DEUTSCHE GESELLSCHAFT FÜR ERNÄHRUNG E.V. (DGE): Ernährungsbericht 2008, insbes. Kap. 7.3., S. 346ff. und EB 2014 (darin Kap.1.4: Nährstoffzufuhr über Supplemente, S. 86 - 97)

DIEHL, J. F.: Chemie in Lebensmitteln, Weinheim: Wiley-VCH 2000

DÖLL, M.: Probiotika - ihre Bedeutung für den Organismus, in: Aktuelle Ernährungsmedizin 22 (1997), S. 219 - 223

DONNER, S.: Probiotika: Wirkung fraglich, in: UGB-Forum 2/2007, S. 100 ff.

EGGERS, C.: Was gibt es Neues in Sachen Lebensmittelkennzeichnung?, in: Ernährungs-Umschau 58 (2011), S. 312 - 317

ELMADFA, J. ET AL.: E-Nummern & Zusatzstoffe: Was sich in unserer Nahrung versteckt (GU Gesundheits-Kompasse), München: Gräfe & Unzer 2016

ERBERSDOBLER, H.: Neu entdeckte Lebensmittelinhaltsstoffe - Wirkungen und Wirkungsbehauptungen, in: MATISSEK, R. (Hrsg.): Moderne Ernährung heute, Köln: Lebensmittelchemisches Institut o. J., S. 14 - 18

ERBERSDOBLER, H./GUSKO, M. (Hrsg.): Praxishandbuch Functional Food, Hamburg: Behr's 2001

ERNST, A. ET AL.: Gift-Grün. Chemie in der Landwirtschaft und die Folgen, München: dtv 1988

EUROPÄISCHE AKADEMIE FÜR UMWELTFRAGEN (HG.): Fremdstoffe in Lebensmitteln, Leipzig: Hirzel 1997

FISCHER, B./DÖRING, A.: Häufigkeit der Einnahme von Vitamin- und Mineralstoffpräparaten, in: Ernährungs-Umschau 46 (1999), S. 44 - 47

FÜLGRAFF, G.: Lebensmitteltoxikologie, Stuttgart: Ulmer 1989

GASSMANN, B.: Müssen wir unsere Nahrung ergänzen? in: Ernährungs-Umschau 46 (1999), S. 218 - 220

GREFE, C.: Wer's glaubt, isst selig, in: Die Zeit Nr. 46 vom 09.11.2006

GROENEVELD, M.: Functional Food: Claims - enrichments - food supplements, in: Ernährungs-Umschau 53 (2006), S. 508f f.

GROSSKLAUS, R.: Nutzen und Gefahren der Nährstoffanreicherung, in: ELMADFA, I./KÖNIG, J. (Hrsg.): Nährstoffanreicherung von Lebensmitteln, Stuttgart: Wiss. Verlagsgesellschaft 2002, S. 85 - 102

HÖTZEL, D./ZITTERMANN, A.: Vitamin- und Mineralstoffzufuhr zwischen Nutzen und Schaden, in: Ernährungs-Umschau 40 (1993), Sonderheft, S. 95 - 101

KNIPP, J./SCHWARZ, K.: Lebensmittelzusatzstoffe, in: Ernährungs-Umschau 55 (2008), S. 608 - 613

KUHNERT, P.: Zusatzstoffe kompakt, Hamburg: Behr's 2004

LEBENSMITTELCHEMISCHE GESELLSCHAFT UND DGE (Hrsg.): Funktionelle Lebensmittel - Lebensmittel der Zukunft. [Bd. 25 der Schriftenreihe Lebensmittelchemie, Lebensmittelqualität], Hamburg: Behr's 2001

MENDEN, E.: Fettersatzstoffe - Zusammensetzung und praktische Bedeutung, in: Ernährungs-Umschau 38 (1991), S. 311 - 315

MÜLLER, G./WEBER, H.: Mikrobiologie der Lebensmittel - Grundlagen, Hamburg: Behr's 1996

N.N.: Europäische Obergrenzen für Vitamine und Mineralstoffe. Upper level der EFSA, in: Ernährung im Fokus 6 (2006), S. 81

N.N.: Functional Food - Gesundheit zum Essen? in: DGE-aktuell 9/2002

N.N.: Functional Food - Was können Lebensmittel mit gesundheitlichem Zusatznutzen?, in: DGE-info 2/2000

N.N.: Functional Food: Gesundheitsfutter aus dem Labor, in: Focus vom 11.09.2006

N.N.: Functional Foods - was sind die Fakten?, in: www.nutriinfo.de/artikeldetails_ druckversion.php?aid-878 (21.04.2007)

N.N.: Prä- und probiotische Lebensmittel, in: DGE-info 11/2001

N.N.: Welche gesundheitsfördernden Wirkungen haben Functional Food?, in: Aktuelle Ernährungsmedizin 22 (1997), S. 232 ff.

N.N.: www.lebensmittelklarheit.de/kurzmeldungen/-gerichtsurteil-gegen-unilever (Stand: 2015)

N.N.: www.verbraucherzentrale.de/ACE-Produkte (Stand: 2015)

N.N.: www.verbraucherzentrale.de/Nahrungsergaenzungs-mittel (Stand: 2015)

N.N.: www.verbraucherzentrale.de/Probiotika (Stand: 2015)

POLLMER, U./WARMUTH, S.: Lexikon der populären Ernährungsirrtümer, München: Piper 2005

SCHWEIZ. BUNDESAMT FÜR GESUNDHEIT; Functional Food, in: www.bag.admin.ch/themen/lebensmittel/04861/04965/index.html?lang=de (03.02.2012)

SICHERT-HELLERT, W. ET AL.: Nahrungsergänzungsmittel und Vitaminzufuhr bei Kindern und Jugendlichen der DONALD-Studie, in: Ernährungs-Umschau 52 (2005), S. 482 - 488

VERBRAUCHER-INITIATIVE e.V., www.zusatzstoffe-online.de

VERBRAUCHERZENTRALE HAMBURG E. V. (Hrsg.): Was bedeuten die E-Nummern?, Hamburg 1999

VERBRAUCHERZENTRALE NIEDERSACHSEN: Präbiotika. www.verbraucherzenterale-niedersachsen.de/link392411A.html (8.7.16)

VERBRAUCHERZENTRALE SCHLESWIG-HOLSTEIN (Hrsg.): Kleines Lexikon der Zutaten, Kiel 1998

WILLERS, J. ET AL.: Verwendung von Nahrungsergänzungsmitteln. Risiko für eine übermäßige Zufuhr von Vitaminen und Mineralstoffen?, in: Ernährungs-Umschau 62 (2015), S. 162 - 166

Ernährungsstile

BUNDESMINISTERIUM FÜR ERNÄHRUNG, LANDWIRTSCHAFT UND VERBRAUCHERSCHUTZ (Hrsg.): Ernährungsreport 2016, www.bmel.de/DE/Ernaehrung/_Texte/Ernaehrungsreport2016.html

BUNDESMINISTERIUM FÜR ERNÄHRUNG, LANDWIRTSCHAFT UND VERBRAUCHERSCHUTZ (Hrsg.) (2008): Nationale Verzehrstudie II, www.was-esse-ich.de

DEUTSCHE GESELLSCHAFT FÜR ERNÄHRUNG E.V. (DGE), Ernährungsberichte, www.dge.de/wissenschaft/ernaehrungsberichte/

INSTITUT FÜR SOZIALÖKOLOGISCHE FORSCHUNG, http://www.isoe.de/startseite

PROJEKT ERNÄHRUNGSWENDE, www.ernaehrungswende.de

Epigenetik

BAUER, S. ET AL.: Essen in Europa. Kulturelle „Rückstände“ in Nahrung und Körper, Bielefeld: Transcript 2010

BUNDESÄRZTEKAMMER (Hrsg.) (2010): Obst und Gemüse schützen (kaum) vor Krebs. Deutsches Ärzteblatt, 07.04.2010. Verfügbar unter: http://www.aerzteblatt.de/nachrichten/40745/Obst-und-Gemuese-schuetzen-(kaum)-vor-Krebs

DEUTSCHE GESELLSCHAFT FÜR ERNÄHRUNG E.V. (DGE) (2014): Sekundäre Pflanzenstoffe und ihre Wirkung auf die Gesundheit, 19.02.2010. Verfügbar unter: https://www.dge.de/wissenschaft/weitere-publikationen/fachinformationen/sekundaere-pflanzenstoffe-und-ihre-wirkung/

ERBERSDOBLER, H. (Hrsg.): Gentechnik und Ernährung, Stuttgart: Wiss. Verlagsgesellschaft 1995

FEHNKER, U./SCHWANEWEDEL, J.: It‘s Green Tea-Time! In: Unterricht Biologie, H. 400 (38. Jg.), 2014, S. 18 - 21

HÜBNER, J.: Komplementäre Onkologie: Supportive Maßnahmen und evidenzbasierte Empfehlungen. Stuttgart: Schattauer 2012

KEGEL, B.: Epigenetik. Wie Erfahrungen vererbt werden. Köln: DuMont 2009

NELLEN, W.: Science Bridge, Von Königinnen und dicken Mäusen, Beispiele zur Epigenetik. Universität Kassel, Abtlg: Genetik. Verfügbar unter: http://www.sciencebridge.net/uploads/docs/11_Epigenetik_b.pdf

WATERLAND, R.A./JIRTLE, R.L.: Transposable Elements: Targets for Early Nutritional Effects on Epigenetic Gene Regulation. Molecular and Cellular Biology 15, 2013, S. 5293 - 5300

WILLET, W.C.: Fruits, Vegetables, and Cancer Prevention: Turmoil in the Produce Section. Journal of the National Cancer Institute 2010; 102: S. 510 - 511

Zukunftsfähige Ernährungsstile

BERATUNGSBÜRO FÜR ERNÄHRUNGSÖKOLOGIE, www.bfeoe.de

BMEL-ERNÄHRUNGSREPORT 2016, https://www.bmel.de/DE/Ernaehrung/_Texte/Ernaehrungsreport2016.html

BUND ÖKOLOGISCHER LEBENSMITTELWIRTSCHAFT, http://www.boelw.de/uploads/media/BOELW_ZDF_2015_web.pdf

BUNDESANSTALT FÜR LANDWIRTSCHAFT UND ERNÄHRUNG (BLE): Portal Ökolandbau, www.oekolandbau.de

BUNDESANSTALT FÜR RISIKOBEWERTUNG (BfR): www.bfr.bund.de/de/gesundheitliche_bewertung_funktioneller_lebensmittel-152.htm

BUNDESMINISTERIUM FÜR ERNÄHRUNG, LANDWIRTSCHAFT UND VERBRAUCHERSCHUTZ, Kampagne „Zu gut für die Tonne", https://www.zugutfuerdietonne.de/

BUNDESVERBAND BÜRGERINITIATIVEN UMWELTSCHUTZ, Arbeitskreis Wasser, www.akwasser.de

BUNDESVERBAND VERBRAUCHERZENTRALEN (Hrsg.): Wassersparen und Virtuelles Wasser – unser „verborgener" Wasserkonsum, 2008

BUNDESZENTRALE FÜR POLITISCHE BILDUNG (Hrsg.): Süßwasservorräte und Klimawandel, in: Aus Politik und Zeitgeschichte, Nr. 25, 19.06.2006, www.bundestag.de/dasparlament/2006/25/beilage/003.html

DEUTSCHER GEWÄSSERSCHUTZ E.V.: www.virtuelles-wasser.de

DIEHL, J. F.: Chemie in Lebensmitteln. Rückstände, Verunreinigungen, Inhalts- und Zusatzstoffe, Weinheim: Wiley-VCH 2000

EBERLE, U. / WIEGMANN, K. / FRITSCHE, U. / HÜNECKE, K.: Umweltauswirkungen von Ernährung – Stoffstromanalysen und Szenarien. BMBF-Forschungsprojekt „Ernährungswende", Diskussionspapier Nr. 7. Öko-Institut e.V. – Institut für angewandte Ökologie, Darmstadt/Hamburg 2005

ERBERSDOBLER, H./WOLFRAM, G. (Hrsg.): Echte und vermeintliche Risiken der Ernährung, Stuttgart: Wiss. Verlagsgesellschaft 1993

EU - Öko-Basisverordnung (2007), http://www.bmel.de/SharedDocs/Downloads/Landwirtschaft/OekologischerLandbau/834_2007_EG_Oeko-Basis-VO.pdf;jsessionid=7E465AEF78DA7D080A4AD1FE32A9E467.2_cid288?__blob=publicationFile

FAO – Food and Agriculture Organization, Studie zu den Umweltauswirkungen der Viehhaltung, http://www.virtualcentre.org/en/library/key_pub/longshad/A0701E00.pdf

FOODWATCH: Futtermittel-Report, April 2005, http://foodwatch.de/foodwatch/content/e10/e11/e1283/foodwatchFuttermittelreportkomplett0405_ger.pdf

FRITSCHE, U./EBERLE, U.: Treibhausgasemissionen durch Erzeugung und Verarbeitung von Lebensmitteln. Arbeitspapier. Öko-Institut e.V. , Darmstadt / Hamburg 2007 www.oeko.de/oekodoc/328/2007-011-de.pdf

GEPA – The Fair Trade Company, www.fairtrade.de

GREENPEACE: Bericht: Landwirtschaft und Klima, www.greenpeace.de/themen/klima/kampagnen/urwaldschutz_ist_klimaschutz/detail/artikel/landwirtschaft_und_klima/

INDUSTRIEVERBAND AGRAR (Hrsg.): Wirkstoffe in Pflanzenschutz- und Schädlingsbekämpfungsmitteln: physikalisch-chemische und toxikologische Daten, München: BLV-Verlagsgesellschaft 2000

INFOTHEK BIO-LANDBAU. Linkverzeichnis rund um den Ökologischen Landbau. www.agrar.de

KÜRSCHNER-PELKMANN, F.: 140 Liter für eine Tasse Kaffee. Der Wasser-Fußabdruck, Artikel in der Süddeutschen Zeitung online vom 21.08.2006

PROJEKT ERNÄHRUNGSWENDE, http://www.ernaehrungswende.de/

QUACK, D./ RÜDENAUER, I.: Stoffstromanalyse relevanter Produktgruppen. Energie- und Stoffströme der privaten Haushalte in Deutschland im Jahr 2001. Öko-Institut e.V, Freiburg 2004

REGIONALFENSTER E.V., www.regionalfenster.de

UNIVERSTITÄT STUTTGART (Hrsg.): Ermittlung der weggeworfenen Lebensmittelmengen und Vorschläge zur Verminderung der Wegwerfrate bei Lebensmitteln in Deutschland, http://www.bmel.de/SharedDocs/Downloads/Ernaehrung/WvL/Studie_Lebensmittelabfaelle_Langfassung.pdf?__blob=publicationFile

VON KOERBER, K.W./MÄNNLE, T./LEITZMANN, C.: Vollwert-Ernährung. Konzeption einer zeitgemäßen und nachhaltigen Ernährung, Haug, Heidelberg 2004
WATER FOODPRINT, www.waterfootprint.org
WWF Deutschland: Methan und Lachgas - Die vergessenen Klimagase. www.wwf.de/fileadmin/fm-wwf/pdf_neu/Methan_und_Lachgas_Die_vergessenen_Klimagase.pdf (2007)

Trends und Entwicklungen

ARK, www.a-r-k.de/kaschrut/
BUNDESVERBAND DER VERBRAUCHERVERBÄNDE UND VERBRAUCHERZENTRALEN, www.lebensmittelklarheit.de
BZfE, www.BZfE.de
ELMADFA, I. ET AL.: E-Nummern & Zusatzstoffe: Was sich in unserer Nahrung versteckt (GU Gesundheits-Kompasse), München: Gräfe & Unzer 2016
EUROPÄISCHE BEHÖRDE FÜR LEBENSMITTELSICHERHEIT (EFSA), www.efsa.europa.eu
EVANGELISCHE KIRCHE, www.7wochenohne.evangelisch.de/
FOODWATCH, www.foodwatch.de
INFORM: www.schuleplusessen.de/qualitaetsstandard.html
PAAßEN, U.: www.hauswirtschaft.info/ernaehrung/esskultur.php

Lebensmittellehre

1 — Allgemeine Literatur und Lehrbücher

FRANKE, G. ET AL.: Früchte der Erde, Gütersloh: Prisma 1977
HENSCHEL, H.: Zucker und Konsorten, München: Humboldt-TB 1995
KLUTHE, R./KASPER, H. (Hrsg.): Fleisch in der Ernährung, Stuttgart/New York: Thieme 1994
KLUTHE, R./KASPER, H. (Hrsg.): Lebensmittel tierischer Herkunft in der Diskussion, Stuttgart/New York: Thieme 1999
KLUTHE, R./KASPER, H. (Hrsg.): Süßwaren in der modernen Ernährung – Ernährungsmedizinische Betrachtungen, Stuttgart/New York: Thieme 1999
MELLINGER, N.: Fleisch. Ursprung und Wandel einer Lust, Frankfurt/New York: Campus 2000
VOLLMER, G. ET AL.: Lebensmittelführer Fleisch, Fisch, München: dtv 1990
VOLLMER, G. ET AL.: Lebensmittelführer Obst, Gemüse, München: dtv 1990
WIRTHS, W.: Lebensmittel in ernährungsphysiologischer Bedeutung, Paderborn: Schöningh 1985

2 — Getreide

www.bvl.bund.de
www.bmelv.de
www.greenpeace.de
www.wissensforum-backwaren.de/files/lernreihe/kap_VI-2.pdf

3 — Gemüse

APOTHEKEN-UMSCHAU: www.apotheken-umschau.de/obst-und-gemuese
BZfE: www.bzfe.de
FRITZ, M.: Obst- und Gemüselexikon, Hamburg: Corona Medien Verlag 2015
LEVIN, H.-G./MIESMER, A./TEUBNER, O.: Das Grosse Buch vom Gemüse: Warenkunde, Küchenpraxis, Rezepte, München: Teubner 2006
MASSHOLDER, F., www.lebensmittellexikon.de
WIKIPEDIA: www.wikipedia.org/wiki/Bildtafel_Obst_und_Gem%C3%BCse

4 — Pilze

BUNDESAMT FÜR STRAHLENSCHUTZ: http://doris.bfs.de/jspui/bitstream/urn:nbn:-de:0221-2015012612255/3/BfS-SW-17-15_Radioaktivit%C3%A4t-Speisepilze-2013.pdf
BUNDESMINSITERIUM FÜR ERNÄHRUNG, LANDWIRTSCHAFT UND VERBRAUCHERSCHUTZ, www.bmelv.de
BZfE: www.bzfe.de
HILTON, J.: alles wild! Früchte, Nüsse, Kräuter, Pilze – erkennen, sammeln, genießen, Neustadt a. d. W. 2008: Neuer Umschau Buchverlag
Müller, G., www.pilzepilze.de/
NIV-VENTURES, www.pilzfinder.de/

5 — Kräuter und Gewürze

BZfE, www.bzfe.de

DONHAUSER, R.; KRESOVIC, D.: Gewürze - Das große Kochbuch, Neustadt an der Weinstraße: Neuer Umschau Buchverlag 2010

FACHVERBAND DER GEWÜRZINDUSTRIE E.V.: www.gewuerzindustrie.de

GREINER, K./WEBER, A.: Kräuter, München: Gräfe und Unzer 2008

HUDAK, R.: Kräuter selbst anbauen: Schritt für Schritt zum eigenen Kräuterparadies, München: Gräfe und Unzer Verlag 2016

KÜHN, G., www.biogemuese.de/kraeuter

NORMAN, J.: Kräuter & Gewürze: Herkunft, Geschmack, Verwendung, München: Dorling Kindersley Verlag 2016

SCHUSTER, M., www.wilde-genuesse.de

6 — Obst

AID: Exoten und Zitrusfrüchte, CD-Rom, aid Infodienst e.V.: Bonn 2002 (jetzt: BZfE)

AID: Obst, Heft Nr. 1002–2006, aid Infodienst e.V.: Bonn 2006 (jetzt: BZfE)

APOTHEKEN-UMSCHAU: Obst- und Gemüselexikon, http://www.apotheken-umschau.de/obst-und-gemuese

BUCHERT-WEISBRODT, H./LEVIN, H.-G./MIESSMER, A.: Das große Buch vom Obst: Wissen, Information und Knowhow, Küchenpraxis und Rezepte, München: Gräfe und Unzer 2002

WIKIPEDIA: Bildtafeln Obst und Gemüse, https://de.wikipedia.org/wiki/Bildtafel_Obst_und_Gem%C3%BCse

7 — Milch und Käse

ESL: http://www.dlg.org/fileadmin/downloads/food/Expertenwissen/Ernaehrung/2014_4_Expertenwissen_ESL.pdf

https://www.lgl.bayern.de/lebensmittel/warengruppen/wc_03_kaese/et_analogkaese.html

Käseverordnung: www.gesetze-im-internet.de/k_sev/index.html

Laktoseintoleranz: www.dge.de/uploads/media/DGE-Pressemeldung-aktuell-05-2011-Lactoseintoleranz.pdf

Milchverbrauch: www.de.statista.com/themen/190/milch-milchprodukte/

Roh- und Vorzugsmilch: www.ernaehrung-bw.info/pb/,Lde/Startseite/Lebensmittel/Milch_ab_Hof+und+Vorzugsmilch/?LISTPAGE=652480

8 — Eier

Untersuchungsergebnisse aus Bayern (2012): https://www.lgl.bayern.de/lebensmittel/warengruppen/wc_05_eier/ue_2012_eier_dioxinbelastung.htm

9 — Fleisch

Quarks & Co.: www.quarks.de

www.bfr.bund.de/de/gesundheitliche_bewertung_von_bse-675.html

www.bundesrecht.juris.de/ifsg/index.html 01.03.2008

www.BZfE.de

www.ndr.de

www.q-s.de

10 — Fisch

BZfE: www.BZfE (Lexikon für Fische und Meeresfrüchte)

Fisch-Informationszentrum (FIZ): www.fischinfo.de

Greenpeace: Einkaufsratgeber Fisch 2016: https://www.greenpeace.de/themen/meere/fischerei/einkaufsratgeber-fisch

Naturland (Hg.): www.naturland.de/oekologischeaquakultur.html

WESTERMANN, J.-P., BUROH, N.: Das große Buch vom Fisch, Gräfe & Unzer, Teubner Edition, München: 2005

WWF (Hrsg.): Der WWF-Einkaufsratgeber Fische & Meeresfrüchte 2016: www.wwf.de

11 — Transfettsäuren

BZfE: www.BZfE.de

DEUTSCHE GESELLSCHAFT FÜR ERNÄHRUNG E.V. (DGE): www.dge.de/wissenschaft/weitere-publikationen/fachinformationen/trans-fettsaeuren/

DEUTSCHE GESELLSCHAFT FÜR FETTWISSENSCHAFT E.V.: www.dgfett.de (Deutsche Gesellschaft für Fettwissenschaft e.V.)

EUROPÄISCHE BEHÖRDE FÜR LEBENSMITTELSICHERHEIT: www.efsa.europa.eu/de/efsajournal/pub/81.htm

www.kup.at/kup/pdf/8806.pdf

12 — Wasser

Unicef: www.unicef.de/presse/2012/report-wasser

www.trinkwasser.de,

13 — Getränke

BUNDESMINISTERIUM FÜR ERNÄHRUNG, LANDWIRTSCHAFT UND VERBRAUCHERSCHUTZ: www.bmelv.de/SharedDocs/ Pressemitteilungen/2012/132-Energydrinks.html)

BÜNTING-TEEMUSEUM: www.buenting-teemuseum.de

DEUTSCHER KAFFEEVERBAND: www.kaffeeverband.de

FAIR TRADE DEUTSCHLAND: www.fairtrade-deutschland.de (Kaffee)

HALLER-ZINGERLING , C.: Die Welt des Tees, Neustadt/Weinstraße: Neuer Umschau Buchverlag 2006

HOFFMANN , S.: Die Welt des Kaffees, Neustadt/Weinstraße: Neuer Umschau Buchverlag 2007

NUTRIINFO: www.nutriinfo.de

STATISTISCHES BUNDESAMT: www.destatis.de

TEEBUCH ONLINE: www.teebuch.de

14 — Süßwaren

www.infozentrum-schoko.de

www.wissenschaft.de

www.bamberger-suessholz.de

15 — Spezielle Lebensmittel

BUNDESMINSITERIUM FÜR ERNÄHRUNG, LANDWIRTSCHAFT UND VERBRAUCHERSCHUTZ: www.bmelv.de/SharedDocs/Standardartikel/Ernaehrung/SpezielleLebensmittel (24.03.2012)

STICHWORTVERZEICHNIS

Symbole

A

B

D

E

F

G

I

J

K

L

M

N

O

P

Q

R

S

T

U

V

W

X

Z